J. Jackowski, H. Peters, F. Hölzle (Hrsg.)

Praxisleitfaden Orale Chirurgie

Jochen Jackowski, Hajo Peters, Frank Hölzle (Hrsg.)

Praxisleitfaden Orale Chirurgie

1. Auflage

Mit Beiträgen von: Prof. Dr. med. Daniel Baumhoer, Basel (Schweiz); Dr. med. dent. Amira Begić, Frankfurt am Main; Priv.-Doz. Dr. med. dent. Korbinian Benz, MHBA, Witten; Prof. Dr. med. Jörg Brokmann, Aachen; Univ.-Prof. Dr. med. Andrew Chan, Bern (Schweiz); Univ.-Prof. Dr. med. Dr. med. dent. Monika Daubländer, Mainz; Peter Dirsch, Witten; Dr. med. dent. Dirk Elvers, Aachen; Prof. Dr. med. dent. Andreas Filippi, Basel (Schweiz); Dr. med. Dr. med. dent. Evgeny Goloborodko, Euskirchen; Prof. Dr. med. Michael Gotzmann, Bochum; Dr. med. dent. Leona Guntermann, Witten; Priv.-Doz. Dr. med. dent. Stefan Hägewald, Berlin; Prof. Dr. med. dent. habil. Marcel Hanisch, Münster; Univ.-Prof. Dr. med. Dr. med. dent. Stefan Haßfeld, Dortmund; Univ.-Prof. Dr. med. Dr. med. dent. Frank Hölzle, Aachen; Univ.-Prof. Dr. med. dent. Jochen Jackowski, Witten; Dr. med. dent. Sandra Kallab, Frankfurt am Main; Univ.-Prof. Dr. med. Dr. med. dent. Peer Kämmerer, Mainz; Dr. med. dent. Marie Sophie Katz, Aachen; Univ.-Prof. Dr. med. Dr. med. dent. Marco Kesting, Erlangen; Prim. PD Dr. Klaus Ulrich Klein, MBA, Wien, (Österreich); Univ.-Prof. Dr. med. Steffen Koschmieder, Aachen; Dr. med. Fabienne Kreimer, Münster; Prof. Dr. med. dent. Sebastian Kühl, Basel (Schweiz); Univ.-Prof. Dr. med. Dr. med. dent. Bernd Lethaus, MHBA, Tübingen; Prof. Dr. med. Dr. med. dent. Ali Modabber, MBA, Aachen; Prof. Dr. med. Dr. med. dent. Dr. med. habil. Dirk Nolte, München; Dr. med. dent. Alina Paganini, Basel (Schweiz); Marc Pape, Witten; Prof. Dr. med. Dr. h. c. mult. Friedrich Paulsen, Erlangen; Dr. med. dent. Hajo Peters, Wien (Österreich); Prof. Dr. med. Dr. med. dent. Peter Proff, Regensburg; Priv.-Doz. Dr. med. dent. Ausra Ramanauskaite, PhD, Frankfurt am Main; Priv.-Doz. Dr. med. Dr. med. dent. Ashkan Rashad, Aachen; Priv.-Doz. Dr. med. Turgay Saritas, Aachen; Assoc.-Prof. Dr. med. Christoph Schankin, Bern (Schweiz); Dr. med. dent. Carla Schliephake, Frankfurt am Main; Univ.-Prof. Dr. med. dent. Andreas Schulte, Witten; Univ.- Prof. Dr. med. dent. Frank Schwarz, Frankfurt am Main; Dr. med. dent. Michelle Simonek, Basel (Schweiz); Dr. med. dent. Heike Sprenger, Erlangen; Priv.-Doz. Dr. med. Dr. med. dent. Timm Steiner, Aachen; Priv.-Doz. Dr. Frank Peter Strietzel, Berlin; Dr. med. Dr. med. dent. Jan Teichmann, Lippstadt; Dr. med. dent. Nina Wagenknecht, Aachen; Prof. Dr. med. Jens Waschke, München; Dr. med. dent. Leon Willich, Witten; Dr. med. dent. Sander Wilmink, Witten; Dr. med. Dr. med. dent. Julian Wittenborn, Aachen; Dr. jur. Hendrik Zeiß, Dortmund

ELSEVIER

Elsevier GmbH, Bernhard-Wicki-Str. 5, 80636 München, Deutschland
Wir freuen uns über Ihr Feedback und Ihre Anregungen an kundendienst@elsevier.com

ISBN 978-3-437-21001-3 eISBN 978-3-437-05509-6

Aus Gründen der Barrierefreiheit sind die Bilder in elektronischen Ausgaben dieses Buches mit Alt-Text-Beschreibungen (Alternativ-Text) versehen, die von Elsevier bereitgestellt werden. Mehr Informationen erhalten Sie unter https://www.elsevier.com/about/accessibility.

Bücher und Zeitschriften, die von Elsevier veröffentlicht werden, entsprechen den geltenden Produktsicherheitsanforderungen. Für etwaige Bedenken oder Fragen zur Produktsicherheit wenden Sie sich bitte an unseren autorisierten Vertreter, Elsevier B.V., productsafety@elsevier.com.

Elsevier nimmt eine neutrale Position in Bezug auf territoriale Meinungsverschiedenheiten oder Zuständigkeitsansprüche in seinen veröffentlichten Inhalten ein, einschließlich Landkarten und institutionellen Zugehörigkeiten.

Wichtiger Hinweis: Die medizinischen Wissenschaften unterliegen einem sehr schnellen Wissenszuwachs. Der stetige Wandel von Methoden, Wirkstoffen und Erkenntnissen ist allen an diesem Werk Beteiligten bewusst. Sowohl der Verlag als auch die Autorinnen und Autoren und alle, die an der Entstehung dieses Werkes beteiligt waren, haben große Sorgfalt darauf verwandt, dass die Angaben zu Methoden, Anweisungen, Produkten, Anwendungen oder Konzepten dem aktuellen Wissensstand zum Zeitpunkt der Fertigstellung des Werkes entsprechen.
Der Verlag kann jedoch keine Gewähr für Angaben zu Dosierung und Applikationsformen übernehmen. Es sollte stets eine unabhängige und sorgfältige Überprüfung von Diagnosen und Arzneimitteldosierungen sowie möglicher Kontraindikationen erfolgen. Jede Dosierung oder Applikation liegt in der Verantwortung der Anwenderin oder des Anwenders. Die Elsevier GmbH, die Autorinnen und Autoren und alle, die an der Entstehung des Werkes mitgewirkt haben, können keinerlei Haftung in Bezug auf jegliche Verletzung und/oder Schäden an Personen oder Eigentum, im Rahmen von Produkthaftung, Fahrlässigkeit oder anderweitig übernehmen.

Für die Vollständigkeit und Auswahl der aufgeführten Medikamente übernimmt der Verlag keine Gewähr.
Geschützte Warennamen (Warenzeichen) werden in der Regel besonders kenntlich gemacht (®). Aus dem Fehlen eines solchen Hinweises kann jedoch nicht automatisch geschlossen werden, dass es sich um einen freien Warennamen handelt.

Bibliografische Information der Deutschen Nationalbibliothek
Die Deutsche Nationalbibliothek verzeichnet diese Publikation in der Deutschen Nationalbibliografie; detaillierte bibliografische Daten sind im Internet über https://www.dnb.de abrufbar.

26 27 28 29 30 5 4 3 2 1

In ihren Veröffentlichungen verfolgt die Elsevier GmbH das Ziel, genderneutrale Formulierungen für Personengruppen zu verwenden. Um jedoch den Textfluss nicht zu stören sowie die gestalterische Freiheit nicht einzuschränken, wurden bisweilen Kompromisse eingegangen. Selbstverständlich sind **immer alle Geschlechter** gemeint.

Planung: Dr. Barbara Schweighofer; Projektmanagement: Anke Drescher
Redaktion: Dr. med. Sibylle Tönjes, Kiel
Bildredaktion und Rechteklärung: Lisa Neulinger, Ottobrunn
Herstellung: Dietmar Radünz, Leipzig
Satz: Thomson Digital, Noida/Indien
Druck und Bindung: Rodona Industria Gráfica, S.L., Pamplona/Spanien
Umschlaggestaltung: SpieszDesign, Neu-Ulm
Titelbild: AdobeFirefly

Aktuelle Informationen finden Sie im Internet unter **www.elsevier.de**

Vorwort

Vor 18 Jahren erschien eine erste Ausgabe des *Praxisleitfaden Zahnärztliche Chirurgie* im Elsevier Verlag, zwischenzeitlich folgte eine weitere Ausgabe im Jahr 2017 im Springer Verlag. Unser Werk ist nun „volljährig“ geworden und erscheint als erste Auflage des *Praxisleitfaden Orale Chirurgie* nun komplett überarbeitet, aktualisiert und erweitert.
In diesen Jahren hat sich vieles verändert, nicht nur in der Medizin selbst, sondern auch in der Art und Weise, wie Wissen vermittelt und aufgenommen wird. Neue Leitlinien, weiterentwickelte Medikamente und aktuelle wissenschaftliche Erkenntnisse prägen den klinischen Alltag. Gleichzeitig stehen Studierende, Kliniker und Wissenschaftler zunehmend vor der Herausforderung, zwischen relevanten und weniger seriösen Informationsquellen zu unterscheiden.
Gerade in einer Zeit, in der die Menge an verfügbaren Daten stetig wächst, bleibt es essenziell, wissenschaftliche Evidenz mit der Erfahrung vertrauenswürdiger Experten zu verbinden. Unser Ziel war es daher, eine fundierte, praxisorientierte und gut strukturierte Wissensquelle bereitzustellen – ein Werk, das sowohl im Studium als auch im klinischen Alltag eine wertvolle Unterstützung bietet. Unser Grundsatz ist gestern wie heute, dass die orale Chirurgie eine Wissenschaft ist, die zuallererst der klinischen Anwendung dient.
Unvollkommenheiten sind bei einem Praxisleitfaden mit dem Spannungsfeld zwischen der Konzentration auf das Wesentliche und dem Umfang des gesamten Wissensgebiets unvermeidbar. Lehrbücher können und sollen nicht ersetzt werden. Ein Kapitel wie beispielsweise die orale Pathologie soll vielmehr dazu anregen, entsprechende Lehrbücher mit prägnanten klinischen Abbildungen eingehend zu studieren. Aus diesem Grund wurde hier auf Bildmaterial nahezu verzichtet.
Wir freuen uns, dass es erneut gelungen ist, eine Vielzahl renommierter Autorinnen und Autoren aus Deutschland, Österreich und der Schweiz zu gewinnen, die mit ihrer Expertise entscheidend zur Qualität dieser Ausgabe beigetragen haben. Sie haben – wo nötig - aktuelle Entwicklungen zusammengetragen, sodass diese Neuauflage dem gegenwärtigen Kenntnisstand entspricht. Ihnen gilt unser besonderer Dank.
Unser Dank gilt ebenso dem Elsevier Verlag für die hervorragende Zusammenarbeit und die kontinuierliche Unterstützung dieses Projekts. Wir hatten in Frau Drescher, Frau Dr. Schweighofer und Frau Dr. Tönjes drei in jeder Hinsicht kompetente Partnerinnen. Ein solches interdisziplinäres Standardwerk kann nur entstehen, wenn viele engagierte Menschen mit Fachwissen, Leidenschaft und Sorgfalt daran arbeiten.
Die Zukunft der Hochschullandschaft und der medizinischen Ausbildung ist volatil– aber eines wird immer gleich bleiben: Fortschritt erfordert Menschen, die neben ihrer beruflichen Tätigkeit die Begeisterung und Ausdauer aufbringen, ihr Wissen weiterzugeben. Dafür braucht es auch Rückhalt im persönlichen Umfeld. Unser herzlicher Dank gilt daher unseren Familien, die uns in den vergangenen Monaten und Jahren den Freiraum gegeben haben, um dieses Buch fertigzustellen.
Wir schließen uns einem Gedanken von Rosa Parks an:

Zu wissen, was getan werden muss, beseitigt die Angst.

Möge dieses Werk einen wertvollen Beitrag zur Lehre und Praxis der oralen Chirurgie leisten. Ob als Printausgabe oder E-Publikation – wir freuen uns auf die Rückmeldungen unserer Leserinnen und Leser.

Witten, Wien, Aachen im September 2025
Jochen Jackowski, Hajo Peters, Frank Hölzle

Benutzerhinweise

Der Praxisleitfaden ist ein Kitteltaschenbuch. Das Motto lautet: kurz, präzise und praxisnah. Medizinisches Wissen wird komprimiert dargestellt. Im Zentrum stehen die Probleme des klinischen Alltags. Auf theoretische Grundlagen wie Pathophysiologie oder allgemeine Pharmakologie wird daher weitgehend verzichtet.
Wie in einem medizinischen Lexikon werden gebräuchliche Abkürzungen verwendet, die im Abkürzungsverzeichnis erklärt werden.
Um Wiederholungen zu vermeiden, wurden Querverweise eingefügt. Sie sind mit einem Pfeil gekennzeichnet.

Wichtige Zusatzinformationen sowie Tipps

Notfälle und Notfallmaßnahmen

Warnhinweise

Internetadressen: Alle Websites wurden vor Redaktionsschluss im Mai 2025 geprüft. Das Internet unterliegt einem stetigen Wandel. Sollte eine Adresse nicht mehr aktuell sein, empfiehlt sich der Versuch über eine übergeordnete Adresse (Anhänge nach dem „/" weglassen) oder eine Suchmaschine. Der Verlag übernimmt für Aktualität und Inhalt der angegebenen Websites keine Gewähr.
Die angegebenen Arbeitsanweisungen ersetzen weder Anleitung noch Supervision durch erfahrene Kollegen. Insbesondere müssen Arzneimitteldosierungen und andere Therapierichtlinien überprüft werden – klinische Erfahrung kann durch keine noch so sorgfältig verfasste Publikation ersetzt werden.

Die Angaben zur verwendeten und weiterführenden Literatur finden Sie online

Über diesen QR-Code bzw. Kurzlink haben Sie Zugang zum gesamten Literaturverzeichnis.

https://else4.de/21001_Literatur

Wenn Sie den QR-Code z.B. mit Ihrem Handy abscannen oder den Link in Ihren Browser eingeben, werden Sie auf die entsprechende Internet-Seite geleitet.

Fehler gefunden?

An unsere Inhalte haben wir sehr hohe Ansprüche. Trotz aller Sorgfalt kann es jedoch passieren, dass sich ein Fehler einschleicht oder fachlich-inhaltliche Aktualisierungen notwendig geworden sind.
Sobald ein relevanter Fehler entdeckt wird, stellen wir eine Korrektur zur Verfügung. Mit diesem QR-Code gelingt der schnelle Zugriff.

https://else4.de/978-3-437-21001-3

Wir sind dankbar für jeden Hinweis, der uns hilft, dieses Werk zu verbessern. Bitte richten Sie Ihre Anregungen, Lob und Kritik an folgende E-Mail-Adresse: kundendienst@elsevier.com

Adressen

Herausgeber

Univ.-Prof. Dr. med. dent. Jochen Jackowski
Abteilung für Zahnärztliche Chirurgie und Poliklinische Ambulanz
Department für Zahn-, Mund- und Kieferheilkunde
Universität Witten/Herdecke

Dr. med. dent. Hajo Peters
mundgerecht, Spezialistenpraxis für Mundgesundheit
Wien, Österreich

Univ.-Prof. Dr. med. Dr. med. dent. Frank Hölzle
Klinik und Poliklinik für Mund-, Kiefer- und Gesichtschirurgie
Uniklinik RWTH Aachen

Weitere Autorinnen und Autoren

Prof. Dr. med. Daniel Baumhoer
Knochentumor Referenzzentrum und DOESAK-Referenzregister
Universitätsspital Basel
Pathologie
Basel, Schweiz

Dr. med. dent. Amira Begić
Zentrum der Zahn-, Mund- und Kieferheilkunde (Carolinum)
der Johann Wolfgang Goethe-Universität Frankfurt am Main
Poliklinik für Zahnärztliche Chirurgie und Implantologie

Priv.-Doz. Dr. med. dent. Korbinian Benz, MHBA
Abteilung für Zahnärztliche Chirurgie und Poliklinische Ambulanz
Department für Zahn-, Mund- und Kieferheilkunde
Universität Witten/Herdecke
und
Praxis PD Dr. Benz & Kollegen
Taufkirchen

Prof. Dr. med. Jörg Brokmann
Zentrale Notaufnahme
Uniklinik RWTH Aachen

Univ.-Prof. Dr. med. Andrew Chan
Klinik für Neurologie
Inselspital, Universitätsspital Bern
Universität Bern
Bern, Schweiz

Univ.-Prof. Dr. med. Dr. med. dent. Monika Daubländer
Mainz

Peter Dirsch
Abteilung für Zahnärztliche Chirurgie und Poliklinische Ambulanz
Department für Zahn-, Mund- und Kieferheilkunde
Universität Witten/Herdecke

Dr. med. dent. Dirk Elvers
Klinik und Poliklinik für Mund-, Kiefer- und Gesichtschirurgie
Uniklinik RWTH Aachen

Prof. Dr. med. dent. Andreas Filippi
Klinik für Oralchirurgie und Zahnunfallzentrum
Universitäres Zentrum für Zahnmedizin Basel UZB
Basel, Schweiz

Dr. med. Dr. med. dent. Evgeny Goloborodko
Praxis für MKG-Chirurgie – Dr. Dr. Thomas Anwander
Euskirchen

Prof. Dr. med. Michael Gotzmann
Kardiologie und Rhythmologie
St. Josef-Hospital
Klinikum der Ruhr-Universität Bochum

Dr. med. dent. Leona Guntermann
Abteilung für Zahnärztliche Chirurgie und Poliklinische Ambulanz
Department für Zahn-, Mund- und Kieferheilkunde
Universität Witten/Herdecke
und
Oralchirurgische Fachzahnarztpraxis Peter Guntermann
Olpe

Priv.-Doz. Dr. med. dent. Stefan Hägewald
Hägewald & Weinhold | Zahnarztpraxis
Berlin

Prof. Dr. med. dent. habil. Marcel Hanisch
Klinik für Mund-, Kiefer- und Gesichtschirurgie
Universitätsklinikum Münster

Univ.-Prof. Dr. med. Dr. med. dent. Stefan Haßfeld
Klinik für Mund-, Kiefer- und Gesichtschirurgie – Plastische Operationen –
Klinikum Dortmund gGmbH, Klinikzentrum Nord
Universität Witten/Herdecke

Dr. med. dent. Sandra Kallab
Zentrum der Zahn-, Mund- und Kieferheilkunde (Carolinum)
der Johann Wolfgang Goethe-Universität Frankfurt am Main
Poliklinik für Zahnärztliche Chirurgie und Implantologie

Univ.-Prof. Dr. med. Dr. med. dent. Peer Kämmerer
Klinik und Poliklinik für Mund-, Kiefer- und Gesichtschirurgie
Plastische Operationen
Universitätsmedizin Mainz

Dr. med. dent. Marie Sophie Katz
Klinik und Poliklinik für Mund-, Kiefer- und Gesichtschirurgie
Uniklinik RWTH Aachen

Univ.-Prof. Dr. med. Dr. med. dent. Marco Kesting
Klinik für MKG-Chirurgie
Universitätsklinikum Erlangen

Prim. PD Dr. Klaus Ulrich Klein, MBA
Abteilung für Anästhesie und Intensivmedizin
Sanatorium Hera
Wien, Österreich

Univ.-Prof. Dr. med. Steffen Koschmieder
Klinik für Hämatologie, Onkologie, Hämostaseologie und
Stammzelltransplantation (Med. Klinik IV)
Uniklinik RWTH Aachen

Dr. med. Fabienne Kreimer
Klinik für Kardiologie II – Rhythmologie
Universitätsklinikum Münster

Prof. Dr. med. dent. Sebastian Kühl
Klinik für Oralchirurgie und Zahnunfallzentrum
Universitäres Zentrum für Zahnmedizin Basel UZB
Basel, Schweiz

Univ.-Prof. Dr. med. Dr. med. dent. Bernd Lethaus, MHBA
Klinik und Poliklinik für Mund-, Kiefer- und Gesichtschirurgie
Universitätsklinikum Tübingen

Prof. Dr. med. Dr. med. dent. Ali Modabber, MBA
Klinik und Poliklinik für Mund-, Kiefer- und Gesichtschirurgie
Uniklinik RWTH Aachen

Prof. Dr. med. Dr. med. dent. Dr. med. habil. Dirk Nolte
Praxisklinik für MKG-Chirurgie
München

Dr. med. dent. Alina Paganini
Klinik für Oralchirurgie und Zahnunfallzentrum
Universitäres Zentrum für Zahnmedizin Basel UZB
Basel, Schweiz

Marc Pape
Abteilung für Zahnärztliche Chirurgie und Poliklinische Ambulanz
Department für Zahn-, Mund- und Kieferheilkunde
Universität Witten/Herdecke

Prof. Dr. med. Dr. h. c. mult. Friedrich Paulsen
Institut für Anatomie, Lehrstuhl Funktionelle und Klinische Anatomie
Friedrich-Alexander-Universität Erlangen-Nürnberg
Erlangen

Prof. Dr. med. Dr. med. dent. Peter Proff
Poliklinik für Kieferorthopädie
Universitätsklinikum Regensburg

Priv.-Doz. Dr. med. dent. Ausra Ramanauskaite, PhD
Zentrum der Zahn-, Mund- und Kieferheilkunde (Carolinum)
der Johann Wolfgang Goethe-Universität Frankfurt am Main
Poliklinik für Zahnärztliche Chirurgie und Implantologie

Priv.-Doz. Dr. med. Dr. med. dent. Ashkan Rashad
Klinik und Poliklinik für Mund-, Kiefer- und Gesichtschirurgie
Uniklinik RWTH Aachen

Priv.-Doz. Dr. med. Turgay Saritas
Medizinische Klinik II
Uniklinik RWTH Aachen

Assoc.-Prof. Dr. med. Christoph Schankin
Klinik für Neurologie
Inselspital, Universitätsspital Bern
Universität Bern
Bern, Schweiz

Dr. med. dent. Carla Schliephake
Zentrum der Zahn-, Mund- und Kieferheilkunde (Carolinum)
der Johann Wolfgang Goethe-Universität Frankfurt am Main
Poliklinik für Zahnärztliche Chirurgie und Implantologie

Univ.-Prof. Dr. med. dent. Andreas Schulte
Abteilung für Behindertenorientierte Zahnmedizin
Department für Zahn-, Mund- und Kieferheilkunde
Universität Witten/Herdecke

Univ.-Prof. Dr. med. dent. Frank Schwarz
Zentrum der Zahn-, Mund- und Kieferheilkunde (Carolinum)
der Johann Wolfgang Goethe-Universität Frankfurt am Main
Poliklinik für Zahnärztliche Chirurgie und Implantologie

Dr. med. dent. Michelle Simonek
Klinik für Oralchirurgie und Zahnunfallzentrum
Universitäres Zentrum für Zahnmedizin Basel UZB
Basel, Schweiz

Dr. med. dent. Heike Sprenger
Erlangen

Priv.-Doz. Dr. med. Dr. med. dent. Timm Steiner
Klinik und Poliklinik für Mund-, Kiefer- und Gesichtschirurgie
Uniklinik RWTH Aachen

Priv.-Doz. Dr. Frank Peter Strietzel
Abteilung für Parodontologie, Oralmedizin und Oralchirurgie/
Bereich Oralchirurgie und Oralmedizin
Charité Centrum 3 für Zahn-, Mund- und Kieferheilkunde
Charité – Universitätsmedizin Berlin

Dr. med. Dr. med. dent. Jan Teichmann
Praxis Villa Linhoff
Lippstadt

Dr. med. dent. Nina Wagenknecht
Klinik und Poliklinik für Mund-, Kiefer- und Gesichtschirurgie
Uniklinik RWTH Aachen

Prof. Dr. med. Jens Waschke
Anatomische Anstalt der LMU München
Lehrstuhl Anatomie I – vegetative Anatomie

Dr. med. dent. Leon Willich
Abteilung für Zahnärztliche Chirurgie und Poliklinische Ambulanz
Department für Zahn-, Mund- und Kieferheilkunde
Universität Witten/Herdecke

Dr. med. dent. Sander Wilmink
Abteilung für Zahnärztliche Chirurgie und Poliklinische Ambulanz
Department für Zahn-, Mund- und Kieferheilkunde
Universität Witten/Herdecke

Dr. med. Dr. med. dent. Julian Wittenborn
Klinik und Poliklinik für Mund-, Kiefer- und Gesichtschirurgie
Uniklinik RWTH Aachen

Dr. jur. Hendrik Zeiß
Rechtsanwälte und Notare Ehlers & Feldmeier
Dortmund

Abkürzungen

Symbole

®	eingetragenes Warenzeichen
TM	Trademark (Markenzeichen)
▸	siehe (Verweis)
↑	hoch, erhöht
↑↑	stark erhöht
↓	tief, erniedrigt
↓↓	stark erniedrigt

Begriffe

a. p.	anterior-posterior
Ak	Antikörper
Amp.	Ampulle
art.	arteriell
ASS	Acetylsalizylsäure
AT III	Antithrombin III
AZ	Allgemeinzustand
bakt.	bakteriell
BB	Blutbild
BMI	Body-Mass-Index
BZ	Blutzucker
Ca	Karzinom
CCT	kraniales Computertomogramm
chron.	chronisch
CMD	craniomandibuläre Dysfunktion
CO_2	Kohlendioxid
COPD	chronisch-obstruktive Lungenerkrankung (Chronic Obstructive Pulmonary Disease)
CRP	C-reaktives Protein
CT	Computertomogramm
d	Tag
DD	Differenzialdiagnose(n)
Diab. mell.	Diabetes mellitus
Diagn.	Diagnostik
DIC	disseminierte intravaskuläre Gerinnung
DNA	Desoxyribonukleinsäure
DVT	digitale Volumentomografie
EMD	Enamel Matrix Derivative
Erkr.	Erkrankung
Erw.	Erwachsene
FFP	Fresh Frozen Plasma; Filtering-Face-Piece (Klassifizierung Atemmasken)
FRS	Fernröntgen-Seitenaufnahme des Schädels
GCS	Glasgow Coma Scale
GFR	glomeruläre Filtrationsrate
h	Stunde(n)
Hb	Hämoglobin
HBsAg	Hep.-B-Antigen
HBV	Hepatitis-B-Virus
HCV	Hepatitis-C-Virus
HDL	High Density Lipoprotein
HIV	Human Immunodeficiency Virus
Hkt.	Hämatokrit
HNO	Hals, Nasen, Ohren
HPV	humane Papillomaviren
HSV	Herpes-simplex-Virus
HWS	Halswirbelsäule
HWZ	Halbwertszeit
i. c.	intrakutan
i. m.	intramuskulär
i. o.	intraossär
i. S.	im Serum
i. v.	intravenös
i. d. R.	in der Regel
IE	Internationale Einheit
Ig	Immunglobulin
IMF	intermaxilläre Fixierung
Ind.	Indikation
inkl.	Inklusive
INR	International Normalized Ratio
insbes.	insbesondere
Insuff.	Insuffizienz
intraop.	Intraoperativ
i. v.	intravenös
J	Joule
J.	Jahr
kg	Kilogramm

KFO	Kieferorthopädie
KG	Körpergewicht; Krankengymnastik
KI	Kontraindikation
Komb.	Kombination
KO	Komplikation
Kps.	Kapsel
Krea	Kreatinin
l	Liter
LA	Lokalanästhetikum
LAUPP	laserassistierte Uvulopalatopharyngoplastik
LDL	Low Density Lipoprotein
Lj.	Lebensjahr
LK	Lymphknoten
LKG-Spalte	Lippen-Kiefer-Gaumen-Spalte
Lsg.	Lösung
M	Molar(e)
MAO	Monoaminoxidase
MAV	Mund-Antrum-Verbindung
max.	maximal
MCV	mittleres korpuskuläres Volumen
mg	Milligramm
Min.	Minute(n)
mind.	mindestens
MKG	Mund, Kiefer, Gesicht
ml	Milliliter
MMF	mandibulo-maxilläre Fixation
mmol	Millimol
Mon.	Monat(e)
MP	Medizinprodukt
MPBetreibV	Medizinproduktebetreiberverordnung
MPDG	Medizinprodukterecht-Durchführungsgesetz
MPL	Mukoperiostlappen
MRE	multiresistente Erreger
MRGN	multiresistente gramnegative Stäbchen
MRSA	Methicillin-resistenter *Staphylococcus aureus*
MRT	Magnet-Resonanz-Tomogramm
ms	Millisekunde
N.	Nervus
NaCl 0,9 %	physiologische Kochsalzlösung
neg.	negativ
NNH	Nasennebenhöhlen
NSAID	nichtsteroidale Antiphlogistika
NW	Nebenwirkung
o. g.	oben genannt
OAK	orale Antikoagulation
OK	Oberkiefer
OP	Operation
OPG	Orthopantomogramm
p. a.	posterior-anterior
p. o.	per os
Pat.	Patient/in (auch Plural)
path.	pathologisch
pAVK	periphere arterielle Verschlusskrankheit
PBI	Papillenblutungsindex
periop.	perioperativ
PM	Prämolar(e)
pos.	positiv
postop.	postoperativ
PPT	Papilla Preservation Technique (Papillenerhaltungstechnik)
präop.	Präoperativ
prox.	proximal
PSA	Panoramaschichtaufnahme
PZR	professionelle Zahnreinigung
Rö	Röntgen
RR	Blutdruck (nach Riva-Rocci)
s	Sekunde(n)
s. c.	subkutan
sek	sekundär
SLE	systemischer Lupus erythematodes
SMP-D	Schmelzmatrixprotein-Derivat
SOP	Standard Operating Procedure
STEMI	ST-Elevations-Myokardinfarkt
Sy.	Syndrom
Tab.	Tabelle

TAH	Thrombozytenaggregationshemmer
Tbc	Tuberkulose
Ther.	Therapie
TPZ	Thromboplastinzeit, Prothrombinzeit
TSA	transversale Schichtaufnahme
UAW	unerwünschte Arzneimittelwirkungen
UK	Unterkiefer
UPPP	Uvulopalatopharyngoplastik
V. a.	Verdacht auf
v. a.	vor allem
VKA	Vitamin-K-Antagonisten
Vol.	Volumen
Vv.	Vena(e)
VZV	Varizella-zoster-Virus
WHO	World Health Organization
WSR	Wurzelspitzenresektion
WW	Wechselwirkung(en)
Z. n.	Zustand nach
z. T.	zum Teil
ZE	Zahnersatz
ZF	Zahnfilm
ZMK	Zahn-Mund-Kieferheilkunde
ZNS	zentrales Nervensystem
µg	Mikrogramm

Abbildungsnachweis

Der Verweis auf die jeweilige Abbildungsquelle befindet sich bei allen Abbildungen im Werk am Ende des Legendentextes in eckigen Klammern. Alle nicht besonders gekennzeichneten Grafiken und Abbildungen © Elsevier GmbH, München.

E1399	Bruch, J. M., Treister, N. S. (2009). Clinical Oral Medicine and Pathology. Humana Press. https://doi.org/10.1007/978-1-60327-520-0_1
F210-010	Teasdale G, Jennett B. Assessment of coma and impaired consciousness. A practical scale. Lancet. 1974; 2(7872): 81–84. doi:10.1016/s0140–6736(74)91639-0.
F946-002	Al-Nawas B. Wissenschaftliche Stellungnahme der DGZMK – Einsatz von Antibiotika in der zahnärztlichen Praxis. Zahnärztl Mitt 2002; 92: 32–36
F1104-002	Schierz O. Untersuchung und Diagnosebildung bei kraniomandibulären Dysfunktionen (CMD). Zahnmedizin up2date 2017; 11(01): 59–82.DOI: 10.1055/s-0042-115054
F1157-002	Markowitz BL, Manson PN, Sargent L, Vander Kolk CA, Yaremchuk M, Glassman D, Crawley WA. Management of the medial canthal tendon in nasoethmoid orbital fractures: the importance of the central fragment in classification and treatment. Plast Reconstr Surg. 1991 May;87(5):843–53. doi: 10.1097/00006534-199105000-00005.
G924	Wittekind C, Brierley J, Gospodarowicz M. TNM classification of malignant tumours, 8th ed., published by UICC. John Wiley & Sons, 2017.
G1372	Neff A, et al. Neue Aspekte zur Indikation der operativen Versorgung intraartikulärer und hoher Kiefergelenkluxationsfrakturen. Mund Kiefer Gesichtschir 1999; 3: 24–29.
G1374	Spiessl B, Schroll K. Gesichtsschädel. In: Ningst H (Hrsg.): Spezielle Frakturen- und Luxationslehre. Ein kurzes Handbuch in fünf Bänden. Band I/1. Stuttgart, New York: Georg Thieme Verlag, 1972
G1410	Zilles K, Tillmann BN. Anatomie. 2010, Springer, Berlin, Heidelberg. https://doi.org/10.1007/978-3-540-69483-0_19
G1471	Filippi A. Unfallbedingte Zahnverletzungen – Klassifikation, Terminologie, Risikofaktoren. Quintessenz 2009;60(5):525–529
H026-003	Stiell IG, Wells GA, Vandemheen K, Clement C, Lesiuk H, Laupacis A, McKnight RD, Verbeek R, Brison R, Cass D, Eisenhauer ME, Greenberg G, Worthington J. The Canadian CT Head Rule for patients with minor head injury. Lancet. 2001 May 5;357(9266):1391-6. doi: 10.1016/s0140–6736(00)04561-x. PMID: 11356436.
H156-006	Türp, J. C., Hugger, A., Nilges, P. et al. Aktualisierung der Empfehlungen zur standardisierten Diagnostik und Klassifikation

	von Kaumuskel- und Kiefergelenkschmerzen. Schmerz 20, 481–489 (2006). https://doi.org/10.1007/s00482-006-0472-9
H552	Staedt H, Heimes D, Kämmerer PW. Antibiotika im Rahmen der Endokarditisprophylaxe – Risiko und Nutzen. Wissen Kompakt (Heidelb). 2021;15(3):113–122. German. doi: 10.1007/s11838-021-00134-4.
H553-001	Loukota RA, Eckelt U, De Bont L, Rasse M. Subclassification of fractures of the condylar process of the mandible. Br J Oral Maxillofac Surg. 2005 Feb;43(1):72-3. doi: 10.1016/j.bjoms.2004.08.018. PMID: 15620780.
H584-001	Fürhauser R, Florescu D, Benesch T, Haas R, Mailath G, Watzek G. Evaluation of soft tissue around single-tooth implant crowns: the pink esthetic score. Clin Oral Implants Res. 2005;16(6):639–644. doi:10.1111/j.1600-0501.2005.01193.x
H589	Monje A, Pons R, Insua A, Nart J, Wang HL, Schwarz F. Morphology and severity of peri-implantitis bone defects. Clin Implant Dent Relat Res. 2019 Aug;21(4):635–643. doi: 10.1111/cid.12791. Epub 2019 May 14. PMID: 31087457.
L231	Stefan Dangl, München
L238	Sonja Klebe, Löhne
M1437	Prof. Dr. med. dent. Andreas Filippi, Basel
M1438	Univ.-Prof. Dr. med. Dr. med. dent. Peer W. Kämmerer, Mainz
M1439	Univ.-Prof. Dr. med. Dr. med. dent. Marco Kesting, Erlangen
M1456	Prof. Dr. med. Dr. med. dent. Dr. med. habil. Dirk Nolte, München
M1469	Dr. med. dent. Heike Sprenger, Erlangen
M1470	Dr. med. Dr. med. dent. Jan Teichmann, Lippstadt
M1542	Dr. med. dent. Marie Sophie Katz, Aachen
P1534	Priv.-Doz. Dr. med. dent. Stefan Hägewald, Berlin
O271	Michaela von Aichberger
R498	F. Hölzle, J. Jackowski, H. Peters: Praxisleitfaden Zahnärztliche Chirurgie, 1.A. Elsevier, 2007
S700	Sobotta-Archiv aus Paulsen/Waschke. Sobotta Atlas der Anatomie. 25. A. 2022 © Elsevier GmbH
S700-J803/L126	Biederbick & Rumpf/Dr. med. Katja Dalkowski, Buckenhof, Germany
S700-L126	Dr. med. Katja Dalkowski, Buckenhof
S700-L127	J. Mair aus Paulsen/Waschke. Sobotta Atlas der Anatomie. 25. A. 2022 © Elsevier GmbH
S700-L238	S. Klebe aus Paulsen/Waschke. Sobotta Atlas der Anatomie. 25. A. 2022 © Elsevier GmbH
S700-L238/ S702-L127	S. Klebe/J. Mair aus Paulsen/Waschke. Sobotta Atlas der Anatomie. 25. A. 2022 © Elsevier GmbH
S700-L275	M. Hoffmann aus Paulsen/Waschke. Sobotta Atlas der Anatomie. 25. A. 2022 © Elsevier GmbH
S700-L284	M. Davidis aus Paulsen/Waschke. Sobotta Atlas der Anatomie. 25. A. 2022 © Elsevier GmbH
S700-L285	Anne-Kathrin Hermanns, Maastricht, Netherlands

S702	Sobotta-Archiv aus Hombach-Klonisch/Klonisch/Peeler. Sobotta Clinical Atlas of Human Anatomy. 1st ed. 2019 © Elsevier GmbH
T1166-05	Univ.-Prof. Dr. med. Dr. med. dent. Frank Hölzle, RWTH Aachen
T1498	Anne Röttgen, MKG-Chirurgie der RWTH Aachen
U223	B. Braun Melsungen AG, Melsungen
V132	Aesculap AG, Tuttlingen
W798	World Health Organization (WHO), Genf.
W918-002	DGI, DGZMK: „Periimplantäre Infektionen an Zahnimplantaten, Behandlung", Langfassung, Version 2.0, 2022, AWMF-Registriernummer: 083–023, https://www.awmf.org/leitlinien/detail/ll/083-023.html, (Zugriff am: 30.01.2025)
X221-055	Ständige Impfkommission: Empfehlungen der Ständigen Impfkommission (STIKO) beim Robert Koch-Institut 2024. Epid Bull 2024;4:1–72 | DOI 10.25646/11892.3
X221-058	Robert Koch-Institut Berlin, Epid. Bull. 34/2014

Inhaltsverzeichnis

1 Topografische Anatomie

Friedrich Paulsen, Peter Proff, Jens Waschke, Jochen Jackowski, Hajo Peters

Die Abbildungen und Legenden in diesem Kapitel wurden aus den Bänden **Friedrich Paulsen, Jens Waschke (Hrsg.), Atlas der Anatomie, Kopf, Hals und Neuroanatomie, 25. Auflage, 2022** und **Friedrich Paulsen, Peter Proff, Jens Waschke (Hrsg.), Atlas Zahnmedizin, 1. Auflage, 2024** übernommen. Der Abdruck erfolgte mit freundlicher Genehmigung der Herausgeber.

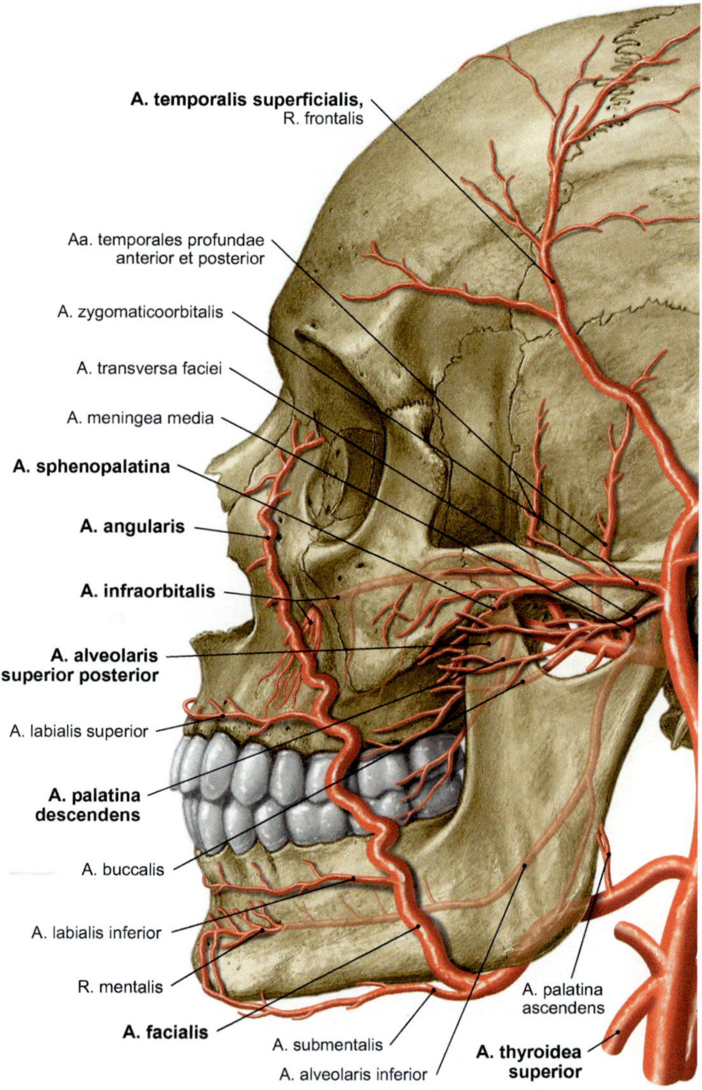

Abb. 1.1 A. carotis externa, äußere Halsschlagader, links; Ansicht von lateral [S702]

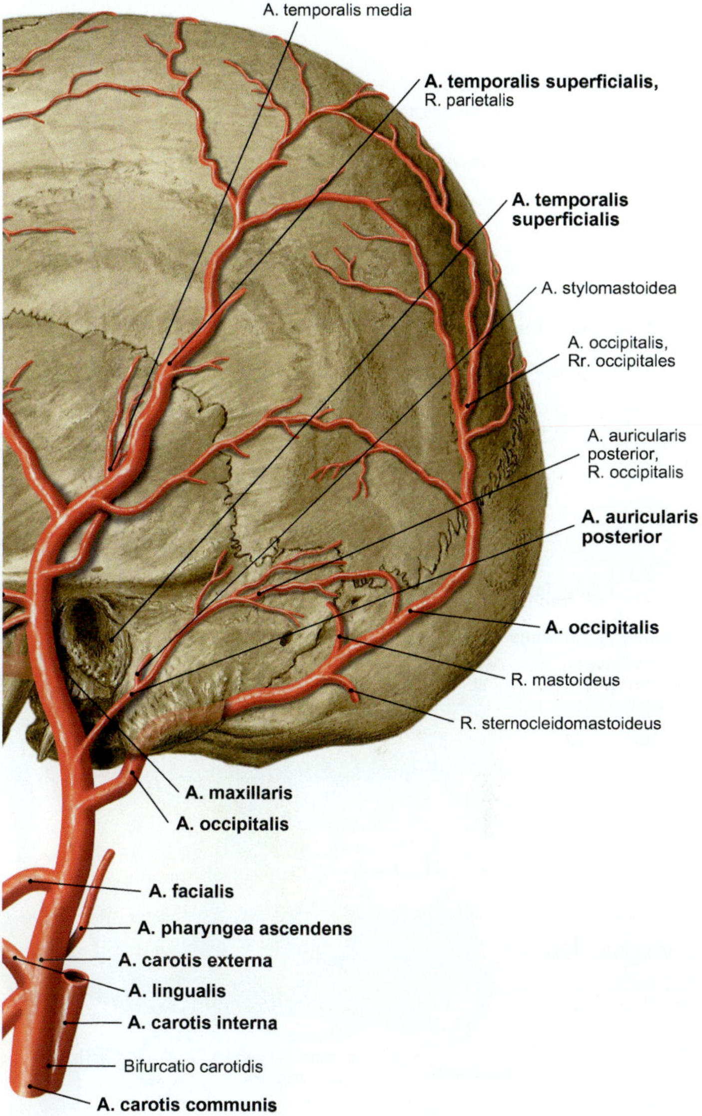
A. temporalis media
A. temporalis superficialis,
R. parietalis
A. temporalis
superficialis
A. stylomastoidea
A. occipitalis,
Rr. occipitales
A. auricularis
posterior,
R. occipitalis
A. auricularis
posterior
A. occipitalis
R. mastoideus
R. sternocleidomastoideus
A. maxillaris
A. occipitalis
A. facialis
A. pharyngea ascendens
A. carotis externa
A. lingualis
A. carotis interna
Bifurcatio carotidis
A. carotis communis

Abb. 1.1 *(Forts.)*

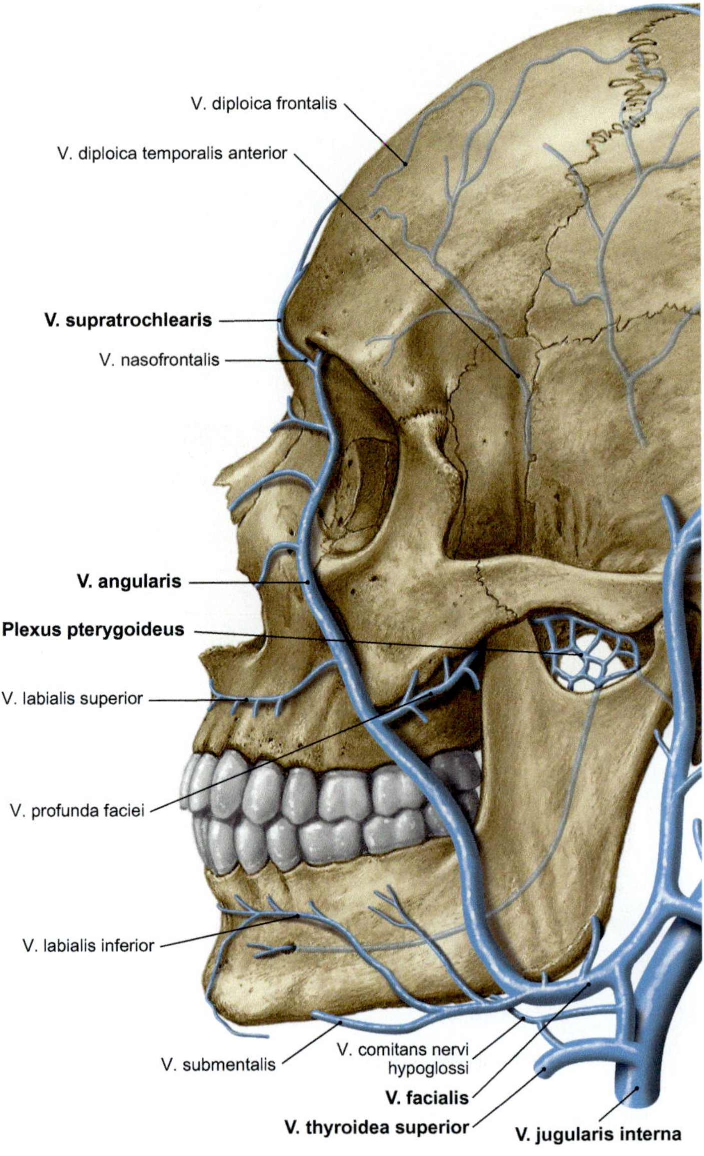

Abb. 1.2 **Innere Drosselvene, V. jugularis interna, links;** Ansicht von lateral [S700] Die V. jugularis interna beginnt als erweiterte Fortsetzung des Sinus sigmoideus an der Schädelbasis. Sie drainiert das Blut aus Schädel, Gehirn, Gesichtsregion und

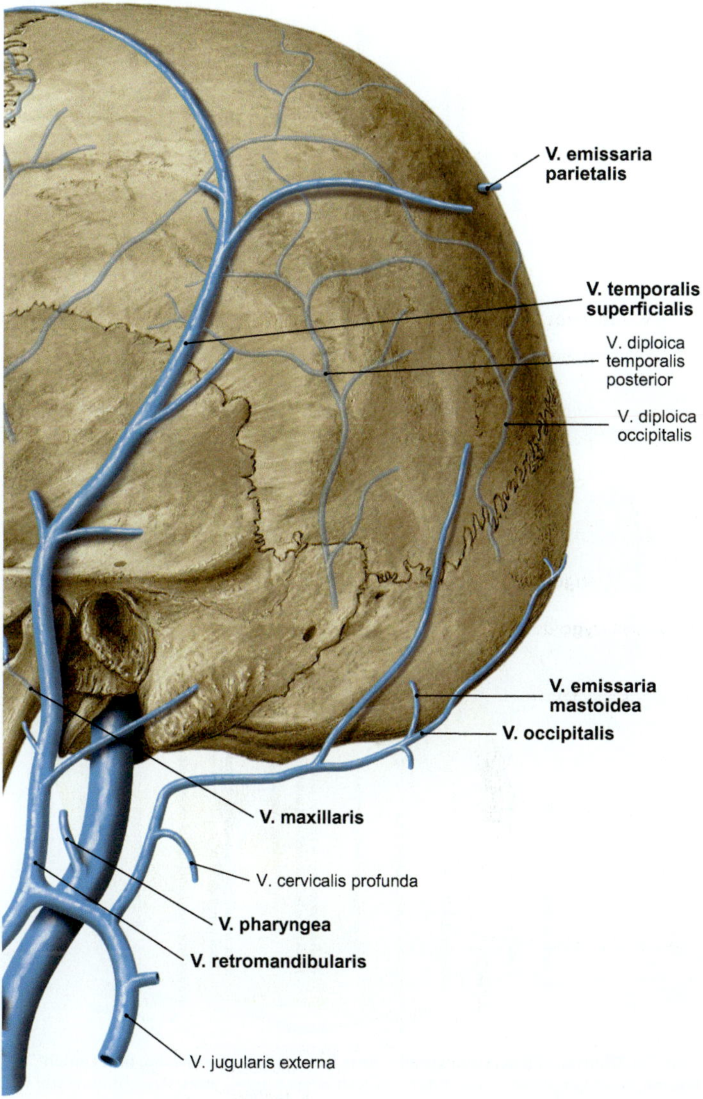

Abb. 1.2 *(Forts.)* Halsbereichen. Zuflüsse erhält sie aus der äußeren Kopfregion über Vv. facialis, lingualis, pharyngea, occipitalis, thyroidea superior, thyroidea media und über Vv. emissariae.

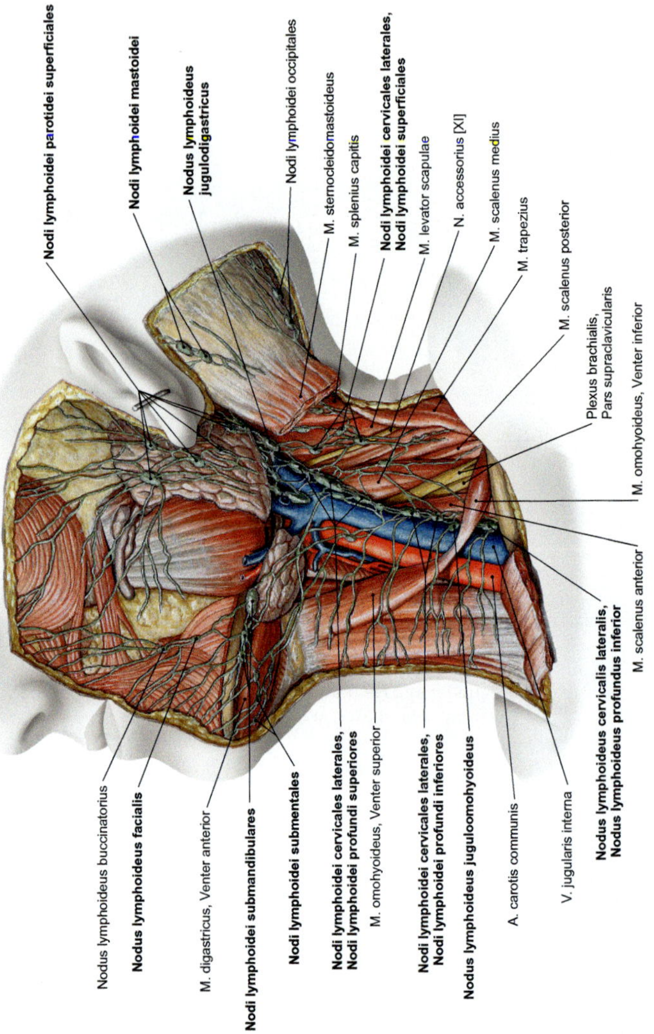

Abb. 1.3 **Oberflächliche Lymphgefäße, Vasa lymphatica superficialia, und Lymphknoten, Nodi lymphoidei, von Kopf und Hals eines Kindes, links;** Ansicht von lateral [S700]

Die Lymphe von Gesicht, Kopfschwarte und Hinterhaupt wird **regional** zu den Nodi lymphoidei submentales, submandibulares, parotidei, mastoidei und occipitales drainiert. Von hier erfolgt der weitere Lymphabstrom in die oberflächlichen **(Nodi lymphoidei cervicales laterales superficiales)** und in die tiefen Halslymphknoten (**Nodi lymphoidei cervicales laterales profundi superiores und inferiores**).

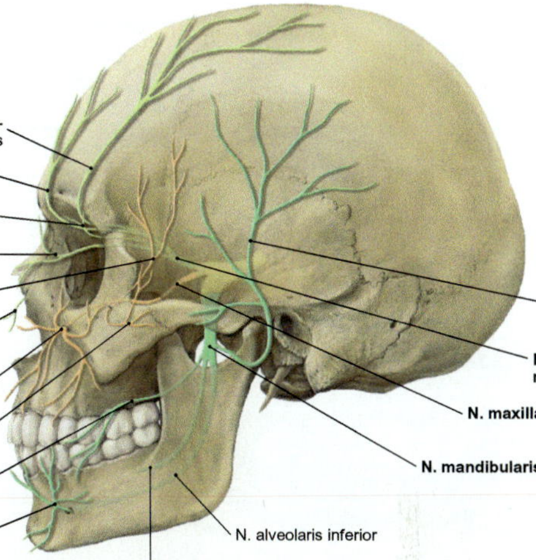

Abb. 1.4 **Äste des N. trigeminus [V], links;** Ansicht von lateral [S700]
Die 3 großen, aus dem N. trigeminus [V] hervorgehenden Äste, N. ophthalmicus [V/1], N. maxillaris [V/2] und N. mandibularis [V/3], zweigen sich nach Austritt aus dem Schädel topographisch gegliedert in weitere Äste auf. Sichtbare Äste des **N. ophthalmicus [V/1]** sind die Nn. supraorbitalis, supratrochlearis, lacrimalis, infratrochlearis und der R. nasalis externus. Vom **N. maxillaris [V/2]** gehen als in der Abbildung sichtbare Äste der N. infraorbitalis und der N. zygomaticus mit seinen Rr. zygomaticotemporalis und zygomaticofacialis hervor. Vom **N. mandibularis [V/3]** spalten sich die Nn. buccalis, lingualis, alveolaris inferior und Nervus auriculotemporalis ab. Endast des N. alveolaris inferior ist nach Verlassen des Canalis mandibulae der N. mentalis.

Abb. 1.3 *(Forts.)* Ein wichtiger tiefer Halslymphknoten ist der Nodus lymphoideus jugulodigastricus zwischen Vorderrand des M. sternocleidomastoideus und Kieferwinkel am Unterrand der Glandula parotidea.
Die Nodi lymphoidei parotidei werden in oberflächliche **(Nodi lymphoidei parotidei superficiales)** und tiefe Lymphknoten **(Nodi lymphoidei parotidei profundi)** gegliedert. Letztere umfassen die Nodi lymphoidei preauriculares, infraauriculares und intraglandulares. Ferner kommen einzelne Gesichtslymphknoten **(Nodi lymphoidei faciales)** vor (Nodi lymphoidei buccinatorius, nasolabialis, malaris, mandibularis) sowie Lymphknoten an der Zunge (Nodi lymphoidei linguales).

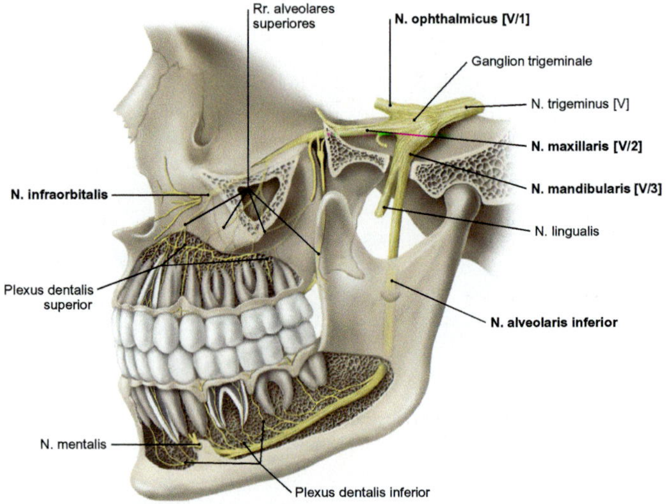

Abb. 1.5 **Innervation der Zähne, links;** Ansicht von lateral. [S700]
Die sensorische Innervation der Zähne erfolgt über den N. maxillaris [V/2] und den N. mandibularis [V/3] des N. trigeminus [V]. Die **Oberkieferzähne** werden vom Plexus dentalis superior sensorisch innerviert, der sich aus den Rr. alveolares superiores posteriores, medii und anteriores der Nn. alveolares superiores des N. infraorbitalis zusammensetzt. Die **Unterkieferzähne** werden vom Plexus dentalis inferior innerviert, der aus dem N. alveolaris inferior gebildet wird und sich in Rr. dentales inferiores aufteilt. Zusätzlich wird das UK-Frontzahngebiet vom N. mentalis erreicht. Die Innervation der Gingiva ist noch komplexer als die Innervation der Zähne.

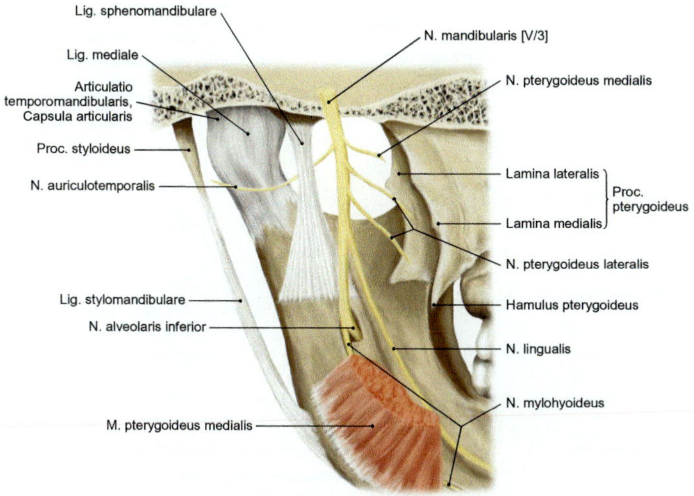

Abb. 1.6 **Aufzweigung des N. mandibularis [V/3], rechts;** Ansicht von medial [S700-L284]/[E1043]
Der N. mandibularis [V/3] verzweigt sich normalerweise zwischen dem Lig. sphenomandibulare und dem M. pterygoideus medialis, Pars medialis, in den **N. lingualis** und den **N. alveolaris inferior.** Der N. alveolaris inferior verläuft dann nach lateral und tritt lateral vom Lig. sphenomandibulare in den Canalis mandibulae ein.

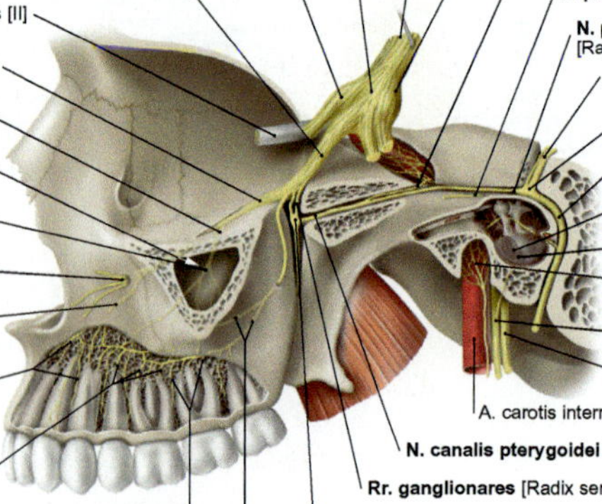

Abb. 1.7 **Ganglion pterygopalatinum** [S700-L275]
Über die Rr. ganglionares des N. maxillaris [V/2] verlaufen sensorische Nervenfasern durch das Ganglion pterygopalatinum zum weichen und zum harten Gaumen. Über den N. facialis [VIII] (N. intermedius), den N. petrosus major und den N. canalis pterygoidei erreichen parasympathische Fasern aus dem Nucleus salivatorius superior das Ganglion pterygopalatinum und werden hier von prä- auf postganglionär umgeschaltet. Die postganglionären Fasern innervieren die Tränen-, Nasen- und Gaumendrüsen parasympathisch. Postganglionäre sympathische Fasern kommen vom N. caroticus internus (Plexus caroticus internus), formieren sich zum N. petrosus profundus und ziehen durch das Ganglion pterygopalatinum zu den Tränen-, Nasen- und Gaumendrüsen.

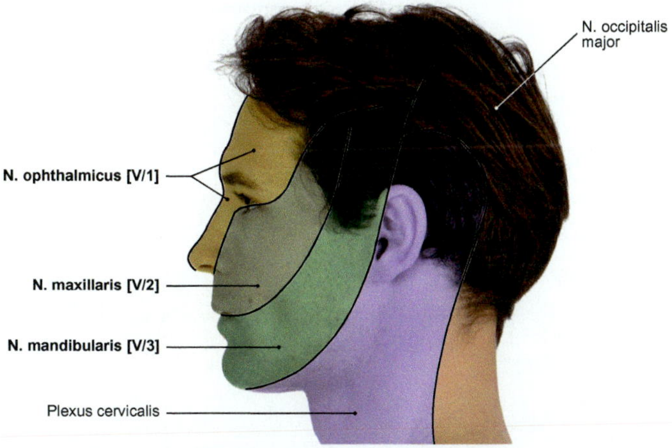

Abb. 1.8 **Hautinnervation von Kopf und Hals, links;** Ansicht von lateral [S700-J803/L126]

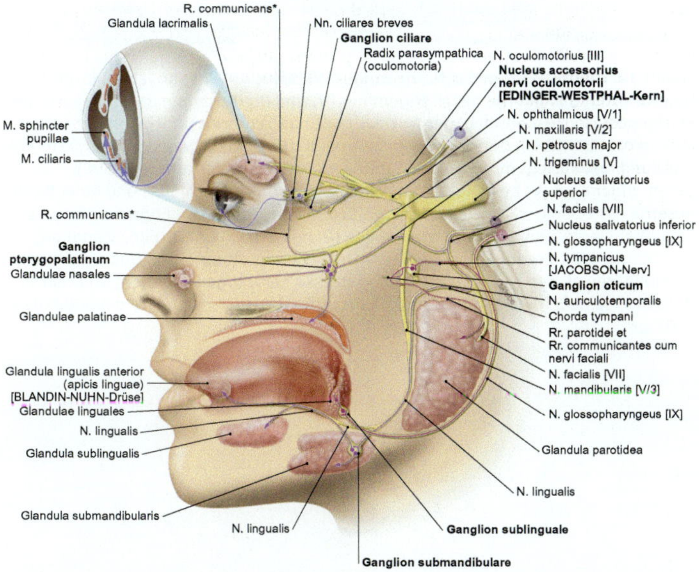

Abb. 1.9 **Innervation der Drüsen des Kopfes mit vegetativen Kopfganglien;** schematische Darstellung [S700-L238]
Darstellung der parasympathischen Kopfganglien mit Verlauf der parasympathischen Fasern aus den entsprechenden Hirnnervenkerngebieten. * Tränendrüsenanastomose

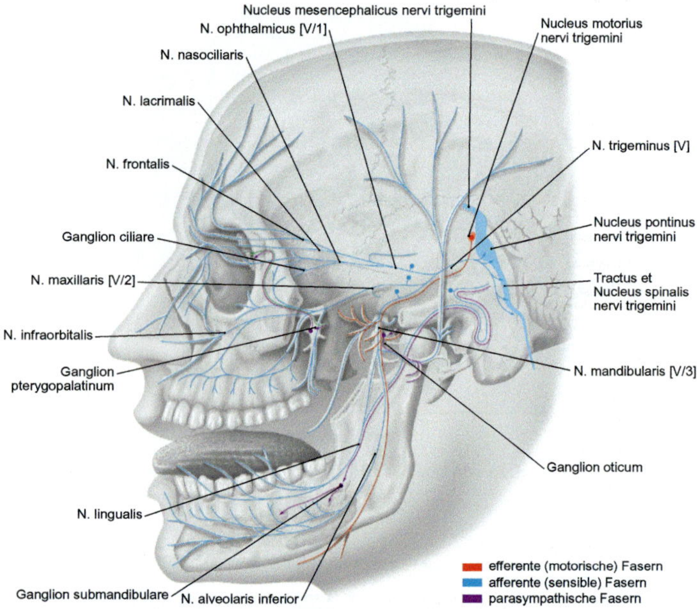

Abb. 1.10 **Faserqualitäten des N. trigeminus [V], links;** Ansicht von lateral [S700-L127]
Ursprungs- und **Endkerne** des N. trigeminus [V] sind der Nucleus mesencephalicus nervi trigemini (somatosensibel), der Nucleus pontinus (sensorius principalis) nervi trigemini (somatosensibel), der Nucleus spinalis nervi trigemini (allgemein somatoafferent, ASA) und der Nucleus motorius nervi trigemini (speziell viszeroefferent, SVE).
Der N. trigeminus [V] besteht aus einer **Radix sensoria** (Portio major) und einer **Radix motoria** (Portio minor). Nach Austritt aus dem Pons zieht der Drillingsnerv über die Felsenbeinkante zum Ganglion trigeminale (Ganglion semilunare, klin.: Ganglion GASSERI, enthält pseudounipolare Nervenzellen, die protopathische und epikritische Sensibilitäten zu den Nuclei pontinus und spinalis nervi trigemini leiten) und teilt sich danach in seine 3 Hauptäste Nn. ophthalmicus [V/1], maxillaris [V/2] und mandibularis [V/3] auf.

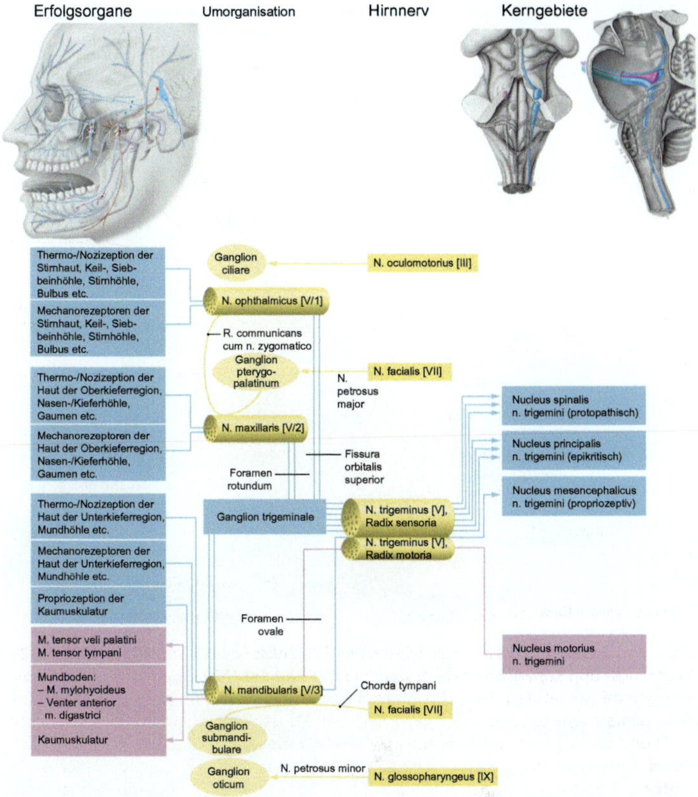

Abb. 1.11 **Faserqualitäten, Hirnnervenkerne und Erfolgsorgane des N. trigeminus [V];** Ansicht von lateral [S700-L238/S702-L127]

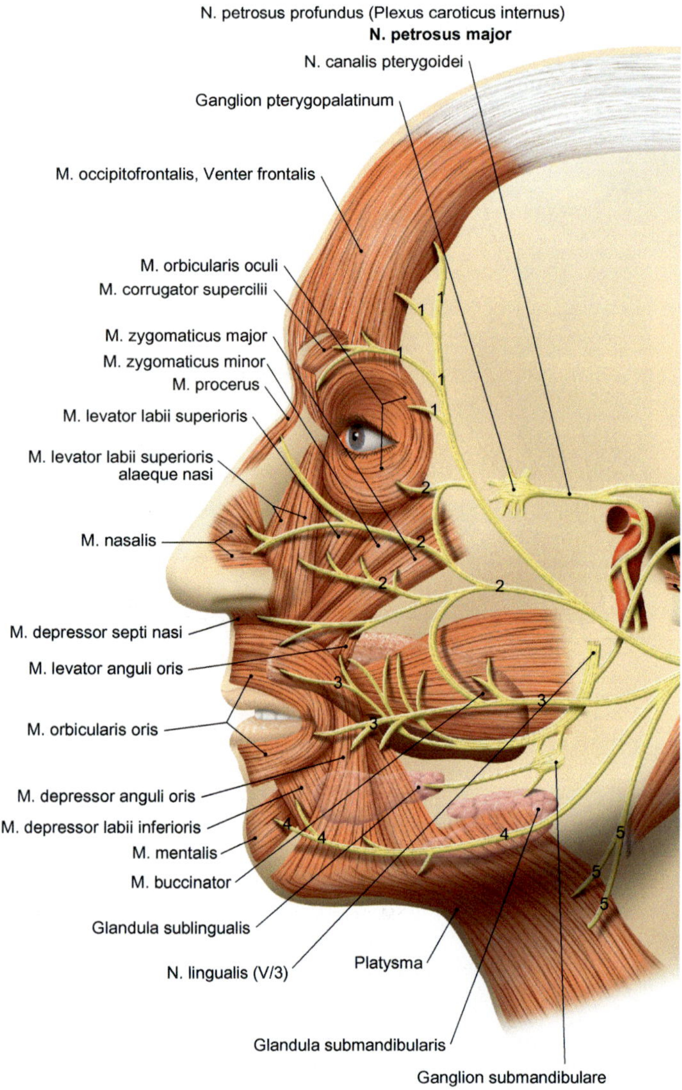

Abb. 1.12 **N. facialis [VII], links;** Ansicht von lateral [S700-L127]
Der N. facialis [VII] tritt am Kleinhirnbrückenwinkel gemeinsam mit dem N. intermedius (einem Anteil des N. facialis [VII], der oft auch als eigenständiger Nerv gesehen wird) und dem N. vestibulocochlearis [VIII] aus. Der N. intermedius vereinigt sich nach kurzer Strecke mit dem N. facialis [VII]. N. facialis [VII] und N. vestibulocochlearis [VIII] laufen auf die Pars petrosa des Os temporale zu und treten über den Porus und den Meatus acusticus internus in den Knochen ein. Nach Abgang der Nn. cochlearis und

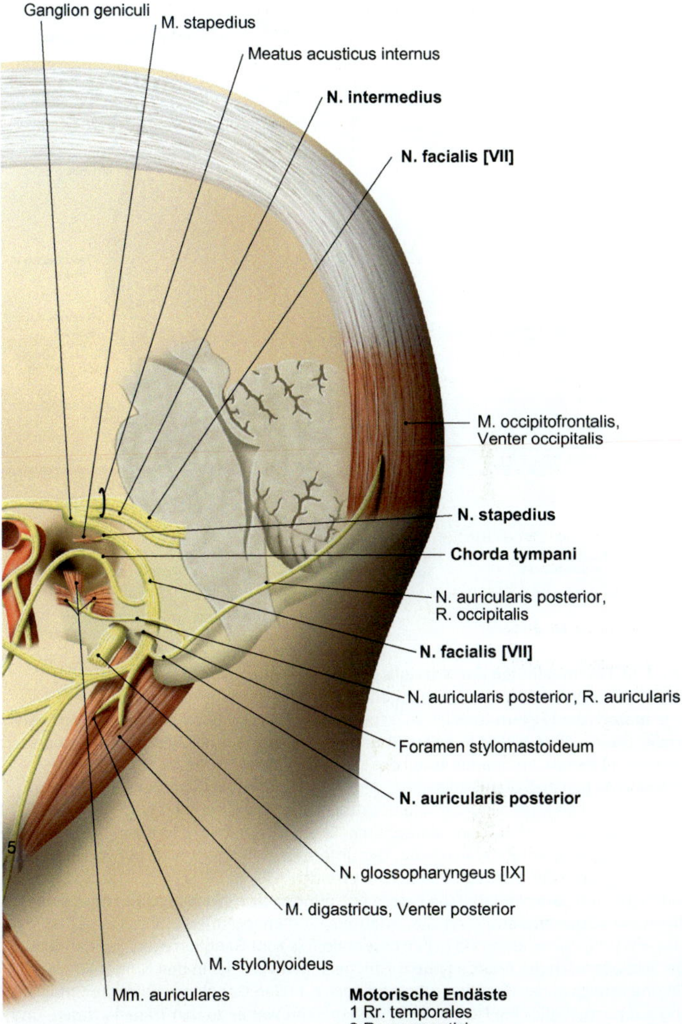

Motorische Endäste
1 Rr. temporales
2 Rr. zygomatici
3 Rr. buccales
4 Rr. marginales mandibulares
5 Rr. colli

Abb. 1.12 *(Forts)* vestibularis zieht der N. facialis [VII] in den Canalis facialis. Dort biegt er fast rechtwinklig nach hinten unten um (äußeres Fazialisknie). Kurz vor der Umwendestelle liegt das Ganglion geniculi. In seinem weiteren Verlauf im Canalis facialis gibt der Hirnnerv mehrere Äste ab. Nach Austritt aus der Schädelbasis am Foramen stylomastoideum wendet er sich nach rostral, gibt weitere Äste ab und tritt anschließend in die Glandula parotidea ein, wo er sich in seine motorischen Endäste aufteilt (Plexus intraparotideus).

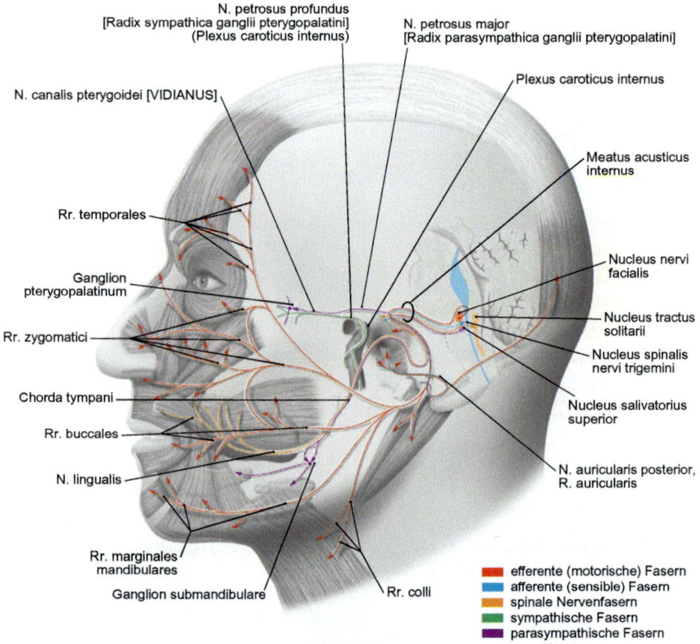

Abb. 1.13 **Faserqualitäten des N. facialis [VII], links;** Ansicht von lateral [S700-L127]
Der N. facialis [VII] ist der 2. Kiemenbogennerv. Er ist ein zusammengesetzter Nerv.
Seine **motorischen Fasern** (speziell viszeroefferent, SVE) entstammen dem **Nucleus nervi facialis.** Diese ziehen hinten in einem Bogen um den Nucleus nervi abducentis (inneres Fazialisknie) herum. Im oberen Anteil des Kerns sind die Neurone für die mimische Stirn- und Augenmuskulatur lokalisiert, der untere Kernanteil beherbergt die Neurone für die mimischen Muskeln unterhalb des Auges. Der obere Kernabschnitt hat eine Doppelinnervation von beiden Hemisphären. Er erhält somit kortikonukleäre Fasern von der ipsi- und der kontralateralen Seite. Der untere Kernabschnitt wird nur von kortikonukleären Fasern der kontralateralen Seite erreicht.
Präganglionäre parasympathische Fasern entspringen dem **Nucleus salivatorius superior** (allgemein viszeroefferent, AVE). Sie verlaufen mit dem Intermediusanteil über den N. facialis [VII], ziehen dann via N. petrosus major bis zum Ganglion pterygopalatinum oder schließen sich der Chorda tympani an, gelangen von hier in den N. lingualis (aus V/3) und erreichen das Ganglion submandibulare. In den Ganglien erfolgt die Umschaltung auf **postganglionäre Fasern.** Diese ziehen dann weiter zu den Tränen-, Nasen- und Gaumendrüsen sowie zu den Glandulae sublingualis und submandibularis.
Der obere Kernabschnitt des **Nucleus tractus solitarii** wird von speziell viszeroafferenten Fasern (SVA) der vorderen zwei Drittel der Zunge erreicht, die Geschmacksempfindungen vermitteln. Die Fasern gelangen mit dem N. lingualis via Chorda tympani in den N. facialis [VII] und von hier zum Hirnstamm.
Allgemein somatoafferente Fasern (ASA) aus der Gehörgangshinterwand sowie teilweise auch von hinter dem Ohr, der Ohrmuschel und dem Trommelfell verlaufen ein Stück weit mit dem N. vagus [X] (R. communicans cum nervo vago), verlassen diesen aber bereits in der Pars petrosa und legen sich dem N. facialis [VII] an. Die Perikarya dieser Fasern liegen wie die Perikarya der Geschmacksfasern im Ganglion geniculi. Sie erreichen über den Intermediusanteil des N. facialis [VII] den Nucleus spinalis nervi trigemini.

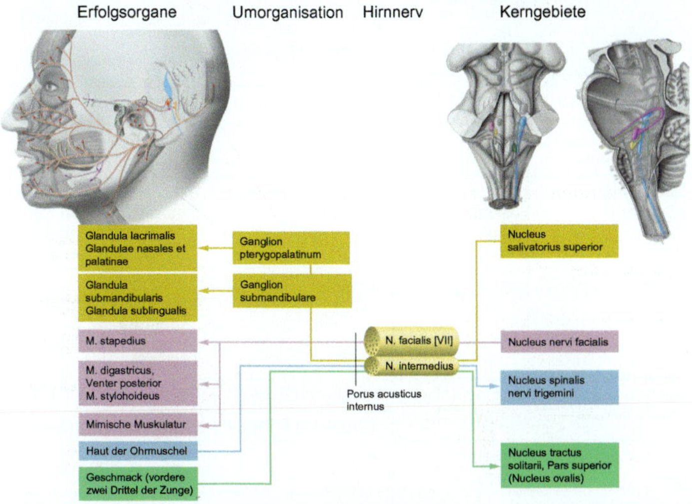

Abb. 1.14 **Verlauf, Äste, Faserqualitäten, Hirnnervenkerne und Erfolgsorgane des N. facialis [VII];** Ansicht von lateral [S700-L238/S702-L127]

Tab. 1.1 Übersicht über die Hirnnerven mit parasympathischen Ganglien

Parasympathische Nuclei im Hirnstamm (1. Neuron)	Hirnnerv mit parasympathischen Fasern	Parasympathisches Ganglion (2. Neuron)	Funktion
Nucleus accessorius nervi oculomotorii [Edinger-Westphal-Kern]	N. oculomotorius [III]	Ganglion ciliare	Miosis (M. sphincter pupillae), Akkommodation (M. ciliaris)
Nucleus salivatorius superior	N. intermedius (N. facialis [VII])	Ganglion sphenopalatinum	Tränendrüse, Schleimhautdrüsen von Nase, Rachen, Nasennebenhöhlen
		Ganglion submandibulare	Glandula submandibularis, Glandula sublingualis, Glandula lingualis anterior [Blandin-Nuhn-Drüse]
Nucleus salivatorius inferior	N. glossopharyngeus [IX]	Ganglion oticum	Glandula parotidea
		Ganglion sublinguale	Glandulae linguales
Nucleus ambiguus*	Plexus cardiacus	Herz	
Nucleus dorsalis nervi vagi	N. vagus [X]	• Plexus myentericus (Auerbach) und submucosus (Meissner) • Organspezifische Plexus, z. B. der Lunge	Atemwege, Lunge, Ösophagus, Niere, Gastrointestinaltrakt bis zur Flexura coli sinistra (Canon-Böhm-Punkt)

* zusätzlich zu seinen Motoneuronen für die Innervation der Muskeln am weichen Gaumen, Pharynx und Larynx enthält der Nucleus ambiguus auch cholinerge parasympathische Neuronen, die den parasympathischen Plexus cardiacus bilden

Schädigungslokalisation bei peripherer Fazialisparese (▶ Tab. 1.2) Die klassische Topodiagnostik hat ihre Bedeutung mit der modernen hochauflösenden Bildgebung weitgehend verloren, da im Vergleich zur Elektrodiagnostik die Aussage zu Prognose und Heilungsdauer bei Fazialisparese meist unspezifisch und unsensibel ist. Dennoch kommt einzelnen Tests klinische Bedeutung zu:

- Schirmer-Test: Aussage über Normalität der Tränenflüssigkeitsproduktion
- Stapediusreflexprüfung: Funktionsmessung des N. stapedius
- Gustometrie (Geschmackstestung): Überprüfung der Intaktheit der Chorda tympani
- Mimische Muskeln: elektrische Stimulation durch Nervenerregbarkeitstests
- Elektroneurografie: Vergleich der Leitungsgeschwindigkeit zwischen gesunder und geschädigter Seite

Tab. 1.2 Lokalisation, Diagnostik und Ursachen von Läsionen des N. facialis

Schädigungsort	Topodiagnostik	Schädigungsursache
Unterhalb des Kerngebiets im Hirnstamm (A in ▶ Abb. 1.15)	MRT, CT, SCHIRMER-Test (Funktionstest der Tränendrüse)	z. B. Akustikusneurinom
Nach Abgang des N. petrosus major (B in ▶ Abb. 1.15)	Stapediusreflexprüfung	z. B. Otitis media
Nach Abgang der Chorda tympani (C in ▶ Abb. 1.15)	Gustometrie (Geschmacksprüfung)	z. B. Otitis media
Nach Austritt aus dem Foramen stylomastoideum (D in ▶ Abb. 1.15)	Testung der Gesichtsmotorik	z. B. bösartiger Parotistumor

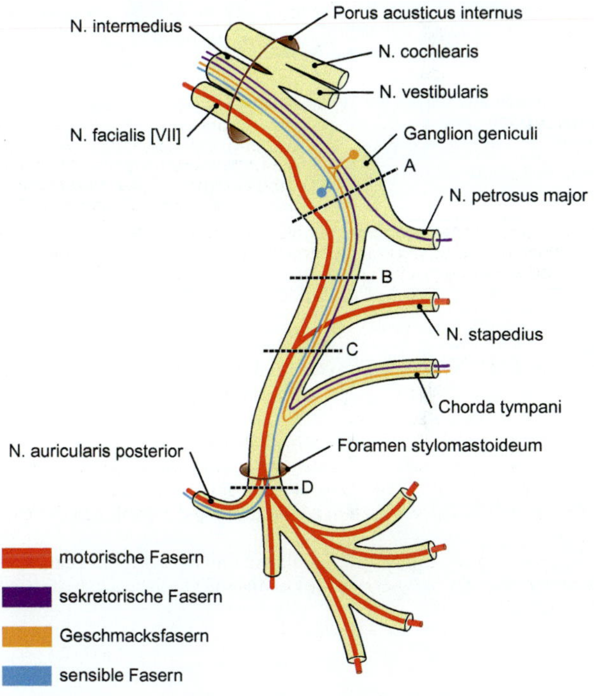

Abb. 1.15 Lokalisation von Läsionen des N. facialis [S700-L126]

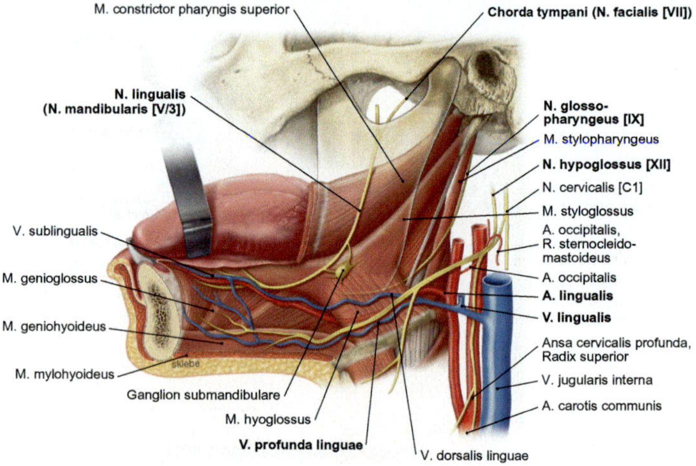

Abb. 1.16 **Gefäße und Nerven der Zunge, Lingua;** Ansicht von lateral; Mandibularbogen entfernt [S700-L238]

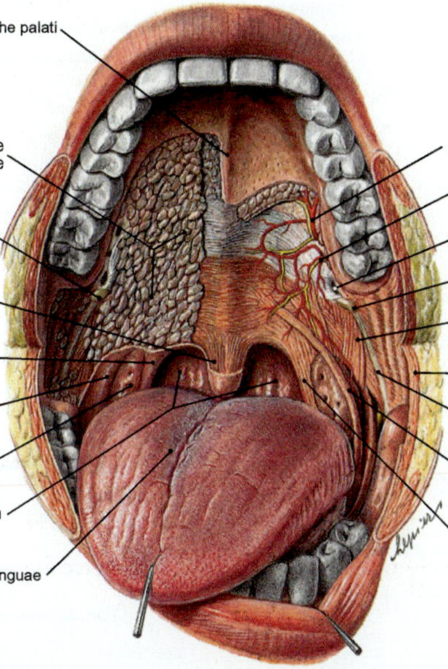

Abb. 1.17 **Mundhöhle, Cavitas oris, und Gaumenmuskeln, Mm. palati;** Ansicht von vorne [S700]

Der Gaumen ist von einer dicken Schleimhaut überzogen, die unverschiebbar mit dem Periost verwachsen ist. Subepithelial liegen am Gaumen Pakete kleiner Speicheldrüsen (Glandulae palatinae). Der bewegliche weiche Gaumen schließt nach hinten an und geht an seinem Ende in das Zäpfchen (Uvula) über. Die Uvula besteht aus Muskulatur (M. uvulae) und Speicheldrüsen.

Lateral strahlen jeweils die **Gaumenbögen** (Arcus palatoglossus und Arcus palatopharyngeus), deren Grundlage gleichnamige Muskeln sind (Mm. palatoglossus und palatopharyngeus), in den weichen Gaumen und die Uvula ein. Die Gaumenbögen einer Seite umrahmen die Gaumenmandel (Tonsilla palatina). Durch die Gaumenbögen entsteht die **Rachenenge** (Isthmus faucium); sie ist der muskulär verschließbare Eingang zum Pharynx.

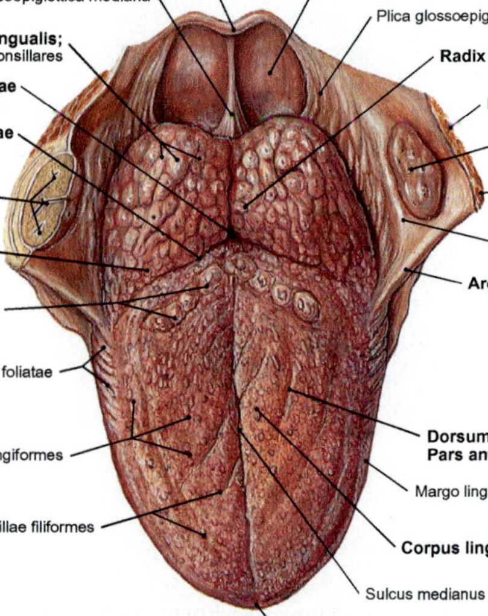

Abb. 1.18 **Zunge, Lingua;** Ansicht von oben [S700]

Auf dem **Zungenrücken** (Dorsum linguae) trennt der Sulcus medianus linguae die Zunge in eine rechte und eine linke Zungenhälfte. Der Sulcus terminalis linguae (eine v-förmige Furche) bildet die Grenze zwischen Corpus linguae und Radix linguae und teilt die Zunge in eine Pars anterior und eine Pars posterior. An der Spitze des Sulcus terminalis linguae senkt sich das Oberflächenepithel zum **Foramen caecum linguae** ein. Dieses Foramen kennzeichnet den Ort, an dem sich die Schilddrüse aus dem Mundboden-Ektoderm auf dem Weg in ihre endgültige Position vor dem Larynx abgesenkt hat (Abgangsstelle des Ductus thyroglossalis).

Die Schleimhaut der Pars anterior ist rau, da sie zahlreiche kleine, teils makroskopisch sichtbare Papillen (Papillae linguales, filiformes, foliatae, fungiformes und vallatae) trägt, die der Tast- und der Geschmacksempfindung dienen.

Die **Zungenwurzel** (Radix linguae) wird von der Tonsilla lingualis bedeckt, die seitlich von den beiden Gaumenbögen, Arcus palatoglossus und Arcus palatopharyngeus, und hinten vom Kehldeckel (Epiglottis) umrahmt wird. Von der Zungenwurzel ziehen die unpaare Plica glossoepiglottica mediana und die paarigen Plicae glossoepiglotticae laterales zum Kehldeckel und begrenzen die Valleculae epiglotticae.

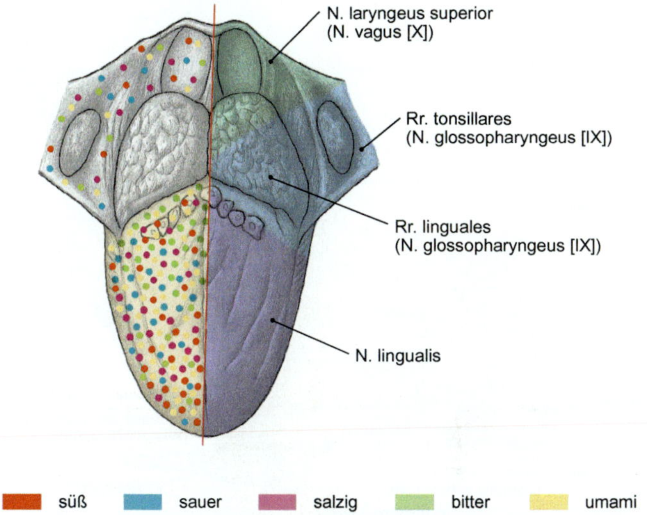

Abb. 1.19 **Innervation und Geschmacksqualitäten des Zungenrückens** [S700-L238]
Die sensorische Innervation erfolgt im vorderen Abschnitt über den N. lingualis, einen Ast des N. mandibularis [V/3], im Bereich des Sulcus terminalis linguae durch die Rr. linguales des N. glossopharyngeus [IX] und am Zungengrund durch den N. laryngeus superior, einen Ast des N. vagus [X].
Geschmackseindrücke der **vorderen zwei Drittel** der Zunge gelangen über Äste des N. facialis [VII] (Chorda tympani, N. intermedius) zum oberen Teil des Tractus solitarius im Hirnstamm; die Perikarya dieser Nervenfasern liegen im Ganglion geniculi. Geschmackseindrücke des **hinteren Drittels** der Zunge werden über den N. glossopharyngeus [IX] und den N. vagus [X] zum unteren Teil des Tractus solitarius im Hirnstamm übermittelt. Die Perikarya dieser Nervenfasern liegen im Ganglion inferius des N. glossopharyngeus [IX] oder des N. vagus [X]. In allen Bereichen der vorderen zwei Drittel der Zunge können alle 5 Geschmacksqualitäten wahrgenommen werden, allerdings mit unterschiedlicher Intensität. So schmeckt man an der Zungenspitze mehr süß, am Zungengrund mehr bitter.

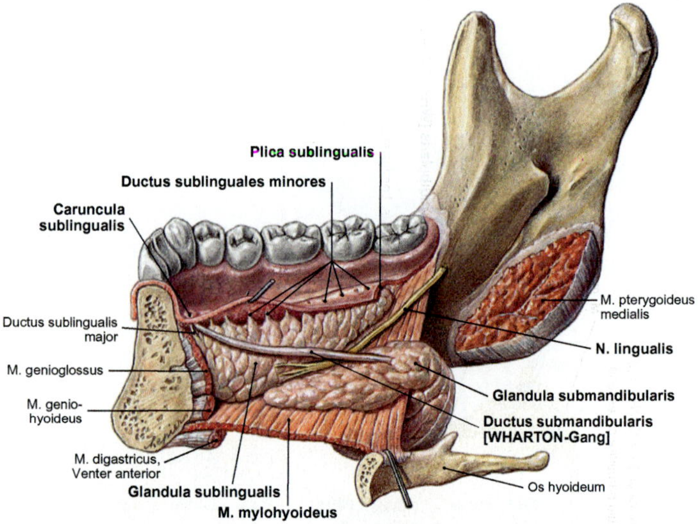

Abb. 1.20 **Unterkieferspeicheldrüse, Glandula submandibularis, und Unterzungenspeicheldrüse, Glandula sublingualis, rechts;** Ansicht von medial [S700]
Die Glandula sublingualis liegt auf dem M. mylohyoideus lateral vom M. genioglossus. Sie durchbricht manchmal den Mundboden. Der Drüsenkörper wölbt die Mundbodenschleimhaut als Plica sublingualis vor, auf der zahlreiche kleinere Ausführungsgänge (Ductus sublinguales minores) des hinteren Drüsenabschnitts münden. Der untere Drüsenanteil der Glandula submandibularis umgreift hakenförmig den Hinterrand des M. mylohyoideus und setzt sich oberhalb des Muskels in den Ductus submandibularis fort. Der N. lingualis zieht zwischen Glandula submandibularis und Glandula sublingualis unterhalb des Ductus submandibularis zur Zunge.

Abb. 1.21 **Unterkieferspeicheldrüse, Glandula submandibularis, und Unterzungenspeicheldrüse, Glandula sublingualis, links;** Ansicht von lateral unten [S700] ▶
Der oberflächliche Drüsenanteil der Glandula submandibularis ist nach hinten verlagert, der M. mylohyoideus ist an der Mandibula durchtrennt und nach medial geschlagen. Unter dem entfernten Muskel erkennt man den tiefen Drüsenanteil der Glandula submandibularis und die parallel zum Corpus mandibulae liegende Glandula sublingualis.
Die **arterielle** Versorgung der Drüsen erfolgt über die Aa. facialis, submentalis und lingualis. Das **venöse** Blut fließt über die V. sublingualis und die V. submentalis in die V. facialis oder direkt in die V. jugularis interna.
Regionale Lymphknoten sind die Nodi lymphoidei submentales und submandibulares.

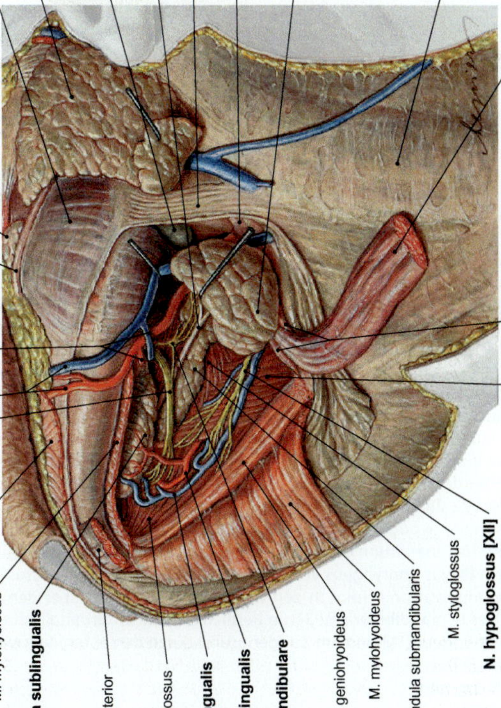

Ductus parotideus [STENON-Gang]
Glandula parotidea accessoria
M. masseter; Fascia masseterica
Glandula parotidea
Nodus lymphoideus submandibularis
Ductus submandibularis [WHARTON-Gang]
Fascia cervicalis, Lamina superficialis
M. digastricus, Venter posterior
Glandula submandibularis
Fascia cervicalis, Lamina superficialis
M. digastricus, Venter anterior
M. stylohyoideus
M. hyoglossus
N. hypoglossus [XII]
M. styloglossus
Glandula submandibularis
M. mylohyoideus
M. geniohyoideus
Ganglion submandibulare
A. lingualis
V. sublingualis
M. genioglossus
M. digastricus, Venter anterior
Glandula sublingualis
M. mylohyoideus
Platysma
N. lingualis
A.; V. facialis
A.; V. submentalis

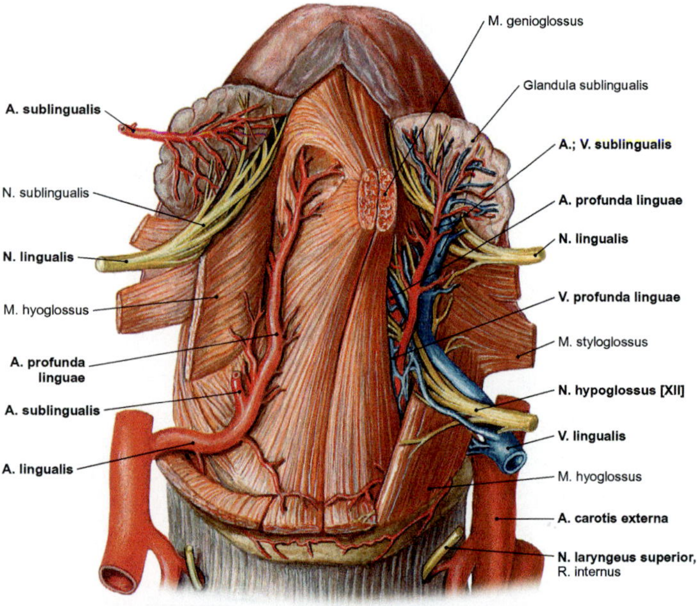

Abb. 1.22 **Gefäße und Nerven der Zunge, Lingua;** Ansicht von vorne unten [S700]
Die **arterielle** Versorgung der Zunge erfolgt durch die A. lingualis aus der A. carotis externa. Als Äste zweigen die A. profunda linguae, die tief in die Muskulatur der Zunge eindringt und hauptsächlich den mittleren und vorderen Zungenabschnitt versorgt, und die A. sublingualis zur Unterzungenspeicheldrüse (Glandula sublingualis) und zum Mundboden ab. Die nach hinten abzweigenden Äste, Rr. dorsales linguae, können miteinander in Verbindung stehen, alle anderen Äste werden durch das Septum linguae voneinander getrennt und versorgen nur eine Zungenhälfte.
Der **venöse** Blutabfluss erfolgt über die V. lingualis. Sie liegt dem M. hyoglossus außen auf und leitet das Blut der Zunge in die V. jugularis interna. Die V. lingualis drainiert Blut aus den Vv. sublingualis, profunda linguae und dorsales linguae sowie aus der V. comitans nervi hypoglossi.
Die **motorische** Innervation der Zunge erfolgt mit Ausnahme des M. palatoglossus, der aus dem Plexus pharyngeus versorgt wird, über den N. hypoglossus [XII]. Die sensorische Innervation erfolgt in den vorderen zwei Dritteln über den N. lingualis, einen Ast des N. mandibularis [V/3], im Bereich des Sulcus terminalis durch den N. glossopharyngeus [IX] und am Zungengrund durch den N. laryngeus superior (Ast des N. vagus [X]).

Äste der A. lingualis:
- (R. hyoideus)
- Rr. dorsales linguae
- R. suprahyoideus
- sublingualis
- profunda linguae

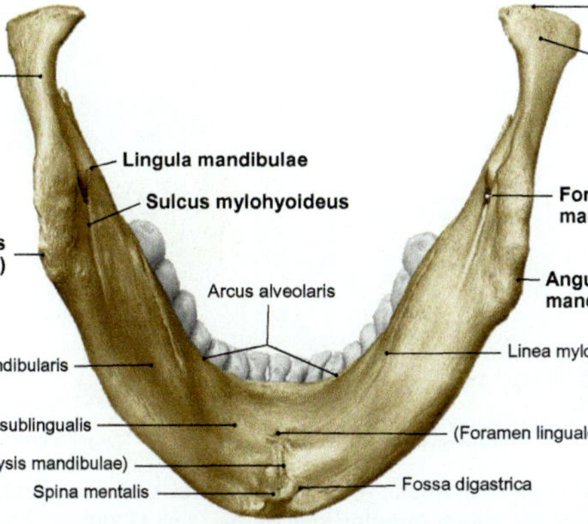

Abb. 1.23 **Unterkiefer, Mandibula;** Ansicht von unten. [S700]
Auf der Innenseite der Mandibula befindet sich nahe der Mittellinie die Spina mentalis. Lateral und unterhalb davon vertieft sich der Knochen jeweils zur Fossa digastrica, oberhalb der Spina mentalis zur Fovea sublingualis und zur Fovea submandibularis. Auf der Innenseite des Angulus mandibulae befindet sich die **Tuberositas pterygoidea.**

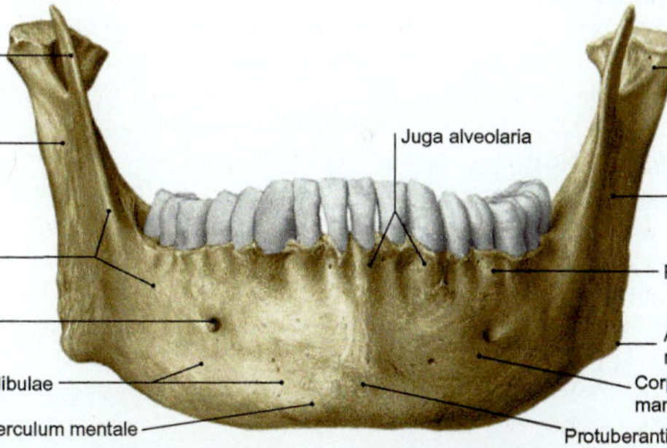

Abb. 1.24 **Unterkiefer, Mandibula;** Ansicht von vorne. [S700]
Die unpaare Mandibula besteht aus einem Körper (Corpus mandibulae) und 2 Ästen (Rami mandibulae). Jeder Ramus teilt sich in einen **Proc. coronoideus** und einen **Proc. condylaris.** Das Corpus besteht aus Basis und Pars alveolaris, die durch die schräg nach vorne vom Proc. coronoideus absteigende Linea obliqua getrennt sind. Vorne sitzt an der Pars alveolaris das Kinn (Mentum) mit der Protuberantia mentalis, den Kinnhöckern (Tubercula mentalia) und den Foramina mentalia. Besonders im Bereich der Frontzähne wird der Knochen durch die in den Zahnalveolen sitzenden Wurzeln vorgewölbt. Die Vorwölbungen sind als Juga alveolaria sicht- und tastbar. Die angrenzende Kompakta des Knochens ist in diesem Bereich äußerst dünn (ca. 0,1 mm).

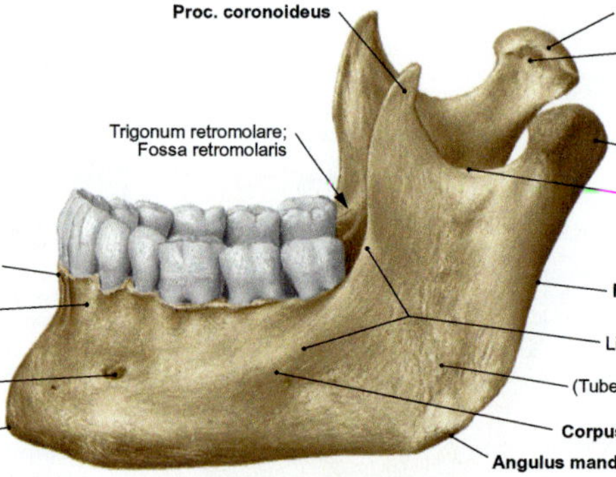

Abb. 1.25 **Unterkiefer; Mandibula;** Ansicht von lateral. Corpus mandibulae und Ramus mandibulae gehen am **Angulus** ineinander über. [S700]
Der Proc. condylaris trägt das **Caput mandibulae.**

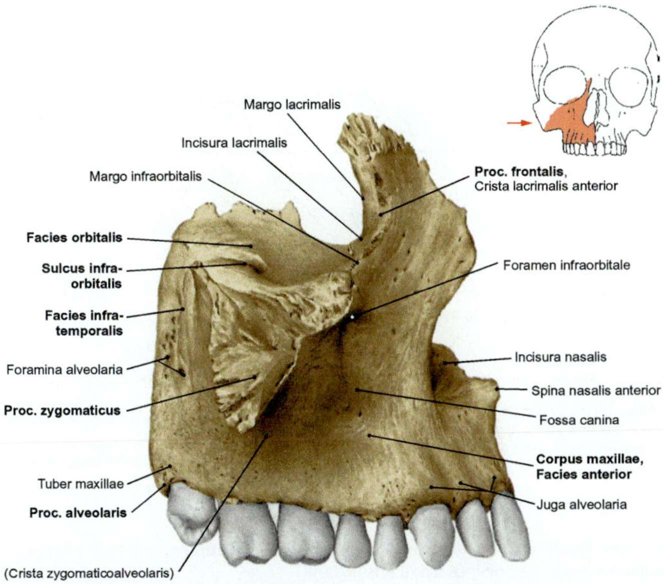

Abb. 1.26 **Oberkiefer, Maxilla, rechts;** Ansicht von lateral [S700]
Der Oberkiefer lässt sich in Oberkieferkörper (Corpus maxillae) sowie Stirnfortsatz (Proc. frontalis, steht mit dem Os frontale in Verbindung), Jochfortsatz (Proc. zygomaticus, bildet mit dem Os zygomaticum den Jochbogen), Gaumenfortsatz (Proc. palatinus, vorderer Anteil des knöchernen Gaumens, ▶ Abb. 1.27) und Alveolarfortsatz (Proc. alveolaris) unterteilen. Letzterer bildet den Oberkieferunterrand und enthält die Zahnfächer (Alveoli dentales), in denen sich die Zahnwurzeln befinden. Die vorgewölbten vorderen Ränder der Zahnfächer werden als Juga alveolaria bezeichnet. Im Corpus maxillae liegt knapp unterhalb des unteren Orbitarands das Foramen infraorbitale.

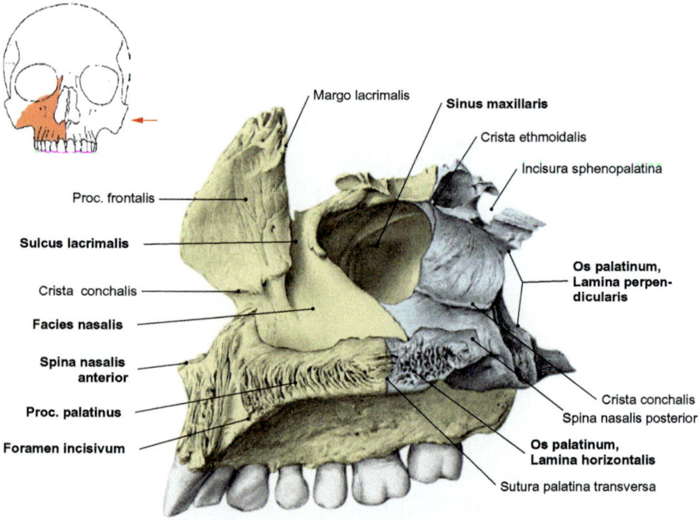

Abb. 1.27 **Oberkiefer, Maxilla, und Gaumenbein, Os palatinum, rechts;** Ansicht von medial mit Blick in den Sinus maxillaris [S700]

Dem Oberkiefer folgt nach hinten das Gaumenbein, das sich aus 2 Platten zusammensetzt: Die **Lamina horizontalis** bildet den hinteren Anteil des knöchernen Gaumens (Palatum osseum), die **Lamina perpendicularis** verläuft vertikal nach oben und begrenzt den Sinus maxillaris hinten medial.

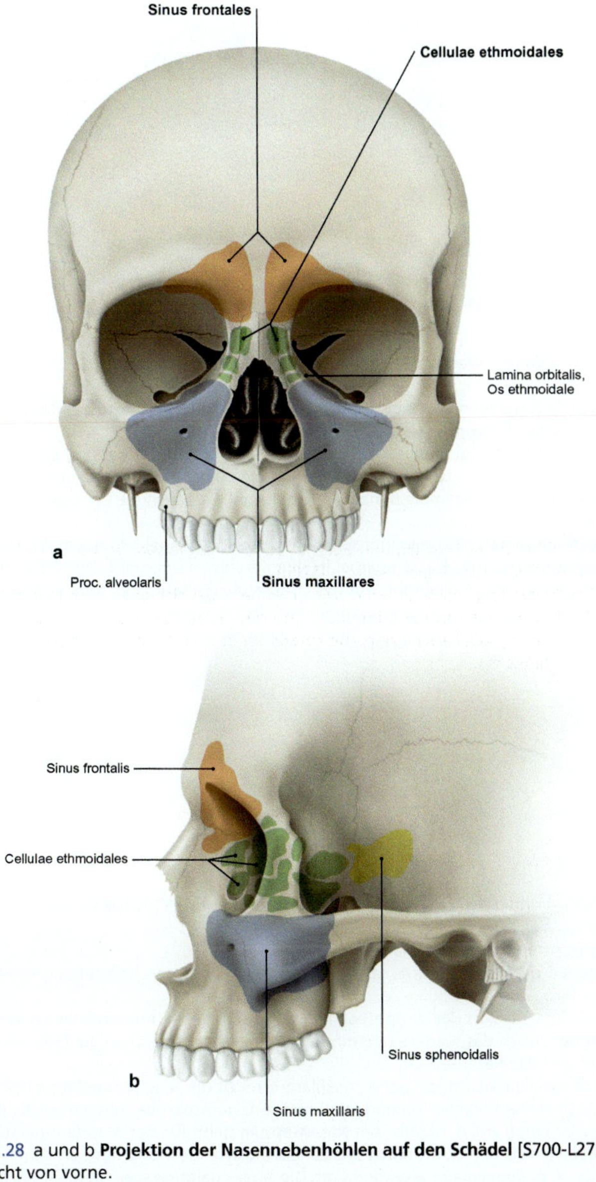

Abb. 1.28 a und b **Projektion der Nasennebenhöhlen auf den Schädel** [S700-L275]
a Ansicht von vorne.
b Ansicht von lateral. Die Ausbildung der Nasennebenhöhlen ist außerordentlich variabel, einzelne Höhlen können auch fehlen.

1

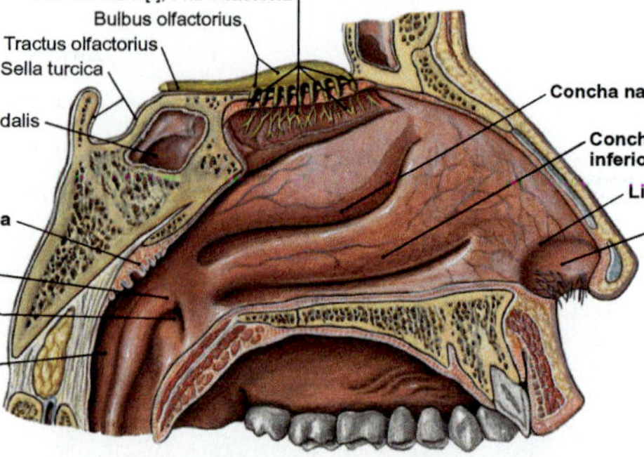

Abb. 1.29 **Laterale Wand der Nasenhöhle, Cavitas nasi, links;** Ansicht von rechts [S700]

Die laterale Nasenwand wird größtenteils von der unteren **(Concha nasalis inferior)** und der mittleren **(Concha nasalis media)** Nasenmuschel eingenommen. Die obere Nasenmuschel (Concha nasalis superior) ist klein. Sie steht in Beziehung zum Riechfeld am Nasendach. Hier treten die Fila olfactoria vom Bulbus olfactorius durch die Lamina cribrosa und ziehen bis in die benachbarte Schleimhaut, auch die der oberen Nasenmuschel.

Das **Vestibulum nasi** ist von verhorntem Plattenepithel ausgekleidet, das am Limen nasi über unverhorntes Plattenepithel in Flimmerepithel übergeht. Die Verlängerung der unteren Nasenmuschel führt auf das Ostium pharyngeum der Tuba auditiva zu. Oberhalb davon sitzt am Rachendach die Tonsilla pharyngea.

Abb. 1.30 a und b **Arterien der Nasenhöhle, Cavitas nasi** [S700-L284] ►

a Laterale Wand der rechten Nasenhöhle

b Nasenseptum der rechten Nasenhöhle

Die Nase wird über Äste der A. carotis externa und der A. carotis interna arteriell versorgt:

- carotis interna: Aus der A. ophthalmica verlaufen die **Aa. ethmoidales anterior** und **posterior** durch das vordere und hintere Siebbein und erreichen die laterale Nasenwand und das Nasenseptum.
- carotis externa: Als Endast der A. maxillaris erreicht die **A. sphenopalatina** die Nasenhöhle über das Foramen sphenopalatinum. Anastomosen bestehen über die Blutgefäße der Lippe zur A. facialis. Am Nasenseptum geht aus der A. sphenopalatina die **A. nasopalatina** hervor, die durch den Canalis incisivus die Mundhöhle erreicht und hier mit der A. palatina major anastomosiert. Die A. nasopalatina speist gemeinsam mit den Aa. ethmoidales anterior und posterior den Locus KIESSELBACHI, ein arteriovenöses Gefäßgeflecht.

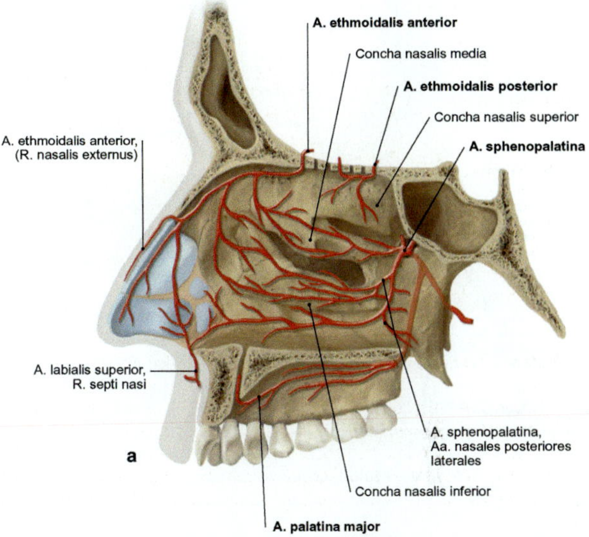
A. ethmoidalis anterior
Concha nasalis media
A. ethmoidalis posterior
Concha nasalis superior
A. ethmoidalis anterior, (R. nasalis externus)
A. sphenopalatina
A. labialis superior, R. septi nasi
A. sphenopalatina, Aa. nasales posteriores laterales
Concha nasalis inferior
A. palatina major

a

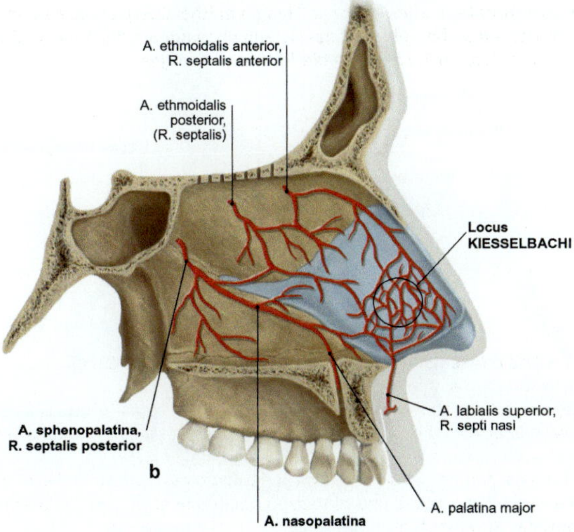
A. ethmoidalis anterior, R. septalis anterior
A. ethmoidalis posterior, (R. septalis)
Locus KIESSELBACHI
A. labialis superior, R. septi nasi
A. sphenopalatina, R. septalis posterior
A. palatina major
A. nasopalatina

b

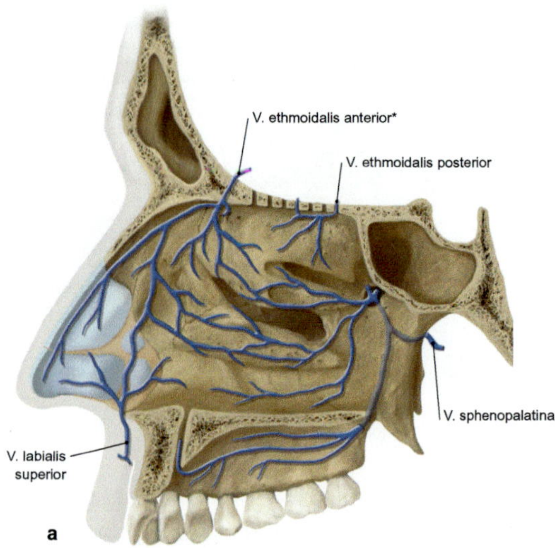

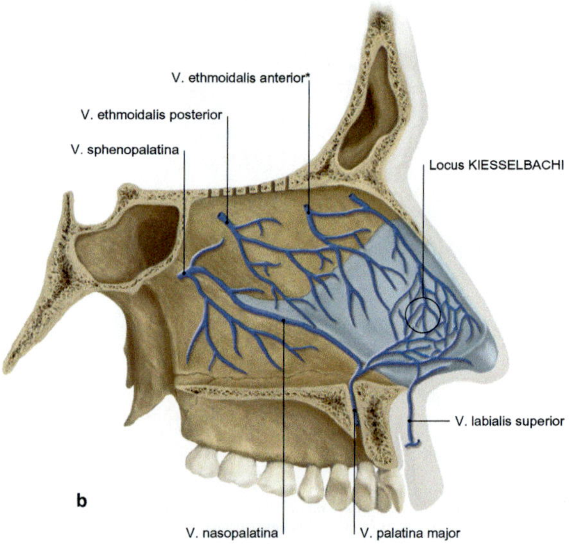

Abb. 1.31 a und b **Venen der Nasenhöhle, Cavitas nasi.** [S700-L284]
a Laterale Wand der rechten Nasenhöhle; **b** Nasenseptum der rechten Nasenhöhle
Das Blut wird über die **Vv. ethmoidales anterior** und **posterior** zum Sinus cavernosus in der Schädelhöhle, über die **V. sphenopalatina** zum Plexus pterygoideus in der Fossa infratemporalis und über die Verbindung zu den **Vv. labiales** zur V. facialis drainiert.
* Verbindungsvene zum Sinus sagittalis superior über das Foramen caecum (nur im Kindesalter ausgeprägt)

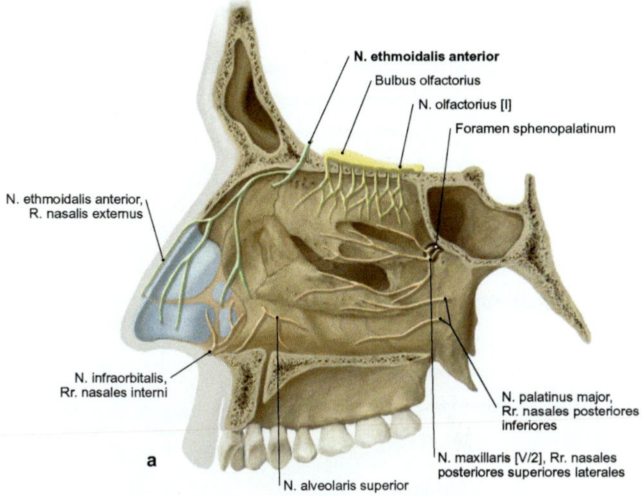

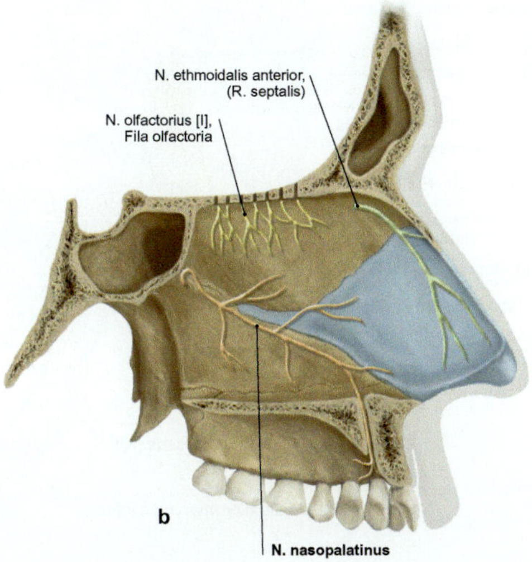

Abb. 1.32 a und b **Innervation der Nasenhöhle, Cavitas nasi** [S700-L284]
a Laterale Wand der rechten Nasenhöhle; **b** Nasenseptum der rechten Nasenhöhle
Die sensorische Innervation der Nasenschleimhaut erfolgt über Äste des N. trigeminus [V]: N. ophthalmicus [V/1] → N. ethmoidalis anterior und N. maxillaris [V/2] → Rr. nasales, N. nasopalatinus. Das Riechfeld wird vom **N. olfactorius [I]** innerviert. Am Nasenseptum verläuft der **N. nasopalatinus,** der durch den Canalis incisivus zieht (wo er manchmal auch als N. incisivus bezeichnet wird) und die Schleimhaut des harten Gaumens im Bereich der Rückseite der Schneidezähne bis zum Eckzahn innerviert.

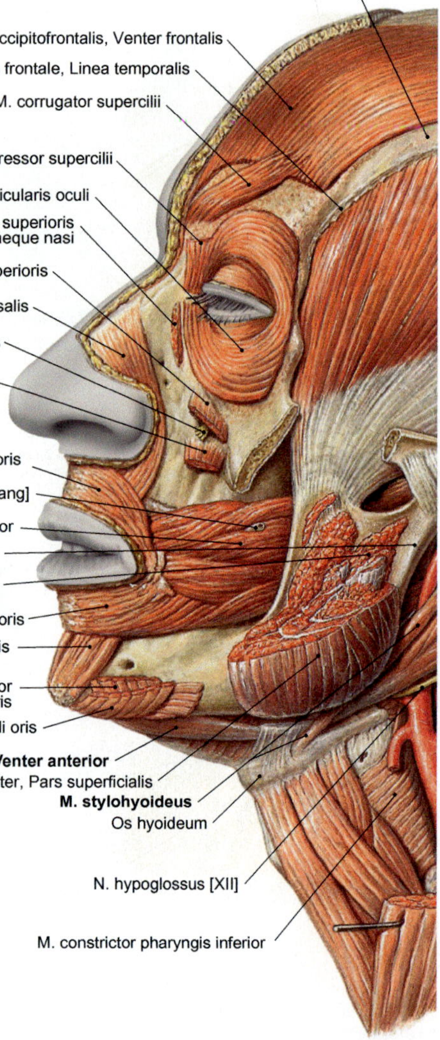

Abb. 1.33 **Gesichtsmuskeln, Mm. faciei, und Kaumuskeln, Mm. masticatorii, links;** Ansicht von lateral [S700]

Nach Entfernung des oberflächlichen und des tiefen Blatts der Temporalisfaszie sowie nach teilweiser Entfernung des Jochbogens mit Anteilen des M. masseter liegt der **M. temporalis** frei.

Dargestellt ist der Ursprungsbereich des M. temporalis entlang der Linea temporalis inferior der Facies externa des Os parietale und der Facies temporalis des Os frontale. Die konvergierenden Muskelfasern gehen in eine platte Sehne über, die hinter dem Jochbogen in der Fossa infratemporalis verschwindet und bis zum Proc. coronoideus zieht. ▶

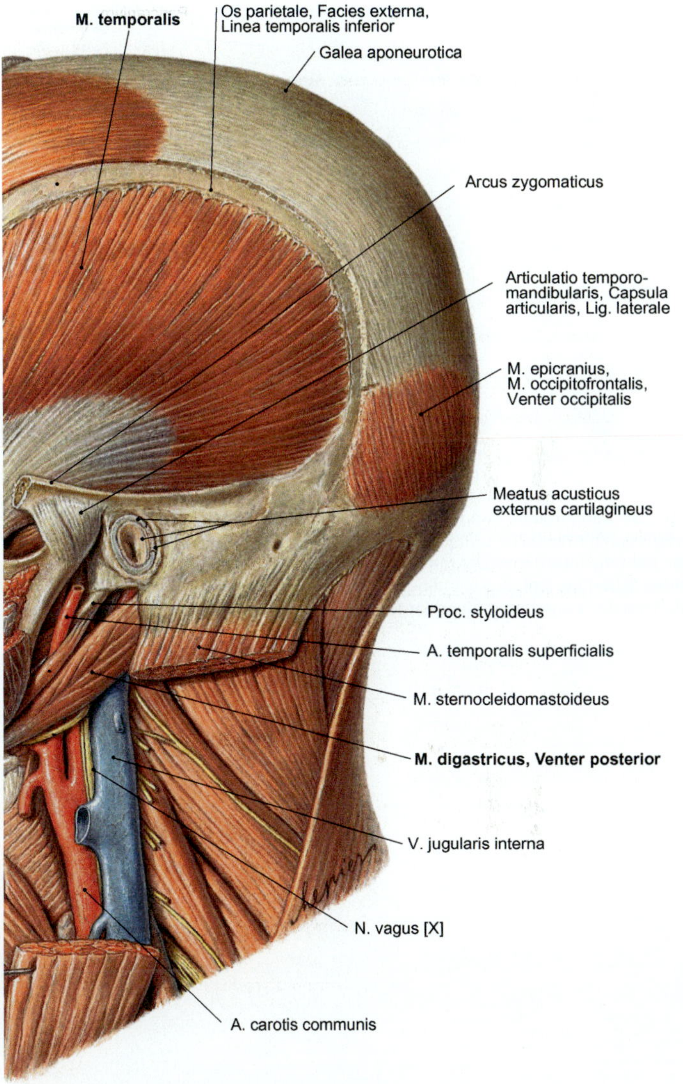

Abb. 1.33 *(Forts.)* **Ursprünge des M. temporalis:**

- Linea temporalis inferior der Facies externa des Os parietale
- Facies temporalis des Os frontale
- Facies temporalis, Pars squamosa des Os temporale
- Facies temporalis des Os zygomaticum
- Facies temporalis des Os sphenoidale bis zur Crista infratemporalis Die Abbildung zeigt ferner einige suprahyale Muskeln (M. digastricus mit Venter anterior und Venter posterior, M. stylohyoideus).

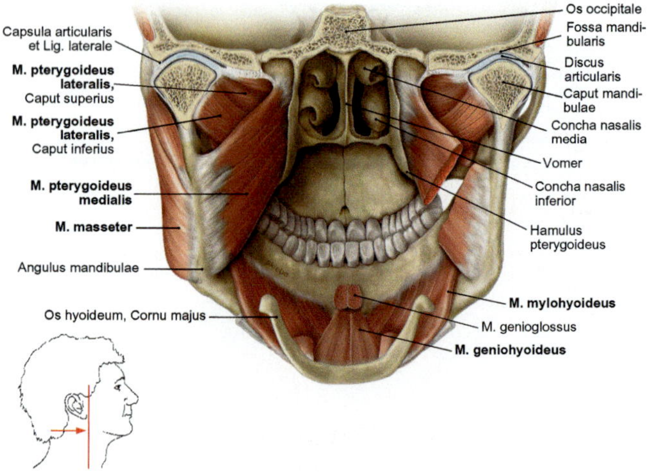

Abb. 1.34 **Kaumuskeln, Mm. masticatorii;** Frontalschnitt im Bereich des Kiefergelenks; Ansicht von hinten [S700-L238]
Man sieht die Insertionen der Mm. masseter und pterygoideus medialis jeweils auf beiden Seiten des Angulus mandibulae. Die Mandibula ist zwischen den Muskeln wie eine Schaukel aufgehängt (links dargestellt).

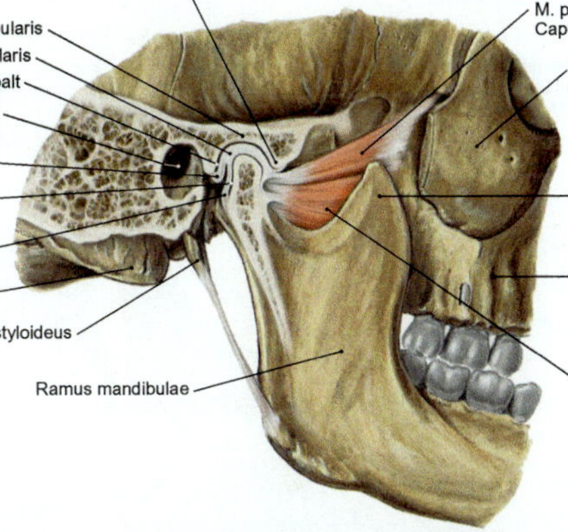

Abb. 1.35 **Kiefergelenk, Articulatio temporomandibularis, rechts;** Sagittalschnitt, Ansicht von lateral [S700-L285]
Bei geschlossenem Mund mit aneinanderliegenden (interkuspidierenden) Zahnreihen (Ruhelage) liegt der Proc. condylaris mit dem darauf sitzenden Discus articularis in der Fossa mandibularis. Da der Discus articularis auf allen Seiten mit der Gelenkkapsel verwachsen ist, entstehen eine obere größere Gelenkkammer (zwischen Fossa mandibularis und Diskus) und eine kleinere untere Gelenkkammer (zwischen Diskus und Kondylus). Man spricht daher von einem dithalamischen (aus 2 Kammern bestehenden) Gelenk. Auf der Rückseite erkennt man das obere (Stratum superius) und das untere (Stratum inferius) Band der bilaminären Zone des Discus articularis. Das Stratum superius ist kurz und elastisch. Es zieht zu den Fissurae petrotympanica und tympanosquamosa und hat enge topographische Beziehungen zur Chorda tympani des N. facialis [VII]. Das straffere Stratum inferius inseriert weiter unten und hinten zwischen Caput und Collum mandibulae.

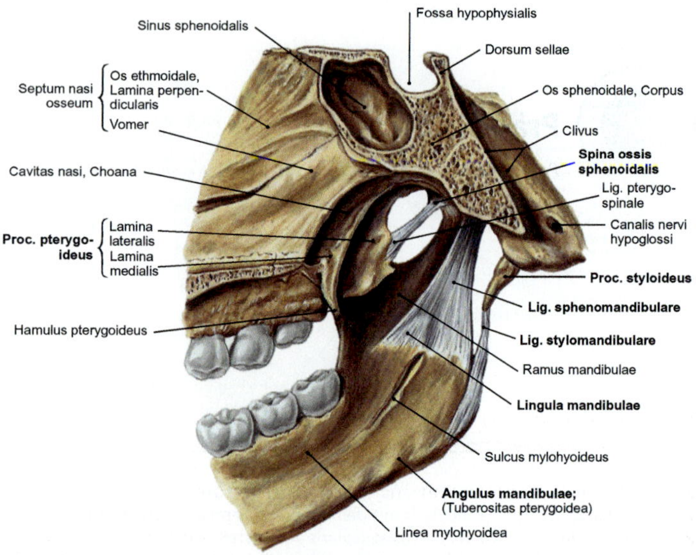

Abb. 1.36 **Lig. stylomandibulare und Lig. sphenomandibulare, rechts;** Ansicht von medial [S700]

Beide Bänder haben Einfluss auf die **Kinematik** des Kiefergelenks, aber keine Beziehung zur Gelenkkapsel.

Das kräftige **Lig. sphenomandibulare** entspringt an der Spina ossis sphenoidalis und zieht zwischen den Mm. pterygoidei lateralis und medialis zur Lingula mandibulae. Hier inseriert es fächerförmig über dem Foramen mandibulae. Das vom Proc. styloideus kommende **Lig. stylomandibulare** zieht zum Angulus mandibulae. Gemeinsam hemmen beide Bänder die **Mundöffnungsbewegung** nahe der Endstellung.

Ohne Beziehung zum Kiefergelenk und ohne Einfluss auf dessen Kinematik verläuft das **Lig. pterygospinale** von der Spina ossis sphenoidalis zur Lamina lateralis des Proc. pterygoideus. Das Band hat eine **stabilisierende** Funktion.

2 Präoperative Grundlagen

Peer Kämmerer, Jochen Jackowski, Hajo Peters, Frank Peter Strietzel, Hendrik Zeiß

2.1 Medizinrecht

Hendrik Zeiß und Jochen Jackowski

Die wesentlichen rechtlichen präop. Grundlagen der zahnärztlichen Chirurgie finden sich im **Zivilrecht.** Dort konkret in den §§ 630 a bis 630 h des Bürgerlichen Gesetzbuchs (BGB). Diese wurden am 26.02.2013 mit dem **Gesetz zur Verbesserung der Rechte von Patientinnen und Patienten** (kurz: Patientenrechtegesetz) geschaffen. Bis dahin existierten keine gesetzlichen Regelungen zum Behandlungsvertrag. Einzelheiten der rechtlichen Beziehungen zwischen Arzt und Pat. und insbesondere die Ausgestaltung der Haftung für Behandlungsfehler basierten auf allgemeinen Vorschriften des BGB und der Rechtsprechung. Diese bildete die wesentliche Grundlage der neuen Bestimmungen. Die von der Rechtsprechung über Jahrzehnte entwickelten Grundsätze bleiben über die gesetzlichen Vorschriften hinaus weiterhin von Bedeutung, wenn es um die Anwendung und Auslegung des Gesetzes geht.
Gesetzlich normiert sind nun Regelungen zum Behandlungsvertrag (▶ 2.1.1). Von besonderer Bedeutung sind dabei die ärztlichen Sorgfaltspflichten (▶ 2.1.2). Diese sind nicht nur bei der Behandlung zu beachten, sondern auch im Rahmen der Aufklärung (▶ 2.1.6) der Pat. und bei der Dokumentation (▶ 2.1.7). Eine Verletzung der ärztlichen Sorgfalt kann Schadensersatzansprüche der Pat. begründen (▶ 2.1.8).
Das **Öffentliche Recht** und das **Sozialrecht** regeln unter anderem den Zugang zum ärztlichen Beruf, die ärztlichen Standespflichten und die Zulassung zur Teilnahme an der vertragsärztlichen Versorgung, welche Voraussetzung für die Behandlung von gesetzlich versicherten Pat. zu Lasten der GKV ist.
Im **Strafrecht** geht es v. a. um die mögliche Verwirklichung der Straftatbestände der Körperverletzung durch den ärztlichen Heileingriff und der unterlassenen Hilfeleistung aufgrund besonderer ärztlicher Fähigkeiten (▶ 2.1.9).

2.1.1 Der Behandlungsvertrag

Nahezu jeder ärztlichen Behandlung liegt ein ausdrücklich oder stillschweigend geschlossener **Behandlungsvertrag** zugrunde. Dabei ist die Beziehung zwischen Arzt und Pat. keine gewöhnliche vertragliche Beziehung, sondern geprägt von ethischen und standesrechtlichen Einflüssen (BVerfG NJW 1979, 1925, 1930). Der Pat. muss dem Arzt ein besonderes Maß an Vertrauen entgegenbringen. Für den Arzt gilt, dass seine Tätigkeit wegen der Unberechenbarkeit des menschlichen Organismus und der zum Teil erheblichen Konsequenzen, die der Eingriff für den Pat. haben kann, besonders gefahrgeneigt ist. Diese Besonderheiten treten angesichts des Fortschritts der Medizin und der zunehmend monetären Betrachtungsweise auch des Arztvertrags zum Teil in den Hintergrund. Manche OPs gelten heute fast als Standard, sodass der Pat. fest mit einem bestimmten Heilerfolg rechnet.
Gesetzlich wird der Behandlungsvertrag im Anschluss an die Regelungen zum Dienstvertrag unter der Überschrift „Dienstvertrag und ähnliche Verträge“ eingeordnet. Damit macht der Gesetzgeber deutlich, dass es sich um einen persönlichen **Dienstvertrag** ohne Gesundheitsgarantie handelt. Der Arzt schuldet eine sachgerechte Behandlung des Pat., also seine ärztliche Tätigkeit, nicht aber einen konkreten Heilerfolg. Dies gilt auch für eine zahnärztlich prothetische Behandlung, da zahnärztliche Leistungen ebenfalls Dienste höherer Art sind (BGH NJW 2011, 1674, 1674; BGH NJW 1975, 305, 306). Das Gewährleistungsrecht des Werkvertrags gilt aber, soweit nicht die spezifisch zahnärztliche Heilbehandlung in Rede steht, sondern die reine prothetische Versorgung (BGH NJW 2011, 1674, 1674; BGH NJW 1975, 305, 306).

Die vertragstypischen Pflichten beim Behandlungsvertrag werden in **§ 630a Abs. 1 BGB** festgelegt:

(1) Durch den Behandlungsvertrag wird derjenige, welcher die medizinische Behandlung eines Patienten zusagt (Behandelnder), zur Leistung der versprochenen Behandlung, der andere Teil (Patient) zur Gewährung der vereinbarten Vergütung verpflichtet, soweit nicht ein Dritter zur Zahlung verpflichtet ist.

Behandelnder im Sinne des Gesetzes ist derjenige, mit dem der Behandlungsvertrag zustande kommt und nicht zwingend derjenige, der die Behandlung auch tatsächlich durchführt.
Soweit in diesem Kapitel vom Behandelnden die Rede ist, ist damit sowohl die nach dem Gesetz die Behandlung schuldende (natürliche oder juristische) Person als auch die Person gemeint, welche die Behandlung tatsächlich durchführt.

Trägergesellschaften von Krankenhäusern oder Einrichtungen der ambulanten Versorgung lassen die von Ihnen vertraglich zugesagte Behandlung in der Regel durch **angestellte Ärzte** ausführen. Diese sind Erfüllungsgehilfen ihres Arbeitgebers. Eine Pflichtverletzung des handelnden Arztes wird seinem Arbeitgeber zugerechnet und kann so zu einer vertraglichen Haftung der Trägergesellschaft führen. Zugleich haftet der handelnde Arzt nach den Vorschriften des Deliktsrechts persönlich. Diese „doppelte" Haftung wirkt sich zivilrechtlich in der Regel nicht aus, da der Haftpflichtversicherer des Arbeitgebers Versicherungsschutz sowohl für die vertragliche als auch die deliktische Haftung gewährt.
Das angesprochene besondere **Vertrauensverhältnis** zwischen Behandelndem und Patient kommt in § 630c Abs. 1 BGB zum Ausdruck.
§ 630c Abs. 1 BGB bestimmt:

(1) Behandelnder und Patient sollen zur Durchführung der Behandlung zusammenwirken.

Danach obliegt es dem Pat. durch sein Verhalten ebenfalls zum Heilerfolg beizutragen. Hierbei handelt es sich jedoch nicht um eine rechtlich durchsetzbare Verpflichtung, so dass ein Mitverschulden des Pat. am Misserfolg einer Behandlung, z. B. durch das Verschweigen bestimmter Vorerkr. oder nicht sachgerechtes postop. Verhalten, nur in Ausnahmefällen eine Rolle spielt. Vielmehr hat der Behandelnde durch sachgerechte Fragen und Verhaltensanweisungen die wesentliche Verantwortung für die Heilbehandlung.
Aus dem Behandlungsvertrag ergeben sich zahleiche **Pflichten der Behandelnden,** die in den §§ 630 c bis 630 h BGB niedergelegt sind und auf die im Folgenden eingegangen wird.

2.1.2 Sorgfaltspflicht

§ 630a Abs. 2 BGB normiert die allgemeine Sorgfaltspflicht des Arztes:

(2) Die Behandlung hat nach den zum Zeitpunkt der Behandlung bestehenden, allgemein anerkannten fachlichen Standards zu erfolgen, soweit nicht etwas anderes vereinbart ist.

Facharztstandard Er ist der Maßstab der ärztlichen Sorgfalt und gibt Auskunft darüber, welches Verhalten von einem gewissenhaften und aufmerksamen Arzt in der konkreten Behandlungssituation aus der berufsfachlichen Sicht seines Fach-

bereichs im Zeitpunkt der Behandlung erwartet werden kann. Er repräsentiert den jeweiligen Stand der naturwissenschaftlichen Erkenntnisse und der ärztlichen Erfahrung, der zur Erreichung des ärztlichen Behandlungsziels erforderlich ist und sich in der Erprobung bewährt hat (BGH Urt. v. 15.04.2014, VI ZR 382/12).
Der zivilrechtliche Sorgfaltsmaßstab ist objektiviert. Das bedeutet, dass ein dem medizinischen Facharztstandard zuwiderlaufendes Vorgehen als **Behandlungsfehler** angesehen wird, auch wenn das Verhalten aus der subjektiven Sicht des Arztes entschuldbar sein mag, etwa weil er es nicht besser wusste (BGH NJW 2003, 2311, 2313; BGH NJW 2001, 1786, 1787). Dabei wird nicht der Standard eines erfahrenen und hochkompetenten Facharztes angelegt (OLG Frankfurt Urt. v. 16.07.2019, 8 U 59/17). Verfügt der Behandler jedoch über überdurchschnittliche Kenntnisse und Fähigkeiten, hat er diese auch zu Gunsten des Pat. einzusetzen (BGH, VersR 1987, 686).
Gefordert ist nach der richterlichen und gesetzlichen Definition der Facharztstandard **zum Zeitpunkt der Behandlung.** Deshalb muss der Behandelnde die Entwicklung der medizinischen Wissenschaft verfolgen und sich fortbilden.

Der Erkenntnisstand der medizinischen Wissenschaft wird bestimmt durch:
- Richtlinien der medizinischen Fachgesellschaften und der Bundesärztekammer
- Leitlinien der Fachgesellschaften
- Empfehlungen und Stellungnahmen
- Sachverständige der jeweiligen Fachgebiete

Richtlinien Sie basieren auf einer gesetzlichen Grundlage, die ihren Inhalt und ein bestimmtes Verfahren für ihre Erstellung vorgibt und stellen *generell abstrakte Handlungsempfehlung dar. Sie spiegeln den Stand der Erkenntnisse der medizinischen Wissenschaft zu einem bestimmten Zeitpunkt wider. Die Einhaltung des Standes der Erkenntnisse der medizinischen Wissenschaft wird (widerlegbar) vermutet, wenn die jeweilige Richtlinie beachtet worden ist.*

Leitlinien Auf der Homepage der Arbeitsgemeinschaft der Wissenschaftlichen Medizinischen Fachgesellschaften e. V. (AWMF) werden sie definiert als systematisch entwickelte Hilfen für Ärzte zur Entscheidungsfindung in spezifischen Situationen. Sie beruhen auf aktuellen wissenschaftlichen Erkenntnissen und in der Praxis bewährten Verfahren und sorgen für mehr Sicherheit in der Medizin, sollen aber auch ökonomische Aspekte berücksichtigen.

Leitlinien sind für Ärzte rechtlich nicht bindend und haben daher weder haftungsbegründende noch haftungsbefreiende Wirkung.

Der BGH betont, dass Leitlinien nicht unbesehen mit dem medizinischen Standard gleichzusetzen sind. Leitlinien können in einem Haftungsprozess kein Sachverständigengutachten ersetzen. Zwar können sie im Einzelfall den medizinischen Standard für den Zeitpunkt ihres Erlasses zutreffend beschreiben; sie können aber auch Standards ärztlicher Behandlung fortentwickeln oder ihrerseits veralten (BGH Urt. v. 15.04.2014, VI ZR 382/12).
Trotz dieser Einschränkungen ist die Bedeutung von Leitlinien hoch. Derjenige Behandelnde, der von einer Leitlinie abweicht, hat diese Abweichung im Haftungsfall zu begründen (OLG Hamm Urt. v. 18.06.2014, 3 U 66/14). Die Abweichung kann die Annahme eines groben Behandlungsfehlers rechtfertigen (BGH Urt. v. 07.02.2011, VI ZR 269/09).

2.1.3 Selbstbestimmungsaufklärung und Einwilligung

Syn.: Eingriffsaufklärung
Die besondere Bedeutung der Selbstbestimmungsaufklärung erschließt sich am besten, wenn man sich vor Augen hält, dass grundsätzlich jeder – auch ein völlig lege artis durchgeführter – ärztlicher Heileingriff die körperliche Unversehrtheit des Pat. verletzt. Dies ist von strafrechtlicher Relevanz (▶ 2.1.9) und begründet eine zivilrechtliche Haftung des Arztes (BGH NJW 1989, 1538, 1540; BGH NJW 1987, 1481, 1481; ▶ 2.1.8). Diese zivilrechtliche Haftung entfällt nur, wenn der Pat. vor der Durchführung des Eingriffs in die Vornahme desselben wirksam eingewilligt hat. Hierzu bestimmt **§ 630d Abs. 1 S. 1 BGB:**

(1) Vor Durchführung einer medizinischen Maßnahme, insbesondere eines Eingriffes in den Körper oder die Gesundheit, ist der Behandelnde verpflichtet, die Einwilligung des Patienten einzuholen.

Das zweite wesentliche Element der Selbstbestimmungsaufklärung ergibt sich aus dem Verständnis der Beziehung zwischen Arzt und Pat. Die in früheren Zeiten verbreitete Vorstellung, dass der Pat. sich den Vorgaben des Arztes zu fügen und keine Fragen zu stellen habe, wurde verdrängt. Heute steht das **Selbstbestimmungsrecht des Pat.** im Vordergrund. Dieser hat das Recht zu erfahren, woran er leidet und was der Arzt zur Linderung seines Leidens plant.
Dass es hiervon **Ausnahmen** geben kann, ergibt sich aus **§ 630e Abs. 3 BGB:**

(3) Der Aufklärung des Patienten bedarf es nicht, soweit diese ausnahmsweise aufgrund besonderer Umstände entbehrlich ist, insbesondere wenn die Maßnahme unaufschiebbar ist oder der Patient auf die Aufklärung ausdrücklich verzichtet hat.

Die Unaufschiebbarkeit und der Verzicht werden vom Gesetz als Beispiele genannt. Eine weitere anerkannte Fallgruppe ist das **humanitäre Prinzip.** Demnach kann es aus medizinischer Sicht geboten sein, den Pat. *nicht* umfassend aufzuklären, etwa wenn er unheilbar krank ist und eine Unterrichtung über seinen Krankheitszustand ihn nur zusätzlich psychisch belasten würde.
Im gleichen Zuge, in dem das Selbstbestimmungsrecht der Pat. an Bedeutung gewonnen hat, nahm die Bedeutung der Aufklärungspflicht des Arztes zu. Nur ein umfassend und korrekt aufgeklärter Pat. kann selbstbestimmt in den ärztlichen Heileingriff einwilligen. Ist die Aufklärung nicht oder unzureichend erfolgt, ist eine dennoch erteilte Einwilligung des Patienten unwirksam.
Diesen Zusammenhang zwischen Einwilligung und Aufklärung stellt **§ 630d Abs. 2 BGB** her:

(2) Die Wirksamkeit der Einwilligung setzt voraus, dass der Patient oder im Fall des Absatzes 1 Satz 2 der zur Einwilligung Berechtigte vor der Einwilligung nach Maßgabe von § 630e Absatz 1 bis 4 aufgeklärt worden ist.

Diesem Verständnis folgend bestimmt **§ 630e Abs. 1 BGB:**

(1) Der Behandelnde ist verpflichtet, den Patienten über sämtliche für die Einwilligung wesentlichen Umstände aufzuklären. Dazu gehören insbesondere Art, Umfang, Durchführung, zu erwartende Folgen und Risiken der Maßnahme sowie ihre Notwendigkeit, Dringlichkeit, Eignung und Erfolgsaussichten im Hinblick auf die Diagnose oder die Therapie. Bei der Aufklärung ist auch auf Alternativen zur Maßnahme hinzuweisen, wenn mehrere medizinisch gleichermaßen indizierte und übliche Methoden zu wesentlich unterschiedlichen Belastungen, Risiken oder Heilungschancen führen können.

Der Gesetzgeber hat damit die von der Rechtsprechung entwickelten Kategorien der Selbstbestimmungsaufklärung, nämlich

- Diagnoseaufklärung
- Verlaufsaufklärung
- Risikoaufklärung

aufgegriffen. Trotz der gesetzlichen Regelung ist diese Unterteilung nicht überholt. Sie hilft, sich die notwendigen Schritte der Aufklärung vor Augen zu führen. Zu beachten ist allerdings, dass sich die einzelnen Bereiche nicht scharf voneinander abgrenzen lassen und es auch zu Überschneidungen mit der Therapie-/Sicherungsaufklärung kommen kann.

Diagnoseaufklärung Der Arzt muss den Pat. über den medizinischen Befund unterrichten. Der Pat. muss erfahren, dass er krank ist und an welcher Krankheit er leidet. Er ist über die voraussichtlichen Konsequenzen seiner Erkr. sowie die Dringlichkeit einer Ther. zu informieren. In diesem Bereich kann es im Einzelfall geboten sein, den Pat., der an einer unheilbaren, tödlichen Krankheit leidet, nur eingeschränkt oder gar nicht aufzuklären. Auch darf der Arzt den Pat. nicht mit unsicheren Verdachtsdiagnosen belasten.

Verlaufsaufklärung Die Verlaufsaufklärung umfasst die Unterrichtung des Pat. über die Art, den Umfang und die Durchführung des geplanten Eingriffs. Nach der ständigen Rechtsprechung des BGH muss der Pat. im Großen und Ganzen wissen, worin er einwilligt. Dazu muss er über die Art des Eingriffs und seine nicht ganz außerhalb der Wahrscheinlichkeit liegenden Risiken informiert werden, soweit diese sich für einen medizinischen Laien aus der Art des Eingriffs nicht ohnehin ergeben und für seine Entscheidung von Bedeutung sein können. Dem Pat. muss eine allgemeine Vorstellung von der Schwere des Eingriffs und den spezifisch mit ihm verbundenen Risiken vermittelt werden, ohne diese zu beschönigen oder zu verschlimmern (BGH NJW 2010, 3230, 3231).
Zur Verlaufsaufklärung gehört die Unterrichtung über sichere Folgen des Eingriffs unabhängig davon, ob diese nach mehr oder weniger kurzer Zeit abheilen (z. B. die Bildung eines Hämatoms, Schmerzen) oder bleibende Folgen darstellen (z. B. das Entstehen einer Zahnlücke nach Extraktion, Narbenbildung, Funktionsstörung).

Urteil
Das OLG Stuttgart befand am 12.07.2005 (NJW-RR 2005, 1389) über einen Fall, in dem sich eine Pat. am 26.04.1999 einer Implantationsbehandlung unterzogen hatte. Dabei erfolgte ein Knochenaufbau im Oberkiefer unter Verwendung des Augmentationsmaterials Bio-Oss®. Die Pat. hatte nach vorheriger Belehrung des behandelnden Zahnarztes in den Eingriff eingewilligt. Im Rahmen der Aufklärung hatte der Zahnarzt darauf hingewiesen, dass das verwendete Material *boviner Herkunft* sei. Die Pat. berief sich nun vor Gericht darauf, ihr sei nicht klar gewesen, dass das Material vom Rind gewonnen worden sei. Ferner sei sie nicht über die Möglichkeit der Entnahme von Knochenmaterial aus dem Beckenkamm unterrichtet worden. Der insoweit beweisbelastete Zahnarzt konnte nicht beweisen, dass er die Pat. über Behandlungsalternativen aufgeklärt hatte. Auch gelang ihm nicht die Führung des Nachweises, dass der Pat. klar war, was unter einer bovinen Herkunft zu verstehen ist. Die von der Pat. abgegebene Einwilligung wurde daher vom Gericht als unwirksam und der Eingriff als rechtswidrig angesehen.
Da der Zahnarzt außerdem nicht beweisen konnte, dass die Pat. in den konkreten Eingriff auch bei ordnungsgemäßer Aufklärung eingewilligt hätte, nahm das Gericht eine Haftung des Zahnarztes für die mit dem Eingriff verbundenen Nachteile und Schmerzen an. Dies obwohl der Eingriff als solcher lege artis durchgeführt wurde, also kein Behandlungsfehler vorlag.

Schnittbereich zwischen Verlaufs- und Risikoaufklärung Hier bewegt sich die Unterrichtung des Pat. über die **Erfolgsaussichten** der geplanten Behandlung und mögliche **Behandlungsalternativen,** zu denen auch ein möglicher Verzicht auf den Eingriff gehört. Diesen Teil der Aufklärung hat der Gesetzgeber in § 630e Abs. 1 Satz 2 BGB besonders hervorgehoben.
Die praktische Erfahrung im Arzthaftungsprozess zeigt, dass insbesondere die Aufklärung über Behandlungsalternativen häufig einen Schwachpunkt darstellt. Pat. mit einer langen Leidensgeschichte sind im Erstgespräch oft zur OP fest entschlossen, sodass alternative (häufig konservative) Behandlungsalternativen in den Hintergrund treten. Tritt postop. nicht der erhoffte Erfolg ein, berufen sich die Pat. darauf, nicht hinreichend über konservative Alternativen zur OP aufgeklärt worden zu sein. Hier hilft vielfach nur der Einwand der hypothetischen Einwilligung (unten). Aufzuklären ist der Pat. insbesondere, wenn die OP nur relativ indiziert und möglicherweise durch eine konservative Behandlung vermeidbar ist (OLG Hamm VersR 2011, 625) oder mehrere Möglichkeiten der Versorgung mit deutlich verschiedener Beanspruchung des Pat. zur Verfügung stehen (OLG Naumburg VersR 2004, 1460).

Urteil
Das OLG Stuttgart hatte am 17.04.2001 (VersR 2002, 1286) über folgenden Fall zu entscheiden:
Eine Pat. unterzog sich im Jahre 1993 einer implantologischen Behandlung. Sie erhielt zunächst im UK ein enossales Implantat und dann 1994 im vollkommen zahnlosen OK ein subperiostales Implantat. Nach Eingliederung des Zahnersatzes im Jahre 1995 litt sie unter schmerzhaften OK-Infektionen. 1997 wurde das subperiostale Implantat entfernt und 1999 durch 6 enossale Implantate ersetzt. Vor der Behandlung war die Pat. vom Zahnarzt ausweislich eines Aufklärungsformulars über alternative Behandlungsmethoden ohne Implantate unterrichtet worden.
Das OLG sah einen Aufklärungsfehler des Arztes darin, dass dieser die Pat. nicht über die Alternativen (subperiostales und enossales Implantat nach Sinuslift) aufgeklärt hatte. Vor- und Nachteile beider Methoden müssten dem Pat. unterbreitet werden, zumal nach den Angaben des gerichtlich bestellten Sachverständigen bereits im Jahre 1993/94 das subperiostale Implantat nicht mehr empfohlen wurde. Das Gericht sah darüber hinaus noch einen Behandlungsfehler darin, dass das subperiostale Implantat nach Auftreten der Beschwerden im OK nicht rechtzeitig entfernt wurde und verurteilte den Zahnarzt zur Rückzahlung des Honorars von rund 14.000,- DM und Zahlung eines Schmerzensgelds von 15.000,- DM.

Risikoaufklärung Das Maß der Risikoaufklärung ist abhängig von der Dringlichkeit des Eingriffs. Bei diagn. Eingriffen gelten strengere Maßstäbe als bei dringenden, möglicherweise zur Lebensrettung erforderlichen operativen Eingriffen. In jedem Fall aber erfordert die Risikoaufklärung eine Unterrichtung des Pat. über die nach medizinischen Erkenntnissen zu befürchtenden KO und Nebenfolgen der OP sowie die Gefahr eines Fehlschlagens.

Je größer die Gefahr eines Misserfolgs, erheblicher Komplikationen oder einer Verschlechterung des Gesundheitszustands des Pat. ist, desto umfassender ist der Pat. über den geplanten Eingriff und mögliche Alternativen hierzu aufzuklären (BGH NJW 1988, 1514, 1515; BGH NJW 1981, 633, 633)

Über die wesentlichen Risiken des Eingriffs ist der Pat. auch dann aufzuklären, wenn es zu dem Eingriff keine Alternative gibt. Selbst bei vitaler Ind. eines Eingriffs verlangt das Selbstbestimmungsrecht des Pat., dass der Arzt ihm die Möglichkeit belässt, über den Eingriff selbst zu entscheiden und ihn ggf. abzulehnen, auch wenn ein solcher Entschluss medizinisch unvernünftig ist (BGH NJW 1994, 799, 800; BGH Urt. v. 28.11.1957, 4 StR 525/57).
Aufzuklären ist über die dem Eingriff spezifisch anhaftenden Risiken. Hierzu gehören auch seltene Komplikationen, wenn diese mit erheblichen Folgen für den Pat. verbunden sind. So ist vor einer Weisheitszahnentfernung über das Risiko einer Osteomyelitis aufzuklären (BGH NJW-RR 2003, 1606, 1606).

2.1.4 Sicherungsaufklärung

Syn. therapeutische Aufklärung
Die ther. Aufklärung ist von der Eingriffsaufklärung zu unterscheiden. Letztere ist Grundlage der wirksamen Einwilligung des Pat. in die Behandlung, erstere ist Bestandteil der ärztlichen Behandlung. Im Rahmen der ther. Aufklärung ist der Arzt dazu verpflichtet, den Pat. über alle Umstände zu informieren, die zur Sicherung des Heilerfolgs und zu einem therapiegerechten Verhalten erforderlich sind (BGH VersR 2005, 227, 228) (Empfehlungen zur Durchführung von Kontrolluntersuchungen, Ratschläge zur korrekten Lebensführung, Hinweise zur Medikation).
Die Verpflichtung des Behandelnden zur Durchführung der ther. Aufklärung wurde mit dem Patientenrechtegesetz in **§ 630c Abs. 2 BGB** fixiert:

(2) Der Behandelnde ist verpflichtet, dem Patienten in verständlicher Weise zu Beginn der Behandlung und, soweit erforderlich, in deren Verlauf sämtliche für die Behandlung wesentlichen Umstände zu erläutern, insbesondere die Diagnose, die voraussichtliche gesundheitliche Entwicklung, die Therapie und die zu und nach der Therapie zu ergreifenden Maßnahmen.

Eine Verletzung dieser Pflicht kann unmittelbar zu einer zivilrechtlichen Haftung des Behandelnden führen, wenn sich erweist, dass ein Gesundheitsschaden ursächlich auf die unterlassene Aufklärung zurückzuführen ist. Auch in der Verletzung der Pflicht zur ther. Aufklärung kann ein grober Behandlungsfehler (▶ 2.1.8) zu sehen sein. Dies etwa, wenn dem Pat. durch die unterbliebene Aufklärung ein erheblicher Schaden droht (BGH NJW 2005, 427; BGH NJW 1989, 2318).

2.1.5 Wirtschaftliche Aufklärung

Der Behandelnde ist zur **wirtschaftlichen Aufklärung** verpflichtet. Hierzu regelt **§ 630c Abs. 3 und 4 BGB:**

(3) Weiß der Behandelnde, dass eine vollständige Übernahme der Behandlungskosten durch einen Dritten nicht gesichert ist oder ergeben sich nach den Umständen hierfür hinreichende Anhaltspunkte, muss er den Patienten vor Beginn der Behandlung über die voraussichtlichen Kosten der Behandlung in Textform informieren. Weitergehende Formanforderungen aus anderen Vorschriften bleiben unberührt.
(4) Der Information des Patienten bedarf es nicht, soweit diese ausnahmsweise aufgrund besonderer Umstände entbehrlich ist, insbesondere wenn die Behandlung unaufschiebbar ist oder der Patient auf die Information ausdrücklich verzichtet hat.

Diese Bestimmung ist v. a. dem Umstand geschuldet, dass der weit überwiegende Teil der Bevölkerung gesetzlich krankenversichert ist und davon ausgeht, dass die ärztliche Behandlung nicht mit unmittelbar selbst zu tragenden Kosten verbunden ist. Erfahrungsgemäß gehen allerdings auch beihilfeberechtigte und privat versicherte Pat. davon aus, dass sie die Kosten der ärztlichen Behandlung nicht *aus eigener Tasche* bezahlen müssen, weil sie eine Erstattung erhalten. Aufgrund von § 630c Abs. 3 BGB ist dringend zu empfehlen, jeden Pat. über die voraussichtlichen Kosten der Behandlung zu informieren, wenn nicht ganz sicher ist, dass die Kosten von einem Dritten übernommen werden. Dies gilt ausnahmslos für Privatpat. bzw. Selbstzahler, da eine mögliche Verpflichtung zur Übernahme der Behandlungskosten durch einen Dritten nie sicher ist.

2.1.6 Durchführung der Aufklärung

Gesetzliche Grundlage § 630e Abs. 2 bis 5 BGB

(2) Die Aufklärung muss
1. mündlich durch den Behandelnden oder durch eine Person erfolgen, die über die zur Durchführung der Maßnahme notwendige Ausbildung verfügt; ergänzend kann auch auf Unterlagen Bezug genommen werden, die der Patient in Textform erhält,
2. so rechtzeitig erfolgen, dass der Patient seine Entscheidung über die Einwilligung wohl überlegt treffen kann,
3. für den Patienten verständlich sein.
Dem Patienten sind Abschriften von Unterlagen, die er im Zusammenhang mit der Aufklärung oder Einwilligung unterzeichnet hat, auszuhändigen.
(3) Der Aufklärung des Patienten bedarf es nicht, soweit diese ausnahmsweise aufgrund besonderer Umstände entbehrlich ist, insbesondere wenn die Maßnahme unaufschiebbar ist oder der Patient auf die Aufklärung ausdrücklich verzichtet hat.
(4) Ist nach § 630d Absatz 1 Satz 2 die Einwilligung eines hierzu Berechtigten einzuholen, ist dieser nach Maßgabe der Absätze 1 bis 3 aufzuklären.
(5) Im Fall des § 630d Absatz 1 Satz 2 sind die wesentlichen Umstände nach Absatz 1 auch dem Patienten entsprechend seinem Verständnis zu erläutern, soweit dieser aufgrund seines Entwicklungsstands und seiner Verständnismöglichkeiten in der Lage ist, die Erläuterung aufzunehmen, und soweit dies seinem Wohl nicht zuwiderläuft. Absatz 3 gilt entsprechend.

Wer muss die Aufklärung durchführen?

Die Aufklärung hat grundsätzlich durch den Behandelnden im Sinne des Gesetzes, also durch den Vertragspartner des Pat. zu erfolgen. Der Träger einer ärztlichen Einrichtung hat dafür Sorge zu tragen, dass der aufklärende Arzt fachlich hinreichend qualifiziert ist und die Aufklärung ordnungsgemäß erfolgt. Fachlich qualifiziert ist auch ein noch in der Ausbildung befindlicher Arzt, der über die notwendigen theoretischen Kenntnisse verfügt. Der für die Behandlung verantwortliche Arzt muss vor der Durchführung des Eingriffs die ordnungsgemäße Aufklärung überprüfen.

Wer muss aufgeklärt werden?

Es ist immer derjenige aufzuklären, der in den Eingriff einzuwilligen hat. Einwilligungsfähige Pat. sind persönlich aufzuklären. **§ 630d Abs. 1 S. 2 BGB** bestimmt den Adressaten der Aufklärung im Falle eines **einwilligungsunfähigen Pat.:**

(1) […] Ist der Patient einwilligungsunfähig, ist die Einwilligung eines hierzu Berechtigten einzuholen, soweit nicht eine Patientenverfügung nach § 1827 Absatz 1 Satz 1 die Maßnahme gestattet oder untersagt. Weitergehende Anforderungen an die Einwilligung aus anderen Vorschriften bleiben unberührt. Kann eine Einwilligung für eine unaufschiebbare Maßnahme nicht rechtzeitig eingeholt werden, darf sie ohne Einwilligung durchgeführt werden, wenn sie dem mutmaßlichen Willen des Patienten entspricht.

Die Einwilligungsfähigkeit ist nicht gleichzusetzen mit der Geschäftsfähigkeit. So kann z. B. ein nicht vollgeschäftsfähiger Jugendlicher voll einwilligungsfähig sein, wenn er „nach seiner geistigen und sittlichen Reife die Bedeutung und Tragweite des Eingriffs und seiner Gestattung zu ermessen vermag“ (BGHZ 29, 33, 35). Gleichwohl stellt die Geschäftsfähigkeit eine Orientierungshilfe für die Einwilligungsfähigkeit dar.
Bei einwilligungsunfähigen Pat. ist der Berechtigte (z. B. beide Elternteile, ein Betreuer oder Vorsorgebevollmächtigte) aufzuklären; und zwar gemäß § 630e Abs. 4 und 5 BGB in gleicher Weise wie der einwilligungsfähige Pat. Zusätzlich ist der einwilligungsunfähige Pat. im Rahmen seiner Verständnismöglichkeiten aufzuklären. Bei Ausländern kann die Hinzuziehung eines Dolmetschers erforderlich sein.

Wann muss aufgeklärt werden?

Der Pat. ist vor dem beabsichtigten Eingriff so rechtzeitig aufzuklären, dass er durch hinreichende Abwägung der für und gegen den Eingriff sprechenden Gründe seine Entscheidungsfreiheit und damit sein Selbstbestimmungsrecht in angemessener Weise wahrnehmen kann. § 630e Abs. 2 Satz 1 Nr. 2 BGB sieht keine vor der Einwilligung einzuhaltende „Sperrfrist“ vor, deren Nichteinhaltung zur Unwirksamkeit der Einwilligung führte; ein bestimmter Zeitraum zwischen Aufklärung und Einwilligung ist vorgeschrieben (BGH Urt. v. 20.12.2022 – VI ZR 375/21).
Dennoch ist der Zeitpunkt der Aufklärung der Schwere des Eingriffs und dessen Planbarkeit anzupassen.

- Bei **Wahleingriffen in stationärer Behandlung** sollte der Pat. bereits bei Vereinbarung des OP-Termins aufgeklärt werden.
- Bei **anderen stationären Eingriffen** genügt i. d. R. eine Aufklärung am Vortag des Eingriffs, wobei der Begriff *Tag* ernst zu nehmen ist. Die Aufklärung hat bis etwa 17.00 Uhr zu erfolgen. Eine Aufklärung am Vorabend des Eingriffs oder am Tag des Eingriffs ist i. d. R. nicht ausreichend (BGH NJW 1998, 2734, 2734).
- Bei **ambulanten und diagn. Eingriffen** genügt i. d. R. eine Aufklärung am Tag des Eingriffs, wobei zwischen Aufklärung und Eingriff mind. 1 h liegen sollte, um dem Patienten eine selbstbestimmte Entscheidungsfindung zu ermöglichen. Eine Aufklärung erst auf dem OP-Tisch genügt nicht (BGH NJW 2000, 1784, 1787).

Wann der Pat. nach rechtzeitiger Aufklärung in vorbeschriebenem Sinne seine Entscheidung über die Erteilung oder Versagung seiner Zustimmung trifft, ist seine Sache. Sieht er sich nach dem Aufklärungsgespräch zu einer wohlüberlegten Entscheidung in der Lage, kann er die Einwilligung sofort erteilen. Wünscht er noch Bedenkzeit, kann von ihm erwartet werden, dass er dies zum Ausdruck bringt und von der Erteilung der Einwilligung zunächst absieht. Sollte der Arzt Anhaltspunkte dafür haben, dass der Pat. noch Zeit für seine Entscheidung benötigt, hat er von sich aus darauf hinzuwirken, dass der Pat. sich die notwendige Bedenkzeit nimmt (BGH Urt. v. 20.12.2022 – VI ZR 375/21).

Wie muss aufgeklärt werden?

Das Erfordernis der mündlichen Aufklärung ist nun gesetzlich normiert. Die Aufklärung hat mündlich im persönlichen Arzt-Patient-Gespräch zu erfolgen, wobei der Pat. Gelegenheit zu Rückfragen haben sollte. In schwierigen Fällen sollte das Gespräch unter Zeugen geführt werden. Es ist zwingend in der Krankenakte zu dokumentieren. Die Hinzuziehung schriftlicher Unterlagen ist auch nach dem Patientenrechtegesetz nicht erforderlich. Dennoch wurden die Anforderungen an die

Dokumentation der Aufklärung durch den Gesetzgeber verschärft. Bei ausschließlich mündlicher Aufklärung lag es schon bisher im eigenen Interesse des Arztes, eine Dokumentation in der Krankenakte vorzunehmen, um später nicht in Beweisnot zu geraten. Nunmehr sieht § 630f Abs. 2 BGB ausdrücklich vor, dass unter anderem **Aufklärungen und Einwilligungen in die Patientenakte aufzunehmen** sind. Wird zur Unterstützung der Aufklärung Bezug genommen auf Unterlagen (z. B. schematische Darstellungen der geplanten OP), so sieht § 630e Abs. 2 S. 1 Ziff. 1 BGB vor, dass diese **dem Pat. in Textform zu überlassen** sind. Der Begriff Textform verweist auf § 126b BGB, der – kurz gesagt – die Verwendung eines Schriftstücks voraussetzt, das den Aussteller erkennen lässt und durch eine Unterschrift (auch Faksimile) oder in sonstiger Weise abgeschlossen wird. Werden solche Unterlagen zur Unterstützung der Aufklärung herangezogen, so sind diese dem Pat. zu überlassen, wobei insoweit die Überlassung eines identischen Doppels genügt. **Cave:** Unterzeichnet der Pat. das Dokument, so sieht § 630e Abs. 2 S. 2 BGB vor, dass ihm hiervon zwingend eine Kopie zu überlassen ist!

Aufklärungsbögen Für die in der Praxis regelmäßig anzutreffende Verwendung von Aufklärungsbögen (▶ Abb. 2.1) gilt daher Folgendes: Auch wenn der BGH Aufklärungsbögen kritisch gegenüber steht (vgl. BGH NJW 1985, 1399), ist deren Verwendung nach wie vor zu empfehlen. Der BGH wollte stets sichergestellt wissen, dass die Aufklärung im persönlichen Arzt-Patient-Gespräch erfolgt und sich nicht in der Überreichung von Aufklärungsbögen erschöpft (BGH NJW 1994, 793). Aufklärungsbögen sollten dem Pat. vor dem eigentlichen Aufklärungsgespräch überreicht werden. Aus dem Aufklärungsbogen kann sich nämlich eine Fragelast des Pat. ergeben (vgl. BGH NJW 2000, 1784). Dies kann jedoch nur dann der Fall sein, wenn der Pat. vor dem Gespräch Gelegenheit dazu hatte, den Aufklärungsbogen zur Kenntnis zu nehmen. Sodann sollte der Arzt im Aufklärungsgespräch den Pat. zunächst mit seinen eigenen Worten aufklären, wobei auf die grafischen Darstellungen in den Aufklärungsbögen Bezug genommen werden kann und sollte. Anmerkungen, Unterstreichungen, Ergänzungen usw. im Aufklärungsbogen sind zu empfehlen. Wenn Pat. und Arzt den Aufklärungsbogen unterzeichnet haben, ist hiervon eine vollständige und lesbare Kopie zu fertigen und diese dem Pat. zu überlassen.

Widerruf der Einwilligung

Hat der Pat. auf der Grundlage einer ordnungsgemäßen Aufklärung wirksam in den Eingriff eingewilligt, so liegt es auf der Hand und ist nunmehr in **§ 630b Abs. 3 BGB** ausdrücklich geregelt, dass der Pat. die von ihm erteilte Einwilligung jederzeit widerrufen kann:

(3) Die Einwilligung kann jederzeit und ohne Angabe von Gründen formlos widerrufen werden.

Dies gilt selbstverständlich nur *vor* Durchführung des Eingriffs bzw. bei laufender Behandlungsmaßnahme für die Zukunft. Der Pat. kann nicht durch den nachträglichen Widerruf der Einwilligung dem Eingriff die rechtfertigende Grundlage entziehen.

2.1.7 Dokumentation

Ein weiterer Bestandteil der ärztlichen Sorgfaltspflicht ist die **Dokumentationspflicht.** Es war bereits vor dem Patientenrechtegesetz gefestigte Rechtsprechung, dass die ausführliche, sorgfältige und vollständige Dokumentation der ärztlichen

Universität Witten/Herdecke · Universitätszahnklinik
Alfred-Herrhausen-Str. 45 · 58455 Witten

universität Witten/Herdecke | UNIVERSITÄTS-ZAHNKLINIK

Abteilung für Zahnärztliche Chirurgie und Poliklinische Ambulanz / Leiter: Univ.-Prof. Dr. J. Jackowski
Telefon (0 23 02) 926-690 · Telefax (0 23 02) 926-681 · oralchirurgie@uni-wh.de

Einverständniserkl. zahnärztl.-chir. Eingriffe.doc
5. Formulare; Chir.; Seite 1 von 1

Einverständniserklärung für zahnärztlich-chirurgische Eingriffe

Patient*in: ______________________ Pat.-Nr.: ____________

Folgender Eingriff soll bei mir durchgeführt werden:

____

____

____

Besondere Befunde: ______________________________
(z.B. Hepatitis, HIV, usw.)
Medikationen: ______________________________

Ich hatte die Gelegenheit zu einem ausführlichen Gespräch mit: ______________________
-Name des Behandlers-

Ich wurde auf folgende Risiken hingewiesen:

- Erfolgsrate bei Wurzelspitzenresektion ☐
- Wundheilungsstörung (Schwellung, Schmerz, Nachblutung) ☐
- Eröffnung der Kieferhöhle (MAV) ☐
- Sensibilitätsstörung im Versorgungsgebiet ☐
  - Nervus alveolaris inferior ☐
  - Nervus lingualis ☐
  - Nervus mentalis ☐
- Kieferbruchgefahr ☐
- Schädigung von Nachbarzähnen und Zahnkeimen ☐
- sonstige Risiken ______________________ ☐

Des Weiteren machen wir Sie darauf aufmerksam, dass es in sehr seltenen Fällen bei einer Leitungsanästhesie zu Verletzungen am Nervus alveolaris inferior, Nervus lingualis und Nervus mentalis kommen kann.

Nach einer Lokalanästhesie ist die Reaktionsfähigkeit und damit die Verkehrstüchtigkeit deutlich herabgesetzt!

Das Gewebe aus dem OP-Gebiet wird in der Regel einer histopathologischen Untersuchung zugeführt.

Pathologisches Institut: ______________________________

Ich habe keine weiteren Fragen.

______________________ ______________________________
Datum Unterschrift Patient*in oder des gesetzlichen Vertreters

Erstellt am: 25.02.2014 Geprüft / Freigegeben am: 27.02.2014 Version: 4
Erstellt von: Prof. Jackowski/ Y. Boßmann Durch: Prof. Jackowski
Aktualisierung am/ von: 29.04.2025/ Y. Boßmann Freigabe d. Aktualisierung: 30.04.2025/ Prof. Jackowski

Abb. 2.1 Beispiel eines Aufklärungsbogens [M1493]

Behandlung/OP zu den wesentlichen Pflichten des Arztes gegenüber dem Pat. gehört. Die Dokumentation ist zugleich Standespflicht nach § 6 MBO-Z (Musterberufsordnung-Zahnärzte) und zum Teil sogar gesetzliche Pflicht (z. B. in § 37 Abs. 3 JarbSchG).

§ 630f BGB enthält nunmehr folgende Regelungen:

(1) Der Behandelnde ist verpflichtet, zum Zweck der Dokumentation in unmittelbarem zeitlichem Zusammenhang mit der Behandlung eine Patientenakte in Papierform oder elektronisch zu führen. Berichtigungen und Änderungen von Eintragungen in der Patientenakte sind nur zulässig, wenn neben dem ursprünglichen Inhalt erkennbar bleibt, wann sie vorgenommen worden sind. Dies ist auch für elektronisch geführte Patientenakten sicherzustellen.
(2) Der Behandelnde ist verpflichtet, in der Patientenakte sämtliche aus fachlicher Sicht für die derzeitige und künftige Behandlung wesentlichen Maßnahmen und deren Ergebnisse aufzuzeichnen, insbesondere die Anamnese, Diagnosen, Untersuchungen, Untersuchungsergebnisse, Befunde, Therapien und ihre Wirkungen, Eingriffe und ihre Wirkungen, Einwilligungen und Aufklärungen. Arztbriefe sind in die Patientenakte aufzunehmen.
(3) Der Behandelnde hat die Patientenakte für die Dauer von zehn Jahren nach Abschluss der Behandlung aufzubewahren, soweit nicht nach anderen Vorschriften andere Aufbewahrungsfristen bestehen.

Zweck Die Dokumentation dient der Therapiesicherung, Rechenschaftslegung und Beweissicherung. Inhaltlich hat sie sich auf Anamnese, Diagnose und Therapie zu erstrecken.

- **Therapiesicherung:** Sie stellt eine fachgerechte Behandlung des Pat. sicher. Die Arbeitsteilung im ärztlichen Bereich macht es unerlässlich, dass unterschiedliche Behandelnde umfassend über die bei dem Pat. durchgeführten Maßnahmen unterrichtet werden. Unnötige Doppeluntersuchungen sollen vermieden werden.
- **Rechenschaftslegung:** Sie dient v. a. dem Nachweis der erbrachten Leistungen zur Prüfung der Abrechnung und soll dem Pat. eine Überprüfung der Behandlung durch einen anderen Arzt ermöglichen.
- **Beweissicherung:** Besonders wichtig sind die Dokumentation der Aufklärung und der OP-Bericht. Besondere Bedeutung kommt darüber hinaus dem durch den Anästhesisten zu fertigenden Anästhesieprotokoll zu.

Form Da die Frage, ob ein ärztlicher Behandlungsfehler vorliegt, in erster Linie anhand des dokumentierten Behandlungsverlaufs beurteilt wird, werden von der Rechtsprechung hohe Anforderungen an die Form der ärztlichen Dokumentation gestellt. Sie muss in einer für den Fachmann klaren Form erfolgen. Nicht erforderlich ist dagegen, dass sie für den Laien verständlich ist. Unschädlich ist ebenfalls, wenn sie stichpunktartig erfolgt, schwer lesbar ist oder von einer Helferin verfasst wird. Der Beweiswert der Dokumentation ist jedoch umso größer, je sorgfältiger sie erfolgt. Schließlich muss sie im unmittelbaren zeitlichen Zusammenhang mit der Behandlung oder dem Eingriff erfolgen. Nachträgliche Korrekturen oder Ergänzungen sind zulässig, sofern Inhalt und Zeitpunkt der Änderung sowie die ursprüngliche Dokumentation erkennbar sind.

! Eine Verletzung der Dokumentationspflicht kann einen Schadensersatzanspruch des Pat. wegen der Kosten einer unnötig durchgeführten Doppeluntersuchung auslösen. Darüber hinaus kann sich aus einer fehlenden oder lückenhaften Dokumentation eine Beweiserleichterung zugunsten des Pat. gemäß § 630h Abs. 3 BGB ergeben (s. u.).

2

Einsicht in die Patientenakte

Bei Anfertigung der Dokumentation ist nicht nur den vorstehenden Vorgaben Rechnung zu tragen. Der Behandelnde sollte sich stets auch bewusst machen, dass **§ 630 g BGB** dem Pat. ein Recht auf Einsichtnahme in die Patientenakte gibt:

(1) Dem Patienten ist auf Verlangen unverzüglich Einsicht in die vollständige, ihn betreffende Patientenakte zu gewähren, soweit der Einsichtnahme nicht erhebliche therapeutische Gründe oder sonstige erhebliche Rechte Dritter entgegenstehen. Die Ablehnung der Einsichtnahme ist zu begründen. § 811 ist entsprechend anzuwenden.
(2) Der Patient kann auch elektronische Abschriften von der Patientenakte verlangen. Er hat dem Behandelnden die entstandenen Kosten zu erstatten.
(3) Im Fall des Todes des Patienten stehen die Rechte aus den Absätzen 1 und 2 zur Wahrnehmung der vermögensrechtlichen Interessen seinen Erben zu. Gleiches gilt für die nächsten Angehörigen des Patienten, soweit sie immaterielle Interessen geltend machen. Die Rechte sind ausgeschlossen, soweit der Einsichtnahme der ausdrückliche oder mutmaßliche Wille des Patienten entgegensteht.

Die Möglichkeit der Einschränkung der Einsichtnahme mit Rücksicht auf ther. Gründe oder Rechte Dritter betrifft in erster Linie psychother. Behandlungen (BGH NJW 1989, 764, 765). Außerhalb dieses Bereichs hat der Pat. das Recht, das Original der Patientenakte vollständig einzusehen.

2.1.8 Zivilrechtliche Haftung

Führt eine Ther. oder OP nicht zum gewünschten Erfolg und/oder verschlechtert sich darüber hinaus die gesundheitliche Situation des Pat., wird gelegentlich der Ruf nach einer Entschädigung laut. Hierbei geht es neben dem Ersatz materieller Schäden (Kosten einer Folgebehandlung, Verdienstausfall, Haushaltsführungsschaden) um den Ausgleich immaterieller Schäden. Gem. § 253 Abs. 2 BGB kann derjenige, der eine Körperverletzung oder Gesundheitsschädigung erleidet, eine *billige Entschädigung in Geld* (sog. Schmerzensgeld) fordern. Einen Anspruch auf eine derartige Entschädigung hat der Pat. allerdings nur, wenn dem Behandelnden ein Fehler unterlaufen ist, der ihm zivilrechtlich vorzuwerfen und der ursächlich für den Gesundheitsschaden des Pat. geworden ist.
Dass dies so ist, mag der Pat. behaupten. Erfolg haben wird er jedoch nur, wenn er seine Behauptung auch beweisen kann.
Erhebt der Patient den Vorwurf, er sei fehlerhaft behandelt und dadurch geschädigt worden, stellt sich in rechtlicher Hinsicht das Problem beurteilen zu müssen, ob dem Arzt

- ein Behandlungsfehler unterlaufen (siehe unten) und
- dieser Behandlungsfehler ursächlich für einen Schaden beim Pat. geworden ist (siehe unten).

Nach den allgemeinen zivilrechtlichen Grundsätzen muss der Pat. den Nachweis führen, dass der Behandelnde mit seinem Tun oder Unterlassen die ärztliche Sorgfaltspflicht verletzt hat und dass der Sorgfaltspflichtverstoß ursächlich für eine Verletzung seines Körpers oder eine Schädigung seiner Gesundheit geworden ist. Für diese sog. haftungsbegründende Kausalität gilt das Beweismaß des § 286 der Zivilprozessordnung (ZPO). Hiernach muss das Gericht nach freier Überzeugung entscheiden, ob eine Behauptung für wahr zu erachten ist. Dies ist der Fall, wenn für die Behauptung ein so hoher Grad der Wahrscheinlichkeit spricht, dass dieser *den Zweifeln Schweigen gebietet, ohne sie völlig auszuschließen* (BGH NJW 1970, 946).
Die Beweisführung gestaltet sich für den Pat. im Arzthaftungsprozess häufig schwierig. Der Behandelnde kennt die Behandlungsabläufe und die medizinischen

Zusammenhänge, während der Pat. nur begrenzten Einblick in das Behandlungsgeschehen hat. Aufgrund der Komplexität des menschlichen Organismus fällt es oft schwer, einen Verletzungserfolg einer konkreten Ursache zuzuordnen. Um dem Pat. in seiner Beweisnot zu helfen, hat die Rechtsprechung ergänzend zu den allgemeinen zivilprozessualen Beweisgrundsätzen Fallgruppen entwickelt, deren Vorliegen Beweiserleichterungen zugunsten des Pat. bis hin zu einer völligen Umkehr der Beweislast nach sich ziehen. Mit dem Patientenrechtegesetz fanden die von der Rechtsprechung entwickelten Grundsätze Eingang in § 630h BGB.

Voll beherrschbare Risiken

§ 630h Abs. 1 BGB regelt die Beweislastumkehr bei sog. voll beherrschbaren Risiken:

(1) Ein Fehler des Behandelnden wird vermutet, wenn sich ein allgemeines Behandlungsrisiko verwirklicht hat, das für den Behandelnden voll beherrschbar war und das zur Verletzung des Lebens, des Körpers oder der Gesundheit des Patienten geführt hat.

Die Rechtsprechung und mit ihr nunmehr der Gesetzgeber gehen davon aus, dass ein Bereich der Organisation und Koordination des medizinischen Geschehens existiert, der außerhalb der Unwägbarkeiten des menschlichen Organismus liegt. Resultiert die Schädigung des Pat. aus diesem Bereich, so wird vermutet, dass der Behandelnde innerhalb dieses Bereiches einen Fehler gemacht hat. Um sich zu entlasten, muss er beweisen, dass er nicht fehlerhaft gehandelt hat.

Voll beherrschbare Behandlungsrisiken sind:

- die Organisation der Behandlung und die dafür eingesetzten Geräte und Hilfsmittel. Einen insbesondere für Krankenhäuser wesentlichen Bereich bilden die Anfängereingriffe ohne Anleitung, Assistenz und Kontrolle erfahrener Ärzte (BGH NJW 1993, 2989; BGH NJW 1992, 1560; BGH NJW 1988, 2298; BGH NJW 1984, 655).
- die korrekte Lagerung des Pat. auf dem OP-Tisch (BGH NJW 1995, 1618; BGH NJW 1984, 1403).
- die Verfügbarkeit voll funktionsfähiger Geräte (bereitgestellt vom Krankenhausträger) und die Einhaltung der Hygienevorschriften (BGH NJW 1978, 584; BGH NJW 1994, 1594; BGH NJW 1994, 584; BGH NJW 1991, 1541; BGH NJW 1975, 2245; OLG Hamm NJW 1999, 1787; OLG Köln VersR 2000, 974).

> Der Arzt begeht eine Pflichtverletzung im voll beherrschbaren OP-Bereich, wenn er im OP-Gebiet Fremdkörper zurücklässt, ohne alle möglichen und zumutbaren Sicherheitsvorkehrungen gegen ein solches Fehlverhalten zu treffen (BGH NJW 1981, 983; OLG Köln VersR 1988, 140).

Unterbliebene oder fehlerhafte Eingriffsaufklärung

Allein aus einer unterbliebenen oder fehlerhaften Aufklärung folgt noch keine zivilrechtliche Haftung des Behandelnden. Eine ohne wirksame Einwilligung durchgeführte Behandlung begründet die Haftung nur, wenn sie zu einem Gesundheitsschaden des Patienten geführt hat (BGH NJW 2008, 2344, 2345). Hierfür genügt jedoch bereits die Vornahme eines operativen Eingriffs, sei dieser noch so indiziert und lege artis durchgeführt (BGH NJW 1987, 1481, 1481).

Der Vorwurf einer unterbliebenen oder fehlerhaften Aufklärung und damit einer unwirksamen Einwilligung wird so für einen Pat., dem es nicht gelingt, dem Arzt einen konkreten Behandlungsfehler nachzuweisen zum *Notnagel,* um doch noch eine Haftung des Arztes zu begründen, weil aus Sicht des Pat. nicht der gewünschte Heilerfolg eingetreten oder es zu sonstigen Komplikationen gekommen ist, die nicht als schicksalhaft hingenommen werden. Um dieser Argumentation entgegenzuwirken, sollte jeder Arzt seinen Pat. so umfassend wie möglich aufklären und dies beweisbar dokumentieren. Der Behandelnde hat nach **§ 630h Abs. 2 BGB** zu beweisen, dass der Pat. auf der Grundlage einer ordnungsgemäßen Eingriffsaufklärung wirksam in die Behandlung eingewilligt hat:

(2) Der Behandelnde hat zu beweisen, dass er eine Einwilligung gemäß § 630d eingeholt und entsprechend den Anforderungen des § 630e aufgeklärt hat. Genügt die Aufklärung nicht den Anforderungen des § 630e, kann der Behandelnde sich darauf berufen, dass der Patient auch im Fall einer ordnungsgemäßen Aufklärung in die Maßnahme eingewilligt hätte.

Zur Eingriffsaufklärung und Einwilligung wird auf die obigen Ausführungen verwiesen. Gelingt dem Behandelnden die Beweisführung nicht, so bleibt ihm noch die Möglichkeit, sich auf eine **hypothetische Einwilligung** des Patienten zu berufen. Er muss hierzu darlegen, warum der Pat. auch bei ordnungsgemäßer Aufklärung in den Eingriff eingewilligt hätte (Erkr.-Schwere, Erfolgsprognose). Der Pat. wiederum kann sich darauf berufen, dass er sich bei ordnungsgemäßer Aufklärung in einem echten Entscheidungskonflikt befunden hätte, aus dem heraus eine Ablehnung der Behandlung plausibel erscheint (BGH NJW 1991, 1543; BGH NJW 1991, 2344; BGH NJW 1982, 700). In einem gerichtlichen Verfahren soll der Pat. hierzu vom Gericht persönlich angehört werden (BGH NJW 2005, 1364; BGH NJW 1990, 2928).

Unterlassene Dokumentation

Schon nach der bisherigen Rechtsprechung konnte eine unterlassene, unklare, lückenhafte oder verspätete Dokumentation im Falle eines Haftungsprozesses dazu führen, dass sich die Beweislast hinsichtlich eines Behandlungsfehlers zu Ungunsten des Arztes umkehrt (BGH NJW 1999, 863; BGH NJW 1996, 779; BGH NJW 1995, 1611).
§ 630h Abs. 3 BGB sieht nun für den Fall der **Nichtdokumentation einer medizinisch gebotenen wesentlichen Maßnahme** ausdrücklich eine Beweislastumkehr vor:

(3) Hat der Behandelnde eine medizinisch gebotene wesentliche Maßnahme und ihr Ergebnis entgegen § 630f Absatz 1 oder Absatz 2 nicht in der Patientenakte aufgezeichnet oder hat er die Patientenakte entgegen § 630f Absatz 3 nicht aufbewahrt, wird vermutet, dass er diese Maßnahme nicht getroffen hat.

Die Regelung bekräftigt noch einmal die besondere Bedeutung der Dokumentation der ärztlichen Behandlung. Zwar hat der Behandelnde die Möglichkeit, zu beweisen, dass die gebotene Maßnahme getroffen wurde. Dies kann beispielsweise mit Zeugen geschehen. Je länger die Behandlung zurückliegt, umso schwerer wird jedoch die Führung eines solchen Beweises fallen.

Übernahmeverschulden

Ein Übernahmeverschulden trifft jeden Arzt, der eine Behandlung oder OP durchführt, obwohl er weiß oder wissen müsste, dass er hierzu mangels ausreichender Kenntnisse oder apparativer Ausstattung nicht in der Lage ist (Anfängeroperation, unterlassene Hinzuziehung eines Konsiliararztes). An die mangelnde Befähigung zur Durchführung der Behandlung knüpft **§ 630h Abs. 4 BGB** an und stellt eine Vermutung für den Ursachenzusammenhang zwischen dieser und dem Schadenseintritt beim Patienten her:

(4) War ein Behandelnder für die von ihm vorgenommene Behandlung nicht befähigt, wird vermutet, dass die mangelnde Befähigung für den Eintritt der Verletzung des Lebens, des Körpers oder der Gesundheit ursächlich war.

Besondere Bedeutung erlangt diese Regelung im Zusammenspiel mit § 630h Abs. 1 BGB, wonach das Zulassen einer Anfängeroperation einen Organisationsmangel darstellt, der als voll beherrschbares Risiko die Vermutung eines Behandlungsfehlers begründet. So kann eine Anfängeroperation sowohl die Vermutung eines Behandlungsfehlers als auch die Vermutung des Ursachenzusammenhangs zwischen Fehler und Schaden des Pat. begründen. Entlasten kann sich der Krankenhausträger, indem er nachweist, dass die Fähigkeiten des Anfängers denjenigen eines Facharztes entsprachen und/oder dass der Schaden seine Ursache nicht in der mangelnden Befähigung des Anfängers hat.

2

Grober Behandlungsfehler

Für den Fall, dass es dem Patienten gelingt, nachzuweisen, dass der Behandelnde in besonders schwerer Weise gegen die ärztlichen Sorgfaltspflichten verstoßen hat, hat die Rechtsprechung eine Beweislastumkehr für den Ursachenzusammenhang zwischen diesem Fehler und dem Schaden des Patienten entwickelt (BGH NJW 2008, 1304). Diesen Grundsatz greift nun **§ 630h Abs. 5 S. 1 BGB** auf:

(5) Liegt ein grober Behandlungsfehler vor und ist dieser grundsätzlich geeignet, eine Verletzung des Lebens, des Körpers oder der Gesundheit der tatsächlich eingetretenen Art herbeizuführen, wird vermutet, dass der Behandlungsfehler für diese Verletzung ursächlich war.

Gesetzlich definiert wurde der Begriff des groben Behandlungsfehlers nicht. Hier gilt nach wie vor die vom BGH entwickelte Definition, wonach ein grober Behandlungsfehler vorliegt, *wenn das Fehlverhalten aus objektiver ärztlicher Sicht nicht mehr verständlich erscheint, weil ein solcher Fehler dem behandelnden Arzt „schlechterdings nicht unterlaufen darf"*. Es kommt also darauf an, ob das ärztliche Verhalten eindeutig gegen gesicherte und bewährte medizinische Erkenntnisse und Erfahrungen verstieß (BGH NJW 1992, 754; BGH NJW 1983, 2080).
Ob ein von dem Pat. nachzuweisender Behandlungsfehler als grob einzustufen ist, ist eine Frage juristischer Wertung, die im Einzelfall vom Gericht auf der Grundlage der unterbreiteten Fakten vorzunehmen ist (BGH NJW 1988, 1513; BGH NJW 2000, 2737). Da jeweils der Einzelfall zu bewerten ist, können keine allgemeinen Grundsätze aufgestellt werden. Grundsätzlich kann jeder einfache Behandlungsfehler auch in Gestalt eines groben Fehlers auftreten.

Beispiel
Ein grober Behandlungsfehler ist beispielsweise anzunehmen, wenn grundlos Standardmethoden zur Bekämpfung möglicher, bekannter Risiken nicht angewandt werden (BGH NJW 1998, 814). Zeigt eine Röntgenaufnahme bei nahezu allen Implantaten einen weit fortgeschrittenen Knochenabbau, so stellt sich die Aufbringung der Suprakonstruktion auf die bereits deutlich geschädigten Implantate bzw. den deutlich geschädigten Kiefer als grober Behandlungsfehler dar (OLG Köln VersR 1998, 35).

Diagnosefehler

Besondere Betrachtung verdienen sog. Diagnosefehler. Ein solcher liegt vor, wenn der Behandelnde einen Befund falsch interpretiert. Da sich die Rechtsprechung bewusst ist, wie schwierig die korrekte Interpretation eines Befunds sein kann, wird ein Diagnosefehler nur dann als Behandlungsfehler eingestuft, wenn sich die Diagnose als völlig unvertretbare Fehlleistung darstellt (BGH NJW 1995, 778), also ein vorliegender Befund fundamental falsch eingeschätzt wird (BGH NJW 2011, 1672; BGH NJW-RR 2007, 744).

Unterlassene Befunderhebung

2

Vom Diagnosefehler zu unterscheiden sind Fehler im Bereich der Befunderhebung und Befundsicherung. Ergeben die Anamnese oder erste Befunde den Verdacht auf das Vorliegen einer Erkr., hat der Arzt diesen Verdacht mit den hierfür üblichen Befunderhebungen abzuklären. Unterlässt er dies, ist die Rechtsprechung weniger nachsichtig als beim Diagnosefehler. Ein Behandlungsfehler wird bereits dann angenommen, wenn die vom Arzt gestellte Diagnose auf der Unterlassung elementarer Befunderhebungen beruht oder die erste Diagnose nicht durch das Einholen von Kontrollbefunden überprüft wird. Über **§ 630h Abs. 5 Satz 2 BGB** führt eine **unterlassene Befunderhebung** zu einer Beweislastumkehr, selbst wenn das Unterlassen der Befunderhebung für sich betrachtet nicht grob fehlerhaft ist:

(5) […] Dies gilt auch dann, wenn es der Behandelnde unterlassen hat, einen medizinisch gebotenen Befund rechtzeitig zu erheben oder zu sichern, soweit der Befund mit hinreichender Wahrscheinlichkeit ein Ergebnis erbracht hätte, das Anlass zu weiteren Maßnahmen gegeben hätte, und wenn das Unterlassen solcher Maßnahmen grob fehlerhaft gewesen wäre.

Zu einer Beweislastumkehr kommt es also, wenn die Nichtreaktion auf den nicht erhoben Befund als unverständliche Fehlleistung zu qualifizieren wäre.

Anscheinsbeweis

Das Institut des Anscheinsbeweises ist keine arzthaftungsrechtliche Besonderheit, sondern ein allgemeiner zivilprozessualer Grundsatz, dem jedoch im Arzthaftungsrecht besondere Bedeutung zukommt. Der Anscheinsbeweis kommt im Arzthaftungsrecht in zwei „Richtungen“ zur Anwendung.

Im Kern geht es immer um einen **typischen Geschehensablauf.** Liegt ein Behandlungsfehler vor, welcher die eingetretene Schädigung typischerweise zur Folge hat, greifen die Grundsätze ebenso ein, wie dann, wenn infolge der Behandlung ein Schaden eingetreten ist, der typischerweise auf einen Behandlungsfehler zurückzuführen ist. Ist das Eine oder das Andere der Fall, so ist es Sache des Behandelnden, Tatsachen zu beweisen, welche die Möglichkeit eines **atypischen Geschehensablaufs** in ernste Betrachtung rücken (BGH VersR 1965, 792).

Urteil

Erkranken mehrere Pat. eines chron. HBV-infizierten Zahnarztes an dieser Infektion, so spricht der Beweis des ersten Anscheins für eine Ansteckung durch diesen (OLG Köln MedR 1986, 200). Dies gilt jedenfalls dann, wenn der Zahnarzt rissige Hände hatte und diese bei der Arbeit teilweise ungeschützt ließ (OLG Oldenburg MedR 1991, 203).

Wird der Nervus lingualis bei der Extraktion eines Weisheitszahns primär durch ein rotierendes Instrument geschädigt, so spricht der Anscheinsbeweis für ein Verschulden des Operateurs (OLG Stuttgart VersR 1999, 1018).

Hinweispflicht

Ist für den Behandelnden erkennbar, dass möglicherweise ein Behandlungsfehler vorliegt, normiert **§ 630c Abs. 2 S. 2** eine **Hinweispflicht.**

(2) […] Sind für den Behandelnden Umstände erkennbar, die die Annahme eines Behandlungsfehlers begründen, hat er den Patienten über diese auf Nachfrage oder zur Abwendung gesundheitlicher Gefahren zu informieren. Ist dem Behandelnden oder einem seiner in § 52 Absatz 1 der Strafprozessordnung bezeichneten Angehörigen ein Behandlungsfehler unterlaufen, darf die Information nach Satz 2 zu Beweiszwecken in einem gegen den Behandelnden oder gegen seinen Angehörigen geführten Straf- oder Bußgeldverfahren nur mit Zustimmung des Behandelnden verwendet werden.

Die Hinweispflicht trifft den Behandelnden nur, wenn der Pat. ihn ausdrücklich nach einem Behandlungsfehler fragt, oder wenn die Information zur Abwendung gesundheitlicher Gefahren notwendig ist.

2.1.9 Strafrechtliche Relevanz ärztlichen Verhaltens

Körperverletzung

Die Verletzung des Körpers eines anderen ist strafbar. Für die verschiedenen Abstufungen dieser Strafbarkeit finden sich im Strafgesetzbuch (StGB) eine Reihe von Vorschriften (§§ 223 bis 229 StGB).

Schon vor mehr als 130 Jahren wurde um die Frage gestritten, ob diese Vorschriften auch Anwendung finden sollen auf Ärzte, die in der Absicht handeln, ihre Pat. zu heilen, obwohl dies mit einer Körperverletzung (z. B. Schnitt mit dem Skalpell) einhergeht. Anlässlich einer gegen den ausdrücklichen Willen des Vaters eines 7-jährigen Mädchens erfolgten Amputation eines tuberkulös entzündeten Fußes entschied das Reichsgericht im Jahre 1894: *Auch der medizinisch indizierte, lege artis durchgeführte und im Ergebnis erfolgreiche ärztliche Heileingriff stellt eine tatbestandliche Körperverletzung dar* (RG Urt. v. 31.05.1894, RGSt 25, 375). Der Arzt wurde verurteilt, obwohl er dem Mädchen mit der Amputation das Leben gerettet hatte.
Gegen den Widerstand zahlreicher Rechtsgelehrter hielt der BGH sowohl auf dem Gebiet des Zivilrechts (BGH Urt. v. 10.07.1954, VI ZR 45/54) als auch auf dem Gebiet des Strafrechts (BGH Urt. v. 28.11.1957, 4 StR 525/57) an dieser Rechtsprechung fest.: Die Pat. litt an einem doppelfaustgroßen Myom an der Gebärmutter. Vor dem Eingriff klärte der Arzt die 46jährige Pat. nur über eine Entfernung des Myoms und nicht über die Möglichkeit einer Entfernung der Gebärmutter auf. Intraop. zeigte sich, dass die Gebärmutter entfernt werden musste. Der BGH stellte sachverständig beraten fest, dass die Entfernung korrekt war und der Eingriff auch nicht zur Erweiterung der Aufklärung unterbrochen werden konnte. Dennoch handelte der Arzt fahrlässig, weil er die Pat. unzureichend aufgeklärt hatte. Er hätte angesichts der Größe des Myoms die eventuelle Notwendigkeit der Entfernung der Gebärmutter erkennen und die Pat. hierüber aufklären müssen.
An dieser Rechtsprechung hat sich bis heute nichts geändert.

Einwilligung

Allerdings steht nicht jeder Arzt bei Ausübung seiner ärztlichen Tätigkeit „mit einem Bein im Gefängnis". Eine Bestrafung wegen einer Körperverletzung setzt neben dem

objektiven Tatbestand ein rechtswidriges und schuldhaftes Handeln voraus. Die Körperverletzung ist nicht rechtswidrig, wenn eine **wirksame Einwilligung** (▶ 2.1.3) des Pat. in den ärztlichen Eingriff vorliegt. Die wirksame Einwilligung und damit die ordnungsgemäße Aufklärung des Pat. sind sozusagen doppelt relevant. Einerseits für die zivilrechtliche Haftung und andererseits für die strafrechtliche Verantwortung. Liegt mangels ordnungsgemäßer Aufklärung *keine* wirksame Einwilligung vor, kann der Eingriff möglicherweise durch die Annahme einer **hypothetischen Einwilligung** gerechtfertigt sein. Voraussetzung hierfür ist, dass der Pat. auch bei einer ordnungsgemäßen Aufklärung in den Eingriff eingewilligt hätte.
Ist der Pat. nicht dazu in der Lage, in den ärztlichen Eingriff einzuwilligen, etwa weil er bewusstlos ist, kommt als Rechtfertigungsgrund die **mutmaßliche Einwilligung** in Betracht. Für die Annahme einer mutmaßlichen Einwilligung ist der individuelle, mutmaßliche Wille des Pat. zu ermitteln. Es kommt weder auf die Angaben von Angehörigen noch darauf an, was „man" gemeinhin als vernünftig ansehen würde. Sowohl Äußerungen von Angehörigen als auch der allgemeine Vernunftmaßstab können jedoch für die Ermittlung des mutmaßlichen Willens des Kranken als Anhaltspunkte herangezogen werden. Das Risiko, hier falsch zu entscheiden, ist groß. Es ist daher zu empfehlen, den Pat. möglichst vor Eintritt der Entscheidungsunfähigkeit zu befragen oder auf die Erteilung einer Vorsorgevollmacht hinzuwirken. Kann die OP oder OP-Erweiterung ohne gravierende medizinische Nachteile verschoben werden, bis der Pat. wieder entscheidungsfähig ist oder ein gesetzlicher Vertreter, Betreuer oder Bevollmächtigter entscheiden kann, so ist in jedem Fall dieser Weg vorzuziehen.

Schuldhaftigkeit

Fehlt es an einer wirksamen Einwilligung, ist in strafrechtlicher Hinsicht weiterhin festzustellen, ob der Arzt auch **schuldhaft** gehandelt hat. Das Strafgesetzbuch unterscheidet zwischen vorsätzlicher und fahrlässiger Körperverletzung.
Eine **vorsätzliche Körperverletzung** kann vorliegen, wenn der Arzt gegen den ausdrücklichen Willen des Pat. handelt. Dies ist zum Beispiel der Fall, wenn keine wirksame Einwilligung vorliegt und der Arzt aus zuverlässiger Quelle weiß, dass der Pat. den Eingriff nicht wünscht. Nur bei einer vorsätzlichen Körperverletzung kommen die sog. Qualifikationen, z. B. gefährliche Körperverletzung oder Körperverletzung mit Todesfolge, in Betracht.
Die **fahrlässige Körperverletzung** setzt voraus, dass der Arzt diejenige Sorgfalt außer Acht lässt, zu der er nach den Umständen und seinen persönlichen Fähigkeiten verpflichtet ist. Der Fahrlässigkeitsvorwurf kann sich dabei auf den Eingriff oder auf die Einwilligung beziehen. Deutlich wird dies an der bereits angeführten Entscheidung des BGH in Strafsachen aus dem Jahre 1957.
Hinsichtlich des operativen Vorgehens gilt der aus dem Bereich des Zivilrechts bekannte Sorgfaltsmaßstab, der sog. Facharztstandard (▶ 2.1.2), mit einer subjektiven Komponente:

- Ist der behandelnde Arzt überdurchschnittlich qualifiziert, werden an ihn auch überdurchschnittliche Anforderungen gestellt. Er kann sich also nicht damit entschuldigen, dass der Fehler einem „normal" qualifizierten Arzt ebenso unterlaufen wäre.
- Ist der Arzt unterdurchschnittlich qualifiziert, muss er den Eingriff einem kundigeren Kollegen überlassen, da er sich sonst den Vorwurf gefallen lassen muss, er habe eine Tätigkeit übernommen, derer er nicht gewachsen ist (Übernahmeverschulden ▶ 2.1.8).

Gelangt man zu dem Ergebnis, dass der Arzt bei der Vornahme des Eingriffs die erforderliche Sorgfalt außer Acht gelassen und damit fahrlässig gehandelt hat, so ist der Tatbestand der fahrlässigen Körperverletzung erfüllt. Zu betonen ist an dieser Stelle jedoch nochmals, dass auch ein fahrlässig fehlerhaft durchgeführter Eingriff nicht zur Strafbarkeit führt, sofern der Pat. zuvor nach ordnungsgemäßer Aufklärung in den Eingriff eingewilligt hat.

Unterlassene Hilfeleistung

Die Pflicht des Arztes, ärztliche Hilfe zu leisten, lässt sich strafrechtlich in zwei Gruppen unterteilen:
Zum einen kennt das deutsche Strafrecht **unechte Unterlassungsdelikte.** Dabei handelt sich um Delikte, die in erster Linie durch aktives Tun begangen werden, z. B. die fahrlässige Körperverletzung oder die fahrlässige Tötung. Diese Delikte können auch durch das **Unterlassen eines rechtlich gebotenen Tuns** begangen werden. Rechtlich geboten ist ein Handeln allerdings nur, wenn den „Unterlassenden" eine sog. **Garantenpflicht** trifft, er also für die Abwendung des tatbestandlichen Erfolgs (Körperverletzung oder Tod) einzustehen hat. Eine solche Erfolgsabwendungspflicht wird in erster Linie durch die vertragliche oder faktische Übernahme einer ärztlichen Behandlung begründet. Garant ist zum Beispiel der Bereitschaftsarzt während des Bereitschaftsdiensts, der Aufnahmearzt eines Krankenhauses für die in die Notaufnahme eingelieferten Pat. sowie alle im Krankenhaus tätigen Ärzte für ihre stationären oder ambulanten Pat. Keine Garantenpflicht besteht dagegen, wenn ein Pat. ab- oder an eine andere Stelle verwiesen wird, da in diesem Fall gerade keine Behandlung übernommen wird.
Von der vorgenannten Fallgruppe zu unterscheiden ist der gesonderte **Straftatbestand der unterlassenen Hilfeleistung** (§ 323c StGB). Es handelt sich hierbei um ein **echtes Unterlassungsdelikt.** Im Unterschied zu der vorstehenden Fallgruppe hängt eine Bestrafung nicht vom Eintritt eine Schadens ab. Stattdessen wird die Strafbarkeit unabhängig vom Eintritt eines Erfolgs an das bloße Unterlassen geknüpft.
Im Rahmen des § 323c StGB geht es um die **Wahrnehmung von Rettungschancen.** Diese im Falle ihrer Nichtbefolgung strafrechtlich sanktionierte Hilfeleistungspflicht trifft grundsätzlich jeden. Es existiert dabei **keine berufstypische Sonderverpflichtung für Ärzte.** Für die Beantwortung der Frage, wer im Sinne von § 323c StGB hilfepflichtig ist, kommt es allerdings auf die jeweiligen **Handlungs- und Hilfsmöglichkeiten** des potenziellen „Täters" an. Bei der Beurteilung dieser Frage spielt das regelmäßig vorhandene Sonderwissen von Ärzten eine Rolle.

> Da oft nur Ärzte in einem Unglücksfall Hilfe leisten können, ist der Arzt von der allgemeinen Hilfspflicht des § 323c StGB in besonderer Weise betroffen.

Wesentliches Tatbestandmerkmal der unterlassenen Hilfeleistung ist das Vorliegen eines **Unglücksfalls** oder einer gemeinen Gefahr oder Not (also einer Häufung von Unglücksfällen). Hierunter wird ein plötzlich auftretendes Ereignis verstanden. Selbst schwere Erkr. stellen nicht ohne weiteres einen Unglücksfall dar, da diese nicht zwangsläufig plötzlich auftreten müssen. Wenn sich jedoch eine Krankheit akut verschlimmert, heftige Schmerzen auftreten, eine überraschende Wendung zum Besorgniserregenden, eine krisenhafte Zuspitzung der Situation eintritt, ist ein Unglücksfall gegeben (BGH NJW 1983, 350, 351; OLG Düsseldorf NJW 1995, 799). Häufig übersehen wird, dass es sich bei § 323c StGB um ein **reines Vorsatzdelikt** handelt. Bestraft wird ein Arzt also nur, wenn er in Kenntnis eines Unglücksfalles die ihm zur Verfügung stehenden Möglichkeiten sowie deren Erforderlichkeit und

Zumutbarkeit erkennt, dennoch untätig bleibt und dabei bewusst in Kauf nimmt, dass er dem Pat. die notwendige Hilfe verweigert.

2.2 Anamnese – Befund – Diagnose

Hajo Peters

2

2.2.1 Anamnese

Die Anamnese liefert Informationen zum gesundheitlichen Status des Pat. Sie ist seine gesundheitliche Vorgeschichte, die durch ihn selbst (Eigenanamnese) oder ihn begleitende Personen (Fremdanamnese) dem Arzt mitgeteilt wird. In jedem Fall handelt es sich bei der Anamnese um subjektive Angaben. Sie gliedert sich bei oralchir. Pat. in folgende Kategorien:

Patientendaten Name, Alter, Adresse, Beruf, vorbehandelnde/überweisende (Zahn-)Ärzte

Grund der Konsultation (Hauptbeschwerden)

- Schilderung durch den Pat.: Die eigenen Worte des Pat. notieren, dies erleichtert evtl. erforderliche Reevaluationen im späteren Behandlungsablauf.
- Bei Überweisung zur konsiliarischen Untersuchung/Weiterbehandlung: Die genaue Fragestellung des Überweisers sollte schriftlich vorliegen; ansonsten Rückfrage. Der Überweiser erhält nach Behandlungsende einen Arztbrief.

Spezielle Anamnese Charakterisierung der Beschwerden durch den Pat. (Lokalisation, Art, Dauer, Häufigkeit, beeinflussende Faktoren). Eigene Einschätzung, woher die Probleme kommen.

Allgemeine Anamnese Die ausführliche allgemeine Anamnese ist Voraussetzung für eine umfassende oralmedizinische Diagn. (Einfluss von medizinischen Erkr. auf die Hart- und Weichgewebestrukturen der Mundhöhle ▶ 2.3) und sichere Einschätzung des oralchir. Pat. (Risikopat., Allergien, potenziell zu erwartende Notfallsituationen, Medikamenten-WW usw.). Dazu:

- Auflistung aller durchgemachten oder noch bestehenden Erkr. und entsprechender Medikationen (schriftliche Fixierung auf Anamnesebogen-Vordrucken erleichtert die Dokumentation)
- Regelmäßige Aktualisierung bei gesundheitlichen Veränderungen nötig

Familienanamnese Verdacht auf genetisch bedingte Erkr. oder familiär gehäuft vorkommende Erkr. (z. B. Amelogenesis imperfecta, Hämophilie, chron.-rezid. Aphthen, Diab. mell.), Infektionen, die sich in der gesamten Familie ausbreiten können.

Sozialanamnese Ausbildung, Beruf, soziale Kontakte, Lebensstil (Haustiere, exotische Reiseziele, sexuelle Kontakte), relevante Gewohnheiten (Alkohol, Tabak, Drogen), Hobbies, Ernährungsgewohnheiten, psychischer Stress

Medikamentenanamnese: aktuelle Medikation (z. B. Antikoagulanzien, Antiresorptiva)

Zahnmedizinische Anamnese Durchgeführte Behandlungen, Erfahrungen mit zahnärztlicher Behandlung, Mundhygiene-Maßnahmen

2.2.2 Extraorale körperliche Untersuchung

Haut

Typische Befundkonstellationen ▶ Tab. 2.1

Tab. 2.1 Typische Diagnosen und Befunde der Gesichtshaut

Diagnose	Befund	Anmerkungen
Erysipel	Scharf begrenztes leuchtend rotes Erythem, Schwellung, Druckschmerzhaftigkeit	↓ AZ, Fieber, LK-Schwellung
Lupus erythematodes	Unscharf begrenztes, makulöses bis ödematöses Schmetterlingserythem (Nasenrücken und Wangen)	Arthralgien, Myalgien (bei systemischem Lupus erythematodes)
Allergisches Kontaktekzem	Erythem, Ödem, Papulovesikel, Nässen, Juckreiz	• Akute Form nach Antigenexposition • Chron. Verlauf: Hyperkeratosen, Lichenifikation
Seborrhoisches Ekzem	Gelbliche Schuppung, dunkelrote unscharf begrenzte Erytheme. Prädilektionsstellen: Nasolabialfalten, Periorbitalregion, Haaransatz	• Bevorzugt in talgdrüsenreichen Hautregionen • Abhängig von Klima, Stress, Immundefizienz
Psoriasis	Scharf begrenzte erythematosquamöse Plaques, Stirn-Haar-Grenze überschreitend, häufig Kopfhaut stark betroffen, Gesicht selten	• Erbliche Disposition • Keine allergische Genese
Atopische Dermatitis (Neurodermitis atopica)	Schuppung, Kratzeffekte, Papulovesikel, Lichenifikation, starker Juckreiz	• Multifaktoriell (Allergie, Psyche) verursacht mit erblicher Disposition
Dermatomyositis	Fliederfarbene, symmetrisch periorbitale und Wangenerytheme	• Systembeteiligung, Muskelschwäche, ↓ AZ • **Cave:** Ausschluss eines malignen Tumors
Rosazea	Nasen-Wangen-Erytheme, Teleangiektasien, Papeln, Pusteln, keine Komedonen, Talgdrüsenhyperplasie	• Beginnend im 4.–5. Lebensjahrzehnt, Maximalform Rhinophym. **Cave:** Basalzellkarzinom in Rosazea-Nase
Periorale Dermatitis	Periorales, leicht schuppendes Erythem mit Papeln/Pusteln, erscheinungsfreie schmale Randzone um die Lippen	• V. a. Frauen mittleren Alters betroffen • Ätiol.: übermäßiger Gebrauch von Kosmetika, nach lokaler Anwendung von Glukokortikoiden
Impetigo contagiosa	Umschriebene Erytheme mit Vesikel/Pusteln, scharf begrenzte Herde mit goldgelben Krusten	• V. a. Kinder betroffen • Schmierinfektion, häufige Infektionsquelle Nasen-/Racheninfektionen mit *S. aureus* oder *S. pyogenes*
Akne vulgaris	Komedonen, sek. entzündliche Papeln und Pusteln	• Vor allem Pubertät, Jungen häufiger und stärker betroffen, unterschiedliche Schweregrade

Tab. 2.1 Typische Diagnosen und Befunde der Gesichtshaut *(Forts.)*

Diagnose	Befund	Anmerkungen
Aktinische Keratose	Rötliche, fest haftende Schuppen auf lichtexponierter Haut (Schläfen, Stirn, Glatze, Nase)	• V. a. Menschen in 2. Lebenshälfte • Fakultative Präkanzerose
Aktinische Cheilitis	Nach Sonnenexposition entzündlich veränderte Lippe, meistens der Unterlippe mit Verlust der Lippenrotgrenze	• Chron. Form präkanzerös
Vitiligo	Fleckförmiger Pigmentverlust (scharf begrenzt, weiß)	• V. a. 10.–30. Lj. • Mögliche Assoziation mit Autoimmunerkr. (Schilddrüse)
Sonnenbrand (Dermatitis solaris)	Scharf begrenzte, schmerzhafte Rötung/Schwellung	• Gut anamnestisch zu klären
Basalzellkarzinom	Initial kleine grauweiße Induration, Teleangiektasien; später nodulär, derb, breitbasig aufsitzend mit aufgeworfenem Randsaum. Nase am häufigsten betroffen	• Viele klinische/histologische Subtypen
Lentigo-maligna-Melanom	Braun bis schwarz, unscharf begrenzte Makulae	• V. a. ≥ 50. Lj. • Asymptomatisch

Farbe Abhängig von Durchblutung, Hb-Gehalt des Blutes, Blutfarbstoffen, Pigmenten:

- Rosig: Normalbefund
- Livide: Durchblutungsstörungen
- Blass: Hypotonie, Anämie
- Gelblich: Ikterus (Leberschaden!)
- Bläulich (Haut und Schleimhäute): Zyanose
- Rötlich: Hypertonie, Infektion, Entzündung
- Effloreszenzen

Effloreszenzen Abhängig von Niveau, Größe, Form, Grenzen, Oberfläche

Im Hautniveau:

- **Makula** (Fleck): umschriebene Farbveränderung durch Pigment oder Gefäßveränderungen
- **Rötung:** Erythem (entzündlich), Teleangiektasie (irreversibel erweiterte Kapillargefäße), Petechie (stecknadelkopfgroße Blutungen), Purpura (multiple kleinfleckige Hautblutungen), Ekchymose (umschriebene Blutungen > 3 mm Durchmesser) bis hin zur großflächigen Sugillation (< 30 mm Durchmesser)

Erhaben:

- **Urtika:** Entzündliches Reizödem (Quaddel), weich, häufig schnell abklingend
- **Vesikula:** Bläschen, max. 5 mm, flüssigkeitsgefüllt
- **Bulla:** Blase, > 5 mm, flüssigkeitsgefüllt
- **Pustula:** Eiterblase
- **Papula:** solides Knötchen bis 5 mm
- **Nodus:** solider Knoten ab 5 mm

Auflagerungen

- **Squama** (Schuppe): verstärkte, makroskopisch sichtbare Hornbildung
- **Crusta** (Kruste): eingetrocknete Auflagerung aus Eiter/Serum/Blut
- **Eschara** (Schorf): nekrotisches Gewebe

Gewebsdefekte

- **Erosion:** innerhalb des Epithels.
- **Exkoriation:** bis ins Corium reichender Defekt.
- **Ulkus:** mind. bis ins Corium reichender Defekt, Gefäße liegen frei/sind arrodiert.
- **Cicatrix:** Narbe.

Augen

Palpation Kontinuität des knöchernen Orbitarands

Inspektion

- **Bulbusstellung im Seitenvergleich:**
  - Unilateraler Enophthalmus bei Orbitabodenfraktur
  - Unilateraler Exophthalmus/Lidschwellung: evtl. Hinweis auf dentogene und/oder von NNH ausgehende Infektionen
- **Monokelhämatom:** Z. n. Weichgewebetrauma, Schädelfraktur, aber auch nach dentoalveolären Eingriffen (Implantation, Sinusbodenelevation und Augmentation)
- **Konjunktiven:** Inspektion durch leichtes Herabziehen der Unterlider. Beurteilung der Durchblutung (erhöhte Durchblutung bei Entzündungen, gelbliche Verfärbung bei Ikterus)
- **Skleren:** bei Ikterus gelblich, bei Bindegewebserkr. bläulich
- **Pupillenweite:**
  - **Miosis** (Engstellung): durch Parasympathikusaktivierung, Sympathikuslähmung, Opioide
  - **Mydriasis** (Weitstellung): durch Sympathikusaktivierung, Parasympathikuslähmung, Kokain, Alkohol, epileptischen Anfall, Glaukomanfall

Zur Vervollständigung des neurologischen Status durch Pupillendiagn. (in oralchir. Praxis nur in Notfallsituationen erforderlich) können außerdem folgende Befunde erhoben werden: (An-)Isokorie, direkte Lichtreaktion, konsensuelle Lichtreaktion, Konvergenzreaktion.

Ohren

- **Ohrmuschel:** Fehlbildungen?
- **Mastoid:** Inspektion und Palpation, bei schmerzhafter retroaurikuläre Schwellung V. a. Mastoiditis
- **Ohrläppchen:** abstehend bei Parotitis

Nase

- **Atembehinderung** durch Formvarianten
- **Sekrete:** wässrig bei Rhinitiden, schleimig eitrig bei Sinusitiden
- **Nasenbluten:** bei Hypertonie, Leberzirrhose, hämorrhagische Diathesen, Erkr. des hämatopoetischen Systems

Nervenaustrittspunkte

Austrittspukte der Trigeminusäste:
- N. ophthalmicus am Foramen supraorbitale
- N. maxillaris am Foramen infraorbitale
- N. mandibularis am Foramen mentale

- Bds. Palpation auf Schmerzhaftigkeit
- Pos. Druckdolenz: evtl. Hinweis auf Sinusitis, Trigeminusneuralgie, Meningitis

Lymphknoten

Beurteilung Nach Lage, Anzahl, Größe, Konsistenz, Verschieblichkeit und Druckdolenz:

- Akute Druckdolenz, verschiebliche und kompressible LK → Hinweis auf entzündlich infektiöses Geschehen
- Fester, unempfindlicher und verschieblicher einzelner LK → sklerosierter LK nach abgelaufener Infektion
- Multiple, feste, indolente LK, mit dem Umgebungsgewebe verbacken → Hinweis auf regionäre Metastasen eines malignen Tumors

Untersuchung Der Behandler steht am besten hinter dem Pat.
Submentale und submandibuläre Region: Untersucherdaumen ruht auf dem lateralen Unterkieferrand, dann Palpation mit den gekrümmten Fingern in Richtung Mundboden und diesen gegen den medialen Unterkieferrand drücken, Untersuchung kann bei Inklination des Kopfes („Kinn auf die Brust") wiederholt werden (→ Stauchung der submandibulären Loge erleichtert das Auffinden veränderter LK).
Zervikojugulare Region: Untersuchung der anterioren und posterioren Region des M. sternocleidomastoideus bei kontralateraler Rotation des Kopfes (linksseitige Untersuchung bei Kopfdrehung nach rechts). Mit den Fingerspitzen werden die Ränder des M. sternocleidomastoideus palpiert, während der Daumen Gegendruck erzeugt. Die gleichzeitige Extension bzw. Inklination des Kopfes erleichtert auch hier die vollständige Palpation.

Hirnnerven

Die klinische Untersuchung der Hirnnerven erfolgt selten in der oralchirurgischen Praxis, da vermeintliche Defizite der neurologischen ZNS-Befundung bedürfen. Im Hinblick auf sensible (oder motorische) Störungen nach oralchir. Eingriffen sind orientierende Untersuchungen des überwiegend sensiblen N. trigeminus und des überwiegend motorischen N. facialis von diagn. und forensischer Bedeutung.

Nervus trigeminus

Untersuchung der drei Äste (N. ophthalmicus, N. maxillaris, N. mandibularis) immer im Seitenvergleich. Sensibilitätstest durch:

- **Spitz-Stumpf-Diskriminierung:** Testung mit dem spitzen bzw. stumpfen Ende der zahnärztlichen Sonde, ohne dass der Pat. die gewählte Instrumentenseite sehen kann. In anästhesiertem Areal keine Spitz-Empfindung mehr gegeben, sondern stumpfes Druckgefühl.
- **Zwei-Punkt-Diskriminierung:** Ab welcher Distanz werden 2 Druckpunkte als getrennt voneinander wahrgenommen. Gut geeignet zur Testung ist die zahnärztliche Pinzette, die zunehmend gespreizt wird.

> Immer Dokumentation bei path. Befund! Zur Verlaufsbeobachtung nach postop. Sensibilitätsstörungen am einfachsten Einzeichnung in Intraoral-/Extraoralschemata

Nervus facialis

Untersuchung druch Stirnrunzeln (zur Mitte/nach oben), Augen gegen Widerstand schließen, Zähne zeigen

- **Periphere Fazialisparese:** eine Gesichtshälfte vollständig betroffen, Lidspalte erweitert, Lagophthalmus, herabhängender Mundwinkel
- **Zentrale Fazialisparese:** Stirnrunzeln möglich (zentrale Doppelversorgung der Stirnmuskulatur), kein Lagophthalmus, paretischer Mund

Kiefergelenke

- Präaurikuläre Palpation der lateralen Kiefergelenkspole im Seitenvergleich: Empfindlichkeit oder Schmerz weist auf entzündliche Gelenkveränderungen hin.
- Bestimmung der max. Mundöffnung: Dokumentation der max. Schneidekantendistanz, die der Pat. aktiv erzielt, und der passiven Dehnbarkeit durch den Untersucher.
- Laterale Deviationen des Unterkiefers bei Mundöffnung.

> - **Ursachen der Kieferklemme** (Einschränkung der Mundöffnung): dentogene Infektionen (Weisheitszähne), arthrogen (Kiefergelenk), myogen (Kaumuskulatur), Parotitis, neurogen (Tetanus), Tumoren
> - **Ursachen der Kiefersperre** (Unfähigkeit, die habituelle Okklusion einzunehmen): Kiefergelenkluxation, Unterkieferfraktur

2.2.3 Intraorale Untersuchung

Untersuchung der oralen Weichgewebe

Lippen

- Extraorale Oberfläche (Lippenrot):
  - Blassrosa und scharf abgegrenzt von der perioralen Haut (Normalbefund)
  - Violette bis bläuliche Verfärbung: Sauerstoffmangel im Blut bei zentraler Zyanose (kardiale oder pulmonale Ursache)
  - Häufige Veränderungen: Oberflächendefekte, Rauigkeiten, weißliche Gewebszunahmen
- Intraoral gelegene Lippenmukosa: deutlich roter, Gefäßzeichnungen
- Submuköses Lippengewebe: durch bidigitale Palpation auf Veränderungen austasten
- Lippenbändchen: Beurteilung von Insertion und Mobilität des oberen und unteren Lippenbändchens (zahnnahe Insertion ist möglicher Kofaktor bei OK: Diastema, UK: Gingivarezessionen)

> Typische Erkr.: Cheilitis granulomatosa, Angioödem (Quincke-Ödem), Hämangiome, HSV-Infektion

Bukkale Mukosa/Mundwinkel

Bei leichter Mundöffnung wird die Wangenschleimhaut durch zwei zahnärztliche Spiegel nach oben und unten und von den Zähnen weg aufgespannt.
Seitenweise Inspektion der Wangenschleimhaut und des Mundwinkels:

- **Linea alba:** weißliche Verdickung der Mukosa auf Niveau der Okklusionsebene (Wangenbeißen, Wagensaugen)

- **Cheilitis angularis:** Mundwinkelrhagade, entzündliche Veränderung mit oberflächlichem Gewebedefekt. Ätiol.: Infektionen *(Candida albicans),* Bisssenkung (reduzierte Vertikaldimension begünstigt breite Lippenauflage mit chronisch feuchten Mundwinkeln), Mangelerscheinungen (Eisen, Vitamin B), Stoffwechselstörungen (Diab. mell.) oder Ekzeme
- **Whickham-Streifung:** weißliche, nicht abwischbare Streifen bei oralem Lichen planus (OLP)
- **Lichenoide Reaktion:** weißliche Veränderung (Kontaktstomatitis, Medikamentennebenwirkung)
- **Fordyce-Flecke:** leicht erhabene gelblichweiße Flecken von 1–3 mm Durchmesser (ektope Talgdrüsen)
- **Öffnung des Stensen-Gangs** (Parotisausführungsgang): bukkal des zweiten Molaren.
- **Kontrolle des Speichelabflusses** Parotispalpation im Seitenvergleich und Kontrolle des Speichelabflusses.
- **Xerostomie** (Mundtrockenheit): zahnärztlicher Spiegel gleitet nicht, sondern klebt an der bukkalen Mukosa

Bukkales Vestibulum

Bei leichter Mundöffnung wird die Wangenschleimhaut vom Alveolarfortsatz weggespreizt → Inspektion und seitenvergleichende Austastung

Harter Gaumen

- Im anterioren Bereich: Beidseitige Rugae palatinae liegen lateral der singulären Papilla incisiva.
- Knöcherne Aufwölbung (Exostose): Torus palatinus.

Weicher Gaumen

Zur vollständigen Inspektion die Zunge dorsal hinunterdrücken und „Ah" sagen lassen → funktionelle Beurteilung des Gaumensegels (Uvuladeviation zur kontralateralen Seite bei Glossopharyngeuslähmung)

Zunge

- **Begrenzungen:** dorsale/ventrale Seite durch Herausstrecken bzw. Anheben einsehbar, laterale Begrenzungen nur nach Fassen der Zungenspitze (entrollter Tupfer) und vorsichtigem Herausziehen der Zunge beurteilbar.
- Bidigitale Palpation ergibt Hinweis auf submuköse Gewebeveränderungen.
- **Zungenbeweglichkeit/Geschmackssinn** können getestet werden (neurologische Erkr., Z. n. Neck Dissection). Protrusionsdeviation zur geschädigten Seite bei Hypoglossus-Lähmung.
- **Zungenrücken:**
  - Normal raue, rosa Oberfläche mit ca. 10 Papillae circumvallatae im posterioren Bereich.
  - Gelegentlich Furchen/Risse auf dem Zungenrücken (Lingua fissurata).
  - Leichter Zungenbelag ist bei Erwachsenen häufig.
  - Ventrale Zungenseite mit Gefäßzeichnung (ggf. linguale Varikosis).

> Typische Veränderungen: Lingua geographica/plicata/villosa/nigra, orale Haarleukoplakie, Hunter-Glossitis, Himbeerzunge (Scharlach)

Mundboden

- Klinische Inspektion, indem der Pat. die Zunge gleichzeitig nach oben und links/rechts nimmt.
- Risikoregion für orale Tumoren.
- Bimanuelle Palpation (Fingerspitzen der ersten Hand von extraoral gegen palpierenden Zeigefinger der zweiten Hand von intraoral) → LK, Speichelsteine, vergrößerte Speicheldrüsen, Tumoren.
- Kontrolle der Ausführungsgänge der Glandula sublingualis/des Ductus submandibularis (Wharton-Gang) durch manuell stimulierte Exprimierung von Speichel.

Typische Veränderungen:
- Torus mandibularis: linguale Exostose auf dem Alveolarfortsatz (▶ 12.3.5)
- Caruncula sublingualis: Erhebung seitlich des Zungenbändchens als gemeinsame Mündung der Ductus submandibularis et sublingualis
- Frenulum linguae: Beeinflussung der Zungenbeweglichkeit (Ankyloglossie)
- Ranula (Speicheldrüsenmukozele)

Gingiva

- **Oberfläche:** blassrosa, fest, gestippelt.
- **Papille:** Gingiva im Interdentalraum, die diesen approximal bis zum Kontaktpunkt der Zähne ausfüllt.
- **Attached (keratinisierte) Gingiva** um die Zähne herum deutlich von der gefäßgezeichneten (verschieblichen) Alveolarmukosa nach oral/vestibulär zu unterscheiden.

- **Chron. Gingivitis:** häufigste Erkr. mit Rötung, Schwellung und Blutung auf Sondierung
- **Stillman-Cleft:** spaltförmiger Einziehung an der apikalen Kurvatur der Gingiva
- **McCall-Girlande:** fibröse Verdickungen der Gingiva im Rezessionsbereich)

Zähne

Orientierende Inspektion: Zahnanlage, Zahnzahl, Zahnerhalt, Restaurationen, Hypoplasien, Verfärbungen, Erosion/Abrasion, Mundhygiene
Spezifische Untersuchung: genaue Beurteilung von einzelnen Zähnen/Zahngruppen auf Sensibilität, Perkussionsempfindlichkeit (horizontal/vertikal), Lockerungsgrad, Sondierungstiefenmessung, Furkationsbefall, Karies, Plaqueakkumulation, Okklusion, umgebendem Weichgewebe (Rötung, Schwellung, Pusentleerung, Fistelgang), Druckdolenz der apikalen Region

Verdachtsdiagnose und Diagnose

Die zusammenfassende Beurteilung der erhobenen klinischen Befunde führt zur (Verdachts-)Diagnose. Ggf. müssen zur Diagnosesicherung weitere Befunde erhoben werden (z. B. Bildgebung, Laboruntersuchungen, mikrobiologische/histopathologische Diagn.). Eine Therapie darf erst nach gesicherter Diagnose eingeleitet werden.

2.2.4 Dokumentation und Arztbrief

Dokumentation

Die Dokumentation ist Bestandteil der (zahn)ärztlichen Sorgfaltspflicht (▶ 2.1.2) und unterliegt der (zahn)ärztlichen Schweigepflicht. Daher muss Datenschutz gewährleistet sein (keine Weitergabe der Daten ohne Einverständniserklärung des Pat.).

Umfang:

- Anamnese.
- Untersuchungen und klinische, radiologische und sonstige Befunde.
- **Diagnosen!** Ein therapeutischer Eingriff ist nur nach Diagnosestellung gerechtfertigt.
- Therapien (Maßnahmen, Materialien, Medikamente, Verlauf).
- **Aufklärung** des Patienten über Befunde, (Differenzial-)Diagnosen, Therapie(alternativen), Unterlassung, Behandlungsverlauf, Risiken und Komplikationen sowie Kosten.
- Einwilligung in (operativen) Eingriff.
- Empfehlungen und Anweisungen an den Patienten.

Eine mangelhafte Dokumentation kann bei Arzthaftungsprozessen bis zur Beweislastumkehr bei Schadensersatzprozessen führen (▶ 2.1.8).

Epikrise

Kritische und zusammenfassende Darstellung über den Verlauf des vorliegenden Krankheitsbilds mit Begründung der Diagnosestellung und DD, Einschätzung der Ther. und zu erwartende Prognose sowie Empfehlungen zu weiterführender Ther. mit Begründung

Wichtig sind Vollständigkeit, zeitnahe Erstellung und genaue Angaben. Keine Abkürzungen verwenden und Aussagen klar formulieren (Schachtelsätze vermeiden, kein unnötiger Textballast).

Arztbrief

Mitteilung der Epikrise an Zuweiser/Konsiliarius/Weiterbehandler/andere an der Behandlung beteiligte Ärzte

Gliederung:

- Absender und Adressat(en)
- Patientenidentifikation (mind.: Name, Vorname und Geburtsdatum)
- Datum der Vorstellung
- Diagnose
- Kurzanamnese
- Befunde und Diagnostik
- Durchgeführte Therapie
- Therapieverlauf
- Weiteres Vorgehen/Empfehlung
- Unterschrift

2.3 Orale Manifestationen systemischer Erkrankungen

Hajo Peters

Auswirkungen systemischer Erkr. auf Erscheinung und Funktion oraler Weich- und Hartgewebe sind häufig. Sind systemische Erkr. aus der Patientenanamnese bekannt, müssen orale Veränderungen als Ursache der systemischen Grunderkr. oder als NW der systemischen Medikation identifiziert werden. Andersherum können orofaziale Erkr. diagn. Hinweise auf eine systemische Erkr. liefern und dem Pat. und dem behandelnden Arzt initialer diagn. Wegweiser sein.

Kardiovaskuläre Erkrankungen

- **Art. Hypertonie:** NW der antihypertensiven medikamentösen Ther.: Xerostomie, Gingivaschwellung (Nifedipin), lichenoide Reaktionen (Methyldopa), Angioödem (ACE-Hemmer), Burning Mouth Syndrome (ACE-Hemmer)
- **Rechts-Links-Shunt:** Zyanose, verzögerter Zahndurchbruch (Fallot-Tetralogie)
- **Angina pectoris:** auf den Kiefer projizierte Schmerzen
- **Atherosklerose:** evtl. kalzifizierte Ablagerungen in der Karotis auf Panoramaröntgenbild
- **Arrhythmien:** NW der antiarrhythmischen medikamentösen Ther.: Ulzerationen, Xerostomie, Petechien

Hämatologische Erkrankungen

- **Leukozytendefekte:** Herpesvirus-Infektionen, Candidose, Ulzerationen
- **Leukämie (akute):** Infektionen, Ulzerationen, gingivale Schwellungen, Petechien, Ekchymosen, erhöhte Blutungsneigung (Thrombozytopenie), zervikale Lymphadenopathie, Parästhesien (Taubheit, Brennen, Kribbeln)
- **Multiples Myelom:** röntgenologisch osteolytische Läsionen v. a. im UK; Schwellung, Schmerzen, Parästhesien
- **Non-Hodgkin-Lymphom:** erythematöse Schwellung (Waldeyer-Rachenring), Ulzerationen, zervikale Lymphadenopathie, Gewebezunahmen (schmerzfrei, weich, langsam zunehmend) an Gaumen, Gingiva, bukkaler Mukosa, Zunge
- **Zyklische Neutropenie:** Ulzerationen, Parodontitis
- **Stammzelltransplantation:** Ulzerationen, Mukositis, Xerostomie, Candidose, Herpesvirus-Infektionen, Graft-versus-Host-Reaktion
- **Eisenmangelanämie:** atrophische Glossitis, blasse Mundschleimhäute, Burning Mouth Syndrome, Cheilitis angularis, Ulzerationen, Candidose
- **Perniziöse Anämie** (Vit.-B_{12}-Mangel): atrophische Glossitis, rezid. Aphthen, orale Parästhesien

Autoimmunerkrankungen

- **Rheumatoide Arthritis:** Kiefergelenkarthritis, Sjögren-Sy.; medikamenteninduziert: lichenoide Reaktionen, Ulzerationen (Immunsuppressiva)
- **Systemische Sklerosen:** Skleroglosson, Teleangiektasien, Xerostomie, Mikrocheilie, Mikrostomie, periorale Fältelung (Tabakbeutel-Mund)

Endokrine Erkrankungen und Veränderungen

- **Diab. mell.:** Parodontitis, Xerostomie, Candidose, Sialadenosen, oraler Lichen planus, erhöhte Infektionsneigung/schlechte Wundheilung (bei schlecht eingestelltem Diab. mell.)
- **Hyperparathyreoidismus:** Riesenzellgranulome (Brauner Tumor), röntgenologisch Verlust der dentalen Lamina dura, röntgenologisch Milchglastrübung der Kieferknochen

- **Hypoparathyreoidismus:** Schmelzhypoplasie, Candidose, Cheilitis angularis
- **Hypothyreose:** Makroglossie, Schluckbeschwerden (muskulär), verzögerter Zahndurchbruch. Diab. mell. und Sjögren-Sy. bei Hashimoto-Thyreoiditis
- **Prim. Nebennierenrindeninsuff.:** Hyperpigmentierung der Mukosa
- **Schwangerschaft/Stillzeit:** Schwangerschaftsgingivitis, Epulis

Gastrointestinale Erkrankungen
- **Morbus Crohn:** Lippen-/Wangenschwellung (mit Bissmarken), Gingivahyperplasie/-rötung, Glossitis, Cheilitis angularis, Aphthen
- **Zöliakie:** Ulzerationen, Glossitis, Cheilitis angularis

Genetisch bedingte Erkrankungen
- **Down-Sy. (Trisomie 21):** verzögerter Zahndurchbruch, maxilläre Hypoplasie, frontal offener Biss, Makroglossie, Lingua fissurata, Hypodontie, Parodontitis, Cheilitis
- **Peutz-Jeghers-Sy.:** Pigmentflecken an Lippenrot, perioraler Haut, Wangenschleimhaut
- **Gorlin-Goltz-Sy.:** multiple Basalzellkarzinome, multiple odontogene Kieferzysten, faziale Dysmorphien (breites Gesicht, mandibuläre Progenie)
- **Gardner-Sy.:** Kiefer-Osteome, Zahnfehlbildungen, multiple Weichteiltumoren

Neurologische Erkrankungen
- **Parkinson-Krankheit:** Hypersalivation (verringerte Schluckfrequenz), Zungentremor, Rigor oder Tremor im Mund- und/oder Gesichtsbereich
- **Epilepsie:** mechanische Traumata, medikamenteninduzierte Gingivahyperplasie (Phenytoin)

Psychische Erkrankungen
- **Bulimie:** Zahnerosionen (lingual), vermehrte Karies, Hypersensibilität der Zähne
- **Depression:** Bruxismus, Ulzerationen (Artefakte). Als Medikamenten-NW Xerostomie, diffuse Schmerzen, Geschmacksveränderungen, Parästhesien

Lebererkrankungen
- **Virushepatitis:** Xerostomie, Speicheldrüsenschwellung, oraler Lichen planus

Nierenerkrankungen
- **Chron. Niereninsuff.:** Xerostomie, Halitosis, Leukoplakien
- **Dialyse:** Xerostomie, Sialadenitis

Atemwegserkrankungen
- **Asthma bronchiale:** Candidose (NW der immunsuppressiven Medikation)
- **COPD:** Zyanose

Granulomatöse Erkrankungen
- **Sarkoidose:** Xerostomie
- **Melkersson-Rosenthal-Sy.:** Lippenschwellung, Lingua plicata, periphere Fazialisparese
- **Granulomatose mit Polyangiitis** (Wegener-Granulomatose): hyperplastische Gingivitis, Ulzerationen

Iatrogene Veränderungen
- **Organtransplantationen:** NW der immunsuppressiven Ther., Candidose, Herpesvirus-Infektionen, Lymphome, Mukositis, Gingivahyperplasie, Ulzerationen, Petechien, Ekchymosen, Sialadenosen
- **Radiochemother.:** Mukositis, Xerostomie (Speicheldrüsenatrophie), Strahlenkaries, Parodontitis, Osteoradionekrose, Ulzerationen, Candidose

Infektionen

- **HIV-Infektion:** Herpesvirus-Infektionen, Candidose, Ulzerationen, Lymphome, LK-Schwellungen, Haarleukoplakie, Parotitis, Xerostomie, Purpura, Kaposi-Sarkom, Parodontitis
- **Weitere Infektionen** ▶ 12.1.6, ▶ 13

2.4 Endokarditisprophylaxe

Peer Kämmerer und Hajo Peters

Epidemiologie Zahnärztlichen Eingriffe können in 7–100 % der Fälle zu vorübergehenden Episoden von Bakteriämien führen. Im Anschluss kann es zu einer Adhäsion der Bakterien am (vorgeschädigten) Endokard und den Herzklappen mit anschließender Vermehrung kommen (▶ Abb. 2.2). Die infektiöse Endokarditis, die aus diesen Vorgängen resultiert, ist mit 3–10 Fällen pro 100.000 Personen selten, kann aber mit einer Krankenhausmortalität von 15–40 % potenziell tödlich enden (Wisniewska-Spychala et al. 2012).

Indikationen Gemäß der 2015 aktualisierten Leitlinien der European Society of Cardiology (ESC) und der Deutschen Gesellschaft für Kardiologie (DGK) wird eine Prophylaxe mit Antibiotika nur bei invasiven **Risikoeingriffen** in Betracht gezogen, bei denen es zu einer Manipulation der Gingiva oder der periapikalen Zahnregion oder zu einer Perforation der oralen Mukosa kommt (Habib et al., 2015). Allerdings zeigt sich, dass die Definition von zahnärztlichen Risikoeingriffen teilweise schwierig ist (Staedt, Heimes und Kämmerer 2021).
Die **Risikopat.** für die Entwicklung einer infektiösen Endokarditis durch (zahnärztlich induzierte) Bakteriämie werden entsprechend dem deutschen Positionspapier

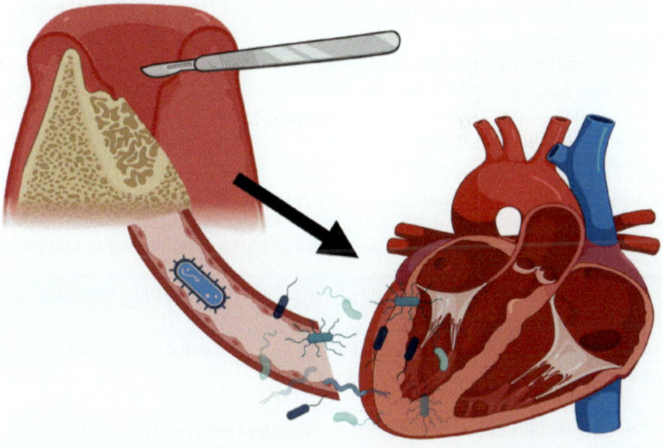

Abb. 2.2 Schematische Darstellung der Entstehung einer Bakteriämie durch einen zahnärztlich-chirurgischen Eingriff. Bakterielle Vegetationen am Endokard möglich mit potenziell späterer infektiöser Endokarditis. [M1438].

von 2007 (Naber et al.) und den bereits genannten Leitlinien (Habib et al. 2015, Pflicht, Lind und Erbel 2016) in 4 Gruppen eingeteilt:

1. Pat. mit Herzklappenprothesen oder rekonstruierten Herzklappen
2. Pat. mit überstandener Endokarditis
3. Pat. mit angeborenen Herzvitien: zyanotische Vitien und bis zu 6 Mon. nach Vitien-Korrektur durch Verwendung von prothetischem Material oder lebenslang bei residualem Shunt oder Klappeninsuff.
4. Pat. mit einer Valvulopathie nach Herztransplantation

2

- Die intraligamentäre Anästhesie bedingt bei Höchstrisikopat. eine Endokarditisprophylaxe.
- Eine Endokarditisprophylaxe ist individuell auch denkbar bei Pat., die nach vorherigen Leitlinien eine Prophylaxe bekamen und diese in Absprache mit dem behandelnden Arzt fortsetzen möchten.

Keine Indikationen Nicht empfohlen wird eine Antibiotikaprophylaxe in der aktuellen Leitlinie bei Eingriffen, bei denen von einem geringen Risiko für eine infektiöse Endokarditis ausgegangen wird. Hierzu gehören:

- LA-Injektionen in nicht infiziertes Gewebe
- Behandlung einer oberflächlichen Karies
- Nahtentfernung
- Röntgenaufnahmen der Zähne
- Platzieren und Einstellen von prothetischen und kieferorthopädischen Verankerungselementen
- Lippentraumata oder Traumata der oralen Mukosa
- Physiologischer Milchzahnverlust

Die 2015 aktualisierten Leitlinien der European Society of Cardiology (ESC) und der Deutschen Gesellschaft für Kardiologie (DGK) weisen darauf hin, dass eine **gute Mundhygiene** sowie regelmäßige zahnärztliche Kontrollen für die Prävention der infektiösen Endokarditis wichtiger sind als die Antibiotikaprophylaxe und dass das Antibiotikaprophylaxe-Prinzip bei zahnärztlichen Risikoeingriffen bei Höchstrisikopatienten zusätzlich angewandt werden sollte (Habib et al. 2015, Pflicht, Lind und Erbel 2016). Insbesondere Höchstrisikopat. sind speziell auf die Notwendigkeit einer ausgezeichneten dentalen/oralen Hygiene hinzuweisen.

Substanzwahl Für die Antibiotikaprophylaxe bei zahnärztlichen Risikoeingriffen bei den o. g. Pat. werden die in ▶ Tab. 2.2 aufgeführten Medikamente empfohlen.

Tab. 2.2 Empfohlene Antibiotikaprophylaxe bei zahnärztlichen Risikoeingriffen [H552]

Situation	Antibiotikum	Erwachsene	Kinder
Keine Allergie gegen Penicillin/Ampicillin	Amoxicillin/Ampicillin[1]	2.000 mg oral oder i. v.	50 mg/kg KG oral oder i. v.[2]
Allergie gegen Penicillin/Ampicillin	Clindamycin	600 mg oral oder i. v.	20 mg/kg KG oral oder i. v.[2]

[1] Alternativ bei Erw. Cefalexin 2 g i. v./Cefazolin oder Ceftriaxon 1 g i. v.; bei Kindern Cefalexin, Cefazolin oder Ceftriaxon 50 mg i. v.; Cephalosporine sollten aufgrund der Kreuzallergie nicht bei Pat. mit Anaphylaxie, Angioödem oder Urtikaria nach Einnahme von Penicillin oder Ampicillin eingesetzt werden.
[2] Die Dosierung bei Kindern sollte die Dosierung bei Erw. nicht übersteigen.

Die jeweilige Einzeldosis wird 30–60 Min. vor dem Eingriff verabreicht. Nur für den Fall, dass ein Risikopat. die Prophylaxe vor dem Eingriff nicht erhalten hat, könnte eine Antibiotikagabe bis zu 2 h nach dem Eingriff möglicherweise noch sinnvoll sein (Naber et al. 2007).

Im Jahr 2021 hat die **American Heart Association** (AHA) ihre Empfehlungen bezüglich der Antibiotikaprophylaxe verändert und rät nun bei Pat. mit einer Penicillinallergie zur oralen Gabe von Azithromycin (500 mg), Clarithromycin (500 mg) oder Doxycyclin (100 mg). Diese Neuausrichtung basiert auf dem NW-Profil von Clindamycin, insbesondere im Zusammenhang mit der potenziellen Entwicklung einer Infektion mit *Clostridioides difficile* (Wilson et al. 2021). Dabei muss beachtet werden, dass die **europäische Leitlinie** von 2015 diese neuen Empfehlungen noch nicht reflektiert; gemäß der europäischen Leitlinie wird nach wie vor Amoxicillin und bei einer Penicillinallergie Clindamycin empfohlen (Habib et al. 2015, Pflicht, Lind und Erbel. 2016). Auch für **Deutschland** liegen derzeit (Stand: 2024) noch keine aktualisierten Empfehlungen vor, da die Leitlinie der Deutschen Gesellschaft für Kardiologie, die sich auf die genannte Empfehlung bezieht, aus dem Jahr 2007 stammt (Naber et al.).

Exkurs Internationale Literatur Thomhill et al. führten 2022 eine Kohortenstudie unter Überprüfung von Krankenkassendaten an knapp 8 Mio. Teilnehmern durch. Sie ermittelten eine Inzidenz der infektiösen Endokarditis von 467/1.000.000 (Hochrisiko), 24/1.000.000 (moderates Risiko) und 4/1.000.000 (geringes Risiko) bis zu 30 Tage nach zahnärztlichen Eingriffen. Eine Antibiotikaprophylaxe war hier mit einer signifikanten Reduktion der Endokarditis-Inzidenz verbunden, wobei dies besonders bei Zahnextraktionen und anderen oralchir. Eingriffen zu beobachten war (Odds Ratio 2, p=0.002) (Thornhill et al. 2022). Diese Ergebnisse liefern Evidenz zur Unterstützung der aktuellen Empfehlung der American Heart Association (AHA) (Wilson et al. 2021), der European Society of Cardiology (ESC) (Habib et al. 2015) und der deutschen Leitlinien (Naber et al. 2007), wonach Personen mit dem höchsten Risiko für infektiöse Endokarditis vor invasiven zahnärztlichen Eingriffen eine Antibiotikaprophylaxe erhalten sollten.

2.5 Hygiene

*Frank Peter Strietzel, Hajo Peters**

2.5.1 Gesetze und Verordnungen

Die Pflichten der zahnärztlichen Praxis zum Arbeits- und Infektionsschutz werden durch zahlreiche Gesetze und Verordnungen geregelt. Diese sind über das Internet zugänglich:

- www.arbeitssicherheit.de: Zusammenstellung Berufsgenossenschaftliche Vorschriften (BGV)
- **Bundesministerium der Justiz und das Bundesamt für Justiz** (www.gesetze-im-internet.de): Arbeitsstättenverordnung, Arbeitsschutzgesetz (ArbschG), Biostoffverordnung (BiostoffV), Infektionsschutzgesetz (IfSG), Gefahrstoffverordnung (GefStoffV), Medizinprodukterecht-Durchführungsgesetz (MPDG), Medizinproduktebetreiberverordnung (MpBetreibV), Kreislaufwirtschafts- und Abfallgesetz (KrW-/AbfG)

- **Bundesanstalt für Arbeitsschutz und Arbeitsmedizin** (www.baua.de): Technische Regeln für Gefahrstoffe (TRGS 525), Technische Regeln für Biologische Arbeitsstoffe (TRBA 250), Technische Regeln für Arbeitsstätten (ASR), Arbeitsmedizinische Regeln (AMR), Technische Regeln für Betriebssicherheit (TRBS)
- **Bundesministerium für Arbeit und Soziales** (www.bmas.de): Gesetz über die Änderungen zur Gefahrstoffverordnung
- **Internetseiten der Landesregierungen:** Landeshygieneverordnung (LHygV) der einzelnen Bundesländer
- **Robert-Koch-Institut** (www.rki.de): Empfehlungen der Kommission für Krankenhaushygiene und Infektionsprävention (KRINKO), Empfehlung zur Infektionsprävention in der Zahnheilkunde, Händehygiene in Einrichtungen des Gesundheitswesens (2016), Prävention postoperativer Wundinfektionen (2018), Infektionsprävention bei übertragbaren Krankheiten (2015), Hygienemaßnahmen bei Infektion oder Besiedlung mit multiresistenten gramnegativen Stäbchen (MRGN; 2012)

Weitere Gesetze und Verordnungen, die hygienerelevante Empfehlungen und Maßnahmen enthalten finden sich auf folgenden Seiten:

- **Bundesministerium der Justiz und das Bundesamt für Justiz** (www.gesetze-im-internet.de): Siebtes Sozialgesetzbuch – gesetzliche Unfallversicherung (SGB VII) inkl. Unfallverhütungsvorschriften der zuständigen Unfallversicherungsträger (§ 15 SGB VII); Jugendarbeitsschutzgesetz (JArbSchG), Mutterschutzgesetz (MuSchG), Trinkwasserverordnung (TrinkwV)
- **Bundesanstalt für Arbeitsschutz und Arbeitsmedizin** (www.baua.de): Technische Regeln für Biologische Arbeitsstoffe im Gesundheitswesen und in der Wohlfahrtspflege (TRBA 250)
- **Bundeszahnärztekammer** (www.bzaek.de): Hygieneleitfaden des Deutschen Arbeitskreises für Hygiene in der Zahnmedizin (DAHZ) mit Musterhygieneplan der Bundeszahnärztekammer
- **Robert-Koch-Institut** (www.rki.de): Aufbereitung von Medizinprodukten

2.5.2 Infektionsprävention

Infektionsrisiken Im Rahmen von zahnmedizinischen Behandlungen durch (Becker et al. 2006):

- Direkten Kontakt mit Blut, Speichel oder anderen potenziell infektiösen Sekreten mit der unverletzten Haut oder Schleimhaut
- Indirekte Übertragung über kontaminierte Instrumente, zahntechnische Materialien oder Werkstücke oder über die Hände oder über Aerosolbildungen
- Potenzielle Infektionsrisiken im Zusammenhang mit der Anwendung von Wasser aus dentalen Behandlungseinheiten

Maßnahmen und Anwendungsbereiche (Becker et al. 2006)

- Maßnahmen an den Pat.: sorgfältige Anamneseerhebung zur Risikoerkennung, orale Antisepsis durch adäquate Mundhygiene und desinfizierende Mundspülungen vor Behandlungsbeginn sowie antiinfektive systemische Prophylaxe oder Ther., sofern indiziert
- Maßnahmen des Behandlungsteams: Händehygiene, Schutz vor Kontamination durch Tragen von Handschuhen, MNS und Augenschutz, Impfprophylaxe, Beschäftigungsbeschränkungen
- Aufbereitung von Medizinprodukten: Reinigung und Desinfektion von Medizinprodukten, Sterilisation

- Hygiene wasserführender Systeme
- Reinigung und Desinfektion von Abformungen und zahntechnischen Werkstücken
- Flächendesinfektion und Reinigung
- Wäsche von Berufs- und Schutzbekleidung
- Entsorgung

Darüber hinaus:

- Maßnahmen der Qualitätssicherung: Erstellen eines Hygieneplans, Überwachung der Reinigungs- und Desinfektionsverfahren für Medizinprodukte, Überwachung von Sterilisationsprozessen
- Bauliche Anforderungen: Planung und Ausstattung von Behandlungsräumen, Röntgenräumen, Aufbereitungsbereichen, Abfallentsorgung, Wartezimmer, Personalräumen, Toiletten

Wichtigste Maßnahmen der Infektionsprävention des Behandlungsteams im Rahmen oralchir. Interventionen:

- Regelmäßig aktualisierte Anamnese der Pat. zur besseren Risikoeinschätzung
- Tragen der vollständigen Schutzbekleidung inklusive MNS, Augenschutz, Handschuhe, Kopfhaube
- Rationelles Instrumentieren
- Greifdisziplin
- Vermeiden von Verletzungen
- Abhalteinstrumente statt Fingereinsatz
- Effektive Absaugtechnik
- Sichere Entsorgung von scharfkantigen Abfällen
- Reduktion der mikrobiellen Flora im Speichel/auf der Schleimhaut/im Aerosol durch präop. mechanische Reinigung und Spülung der Mundhöhle (Chlorhexidinglukonat- oder Povidoniod-Lsg.)
- Händewaschen bei sichtbarer Verschmutzung, vor Arbeitsbeginn und nach Arbeitsende mit Seifenlotion
- Kein Tragen von Schmuck an Fingern und Händen
- Kurze, unlackierte Fingernägel

Händedesinfektion

Hygienische Händedesinfektion

Ziel Reduktion der transienten Hautflora der Hände.

Durchführung Vor und nach jeder Behandlung, bei Behandlungsunterbrechung, bei Handschuhwechsel, nach Behandlungsende Waschen der Handgelenke, Handaußen- und -innenflächen, Finger, Nägel. Einhaltung der präparatespezifischen Anwendungsrichtlinien (Einwirkzeit mind. bis zur vollständigen Abtrocknung)

Chirurgische Händedesinfektion vor Anlegen steriler Handschuhe

Ziel Reduktion der residenten Hautflora

Indikationen Vor umfangreichen oralchir. Eingriffen sowie bei Pat. mit erhöhtem Infektionsrisiko

Durchführung

- Waschen mit Seifenlotion (Hände, Unterarme, Ellenbogen)
- Reinigen der Fingernägel

- Abtrocknen mit keimarmem Einmalhandtuch
- Desinfektion gemäß vorgeschriebener Einwirkzeit, i. d. R. 3 min.
- Zunächst Hände und Unterarme, danach nur noch Hände
- Hände vom Körper weghalten (damit überschüssige Flüssigkeit von den Fingern in Richtung Ellenbogen abläuft)
- Anlegen steriler Handschuhe erst bei trockenen Händen

Bei kurz aufeinanderfolgenden Eingriffen (Dauer bis etwa 60 min) mit geringer Kontamination kann auf das Händewaschen vor der nachfolgenden chir. Händedesinfektion verzichtet werden, nicht jedoch nach Eingriffen > 1 h Dauer (Becker et al. 2006).

Persönliche Schutzausrüstung

Mund-Nasen-Schutz (MNS) Dicht anliegend. Erst MNS anlegen, danach Händedesinfektion (Kontamination durch Nasenflora). Nach dem Abnehmen entsorgen. **Cave:** Filterwirkung nimmt mit zunehmender Durchfeuchtung ab.

Schutzbrille Mit seitlichem Spritzschutz, desinfizierbar

Handschuhe Nach jeder Behandlung wechseln. Ungepudert, proteinarme (**Cave:** Latexallergie). Sterile, qualitativ höherwertige Handschuhe. Händepflege beachten

Schutzkleidung Definitionsgemäß (Über-)Kleidung (Kittel usw. langärmlig, flüssigkeitsdicht, geschlossen) zum Schutz vor Erregerkontamination der Berufskleidung (Praxis-Outfit)

Barrieremaßnahmen

Zum weiteren Schutz vor Kontamination (Becker et al. 2006):

Enorale Barrieren z. B. Kofferdam. Abdeckung der unmittelbaren Umgebung der Pat., Abdeckmaterialien sind nach Verwendung hygienisch aufzubereiten oder zu entsorgen

Absaugtechnik Auf geeignete, effektive Absaugtechnik achten

Aufbereitung von Medizinprodukten

Die **Instandhaltung** (Wartung, Inspektion, Instandsetzung) und **Aufbereitung von Medizinprodukten** darf nur durch Personen mit der erforderlichen speziellen Sachkenntnis und gemäß Herstellerangaben und validierten Aufbereitungsverfahren vorgenommen werden (Medizinprodukterecht-Durchführungsgesetz, Medizinprodukte-Betreiberverordnung).
Die Art der Aufbereitung ist abhängig von Risikobewertung und Einstufung des Medizinproduktes:

- **Unkritische Medizinprodukte:**
  - Lediglich Kontakt mit intakter Haut
  - Reinigung und Desinfektion
- **Semikritische Medizinprodukte:**
  - Kontakt mit Schleimhaut oder krankhaft veränderter Haut
  - **Semikritisch A:** ohne besondere Anforderungen an die Aufbereitung (z. B. nicht invasive Handinstrumente für Kons/KFO etc.) → Reinigung und Desinfektion
  - **Semikritisch B:** mit erhöhten Anforderungen an die Aufbereitung (z. B. rotierende oder oszillierende Instrumente) → Vorreinigung unmittelbar nach der Anwendung, Reinigung und Desinfektion

- **Kritische Medizinprodukte:**
  - Durchdringung von Haut oder Schleimhaut
  - **Kritisch A:** ohne besondere Anforderungen an die Aufbereitung (z. B. Instrumente für chirurgische, parodontologische oder endodontische Maßnahmen) → Reinigung, Desinfektion und Sterilisation
  - **Kritisch B:** mit erhöhten Anforderungen an die Aufbereitung (z. B. rotierende oder oszillierende Instrumente für chirurgische, parodontologische oder endodontische Maßnahmen) → Vorreinigung unmittelbar nach der Anwendung, Reinigung, Desinfektion und Sterilisation
  - **Kritisch C:** mit besonders hohen Anforderungen an die Aufbereitung (keine Bedeutung für die Zahnarztpraxis)

Übertragungsinstrumente (z. B. Hand- oder Winkelstücke) sollten maschinell aufzubereiten und thermostabil sein. Bei deren Einsatz im Rahmen von oralchirurgischen Eingriffen mit speicheldichtem Wundverschluss sind diese Instrumente zu verpacken, zu sterilisieren und steril zum Einsatz zu bringen (Becker et al. 2006).
Zusatzgeräte (z. B. intraorale Kameras, Pulverstrahlgeräte, Polymerisationslampen) sind entsprechend den Herstellerangaben aufzubereiten und – sofern vom Hersteller zugelassen – thermisch zu desinfizieren bzw. zu sterilisieren (Becker et al. 2006).
Rotierende, oszillierende sowie endodontische Instrumente (semikritisch B) sind vorzugsweise maschinell mit abschließender thermischer Desinfektion aufzubereiten oder – bei manueller Aufbereitung – in einem Ultraschallbad unter Verwendung spezifischer Reinigungs- und Desinfektionsmittel nach Angaben der Hersteller zu bearbeiten und abschließend thermisch zu desinfizieren (Dampfsterilisator) (Becker et al. 2006).

Hygieneplan

Der Hygieneplan beinhaltet Betriebsanweisungen, Verhaltensregeln und Maßnahmen zur Reinigung, Desinfektion und Sterilisation sowie außerdem Regeln zu Ver- und Entsorgung, zu Schutzausrüstungen und Anweisungen für Notfälle sowie für die arbeitsmedizinische Vorsorge:

- Anpassung empfohlener Hygienepläne an die eigene Praxissituation und an die individuellen Tätigkeitsbereiche (Grundlage: Gefährdungsbeurteilungen)
- Aktualisierung
- Unterweisung der Mitarbeiterinnen und Mitarbeiter (Dokumentation!)

Arbeitsmedizinische Vorsorge

- **Arbeitsmedizinische Vorsorgeuntersuchung:** vor Aufnahme der beruflichen Tätigkeit im Gesundheitswesen
- **Impfstatus:**
  - **HBV und HCV:** Erheben des serologischen Status. Der Arbeitgeber muss seinem Personal eine Hepatitis-B-Impfung inkl. serologischer Kontrolle des Impferfolgs (Titerkontrolle) und ggf. notwendiger Nachimpfung anbieten.
  - **Diphtherie und Tetanus:** Impfschutz soll grundsätzlich bestehen.
  - **Bei regelmäßiger Behandlung von Kindern:** Vorsorgeuntersuchungen zu *Bordetella pertussis,* Masernvirus, Mumpsvirus, Rötelnvirus und VZV veranlassen und Impfung anbieten.
  - **Tätigkeitsspezifische Infektionsgefährdung:** ggf. Impfung gegen Influenza sowie gegen COVID-19 (RKI 2023).

Empfehlungen der ständigen Impfkommission (STIKO) auf den Internetseiten des Robert Koch-Instituts unter www.rki.de oder bei RKI 2024a

Schnitt- und Stichverletzungen

Sofortmaßnahmen

- Bei Schnitt- oder Stichverletzung mit potenziell kontaminierten Instrumenten Blutfluss fördern durch Spreizen des umliegenden prox. Gewebes (mind. 1 min). (Marcus et al. 2022).
- Bei Durchdringen der Haut (s. o.) und bei Kontamination vorgeschädigter Haut: Stichkanal bzw. Schnittverletzung ggf. spreizen und Spülung mit Wasser/Seife oder Antiseptikum (ethanolhaltiges Händedesinfektionsmittel oder Hautantiseptikum).
- Bei Kontamination des Auges mehrfache intensive Spülung mit Wasser oder NaCl 0,9 % (was am schnellsten erreichbar ist).
- Bei Kontamination der Mundschleimhaut/Mundhöhle sofortiges Ausspucken, anschließend mehrfaches Spülen der Mundhöhle mit Wasser oder NaCl 0,9 %, jede Portion nach jeweils 15 s ausspucken (Marcus et al. 2022).
- Alternativ bei Kontamination der Mundhöhle Spülungen mit Povidon-iod-Mundantiseptikum.
- Darauf achten, dass ausreichendes antiseptisches Wirkstoffdepot vorliegt. Dazu mit Antiseptikum satt getränkten Tupfer im Verletzungsbereich für etwa 10 Min fixieren und zwischenzeitlich erneut tränken.

Klärung des Infektionsstatus der Infektionsquelle (Indexpat.)

- Anti-HIV 1/2, HBsAg, Anti-HCV, ggf. Virus-PCR (Viruslastbestimmung sinnvoll zur Risikoeinschätzung der Infektionswahrscheinlichkeit)
- Aufklärung Indexpat. und schriftliche Einverständniserklärung für Blutentnahme zur Ermittlung der Hepatitis- und HIV-Serologie
- Unverzügliche Blutentnahme bei Indexperson (ggf. Infektionsstatus bestimmen), verletzter Person (Immunitätslage, Infektionsstatus; zusätzlich etwaige Impfdokumente, Befunde heranziehen)

Unfalldokumentation und weiteres Vorgehen

Durch Durchgangsarzt, Klinikambulanz oder HIV-Ambulanz Ermittlung des Ausgangszustands der verletzten Person:

- Infektionsstatus: HIV-AK, HBsAg, HCV-AK
- Medikamentenanamnese: Wechselwirkung mit Postexpositionsprophylaxe
- Allgemeines Labor: BB, GOT, GPT, GLDH), GGT, AP, Krea, Harnstoff, BZ
- Unfallanzeige an den zuständigen Unfallversicherungsträger
- Nachsorge, zeitlicher Abstand dazu je nach Risikobewertung

HIV-Postexposisionsprophylaxe

Bei HIV-Verdacht und abhängig von Verletzung/Kontamination ggf. Einleitung einer systemischen medikamentösen Postexpositionsprophylaxe (PEP) innerhalb von 1–2 h nach Verletzung (kann später immer noch abgesetzt werden) für ca. 4 Wo. (NW beachten)

Empfehlungen (Marcus et al. 2022)
- **Soll erfolgen** bei erhöhtem Infektionsrisiko: perkutane Stichverletzung mit Injektionsnadel oder anderer Hohlraumnadel und Schnittverletzung unter Beteiligung von Körperflüssigkeiten mit potenziell hoher HIV-Konzentration.
- **Kann erfolgen** bei Schleimhautkontakt oder Kontakt mit nicht intakter Haut (Hautekzem, frischer Wunde usw.) mit Flüssigkeiten von hoher Viruskonzentration oder bei sichtbaren Verletzungen z. B. mit einer blutig tingierter chir. Nadel. Das gilt auch, wenn bei Indexperson keine HIV-RNA nachweisbar war, aber aufgrund der Verletzung eine Exposition mit größeren Mengen Blut stattgefunden hat.

Kombinationen (Marcus et al. 2022)
- **Empfohlen werden:** Tenofovir-Disoproxil/Emtricitabin (TDF/FTC) plus Raltegravir (RAL, Isentress®) 2 × 400 mg/d oder 1 × 2 mg/d zu je 600 mg; TDF/FTC plus Dolutegravir (DTG, Tivicay®) 50 mg/d; Tenofovir-Alafenamid/Emtricitabin/Bictegravir (Biktarvy®, KI bei Schwangerschaft)
- **Sind diese nicht verfügbar:** Tenofovir-Disoproxil/Emtricitabin (TDF/FTC) plus Darunavir 800 mg+ 100 mg Ritonavir (DRV/r) 800/100 mg/d oder Tenofovir- Alafenamid/Emtricitabin/Elvitegravir/Cobicistat (TAF/FTC/EVG/c, GENVOYA, KI bei Schwangerschaft)

Keine Empfehlung HIV-RNA ist bei Indexperson nicht nachweisbar (< 50 Kopien HIV-RNA/ml Plasma) oder kein überdurchschnittliches Übertragungsrisiko, also
- Fragliche HIV-Expositionen ohne oder mit geringem Risiko
- Kontakt nicht intakter Haut mit Körperflüssigkeiten ohne Risiko (Urin, Kot, Magensaft, Erbrochenem, Tränen oder Speichel)
- Kontakt von infektiösem Material jeden Risikos mit intakter Haut

2.5.3 Spezifische Infektionen

Tetanus

Erreger
Clostridium tetani

Infektionsweg Infektion durch (Bagatell-)Verletzung und verunreinigte Wunde. Ansteckung von Mensch zu Mensch nicht möglich (keine besonderen Vorkehrungen für Kontaktpersonen)

Inkubationszeit 3 Tage bis 3 Wo., kann auch mehrere Mon. betragen

Symptomatik Typisches klinisches Bild von toxinbedingten neurologischen Störungen (erhöhter Muskeltonus/Krämpfe → Risus sardonicus, Trismus, respiratorische Insuff.)

Präventive Maßnahmen Aktive Immunisierung

Wunden bei nicht oder nicht ausreichend Geimpften:
- Unverzügliche Gabe von humanem Tetanus-Immunglobulin (hTIG), empfohlen wird die Einmalgabe von 500–3000 IE i. m.
- Aktive Immunisierung mit Tetanus-Toxoid (TTX-Td), empfohlen wird die einmalige Gabe von TTX-Td (z. B. Tetanol®) i. m. in der Postakutphase (Pfausler et al. 2017) zusätzlich zur hTIG-Gabe erfolgen, aber nicht in dieselbe Extremität.

> **!** Da eine Tetanuserkr. keine Immunität hinterlässt, wird nach Stabilisierung eine Immunisierung empfohlen (Pfausler et al. 2017).

Influenza

Erreger Influenza-A- und -B-Viren

Infektionsweg Aerogen über Exspirationströpfchen, hohe Kontagiosität

Inkubationszeit 1–3 Tage

Symptomatik Fieber, Schüttelfrost, Muskelschmerzen, allgemeine Schwäche, Kopf- und Halsschmerzen. Evtl. Pneumonie durch bakt. Superinfektion (Staphylokokken, Pneumokokken, *Haemophilus influenzae*)

Therapie Symptomatisch, bei Superinfektion Antibiotika, bei KO-Risiko Neuraminidasehemmer nur innerhalb von 48 h nach Symptombeginn

> **!** Keine Salizylate bei Kindern (Gefahr des Reye-Sy.)

Prävention Bei Beschäftigten im Gesundheitswesen Influenzaschutzimpfung je nach saisonaler Verbreitung: September bis November mit einem inaktivierten quadrivalenten Impfstoff mit aktueller von der WHO empfohlener Ag-Kombination (aktuelle Empfehlungen auf www.rki.de), Beachtung der hygienischen Regeln

CoronaVirus Disease 2019 (COVID-19)

(Siehe auch RKI Steckbrief COVID-19)

Erreger SARS-CoV-2 (Severe Acute Respiratory Syndrome Coronavirus Type 2), umgangssprachlich als Coronavirus bezeichnet. RNA-Viren verschiedener Varianten

Infektionsweg Aerogen über Exspirationströpfchen, hohe Kontagiosität

Inkubationszeit Im Mittel 5–6 Tage

Symptomatik

- Beginn der Erkr. meist mit (einzeln oder in Komb.): Halsschmerzen, Heiserkeit, (produktiver oder unproduktiver) Husten, Fieber
- Im weiteren Verlauf Schnupfen, Störung des Geruchs- und/oder Geschmackssinns, Dyspnoe (bei Pneumonie)
- Weitere mögliche Symptome: z. B. Kopf- und Gliederschmerzen, Appetitlosigkeit, Gewichtsverlust, Übelkeit, Bauchschmerzen, Erbrechen, Durchfall, Konjunktivitis, Hautausschlag, LK-Schwellung, Apathie, Somnolenz

Schwere Verlaufsform Zunehmendes Risiko ab dem 50.–60. Lj. sowie durch verschiedene Faktoren: Immunsuppression, aktive Tumorerkr., chron. Nierenerkr. einschließlich Dialysepflichtigkeit, kardiovaskuläre Erkr., Diab. mell., chron. Lungen- und Lebererkr., Sichelzellanämie oder Thalassämie, Trisomie 21, Adipositas mit BMI > 35 kg/m^2

Diagnostik SARS-CoV-2-Ag-Schnelltests; Bestätigung des Ergebnisses mittels PCR aus tiefem Oro-/Nasopharyngeal-Abstrich oder Sputum

Therapie Symptomatisch. Bei Risikogruppen (Symptombeginn vor weniger als 5–7 Tagen) Proteaseinhibitor (Nirmatrelvir/Ritonavir) oder Inhibitor viraler RNA-abhängiger RNA-Polymerase (RdRp) (Remdesivir). Bei KO-Risiko Neuraminidasehemmer

Prävention Neben Beachtung der hygienischen Regeln Schutzimpfung. STIKO-Empfehlungen zur **COVID-19-Impfung** (RKI 2023):

- **Basisimmunität** aus 3 Ag-Kontakten (Impfung oder Infektion, aber mit mind. 2 Impfstoffdosen) bei allen Personen > 18 J.
- **Weitere Auffrischimpfungen** bei erhöhtem Risiko für schwere COVID-19-Verläufe (Alter ≥ 60 J. oder > 6 Mon: mit relevanten Grunderkr., Bewohnern von Pflegeeinrichtungen der Pflege), erhöhtem arbeitsbedingten Infektionsrisiko (medizinisches oder pflegerisches Personal) sowie bei Familienangehörigen und engen Kontaktpersonen von Personen unter immunsuppresiver Ther., die durch eine COVID-19-Impfung selbst nicht sicher geschützt werden können, weitere Auffrischimpfungen (i. d. R. im Abstand von ≥ 12 Mon. zum letzten Antigenkontakt, vorzugsweise im Herbst)

Hepatitis A

▶ 15.6.3

Erreger Hepatitis-A-Virus (RNA-Virus)

Infektionsweg Fäkal-oral durch Kontakt- oder Schmierinfektion (direkt über enge Personenkontakte oder indirekt über kontaminierte Lebensmittel/Gebrauchsgegenstände)

Inkubationszeit 25–30 Tage

Symptomatik Häufig subklinischer Verlauf mit GIT-Sympt. und Temperaturerhöhung oder asympt., überwiegend komplikationsloser Verlauf. Die Infektion bewirkt eine lebenslange Immunität.

Diagnostik Bei frische Infektion Anti-HAV-IgM pos. Abgelaufene Infektion bei Nachweis von Anti-HAV-IgG

Therapie Symptomatisch, Alkoholkarenz

Prävention Bei Beschäftigten im Gesundheitswesen neben effektiver Händehygiene:

- **Hepatitis-A-Impfung:** zweimalige Impfung mit monovalentem Hepatitis-A-Totimpfstoff (0, 6–12 Mon.) oder dreimalige Impfung mit Hepatitis-(A+B)-Kombinationsimpfstoff (0, 1 und 6 Mon.) (RKI 2021)
- **Postexpositionelle Impfung** mit monovalentem HAV-Impfstoff innerhalb von 14 Tagen nach Exposition. Nach einer Exposition von Personen, für die eine Hepatitis-A-eine besonders große Gefahr darstellt (z. B. chron. HBV- oder HCV-Infizierte) simultan mit 1. Impfung Immunglobulingabe (RKI 2021)

Hepatitis B

▶ 15.6.3

Erreger Hepatitis-B-Virus (DNA-Virus)

Infektionsweg Parenterale Übertragung und hohe Kontagiosität. Sexuelle Übertragung für die meisten Neuinfektionen verantwortlich

Risikogruppen Tätige im Gesundheitswesen, Dialysepflichtige, i. v. Drogenbenutzer, Inhaftierte, Sexarbeiter

Inkubationszeit 60–120 Tage

> **!** Eine Ansteckungsfähigkeit besteht symptomunabhängig, solange HBsAg, HBV-DNA oder HBeAG nachgewiesen werden.

Symptomatik Abhängig vom Immunstatus. Bei ⅓ der Infizierten Anzeichen einer akuten ikterischen Hepatitis

Diagnostik Symptomatik, Enzyme (GPT, GOT), spezifische Hepatitisserologie (HBsAg, Anti-HBc)

Prävention Bei Beschäftigten im Gesundheitswesen aktive Immunisierung und AK-Bestimmung (Anti-HBc)

Wiederholung der Immunisierung (Boosterung) abhängig von Ak-Titer (Cornberg et al. 2021):

- Anti-HBs < 100 IE/l → erneute Dosis und Titerbestimmung nach 4–8 Wo.
- Anti-HBs ≥ 100 IE/l → Kontrolle und Auffrischung nach 10 J.

Nach derzeitigem Wissenstand kann nach einer erfolgreichen Grundimmunisierung (Anti-HBs 4–8 Wo. nach letzter Impfung ≥ 100 IU/l) von einem langjährigen, möglicherweise sogar lebenslangen Schutz vor einer Hepatitis-B-Erkr. ausgegangen werden. Bei besonders hohem Expositionsrisiko sollte allerdings nach 10 J. eine Kontrolle des Anti-HBs-Werts und ggf. (bei Anti-HBs < 100 IU/l) eine Auffrischimpfung durchgeführt werden.

Vorgehen bei Low-Respondern, bei denen auch durch die Verabreichung weiterer Impfstoffdosen kein Anstieg des Anti-HBs-Spiegels erreicht wird:

- Hepatitis-B-Impfstoff mit höherer Ag-Menge (40 µg) verabreichen (HBVax-Pro 40®). Anschließend mit erneute AK-Kontrolle nach 4–8 Wo. oder
- Wechsel zu einem stärker adjuvantierten Impfstoff (z. B. Fendrix® **Cave:** Off-label-use, da nur für Dialyse-Pat. zugelassen) oder
- Impfung mit trivalenter Hepatitis-B-Vakzine Sci-B-Vac® (in Deutschland nicht zugelassen) (RKI 2021).

Postexpositionsprophylaxe ▶ Abb. 2.3. Nach Viruskontakt sollte bei nicht gegen Hepatitis B immunen Personen so früh wie möglich, auf jeden Fall innerhalb von 48 h, eine aktiv-passive Immunisierung erfolgen (Cornberg et al. 2021).

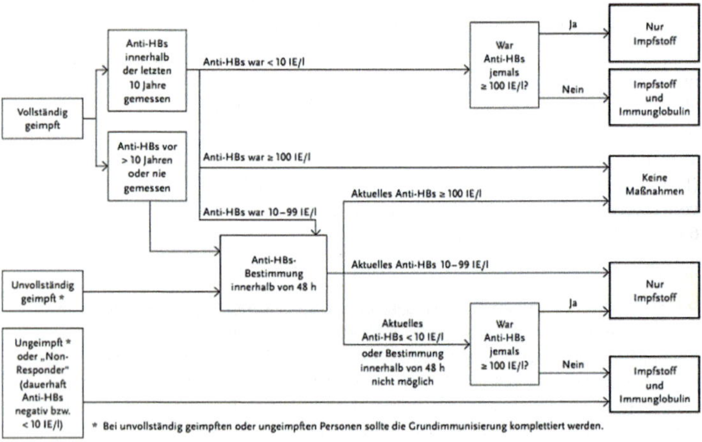

Abb. 2.3 Vorgehen zur postexpositionellen Hepatitis-B-Immunprophylaxe [X221-058]

Hepatitis C

Erreger Hepatitis-C-Virus (RNA-Virus).

Infektionsweg Parenteral durch Kontakt mit kontaminiertem Blut. **Cave:** HCV ist abhängig von der Viruslast auch in anderen Körperflüssigkeiten nachweisbar.

Inkubationszeit In der Regel 6–9 Wo.

Symptomatik Meistens unspezifische, grippeähnliche Symptomatik, nur bei ¼ der Infizierten akute Hepatitis

Diagnostik ELISA-AK-Nachweis 6–8 Wo. nach Infektion möglich (dann PCR-Bestätigung erforderlich). „HCV-Screening" basiert auf der Bestimmung von AK gegen HCV (Anti-HCV) mit einem Immunoassay. Bei pos. (reaktiven) Befunden zur Diagnosesicherung HCV-RNA-Nachweis (Sarrazin et al. 2018)

Therapie Bei akuter Hepatitis C durch mehrwöchige Interferonther. Viruselimination möglich

Prävention Für Beschäftigte im Gesundheitswesen:

! Keine Schutzimpfung vorhanden
- Expositionsprophylaxe (Hygienemaßnahmen, Vermeidung von Nadelstichverletzungen)
- Möglichst thermische Desinfektionsverfahren für Instrumente
- Anwendung viruzider chemischer Desinfektionsmittel für Oberflächen und Hände
- Derzeit keine PEP-Maßnahmen vorhanden, daher nur Bestimmung von HCV-AK/HCV-RNA und bei pos. Befund Interferonther., um Chronifizierung zu verhindern

Tuberkulose

Erreger *Mycobacterium-tuberculosis*-Komplex

Infektionsweg Aerogen über Exspirationströpfchen

Symptomatik In 80 % der Fälle Manifestation als Lungen-Tbc

Diagnostik Erregernachweis durch Komb. von mikroskopischen, kulturellen und molekularbiologischen Verfahren. Der Tuberkulin-Hauttest dient allenfalls als Ergänzung einer umfassenden Diagnostik (Schaberg et al. 2022). Außerdem Infektionsanamnese und Röntgen der Lunge

Therapie Standardther. der medikamentensensiblen Tbc für 8 Wo. mit Isoniazid (INH), Rifampicin (RMP), Pyrazinamid (PZA) und Ethambutol (EMB), gefolgt von 4 Mon. mit Isoniazid (INH) und Rifampicin (RMP) (Ther.-Dauer insgesamt 6 Mon.) (Schaberg et al. 2022)

> **!**
> - Für eine **effektive Tuberkulosekontrolle** sind die rasche Identifikation Erkrankter, die Isolierung infektiöser Pat. sowie der schnelle Beginn einer leitliniengerechten, wirksamen Ther. entscheidend. Außerdem sind enge Kontaktpersonen im Umfeld einer infektiösen Tbc zu identifizieren und zu untersuchen, um weitere bzw. potenzielle Infektionsquellen zu identifizieren, Übertragungsketten zu erkennen und zu unterbrechen und Folgeinfektionen bzw. -erkr. rechtzeitig und adäquat zu behandeln (RKI 2023).
> - Eine Prophylaxe durch **BCG-Impfung** wird seit 1998 von der STIKO **nicht** mehr empfohlen.

Prävention Für Beschäftigte im Gesundheitswesen:

! Ansteckung nur bei offener Tbc → keine besonderen Maßnahmen bei geschlossener Tbc

- Aerosolentwicklung bei Behandlung minimieren
- Pat. instruieren, niemanden direkt anzuhusten und Mund und Nase beim Husten mit Tuch zu bedecken
- Gründliche Raumdurchlüftung
- Desinfektionsmittel mit zertifizierter tuberkulozider Wirksamkeit verwenden
- Doppelte Anwendung der hygienischen Händedesinfektion
- Desinfizierende Reinigung der patientennahen Flächen des Behandlungszimmers bzw. sofortige Desinfektion kontaminierter Flächen

Infektionsschutz an gefährdeten Arbeitsplätzen: Arbeitgeber sind gemäß Biostoffverordnung (BioStoffV) verpflichtet, eine Beurteilung der Infektionsgefährdung jedes Arbeitsplatzes vorzunehmen und für adäquaten Infektionsschutz sowie die erforderlichen Angebotsuntersuchungen zu sorgen. Wird davon ausgegangen, dass eine latente tuberkulöse Infektion oder die Tbc im beruflichen Umfeld erworben wurde, sollte dies der zuständigen Unfallkasse angezeigt werden (RKI 2024b).

Infektionen mit (multi-)resistenten Erregern

MRSA und ORSA Klinisch von besonderer Relevanz ist das Auftreten von bakt. Resistenzen gegenüber β-Laktamase-festen Penicillinen. Isolate von *Staphylococcus aureus,* die eine solche Resistenz ausbilden, bezeichnet man als methicillinresistenten *Staphylococcus aureus* (MRSA) oder synonym oxacillinresistenten *Staphylococcus aureus* (ORSA).

Multiresistente gramnegative Stäbchen (MRGN) Einteilung anhand der Resistenzen gegenüber den 4 wichtigsten Antibiotikaklassen. Leitsubstanzen sind die bakteriziden Antibiotika Piperacillin, Cefotaxim/Ceftazidim, Imipenem/Meropenem und Ciprofloxacin.

- 3MRGN: Resistenz gegenüber 3 von 4 bakteriziden Antibiotikagruppen
- 4MRGN: Resistenz gegenüber 4 von 4 bakteriziden Antibiotikagruppen
- 2MRGN NeoPäd: da Einsatz von Chinolonen (Ciprofloxacin) bei intensivmedizinisch behandelte Früh- und Neugeborenen nicht möglich ist, Resistenz gegenüber 2 der anderen Antibiotikagruppen

Infektionsweg Endogen von den Pat. selbst oder exogen von anderen Pat. (auch über unbelebte Umgebung) → Kontakt-/Schmierinfektion. Wichtigstes Erregertransportvehikel sind Hände von Pflegepersonal und ärztlichem Personal.

Prädilektionsstellen der Besiedlung Nasenvorhof, Rachen, Perineum, Leistengegend

Erhöhtes Infektionsrisiko.

- *S. aureus:* Prädisponierend sind Diab. mell., dialysepflichtige Pat., Fremdkörper (Verweilkanülen, Endoprothesen), Immunsuppression, chron./habituelle Hautverletzungen.
- **4MRGN:** bei Pat. mit kürzlichem Kontakt zum Gesundheitssystem in Ländern mit endemischem Auftreten und Pat., die zu 4MRGN-Pat. Kontakt hatten, d. h. im gleichen Zimmer gepflegt wurden.

In der **KRINKO-Empfehlung** zu Hygienemaßnahmen bei Infektionen oder Besiedlung mit MRGN wird empfohlen, alle Pat. mit Risiko für eine Besiedlung oder Infektion mit 4MRGN, Enterobakterien, *Pseudomonas aeruginosa* oder *Acinetobacter-baumannii*-Komplex auf diese Bakterien zu screenen und bis zum Vorliegen der Ergebnisse zu isolieren (RKI 2014).

Prävention Für Beschäftigte im Gesundheitswesen:

! Kein Risiko für gesunde Kontaktpersonen (außer Hautdefekten oder Immunsuppression)

- Während des Transports der Pat. besiedelte Areale abdecken (MNS usw.)
- Aufenthalt der mit MRSA infizierten Personen im Wartebereich vermeiden
- OP am Ende des OP-Tagesprogramms
- Kennzeichnung als *MRSA* auf OP-Plan
- OP-Türen geschlossen halten
- Materialien, die noch an anderen Pat. angewendet werden sollen, nicht in der Nähe von mit MRSA-infizierten Pat. lagern
- Pat.-nahes Umfeld und Fußboden nach Behandlung wisch-desinfizieren
- Konsequentes Hygienemanagement
- Effektive Händehygiene
- MNS/Handschuhe
- Pat.-gebunde Schutzkittel
- Dekolonisation: Chlorhexidinspülung vor Behandlung im Mundraum, Reinigung von (Haut-)Wunden (Octenidin-Lsg.)
- Information an weiterbehandelnde Ärzte

***Danksagung:**

Für die aktualisierende Ergänzung von wichtigen Gesetzen und Verordnungen mit Bezug und Bedeutung für die Hygiene in zahnärztlichen Praxen, Medizinischen Versorgungszentren sowie Zahnmedizinischen Zentren an Universitätskliniken sind wir Frau Dr. med. Annika Brodzinski, MPH (Institut für Hygiene und Umweltmedizin der Charité – Universitätsmedizin Berlin), zu Dank verpflichtet.

PD Dr. Frank Peter Strietzel und Dr. med. dent. Hajo Peters

3 Zahnärztliche Schmerzausschaltung

Monika Daubländer, Jochen Jackowski, Hajo Peters, Rolf Rossaint, Leon Willich

3.1 Lokalanästhesie

3.1.1 Klinische Anwendung

Indikationen

- Ther.: lokale Schmerzausschaltung bei konservierenden, prothetischen und chir. Behandlungen
- Diagn.: selektive Anästhesie einzelner Zähne oder Kieferabschnitte zur Verifizierung und Lokalisation einer dentalen Ursachen bei Kopf- oder Gesichtsschmerzen

Kontraindikationen

- Absolute: Allergie gegen LA oder Zusatzstoffe, Ablehnung durch Pat., kardiale Dekompensation
- Relative: kardiale Überleitungsstörungen
- KI für LA mit Epinephrinzusatz: Engwinkelglaukom, Sulfitempfindlichkeit (Antioxidans des Adrenalins), Einnahme von Monoaminoxidasehemmern, frischer Myokardinfarkt

3

Komplikationen **Intoxikationen** durch versehentliche intravasale Applikation, erhöhte Resorption oder Überdosierung

- **Lokalanästhetika:**
  - ZNS- Sympt.: Angst, Übelkeit, Unruhe, metallischer Geschmack, Seh- und Hörstörungen, Bewusstlosigkeit, Krämpfe
  - Kardiovaskuläre Sympt.: initial Blutdruck und Herzfrequenz erhöht, dann Herz- und Kreislaufstillstand
- **Vasokonstriktorische Zusätze:** Tachykardie, Blässe, Kaltschweißigkeit, Unruhe, Benommenheit bis hin zu Dyspnoe, Tachyarrhythmie, Herzversagen als Zeichen einer Überdosierung von Epinephrin

Anaphylaktische Reaktionen: lokale Reaktionen (Urtikaria, Rötung, Juckreiz) bis zu systemischen KO (anaphylaktischer Schock). **Cave:** selten bei LA vom Amid-Typ, eher auf Konservierungsstoffe (Paragruppenallergie)

> ! **Vermeiden von KO bei der Lokalanästhesie:**
> - Genaue Anamneseerhebung: Allgemeinerkr., Medikamenteneinnahme, Belastbarkeit
> - Grenzmenge von LA und Vasokonstriktor auf das KG der Pat. abstimmen
> - Aspiration vor Injektion, um intravasale Applikation zu vermeiden
> - Pat. nicht unbeaufsichtigt lassen
> - Bereitschaft für venösen Zugang und Sauerstoffgabe bei Erreichen der Grenzmenge

3.1.2 Pharmakologie

Wirkprinzip Alle LA sind tertiäre Amine und werden gemäß der Molekülzwischenketten als Ester- oder Amid-LA bezeichnet. Sie liegen in der besser wasserlöslichen protonierten Form vor, der pH-Wert der Injektionslösungen beträgt 4–6. Durch die Gewebepuffer wird die protonierte Form in die deprotonierte/lipophile Form überführt, die in das Axon eindringen und durch Hemmung des Na^+-Einstroms und Stabilisierung des Ruhepotenzials zum Wirkeintritt führen kann. **Cave:** Im sauren Gewebe (Entzündung oder Erschöpfung der Gewebepuffer bei zu hoher

Konzentration von saurer LA-Injektionslösung) ist die LA-Wirkung demzufolge reduziert oder bleibt aus.

Abbau

- Amid-LA nach Spaltung in der Leber durch Amidasen und biliäre Ausscheidung (**Cave:** Leberfunktionsstörung!)
- Ester-LA durch ortsständige Gewebeesterasen (Cholinesterase) und in der Leber (= schnellerer Abbau unter Bildung von allergener Paraaminobenzoesäure)

! Entgiftung von Articain über beide Metabolisierungswege

Grenzmenge Berechnung nach folgender Formel:

$$\frac{\textit{Körpergewicht}\,[kg]\times \textit{Grenzdosis LA}\,[mg\ pro\ kg\ KG]}{\textit{Konzentration der Lösung}\,[mg\ pro\ dl]\times 10} = \text{Grenzmenge}\,[\text{ml}]$$

3.1.3 Verwendete Substanzen

Pharmakologie ▶ Tab. 3.1

Tab. 3.1 Pharmakologische Eigenschaften der LA

Substanz	Analgetische Potenz*	Relative Toxizität*	Plasmaprotein-bindung	Halbwertszeit
Articain	5	1,5	95 %	30 min
Lidocain	4	2	50–80 %	90 min
Mepivacain	4	2	75 %	115 min
Bupivacain	16	8	95 %	160 min

* Beide Referenzwerte beziehen sich auf Procain, welches in der Zahnheilkunde keine Anwendung mehr findet.

Lokalanästhetika

Articain

Handelspräparate (Beispiele)

- Articainhydrochlorid mit Epinephrin Pierrel®, Septanest® mit Epinephrin, Sopira Citocartin® mit Epinephrin, Ubistesin® mit Epinephrin, Ultracain® mit Epinephrin, Ultracain® D+S mit Epinephrin
- Artinestol®, Orabloc®, Ultracain®, Ultracain® D

Darreichungsformen Zylinderamp. à 1,7 ml, Amp. à 2 ml, Flaschen à 5 ml, 20 ml

Wirkstoffkonzentrationen

- Articain 10 mg/ml, 20 mg/ml, 40 mg/ml
- Vasokonstriktor (pro ml LA-Lösung): 2,5 µg/ml, 5 µg/ml, 6 µg/ml, 10 µg/ml, 12 µg/ml

Zusätze Natriumbisulfit (Zylinder, Amp., Flasche), Methylhydroxybenzoat (Flasche)

Pharmakologie ▶ Tab. 3.1

Grenzdosis

- 7 mg/kg KG (außer Ultracain® D ohne Adrenalin 4 mg/kg KG)
- Grenzmenge [ml/70 kg KG] für Erw. (Rote Liste): 12,25 ml (außer Ultracain® D ohne Adrenalin 7 ml)

! Dosierungsrichtlinien gemäß Packungsbeilage/Fachinformation beachten

Hinweise
- Bei Paragruppenallergie kein LA aus Flasche
- Keine Anwendung bei Allergie auf Natriumbisulfit (Asthmatiker)
- Höhere Epinephrindosis für stärkere Ischämie im OP-Bereich (bei Infiltration)
- Anwendung in der Schwangerschaft möglich
- Keine Zulassung zur Anwendung bei Kindern < 4 J.

Lidocain

Handelspräparate (Beispiele)
- Acoin®, Ambene®, Licain®, Lidocain Aguettant®, Lidocain Braun®, Lidocain Deltamedica®, Lidocain Libra-Pharm®, Lidocain Panpharma®, Lidocain pharmarissano®, Lidocain-Presselin®, Lidocain Röwo®, Lidocain-Welk®, Lidoject®, Xylocain® Pumpspray dental, Xylocitin®, Xyloneural®
- Xylocitin mit Epinephrin

Darreichungsformen Zylinderamp. à 1,8 ml, Amp. à 2 ml

Wirkstoffkonzentrationen Lidocain 20 mg/ml, Vasokonstriktor 10 µg/ml LA-Lösung

Zusätze Natriumbisulfit

Grenzmenge 7 mg/kg KG (Grenzdosis [ml/70 kg KG] für Erw. [Rote Liste]: z. B. 24,5 ml bei Xylocitin® 2 % mit Epinephrin [1 : 100.000]

Pharmakologie ▶ Tab. 3.1

Hinweise
- Stark vasodilatatorisch, daher nur kurze Wirkdauer ohne Vasokonstriktor
- Gegenanzeigen für Lidocain: hochgradige Bradykardie, Adams-Stokes-Sy., Wolff-Parkinson-White-Sy.
- Strenge Ind.-Stellung in Schwangerschaft und Stillzeit

Lidocain zur Oberflächenanästhesie
Handelspräparate: Xylocain® Pumpspray Dental und Xylocain® Gel 2 %
Wirkstoffkonzentrationen: etwa 10 mg/Sprühstoß bzw. 20 mg/g Gel
Zusätze: Ethanol 95 % (Spray), Methyl- und Propylhydroxybenzoat (Gel)
Hinweise:
- Spray: max. 20 Sprühstöße bei ausschließlicher Anwendung, nicht anwenden bei Asthma. Strenge Indikationsstellung im 1. Trimenon. Sprühkanüle ist autoklavierbar.
- Gel: max. 16 g bei 70 kg KG bei ausschließlicher Anwendung.

Mepivacain

Handelspräparate (Beispiele) Mecain®, Mepivacain deltamedica®, Mepivastesin 3 M®, Scandicain®, Scandonest® ohne Vasokonstriktor

Darreichungsformen Zylinder à 1,8 ml und 1,7 ml, Flasche à 50 ml, 100 ml, Amp. à 1,7 ml, 2 ml, 5 ml

Wirkstoffkonzentrationen 5 mg/ml, 10 mg/ml, 20 mg/ml, 30 mg/ml, 40 mg/ml

Grenzdosis 3 mg/kg KG

Pharmakologie ▶ Tab. 3.1

Hinweise
- Kurze Wirkung, kann auch ohne Vasokonstriktor eingesetzt werden
- Gegenanzeigen: schwere Hypotonie
- Strenge Ind.-Stellung in der Schwangerschaft
- Wiederaufnahme des Stillens nach 24 h

Bupivacain

Handelspräparate (Beispiele) Bucain®, Bupivacain Jenapharm®, Bupivacain Delta-medica®, Bupivan®, Carbostesin®; Bupivacain® 0,5 % mit Epinephrin 0,0005 %, (1:200 000) JENAPHARM

Darreichungsformen Flasche à 20 ml, 50 ml, Amp. à 5 ml, 7,5 ml

Wirkstoffkonzentrationen
- 2,5 mg/ml, 5 mg/ml, 7,5 mg/ml, 30 mg/ml, 40 mg/ml
- Epinephrin 5 µg/ml

Grenzdosis
- 2 mg/kg KG
- 28 ml/70 kg KG für Erw. (Rote Liste) Bupivacain 0,5 %

Pharmakologie ▶ Tab. 3.1

Hinweise
- Lange Wirkdauer
- Anwendung auch in Schmerztherapie
- Strenge Indikation in Frühschwangerschaft
- Geringer Übergang in die Muttermilch

! Bupivacain sollte aufgrund der hohen kardialen Toxizität ohne Adrenalin verwendet werden.

Vasokonstriktoren

Der Zusatz von Epinephrin (Adrenalin) in LA-Lösungen bewirkt eine vorübergehende Ischämie durch Vasokonstriktion, verlangsamt die Aufnahme des LA in den Intravasalraum und verbessert die Anästhesietiefe und -dauer. Vorteile sind eine geringere Blutungsneigung im OP-Gebiet, eine sicherere Schmerzausschaltung, eine Reduktion der LA-Maximalkonzentration im Serum (LA-Grenzdosis höher als ohne Vasokonstriktor). **Cave** bei kardial vorerkrankten Pat.

Zusätze

Natriumhydrogensulfit Verhindert die Autooxidation von Epinephrin. **Cave:** KI bei sulfitsensiblen Pat. (5 % aller allergischen Asthmatiker)

Methylparaben (Methylhydroxybenzoat): LA-Konservierungsmittel; wirkt antibakteriell. Zusatz in Mehrfachentnahmeflaschen **Cave:** Paragruppenallergie (anaphylaktische Reaktionen!)

3.1.4 Spritzensysteme und Lagerung

Spritzensysteme Zylinderampullenhalter, Einmalspritzen und spezielle Applikationssysteme für die intraligamentäre Injektion, außerdem elektronische Injektionshilfen. Kanülen sollten in Länge und Durchmesser entsprechend der Injektionstechnik ausgewählt werden.

Bei Injektionen sollten ausschließlich Einmalmaterialien verwendet werden. Bei der Verwendung von Mehrfachentnahmeflaschen sind spezielle Filter einzusetzen. Die Injektionskanülen können, sofern sie nicht verformt sind, beim selben Pat. mehrfach verwendet werden.

Lagerung Durchführung der Lokalanästhesie vorzugsweise in Rückenlage. Bei behinderten Pat., Schwangeren und Pat. mit kardiovaskulären Erkr. in halbsitzender Position

3.1.5 Aufklärung

Eine adäquate Kommunikation kann die Angst der Pat. reduzieren und das Vertrauen in die bevorstehende Lokalanästhesie erhöhen.
Die Aufklärung erfolgt über die geplante Behandlung, die hierzu notwendige Art der Lokalanästhesie und deren mögliche Folgen sowie die Alternativen.
Wichtige Komplikationen nach Lokalanästhesie:

- **Sensibilitätsstörungen** im Versorgungsgebiet in Form von Hyp-, Hyper-, Par- oder Anästhesien, Häufigkeit bei N. alveolaris inferior 0,4–4,4 % und bei N. lingualis 0,06–1,1 %
- **Bissverletzungen** durch betäubte Wangen-, Zungen- oder Lippenschleimhäute

3.1.6 Oberflächenanästhesie

Indikation Einsatz als alleinige Anästhesieform oder zur Reduktion des Einstichschmerzes in Komb. mit einer Injektion

Durchführung Auftragen des Oberflächenanästhetikums (Lidocain) als Gel oder Spray (▶ 3.1.3) auf die getrocknete Schleimhaut. Für einen schmerzlosen Einstich sollte die Infiltrations- oder Leitungsanästhesie nach etwa 2 Min. Einwirkzeit erfolgen.

- Bei unpräziser Applikation des Sprays wird u. U. eine zu große Schleimhautfläche anästhesiert. Im Bereich des vorderen Gaumenbogens bzw. des Epipharynx kann dies ein Gefühl der Atemnot hervorrufen, da der Atemstrom nicht wahrgenommen wird.
- Ein Oberflächenanästhetikum muss bei der Berechnung der individuellen Grenzmenge vor einer Lokalanästhesie berücksichtigt werden.

Alternativen Ablenkung oder Gegenirritation. Ein leichter Druck mit dem Mundspiegel oder einem Finger in der Nähe der eigentlichen Einstichstelle vermindert die Schmerzempfindung beim Nadeleinstich. Bei einer Injektion im oberen oder unteren Frontzahnbereich kann der Einstichschmerz durch leichtes Zusammenpressen der Lippen verringert werden.

3.1.7 Infiltrationsanästhesie

Anwendungsbereich Anästhesie der terminalen Nervenendigungen im gesamten OK und unteren Frontzahnbereich sowie im Bereich der Mundschleimhaut

Injektionstechnik Supraperiostale/submuköse Applikation

- Flacher Einstichwinkel in die Umschlagfalte in Höhe der bukkalen Apices
- Schliff der Kanüle zum Knochen hin ausgerichtet
- Langsame LA-Applikation

Bei forciertem Knochenkontakt Periostverletzung möglich

3.1.8 Leitungsanästhesie

Blockade eines gesamten Nervenasts durch LA-Applikation am proximalen Nervstamm (größeres Anästhesieareal). Enorale und extraorale (selten) Techniken möglich

Indikationen Zur Anästhesie größerer Areale sowie zur Vermeidung von Einstichen im infizierten Gebiet bei Anästhesie zur Abszesseröffnung oder Wundbehandlung

Injektionstechnik

- Nadel einstechen und zielgerichtet kontinuierlich zum Applikationsort vorschieben (leichter Knochenkontakt)
- Sorgfältige Aspiration in zwei Ebenen, da Ansaugen der Gefäßinnenwand an die Schliffläche der Nadelspitze mit falsch neg. Aspirationsprobe möglich
- Bei deutlich pos. Blutaspiration Injektion mit neuer LA-Lsg. wiederholen
- LA langsam unter leichtem Druck applizieren (max. 1 ml/30 s)
- Abwarten bis zum Eintreten des Anästhesieeffekts (7–10 Min.)

- Einmalspritze in Schreibfederhaltung erfordert Umgreifen für Aspiration.
- Zylinderampullenhalter mit Arretierungsvorrichtung für Gummistopfen ermöglicht sichere Aspiration ohne Umgreifen.
- Lokalanästhesielösung sollte blasenfrei sein.

Lokale Komplikationen

- Lokale Ischämie: reversible lokale Blässe im Versorgungsgebiet der nervbegleitenden konstringierten Arteriolen (auch auf Gesichtshaut). An der Gaumenschleimhaut und fixierten Gingiva auch Nekrosen möglich
- Kanülenfraktur: bei heutigen Einmalkanülen sehr selten. Wenn unmittelbare Entfernung nicht möglich, dann Klinikeinweisung. Prophylaxe: ausreichend lange und dicke Kanülen verwenden, Kanülen nicht verbiegen
- Nervenverletzung: bei heftigem elektrisierendem Schmerz vollständiger Rückzug der Kanüle und erneute Injektion. In der Folge vorübergehende und dauerhafte Funktionsstörungen des Nervs möglich
- Temporäre Fazialisparese: reversible Anästhesie (motorische Ausfälle) bei retromandibulärer oder -maxillärer Fehllage des Anästhesiedepots. Schutz des Auges bei fehlendem Lidschluss

Systemische Komplikationen

- LA-Intoxikation: Durch versehentliche intravasale Injektion oder erhöhte Resorption kann es zu primär zentralnervösen Symptomen kommen (Prodromalphase: Schwindel, metallischer Geschmack, Unruhe, Erregungsphase: generalisierte Krampfanfälle, reaktive Tachykardie und Hypertonie, Depressionsphase: Atemstillstand). Zeitlich verzögert treten auch kardiovaskuläre Symptome (Herz-, Kreislaufstillstand) auf.
- Epinephrinüberdosierung: primär kardiovaskuläre Symptome (Kaltschweißigkeit, Blässe, Unruhe, Tachykardie, Hypertonie).

- Beim Auftreten von NW:
  - Behandlung sofort unterbrechen
  - Fremdkörper aus Mundhöhle entfernen
  - Vitalfunktionen überwachen (Sauerstoffsättigung, Herzfrequenz, Blutdruck)
  - Lagerung der Pat. entsprechend der Symptomatik
  - Notruf absetzen, wenn KO nicht beherrschbar

Vorsichtsmaßnahmen während und nach der Injektion

- Die Pat. nach der Injektion im Behandlungszimmer oder Eingriffsraum nicht alleine lassen und beobachten (ggf. instrumentelles Monitoring)
- Auf Notfallausrüstung und Notfallmedikamente muss unverzüglicher Zugriff möglich sein: regelmäßige Überprüfung der Notfallausrüstung auf Vollständigkeit, Funktionsüberprüfung, Kontrolle des Ablaufdatums der Notfallmedikamente, regelmäßiges Notfalltraining

3.1.9 Schmerzausschaltung im Oberkiefer

> Die im Vergleich zum UK dünne kortikale Knochenstruktur begünstigt die LA-Diffusion über die Umschlagfalte zum Zielort Wurzelspitze.

Blockade im Frontzahnbereich

Blockade im Bereich der Inzisivi und Canini

Durchführung

- Einstich in die Umschlagfalte in der Region des zu behandelnden Zahns in Form einer Infiltrationsanästhesie
- Injektionsrichtung in Höhe der Wurzelspitze im Winkel von 30 Grad zur Knochenoberfläche
- Abgabe von 1–2 ml LA-Lsg.

Anästhesieareal Auf 1–2 Zähne beschränkt (→ Berücksichtigung der Länge der Eckzahnwurzel), ggf. zusätzliche palatinale oder transpapilläre Injektion erforderlich

Blockade des Nervus nasopalatinus

Durchführung

- Einstich von lateral am Rand der Papilla inzisiva
- Langsame Injektion von 0,1–0,3 ml LA-Lösung. **Cave:** hoher Druck erforderlich, ggf. ILA-Injektionssysteme benutzen

Anästhesieareal Palatinale Gingiva, Schleimhaut und Periost im oberen Frontzahnbereich (Eckzahn bis Eckzahn)

Blockade des Nervus infraorbitalis

Durchführung

- Palpation des Infraorbitalrands mit dem Zeigefinger, Lokalisation der Fissur. 1 cm kaudal davon liegt das Foramen infraorbitale. Die Oberlippe wird mit dem Daumen oder Mundspiegel angehoben.
- Einstechen im Vestibulum in der Region des 1. Prämolaren und Vorschieben der Injektionsnadel mit diesem als Leitstruktur bis zum Knochenkontakt.
- Aspiration in 2 Ebenen und Applikation von 1 ml LA-Lsg.

Anästhesieareal Zähne 2, 3, 4, 5, vestibuläre Gingiva und Knochen, Oberlippe und Nasenflügel. Die Schmerzausschaltung auf der palatinalen Seite der Inzisivi und Prämolaren erfolgt über eine Leitungsanästhesie von N. nasopalatinus und N. palatinus major.

Blockade im Prämolarenbereich

Durchführung
- Infiltrationsanästhesie in die Umschlagfalte unmittelbar kranial dieser beiden Zähne
- Injektionsrichtung axial im Winkel von 30 Grad zur Knochenoberfläche
- Applikation von 1–1,5 ml LA-Lsg.

Anästhesieareal Zähne 4, 5, vestibuläre Gingiva, Schleimhaut und Knochen, Mundwinkel, Oberlippe

Zusätzliche Infiltrationsanästhesie am harten Gaumen

Durchführung In halber Höhe der Wurzellänge im rechten Winkel zur bedeckenden Schleimhaut Applikation von 0,1–0,3 ml LA-Lsg.

Anästhesieareal Zähne 4, 5, palatinale Gingiva und Knochen

Blockade im Molarenbereich

Durchführung Infiltrationsanästhesie in die Umschlagfalte, Vorschieben der Injektionsnadel in Richtung der Wurzelspitzen, Applikation von 1–2 ml LA-Lsg. **Cave:** Eine weite Mundöffnung erschwert die Infiltrationsanästhesie in dieser Region.

Anästhesieareal Zähne 6, 7, 8, bukkale Gingiva und Schleimhaut, Knochen

Tuberanästhesie

Durchführung
- Einstich unmittelbar distal des 2. Molars und Vorschieben in medio-dorso-kranialer Richtung um ungefähr 2 cm
- Applikation von 1–2 ml LA-Lösung nach sorgfältiger Aspiration in 2 Ebenen und unter Beibehaltung des Knochenkontakts

Anästhesieareal Zähne 6, 7, 8, bukkale Gingiva und Schleimhaut, Knochen

> ! Hohes KO-Potenzial aufgrund der hohen Vaskularisation. I. d. R. posteriore Infiltrationsanästhesie für sichere Schmerzausschaltung ausreichend

Blockade des Nervus palatinus major

Durchführung
- Einstich (von der Gegenseite kommend) 1–1,5 cm palatinal vom Gingivarand in Höhe des 2. Molars im rechten Winkel zur palatinalen Schleimhaut
- Nach Knochenkontakt Abgabe von 0,2–0,5 ml LA-Lsg.

Anästhesieareal Zähne 6, 7, 8, palatinale Gingiva und Schleimhaut, Knochen, weicher Gaumen

3.1.10 Schmerzausschaltung im Unterkiefer

Aufgrund der Dicke der Kortikalis im UK ist eine LA-Diffusion zu den Wurzelspitzen über eine Infiltrationsanästhesie nur im Bereich des unteren Frontzahnbereichs möglich. Bei Verwendung höherprozentiger LA-Lösungen (z. B. Articain 4 %) können auch die Prämolaren, u. U. sogar der 1. Molar betäubt werden.

Blockade im Frontzahnbereich

Vestibuläre Blockade

Durchführung Einstich in die Umschlagfalte und Abgabe von 1 ml LA-Lsg. in der Region des Apex

Anästhesieareal Zähne 31, 32, 33, 41, 42, 43, vestibuläre Gingiva und Schleimhaut, Knochen

Linguale Blockade

Durchführung Einstich lingual des betroffenen Zahns, Infiltration von Mundboden und der Gingiva, Abgabe von 0,5 ml LA-Lsg.

Anästhesieareal Zähne 31, 32, 33, 41, 42, 43, linguale Gingiva und Schleimhaut, Knochen

Blockade vestibulär im Bereich der Prämolaren

Infiltration, ggf. Blockade des Nervus mentalis

Durchführung

- Einstich in der Umschlagfalte von lateral, Kanüle im Winkel von etwa 90 Grad zum Knochen in Richtung des Apex vorschieben
- Nach sorgfältiger Aspiration Injektion von 1,0–1,5 ml LA-Lsg.

Anästhesieareal Zahn 4, evtl. 5, vestibuläre Gingiva und Schleimhaut, Knochen, Mundwinkel, Unterlippe

> ! Kanüle nicht in den Kanal vorschieben

Linguale Blockade

Durchführung

- Einstich lingual des betroffenen Zahns, Infiltration von Mundboden und Gingiva
- Aspiration und Injektion von 0,5 ml LA-Lsg.

Anästhesieareal Zahn 4, evtl. 5, linguale Gingiva und Schleimhaut, Knochen

Blockade im Bereich der Molaren

Blockade des Nervus alveolaris inferior

Leitungsanästhesie Zielpunkt für die LA-Abgabe ist das Foramen mandibulare.

Durchführung direkte Methode

- Weite Mundöffnung, Palpation des aufsteigenden UK-Asts, Spannung der Schleimhaut und Einstich der Injektionsnadel, von der Gegenseite aus der Eckzahn-, Prämolarenregion kommend
- Injektionspunkt beim Erw. etwa 1 cm oberhalb der Okklusionsflächen der Molaren medial des Zeigefingers, aber lateral der Plica pterygomandibularis
- Vorschieben der Injektionsnadel um 1,5–2 cm nach dorsal, bis zum Knochenkontakt

- Aspiration in 2 Ebenen (Drehung der Spritze bzw. Injektionsnadel um mind. 90°)
- Langsame Applikation von 1,5 ml LA-Lsg.

Anästhesieareal Zähne der UK-Hälfte

> ! Indirekte Methode wegen des erhöhten Risikos für Läsionen des N. lingualis nicht empfohlen

Blockade des Nervus lingualis

Durchführung

- Separate Injektion: Einstich lingual am Kieferwinkel, Eindringtiefe 0,5–1 cm
- Nach negativer Aspiration Applikation von 0,5–1 ml LA-Lsg.

> Bei Leitungsanästhesie des N. alveolaris inferior i. d. R. auch Blockade des ipsilateralen N. lingualis

Blockade des Nervus buccalis

Durchführung

- Weite Mundöffnung, Palpation des aufsteigenden UK-Asts, Spannung der Schleimhaut und Einstich der Injektionsnadel etwa 1 cm oberhalb der Okklusionsebene der Molaren im Winkel von 90 Grad zur Vorderkante des aufsteigenden UK-Asts. Vorschub der Injektionsnadel bis zum Knochenkontakt
- Aspiration und Injektion von 0,5 ml LA-Lsg.

Anästhesieareal Nach Leitungsanästhesie von N. alveolaris inferior, N. lingualis und N. buccalis:

- Ipsilaterale Inzisivi, Caninus, Prämolaren und Molaren
- Bukkale und linguale Gingiva und Schleimhaut, Mundwinkel und Unterlippe
- Mundboden

> Durch hohe Leitungsanästhesie im Bereich des Collum mandibulae können alle drei Trigminusäste mit einer Injektion betäubt werden. Ind. hierfür ist z. B. eine Einschränkung der Mundöffnung.

3.1.11 Intraligamentäre Anästhesie

Prinzip LA-Applikation mittels spezieller Spritzensysteme unter kontrolliertem Druck über den Sulcus gingivae in das parodontale Ligament und den alveolären Knochen

LA-Applikation

- Einwurzeliger Zahn: 2 × 0,2 ml (1 × mesial, 1 × distal)
- Mehrwurzeliger Zahn: 0,2 ml pro Wurzel (mesial, distal, palatinal). Ggf. linguale und bukkale Injektion im UK notwendig
- Alleiniger Einsatz oder als Ergänzung zu Infiltrations- oder Leitungsanästhesie möglich

> ! Bakteriämie, Ischämie der benachbarten Weichgewebe (hoher Vasokonstriktorenzusatz plus hoher Druck)

3.2 Sedierung

3.2.1 Übersicht

Die schmerzfreie Zahnbehandlung ist mittlerweile für die meisten Menschen eine Grundvoraussetzung. Neben der Schmerzfreiheit werden aber zunehmend Zustände der Angstfreiheit, der Entspannung und der angenehmen Atmosphäre gefordert. Aussagen wie: „Ich möchte am liebsten nichts mitbekommen, nichts hören, nichts spüren", kennt heutzutage jeder Zahnarzt.
Bei den meisten Eingriffen, die in Sedierung durchgeführt werden, wird zum Erzielen von Schmerzfreiheit zusätzlich eine Lokal- bzw. Leitungsanästhesie durchgeführt.
Eine nicht oder nur schlecht wirkende Lokalanästhesie wird sämtliche Sedierungsmethoden in ihrer Durchführung und Akzeptanz erschweren. Die unerwünschten Wirkungen werden durch zu tiefe Sedierungsstadien zunehmen. Sollte es daher nicht möglich sein, eine suffiziente Lokal- bzw. Leitungsanästhesie zu gewährleisten, muss in jedem Fall eine Allgemeinanästhesie in Betracht gezogen werden.

Ziel der Sedierung Angst- und stressfreie Pat. ohne Schmerzen, die einen (oralchirurgischen) Eingriff tolerieren und gleichzeitig noch Anweisungen Folge leisten können und dementsprechend kooperativ sind.

Sedierungsstadien (American Society of Anesthesiologists, ASA)

- **Anxiolyse, minimale Sedierung:** medikamentös induzierter Zustand, in dem die Pat. normal auf verbale Stimulation reagieren. Koordination und kognitive Fähigkeiten können beeinträchtigt sein. Ventilation und Herz-Kreislauf-System unbeeinträchtigt
- **Moderate Sedierung:** medikamentös induzierte Bewusstseinsminderung. Pat. reagieren weiterhin auf verbale Aufforderungen (ggf. erst nach taktiler Kostimulation). Keine Maßnahmen zur Sicherung der Atemwege erforderlich. Herz-Kreislauf-System unbeeinträchtigt
- **Tiefe Sedierung:** medikamentös induzierte Bewusstseinsminderung. Pat. schwer erweckbar, aber mit Reaktion auf Schmerzreize. Atemwegsmanagement sicherstellen, da Spontanatmung beeinträchtigt ist. I. d. R. keine kardialen Beeinträchtigungen
- **Narkose:** Bewusstlosigkeit mit Reflexlosigkeit, Beatmung erforderlich, kardiovaskuläre Beeinträchtigung möglich

Die Übergänge der Sedierungsstadien sind fließend. Mit einem Abgleiten in den nächst tieferen Sedierungszustand mit Bewusstseinsverlust, Verlust der Schutzreflexe, Atemdepression und Kreislaufversagen ist immer zu rechnen.

! Wegen des Risikos von Aspiration, Atemwegsobstruktion, hypoxischem Hirnschaden, vasovagalen Synkopen und Übergang der Sedierung in eine Narkose vor allem bei Pat. mit fortgeschrittenem Alter, Übergewicht, Begleiterkr. von Herz, Lunge, ZNS, Leber und Nieren:

- Analgosedierung immer in Notfallbereitschaft (apparativ, medikamentös, kompetent)
- Obligate Durchführung, Bewertung und Dokumentation von Anamnese und körperlicher Untersuchung vor Analgosedierung

3.2.2 Midazolam

Nichtparenterale Gabe

Midazolam erreicht beim Erw. etwa 30 Min. nach oraler Gabe seine Wirkung, die für bis zu 2 h anhält. In dieser Zeit ist v. a. bei Kindern eine individuelle Bandbreite der Sedierung erkennbar. Von müde/entspannt, fast somnolent, über (in seltenen Fällen) agitiert sind fast alle Sedierungstiefen möglich. Während einer oralen Sedierung ist eine Betreuung in der zahnärztlichen Praxis obligat.

Dosierung

- Midazolam 7,5 mg p. o. für Erw. (oft schwierige Dosisfindung)
- Midazolam 0,2–0,5 mg/kg KG für Kinder unter Bereithaltung einer erweiterten Überwachungsmöglichkeit zur Ther. etwaiger KO seitens der Atmung

Vorteile Einfach, kostengünstig, kein großes zusätzliches technisches Equipment notwendig

Nachteile Schlecht steuerbar (keine Titration möglich), exakter Zeitablauf notwendig, verlängerte Aufenthaltsdauer

- Nasale oder rektale Applikationen in Ausnahmefällen bei Kindern möglich.
- Ungeeignet für Pat., die vom Eingriff möglichst nichts mitbekommen möchten.

Parenterale Gabe

Vorbereitung und Monitoring

Vorbereitung der Pat. Vor Sedierung prüfen bzw. sicherstellen:

- **Atemwege:** Da während der Sedierung die Notwendigkeit zur Beatmung entstehen kann, vor der Behandlung respiratorische Anamnese, kardiopulmonales Risikoprofil. Bekannte Probleme bei Sedierung/Beatmung? Stridor, Schnarchen, Schlafapnoe?
- **Körperliche Untersuchung:** geringe körperliche Belastbarkeit (Treppensteigen < 2 Etagen)? Adipositas (besonders im Halsbereich)? Extensionseinschränkung des Halses? Wirbelsäulenschäden? Anatomisch-morphologische Besonderheiten der Kopf-Hals-Region? Limitierte Mundöffnung? Dysgnathien? Makroglossie? Hyperplastische Tonsillen?
- **Nüchternheit:** keine Speisen bis 6 h vor Eingriff unter Analgosedierung. Erw.: keine Flüssigkeit bis 6 h präop. Kinder: keine Flüssigkeit bis 4 h präop.

Ausstattung Pulsoxymetrie, Sauerstoffzufuhr (Nasenbrille oder Masken unterschiedlicher Größe und Beatmungsbeutel), Absaugung, Reanimationszubehör (z. B. Intubationsbesteck, Defibrillator, Notfallmedikamente)

Patientenmonitoring

- **Bewusstsein:** Operateur kann Vitalparameter während des Eingriffs nicht gleichzeitig überwachen → qualifizierte zusätzliche Person übernimmt Überwachung der Pat. Anästhesist hinzuziehen bei größeren Eingriffen oder erheblichem Risiko

Tiefe Analgosedierung und Vollnarkose dürfen nur durch Fachärzte für Anästhesiologie erfolgen. Berücksichtigung der Arbeitsplatzausstattung gemäß DGAI-Empfehlung.

- **Ventilation:** beobachten der Atembewegungen, Auskultation der Atemgeräusche
- **Oxygenierung:** kontinuierliche Anzeige der partiellen Sauerstoffsättigung mithilfe der Pulsoxymetrie. Bei < 90 % therapiebedürftige Hypoxämie
- **Hämodynamik und EKG:** bei bekannter Hyper-/Hypotonie regelmäßige Blutdruckmessung während des Eingriffs. EKG-Überwachung nur bei herzkranken Pat. notwendig
- **I. v. Zugang:** sicherer i. v. Zugang (Venenverweilkanüle) bis zur vollkommenen Erholung des Pat. belassen

3

Dokumentation Anamnese, Befunde, verabreichte Medikamente (Dosis, Art, Intervalle), Anfang und Ende der Interventionen, intraop. aufgezeichnete Vitalparameter

Anwendung von Midazolam

Pharmakologie Wirkungseintritt nach 3 Min., Wirkungsdauer 45–90 Min. **Cave:** altersabhängige Reaktion und schwer kalkulierbare Wirkdauer

Dosierung
- Pat.> 60 J. oder mit eingeschränkter kardiorespiratorischer Funktion:
  - Initialdosis: 1 mg langsam i. v. (1 mg/Min.), kann ggf. ausreichen. Gabe 5–10 Min. vor Beginn des Eingriffs.
  - Wiederholung: nach 2 Min. eine weitere Dosis von 1 mg. Dosistitration in 1-mg-Schritten alle 2 Min. bis zum Erreichen der gewünschten Sedierung (Anzeichen: verwaschene Sprache).
  - Gesamtdosis von 3,5 mg i. v. nicht überscheiten.
- Erw. < 60 J. mit normaler kardiorespiratorischer Funktion:
  - Initialdosis: 1–2,5 mg langsam i. v. Initialdosis von 1 mg kann ggf. ausreichen, Gabe 5–10 Min. vor Beginn des Eingriffs.
  - Wiederholung: nach 2 Min. eine weitere Dosis von 1 mg. Dosistitration in 1-mg-Schritten alle 2 Min. bis zum Erreichen der gewünschten Sedierung (Anzeichen: verwaschene Sprache).
  - Gesamtdosis von 5,0 mg i. v. muss i. d. R. nicht überschritten werden.

Gleichzeitige Analgesie Paracetamol 1–2 mg/kg KG i. v. oder Diclofenac 1 mg/kg KG i. v.

Kombination mit Narkotikum Propofol 10–20 mg i. v. als Bolus, bis zu 1–2 mg/kg KG/h als kontinuierliche Verabreichung. **Cave:** Gabe nur durch Fachärzte für Anästhesiologie, Gefahr der Kumulation und Atemdepression, geringe ther. Breite, kein Antagonist vorhanden

Überdosierung von Midazolam
- **Symptome:** Benommenheit, Müdigkeit, ataktische Erscheinungen, Sehstörungen, Erschlaffung der Muskulatur, paradoxe Reaktionen, bei hohen Dosen Tiefschlaf bis zur Bewusstlosigkeit, Areflexie, Atemdepression, Kreislaufkollaps
- **Maßnahmen:** Pat. mit leichteren Intoxikationserscheinungen unter Kontrolle ausschlafen lassen. Bei Bedarf Kreislaufhilfe durch periphere Kreislaufmittel vom Noradrenalintyp und Volumensubstitution

Kontraindikationen Unmöglichkeit der Applikation einer Lokal- oder Leitungsanästhesie, Erkr. der Wirbelsäule (Unmöglichkeit ruhig zu liegen), neurologische, psychiatrische Erkr., Ablehnung des Eingriffs durch Pat., unzureichende Compliance der Pat., Pat. will absolut nichts vom Eingriff mitbekommen.

Vorteile Relativ rasche Durchführung, rascher Wirkbeginn, kurze postop. Betreuungszeit, exakte Dosierungsmöglichkeit durch Titration, fachliche Trennung der operativen Tätigkeit von der Durchführung der Sedierung (Zweipersonenprinzip: Konzentration auf die eigentliche zahnärztliche Tätigkeit), Antagonisierung mit Flumazenil möglich

- Flumazenil insgesamt 0,01 mg/kg KG i. v. abhängig von der verabreichten Midazolamdosis
- Gabe sehr langsam (0,1–0,2 mg als Bolus für Erw.)
- Entzugserscheinung möglich
- Kürzere Halbwertszeit als Midazolam (**Cave:** Rebound-Effekt)

Nachteile
- Venenpunktion → bei speziellen Formen der Nadelphobie vor Venenpunktion Applikation eines lokalanästhetischen Pflasters möglich (EMLA® Salbe)
- Erhöhter personeller Aufwand: geschultes Team, Operieren unter Sedierung teilweise erschwert. Außerdem 2. Person notwendig (Anästhesist oder speziell geschulter Arzt)
- Erhöhter technischer Aufwand: Pulsoximeter, RR-Messung, Intubationsmöglichkeit, Notfallequipment, Möglichkeit der O_2-Gabe
- Erhöhte Kosten

Überwachung Muss in geeigneter Räumlichkeit durch qualifiziertes Personal gewährleistet sein. Ein sedierter Pat. gehört zur Überwachung nicht in den Flur vor Dienst- und Behandlungsräumen!

Entlassung
- Erst nach vollständiger Erholung: Home Ready, wenn Vitalfunktionen stabil sind und Pat. ohne Unterstützung gehen, trinken und Wasser lassen kann.
- Nur in Begleitung. Auch die Begleitperson ist schriftlich über die Nachwirkungen einer Sedierung, die möglichen KO und die sich ergebenden Gefahren eingeschränkter kognitiver und motorischer Fähigkeiten des Pat. aufzuklären.
- Pat. sind 24 h nach der Sedierung nicht geschäftsfähig und nicht verkehrstüchtig (24 h Sorgfaltspflicht durch Dritte muss gewährleistet sein).
- 24 h Alkoholkarenz.

3.2.3 Lachgas

Allgemeines
- Zunehmende Nachfrage bei Zahnärzten nach Anxiolyse durch Lachgassedierung.
- Qualifizierte Weiterbildungen und adäquate technische Ausstattung als Voraussetzung für Anwendung in der zahnärztlichen Praxis.
- Erste Grundlagen zur Qualitätssicherung der Lachgasanwendung in der Zahnmedizin in der gemeinsamen wissenschaftlichen Mitteilung von

deutschen zahnmedizinischen (DGZMK, DGKiZ) und anästhesiologischen Fachgesellschaften (DGAI, BDA) von 2013.
- Im internationalen Vergleich ist die Lachgasanwendung in der Zahnmedizin in Deutschland noch in den Anfängen. Weitere Standardisierungen in Ausbildung, Arbeitsschutz und Praxiseinsatz sind notwendig.

Indikationen Ängstliche Pat. (Kinder, Jugendliche, Erw.) mit ausreichender Compliance (sichere Nasenatmung), zeitlich überschaubare zahnmedizinische Eingriffe, Reduktion von Stress, Würgereiz und Spritzenangst

Kontraindikationen Vorerkr. ab ASA-Stufe III, Otitis media, große oder längere Eingriffe, eingeschränkte Nasenatmung, mangelhafte Compliance, Zahnbehandlungsphobie, Schwangerschaft, Multiple Sklerose, COPD, Vitamin-B_{12}-Mangel

Pharmakologie
- Brandförderndes Gas (**Cave:** keine Anwendung von Laser oder Elektrokoagulation)
- Geringe Löslichkeit in Blut, daher schnelles An- und Abfluten
- Hohe Lipidlöslichkeit (schnelle Verteilung im ZNS)
- Fast vollständige Abatmung (geringe Verstoffwechslung)

Wirkung Anxiolytischer und sedierender Effekt, geringer analgetischer Effekt (**Cave:** kein Verzicht auf LA bei schmerzhaften Interventionen)

Nebenwirkungen Keine schweren NW bei max. Konz. von 50 % Lachgas und 50 % Sauerstoff. Bei höherer Dosierung Übelkeit, Schwindel und Kopfschmerzen möglich

Keine gleichzeitige Anwendung mit anderen Sedativa, um Medikamenteninteraktionen zu verhindern.

Durchführung
- Einstellen der Sedierungstiefe durch schrittweise Erhöhung der Lachgaskonzentration im Gasgemisch mit dem gleichzeitig verabreichten Sauerstoff.
- Max. Konz. von 50 % Lachgas im Gasgemisch sollte gerätetechnisch sichergestellt sein.
- Kontinuierliches Monitoring der Vitalparameter.
- Kontrolle von Atemfrequenz und Atemminutenvolumen (Assistenz!).
- 100 % Sauerstoffgabe für 5 Min. nach Behandlungsende.

Arbeitsschutz (siehe Arbeitsschutzgesetz und Gefahrstoffverordnung)
- Schutz des zahnmedizinischen Personals vor Lachgasemission im Behandlungsraum essenziell
- Anwendung von Doppelmasken mit gleichzeitiger Absaugung minimiert Exposition des zahnmedizinischen Personals. Zusätzlich zahnmedizinische Absaugung im Mundraum
- Da Belastung des Personals durch Mundhöhle des Pat. (offenes System) bei Behandlung in Lachgassedierung unvermeidbar, nur bei zeitlich überschaubaren Eingriffen anwenden

3.3 Allgemeinanästhesie

Durchführung nur durch Facharzt für Anästhesiologie!

Indikationen

- Eingriffe, die aufgrund von Umfang oder Dauer nicht in Lokalanästhesie alleine oder in Komb. mit einer Sedierung durchgeführt werden können.
- Mangelnde Kooperationsfähigkeit, starke Zahnbehandlungsangst oder Behinderungen seitens der Pat.

Vorbegutachtung und Aufklärung Müssen durch den Facharzt für Anästhesiologie erfolgen. Er entscheidet, ob aus medizinischer Sicht Bedenken oder KI gegenüber einer Allgemeinanästhesie bestehen. Ebenso trifft er die Entscheidung zwischen ambulanter oder stationärer Behandlung.

Mindestanforderungen an den anästhesiologischen Arbeitsplatz müssen gewährleistet sein (Empfehlungen Deutsche Gesellschaft für Anästhesiologie und Intensivmedizin e. V. und Berufsverband Deutscher Anästhesisten e. V., Anästh Intensivmed, 2013).

Verfahren Totale intravenöse Anästhesie (TIVA) oder balancierte Inhalationsanästhesie

Techniken

- **Maskennarkose** bei kurzen Eingriffen möglich, jedoch kein sicherer Atemweg (Aspirationsgefahr).
- **Intubationsnarkose:** State of the Art, je nach Größe, Dauer und Lokalisation des Eingriffs entweder oral oder nasotracheal. Für optimale Bedingungen im Mundbereich die nasale Intubation der oralen vorziehen. Die Entscheidung treffen Operateur und Anästhesist gemeinsam. Ein wesentliches Kriterium ist die suffiziente oropharyngeale Tamponade, um das Herabrinnen von Flüssigkeit, Blut und Fremdkörpern in den Magen zu verhindern. Gerade größere Mengen von Blut sind mit hoher postop. Übelkeit und Erbrechen verbunden!

Vorteil Pat. können unter Ausschaltung des Bewusstseins schmerzfrei und lange operiert werden.

Nachteil Hoher apparativer und personeller Aufwand, postop. Überwachungsmöglichkeit mit dem damit verbundenen Zeitaufwand, postop. Übelkeit möglich, Hals- und Schluckbeschwerden durch Tubus möglich

4 Chirurgische Prinzipien

Dirk Elvers, Frank Hölzle, Jochen Jackowski

4.1 Wundlehre

4.1.1 Wundformen

Definition Wunde Mechanisch oder physikalisch (thermisch, chemisch, aktinisch) bedingter Verlust des Zusammenhangs von Körperoberflächen mit oder ohne Substanzverlust

Einteilung nach morphologischen Kriterien

Offene mechanische Wunde Schnittwunde (adaptiert oder klaffend, je nach Verlauf zu den Hautlinien), Risswunde, Platzwunde, Schürfwunde (Exkoriation), Décollement (Ablederung, Sonderform: Skalpierung), Stichwunde (Sonderform: Pfählungsverletzung), Bisswunde, Schusswunde, traumatische Amputation

Geschlossene mechanische Wunde Prellung (Contusio), Erschütterung (Commotio), Quetschung (Compressio)

Thermische Wunde Verbrennung, Erfrierung

Chemische Wunde Durch Säure (Koagulationsnekrose) oder Lauge (Kolliquationsnekreose)

4

Aktinische/radiogene Wunde Durch ionisierende Strahlung, Röntgenstrahlung oder Strahlenther.

Einteilung nach ätiologischen Kriterien

Äußere Gewalteinwirkung s. o.

Iatrogen (ärztlich) verursacht Durch Inzision, Punktion, Laserung, Spalthautentnahme, ther. Amputationen usw.

Chron. Wunden Meist durch Mangelversorgung des Hautgewebes, z. B.

- Atherosklerotisch oder diabetogen bedingte Angiopathie in Form einer Gangrän
- Dekubitus bei bettlägerigen Pat. an Aufliegestellen
- Ulcus cruris venosum bei chron.-venöser Insuff.

4.1.2 Wundheilung

Der Heilungsverlauf einer Wunde hängt im Wesentlichen von der Verletzung (Art, Tiefe und Ausdehnung) und ihrem Zustand (Verschmutzungsgrad, Durchblutung des Wundgebiets) ab. Zudem spielen Alter, EZ und AZ, Begleiterkr. sowie eingenommene Medikamente oder Drogen eine Rolle.
Die Wundheilung erfolgt durch

- **Regeneration:** Gewebespezifischer Ersatz, der im Bereich der Epithelien vollständig, in parenchymatösen Organen eingeschränkt und beim hoch spezialisierten Muskel- und Nervengewebe nicht mehr möglich ist.
- **Reparation:** Ersatz von fehlendem Gewebe durch unspezifisches Bindegewebe, welches dann vernarbt.

Nahezu alle Gewebearten sind zur Heilung fähig. Eine Ausnahme bildet der Zahnschmelz. Der Knochen nimmt eine Sonderstellung ein, weil die bindegewebige Matrix später gewebespezifisch umgebaut wird **(Knochenneubildung)**.

Wundheilungsphasen

Der Heilungsvorgang wird in 3 Phasen unterteilt:

Exsudationsphase Am 1.–3. Tag wird zunächst der Blut- und Lymphaustritt aus den eröffneten Gefäßen durch Blutgerinnung und Vasokonstriktion gestoppt. Fibrin verklebt die Wunde, Granulozyten und Histiozyten phagozytieren abgestorbenes Gewebe und Erreger. Es wird ein hochwirksames System zur Phagozytose, Infektabwehr und Immunstimulation aufgebaut. Symptome sind Wundschmerz, Wundödem, Metabolic Burst.

Proliferationsphase Am 4.–12. Tag sprießen Kapillaren aus dem Wundrand ein. Ortsständige Fibroblasten bilden Granulationsgewebe; der Proliferationsgipfel wird erreicht.

Reparationsphase Ab dem 12. Tag führt die Vernetzung der Kollagenfasern zur Stabilisierung. Durch die Migration umgebener Epithelzellen wird die Wunde schließlich verschlossen. In der resultierenden Narbe fehlen die Hautanhangsgebilde.

Primäre Wundheilung

Die oben genannten Phasen gelten prinzipiell für die primäre Wundheilung, die bei glatten, sauberen Wunden mit guter Durchblutung zu erwarten ist. Eine operative Versorgung von zerklüfteten oder nekrotischen Wunden kann die Voraussetzung zur primären Heilung durch Wundausschneidung oder Anfrischen der Wundränder (Débridement) schaffen. Diese Methode kommt bis ca. 8 h nach der Verletzung in Betracht.

4

> Als verzögerte Primärheilung wird das Offenhalten (Drainage) einer mutmaßlich kontaminierten Wunde durch feuchte Gaze und sek. Nahtadaptation nach 2–3 Tagen bezeichnet.

Sekundäre Wundheilung

Bei zerfetzten, klaffenden Wunden ohne Anfrischungsmöglichkeit, bei stark eiternden Wunden, bei stark verschmutzten Wunden oder bei Infektionen primär verschlossener Wunden wird eine Sekundärheilung abgewartet, d. h., der Defekt wird auch ohne mechanischen Verschluss durch Granulationsgewebe aufgefüllt, welches sich später in Narbengewebe umdifferenziert.

Extraktionswunde

Theoretisch ist eine Primärheilung nicht denkbar, da die Extraktionswunde als komplizierte Quetschwunde einzustufen ist. Dennoch ist bei Ausbleiben von Wundheilungsstörungen ein ungestörter Heilungsvorgang zu erwarten.
Durch diskrete Kompression der Wundränder aneinander kann der Heilungsvorgang über die Matrix des sich i. d. R. bildenden Blutkoagels unterstützt werden. Die Organisation des Blutgerinnsels erfolgt von außen nach innen. Epithel aus den Wundrändern schiebt sich über den Alveolarinhalt. Da die knöcherne Umwandlung des Alveolarinhalts mind. 4–6 Wo. dauert, kann die Extraktionsstelle auch noch nach Mon. im Röntgenbild nachgewiesen werden.

Heilung von Läsionen anderer Gewebe

Knochen

Unter günstigen Bedingungen kommt es durch prim. oder indirekte bzw. sek. Bruchheilung zur vollständigen Regeneration:

Prim. Knochenheilung Neu gebildeter Knochen überbrückt den Frakturspalt direkt. Intraop. muss versucht werden, den freigelegten Knochen axial mit Druck zu vereinigen und unmittelbar ruhig zu stellen. Verletzungsbedingt ist nicht immer eine lückenlose Adaptation der Fragmentenden möglich.

Sek. Knochenheilung Diese Form der Heilung erfolgt über den sog. Kallus und ist die Regel. Sie verläuft über das Bruchspalthämatom, das mit der Organisation des geronnenen Blutes beginnt und über lebhafte Resorptions- und Regenerationsvorgänge des Kallus schließlich in einer Knochenstruktur endet, die im Wesentlichen dem ursprünglichen Zustand entspricht. Eine exakte Ruhigstellung ist unabdingbar, um Heilungsstörungen zu verhindern, sollte aber unter klinischen Aspekten so gering wie möglich gehalten werden, um funktionelle Reize für die endgültige Bruchheilung zu nutzen.

Muskel

Nach traumatischer Durchtrennung kommt es zur Retraktion der Muskelstümpfe, wodurch diese auseinanderklaffen. Nach Ausfüllen der Muskellücke mit Granulationsgewebe führt die narbige Ausreifung meistens zur ungenügenden Regeneration. Bei Wiedervereinigung der Muskelstümpfe durch Naht werden meist bessere funktionelle Ergebnisse erreicht. **Cave:** Vor allem im Gesicht kann es im Bereich des M. masseter und der Mm. pterygoidei zu Funktionsstörungen (Kieferklemmen) kommen, die nur noch schwer zu beeinflussen sind.

Nerv

Die Heilungsvorgänge unterscheiden sich je nach Zugehörigkeit der Nerven zum zentralen und peripheren Nervensystem.
Periphere markhaltige Nerven besitzen eine starke Regenerationskraft, weil die Zerstörung nur die Zellfortsätze und nicht die Ganglienzellen betrifft. Bei einer Durchtrennung sprießen vom zentralen Stumpf aus feine Fortsätze aus den Achsenzylindern heraus, die langsam peripher fortwachsen und nachträglich von einer neuen Scheide umgeben werden.
Wurden Nerven im **Gesichtsbereich** traumatisch oder bei Tumorresektionen durchtrennt, sollte über eine mikrochir. Readaptation (Nervkoaptation), falls notwendig mit einem Nerveninterponat – z. B. N.-suralis-Interponat – nachgedacht werden. Insbesondere der die mimische Muskulatur versorgende N. facialis regeneriert auch nach Teildurchtrennung nur selten. Dagegen werden Regenerationserscheinungen der sensiblen Äste des N. trigeminus beobachtet – entweder durch Einwachsen vom zentralen Stumpf oder aus Nervenendigungen, die aus dem Nachbargewebe in das anästhetische Gebiet einsprossen.

4.1.3 Wundheilungsstörungen

Wundinfektionen

Meist infizieren sich Wunden zwischen dem 3. und 5. postop. Tag. Ob dies geschieht, hängt entscheidend von Anzahl, Art und Virulenz der eingedrungenen Erreger, Beschaffenheit der Wunde und Immunstatus der Pat. ab.

Eine Wundinfektion mit den Kardinalsympt. einer Entzündung (Rötung, Erwärmung, Schwellung, Schmerz und Funktionsstörung) kann durch Viren, Bakterien oder Pilze ausgelöst werden:

- Pyogene Wundinfektionen sind eitrig und werden meist durch Kokken verursacht.
- Putride Infektionen werden durch Fäulniserreger hervorgerufen, sie imponieren klinisch als Gangrän.
- Anaerobe Infektionen entstehen in Wunden mit ausgedehnten Nekrosen.

Die Behandlung der Wahl bei infizierten Wunden ist die Eröffnung der Wunde und die Einleitung einer offenen Wundbehandlung. Zusätzlich ist bei kontaminierten Wunden eine Antibiotikaprophylaxe empfehlenswert.

Clostridien-Infektionen

Gefährlich sind der durch ubiquitär vorkommende Clostridien ausgelöste Gasbrand und Tetanus (Wundstarrkrampf):

Gasbrand Auslöser ist das ubiquitär im Erdreich vorkommende Bakterium *Clostridium perfringens.* Eintrittspforte ist meist das traumatisch zerstörte Gewebe, v. a. die Muskulatur. Durch eine Toxämie kommt es zu einem ausgedehnten lokalen Ödem und massivem Gewebezerfall mit Gasbildung. Die Ther. umfasst ein sorgfältiges chir. Wunddébridement, die Gabe von Penicillin und ggf. eine adjuvante hyperbare Sauerstoffther. in einer Druckkammer.

Tetanus Auslöser ist das ebenfalls ubiquitär im Erdreich vorkommende Bakterium *Clostridium tetani.* Die Infektion führt zu vegetativen Allgemeinbeschwerden mit Schluckbeschwerden, steigendem Muskeltonus bis zum typischen Risus sardonicus (Teufelsgrinsen durch Spasmen der mimischen Muskulatur), durch Trismus (Kieferklemme durch Spasmen der Kiefer- und Schlundmuskulatur) und einem Opisthotonus (Krampf der Streckmuskulatur von Rücken und Nacken mit Reklination des Kopfes und bogenartiger Biegung des Körpers nach hinten). Die **Tetanusimmunprophylaxe** ist unverzüglich durchzuführen. Fehlende Impfungen der Grundimmunisierung sind entsprechend den für die Grundimmunisierung gegebenen Empfehlungen nachzuholen (▶ Tab. 4.1). Außerdem erfolgen eine lokale Wundexzision und falls notwendig intensivmedizinische Maßnahmen. Die Letalität beträgt selbst bei moderner Intensivther. 10–20 %.

! Da sich Tetanusinfektionen auf dem Boden von Bagatellverletzungen entwickeln können, ist eine Kontrolle des Impfschutzes bei JEDER Wundversorgung obligat.

4.1.4 Wundbehandlung

Alle Wundbehandlungen müssen mit dem Ziel der funktionsgerechten Wiederherstellung der zerstörten Gewebeformation unter sterilen Kautelen erfolgen. Der Umfang der Wundversorgung richtet sich nach der Verletzungsart und -ausdehnung:

1. **Anästhesie:** Bei einfachen Wunden erfolgt eine Infiltrationsanästhesie, in schwierigen Fällen kann diese mit einer Midazolamsedierung unter Überwachung der Vitalparameter, insb. Sauerstoffsättigung kombiniert werden. Bei komplizierten Wunden sollte eine Leitungs- oder Allgemeinanästhesie (Vollnarkose) vorgenommen werden.

Tab. 4.1 Tetanus-Immunprophylaxe im Verletzungsfall entsprechend der aktuellen STIKO-Empfehlungen [X221-055]

	Dokumentierter Tetanus-Impfstatus	Zeit seit letzter Impfung	DTaP/Tdap[b,e]	Tetanusimmunglobulin (TIG)[c]
Saubere geringfügige Wunden	Ungeimpft oder unbekannt		Ja	Ja
	< 3 Impfstoffdosen		Ja[d]	Nein
	≥ 3 Impfstoffdosen	≥ 10 Jahre	Ja	Nein
		< 10 Jahre	Nein	Nein
Alle anderen Wunden[a]	< 3 Impfstoffdosen oder unbekannt		Ja[d]	Ja
	≥ 3 Impfstoffdosen	≥ 5 Jahre	Ja	Nein
		< 5 Jahre	Nein	Nein

[a] Tiefe und/oder verschmutzte (mit Staub, Erde, Speichel, Stuhl kontaminierte) Wunden, Verletzungen mit Gewebszertrümmerung und reduzierter Sauerstoffversorgung oder Eindringen von Fremdkörpern (z. B. Quetsch-, Riss-, Biss-, Stich-, Schusswunden), schwere Verbrennungen und Erfrierungen, Gewebsnekrosen, septische Aborte.

[b] Kinder < 6 J. erhalten einen Komb.-Impfstoff mit DTaP, ältere Kinder und Jugendliche Tdap. Erw. erhalten ebenfalls Tdap, wenn sie noch keine Pertussis-Impfung im Erw.-Alter (≥ 18 J.) erhalten haben oder sofern eine aktuelle Ind. für eine Pertussis-Impfung besteht.

[c] TIG = Tetanus-Immunglobulin. TIG (im Allgemeinen 250 IE) wird simultan mit der DTaP- bzw. Tdap-Impfstoffdosis kontralateral appliziert. Die TIG-Dosis kann auf 500 IE erhöht werden bei: (a) infizierten Wunden, bei denen eine angemessene chir. Behandlung nicht innerhalb von 24 h gewährleistet ist; (b) tiefen oder kontaminierten Wunden mit Gewebezertrümmerung und reduzierter Sauerstoffversorgung; (c) Eindringen von Fremdkörpern (z. B. Biss-, Stich- oder Schusswunden); (d) schweren Verbrennungen und Erfrierungen, Gewebenekrosen und septischen Aborten.

[d] Für Personen, bei denen die Grundimmunisierung begonnen, aber noch nicht abgeschlossen ist (z. B. Säuglinge), muss der Abstand zur letzten Impfdosis berücksichtigt werden. Eine postexpositionelle Impfung am Tag der Wundversorgung ist nur sinnvoll, wenn der Abstand zu der vorhergehenden Impfstoffdosis mindestens 28 Tage beträgt. Bezüglich des Abschlusses einer Grundimmunisierung gelten im Übrigen die Nachholimpfempfehlungen der STIKO.

[e] Nach Mitteilung der Deutschen Gesetzlichen Unfallversicherung (DGUV) von April 2018 werden die Kosten für Tetanus-Komb.-Impfungen generell übernommen, soweit nach Empfehlungen der STIKO nach einem Arbeitsunfall eine Tetanusprophylaxe erforderlich ist.

2. **Wundvorbereitung:** prophylaktische Maßnahmen, wie chir. Desinfektion des OP-Gebiets und Einhaltung steriler Kautelen, die eine Wundinfektion verhindern.
3. **Operative Versorgung** mit Wundtoilette (NaCl 0,9 %, Ringer-Lsg. oder H_2O_2) und Primärverschluss der Wunde.

Wundversorgung

Die operative Versorgung sollte stets von innen nach außen erfolgen.

- Wundränder spannungsfrei und locker adaptieren.
- Für subkutane Nähte bis auf wenige Ausnahmen resorbierbares Nahtmaterial wählen.
- Hautnähte aus nicht resorbierbarem Material sollten funktionellen und ästhetischen Gesichtspunkten je nach Körperregion genügen und nur mit atraumatischem Nahtmaterial durchgeführt werden, bei dem der Faden übergangslos mit der Nadel verbunden ist und nicht wie bei der traumatischen Naht in eine Öse an der Nadel eingefädelt wird.

Blutstillung

Man unterscheidet verschiedene Arten der Blutstillung:
- Einfache Blutstillung durch Druck oder Kompressionsverband oder Tamponade
- Operative Blutstillung durch Elektrokoagulation mittels diathermischer Verschorfung kleinerer Gefäße, Umstechung, Gefäßligatur, Gefäßclip
- Lokale Hämostyptika als resorbierbarer Gazestreifen aus regenerierter Zellulose
- Systemische Unterstützung der Blutgerinnung durch Thrombozytenkonzentrate, Vitamin K bei Gerinnungsstörungen durch medikamentöser Antikoagulation mit VKA

4.2 Arbeitstechniken

4.2.1 Schnittführung

Wenn möglich, sollte eine Schnittführung parallel der Langer-Hautlinien gewählt werden (▶ Abb. 4.1), um starke Zugkräfte auf das sich neu bildende Gewebe zu vermeiden und einer Narbenhypertrophie oder ästhetisch unbefriedigenden Narben entgegenzuwirken.

Prinzipien
- So kurz wie möglich, so lang wie nötig (ästhetische Aspekte versus Übersicht)
- Verlauf von Gefäßen, Nerven, Muskeln und Faszien beachten

4.2.2 Nahttechnik

Bei der Nahtvereinigung von Wundflächen sollten alle Schichten lückenlos adaptiert werden, um eine Hämatom- oder Serombildung in Hohlräumen zu vermeiden. Je nach Gewebeart sind unterschiedliche Nahtmaterialien in unterschiedlichen Größen zu bevorzugen.

Tipps zur Nahttechnik
- Nadel mit dem Nadelhalter im letzten Drittel fassen
- Nadel senkrecht einstechen und der Krümmung folgend drehen
- Bei langen Wunden nach der Halbierungstaktik vorgehen (Wundabschnitte mehrmals halbieren)
- Ein- und Ausstich auf gleicher Höhe und in gleicher Entfernung vom Wundrand
- Bei Spannungen Wundränder mobilisieren oder Entlastungsschnitte durchführen

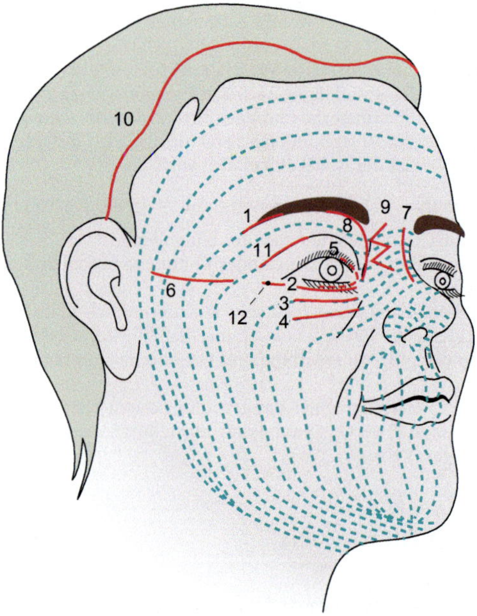

Abb. 4.1 Langer-Hautlinien im Gesicht mit Darstellung der wichtigsten Zugangswege bei Mittelgesichtsfrakturen [R498].
1 Lateraler Augenbrauenschnitt, *2* Subziliarschnitt, *3* mittlerer Unterlidschnitt, *4* Infraorbitalschnitt, *5* Transkonjunktival- und Transkarunkulärschnitt, *6* Jochbogenschnitt, *7* nasaler Medianschnitt (Glabellaschnitt), *8* gerader medialer Orbitaschnitt (Brillen- oder Bogenschnitt), *9* W-förmiger medialer Orbitaschnitt, *10* bikoronarer Bügelschnitt, *11* lateraler Oberlidschnitt, *12* laterale Kanthotomie

Instrumentenknoten

Gerade für den häufig in der Mundhöhle tätigen Zahnarzt, Oralchirurgen und Mund-, Kiefer- und Gesichtschirurgen empfiehlt sich diese Technik aus Gründen der Zugänglichkeit, Zeit- und Materialschonung.

Handknüpfung

Das Knüpfen der Knoten kann mit der Einhand- oder Zweihandtechnik durchgeführt werden. Der chirurgische Knoten hat aufgrund der höheren Reibung auch eine höhere Festigkeit.

> Immer müssen mehrere, am besten gegenläufige Schlingen übereinandergelegt werden, um einer Lösung der Naht und damit einer Wunddehiszenz vorzubeugen.

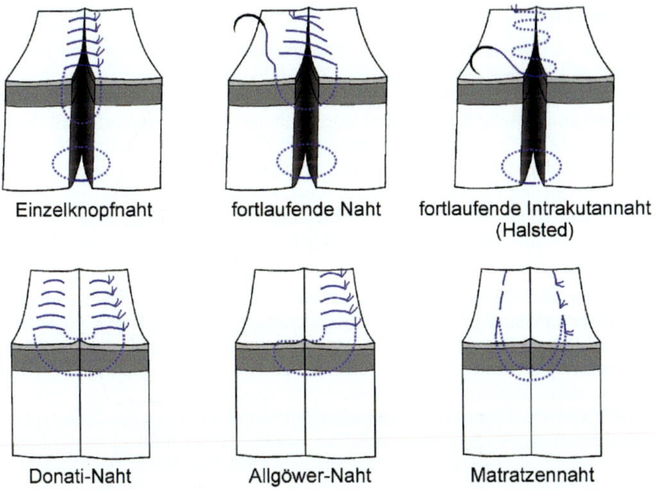

Abb. 4.2 Nahttechniken [R498]

Nahtformen

Einzelknopf Gebräuchlichste Technik bei unkomplizierten Wundverhältnissen. Jeder Faden wird einzeln gelegt und geknüpft (▶ Abb. 4.2). **Ind.:** fast alle Situationen und Regionen

Matratzennaht Diese Technik, vertikal oder horizontal angelegt (▶ Abb. 4.2), findet dann Anwendung, wenn ein Auskrempeln der Wundränder und eine besonders innige Vereinigung der Wundränder erzielt werden soll. **Ind.:** speziell an den Gaumenweichteilen, z. B. zur plastischen Rekonstruktion von Gaumenspalten

> Eine spezielle Form der Matratzennaht ist die **Dreiecksnaht** im Spitzenbereich von V-förmigen Wunden, um eine Nekrose der Lappenspitze zu vermeiden.

Fortlaufende Naht Diese Nahttechnik kann als einfache und als überwendliche Technik angewendet werden (▶ Abb. 4.2) und bietet gerade bei langen Wunden eine enorme Zeitersparnis. Allerdings muss auf ein Nachziehen der einzelnen Schlingen vor der Legung der nächsten geachtet werden, um eine adäquate Wundadaptation zu erreichen. Aus ästhetischen Gesichtspunkten ist sie der Einzelknopftechnik unterlegen – außer man legt sie als **Intrakutannaht** (nach Halsted) an und versenkt die Naht bis auf Ein- und Ausstich vollkommen in der Hautschicht.

> **Intrakutannaht**
> - Bei Verwendung von nicht resorbierbarem Nahtmaterial Länge von 5–10 cm nicht überschreiten
> - Bei infizierten Wunden kontraindiziert, da bei Nahtverlust Dehiszenz der gesamten Wundlänge möglich

Materialien

Instrumente ▶ 5

Nadelform I. d. R. werden gebogenen Nadeln verschiedener Kreisgrößen und einer unterschiedlichen Kreisbogenlänge (¼, ½, ⅜, ⅝Krümmung) oder für spezielle Ind. auch gerade Nadeln benutzt.
Für die **atraumatische Nahttechnik** werden spitze Rundkörpernadeln für weiche Gewebe und scharfe Nadeln mit dreieckigem Querschnitt für harte Gewebe benutzt. Der Faden ist bei der atraumatischen Nadel-Faden-Komb. am Nadelende in axialer Bohrung verpresst, wodurch das Gewebe beim Durchziehen geschont wird. Zusätzlich kann bei sog. Abreißfäden eine Sollbruchstelle am prox. Fadenende eingearbeitet sein, durch die sich der Faden bei kräftigem Zug von der Nadel löst.

Nahtmaterial

- **Resorbierbare Nahtmaterialien** zur Verwendung in tieferen Hautschichten und intraoral sind synthetische Polyglykolsäure, Polydioxan oder Glykolyt-Laktid Polymere z. B. Dexon, PDS, PGS, Vicryl, Safil. **Cave:** Catgut und Chromcatgut (Kollagen aus tierischem Darm) wurden wegen der BSE-Problematik aus dem Handel genommen.
- **Nicht resorbierbare Nahtmaterialien** zur Verwendung an der äußeren Haut sind neben Seide und Zwirn auch Kunststoffe aus Polyamiden, Polyesthern oder Polypropylenen z. B. Prolene, Supramid, Ethilon, Mersilene, Dafilon.

Die gewählte **Fadenstärke** richtet sich nach den Gegebenheiten des zu versorgenden Gewebes. Im Kopf-Hals-Bereich werden meist Fadenstärken von 3-0 bis 4-0 für die subkutanen Nähte, 4-0 bis 6-0 für die Hautnaht, 7-0 für die Lidchirurgie und 8-0 bis 11-0 für die Mikrochirurgie benutzt. Intraoral benutzt man meist resorbierbares Nahtmaterial der Stärke 3-0 oder 4-0.

Die **Fadenstärke** kann in der Einheit USP (United States Pharmacopeia) oder metrisch angegeben werden:

- Ein Faden der USP-Stärke 4-0 hat eine metrische Dicke von 1,5 (0,150–0,199 mm).
- Ein Faden der USP-Stärke 6-0 hat eine metrische Dicke von 0,7 (0,070–0,079 mm).

Fadenaufbau

- **Monofile Fäden:** starr, schlechter Knotensitz.
- **Polyfile, geflochtene Fäden:** Sägewirkung im weichen Gewebe, hoher Reibungswiderstand.
- **Pseudomonofile Fäden:** Durch eine spezielle Verarbeitungstechnik, Beschichtung oder schlauchartige Überzüge wird versucht, die Nachteile der monofilen und geflochtenen Fäden zu minimieren.

4.2.3 Laserchirurgie

Abhängig von der Intention und den Gewebeeigenschaften des Zielgewebes werden in der ZMK an einen Laser sehr unterschiedliche Anforderungen gestellt.

Laser ist die Abkürzung für Light Amplification by Stimulated Emission of Radiation (Lichtverstärkung durch angeregte Strahlung).

Prinzip Die Wirkung eines Lasers hängt von der Absorption des Lasers in der „beschossenen" Substanz ab. Die Schädigung des umliegenden Gewebes ist umso größer, je weniger die Lichtenergie im beschossenen Gewebe absorbiert wird. Daher erreicht ein Laser mit einem hohen Absorptionskoeffizienten im bestrahlten Gewebe eine hohe Ablation bei nur geringer Schädigung der Umgebung.

Indikationen Mögliche Anwendungsgebiete sind Kariologie, Endodontie, Parodontologie, zahnärztliche Chirurgie, Mund-, Kiefer- und Gesichtschirurgie, Dermatologie, HNO-Chirurgie.

CO_2-Laser

Wellenlänge 10.600 nm

Eigenschaften Wegen der geringen Penetrationstiefe von 0,1–0,3 mm und der minimalen Streuwirkung hervorragende Schneideeigenschaften. Fokussierend lässt sich das Weichgewebe ohne Schädigung des Nachbargewebes präzise schneiden. Der hämostatische bzw. koagulative Effekt kann durch Verkürzung der Pulsdauer im gepulsten Modus beeinflusst werden. Postop. sehr gute Reepithelisierung und weniger Ödembildung sowie ein geringeres Infektionsrisiko und geringere Wundkontraktion

> ! Bei zu langer Expositionszeit kommt es im Randbereich zu einer Koagulationsnekrose, die eine verzögerte Wundheilung zur Folge hat.

4

Indikationen Anwendungsgebiete sind die Behandlung von Narben, Fibromen, Epulitiden im gepulsten Modus und die superfizielle Vaporisation, z. B. einer Leukoplakie im Continous-Wave-Modus.

Nd:YAG-Laser

Neodym-dotierter Yttrium-Aluminium-Granat-Laser oder Neodym-YAG-Laser

Wellenlänge 1064 nm

Eigenschaften Betrieb im gepulsten und im Continous-wave-Modus möglich. Der Nd:YAG-Laser penetriert die orale Mukosa relativ ungehindert und kann ca. 3–5 mm in die Tiefe vordringen. Durch Fokussierung erreicht man die erwünschten Effekte der Aufheizung, Koagulation und Karbonisierung des tiefer liegenden Gewebes. Aufgrund seiner geringen Wellenlänge kann der Laserstrahl durch ein Glasfaserkabel geleitet werden.

Indikationen Tiefer liegende Gefäßveränderungen (Fibertom) an Wange, Gaumen und Zunge, oberflächliche Gefäßveränderungen, kleine oberflächliche dermale Gefäße (Besenreiser, Teleangiektasien) im Contact-Verfahren

> Durch die Auflage eines Eisstücks auf die zu behandelnde Region lassen sich auch gut durchblutete Gewebe fast schmerzfrei und gewebeschonend behandeln.

Er:YAG-Laser

Erbium-dotierter Yttrium-Aluminium-Granat-Laser oder YAG-Laser

Wellenlänge 2940 nm

Indikationen **Sämtliche Klassen der Kavitätenpräparation.** Der Schmerz, den die Pat. normalerweise während der Behandlung verspüren, ist dank der kalten

Ablation so stark reduziert, dass meistens gänzlich auf Anästhetika verzichtet werden kann. Der Laserstrahl ist stark selektiv, sodass die gesunde Zahnsubstanz maximal geschont werden kann. Mit dem Er:YAG-Laser können Demineralisationen gestoppt werden. Idealerweise sollten hierbei Energien zwischen 100 und 200 mJ eingesetzt werden. Um die Zahnpulpa nicht zu gefährden, sollten Kavitätenpräparationen mit dem Er:YAG-Laser nur unter Wasserkühlung erfolgen.
Weitere Ind.: Parodontologie, Endodontologie und Hautchirurgie. Da das energiereiche und unsichtbare Lichtes vom Gewebewasser resorbiert wird und dieses den Hauptbestandteil der Haut darstellt, kann das Laserlicht in der Lage sehr präzise oberste Schichten der Haut abtragen, ohne das umliegende Gewebe zu schädigen. Der Er:YAG-Laser wird eingesetzt bei gutartigen bzw. ästhetisch störenden Hautveränderungen (z. B. Xanthelasmen), Syringomen, Talgdrüsenhyperplasien, Angiofibromen, der aktinischen Porokeratose (genetisch bedingte Verhornungsstörung), seborrhoische Warzen, der solaren Lentigines, Faltenbehandlung, Krebsvorstufen und bösartigen Veränderungen (z. B. aktinische Keratosen, Cheilitis actinica, Morbus Bowen, oberflächliche Basaliome).

Dioden-Laser

Wellenlänge 805–820 nm

Vorteile Im Gegensatz etwa zu Festkörper-Nd:YAG-Lasern sind keine aufwendigen Netz- und Kühlgeräte erforderlich, sodass sie kleiner und kostengünstiger sind.

Indikationen Beispielsweise schmerzhafte Parodontitis, Weichgewebechirurgie und Alternativbehandlung von Besenreisern

Argon-Laser

Wellenlänge 488 nm

Indikation Hauptind. in der Dermatologie sind vaskuläre Hautläsionen, wie Naevus flammeus (Feuermal), Naevi aranei (Spinnennaevus), Teleangiektasien (Gefäßerweiterungen), kleine Hämangiome (Gefäßneubildungen), Erythrosis interfollikularis colli (flächenhafte Rötungen der seitlichen Halspartien), Venous Lakes (Lippenrandangiome). Seltenere Ind. sind eruptive Hidradenome (Schweißdrüsenadenome) und epidermale weiche Naevi.

4.2.4 Elektrochirurgie

Ein wesentlicher Vorteil gegenüber herkömmlicher Schneidetechnik mit dem Skalpell ist, dass gleichzeitig mit dem Schnitt eine Blutungsstillung durch Verschluss der betroffenen Gefäße erfolgen kann. Die benutzten Geräte werden auch als Elektroskalpelle bezeichnet.

> ! Beim Resezieren bösartiger Tumoren keine Verwendung des Elektromessers nahe am Tumor, da Resektion des Tumors im Gesunden sonst durch Pathologie nicht sicher zu beurteilen.

Elektrotomie

Das elektrische Schneiden von Körpergeweben durch Hochfrequenzstrom mittels nadel-, lanzett- oder schlingenförmiger aktiver Elektrode

Prinzip **Scharfschnitt** durch intensive Hitzeentwicklung auf engstem Raum und Wasserdampfexplosionen bei Funkenzahlen von 50.000–70.000/s (sog. Funken- oder Schmelzschnitt). Im Gegensatz dazu Schorfschnitt (Koagulationsschnitt mit langsamer Schnittführung bei erhöhter Stromstärke). Bei der Elektrotomie werden so hohe Spannungen (> 200 V) eingesetzt, dass zwischen Schneidelektrode und Gewebe Lichtbögen generiert werden, die entlang der Elektrode das angrenzende Gewebe abtasten. Durch die resultierende Vaporisation entsteht zwischen Elektrode und Gewebe ein Dampfpolster, das einen berührungslosen Schnitt ermöglicht.

Elektrokoagulation

Die Elektrokoagulation bezeichnet die elektrokaustische Verschorfung von Gewebe, zu der ein bipolarer Strom erforderlich ist. Es empfiehlt sich, bipolare Pinzetten zu verwenden. Zum Verschweißen blutender Gefäße und von Sickerblutungen können auch andere Formen von aktiven Elektroden genutzt werden, z. B. feine Nadelelektroden zur Epilation, Kugel- und Plattenelektroden. **Cave:** Elektrodenoberfläche stets sauber halten, damit keine isolierende Kruste aus verbranntem Gewebe und Blutresten entsteht, die zur Funkenbildung und Verkohlung der Kontaktflächen führen kann.

4.3 Chirurgische Komplikationen

4.3.1 Intraoperative Komplikationen

Komplikationen bei Extraktion

Bei sorgfältiger Planung des Eingriffs, Anwendung der richtigen Extraktionstechnik und Beachtung der anatomischen Verhältnisse lassen sich KO weitgehend vermeiden. So kann z. B. ein in der Zahnreihe stehender oberer Weisheitszahn nur mit der Zange entfernt werden, wenn der Nachbarzahn mit einer Keramikkrone versorgt wurde. Ein Hebeleinsatz würde mit einem hohen Risiko für eine Abplatzung der Keramik einhergehen. Durch diese Berücksichtigung des Nachbarzahns kann die Extraktion wesentlich schwieriger als bei einem naturgesunden Nachbarzahn sein. Auf Beschädigungen von Füllungen an Nachbarzähnen, Lösen von Kronen- oder Brückenkonstruktionen, Keramikabplatzungen und Schädigung oder Anluxation von Nachbarzähnen (**Cave:** bei der Hebelluxation nie gegen einen alleinstehenden Zahn abstützen) muss geachtet werden. Bei Zwischenfällen sind entsprechende ther. Maßnahmen einzuleiten.

> Sollte versehentlich der falsche Zahn extrahiert werden, ist dies als Behandlungsfehler von forensischer Bedeutung. Fehlerhaft extrahierte Zähne sollten nach den Richtlinien der Transplantation in die Alveole zurückgesetzt und mit einem Schienenverband ruhiggestellt werden.

Mund-Antrum-Verbindung

(▶ 11.8.7) Durch die unmittelbare Beziehung oberer Molaren und Prämolaren zum Boden des Sinus maxillaris werden sog. Mund-Antrum-Verbindungen (MAV) auch bei einwandfreier Extraktionstechnik relativ häufig gesehen.

Diagnostik Die Kontrolle, ob eine MAV vorliegt, erfolgt immer über zwei Tests:

- **Nasenblasversuch:** Pat. soll bei zugehaltener Nase und geöffnetem Mund in die Nase hineinblasen. Dadurch entsteht ein Überdruck in der Kieferhöhle und es kommt durch die mit Druck austretende Luft zum typischen Geräusch im Bereich der MAV. **Cave:** Unsicher, da bei Verlegung der Perforationsstelle

mit polypös veränderter Kieferhöhlenschleimhaut ein falsch neg. Ergebnis möglich ist.
- **Bowman-Sonde/Kleeblatt-Sonde:** sicher; wichtig ist ein behutsames Austasten der Alveole, damit die intakte Kieferhöhlenschleimhaut, manchmal als letzte Barriere, nicht durchstoßen wird.

> ! Eine MAV wegen der Gefahr der Einschleppung von Erregern und Ausbildung einer Mund-Antrum-Fistel nicht mit einer Tamponade versehen.

Für die Therapieentscheidung einer MAV sind folgende Parameter wichtig:
1. Lage der MAV: tief in der Alveole oder oberflächlich bei starker Knochenatrophie
2. Größe der MAV: klein (2–3 mm) oder ausgedehnt (> 4 mm)
3. Zustand des extrahierten Zahns: entzündlich beherdeter Zahn, vitaler und reizloser Weisheitszahn, gesunder Zahn bei kieferorthopädischer Ind.-Stellung
4. Pat.-Compliance
5. Z. n. Bestrahlung oder antiresorptive Ther.
6. Allgemeinerkr., welche die Wundheilung verzögern können

Therapie Eine MAV muss nicht zwingend durch einen Mukoperiostlappen nach Rehrmann verschlossen werden, sofern sie tief in der Alveole liegt, nicht zu groß ist, der Zahn apikal nicht beherdet erscheint und der Pat. zuverlässig ist. Es dürfen keine systemischen KI, wie Bestrahlung im Kieferbereich, antiresorptive Ther. oder andere Voraussetzungen vorliegen, welche die Wundheilung verzögern können. Bei dieser Konstellation kann auch ein Koagelstabilisator (zumeist tierisches Kollagen) in die Alveole eingebracht werden und eine adaptierende Naht erfolgen. Der Pat. sollte ausführlich über das postop. Verhalten aufgeklärt werden (Schnäuzverbot, sofortige Wiedervorstellung bei KO). Eine antibiotische Abschirmung ist bei entzündungsfreien Verhältnissen nicht nötig.
Bei korrektem postop. Verhalten (eine Wo. Schnäuzverbot, beim Niesen den Mund öffnen und stärkere körperliche Anstrengung vermeiden) hat eine MAV keine weiteren neg. Folgen.

Luxation von Zahn oder Zahnanteilen in die Kieferhöhle

> Auch eine Luxation in die bukkalen oder palatinalen Weichgewebe, selbst ein Verschwinden in der Mundhöhle, ein Verschlucken oder eine Aspiration sind denkbar.

Diagnostik Bei V. a. eine Luxation von Zahnanteilen in die Kieferhöhle sollten zunächst Röntgenaufnahmen in 2 Ebenen zur Lokalisationsdiagnostik angefertigt werden. Die besten Alternative zu konventionellen Aufnahmen sind DVT oder CT, da sie die genaue Lage des Zahnrestes ermitteln. Zumeist liegen in die Kieferhöhle luxierte Zahnwurzeln zwischen Kieferhöhlenboden und der Schneider-Membran.

Therapie Bestätigt sich der Verdacht auf eine Luxation von Zahnanteilen in die Kieferhöhle sind folgende Maßnahmen denkbar:
- Je nach Lage sollte versucht werden, den Fremdkörper über die erweiterte Alveole oder über eine Eröffnung der vorderen Kieferhöhlenwand mit gebogenen, idealerweise diamantierten Instrumenten zu entfernen.
- Endoskopisch kann versucht werden, mit der Absaugvorrichtung den Fremdkörper aus der Kieferhöhle zu entfernen.

Weichgewebeläsionen

Verletzungen der Schleimhaut in Form von Quetsch- und Risswunden sind meist iatrogener Natur und können Wundheilungsstörungen mit Infektionen, Schmerzen und Schleimhautnekrosen als Folge haben.
Gefahr besteht bei

- unsachgemäßer Hebelanwendung (z. B. Abgleiten in den Mundboden),
- mangelhafter Lösung der gingivodentalen Manschette und
- groben Luxationsbewegungen.

> Bei Verdacht auf eine Verletzung tiefer liegender Gewebeanteile und Entstehung von ausgedehnten Blutungen muss die sofortige Blutstillung und ein Verschluss der Wunde, ggf. in einer Fachklinik, erfolgen.

Komplikationen bei anderen Eingriffen

Emphysem

Ein Emphysem ist eine path. Luft(Gas-)ansammlung im Körpergewebe, z. B. bei zu starkem Einblasen von Luft in den Wurzelkanal (Insufflation) oder Überspülung mit Wasserstoffperoxid im Rahmen einer Wurzelkanalbehandlung oder durch bakt. Gasbildung. Ein Emphysem kann postop. nach Eingriffen oder posttraumatisch im Kopf-Hals-Bereich auftreten und schlimmstenfalls zu Schluckbeschwerden oder Atemnot führen. Meist werden jedoch mehr oder weniger harmlose Haut- und Weichteilemphyseme (z. B. Lidemphysem nach Fraktur des Orbitabodens) beobachtet. Beim Abtasten kann man ein typisches Knistergeräusch der darüber liegenden Haut wahrnehmen. Ein Emphysem bildet sich in der Regel innerhalb weniger Tage vollständig zurück.

Hartgewebeschäden

Die Gefahr einer Fraktur ist vor allem bei der Entfernung tief verlagerter und retinierter Zähne im UK gegeben. Im Speziellen soll hier auf die entsprechenden Kapitel (Zahnfrakturen ▶ 9.3.2, Alveolarfortsatzfrakturen ▶ 9.3.10, UK-Frakturen ▶ 10.4) verwiesen werden.

Nervenschäden

Bei Eingriffen im unteren Seitenzahnbereich kann es zu einer mechanischen Schädigung des N. alveolaris inferior mit vorübergehender, selten dauerhafter Funktionsstörung kommen. Diese äußert sich v. a. in einem Taubheitsgefühl der entsprechenden Unterlippenhälfte. Die Lippenbeweglichkeit ist nicht beeinträchtigt. Selten kann auch der an der Innenseite des Unterkiefers verlaufende N. lingualis durch die Leitungsanästhesie oder den operativen Eingriff geschädigt werden. In der Folge kann es zu einem meist zeitlich begrenzten, gelegentlich andauernden Taubheitsgefühl und zu Geschmacksstörungen im Bereich der betroffenen Zungenhälfte kommen.

Aspiration

Unter Aspiration versteht man das An- und Einatmen von Fremdkörpern in die Atemwege. Eine Aspiration kann intra- und postop. als KO auftreten, wenn z. B. erbrochener Mageninhalt oder geschlucktes Blut in die Lunge gelangt und dort durch seine spezifischen Eigenschaften eine starke Entzündungsreaktion hervorruft. Wird eine Aspiration nicht behandelt, kann sie zu einer Lungenentzündung (Aspirationspneumonie) bzw. einer Atelektase (Minderbelüftung von Lungenanteilen) führen. Im Rahmen einer Zahnextraktion sind abbrechende Zahnkronen eine häufige Aspirationsquelle.

4.3.2 Postoperative Komplikationen

Neben einer allgemein verzögerten Wundheilung können spezielle KO auftreten:
- **Dehiszenz:** Wundruptur einer primär verschlossenen Wunde durch Nahtinsuff., aseptische oder infektiöse Ursachen
- **Wundinfektionen** (▶ 4.1.3) mit der möglichen Folge einer Phlegmone, eines Abszesses oder einer Lymphangitis
- **Gestörte Gewebeneubildung** (Keloidbildung): Vermeidung der Narbenhypertrophie durch parallele Schnittführung zu den Langer-Hautlinien
- **Fremdkörpergranulom:** lokale Gewebereaktion auf Fremdkörper (z. B. Schmutzpartikel, Fäden) mit Gefahr der Abszess- und Fistelbildung
- **Hämatom und Serom:** wegen der Gefahr des Auseinanderdrängens der Wundränder alle größeren OP-Wunden mit (Saug-)Drainagen versorgen

Alveolitis

4

Die Entzündung der Alveole als Komplikation nach Entfernung eines Zahnes (in 2–4 %) tritt meist in Form der trockenen Alveole (Dry Socket, Alveolitis sicca) infolge eines Zerfalls des Blutkoagulums auf (▶ Tab. 4.2) und wird zu den Osteomyelitiden des Kieferknochens gerechnet. Die Alveolitis sicca ist durch starke neuralgiforme Schmerzen gekennzeichnet.

Therapie Ist durch konservative Maßnahmen, z. B. durch die Spülung mit NaCl 0,9 % und Lidocain-Einlage (Socketol®), keine Linderung zu erreichen, sollte mit der Wundrevision, ggf. Nekrosektomie mit Anfrischen der Wundinnenränder nicht länger als 7–10 Tage gewartet werden.

Blutung und Blutstillung

Blutungsfolgen Bei postop. KO mit Blutungen ist es notwendig, sich einen Überblick über die Gesamtsituation der Pat. zu verschaffen. Derselbe Blutverlust durch eine Tumorarrosionsblutung ist z. B. bei kachektischen Pat. mit einem höheren Vitalitätsrisiko verbunden als eine Nachblutung nach Weisheitszahnextraktion.

> ⚡ Eine schwere Blutung mit einem Volumendefizit > 25 % kann einen hämorrhagischen Schock zur Folge haben. Ab einem Verlust von 50 % droht akute Lebensgefahr.

Tab. 4.2 Risikofaktoren für die Alveolitis

	Hohes Risiko	Niedriges Risiko
Geschlecht	♀	♂
Nikotinabusus	Ja	Nein
Orale Kontrazeptiva	Ja	Nein
Zahn	M und PM im UK	Inzisivi im OK/UK
Extraktionsindikation	Pulpitis, akute apikale Parodontitis, Perikoronitis	Marginale Parodontitis, KFO-Ind.
Extraktionsverlauf	Intraalveoläre Zahnentfernung nach Kronen-/Wurzelfraktur	Komplikationslose Zangenextraktion

Blutungsquelle

- **Arteriell:** hellrot und pulssynchron spritzend
- **Kapillär:** diffus sickernd, meist aus großen Wundflächen
- **Venös:** dunkelrotes Blut und kontinuierlicher Blutaustritt

Labordiagnostik Für die Praxis ist es relevant, die wichtigsten Laborparameter (Quick, INR, PTT, TPZ, PTZ bzw. TZ), deren Normwerte und erkrankungsbedingte und medikamentöse Einflussfaktoren zu kennen (▶ Tab. 4.3).

Blutstillung Eigentlich ist der gesunde Organismus in der Lage, spontane Blutungen nach Verletzungen durch 3 physiologische Reaktionen zu stillen: Blutgerinnung, Gefäßreaktion und Blutdrucksenkung. Reicht dies nicht aus, erfolgen:

- **Konservative Maßnahmen:** z. B. Kompression, Kühlung, Aufbisstupfer ggf. mit flüssigem Hämostyptikum getränkt, Vit.K-Gabe bei Antikoagulation mit VKA. Verbandplatten aus Kunststoff.
- **Mechanische Blutstillung:** In Notfallsituationen lässt sich so gut wie jede Blutung manuell durch Kompression zum Stillstand bringen. Wichtig ist, die Blutungsquelle zu lokalisieren und wenn notwendig, operativ zu versorgen.

Tab. 4.3 Die wichtigsten Laborparameter der Gerinnungsdiagnostik

Parameter	Normalwertbereich		Bemerkung
	Frauen	Männer	
Hämatokrit (Hkt)	36–45 %	42–50 %	–
Hämoglobin (Hb)	12,3–15,3 g/dl	14–17,5 g/dl	–
Erythrozyten	4,1–5,1/pl	4,5–5,9/pl	
Thrombozyten	136–423/nl	136–423/nl	–
Plasmathrombinzeit (PTZ, TZ)	14–17 s	14–17 s	Maß für die gemeinsame Endstrecke des extrinsischen und intrinsischen Gerinnungssystems Wird durch Heparin verlängert
Partielle Thromboplastinzeit (PTT)	18–40 s	18–40 s	Maß für das intrinsische System ↑ bei Hämophilie A und B, Hyperfibrinolyse, schweren Lebererkr., DIC, angeborenem Faktormangelsy.
Thromboplastinzeit (Quick-Wert, TPZ)	70–120 %	70–120 %	Maß für das extrinsische System ↓ durch verminderte Bildung Vit.K-abhängiger Gerinnungsfaktoren (II, VII, IX, X) bei Lebererkr. oder iatrogen durch Gabe von VKA **Cave:** laborabhängige Werte, daher nur bedingt miteinander vergleichbar
International Normalized Ratio (INR)	1,0	1,0	Methodenunabhängiger Wert, der auf einen WHO-Standard bezogen ist. Daher laborübergreifend vergleichbar.
Faktor-Xa-Aktivität	100 %	100 %	Zur Überprüfung der Wirkung von Rivaroxaban

4

Dies kann dann durch eine Gefäßligatur, Umstechung und Übernähung, einen Überknüpfungsverband oder plastische Deckung geschehen.
- **Thermische Blutstillung:** gut geeignet bei diffusen Blutungen. Häufig eingesetzt wird die mono- und bipolare Elektrokoagulation.

Insbes. bei hämorrhagischer Diathese (mangelhafte Blutgerinnungsfähigkeit), z. B. bei Hämophilie oder ther. Antikoagulation z. B. mit VKA, ASS, Clopidogrel, DOAK sind gefährliche dentogene Blutungen möglich. Diese Pat. sollten daher nur unter speziellen Vorkehrungsmaßnahmen in einer Fachklinik operiert werden.

Hämatome

Hämatome sind Blutansammlungen im Gewebe, die sich altersabhängig in der Farbe verändern. Ein frisches Hämatom (< 24 h) zeigt eine rötlichblaue Verfärbung. In den folgenden Tagen wechselt die Farbe ins Dunkelblaue, geht nach 5–7 Tagen ins Gelbgrünliche über und ist nach 1–3 Wo. über einen gelbbraunen Farbton meist vollständig verschwunden.

4.4 Postoperatives Management

Um eine möglichst rasche Wundheilung gewährleisten zu können, müssen sich Ärzte, Pflegepersonal und Pat. an bestimmten Konzepten orientieren, die standardmäßig ablaufen sollten.

Verhalten

Postop. sollten die Pat. über den Operationsverlauf aufgeklärt und auf evtl. individuelle Besonderheiten des postop. Verhaltens hingewiesen werden. Auch das Pflegepersonal sollte über entsprechende besondere Maßnahmen unterrichtet werden, damit ein komplikationsloser Heilungsverlauf erzielt werden kann.

Auf heiße Getränke, Rauchen, anstrengende Arbeit oder andere blutdrucksteigernde Aktivitäten sollte in der frühen postop. Phase verzichtet werden.

Physikalische Maßnahmen

Eine Kühlung des OP-Gebiets durch kalte Umschläge oder Eisbeutel im Gesichtsbereich oder an anderen Körperstellen lindert den OP-Schmerz, verringert die postop. Gewebeschwellung und beugt Entzündungserscheinungen vor. Es ist auf eine nicht zu kalte und intermittierende Kühlung der betroffenen Körperbereiche zu achten.

Medikation

Die postop. Medikation kann sich bei einem normalen Wundheilungsverlauf auf eine individuelle Schmerzmedikation mit NSAID (z. B. Ibuprofen 400 mg) beschränken und sollte erst bei Entzündungszeichen um ein Antibiotikum erweitert werden. Sollte bei ausgedehnteren Eingriffen eine darüberhinausgehende Schmerzmedikation nötig werden, empfiehlt sich das WHO-Stufenschema:
- **Stufe 1** bei mäßigen Schmerzen: Nichtopioidanalgetika.

- **Stufe 2** bei starken Schmerzen: niederpotente Opioidanalgetika und Nichtopioidanalgetika.
- **Stufe 3** bei stärksten Schmerzen: hochpotente Opioidanalgetika und Nichtopioidanalgetika.

- **Nichtopioidanalgetika:** bei neuropathischen Schmerzen nicht indiziert. Unbedingt die absoluten KI beachten: aktuelle Magen- oder Duodenalulzera, Gerinnungsstörungen, Asthma bronchiale. Weitere KI ergeben sich aus den unterschiedlichen NW-Spektren der einzelnen Substanzen.
- **Koanalgetika und adjuvante Substanzen** (z. B. Antidepressiva, Muskelrelaxanzien, Glukokortikoiden): Gabe sollte Schmerztherapeuten überlassen werden.
- **Opioidanalgetika:** auf NW achten, z. B. Atemdepression, Obstipation, Übelkeit und Erbrechen, Dysphorie, Sedierung, Blutdruckabfall.

5 Instrumente

Leona Guntermann, Jochen Jackowski

5.1 Halteinstrumente

Halteinstrumente haben die Aufgabe, dem Operateur während des Eingriffs eine ausreichende Übersicht über das Operationsgebiet zu geben.

Mundspiegel Gehört zum Grundinstrumentarium und dient dem Abhalten der Weichteile sowie der Inspektion der Mundhöhle

Haken nach Langenbeck Zum Abhalten der Wangen- und Lippenweichteile mit Beginn der OP, da dieser Haken eine bessere Übersicht bietet als der Mundspiegel. Nach Präparation eines gestielten MPL wird dieser mithilfe des Hakens nach Langenbeck vom Knochen abgehalten. **Cave:** Vermeiden einer Periostverletzung

Zungenspatel Zum Abhalten der Zunge. Geschlossener Spatel nach Buchwald oder gefensterter Spatel nach Brünings

Wundhaken nach Wassmund Stumpfer, zweizinkiger Haken, der im oberen Frontzahnbereich beidseits der Spina nasalis anterior angewandt wird.

Mundvorhofhaken Kann zur besseren Darstellung des gesamten Kiefers (OK oder UK) beitragen

Mundsperrer Nach Denhart bzw. Roser-König. Wird für das Operieren in Narkose benötigt. **Cave:** Polsterung der Arbeitsenden zum Schutz der Zähne

5.2 Fassinstrumente

5

5.2.1 Pinzetten

Anatomische und zahnärztliche Pinzetten Quer geriffeltes Arbeitsende, zum Halten empfindlichen Gewebes (z. B. Wundränder) oder zum Fassen von Nahtmaterial, Tupfern, Drainagen und Tamponaden. Sie unterscheiden sich durch die Form ihrer Arbeitsenden:

- Anatomische Pinzetten sind gerade.
- Zahnärztliche Pinzetten sind an ihrem Ende abgewinkelt und u. U. zum Fassen an unzugänglicheren Stellen besser geeignet.

Chirurgische Pinzetten Gerade Pinzetten mit kleinen Häkchen (1:2) an ihren Arbeitsenden. Diese ermöglichen ein sicheres Fassen von Gewebe. Ein Häkchen perforiert dabei das Gewebe, das durch Schließen der Pinzette und das Ineinandergreifen der beiden Häkchen fixiert wird.

5.2.2 Klemmen

Funktionsprinzip Klemmen haben einen Schließ- bzw. Einrastmechanismus an den Griffen. Nach dem Einrasten müssen sie nicht mehr festgehalten werden. Werden die Griffe nach dem Einrasten zusammengepresst, lassen sie sich leicht wieder auseinanderführen.
Klemmen sind vielseitig einsetzbar und unterscheiden sich in Aufbau und Funktion.

Tuchklemmen nach Backhaus oder Schädel Arretierbare Klemmen mit scharfen Enden zur Fixierung steriler Abdecktücher oder auch des Absaugschlauchs während des operativen Eingriffs.

Gefäß- und Weichteilklemmen Arretierbare Klemmen mit verschiedenen Arbeitsenden, die sowohl in der geraden als auch in der gebogenen Variante erhältlich sind:

- **Anatomische Klemmen** (Péan-Klemmen) sind – analog den Pinzetten – an den Arbeitsenden quergeriffelt. Sie dienen dem atraumatischen Halten von Gewebe.
- **Chirurgische Klemmen** (Kocher-Klemmen) verfügen über zusätzliche Häkchen an den Arbeitsenden. Sie werden zum Fassen von Gefäßen und Weichteilen verwendet.
- **Halsted-Mosquito-Klemmen** sind wegen der grazilen, zierlichen Ausführung mit kleiner Querriffelung besonders gut zum Fassen von Fäden und zum Abklemmen kleiner Gefäße geeignet.

5.2.3 Fasszangen

Zungenfasszangen Dienen bei bewusstlosen Pat. dem Hervorziehen der zurückgesunkenen Zunge. Die **Zungenfasszange nach Löbker** hat zwei spitze Arbeitsenden. Damit kann die Zunge bei nur geringer Traumatisierung sicher gefasst werden. Nicht empfehlenswert ist die **Zungenfasszange nach Collin** mit den breiten, gefensterten Arbeitsenden, da die Zunge hier leicht entgleiten und durch starke Kraftanwendung unnötig traumatisiert werden kann.

Kornzangen In gerader oder abgewinkelter Form verfügbar. Werden zum Greifen und Halten von sterilen Materialien eingesetzt. Grazile Kornzangen werden zum stumpfen Eingehen und Spreizen von Gewebe bei Abszessinzisionen verwendet.

Tamponadenstopfer nach Luniatschek Das eine Arbeitsende ist gerade, das andere gebogen. Beide Enden haben eine v-/u-förmige Spitze. So können Tamponaden oder Drainagen zielgerichtet in die Wunde eingebracht werden.

> Auch **Zangen für die Zahnentfernung** gehören zu den Fassinstrumenten (▸ Abb. 5.1).

5.3 Schneideinstrumente

Skalpelle Sie ermöglichen die scharfe Durchtrennung von Weichgewebe. Für Eingriffe in der Mundhöhle sehr gut geeignet ist das Skalpell Nr. 15, da mit seiner Klingenform verschiedene Präparationen durchgeführt werden können. Für spezielle Präparationen (z. B. in der Parodontalchirurgie das Beaver-Skalpell) kommen lanzett- und sichelförmige Skalpellklingen zum Einsatz.

> Es werden Einmalskalpellklingen für sterilisierbare Skalpellgriffe oder komplette Einmalskalpelle verwendet. Skalpellklingen können durch das Schneiden unter Knochenkontakt und die Sterilisation sehr schnell stumpf werden.

Scheren Sie werden zum Kürzen und Glätten von Wundrändern sowie zum Abschneiden von Nahtmaterial verwendet und sind in geraden oder abgewinkelten sowie in langen und kurzen Ausführungen erhältlich. Neben den hauptsächlich verwendeten spitzen Scheren werden noch stumpfe Präparationsscheren zur Gewebespreizung eingesetzt.

Stumpfe Schneideinstrumente Dazu gehört das **Desmotom** oder **Periotom.** Hiermit können vor Zahnentfernung parodontale Fasern im Bereich des bindegewebigen Attachments durchtrennt werden.

5.4 Präparationsinstrumente

Raspatorium Zur Abpräparation eines MPL von seiner knöchernen Unterlage sowie zum Abhalten und Schutz des Weichgewebes während des Einsatzes rotierender Instrumente. Häufig verwendet werden:

- **Raspatorium nach Willinger:** Die eine Seite des Instrumentes ist flach, die andere gewölbt. Mit der konkaven Seite zum Knochen wird es vorwiegend zum Abpräparieren des Mukoperiosts verwendet.
- **Elevatorium nach Freer:** Es besitzt zwei Arbeitsenden und wird bei feineren Präparationen benutzt.

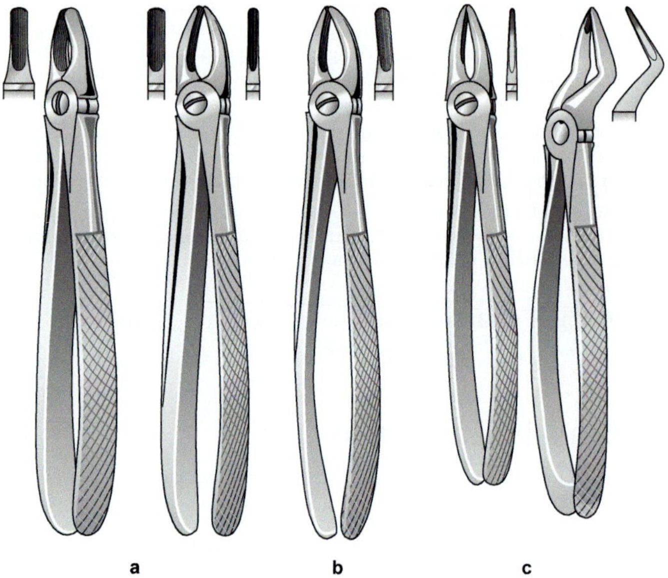

Abb. 5.1 Extraktionszangen (Aesculap AG, mit frdl. Genehmigung) für
a) obere Schneide- und Eckzähne [V132/U223]
b) obere Prämolaren [V132/U223]
c) obere Wurzeln [V132/U223]
d) obere Molaren – I und II Quadrant [V132]
e) obere Weisheitszähne [V132]
f) untere Prämolaren, Schneide- und Eckzähne [V132]
g) untere Molaren [V132]
h) untere Weisheitszähne [V132]
i) untere Wurzeln [V132]

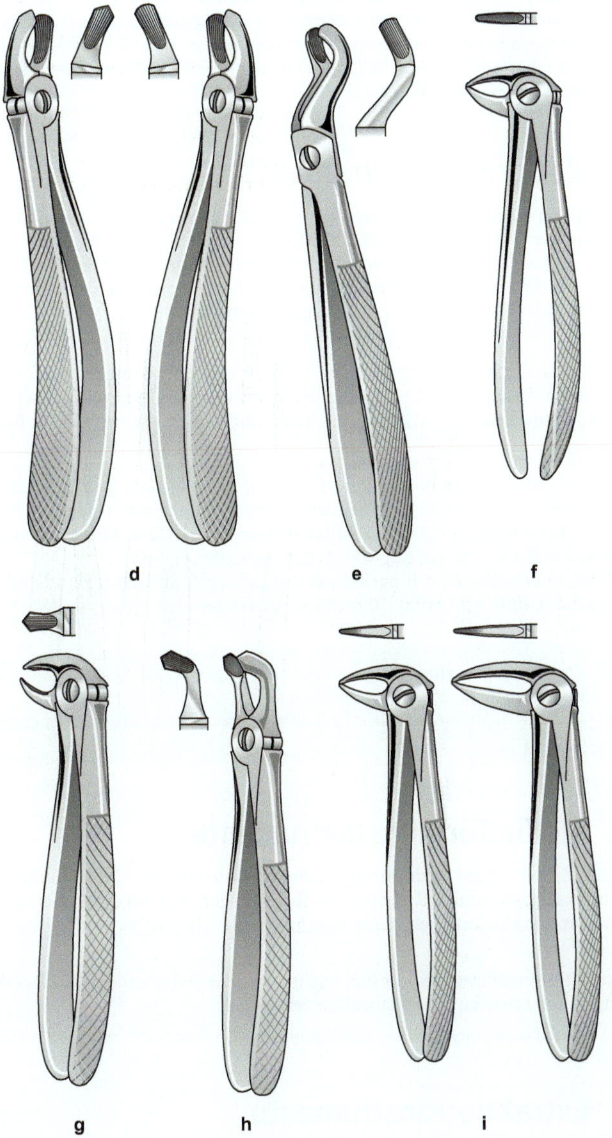

Abb. 5.1 *(Forts.)*

Scharfer Löffel Zur Exkochleation von Granulationsgewebe, z. B. im Rahmen einer akuten Alveolitis sowie zur Exstirpation von Zystenepithel, z. B. im Rahmen einer Zystektomie und Zystostomie. Hier können der scharfe Löffel nach Lucas, der gerade scharfe Löffel nach Willinger und der scharfe Löffel mit Handgriff nach Volkmann zum Einsatz kommen.

5.5 Rotierende Instrumente

Instrumente Für die Knochenchirurgie werden hauptsächlich kugelförmige **Rosenbohrer** und **Fräsen** in unterschiedlichen Größen verwendet. Diese werden von einem sterilisierbaren Handstück maschinell angetrieben. Hinzu kommen Lindemann-Fräsen zum Abtrennen einer Zahnkrone von ihrer Zahnwurzel oder ihren Zahnwurzeln oder zur Separierung von Wurzeln.

! Beim Arbeiten mit rotierenden maschinengetriebenen Instrumenten auf sichere Abstützung achten. Ein Abgleiten des Instruments in die Weichgewebe der Mundhöhle kann die Verletzung von anatomischen Strukturen zur Folge haben.

Kühlung Das Arbeiten mit Bohrern und Fräsen ist mit einer großen Wärmeentwicklung verbunden. Daher ist eine ausreichende Kühlung mit steriler Kühlflüssigkeit obligat. Als Kühlmedium wird NaCl 0,9 % verwendet. **Cave:** Eine unzureichende Kühlung hat die Denaturierung von vitalem Gewebe zur Folge.
Im Rahmen enoraler chir. Eingriffe werden außengekühlte chir. Handstücke mit Kühlmedienzufuhr von mind. 50 ml/Min. verwendet.

- Rotierende Instrumente sollen stets scharf geschliffen sein, da stumpfe Instrumente zu einer übermäßigen Wärmeentwicklung führen.
- Die durchgängige Sterilisierbarkeit muss bei allen Instrumenten gegeben sein.

5.6 Meißelförmige Instrumente

Scharfer Meißel Zur Durchführung manueller Osteotomien. Unter wohldosierten Hammerschlägen werden Knochenanteile abgetragen, z. B. bei der Entfernung von Exostosen mit Flachmeißeln. Eine instrumentelle Alternative ist der Einsatz der Piezochirurgie.

Luersche Hohlmeißelzange Besitzt leicht gebogene Arbeitsenden und wird zum Abtragen von scharfen Knochenkanten verwendet

Punze Wird statt eines Meißels zum Verbolzen von Knochenblutungen verwendet

5.7 Extraktionsinstrumente

Hebel Sie bestehen aus Handgriff, Schaft und Arbeitsende (▶ Abb. 5.1) und werden zur Luxation von Zähnen und Wurzelresten verwendet. Bei der operativen Zahnentfernung wird vornehmlich der **Hebel nach Bein** verwendet. Sein hohlmeißelförmiges Arbeitsende wird zwischen dem zu entfernenden Zahn und dem angrenzenden Knochen (Limbus alveolaris) in den Parodontalspalt eingebracht.

Durch kontrollierte Rotation um die Längsachse wird das Desmodont gedehnt und der zu entfernende Zahn aus seinem Lager gehoben.
Daneben kommen zur op. Zahnentfernung häufig **Krallenhebel** zum Einsatz. Das Arbeitsende dieser Instrumente ist spitz und seitlich abgewinkelt (Kralle). Die verschiedenen Ausführungen von Krallenhebeln, z. B. nach Winter, Seldin oder Barry, unterscheiden sich in der Ausführung des Handgriffs. Je nach Ausrichtung der Kralle wird das Instrument in der rechten oder linken Kieferhälfte verwendet.

- Beim Arbeiten mit dem Hebel können im Bereich des Arbeitsendes große Kräfte freigesetzt werden. Insbesondere bei mesioangulierten 3. Molaren im UK kann dies zu KO wie Kieferwinkelfrakturen führen.
- Hebel mit T-förmigen Handgriffen sollten wegen der hohen Kraftfreisetzung und dem damit verbundenen Verletzungsrisiko nicht verwendet werden.

Krallenhebel werden bei der op. Entfernung von Zähnen, nach Präparation eines Hypomochlions an der Schmelz-Zement-Grenze, eingesetzt. Dieses Vorgehen dient dazu, einen Ansatzpunkt für das Arbeitsende des Instruments zu schaffen.

5.8 Nahtinstrumente

Nadelhalter

Alle genannten Nadelhalter sind in verschiedenen Größen und Längen verfügbar. Dabei gibt es stabilere Ausführungen zum Anbringen von Ligaturen und zierlichere für Mikronähte.

Arretierbare Nadelhalter Vorteilig ist die Fixierung der Nadel im geschlossenen Zustand. Verwendet werden:
- Nadelhalter nach Hegar: Aufbau ähnlich dem einer Klemme
- Nadelhalter nach Mathieu: zusätzlich mit einer Feder ausgestattet, welche die Öffnung unterstützt

Offene Nadelhalter nach Axhausen Da die Öffnungs- und Schließbewegungen sowie die Führung des Instruments gleichzeitig erfolgen müssen, erfordern sie Routine.

Nadeln

Nadeln (▶ 4.2.2) sind entweder gerade oder kreisförmig gebogen. Sie bestehen jeweils aus Nadelspitze, Nadelkörper und Nadelschaft. Gerade Nadeln werden bei interdentalen Nähten angewandt.
- **Nadelspitze:** spitz, stumpf oder schneidend.
- **Nadelkörper:** rund, dreieckig- oder spatelförmig-schneidend. Im Übergangsbereich vom 2. zum 3. Drittel des Nadelkörpers wird die Nadel mit dem Nadelhalter gefasst.
- **Nadelschaft:** enthält die Armier- bzw. Öhrzone:
  - **Atraumatische Nadeln:** haben einen in das Schaftende eingelassenen Faden, sodass das penetrierte Gewebe geschont wird.
  - **Traumatische Nadeln:** haben ein Nadelöhr; dies kann offen oder geschlossen sein. Das offene ist leichter einzufädeln, kann aber den Faden beschädigen.

Kreisförmig gebogene Nadeln unterscheiden sich in ihrem Kreisanteil (⅝-, ½-, ⅜-, ¼-Kreis; ▶ Abb. 5.2) und ihrer Bogenlänge.

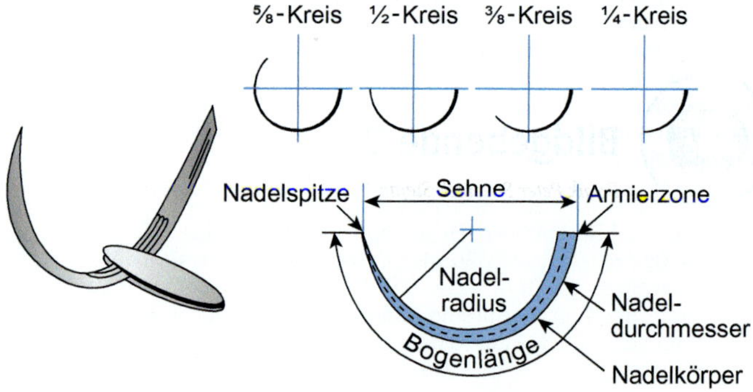

Abb. 5.2 Spezifikationen einer Nadel. Entsprechend ihrer Anwendung gibt es verschiedene Biegeformen der Nadel vom ¼-Kreis bis zum ⅝-Kreis sowie einige Sonderspezifikationen [L231]

6 Bildgebende Diagnostik

Frank Peter Strietzel, Stefan Haßfeld, Jochen Jackowski

6.1 Einleitung

Die bildgebende Diagn. in Zahnmedizin und Oralchirurgie wird nach wie vor von der Anwendung ionisierender Strahlung (Röntgen) dominiert, da i. d. R. Darstellungen der Hartgewebe des Alveolarfortsatzes oder der Zähne benötigt werden. Weiterführende bildgebende diagn. Verfahren zur Beantwortung spezifischer Fragestellungen (z. B. Darstellungen des Discus articularis zum Ausschluss von Dislokationen mit Hilfe der MRT, die Darstellung von Speichelsteinen mittels Sonografie und die Diagn. bei komplexen Traumata im Kiefer-, Gesichts- oder Schädelbereich mittels CT oder MRT) werden weiterhin in spezialisierten Fachzentren vorgehalten. Die zahnmedizinisch relevante Bildgebung wird heute überwiegend digital durchgeführt, gespeichert, verwaltet und steht damit mit- oder weiterbehandelnden Ärzten und Zahnärzten auf digitalem Wege zeitnah zur Verfügung. Neben den am häufigsten eingesetzten Verfahren (intraorale Aufnahmen und PSA) lässt die dentale DVT mittels 3D-Bildrekonstruktion heute konventionelle Aufnahmetechniken, wie NNH-Aufnahmen oder andere Schädelübersichtsaufnahmen in den Hintergrund treten.

6.2 Strahlenschutz

Im Jahr 2019 wurden in Deutschland etwa 135 Mio. Rö-Untersuchungen durchgeführt, davon waren etwa 40 % durch die Zahnmedizin veranlasst. Andererseits hatten die zahnmedizinisch veranlassten Rö-Untersuchungen einen Anteil von 0,4 % an der durch Rö-Diagn. verursachten, statistisch ermittelten Strahlenbelastung (Bundesamt für Strahlenschutz, BfS). Dennoch sind die Argumente des Strahlenschutzes zu beachten; die rechtfertigende Ind. ist auch in der Zahnmedizin einer der wichtigen Pfeiler des Strahlenschutzes.

Strahlenwirkung

Der überwiegende Anteil der durch ionisierende Strahlung verursachten indirekten bzw. direkten sowie stochastischen und deterministischen Strahlenwirkungen geht auf Veränderungen der DNA zurück, von denen der größte Teil durch zelleigene Reparaturmechanismen „repariert" bzw. korrigiert werden kann. Ein geringer Anteil jedoch kann sich auch zu einem späteren Zeitpunkt als Schaden manifestieren.

Wirkung der Röntgenstrahlung auf Zellen

Sie verläuft in mehreren auseinander hervorgehenden und einander bedingenden Phasen:

- **Physikalische Phase:** Anregung bzw. Ionisation im strahlenexponierten Volumen durch Energieübertragung von Photonen auf sek. Elektronen sowie Energieübertragung von sek. Elektronen auf die Materie. Ionisationen und Anregungen vollziehen sich stochastisch in der Spur eines geladenen Teilchens (Wannenmacher et al. 2016). Daraus ergibt sich die
- **Chemische Phase:** Radiolyse von Wasser, Bildung von Peroxiden und daraus die
- **Biochemische Phase:** Veränderungen von Aminosäuren, Enzymen und Makromolekülen. Einzel- oder Doppelstrangbrüche oder Schäden an den Basen der DNA, Vernetzung verschiedener Moleküle, Denaturierungen, Zerstörungen von Wasserstoffbindungen, Chromosomenbrüche. In deren Folge die

- **Biologische Phase:** Manifestation genetischer Schäden, somatischer Schäden oder Zelltod möglich. Die Teilung von Zellen trotz Veränderung der DNA kann zu Transformation und Mutation der Zellen und somit zu **stochastischen Strahlenschäden** führen.

Biologische Wirkungen

Suszeptibilität Sie ist abhängig vom Alter. Bezogen auf ein Alter von etwa 30 J. (hier wird der Risikofaktor für stochastische Effekte von 1 gesetzt) beträgt der Risikofaktor im Alter von 1–10 J. etwa 3, im Alter von 10–20 J. etwa 2, bei > 30–50 J. etwa 0,5 und > 50 J. 0,3. Dennoch sollten ältere Pat. nur mit strenger Indikationsstellung mit Röntgenstrahlung untersucht werden, da hier der Akkumulationseffekt wirken kann: mit steigender Schadensereignishäufigkeit sinkt die Effektivität der zellulären Reparatursysteme.

Gewebewichtungsfaktor Er gibt die Abhängigkeit der biologischen Strahlenwirkung von der unterschiedlichen Strahlenempfindlichkeit verschiedener Organe und Gewebe an. Er ist z. B. für Lunge, Magen, Brustgewebe, Darmgewebe, rotes Knochenmark und Keimdrüsen relativ hoch, für andere Gewebe wie Haut und Knochenoberfläche vergleichsweise geringer.

Effektive Dosis

Sie kann aus dem Anteil der unterschiedlichen Gewebe und Organe am Gesamtvolumen bzw. der Gesamtmasse des strahlenexponierten Körpers unter Berücksichtigung des Energietransfers ins Gewebe (abhängig von der Strahlenqualität) und der jeweiligen Gewebewichtungsfaktoren ermittelt werden. Sie dient als Vergleichsgröße für:

- **Strahlenbelastung aus natürlichen Quellen:** kosmische, terrestrische, endogene Strahlung und Radon-Belastung aus Baustoffen (in Deutschland etwa 2,1 mSv/J.)
- **Strahlenbelastung aus zivilisatorischen Quellen:** größten Anteil haben medizinische Anwendungen (1,6 mSv/J.), aber auch Quellen aus Technik, Haushalt, Forschung, beruflicher Strahlenexposition, Kernkraftanlagen und Fallout von Kernwaffentests (in Deutschland etwa 1,7 mSv/J.)

Bei zahnmedizinischen Rö-Untersuchungen wie intraoralen Einzelaufnahmen (effektive Dosis 1–8 µSv, statistisch geschätztes Risiko für strahleninduzierte tödliche Krebserkr. 0,03–0,6 pro 1 Mio. Untersuchungen) oder PSA (effektive Dosis etwa 6,2 [2,7–24]) µSv, statistisch geschätztes Risiko für strahleninduzierte tödliche Krebserkr. 0,21–1,9 pro 1 Mio. Untersuchungen) scheinen die effektiven Dosen und das Risiko für stochastische Effekte vergleichsweise gering zu sein. Gleichwohl ist das Risiko nicht Null. Daher ist die rechtfertigende Ind. stets kritisch zu stellen und zu dokumentieren. Vor allem DVT-Untersuchungen zeigen demgegenüber eine höhere effektive Dosis: Abhängig von der gewünschten Auflösung und Größe des Field of View liegen die Werte bei 36,3–105 (Extreme 11–1073) µSv.

Gesetzliche Vorgaben zum Strahlenschutz

Die neuen Regelungen des Strahlenschutzgesetzes sowie der Strahlenschutzverordnung lassen sich in folgenden **Forderungen an den Strahlenschutz** zusammenfassen:

Rechtfertigende Indikation Sie ist vor jeder Anwendung von Strahlung zu stellen und zu dokumentieren und wird mit der Abwägung gestellt, dass der gesundheitliche Nutzen der radiologischen Untersuchung gegenüber dem Strahlenrisiko überwiegt. Bei der Abwägung sind andere Verfahren mit vergleichbarem gesundheitlichen Nutzen zu berücksichtigen, die mit keiner oder einer geringeren Strahlenexposition verbunden sind.

Qualitätssicherung Sie bekommt einen noch höheren Stellenwert. Die Rö-Untersuchung soll durch die Verwendung moderner Geräte, die dem Stand der Technik in der Zahnheilkunde entsprechen, optimiert werden. Durch die Maßnahmen der Qualitätssicherung in der Praxis mit regelmäßigen Konstanzprüfungen sowie Ermittlung und Bewertung der verabreichten Dosen und die externe Überprüfung durch turnusmäßige Vorlage der Dokumentationen der Qualitätssicherung bei der Zahnärztlichen Stelle Röntgen werden Bildqualität und Strahlenschutz verbessert.

Strahlenschutzverantwortliche und -beauftragte Die Aufgaben wurden präzisiert.

Ausbildung Durch neue Richtlinien wurde die Ausbildung in den Aufnahmeverfahren und den dazu erforderlichen Schutzmaßnahmen neugestaltet. Damit der Ausbildungsstand immer dem Stand der Technik und der Zahnmedizin entspricht, wird eine regelmäßige Fortbildung zur Aktualisierung der zahnärztlich-radiologischen Fachkunde bzw. der Kenntnisse im Strahlenschutz vorgeschrieben (alle 5 J.).

Reduzierung der Strahlenexposition der Pat. In der Praxis durch mehrere Maßnahmen, welche die praktische Umsetzung des Strahlenschutzes verbessern:

- Für analoge intraorale Aufnahmen Rö-Filme der Empfindlichkeitsklasse E, besser noch F benutzen. Die Anwendung der digitalen Rö-Aufnahmetechnik kann eine weitere Dosisreduzierung bewirken.
- Verwendung von Film-, Sensor- bzw. Speicherfolien-Haltersystemen und Paralleltechnik.
- Verwendung von Zusatzblenden, dem Bildempfänger angepasst.
- Fehlerfreie Filmverarbeitung.
- Vermeidung unnötiger Aufnahmen.
- Turnusmäßige Schulung des Personals.
- Regelmäßige fünfjährige Aktualisierung der Fachkunde und der Kenntnisse im Strahlenschutz.
- Empfehlung: weiterhin Röntgenpass ausstellen und dem Patienten aushändigen (Vermeidung von Doppelaufnahmen zur gleichen oder ähnlichen Fragestellung).

6.3 Gesetzliche Grundlagen

Die für die Anwendung ionisierender Strahlung im Rahmen zahnärztlicher Diagnostik relevanten Belange des Strahlenschutzes sind im **Strahlenschutzgesetz** (StrlSchG) verankert. Die Verordnung zur Modernisierung des Strahlenschutzrechts (**Strahlenschutzverordnung,** StrlSchV) regelt die praktische Umsetzung des Strahlenschutzgesetzes. Beide Gesetzestexte sind in der zahnärztlichen Praxis vorzuhalten, eine elektronisch gespeicherte Version ist dazu jedoch ausreichend. Die gesetzlichen Regelungen (StrlSchG und StrlSchV) sowie die für die zahnmedizinische Röntgendiagnostik relevanten Richtlinien sind über die Website der Bundeszahnärztekammer einsehbar (https://www.bzaek.de/berufsausuebung/roentgen.html).

Strahlungsschutzbereiche § 55 StrlSchV regelt die Zugangsbeschränkungen zum Kontroll- und Überwachungsbereich. Der Kontrollbereich ist zu kennzeichnen (Schild: Kein Zutritt – Röntgen).

- **Kontrollbereich:** Die effektive Dosis kann pro Jahr > 6 mSv bzw. Organdosen > 15 mSv für die Augenlinse bzw. 150 mSv für Haut, Hände, Unterarme, Füße und Knöchel betragen.
- **Überwachungsbereich:** In dem nicht zum Kontrollbereich gehörenden betrieblichen Bereich können pro Jahr effektive Dosen von > 1 mSv oder Organdosen > 50 mSv für Haut, Hände, Unterarme, Füße und Knöchel auftreten.

Organisatorischer Strahlenschutz Personen, die im Rahmen einer anzeige- oder genehmigungsbedürftigen Tätigkeit tätig werden und Personen, die im Kontrollbereich arbeiten oder denen aus anderen Gründen der Zutritt zum Kontrollbereich gestattet wird, müssen über die Arbeitsmethoden, mit der Anwendung von Röntgenstrahlen im Zusammenhang stehende mögliche Gefahren, Sicherheits- und Schutzmaßnahmen und für die Beschäftigung oder Anwesenheit im Kontrollbereich wesentliche Inhalte der Strahlenschutzverordnung unterwiesen werden. Für die im Zusammenhang mit der Anfertigung von Röntgenaufnahmen tätigen Personen ist diese **Unterweisung im Strahlenschutz** einmal jährlich durchzuführen und zu dokumentieren (§ 63 StrlSchV).

Exposition von Betreuungs- und Begleitpersonen Der Strahlenschutz für diese Personengruppe wird in § 122 und § 124 StrlSchV geregelt. Vor dem Betreten des Kontrollbereichs sind diese Personen über mögliche Gefahren der Exposition aufzuklären. Darüber hinaus sind ihnen geeignete schriftliche Hinweise anzubieten und auf Wunsch auszuhändigen. Entsprechende Musterformulare wurden von der Arbeitsgemeinschaft für Bildgebung in der Zahnmedizin (AGBiZ, www.agbiz.org) in der DGZMK erstellt. Darüber hinaus ist vom Strahlenschutzverantwortlichen dafür zu sorgen, dass ein *Leitfaden für den Strahlenschutz von Betreuungs- und Begleitpersonen* erstellt wird.

Strahlenschutzverantwortlicher, Strahlenschutzbeauftragter Die Definitionen sowie die damit im Zusammenhang stehenden gesetzlichen Regelungen werden in den §§ 43 bis 46 der StrlSchV ausgeführt.

6

> Es besteht die Pflicht, die bestehenden Kenntnisse bzw. die Fachkunde im Strahlenschutz alle 5 J. zu aktualisieren (StrlSchV §§ 47 bis 51).

Vermeidung von Mehrfachaufnahmen § 85 StrlSchG und § 127 StrlSchV regeln, dass analoge oder auf elektronischem Datenträger aufbewahrte Rö-Bilder und Aufzeichnungen einem mit- oder weiterbehandelnden Arzt oder Zahnarzt oder der ärztlichen oder zahnärztlichen Stelle in einer geeigneten Form zugänglich gemacht werden müssen. Dabei muss sichergestellt werden, dass diese Daten mit den Ursprungsdaten übereinstimmen und die daraus erstellten Bilder zur Befundung geeignet sind.

Aufbewahrungspflicht Rö-Aufnahmen und die im Zusammenhang damit angefertigten Aufzeichnungen müssen 10 J. lang aufbewahrt werden. Bei Personen, die das 18. Lj. noch nicht vollendet haben, sind die Aufnahmen bzw. Aufzeichnungen bis zum 28. Lj. aufzubewahren

Erstellung von Röntgenbefunden Sie ist in der DIN 6827-5 zur Protokollierung bei der medizinischen Anwendung von Röntgenstrahlung (Teil 5: Radiologischer Befundbericht) geregelt und ist strukturiert vorzunehmen. Hierzu gehören:

- Identifikationsdaten: Name, Vorname(n), Geburtsname, Geburtsdatum
- Die Ergebnisse der Befragung über frühere Röntgenaufnahmen mit Bedeutung für die vorgesehene Anwendung
- Die Ergebnisse der Befragung nach einer Schwangerschaft
- Angaben zu Zeitpunkt und Art der Anwendung sowie der untersuchten Region
- Angaben zur rechtfertigenden Ind. (meist in der Behandlungsakte)
- Angaben zum erhobenen Befund
- Angaben zur Strahlenexposition bzw. die zu deren Ermittlung erforderlichen Daten

Wichtig ist, dass nicht nur die fokussierte Befundung der Region des Interesses entsprechend der rechtfertigenden Ind.-Stellung erfolgt, sondern die gesamte dargestellte Bildfläche bzw. bei 3D-Rekonstruktionen von Datensätzen (z. B. DVT) das gesamte dargestellte Volumen bei der Befunderstellung berücksichtigt wird. Bei digital angefertigten Röntgenaufnahmen ist die Befunderstellung an einem Befundungsmonitor bzw. Befundungsarbeitsplatz bei einer max. Raumleuchtstärke von 100 lx (Raumklasse 5) vorzunehmen.

Qualitätssicherung Sie umfasst in der zahnärztlichen Röntgendiagnostik:

- **Abnahmeprüfung** vor Inbetriebnahme der Röntgeneinrichtung, u. a. auch Festlegung der Referenzwerte für die nachfolgend regelmäßig durchzuführende Konstanzprüfung; Aufbewahrung der Referenzaufnahmen und des Abnahmeprotokolls für die Betriebsdauer der Röntgeneinrichtung.
- **Strahlenschutzprüfung** vor Inbetriebnahme der Röntgeneinrichtung (und sodann alle 5 J. wiederkehrend) durch Sachverständige.
- **Konstanzprüfung:** wird in den §§ 115, 116 und 130 StrlSchV, der Richtlinie Qualitätssicherung sowie in DIN-Normen (DIN 6868-2, DIN 6868-5) geregelt. Verantwortlich für Durchführung sind **Strahlenschutzverantwortliche bzw. –beauftragte,** allerdings kann die praktische Durchführung an Zahnmedizinische Fachangestellte mit Kenntnissen im Strahlenschutz delegiert werden.

Der **Zahnärztlichen Stelle Röntgen** obliegt die turnusmäßige Anforderung von Unterlagen zur Qualitätssicherung sowie von Röntgenaufnahmen der in den Praxen bzw. Kliniken betriebenen Röntgengeräte aus ausgewählten Zeiträumen. Dabei werden die **physikalische Bildqualität** (Verhältnis zwischen den Strukturen eines Prüfkörpers und den Kenngrößen ihrer Abbildung) und die **diagnostische Bildqualität** (Beurteilung der Darstellung diagnostisch wichtiger Bildmerkmale, Details, kritischer Strukturen nach dem Stand der Technik der Zahnmedizin oder Medizin unter Bezugnahme auf die für die jeweilige Aufnahme dokumentierten rechtfertigenden Indikation) bewertet und überprüft, ob die Anwendung von Röntgenstrahlen den Erfordernissen der medizinischen bzw. zahnmedizinischen Wissenschaft und indikationsgerecht mit dem Stand der Technik entsprechenden Qualitätsstandard erfolgte. Abweichungen vom Qualitätsstandard werden festgestellt und den jeweiligen Strahlenschutzverantwortlichen bzw. -beauftragten mitgeteilt und erforderlichenfalls Vorschläge zur Verringerung der Strahlenexposition bzw. Verbesserung der Qualität der zahnmedizinischen Röntgendiagnostik unterbreitet sowie deren Umsetzung kontrolliert. Die Behebung schwerer Qualitätsmängel in der Röntgendiagnostik oder Mängel im Strahlenschutz und auch die Nichtbeachtung der Vorschläge zur Verbesserung der Qualität der zahnmedizinischen Röntgendiagnostik werden sodann in der Regel durch die für den Strahlenschutz zuständigen Landesbehörde begleitet.

Einweisung Die beim Betrieb der Röntgeneinrichtung beschäftigten Personen müssen in die sachgerechte Bedienung der Röntgeneinrichtung (hierzu gehören neben dem Röntgengerät und den bildgebenden Medien auch die Datenspeicherung und ggf. -weitergabe) durch eine qualifizierte Person (in Vertretung des Herstellers oder Dentaldepots, bei dem das Gerät erworben wurde) eingewiesen werden. Diese Einweisung ist schriftlich zu dokumentieren. Für den Betrieb der Röntgeneinrichtungen zur Diagnostik am Menschen müssen schriftliche Arbeitsanweisungen in deutscher Sprache erstellt und hinterlegt werden. Diese Arbeitsanweisungen fokussieren auf alle Handlungen und Arbeitsschritte zur Vorbereitung der Aufnahme (des Gerätes, der Pat.) sowie auf Schutzmaßnahmen für Pat. und erforderlichenfalls Betreuungs- und Begleitpersonen, ebenso auf Aufnahmeparameter und -kriterien und den technischen und organisatorischen Ablauf der Untersuchungen.

Die schriftlichen Arbeitsanweisungen beinhalten folgende Punkte:
- Patientenvorbereitung
- Patientenschutz
- Aufnahmekriterien
- Ablauf der Untersuchung

Röntgenpass In der neuen StrlSchV ist das Anbieten eines Röntgenpasses zwar nicht mehr verpflichtend, allerdings hat gerade diese Form der Dokumentation in der Hand der Pat. eine wichtige Funktion zur Vermeidung von Mehrfachaufnahmen, da nachgefragt und nachgewiesen werden kann, ob und wann eine Röntgenuntersuchung mit Bezug zur aktuellen diagn. Fragestellung bereits durchgeführt wurde. Daher ist das Führen eines Röntgenpasses in jedem Falle zu empfehlen.

6.4 Diagnostische Verfahren in der zahnmedizinischen Radiologie

6.4.1 Einleitung

Die in der Zahnmedizin gebräuchlichen diagn. Verfahren (intraorale Aufnahmetechniken, Panoramaschichtaufnahme [PSA], Fernröntgenseitenaufnahmen [FRS]) sind in der Fachkunde Nummer 1 enthalten, die i. d. R. im Zusammenhang mit dem Bestehen des zahnärztlichen Staatsexamens erworben wird. (Mind. 100 dokumentierte Untersuchungen in mind. 6 Mon. zum Erwerb der Sachkunde für intraorale Röntgendiagnostik mit dentalen Tubusgeräten, PSA, FRS des Schädels) (BMUV 2012).
Die Bundeszahnärztekammer hat Empfehlungen bezüglich der technischen Durchführung und der Abbildungskriterien für die verschiedenen Aufnahmeverfahren veröffentlicht, die im Folgenden kurz zusammengefasst werden (BZAEK 2014).

6.4.2 Intraorale Aufnahme

Die intraorale Aufnahme dient abhängig von der Indikation der Darstellung eines Zahns oder mehrerer Zähne und der unmittelbar umgebenden Strukturen.

Aufnahmetechnik

- **Paralleltechnik:** Aufnahmetechnik der Wahl, die stets angestrebt werden sollte. Die Verwendung eines Film- bzw. Sensorhalters ermöglicht verzerrungsfreie Röntgenaufnahmen und vermeidet Ausblendungen.

- Indikationsbedingt oder aufgrund anatomischer Besonderheiten angewandte Sondereinstellungen:
  - **Bite-Wing-Technik** zur Kariesdetektion in Approximalbereichen
  - **Halbwinkeltechnik, Le-Master-Technik** zur Ausblendung überlagernder anatomischer Strukturen
  - **OK- und UK-Aufbissaufnahme** mit axialer oder halbaxialer Zentralstrahlführung z. B. zur Darstellung verlagerter Zähne (z. B. Eckzähne, Prämolaren, Schneidezähne) oder von Speichelsteinen

Dargestellte Strukturen Die intraorale Aufnahme sollte – entsprechend der rechtfertigenden Indikation – die diagn. relevanten Strukturen mit möglichst geringer geometrischer Verzerrung abbilden. Hierzu gehören die Lamina dura, der Parodontalspalt, die periradikuläre Knochenstruktur und der Limbus alveolaris, die vollständig abgebildet werden sollen. Die koronale und radikuläre Region einschließlich Pulpakavum und Wurzelkanälen sowie die Approximalregion sollen dargestellt werden.

Technische Einstellungen Die intraorale Röntgenaufnahme wird zumeist mit Multipulsgeneratoren mit einer Aufnahmenennspannung von mind. 60 kV bei einem Brennflecknennwert (DIN EN 60336) von max. 1,5 (empfohlen ≤ 1,0) durchgeführt. Die **Expositionszeiten** sind mit Zuordnung auf einzelne verschiedene Zahngruppen zumeist voreingestellt, sollten aber bei digitalen Röntgenaufnahmen < 100 ms liegen. Die **Größe des Nutzstrahlenfelds** am Tubusende hat einen max. Durchmesser von 60 mm. Im Allgemeinen werden – bis auf wenige Aufnahmen – heute Sensor- bzw. Speicherfolien-bzw. Film-Haltesysteme verwendet, um Projektionsfehler und Verzerrungen zu vermeiden. Dabei muss das Nutzstrahlenfeld durch Tubusblenden auf das Film- bzw. Sensorformat eingeblendet werden. Bei Verwendung einer digitalen Röntgeneinrichtung mit Bildempfängerhaltesystem soll die max. Feldgröße die Diagonale der Sensor- bzw. Folienfläche plus 10 mm betragen. Der Abstand zwischen Tubusende und Fokus soll mind. 200 mm, bei Röhrenspannungen ab 75kV mind. 300 mm betragen.
Bei Verwendung der analogen Röntgentechnik unter Verwendung von **Zahnfilmen** werden heute vor allem Filme der ISO Klasse F eingesetzt, für besondere Fragestellungen kommen auch Filme der ISO Klassen E, seltener D zum Einsatz. Bei digitalen intraoralen Röntgenaufnahmen beträgt die **Ortsauflösung** mind. 5 Linienpaare/mm.
Die **Bildempfängerdosis** beträgt bei analogen Aufnahmen maximal 360 μGy bei einer durchschnittlichen Nettodichte D_N = 1,0, bei digitalen Aufnahmeverfahren beträgt die Bildempfängerdosis max. 200 μGy.

Qualitätssicherung Die Abnahmeprüfung ist nach DIN 6868-151, die Konstanzprüfungen nach DIN 6868-5 durchzuführen.

6.4.3 Panoramaschichtaufnahme

Die Panoramaschichttechnik wurde entscheidend weiterentwickelt. Hierbei wurde nicht nur die Darstellung der Zähne und des Alveolarfortsatzes mit den darin liegenden bzw. daran angrenzenden OK- und UK-Strukturen ermöglicht, sondern auch die der übrigen Bereiche des Gesichtsschädels wie Kiefergelenke und Mittelgesicht.

Dargestellte Strukturen Basisuntersuchung des dentomaxillofazialen Komplexes mit Beurteilung der Zähne, des Zahnhalteapparats und der periapikalen Bereiche, der Maxilla, der Mandibula, der Kiefergelenke, der Sinus maxillares, der Apertura piriformis und des kaudalen anterioren Anteils der Nasenhöhle. Je nach rechtfertigender Ind. und diagn. Fragestellung sollten, sofern gerätetechnisch möglich, Einblendungsmöglichkeiten auf anatomische Teilregionen genutzt werden, um die Strahlenbelastung zu minimieren (mögliche Einstellvarianten sind z. B. OK und UK der linken oder rechten Seite, quadrantenweise Aufnahmen und Aufnahmen des Frontzahnbereichs).

Lagerung und Einstellung der Kopfhaltung Sie erfolgen nach bestimmten Kriterien, um eine optimale Beurteilbarkeit der PSA zu ermöglichen.

- Optimierung der Einstellung durch Lichtvisiereinrichtungen, Kopfhalteeinrichtungen, Kinnstütze und Aufbissblock.
- Kopfpositionierung so, dass die Frankfurter Horizontale horizontal und die Mediansagittalebene mittig und senkrecht ausgerichtet sind.
- Positionierung der Frontzähne entsprechend der Schichtebene des Geräts und der Fragestellung.
- Ziel: Kauebene nahezu horizontal und das Kauorgan ganzheitlich mit vollständigen Darstellungen der dentoalveolären Regionen von OK und UK, der vollständigen Darstellung der maxillären alveolären Region, der mandibulären Region und der Kiefergelenkregion zu erreichen.

Moderne Panoramaröntgeneinrichtungen ermöglichen durch zusätzliche Einstellungshilfen und darauf abgestimmte Programme spezielle Einstellungen für pädiatrische Pat., zur Darstellung der Kiefergelenke in verschiedenen Öffnungspositionen, zur Darstellung der Sinus maxillares, zur isolierten Darstellung von Teilen des Alveolarfortsatzbereichs (z. B. quadrantenweise Einblendung oder optimierte Einstellung in der Frontzahnregion, Darstellung der Sinus maxillares) sowie zur transversalen Darstellung (Transversalschichtaufnahme TSA) des OK- bzw. UK-Alveolarfortsatzes.
Auch wenn es sich hierbei nicht um echte 3D-Bilder handelt, sind doch die transversalen Schichten eine weitere Ebene, die zusammen mit den longitudinalen Schichten der PSA zusätzliche Diagnosemöglichkeiten eröffnen. Diese Aufnahmetechnik verliert jedoch durch den Einsatz der DVT an Bedeutung. Zudem liegen die Schichtdicken der transversalen Aufnahmen im Bereich von Millimetern und somit deutlich über denen der rekonstruierten Schichtdarstellungen von DVT oder CT.

Technisches Aufnahmeverfahren Prinzip der linearen Verwischungstomografie. Aufnahmenennspannung > 60 kV, Brennflecknennwert (DIN EN 60336) < 1,5 (empfohlen ≤ 1,0)

- **Analoge Aufnahmen:** Verstärkerfolien mit hochempfindlicher Film-Folien-Kombination. Empfindlichkeit mind. SC 200, bei nach dem 01.01.2008 zugelassenen Geräten mind. SC 400. Bei pädiatrischer Anwendung (≤ 12. Lj.) grundsätzlich Empfindlichkeit von mind. SC 400. Bildempfängerdosis K_N bei einer Nettodichte DN = 1,0 bei max. 10 µGy bei SC 200 bzw. max. 5 µGy bei SC 400
- **Digitale Systeme:** Bildempfängerdosis K_B bei max. 5 µGy, Ortsauflösung bei mind. 2,5 Linienpaaren/mm

Die Abnahmeprüfung ist nach DIN 6868-151, die Konstanzprüfungen nach DIN 6868-5 durchzuführen.

6

6.4.4 Fernröntgenaufnahme

Indikationen Überwiegend zur kieferorthopädischen Diagnostik und Planung.

Prinzip Aufnahmetechnik mit standardisierter Projektionsgeometrie, die ohne zusätzliche Referenzobjekte quantitativ ausreichend genau auswertbar ist. Dazu sind folgende Einstellungsbedingungen zu beachten:

- **Fernröntgenseitenaufnahme FRS:** Kopfeinstellung mit horizontaler Ausrichtung der Frankfurter Horizontalen und mit paralleler Ausrichtung der Mediansagittalebene zur Projektionsebene. Ausrichtung des Zentralstrahls senkrecht auf die Mediansagittalebene im Zentrum des interessierenden Bereichs und senkrecht auf die Projektionsebene. Zur Darstellung kommt ein Seitenbild des Gesichtsschädels mit deutlicher Darstellung des Profils der Gesichtsweichteile bei annähernd größengleicher und reproduzierbarer Abbildung des Schädels (Vergrößerungsfaktor < 1,5) und deutlicher Darstellung der Knochenstrukturen inklusive der Schädelbasis (u. a. Sella turcica).
- **Frontale Fernröntgenaufnahme (FFR)** Kopfeinstellung mit geneigter Kopfhaltung und senkrechter Ausrichtung der Mediansagittalebene zur Projektionsebene (anterior-posteriorer oder posterior-anteriorer Strahlengang), Ausrichtung des Zentralstrahls senkrecht auf die Koronalebene und senkrecht auf die Projektionsebene. Es erfolgt die reproduzierbare und annähernd größengleiche Abbildung des Schädels bei deutlicher Darstellung der knöchernen Strukturen.

Diese extraoralen Aufnahmetechniken erfordern die Einstellung der Patienten mit Hilfe eines **Kephalostaten,** der die Ausrichtung der Mediansagittalebene parallel (FRS) oder senkrecht (FFR) auf die Bildempfängerebene ermöglicht.

Technik Aufnahmen bei 60–100 kV Nennspannung und einem Abstand zwischen Fokus und Bildempfängerebene von ≥ 1,50 m. Bildempfängerdosis bei einer Nettodichte D_N von 1,0 bei max. 5 µGy. Die Weichteilabbildung erfordert eine zusätzliche Filterung.

- Analoge Systeme: Verstärkerfolien mit einer Empfindlichkeit von mind. SC 400
- Digitale Systeme: Mindest-Ortsauflösung von 2,5 Lp/mm

6

> Die Abnahmeprüfung ist nach DIN 6868-151, die Konstanzprüfungen nach DIN 6868-5 durchzuführen.

6.4.5 Dentale digitale Volumentomografie (DVT)

Klinische Aspekte

Rechtliche Grundlagen Rechtfertigende Ind. zur DVT und Auswertung bzw. Befunderstellung darf nur mit der entsprechenden Fachkunde Nr. 4 nach Abschnitt 4.3 Fachkunde im Strahlenschutz für Zahnärzte bei der Untersuchung mit Röntgenstrahlung der Richtlinie Fachkunde und Kenntnisse im Strahlenschutz bei dem Betrieb von Röntgeneinrichtungen in der Medizin oder Zahnmedizin vom 22. Dezember 2005 (zuletzt geändert durch RdSchr. v. 27.6.2012 GMBl 2012, S. 724; ber. S. 1204) erfolgen.

Prinzip Digitale Aufnahmetechnik, bei der ein kegel- oder pyramidenförmig eingeblendetes Nutzstrahlenbündel das abzubildende Objekt einmalig umläuft und nach dessen gepulster Durchstrahlung auf einen Flat-panel-Detektor trifft. Beim Umlauf um das Objekt werden sehr viele Projektionsaufnahmen erzeugt, aus denen mittels Rückprojektionsverfahren eine dreidimensionale Darstellung des durchstrahlten Volumens bzw. der abzubildenden Region errechnet wird. Dabei kommen unterschiedliche Modifikationen des Feldkamp-Algorithmus (Feldkamp et al. 1984) zur Anwendung. Verschiedene Projektionsebenen (longitudinale, axiale, transversale sowie dreidimensionale Abbildungsrekonstruktion) können einzeln oder simultan betrachtet werden, um verschiedene Strukturen anatomisch dem geplanten OP-Gebiet zuzuordnen.

Dargestellte Strukturen Verschiedene hartgewebige Strukturen des dentomaxillofazialen Bereichs. Weichgewebe können mit dem DVT nicht differenziert dargestellt werden, sodass z. B. bei Verdacht auf laterale Mittelgesichtsfrakturen zum Ausschluss von KO seitens der Orbita (Weichgewebedifferenzierung zwischen Bulbus, Augenmuskulatur, Fettgewebe) eine CT zum Einsatz kommen sollte.

Indikationen (Schulze et al. 2022)

- Darstellung z. B. der komplexen Wurzelkanalanatomie und der Alveolarfortsatzkonfiguration bei lokaler Alveolarfortsatzatrophie
- Virtuelle Planung von Augmentationen und Implantatpositionen
- Darstellungen verlagerter Weisheitszähne mit Beurteilung der angrenzenden anatomischen Strukturen, wie des Verlaufs des Mandibularkanals oder des Kieferhöhlenbodens

Klinische Bewertung Bislang liegt für viele Fragestellungen noch keine Evidenz dazu vor, ob die Zusatzinformation durch die Dreidimensionalität der Darstellung einen erhöhten diagn. Nutzen bzw. einen klinischen Vorteil für die Pat. bewirken. Allerdings wird die OP-Planung v. a. bei komplexen anatomischen Situationen erleichtert. Mehrinformationen durch ein DVT können v. a. im Bereich der Implantologie mit schablonengeführten (navigierten) Implantationsverfahren die Therapiesicherheit erhöhen.

Technische Aspekte

Die Hersteller haben den vielfältigen Ind. durch unterschiedliche Größen der Aufnahme- bzw. Darstellungs- sowie Betrachtungsvolumina und durch Dosisanpassungen an die geforderten Auflösungsgrenzen Rechnung getragen. Entsprechend variantenreich sind die bauarttechnischen Umsetzungen, sodass keine einheitlichen, sondern durch die jeweiligen Hersteller gerätespezifische Einstellungsmerkmale definiert werden. Hierzu gehören u. a. verschiedene Varianten der Patientenpositionierung (liegend, sitzend, stehend), der Größe des abgebildeten Volumens (Field of View, FOV) und der verwendeten Detektortechnologie (Bildverstärker, Flatpanel-Detektor).

Strahlenexposition Sie ist bei der DVT deutlich höher als bei einer konventionellen Röntgenaufnahme (z. B. OPG). Die genaue Höhe hängt von vielen unterschiedlichen Faktoren ab. Vergleichbare CT-Aufnahmen (Standardprotokoll) haben jedoch im Mittel eine deutlich höhere Strahlenexposition. Das darzustellende Volumen sowie die Auflösung (und damit die Strahlenbelastung) sind der Fragestellung anzupassen. Dabei umfasst das primär rekonstruierte Volumen bzw. die Feldgröße (FoV) teilweise oder ganz den dentomaxillofazialen Bereich des Schädels.

> Verschiedene FoV, Umlaufzeiten (je nach Größe des FoV 8–20 s) und Auflösungsmodi bedingen sehr unterschiedliche effektive Strahlendosen, die bei Erw. 46–1073 µSv für große, 9–560 µSv für mittlere sowie 5–652 µSv für kleine FOV betragen (Schulze et al. 2022).

6

Positionierung der Pat. Es werden verschiedene Haltevorrichtungen (z. B. Schläfen- oder Kinnstützen, Stirnauflagen, Aufbissblöcke), Lichtvisiere, Haltegriffe und Sitzgelegenheiten in den Röntgeneinrichtungen für die DVT eingesetzt, um neben einer optimalen Einstellung des abzubildenden Volumens Bewegungsartefakte zu vermeiden.

Artefakte Die Vorteile der dreidimensionalen Röntgentechnik bestehen darin, die dargestellten anatomischen Strukturen in allen Raumrichtungen verzerrungsfrei und annähernd maßstabsgetreu darstellen zu können. In dieser Technik sind jedoch auch systemimmanente Fehler enthalten, die sich in Artefakten auf den rekonstruierten Darstellungen niederschlagen und zu Fehlinterpretationen führen können. Dabei sind in Grenzregionen von Objekten bzw. Strukturen mit starken Dichteunterschieden (z. B. an Grenzen zwischen Metallkörpern wie Implantaten oder koronalen Restaurationen und Knochen oder Dentin) **Auslöschungs- und Aufhärtungsartefakte, Aliasing- Artefakte** (sog. Moiré-Muster) sowie durch die relativ langen Aufnahmezeiten bedingte **Bewegungsartefakte** zu nennen.

Zielaufnahme Moderne Geräte ermöglichen gerade bei der beabsichtigten Darstellung kleiner Volumina die Anfertigung einer Zielaufnahme (Scoutaufnahme) zur exakten Einstellung des FoV. Bei Kindern und Jugendlichen sollten zur Dosisreduktion z. B. ein reduzierter Scanwinkel und bzw. oder eine niedrige Milliamperezahl verwendet werden, sofern dies gerätetechnisch möglich und für die Beantwortung der Fragestellung vertretbar ist.

Ortsauflösung Sie ist um ca. eine Zehnerpotenz niedriger als bei hochauflösenden konventionellen Röntgenbildern (z. B. Zahnfilm) und liegt bei DVT-Aufnahmen bei 1–2 Linienpaaren/mm, also bei 0,250–0,5 mm. Der Graustufenumfang beträgt 4096 (Schulze et al 2022).

Field of View Kleine Abbildungsvolumina bzw. FoV haben einen Durchmesser von 4 cm und eine Höhe von 3,7 cm. Die größten haben Durchmesser von 24 cm bzw. eine Höhe von 23 cm (Schulze et al. 2022).

6.4.6 Digitale Röntgentechniken

Bis auf die dentale DVT sind Rö-Aufnahmen in analoger und digitaler Technik durchführbar. Allerdings ersetzt die digitale Technik die analogen Verfahren in der Zahn-, Mund- und Kieferheilkunde zunehmend.

Vorteile gegenüber den analogen Techniken

- Unmittelbare bzw. sehr zeitnah nach der Aufnahme bestehende Verfügbarkeit des Bildes
- Möglichkeit der nachträglichen Bearbeitung durch Kontrast- und Helligkeitsoptimierung und befundbezogene zusätzliche Bearbeitung durch Filter oder andere Bildbearbeitungsmöglichkeiten, um bestimmte Strukturen besser sichtbar zu machen
- Es entfallen: die Dunkelkammerarbeit mit ihren Fehlermöglichkeiten, Materialver- und -entsorgung (Entwicklungs- und Fixierungschemikalien), die wöchentliche Konstanzprüfung der Filmverarbeitung und größere Archivierungsflächen
- Deutlich verbesserte Archivierung
- Durch die digitale Bildbearbeitung müssen zu helle oder zu dunkle Bilder nicht wiederholt werden. Dadurch reduzierte Strahlenexposition der Pat.

Nachteile gegenüber den analogen Techniken

- Archivierung großer Datenmengen, insbesondere bei Durchführung von DVT-Aufnahmen. Es muss auf große Speicherkapazitäten (inklusive Sicherheitskopien) zurückgegriffen werden, die einen störungsfreien Zugriff und Sichtbarmachung der Originaldateien zulassen müssen.
- Aufbewahrungsfrist: bei Rö-Aufnahmen und Befunddokumentation mind. 10 J., bei Rö-Aufnahmen von Personen bis zum 18. Lj. Speicherung bis zu deren 28. Lj. Bilder und Befunde müssen innerhalb einer angemessenen Frist wieder les- und beurteilbar gemacht werden können.

Konstanzprüfung Neben der arbeitstäglichen Konstanzprüfung des Befundungsmonitors (Grauwertwiedergabe) anhand eines Testbilds (Society of Motion Picture and Television Engineers SMPTE-Standard) sind monatlich Konstanzprüfungen des Befundungsmonitors (Ausschluss von Verzerrungen und Farbartefakten, Grauwertwiedergabe, Geometrie, Kontrast und Auflösung) und der Rö-Einrichtung mit Hilfe eines vereinheitlichten Prüfkörpers durchzuführen. Zusätzlich sind einmal **jährlich** die Bestimmungen der Leuchtdichte des Befundungsmonitors ($\geq$ 200 cd/m^2 bei Raumklasse 5 mit einer Raumbeleuchtungsstärke von $<$ 100 lx) und bei DVT-Geräten außerdem eine Dosismessung und Blendenprüfung nach DIN 6868-15 vorzunehmen.

6.4.7 Befundung

Die **Bildanalyse** der Röntgenaufnahme sollte stets einer Systematik folgen bzw. nach einem Algorithmus durchgeführt werden, um einerseits die Region des Interesses (Fragestellung, die zur rechtfertigenden Indikation der Aufnahme führte) sicher der Befundung zu unterziehen und andererseits alle Nebenbefunde zu erfassen. Dazu müssen die von der normalen Anatomie abweichenden Befunde (z. B. Normvarianten, pathologische Erscheinungen bzw. pathologische Strukturen, Fremdkörper) erkannt und sodann im Befundbericht beschrieben werden.

> Es ist das gesamte zur Darstellung kommende Volumen der Befundung zu unterziehen. Dabei sind auch Nebenbefunde außerhalb der eigentlichen Region des Interesses (Region of Interest, ROI) zu beachten und festzuhalten.

Befundbericht

Er sollte beschreibenden Charakter haben. Wertende Äußerungen sind zu vermeiden, da sie nicht immer zutreffen, andererseits leicht als gutachterliche Einlassungen (miss)verstanden werden können. So sind nicht bis zum Apex reichende oder inhomogen erscheinende wurzelkanalfüllungs- oder zementdichte Opazitäten genau als solche und nicht als „insuffiziente" Wurzelkanalfüllungen zu beschreiben.

Beispiele für die Benennung bzw. Beschreibung von Röntgenbefunden

Koronale Befunde:

- Koronale Opazitäten (metall- oder zementdicht) → Restaurationen
- Koronale Transluzenzen im Restaurationsrandbereich → V. a. Sekundärkaries
- Stufenbildungen (pos. oder neg.) im Restaurationsrandbereich → koronale Transluzenz im Schmelzbereich, im Dentinbereich oder im Kontakt zum Pulpakavum → V. a. kariöse Läsion

Apikale Befunde:

- Verbreiterter Parodontalspalt
- Periapikale diffuse, zirkumskripte oder abgegrenzte Opazität

- Periapikale diffuse, zirkumskripte oder abgegrenzte Transluzenz
- Erweitertes oder weites Foramen apicale
- Wurzelwachstum nicht abgeschlossen

Befunde im Alveolarknochen:
- Opazitäten (z. B. kalkdicht, dentindicht, zementdicht, metalldicht, odontoid, mit oder ohne transluzentem Randsaum) → V. a. Sequester, Wurzelrest, Wurzelkanalfüllmaterial oder Füllungsmaterial
- Verdichtung der Knochenstruktur (diffus oder abgegrenzt)
- Auflösung der Knochenstruktur (diffus, abgegrenzt, mit oder ohne sklerotischen Randsaum)
- Spaltbildung im Sinne eines Frakturspalts
- Knochenkanal (Normalbefund oder Normvariante?)

Befunde im Pulpakavum:
- Vergrößertes, eingeengtes oder retrahiertes Pulpakavum
- Intrapulpäre Transluzenz oder Opazität (z. B. kalkdicht, zementdicht)
- Sekundärdentinbildung

Parodontale Befunde:
- Horizontaler Knochenabbau
- Vertikaler Knochenabbau z. B. bis zum zervikalen, mittleren oder apikalen Wurzeldrittel
- Verbreiterter Parodontalspalt
- Diffuse oder abgegrenzte Transluzenz im Parodontalspalt
- Transluzenz im Wurzelbereich → V. a. externe Wurzelresorption
- Transluzenz zwischen Furkation und Limbus alveolaris → freiliegende Bi- oder Trifurkation
- Auflösung des Limbus alveolaris

Traumata:
- Spaltbildungen koronal oder zervikal oder im Wurzelbereich oder ohne Kontinuitätsunterbrechung → Frakturen des Zahns oder Alveolarfortsatzes
- Dislokation von Zähnen, Zahnfragmenten oder Fragmenten des Alveolarfortsatzes

Befunde im Wurzelkanal:
- Wurzelkanal nicht darstellbar
- Transluzenz mit Erweiterung des Wurzelkanals → V. a. interne Wurzelresorption
- Wurzelkanal mit eingelegtem Instrument oder Fremdkörper
- Kalkdichte oder metalldichte Opazitäten im Wurzelkanal → Wurzelkanalfüllung (z. B. zementdicht, Sealer-dicht, homogen oder inhomogen, bis zum Apex reichend oder nicht bis zum Apex reichend oder über den Apex hinaus reichend

Zahn(an)lage-Anomalien:
- Retention oder Verlagerung (z. B. mesioangulär, distoangulär, horizontal, transversal, invers), Impaktion
- Wanderung oder Kippung oder Rotation nach…
- Überzählige Zahnanlage(n) oder Zahnnichtanlagen

Weitere Befunde:
- Fehlende Zähne
- Wurzelanomalien und Wurzelresorptionen
- Fremdkörper in der Kieferhöhle: z. B. Wurzelreste, zementdichte Opazitäten mit umgebender kalkdichter Opazität → V. a. Aspergillom
- Unterbrechung der knöchernen Begrenzung der Kieferhöhle
- Diffuse schleim(haut)dichte Opazität im Bereich der Kieferhöhle

- Kalkdichte Opazität(en) mit Projektion z. B.
  - Auf den Bereich der Speicheldrüsen → V a. Speichelsteine
  - Auf die großen Halsgefäße → V a. atherosklerotische Plaques
  - Auf die Tonsillenregion → V a. Tonsillolithen
- Entrundung des Caput mandibulae, geschlossener Gelenkspalt oder seitenungleicher Gelenkspalt → V a. Erkr. des Kiefergelenks

Radiologische Beschreibung von Kieferläsionen

Nicht immer stehen der erhobene radiologische Befund und die eigentliche Diagnose im Einklang. Ausschließlich auf dem Röntgenbefund basierende Aussagen können daher allenfalls als Verdachtsdiagnose(n) geäußert werden. Eine (vorläufige) Diagnose wird erst in der Zusammenschau mit den klinischen Befunden sowie den ggf. vorliegenden pathohistologischen Befunden möglich. Umso wichtiger ist daher eine exakte Beschreibung des im Röntgenbild sichtbaren Befunds. Radiologisch erkennbare **Symptome im Kieferbereich** sollten stets unter Einbeziehung der begleitenden Befunde beschrieben und zugeordnet werden. Neben den unten aufgeführten Beispielen kann die Auswahl der Symptome und deren Beschreibung die Befundung von Röntgenaufnahmen von Kieferläsionen erleichtern.
Die radiologischen Symptome im und am Kiefer werden unter Beachtung der Randbegrenzung einer Läsion, des Verhaltens der Kortikalis, der Periostreaktion und der Begleitphänomene formuliert. Die Darstellung einer Kompaktalamelle bei Zysten hängt vom Strahlengang (orthoradial, exzentrisch) und von der Form einer Zyste ab (▶ Abb. 6.1).

Beispiele für die Beschreibung der radiologischen Darstellung von Kieferläsionen (Nach Baghdady 2014 und Jackowski et al. 2017)
Anzahl der Läsion(en): solitär oder multipel
Form der Läsion: unregelmäßig oder rundlich
Struktur der Läsion:
- Transluzent oder opak
- Homogene, amorphe oder inhomogene Binnenstruktur

Randbegrenzung:
- Scharf begrenzt, deutlich von der umgebenden Struktur abgegrenzt
  - Zusätzlich: umlaufende Kompaktalamelle, lobulierter Rand, multizentrischer Randverlauf
- Partiell unscharf begrenzt
  - Zusätzlich: partiell unscharfe Kompaktalamelle
- Unscharf begrenzt
- Unregelmäßig begrenzt (mottenfraßähnliches Bild)
- Unscharf auslaufender Randbereich

Befund der Kortikalis, Periostreaktion:
- Ausdünnung, Arrosion der Kortikalis
- Unregelmäßiger Verlauf des Parodontalspalts
- Unscharf begrenzter Kortikalis- und Spongiosaverlauf, Zähne erscheinen ohne Kontakt zum umgebenden Knochen
- Durchbruch der Kortikalis
- Lamelläre Periostreaktion
  - Partiell durchbrochene Periostreaktion
  - Radiäre Periostreaktion (Sunburst-Phänomen)
- Komplette oder inkomplette Spaltbildung → traumatisch bedingte oder path. Frakturlinie

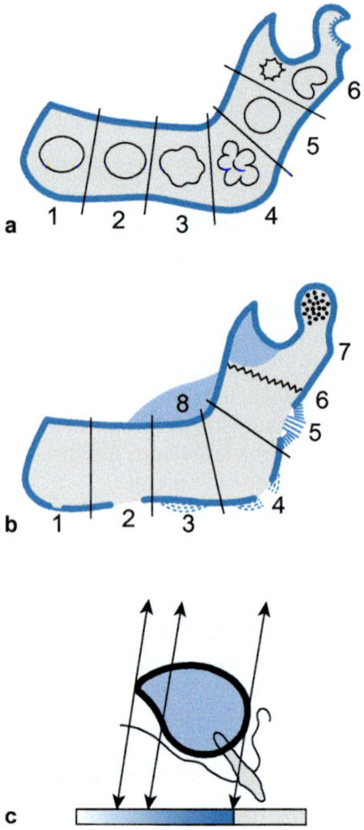

Abb. 6.1 Radiologische Symptome am Kiefer (nach Beyer et al. 1987) [L231]
a) Randbegrenzung einer Läsion. Solitäre Osteolyse mit 1 scharf begrenzter Kompaktalamelle, 2 partieller Unschärfe der Kompaktalamelle, 3 lobuliertem Rand, 4 multizentrischem Rand, 5 unscharfer, durchbrochener Kompaktalamelle, 6 unregelmäßiger Begrenzung (mottenfraßähnliches Bild)
b) Verhalten der Kortikalis, Periostreaktion, Begleitphänomene: 1 Verdünnung bzw. Arrosion der Kortikalis, 2 Durchbruch der Kortikalis (auf Weichgewebebeteiligung achten!), 3 Periostreaktion lamellär, 4 Periostreaktion lamellär durchbrochen, 5 Periostreaktion radiär, Sunburst-Phänomen, 6 traumatische oder path. Fraktur als Begleitphänomen, 7 regelmäßige, milchglasartige oder unregelmäßige Sklerosierung als Begleitphänomen, 8 Weichgewebeschwellung als Begleitphänomen
c) Darstellung der Kompaktalamelle bei Zysten (Schemazeichnung): Die Kompaktalamelle kann nur scharf abgrenzbar sein, wenn sie orthograd getroffen wird. Die unscharfe Begrenzung einer Zyste im Röntgenbild ist häufig durch die Form der Zyste bedingt.

- Milchglasartige, regelmäßige oder unregelmäßige Sklerosierung (Begleitphänomen)
- Weichteilschattenbildung (Begleitphänomen)

6.4.8 Auswahl der Aufnahmeverfahren

Die aus der klinischen Symptomatik bzw. Fragestellung abgeleitete rechtfertigende Ind. zur Rö-Untersuchung bestimmt die Art des anzuwendenden bildgebenden Verfahrens. Anforderung an das Verfahren:

- Darstellung des Objekts vollständig mit den umgebenden Strukturen und mit dem gebotenen Kontrast
- Ausreichende Darstellung mit möglichst geringer Strahlendosis (Minimierungsgebot laut StrlSchG)

Zahn und Zahnhalteapparat

Darstellung von Pathologien von Zahn und Parodont (je nach Anforderungen an Kontrast und Auflösungsvermögen)

Intraorale Aufnahme: für lokal auf einen oder wenige benachbarte Zähne begrenzte Regionen:

- Zahnhartsubstanzschädigung, z. B. Karies, Sekundärkaries, Trauma (Kronenfraktur, Wurzelfraktur), ggf. auch Bissflügelaufnahme

- Zahnluxation
- Kontrolle nach Wurzelspitzenresektion, Wurzelkanalfüllung
- Parodontitis und Darstellung des Knochenabbaus
- Periapikale Veränderungen
- Wurzelresorption
- Wurzelrest

PSA: zur Darstellung größerer Abschnitte des Alveolarfortsatzes (ggf. auch mittels Teilprojektionen einzelner Quadranten)

- Periapikale Veränderungen: in Einzelfällen und v. a. bei klinischer Sympt. in Verbindung mit unauffälligen konventionellen Aufnahmen
- Wurzelrest

DVT: evtl. ergänzend bei weitergehenden Fragestellungen in Einzelfällen

- Zahnhartsubstanzschädigung in Einzelfällen
- Periapikale Veränderungen: in Einzelfällen und v. a. bei klinischer Sympt. in Verbindung mit unauffälligen konventionellen Aufnahmen
- Wurzelrest in Einzelfällen

Sinus maxillaris

PSA und intraorale Aufnahme: meist gute Darstellung der Recessus alveolares und der angrenzenden unmittelbar benachbarten OK-Zähne mittels PSA bei vermuteter odontogener Ursache von Erkr. der Kieferhöhle. In der aktuellen Leitlinie (Krimmel et al. 2019) wird empfohlen, bei V. a. eine odontogene Sinusitis maxillaris zur Ursachensuche eine PSA und/oder intraorale Röntgenaufnahme anzufertigen.
DVT und Low-dose-CT: Ind. bei Unklarheiten. Zur Planung und Durchführung einer OP der Kieferhöhle Low-dose-CT oder DVT (Krimmel et al. 2019).
NNH-Aufnahme: konventionelle posterior-anterior-kranial-exzentrische Röntgenaufnahme der NNH kann im Bereich der Kieferhöhlen Verschattungen oder Sekretspiegel nachweisen. Aussagekraft jedoch gegenüber DVT deutlich begrenzt (Krimmel et al. 2019).

Auswahl des Verfahrens nach Indikation

- Kieferhöhlenentzündung: PSA, DVT
- Kieferhöhlenempyem: PSA, DVT, NNH-Aufnahme (sitzend und liegend)
- Radix in antro: PSA, DVT
- Retinierte Zähne mit Lage in der oder engem Lagebezug zur Kieferhöhle: PSA, DVT
- Recessus alveolaris: PSA
- LKG-Spalten: DVT, PSA, FRS

6

(Benigne) Osteolysen und Opazitäten

Intraorale Aufnahmen: sehr gute Darstellung von Osteolysen und Opazitäten im Bereich des Alveolarfortsatzes, wenn sie lokal auf einen oder wenige benachbarte Zähne begrenzt sind.
PSA: zur Darstellung tiefer im Alveolarfortsatz gelegener, ausgedehnter oder multipler Osteolysen oder Opazitäten.
DVT: kann bei weitergehenden Fragestellungen (z. B. bei fraglichen Beteiligungen der lingualen oder palatinalen Kortikalis, Nähe zu benachbarten anatomischen Strukturen) indiziert sein.
CT und MRT: Bei zu erwartenden Beteiligungen der Weichgewebe (z. B. bei Trauma im lateralen Mittelgesichtsbereich oder V. a. Tumoren) i. d. R. CT oder MRT erforderlich.

Auswahl des Verfahrens bei Osteolysen nach Indikation

- Osteolysen im UK:
  - Frontbereich: PSA, TSA, intraorale Aufnahme, Unterkiefer-Aufbissaufnahme, DVT, CT
  - Corpus mandibulae, Alveolarfortsatz: PSA, Schädelübersichtsaufnahme p.-a. 15° kaudalexzentrisch, DVT, CT
  - Ramus ascendens mandibulae: PSA, Schädelübersichtsaufnahme p.-a. 15° kaudalexzentrisch, DVT, CT
- Osteolysen im OK-Frontbereich: PSA, TSA, intraorale Aufnahme, DVT, CT
- Parodontopathien: PSA, intraorale Aufnahmen
- Alveolarfortsatzatrophie (z. B. bei implantologischen Planungen oder zur Darstellung der Lage des Foramen mentale vor präprothetisch-chir. Eingriffen): PSA oder DVT, ggf. Mitführung röntgenopaker Referenzobjekte

Auswahl des Verfahrens bei Opazitäten nach Indikation

- Lagebestimmung von verlagerten Zähnen
  - Im UK (Lagebeziehung zum Canalis mandibulae): PSA, TSA, DVT, CT
  - Im Bereich des R. ascendens mandibulae und des Kieferwinkels: PSA, DVT, CT
  - Im OK-Frontbereich: PSA (auch Teilaufnahme OK-Frontbereich), OK-Aufbissaufnahme, TSA, DVT
  - Im OK-Seitenzahn- und Tuberbereich: PSA, TSA, DVT, CT
- Dysgnathien: PSA, FRS, Schädelübersicht (FFS), DVT
- UK-Exostosen: axiale UK-Aufbissaufnahme, TSA
- Verdacht auf Speichelsteine
  - Glandula sublingualis, Glandula submandibularis: UK-Aufbissaufnahme, PSA, DVT, Ultraschall, Sialografie
  - Glandula parotidea: PSA, Ultraschall, Sialografie, CT
- Mögliche Zufallsbefunde (atheromatöse Plaques im Bereich der großen Halsgefäße, Tonsillolithen): PSA, DVT
- Schleimhautdichte Opazitäten im Bereich des Sinus maxillaris: PSA, FRS, DVT

6

Frakturen

Zur Verifizierung von Frakturen im Kiefer-Gesichts-Bereich sind Aufnahmen in 2 Ebenen indiziert.

Unterkiefer: bildgebende Diagnostik bei Frakturverdacht meist mittels PSA sowie Schädel-Übersichtsaufnahme in p.-a. kaudal-exzentrischem Strahlengang (Aufnahme nach Clementschitsch; **Cave:** Fachkunde Nr. 2 erforderlich).

Oberkiefer bzw. Mittelgesicht: bildgebende Diagnostik bei Frakturverdacht mittels Schädelübersichtsaufnahme im p. a. Strahlengang, NNH-Aufnahme (p.-a. kranialexzentrisch), axialer Gesichtsschädelaufnahme oder Orbitaübersichtsaufnahme (**Cave:** alle Aufnahmen erfordern die Fachkunde Nr. 2). Einige dieser Aufnahmetechniken werden heute zunehmend durch das DVT (**Cave:** entsprechend großes Field of View einstellen) abgelöst. Bei V. a. Weichteilbeteiligung (z. B. Invagination von Schleimhaut oder Muskulatur) ist eine CT indiziert.

Auswahl des Verfahrens nach Indikation

- Fraktur des Alveolarfortsatzes: PSA, Unter- oder OK-Aufbissaufnahme, intraorale Aufnahmen, DVT
- Jochbogen: isolierte Jochbogenaufnahme, Henkeltopfaufnahme, DVT
- Jochbein: NNH, Orbitaübersichtsaufnahme, DVT oder CT
- Nasengerüst: Schädelaufnahme seitlich, Nasengerüstaufnahme, DVT

- Orbitaboden: Orbitaübersichtsaufnahme, NNH, CT
- Unterkiefer, Collum: PSA, Clementschitsch, DVT
- Kieferwinkel: PSA, Clementschitsch, DVT
- UK-Korpus (horizontaler Anteil): PSA, UK-Aufbissaufnahme, DVT
- Kinnregion: PSA, UK-Aufbissaufnahme axial, DVT

Kiefergelenkerkrankungen

Die Kiefergelenke können mit verschiedenen Zusatzprogrammen mittels PSA-Gerät meist umfassend dargestellt werden. Knöcherne Veränderungen – auch im Bereich der Gelenkpfanne – sind mittels DVT (wichtig: ausreichend dimensioniertes Field of View wählen) erkennbar. Darstellungen der Gelenkweichteile (Verlagerungen und Strukturveränderungen des Diskus, Ödeme, Ergüsse) sind nur mittels MRT möglich.

Auswahl des Verfahrens nach Indikation

- Veränderungen des Kiefergelenkkopfs: PSA (Kiefergelenkprogramm), DVT, MRT
- Veränderungen des Gelenkspaltes (Luxation): PSA (Kiefergelenkprogramm), DVT, MRT, Sonografie

Fremdkörper

Fremdkörper können im Bereich des Gesichtsschädels oder der Weichgewebe (z. B. Wange oder Zunge) auftreten und sind röntgenologisch darstellbar, wenn sie röntgenopak sind (z. B. Zähne, Zahnfragmente, Wurzelreste, Wurzelkanalinstrumente, Implantate, Projektile). Je nach vermuteter Lage können sie mittels PSA, Aufbissaufnahme, Spezialprojektionen des Gesichtsschädels oder DVT dargestellt und ihre Lage bestimmt werden. Bei vermuteter Lage in Hohlräumen ist eine Lageveränderung nach der bildgebenden Darstellung einzukalkulieren. Sonografie und MRT können bei der Suche nach nicht röntgenopaken Fremdkörpern eingesetzt werden.

Auswahl des Verfahrens nach Indikation

- Fremdkörper in der Zunge: Mundbodenübersichtsaufnahme (UK-Aufbissaufnahme), FRS oder Schädelaufnahme seitlich mit herausgestreckter Zunge
- Wange: FRS, Schädelübersicht im p.-a. Strahlengang, DVT
- Lippe, Kinn: Übersichtsaufnahme im Bereich der Lippe mittels intraoralem Einzelbildsensor bzw. Speicherfolie oder Aufbissaufnahme-Format, Schädelaufnahme seitlich

7 Klinische Pharmakologie

Hajo Peters, Sander Wilmink

7.1 Hinweise

- Die Auswahl und Dos. eines Pharmakons richtet sich immer nach den allgemeinmedizinischen Voraussetzungen der Pat.
- Genannte Hersteller und Präparate sind exemplarisch und nicht vollständig. Die Autoren geben keine Herstellerempfehlungen und keine Garantie auf Vollständigkeit der Angaben.
- Bei schweren Erkr. und Funktionseinschränkungen von Leber oder Nieren empfiehlt sich die Konsultation eines Internisten vor Beginn einer medikamentösen Ther.
- Zur schnellen Orientierung haben sich einige Anlaufstellen als günstig erwiesen. Die Internetseite www.fachinfo.de stellt online die Rote Liste bereit und gibt zusätzlich aktuelle Informationen zu den Präparaten. Die Internetseite www.embryotox.de informiert über die Medikamentenverträglichkeit in Schwangerschaft und Stillzeit und www.dosing.de bei der Dosisanpassung von Medikamenten.
- Mit dem Giftnotruf des jeweiligen Bundeslandes können Medikamentenabusus und Intoxikationen rund um die Uhr telefonisch abgeklärt werden.

7.2 Analgetika

7.2.1 Übersicht

Allgemeine Hinweise

- Vor Schmerzther. immer erst Diagnose stellen und kausale Ther. (Schmerzursache → z. B. Pulpitisther., Antibiotikather., Drainage, OP)
- Postop. Schmerzen = Entzündungsreaktion durch Gewebeläsion mit physiologischer Abwehrreaktion des Organismus
- Bei erhöhtem Dosisbedarf KO ausschließen (Ostitis, Osteomyelitis, Sinusitis, Infiltrat, Abszess)
- Durch postop. Analgesie erhöhter Pat.-Komfort. (Schmerz ist subjektiv!) und reduzierter vegetativer Stressor (Schmerz → Sympathikusaktivierung)
- Analgetikagabe vor dem Auftreten von Schmerzen
- Substanz und Dosis der postop. Analgesie abhängig von Eingriff und Pat. (Alter, Erkr., Begleitmedikation)
- Dosisanpassung gemäß Schmerzverlauf (unter Berücksichtigung von max. Tagesdosis, Leber- und Nierenfunktion)
- Wirkeintritt der Applikationsformen: i. v. > i. m. > s. c. > oral (rektal schwer kalkulierbar)
- Bei parenteraler Gabe Verweilpflicht der Pat. zur Überwachung

Nichtsteroidale Antiphlogistika Zahnärztliche Verordnung v. a. von Ibuprofen (NSAID), Paracetamol, Metamizol (Nichtopioidanalgetika) und Tramadol (nicht-BTMpflichtiges Opioidanalgetikum). **Cave:** Opioidanalgetika wegen Suchtgefahr immer nur für wenige Tage rezeptieren

> ! Wichtigste NW der NSAID:
> - Thrombozytenaggregationshemmung nur durch ASS irreversibel (Thrombozytenlebensdauer 10 Tage) sonst reversibel
> - Magenulzera (alle): Magenschutz mit Protonenpumpenhemmern bei längerer Therapiedauer

- Pat. auf periop. Karenz von ASS als Selbstmedikation hinweisen (nicht bei ASS als TAH!)
- Pat. bei Metamizol und Opioidanalgetika über psychische NW und Beeinträchtigung im Straßenverkehr aufklären
- KI für Diclofenac bei Kiefergelenkbeschwerden bei Herzinsuff. NYHA II–IV
- Paracetamol bei Kindern und Schwangeren Analgetikum der Wahl. Kinder: Dosis streng beachten. **Cave:** Ibuprofen und Paracetamol bei Kindern als Saft streng gewichtsabhängig rezeptieren, Erw.-Dosis von 1 g/d bereits bei Kleinkindern oft letal
- Durch NSAID bei Schwangeren ab der 32. SSW vorzeitiger Verschluss des Ductus arteriosus Botalli möglich → bei Bedarf gynäkologische Vorstellung
- Bei KO der Ther. oder Analgetikaabusus allgemeinmedizinische KO ausschließen (z. B. akute Intoxikation, Analgetikanephropathie, arzneimittelinduzierte Hepatopathien, gastroduodenale Ulkuskrankheit)
- Bei chronifizierten Gesichtsschmerzen (z. B. CMD, Trigeminusneuralgie oder Z. n. Trauma oder Tumor) professionelle Schmerzther. bei Schmerztherapeuten erwägen

WHO-Stufenschema Gilt bei der analgetischen Ther. von chron. Schmerz- und Palliativpat. (▶ Abb. 7.1). Bei bereits nach diesem Schema behandelten Pat., ordnet sich die zahnärztliche Schmerzther. dem Schema unter und fällt unter die Bedarfsmedikation des Pat. **Cave:** Koanalgetika beachten (z. B. Ostitiden bei Bisphosphonaten und Glukokortikoiden, NW von Neuroleptika und Antidepressiva), Knochen- und Organbeteiligung bei Tumoren abklären.

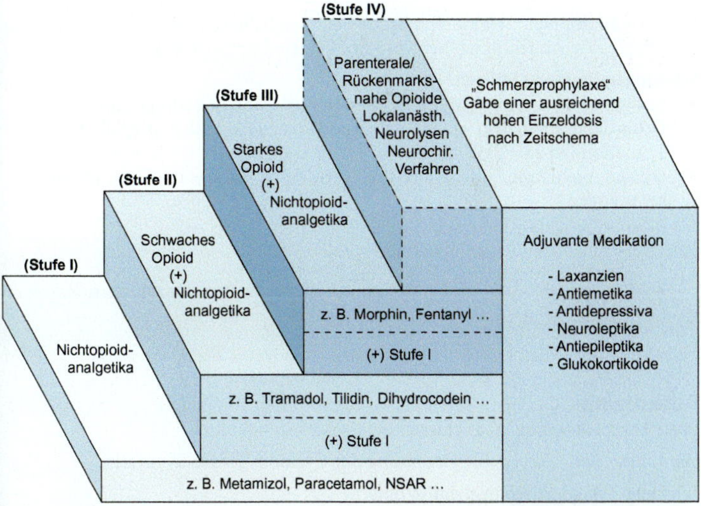

Abb. 7.1 WHO-Stufenschema der Analgesie. Zur Anwendung kommen auf jeder Stufe Nichtopioidanalgetika, adjuvante Medikation und Koanalgetika sowie unterstützende Maßnahmen nach Bedarf (nach WHO, 1986) [L231/W798]

7.2.2 Nichtopioidanalgetika

Acetylsalicylsäure

Wirkungsweise Verminderte Prostaglandinsynthese durch irreversible Hemmung der Cyclooxygenase

Wirkung Dosisabhängig: analgetische und antipyretische Wirkung bei bis 2 g/d, antiphlogistische Wirkung bei 4 g/d

Applikationsformen Oral, i. v.

Halbwertszeit 2–3 h (nach hohen Dosen bis zu 30 h)

Orale Dosis Einzeldosis

- > 16 J.: 500–1.000 mg alle 4 h (bis zu 3.000 mg/d)
- ≥ 65 J.: 500 mg alle 4 h (bis zu 2.000 mg/d)

Nebenwirkungen Blutungen, Überempfindlichkeitsreaktionen, Bronchospasmus, ZNS-Störungen, gastrointestinale Beschwerden (Blutungen, Ulzera), Reye-Sy. (Enzephalopathie und Leberzelldegeneration, Lyell-Sy.)

Beeinflussung der zahnärztlichen Behandlung

- Nicht postop. anwenden, da Thrombozytenaggregationshemmung bereits bei 30 mg/d (→ erhöhte Blutungsneigung)
- Wirkung von Antikoagulanzien erhöht
- Hypoglykämische Wirkung oraler Antidiabetika (Sulfonylharnstoffe) erhöht
- Wirkung von Antihypertonika vermindert

Kontraindikationen Hämorrhagische Diathese, Überempfindlichkeit, Asthma bronchiale, Virusinfektionen bei Kindern, Magen-Darm-Ulzera

Schwangerschaft und Stillzeit

- Schwangerschaft: im 1. und 2. Trimenon nur, wenn unbedingt notwendig, Dosis dabei so niedrig wie möglich und Dauer so kurz wie möglich, KI im 3. Trimenon (ab 28. SSW)
- Stillzeit: mehrtägige oder Dauerther. vermeiden, Paracetamol und Ibuprofen bevorzugen

7

- Dosisanpassung bei Niereninsuff. und Leberinsuff.
- Kein präop. Absetzen bei Einnahme zur Thrombozytenaggregationshemmung (Reinfarktprophylaxe) → Rücksprache mit Hausarzt und lokale Blutstillungsmaßnahmen optimieren

Paracetamol

Syn.: Acetaminophen im angloamerikanischen Sprachraum

Wirkungsweise Reversible Hemmung der Cyclooxygenase (zentral)

Wirkung Analgetisch und antipyretisch

Applikationsformen Oral, rektal, i. v.

Halbwertszeit 2 h (orale, rektale Gabe), 2,7 h (parenterale Gabe)

Orale Dosis

- Erw.:Einzeldosis 10–15 mg/kg KG (bis zu 60 mg/kg KG/d)
- ≥ 12 J. 500–1.000 mg alle 6 h (bis zu 4.000 mg/d)

Nebenwirkungen Geringe gastrointestinale Beschwerden, selten Überempfindlichkeit, Agranulozytose, Bronchospasmus, Lyell-Sy.

Beeinflussung der zahnärztlichen Behandlung
- Erhöhte Hepatotoxizität bei Alkoholabusus (Gerinnung ↓)
- Wirkungsverstärkung von Antikoagulanzien bei Dauergabe

Kontraindikationen Leber- und Niereninsuff., Gilbert-Sy.

Schwangerschaft und Stillzeit Analgetikum der Wahl

- Keine antiphlogistische Wirkung
- Weit verbreitet in der Pädiatrie
- Dosisabhängige Leberzellnekrose (150–200 mg/kg KG)
- Letale Dosis 12–20 g (Leberversagen nach 3 Tagen bei zunächst unspezifischer Symptomatik)
- Antidot: N-Acetylcystein (Fluimucil) frühestmöglich (< 12 h nach Ingestion)
- Komb. mit Codein möglich (Talvosilen®)

Metamizol

Syn.: Novaminsulfon

Wirkungsweise Reversible Hemmung der Cyclooxygenase

Wirkung Spasmolytisch, antipyretisch und analgetisch

Applikationsformen Oral, rektal, i. v.

Halbwertszeit 2,2–5 h

Orale Dosis

- Einzeldosis: ≥ 15 J./53 kg: 500–1.000 mg alle 6–8 h (bis zu 4.000 mg/d)
- Tropfen: 1 Tropfen à 25 mg, 1 ml (20 Tropfen) = 500 mg (bis zu 160 Tropfen/d)

Nebenwirkungen Agranulozytose (**Cave:** Fieber, Ulzerationen der Mundschleimhaut), Leukopenie, psychische NW, kritische Blutdruckabfälle bis zum Schock (bei schneller i. v. Gabe), Lyell-Sy.

Beeinflussung der zahnärztlichen Behandlung
- Verstärkte Wirkung von Antikoagulanzien
- Reduzierte Wirkung von Antihypertensiva

Kontraindikationen Überempfindlichkeit, hepatische Porphyrie, Störung der Knochenmarkfunktion

Schwangerschaft und Stillzeit Paracetamol/Ibuprofen sind vorzuziehen.

- Wirkt auch spasmolytisch
- Höchste analgetische und antipyretische Potenz der Nichtopioidanalgetika
- Dosisanpassung bei Nieren- und Leberinsuff.

Ibuprofen

Wirkungsweise Reversible Hemmung der Cyclooxygenase

Wirkung Dosisabhängige Wirkung: niedrige Dosis → analgetisch und antipyretisch, höhere Dosis → antiphlogistisch

Applikationsformen Oral, rektal, topisch, i. v.

Halbwertszeit 2–3 h

Orale Dosis Einzeldosis ≥ 15 J. 400–800 mg (bis zu 2.400 mg/d)

Nebenwirkungen Gastrointestinale Beschwerden, ZNS-Störungen, Überempfindlichkeitsreaktion, Pruritus, Ödeme, Lyell-Sy.

Beeinflussung der zahnärztlichen Behandlung
Wirkungsverstärkung von gerinnungshemmenden Medikamenten

Kontraindikationen Magen-Darm-Ulzera, Überempfindlichkeit, Blutbildungsstörungen, Lithiumgabe (Akkumulation!), starke Leber- und Nierenfunktionsstörungen

Schwangerschaft und Stillzeit
- Stillzeit: Analgetikum der Wahl
- Schwangerschaft: keine Anwendung im letzten Trimenon (> 28. SSW)

- Dosisanpassung bei Nieren- und Leberinsuff.
- Die präop. Gabe von 4 × 400 mg (alle 6 h, beginnend 24 h vor Eingriff) kann das postop. Ödem vermindern.

7

Celecoxib

Wirkungsweise Selektive COX2-Hemmung (Cyclooxygenase 2)

Applikationsform Oral

Halbwertszeit 8–12 h

Orale Dosis Einzeldosis 200 mg (bis zu 400 mg/d). **Cave:** bei Kindern und Jugendlichen kontraindiziert

Nebenwirkungen Blutung, selten gastrointestinale NW, Sinusitis, Rhinitis, Lyell-Sy., Ödeme

Beeinflussung der zahnärztlichen Behandlung
- Verminderte Wirkung von Diuretika und Antihypertensiva
- Verstärkte Wirkung oraler Antikoagulanzien

Kontraindikationen Überempfindlichkeit gegen Sulfonamide, entzündliche Darmerkr., Herzinsuff., KHK, pAVK

Schwangerschaft und Stillzeit Paracetamol und Ibuprofen sind vorzuziehen.

- Keine Thrombozytenaggregationshemmung
- Dosisreduktion bei Nieren- und Leberinsuff.

Diclofenac

Wirkungsweise Reversible Hemmung der Cyclooxygenase

Applikationsform Oral, rektal, topisch, i. v.

Halbwertszeit 8–12 h

Orale Dosis Einzeldosis Erw. 50–100 mg (bis zu 150 mg/d)

Nebenwirkungen Gastrointestinale Beschwerden und Ulzera, ZNS-Störungen, Überempfindlichkeitsreaktionen, Störung der Hämatopoese, Bronchospasmus

Beeinflussung der zahnärztlichen Behandlung
- Verminderte Wirkung von Diuretika und Antihypertensiva
- Verstärkte Wirkung oraler Antikoagulanzien

Kontraindikationen Magen-Darm-Ulzera, Überempfindlichkeit, Blutbildungsstörungen, Asthma bronchiale (bei Empfindlichkeit gegen NSAID), Herzinsuff., KHK, pAVK, Leber- und Niereninsuff.

Schwangerschaft und Stillzeit Paracetamol und Ibuprofen sind vorzuziehen.

- Hepatische Metabolisierung
- Einnahme nach Mahlzeit, um gastrointestinale NW zu reduzieren

7.2.3 Opioidanalgetika (nicht BtM-pflichtige)

Tramadol

Wirkungsweise (Partial)agonistische Wirkung an Opioidrezeptoren

Applikationsform Oral, rektal, i. v.

Halbwertszeit 6 h

Orale Dosis Einzeldosis Erw. 100 mg (bis zu 400 mg/d)

Nebenwirkungen Übelkeit, Schwitzen, Schwindel, Kopfschmerz, Abhängigkeit, Obstipation, Atemdepression

Kontraindikationen Epilepsie, Einnahme von SSRI, SNRI, MAO-Hemmern und Überwachung bei VKA, Alkohol, Schlafmittel, Analgetika, Psychopharmaka-Intoxikation

Schwangerschaft Opioid der Wahl, Paracetamol und Ibuprofen sind vorzuziehen.

Stillzeit
- Nur kurzzeitig und bei guter Beobachtung des Säuglings.
- Einzeldosen erfordern keine Einschränkung des Stillens.
- Paracetamol/Ibuprofen sind vorzuziehen.

- 0,1-fache analgetische Potenz von Morphin
- Nicht BTM-pflichtig
- Opioidintoxikation: Atemdepression, Koma und Miosis
- Antidot bei Atemdepression: Naloxon
- Dosisreduktion bei Nieren- und Leberinsuff.

Tilidin

Meist in Komb. mit Naloxon

Wirkungsweise Gemischte agonistische und antagonistische Wirkung an Opioidrezeptoren

Applikationsform Oral

Halbwertszeit 3–5 h

Orale Dosis Einzeldosis ≥ 14 J. 50–100 mg (bis zu 600 mg/d)

Nebenwirkungen Schwindel, Kopfschmerzen, Pruritus, Abhängigkeit, Obstipation, Atemdepression

Kontraindikationen Stillzeit und Schwangerschaft, Abhängigkeit von Opiaten oder Opioiden

Schwangerschaft Paracetamol/Ibuprofen sind vorzuziehen, wenn Opioid, dann Tramadol

Stillzeit

- Nur kurzzeitig und bei guter Beobachtung des Säuglings
- Einzeldosen erfordern keine Einschränkung des Stillens, wenn Opioid, dann Tramadol

- 0,2-fache analgetische Potenz von Morphin.
- In Komb. mit Naloxon nicht BTM-pflichtig.
- Steigende Dosis bewirkt keine stärkere Analgesie (Ceiling-Effekt).
- Bei Leberinsuff. ggf. Wirkungsverlust.

7

7.3 Antibiotika

7.3.1 Hinweise

Indikationen In zahnärztlichen Chirurgie bakteriell-entzündliches Infiltrat und Abszess, Pericoronitis, periop. Prophylaxe, antibiotische Abschirmung von Risikopat. (Endokarditisprophylaxe ▶ 13.4.1, Totalendoprothese, Bisphosphonatmedikation, Zahnsanierung vor Organtransplantation und Bisphosphonatther., Sinusitis maxillaris und MAV) (DGZMK 2002)

Mikrobiologische Abstrichuntersuchung Zur gesicherten Antibiotikather. nach Antibiogramm. In der zahnärztlichen Praxis allerdings nur bei ausgedehnten Abszessen, Infiltraten oder chron. Prozessen und bei Hochrisikopat. Notwendig. Wichtig: Beschriftung der Probe mit Lokalisation, Untersuchungsgut, Datum und Uhrzeit, schneller Versand

Antibiotika sind kein Ersatz für eine suffiziente chir. Behandlung.

7.3.2 Perioperative Antibiotikaprophylaxe

Indikationen Entscheidung nach behandlungsabhängigen Kriterien, wie Wundkontamination, OP-Dauer, OP-Ausdehnung, Risikopat.:

- Ausgedehnte Osteotomien
- Replantation von Zähnen
- Einsatz von Knochenersatzmaterialien
- Plastische Deckung einer Mund-Antrum-Verbindung
- Implantologie und Parodontalchirurgie
- Vor und nach Strahlenther. und Chemother.
- Z. n. Splenektomie und Totalendoprothese
- HIV-Infektion abhängig von Viruslast und T-Zellzahl
- Insulinpflichtiger Diabetes mellitus
- Chron. Glukokortikoidther. z. B. bei Arthrose, rheumatoider Arthritis, Asthma, Tumoren, dermatologischen Erkr. (z. B. Lupus erythematodes)
- Bisphosphonatther.
- Neutropenie
- Leukämie
- Endokarditisprophylaxe (▶ 13.4.1)
- Knochenmarktransplantation
- Organtransplantation
- Onkologische Ther.
- In der Parodontitisther. nur als adjuvante Maßnahme bei aggressiver, nekrotisierender oder schwerer chron. Parodontitis, bei schweren Parodontitiden von Risikopat. und bei parodontalen Abszessen mit Ausbreitungstendenz (DGZMK 2003)

Durchführung Ausreichender Wirkspiegel zu Beginn der OP (→ orale Antibiotikaeinnahme 1 h präoperativ), max. 3 Tage Antibiotikaprophylaxe

> **!** Durch eine veränderte Darmflora bei Antibiotikather. Beeinflussung des enterohepatischen Kreislaufs von Östrogenen. Eine möglicherweise verminderte Plasmakonzentration von Östrogen kann den kontrazeptiven Schutz beeinflussen. Hierüber muss die antibiotisch behandelte Pat. informiert werden.

7.3.3 Bakterielle Infektionen und empfohlene Antibiotikatherapie

▶ Tab. 7.1, ▶ Tab. 7.2

Für den Einsatz systemischer Antibiotika gilt, dass sie nicht routinemäßig zur subgingivalen Instrumentierung bei Pat. mit einer Parodontitis verabreicht werden. Die Gabe systemischer Antibiotika geschieht patientenzentriert, z. B. bei jungen Pat. mit einer generalisierten Parodontits (Stadium III) (DGZMKG, DG PARO 2020).

7.3.4 Betalaktamantibiotika

Schmalspektrum-Penicilline

Benzylpenicillin (Penicillin G)

Wirkungsweise Bakterizide Wirkung auf proliferierende Erreger durch Störung der Zellwandsynthese, überwiegend im grampos. Bereich wirksam

Tab. 7.1 Übersicht der n + Clavulansäure in der Zahnheilkunde häufig verwendeten oralen Antibiotika und mittlere empfohlene Dosierungen für gesunde, normalgewichtige Erw., Dosiskorrektur und Einschränkungen bei Kindern oder Vorliegen von Allgemeinerkr. [F946-002]

Gruppe	INN	Handelsname (Auswahl)	Dosis/d
Penicillin V	Phenoxymethylpenicillin	Infectocillin	3 × 1,5 Mio. IE
Aminopenicilline	Ampicillin	Generika	3 × 1,5 g
	Amoxicillin	Generika, InfectoMox	3× 500–1.000 mg
Aminopenicilline + β-Laktamaseinhibitoren	Ampicillin + Sulbactam	Unacid	3× 750–3.000 mg
	Amoxicillin	AmoxiClav, Augmentan	2× 875 mg
Lincosamine	Clindamycin	Sobelin, Clindasol	2–3× 600 mg
Cephalosporine I	Cefalexin	Cephalex-CT, Generika	3 × 1.000 mg
	Cefadroxil	Grüncef, Generika	2 × 1.000 mg
Cephalosporine II	Cefaclor	Infectocef, Generika	3 × 500 mg
	Cefuroxim	Aprokam, Ximaract, Generika	2 × 250 mg
Tetrazykline	Doxycyclin	Generika	2 × 100 mg
Makrolide	Erythromycin	Erythrocin	3 × 500 mg
	Roxithromycin	Roxi Aristo, Roxithromycin AbZ	1 × 300 mg
	Clarithromycin	Klacid	2 × 250 mg
	Azithromycin	Azi-TEVA, Ultreon, Zithromax	1 × 500 mg
Fluorchinolone II	Ofloxacin	Floxal, Generika	2 × 200 mg
	Ciprofloxacin	Ciprobay	2 × 500 mg
Fluorchinolone III	Levofloxacin	Generika	1 × 500 mg
Fluorchinolone IV	Moxifloxacin	Avalox	1 × 400 mg
Nitroimidazol	Metronidazol	Arilin	3 × 400 mg

7

Eigenschaften Nicht säurestabil, nicht Betalaktamase-fest

Halbwertszeit 30–40 Min.

Applikationsformen I. v., i. m.

Dosierung Orale Einzeldosis bei Erw. und Jugendlichen > 12 J. 1–5 Mio. IE (entsprechen 600–3.000 mg) in 4–6 Dosen/d

Nebenwirkungen Überempfindlichkeitsreaktion, Anaphylaxie, Jarisch-Herxheimer-Reaktion, Candidose

Beeinflussung der zahnärztlichen Behandlung
Candidose möglich

Kontraindikation Penicillinunverträglichkeit

Schwangerschaft und Stillzeit Antibiotikum der Wahl

Tab. 7.2 Antibiotikakonzentrationen in der Gingivalflüssigkeit bei systemischer Verabreichung. Ausgedrückt in Vielfachen der in vitro minimalen Hemmkonzentration (MHK_{90}) (Joda, Sälzer und Heydecke 2011)

	Actinobacillus actinomycetemcomitans	Tannerella forsythensis	Eikenella corrodens	Porphyromonas gingivalis	Prevotella intermedia	Prevotella nigrescens
Amoxicillin	+	+		++		
Metronidazol		++		+	+	++
Ciprofloxacin	+		+			
Doxycyclin		+	+			
Tetracyclin	+	+		+		
Clindamycin		++				+
Metronidazol & + Amoxicillin*	+	++		++	+	++
Metronidazol & Ciprofloxacin*	+	++	+	+	+	++

+: 10-fach, ++: 100-fach, +++: 1.000-fach
* von Einzelwerten abgeleitet

- Dosisanpassung bei Leber- oder Niereninsuff., Kindern und Jugendlichen
- 1 Mio. Einheiten ≅ 600 mg

Phenoxymethylpenicillin (Penicillin V)

Wirkungsweise Bakterizide Wirkung auf proliferierende Erreger durch Störung der Zellwandsynthese, überwiegend im grampos. Bereich wirksam

Eigenschaften Säurestabil, nicht Betalaktamase-fest

Halbwertszeit 30–45 Min.

Applikationsformen Oral

Dosierung
- Orale Einzeldosis bei Erw. und Jugendlichen > 12 J. 3–4 × 295–885 mg/d
- Tagesdosis: 1,5–4,5 Mio. IE bzw. 885–2655 mg (bis zu 6,0 Mio. IE bzw. 3540 mg)

Nebenwirkungen Diarrhö, Überempfindlichkeitsreaktion, Candidose

Beeinflussung der zahnärztlichen Behandlung
- Candidose möglich
- Wirkungsverstärkung von Antikoagulanzien

Kontraindikation Penicillinunverträglichkeit

Schwangerschaft und Stillzeit Antibiotikum der Wahl. Kein V. a. embryotoxische oder teratogene Wirkung beim Menschen

- Dosisanpassung bei Leber- oder Niereninsuff., Kindern und Jugendlichen
- Verzögerte Aufnahme bei Einnahme mit Mahlzeiten
- Bis 1 h vor oder ab 2 h nach den Mahlzeiten einnehmen

Flucloxacillin
Isoxazolylpenicillin (Staphylokokkenpenicillin)

Wirkungsweise Bakterizid auf proliferierende Erreger durch Störung der Zellwandsynthese, überwiegend im grampos. Bereich wirksam

Halbwertszeit 45–60 Min.

Applikationsformen Oral, i. v.

Dosierung Einzeldosis für Kinder > 10 J., Erw. einschließlich älteren Pat.: 3–4 × 1.000 mg/d

Nebenwirkungen Überempfindlichkeitsreaktion, gastrointestinale Erkr., Exanthem, Urtikaria und Purpura

Beeinflussung der zahnärztlichen Behandlung
Candidose möglich

Kontraindikationen Überempfindlichkeit gegen den Wirkstoff oder andere Betalaktamantibiotika (z. B. Penicilline, Cephalosporine)

Schwangerschaft und Stillzeit Antibiotikum der Wahl in Schwangerschaft und Stillzeit. Kein V. a. embryotoxische oder teratogene Wirkung beim Menschen

- Dosisanpassung bei Leber- und Niereninsuff., Kindern und Jugendlichen
- Ind. bei leichten Infektionen mit penicillinasebildenden Staphylokokken
- Schlecht gewebegängig

Breitspektrumpenicilline (Aminopenicilline)

Ampicillin

Wirkungsweise Bakterizid auf proliferierende Erreger durch Störung der Zellwandsynthese, überwiegend im grampos. Bereich wirksam. Erweiterter gramneg. Bereich

Eigenschaften Säurestabil, nicht Betalaktamase-fest

Halbwertszeit 60 Min.

Applikationsformen I. v., i. m.

Dosierung
- Für Erw., Jugendliche und Kinder > 6 J. 1.500–6.000 mg, kann bis auf 15.000 mg gesteigert werden (4 Einzeldosen)
- Zur Endokarditisprophylaxe: Erw. Einzeldosis 2.000 mg, 30–60 Min. vor dem Eingriff, Kinder 50 mg/kg KG

Nebenwirkungen Makulopapulöses Exanthem (v. a. bei infektiöser Mononukleose), Überempfindlichkeitsreaktion, Diarrhö (pseudomembranöse Enterokolitis)

Beeinflussung der zahnärztlichen Behandlung
- Bei langer Anwendungsdauer Candidose möglich
- Wirkungsverstärkung von Antikoagulanzien

Kontraindikationen Penicillinunverträglichkeit

Schwangerschaft und Stillzeit Antibiotikum der Wahl in Schwangerschaft und Stillzeit. Kein V. a. embryotoxische oder teratogene Wirkung beim Menschen

- Dosisanpassung bei Leber- und Niereninsuff., Kindern und Jugendlichen
- Ind., wenn orale Einnahme nicht möglich

Amoxicillin

Wirkungsweise Bakterizid auf proliferierende Erreger durch Störung der Zellwandsynthese, überwiegend im grampos. Bereich wirksam. Erweiterter gramneg. Bereich

Eigenschaften Säurestabil, nicht Betalaktamase-fest

Halbwertszeit 60 Min.

Applikationsformen Oral

Dosierung
- Einzeldosis bei Erw. und Kindern ≥ 40 kg 500–1.000 mg alle 8 h (3.000 mg/d)
- Zur Endokarditisprophylaxe: Erw. Einzeldosis 2.000 mg, 30–60 Min. vor dem Eingriff, Kinder 50 mg/kg KG

Nebenwirkungen Makulopapulöses Exanthem (v. a. bei infektiöser Mononukleose), Überempfindlichkeitsreaktion, Diarrhö (pseudomembranöse Enterokolitis)

Beeinflussung der zahnärztlichen Behandlung
- Candidose möglich
- Wirkungsverstärkung von Antikoagulanzien

Kontraindikationen Penicillinunverträglichkeit

Schwangerschaft und Stillzeit Antibiotikum der Wahl in Schwangerschaft und Stillzeit. Kein V. a. embryotoxische oder teratogene Wirkung beim Menschen

- Dosisanpassung bei Leber- und Niereninsuff., Kindern und Jugendlichen
- Bei gleichzeitiger Nahrungsaufnahme verminderte Absorption

Penicillin mitBetalaktamase-Inhibitor

Weitere Komb.: Ampicillin + Sulbactam

Amoxicillin + Clavulansäure

Wirkungsweise Bakterizid auf proliferierende Erreger durch Störung der Zellwandsynthese Clavulansäure bindet an Betalaktamase und inhibiert diese bakterizid

Eigenschaften Säurestabil, nicht Betalaktamase-fest

Halbwertszeit 60 Min.

Applikationsformen Oral, i. v.

Dosierung
- Standarddosis von 2 × 875 mg/125 mg/d (bei allen Ind.)
- Erhöhte Dosis von 3 × 875 mg/125 mg/d (v. a. bei Infektionen wie Otitis media, Sinusitis, untere Atemwegs- und Harnwegsinfektionen)

Nebenwirkungen Makulopapulöses Exanthem (v. a. bei infektiöser Mononukleose), Überempfindlichkeitsreaktion, Diarrhö (pseudomembranöse Enterokolitis)

Beeinflussung der zahnärztlichen Behandlung
Candidose möglich

Kontraindikationen Penicillinunverträglichkeit, anamnestische Leberfunktionsstörungen unter Amoxicillin/Clavulansäure

Schwangerschaft und Stillzeit Bei entsprechendem Erregerspektrum in Schwangerschaft und Stillzeit einzusetzen

- Dosisanpassung bei Leber- oder Niereninsuffizienz, Kindern und Jugendlichen
- Alternative Komb. zur oralen Einnahme: Sultamicillin + Sulbactam

Cephalosporine der 1. Generation

Cefadroxil

Wirkungsweise Bakterizid auf proliferierende Erreger durch Hemmung der Zellwandsynthese

Eigenschaften Staphylokokken-Betalaktamase-stabil, teilweise empfindlich gegen Betalaktamasen gramneg. Erreger

Halbwertszeit 90 Min.

Applikationsformen Oral

Dosierung Einzeldosis für Erw. und Jugendliche > 12 J. und Kinder > 6 J. ab 40 kg mit normaler Nierenfunktion: 2 × 1.000 mg/d

Nebenwirkungen Diarrhö, Überempfindlichkeitsreaktion, Candidose

Beeinflussung der zahnärztlichen Behandlung
- Wirkungsverstärkung gerinnungshemmender Medikamente
- Candidose möglich
- Zungenbrennen

Kontraindikationen Überempfindlichkeit gegen Cefadroxil, andere Cephalosporine, Penicilline oder andere Betalaktame

Schwangerschaft und Stillzeit Bei entsprechendem Keimspektrum in Schwangerschaft und Stillzeit einzusetzen
- Schwangerschaft: Penicilline, Cefaclor, Cefalexin, Cefuroxim sind vorzuziehen.
- Stillzeit: Bei entsprechendem Erregerspektrum kann Cefadroxil in der Stillzeit eingesetzt werden.

- Dosisanpassung bei Leber- und Niereninsuff., Kindern und Jugendlichen
- Alternative zu penicillinasefesten Penicillinen

Cefalexin

Wirkungsweise Bakterizid auf proliferierende Erreger durch Hemmung der Zellwandsynthese

Eigenschaften Staphylokokken-Betalaktamase-stabil, teilweise empfindlich gegen Betalaktamasen gramneg. Erreger

Halbwertszeit 90–120 Min.

Applikationsformen Oral

Dosierung Einzeldosis für Erw. und Jugendliche > 12 J.: Tagesdosis von 1.500-3.000 mg bis zu einer Tagesmaximaldosis von 4.000 mg aufgeteilt in 3–4 Einzelgaben

Nebenwirkungen Diarrhö, Überempfindlichkeitsreaktion, Candidose

Beeinflussung der zahnärztlichen Behandlung
- Wirkungsverstärkung gerinnungshemmender Medikamente
- Candidose möglich

Kontraindikationen Überempfindlichkeit gegen Cefadroxil, andere Cephalosporine, Penicilline oder andere Betalaktame

Schwangerschaft und Stillzeit Antibiotikum der Wahl

- Dosisanpassung bei Leber- und Niereninsuff., Kindern und Jugendlichen
- Alternative zu Penicillinase-festen Penicillinen

Cephalosporine der 2. Generation

Cefaclor

Wirkungsweise Bakterizid auf proliferierende Erreger durch Hemmung der Zellwandsynthese

Halbwertszeit 45 Min.

Applikationsformen Oral, i. v.

Dosierung Einzeldosis 3 × 500 mg/d

Nebenwirkungen Kopfschmerzen, Exanthem, Diarrhö, Vaginitis, Candidose

Beeinflussung der zahnärztlichen Behandlung
Candidose möglich

Kontraindikationen Überempfindlichkeit gegen Cefaclor, andere Cephalosporine, Penicilline oder andere Betalaktame, Anwendungsbeschränkung bei Pat. mit ausgeprägter Allergie oder Asthma

Schwangerschaft und Stillzeit Antibiotikum der Wahl

7

Dosisanpassung bei Leber- und Niereninsuff., Kindern und Jugendlichen

Cefuroxim

Wirkungsweise Bakterizid auf proliferierende Erreger durch Hemmung der Zellwandsynthese

Halbwertszeit 90 Min.

Applikationsformen Oral, i. v.

Dosierung Einzeldosis für Erw. und Jugendliche ≥ 40 kg beträgt 2 × 250–500 mg/d

Nebenwirkungen Kopfschmerzen, Schwindel, gastrointestinale Beschwerden, vorübergehender Anstieg der Leberenzyme

Beeinflussung der zahnärztlichen Behandlung
Candidose möglich

Kontraindikationen Überempfindlichkeit gegen Cefaclor, andere Cephalosporine, Penicilline oder andere Betalaktame

Schwangerschaft und Stillzeit Antibiotikum der Wahl

Bei Lyme-Borreliose Jarisch-Herxheimer-Reaktion mit Exanthem, Fieber (39–40 °C), Kopfschmerzen, Übelkeit möglich. Dies ist eine häufige und für gewöhnlich spontan abklingende Folge der Antibiotikather.

Carbapeneme

Imipenem

Wirkungsweise Bakterizid durch Hemmung der Zellwandsynthese

Eigenschaften Bakterizid, Betalaktamase-stabil

Halbwertszeit 90 Min.

Applikationsformen I. v.

Dosierung 500 mg/500 mg alle 6 h oder 1.000 mg/1.000 mg alle 8 h. Tageshöchstdosis max. 4.000 mg

Nebenwirkungen Diarrhö, lokale Phlebitis, allergische Reaktionen

Beeinflussung der zahnärztlichen Behandlung
Candidose möglich

Kontraindikationen Unverträglichkeit

Schwangerschaft und Stillzeit

- Schwangerschaft: Es liegen keine adäquaten Daten aus kontrollierten Studien zur Anwendung von Imipenem/Cilastatin bei Schwangeren vor. Daher sollte es nur angewandt werden, wenn der zu erwartende Nutzen das potenzielle Risiko für den Fötus rechtfertigt.

- Stillzeit: geht in geringen Mengen in die Muttermilch über. Daher sollte es nur angewandt werden, wenn der zu erwartende Nutzen das potenzielle Risiko für das Kind rechtfertigt.

- Dosisanpassung bei Leber- und Niereninsuff., Kindern und Jugendlichen
- Breitestes Wirkspektrum
- Reserveantibiotikum
- In Komb. mit Cilastatin zur Hemmung zu schneller renaler Metabolisierung von Imipenem

7.3.5 Lincosamine

Clindamycin

Wirkungsweise Bakteriostatisch durch Hemmung der bakteriellen Proteinsynthese

Eigenschaften Bakterizid, Betalaktamase-stabil

Halbwertszeit 90 Min.

Applikationsformen Oral, i. v.

Dosierung
- Einzeldosis 600 mg, 2–3 ×l/d.
- Bei Lebererkr. trotz verlängerter Eliminationshalbwertszeit keine Dosisreduktion notwendig, wenn Clindamycin alle 8 h eingenommen wird.
- Bei schwerer Niereninsuff. sollte ein Dosierungsintervall von 12 h eingehalten werden.

Nebenwirkungen Diarrhö, pseudomembranöse Enterokolitis

Beeinflussung der zahnärztlichen Behandlung
- Unter Ther. Auftreten von Mundschleimhautentzündungen möglich
- Verstärkte Wirkung von Muskelrelaxanzien, wodurch bei OP lebensbedrohliche Zwischenfälle möglich
- Durch erhöhte Wirkung von Vitamin-K-Antagonisten Gerinnungsstörung (PT/INR) und/oder Blutungen möglich
- Kreuzresistenzen zu Makroliden

Kontraindikationen Akute Virusinfektionen der Atemwege

Schwangerschaft und Stillzeit Reservemittel in der Schwangerschaft. Penicilline, Makrolide, Cephalosporine bevorzugen

- Dosisanpassung bei Leber- und Niereninsuff., Kindern und Jugendlichen
- Anreicherung in Makrophagen und Granulozyten (Abszesswirkung!)
- Hepatotoxisch
- Absetzen bei gastrointestinalen Beschwerden. Schwere Kolitisverläufe möglich (1 %) 2–9 Tage nach Anwendungsbeginn, keine Probleme bei Single Shot

7.3.6 Makrolide

Erythromycin

Wirkungsweise Bakteriostatisch durch Hemmung der bakteriellen Proteinsynthese

Halbwertszeit 1–2 h

Applikationsformen Oral, i. v.

Dosierung Einzeldosis 500 mg, 3–4 ×/d (max. 4.000 mg/d)

Nebenwirkungen Gastrointestinale Beschwerden

Beeinflussung der zahnärztlichen Behandlung
- Candidose möglich
- Wirkungssteigerung von VKA
- Kreuzresistenzen mit Clindamycin

Kontraindikationen
- Unverträglichkeit.
- Leberfunktionsstörungen.
- Gleichzeitige Einnahme von bestimmten Antihistaminika oder QT-Intervall-Verlängerung.
- Bei gleichzeitiger Einnahme von Simvastatin, Lovastatin oder Atorvastatin muss die Einnahme der Statine unterbrochen werden.

Schwangerschaft und Stillzeit Penicilline und Cephalosporine bevorzugen. Strenge Ind.-Stellung

- Gut gewebegängig
- Dosisanpassung bei Leber- und Niereninsuff., Kindern und Jugendlichen
- Hepatische Metabolisierung
- Hepatotoxisch

Roxithromycin

Wirkungsweise Bakteriostatisch durch Hemmung der bakteriellen Proteinsynthese

Halbwertszeit 8–12 h

Applikationsformen Oral

Dosierung 300 mg/d (1 Einzeldosis)

Nebenwirkungen Gastrointestinale Beschwerden

Beeinflussung der zahnärztlichen Behandlung
- Candidose möglich
- Wirkungssteigerung von VKA
- Kreuzresistenzen mit Clindamycin

Kontraindikationen Unverträglichkeit, Leberfunktionsstörungen

Schwangerschaft und Stillzeit Penicilline und Cephalosporine bevorzugen. Strenge Ind.-Stellung

Dosisanpassung bei Leber- und Niereninsuff., Kindern und Jugendlichen

Azithromycin

Wirkungsweise Bakteriostatisch durch Hemmung der bakteriellen Proteinsynthese

Halbwertszeit 2–4 Tage

Applikationsformen Oral

Dosierung 500 mg/d (1 Einzeldosis)

Nebenwirkungen Gastrointestinale Beschwerden

Beeinflussung der zahnärztlichen Behandlung
Mögliche Verstärkung der Antikoagulation bei Antikoagulanzienther.

Kontraindikationen Unverträglichkeit, Leberfunktionsstörungen

Schwangerschaft und Stillzeit Penicilline und Cephalosporine bevorzugen. Strenge Ind.-Stellung

- Dosisanpassung bei Leber- und Niereninsuff., Kindern und Jugendlichen
- Verzögerte Aufnahme durch gleichzeitige Nahrungsaufnahme
- Einnahme 1 h vor oder 2 h nach den Mahlzeiten

7.3.7 Tetrazykline

Doxycyclin

Wirkungsweise Bakteriostatisch durch Hemmung der bakteriellen Proteinsynthese

Wirkung Breitspektrumantibiotikum, grampos. und gramneg. Erreger sowie Chlamydien, Rickettsien, Mykoplasmen

Halbwertszeit 10–24 h

Applikationsformen Oral, i. v.

Dosierung
- Jugendliche und Erw., 50–70 kg: am ersten Tag 2 × 100 mg/d, an den folgenden Tagen 1 × 100 mg/d
- Schwere Erkr. und Pa. > 70 kg: über gesamte Therapiedauer 2 × 100 mg/d

Nebenwirkungen Gastrointestinale Beschwerden, Photosensibilisierung, Schädigung von Zahnanlagen

Beeinflussung der zahnärztlichen Behandlung
Candidose möglich

Kontraindikationen Überempfindlichkeit gegen Tetrazyklin, schwere Leberfunktionsstörungen, Niereninsuff.

Schwangerschaft und Stillzeit
- Schwangerschaft: kontraindiziert, erhöhte Gefahr von Leber- und Zahnschäden
- Stillzeit: kontraindiziert, Einlagerung in Zähne (Zahnverfärbung) und Störungen der Darmflora möglich

7

- Dosisanpassung bei Leber- und Niereninsuff., Kindern und Jugendlichen.
- 2- oder 3-wertige Kationen, wie Milch, Milchprodukte, kalziumhaltige Fruchtsäfte, Magnesium und Eisenpräparate, beeinträchtigen die Resorption und sollten in zeitlichem Abstand von 2–3 h eingenommen werden.
- Renale und hepatische Elimination.
- Gute Gewebegängigkeit.

7.3.8 Nitroimidazole

Metronidazol

Wirkungsweise Bakterizid durch Hemmung der Nukleinsäuresynthese

Wirkung Wirksam gegen Anaerobier und Protozoen

Halbwertszeit 6–10 h

Applikationsformen Oral, i. v.

Dosierung Einzeldosis 250–1.000 mg, 2–3 ×/d (bis zu 2.000 mg/d)

Nebenwirkungen Schwindel, Kopfschmerzen

Beeinflussung der zahnärztlichen Behandlung
- Unter Therapie Xerostomie und Metallgeschmack möglich
- Wirkungsverstärkung von Antikoagulanzien
- Candidose möglich

Kontraindikationen Überempfindlichkeit gegen Metronidazol, Niereninsuff.

Schwangerschaft und Stillzeit
- Schwangerschaft: kann bei kritisch geprüfter Ind. in der gesamten Schwangerschaft eingesetzt werden. Besser geeignete Alternativen sind Penicilline, Cephalosporine, Makrolide.
- Stillzeit: Eine lokale Ther. sowie eine Einmaldosis von Metronidazol 2 g oral erfordert keine Einschränkung des Stillens. Die Ind. zur mehrtägigen oder intravenösen Ther. sollte kritisch gestellt werden.

7

- Dosisanpassung bei Leber- und Niereninsuff., Kindern und Jugendlichen
- Max. 10 Tage Anwendung
- Hepatische Metabolisierung
- Renale Elimination (Urinverfärbung)
- Komb. mit Aerobier-wirksamen Breitspektrumantibiotika
- Alkoholintoleranz

7.3.9 Chinolone (Gyrasehemmer)

Fluorchinolone Gruppe II

Ofloxacin

Wirkungsweise Bakterizid durch Hemmung der bakteriellen DNA-Gyrase

Wirkung Gute grampos. Wirksamkeit bei Infektionen der oberen und unteren Atemwege und der Weichgewebe

Halbwertszeit

Applikationsformen Oral, i. v.

Dosierung Einzeldosis 200 mg, 2 ×/d

Nebenwirkungen Schwindel, Kopfschmerzen, Übelkeit, Überempfindlichkeitsreaktion, Photosensibilisierung. Sehnenrisse v. a. in Komb. mit Glukokortikoiden

> **Beeinflussung der zahnärztlichen Behandlung**
> Candidose möglich

Kontraindikationen Überempfindlichkeit gegen Ofloxacin, Niereninsuff., Kinder, Jugendliche und alte Pat., gleichzeitige Anwendung von Methotrexat

Schwangerschaft und Stillzeit

- Schwangerschaft: nicht indiziert, ungenügende Datenlage. Reservemittel in der Schwangerschaft, lokale Anwendung akzeptabel
- Stillzeit: nicht indiziert, ungenügende Datenlage

> Dosisanpassung bei Leberinsuff.

Ciprofloxacin

Wirkungsweise Bakterizid durch Hemmung der bakteriellen DNA-Gyrase

Wirkung Gute grampos. Wirksamkeit bei Infektionen der oberen und unteren Atemwege und der Weichgewebe

Halbwertszeit 4–7 h

Applikationsformen Oral, i. v.

Dosierung Dosierung abhängig von Ind., Schwere und Ort der Infektion sowie der Nierenfunktion und dem KG 1–2 × 250–750 mg/d

Nebenwirkungen Übelkeit, Diarrhö, Exantheme, Sehnenentzündungen, Kopfschmerzen

> **Beeinflussung der zahnärztlichen Behandlung**
> Candidose möglich

Kontraindikationen

- Überempfindlichkeit gegen andere Chinolone
- Gleichzeitige Anwendung von Tizanidin
- Nicht bei Kindern, Jugendlichen und alten Pat.
- Niereninsuffizienz

Schwangerschaft und Stillzeit Nicht indiziert, lokale Anwendung akzeptabel

> - Dosisanpassung bei Leberinsuff.
> - Verminderte Resorption bei zeitgleicher Einnahme von Kalzium in Milchprodukten, Magnesium, Aluminium oder Eisen
> - Wirkverstärkung von Koffein

Fluorchinolone Gruppe III

Levofloxacin

Wirkungsweise Bakterizid durch Hemmung der bakteriellen DNA-Gyrase

Wirkung Gute grampos. Wirksamkeit bei Infektionen der oberen und unteren Atemwege und der Weichgewebe

Halbwertszeit 6–8 h

Applikationsformen Oral, i. v.

Dosierung Orale Einzeldosis 500 mg, 1 ×/d

Nebenwirkungen Schwindel, Kopfschmerzen, Übelkeit, Überempfindlichkeitsreaktion, Photosensibilisierung. Sehnenrisse v. a. in Komb. mit Glukokortikoiden

Beeinflussung der zahnärztlichen Behandlung
- Wirkungsverstärkung von Antikoagulanzien
- Candidose möglich

Kontraindikationen
- Kinder und Jugendliche
- Anamnestisch bekannte Sehnenbeschwerden nach Fluorchinoloneinnahme
- Nicht bei Kindern, Jugendlichen und alten Pat.
- Niereninsuffizienz

Schwangerschaft und Stillzeit Nicht indiziert, ungenügende Datenlage. Lokale Anwendung akzeptabel. Reservemittel in der Schwangerschaft

- Dosisanpassung bei Leberinsuff.
- Gut gewebegängig.
- Renale Elimination.
- 2- oder 3-wertige Kationen, wie Milch, Milchprodukte, kalziumhaltige Fruchtsäfte, Magnesium oder Eisenpräparate, beeinträchtigen die Resorption und sollten in zeitlichem Abstand von 2–3 h eingenommen werden.

Fluorchinolone Gruppe IV

Moxifloxacin

Wirkungsweise Bakterizid durch Hemmung der bakteriellen DNA-Gyrase

Wirkung Grampos. Wirkung besser als bei Levofloxacin

Halbwertszeit 12–13 h

Applikationsformen Oral, i. v.

Dosierung Orale Einzeldosis 400 mg, 1 ×/d

Nebenwirkungen Übelkeit, Diarrhö, Tachykardie, Kopfschmerzen, Sehnenentzündungen, Sehnenrisse

Beeinflussung der zahnärztlichen Behandlung
- INR-Verschiebungen in beide Richtungen möglich
- Candidose möglich

Kontraindikationen Kinder und Jugendliche, alte Pat., eingeschränkte Leber- und Nierenfunktion, Pat. mit QT-Intervall-Verlängerung

Schwangerschaft und Stillzeit Kontraindiziert

- Überwiegend hepatische Elimination.
- Gabe von zwei- oder dreiwertige Kationen (z. B. Magnesium- oder Aluminiumtabletten) und der Gabe von Moxifloxacin sollten etwa 6 h verstreichen.
- Moxifloxacin hat keine klinisch relevante WW mit Nahrungsmitteln, auch nicht mit Milchprodukten.

7.3.10 Lokale Antibiotika

Mupirocin

Wirkungsweise Hemmung der Proteinsynthese von Staphylokokken und Streptokokken

Wirkung Grampos. Wirkung besser als bei Levofloxacin

Halbwertszeit 12–13 h

Applikationsformen Topisch

Dosierung Nasal: 5 ×/d, Haut: 1–3 ×/d

Nebenwirkungen Überempfindlichkeitsreaktionen

Beeinflussung der zahnärztlichen Behandlung
- INR-Verschiebungen in beide Richtungen möglich
- Candidose möglich

Kontraindikationen Anwendung am Auge

Schwangerschaft und Stillzeit
- Schwangerschaft: zur Elimination von MRSA keine bessere Alternative, strenge Indikationsstellung
- Stillzeit: Wenn Mupirocin indiziert ist, darf darunter gestillt werden. Direkten Kontakt des Säuglings mit der behandelten Hautstelle vermeiden

- Zur Elimination von MRSA der Nasenschleimhaut als Begleitung der systemischen Therapie (Anwendung 5–7 Tage)
- Lokale Hautinfektionen (kleine Läsionen, Verletzungen)

7.4 Zahnärztlich relevante Virusinfektionen und Virustatika

Virusinfektionen, die mit oralen Bläschen einhergehen, werden meistens durch das Herpes-simplex-Virus 1 und 2 (HSV1 und HSV2) sowie das Varizella-Zoster-Virus (VZV) ausgelöst und klingen innerhalb von 1–2 Wo. spontan ab. **Cave:** Eröffnete Bläschen sind ansteckend.

HSV-Infektion Gingivostomatitis herpetica

- **Bei Kindern:** HSV-Erstinfektion mit erheblichen Beschwerden und Foetor. Klingt innerhalb von 1–2 Wo. spontan ab
- **Bei Erw.:** meist Ausdruck einer konsumierenden und immunsupprimierenden Grunderkr., die abklärungsbedürftig ist (z. B. HIV-Infektion, Tumor). Stomatitiden von HIV-Pat. sind internistisch abzuklären, da es sich um einen Ausbruch von AIDS handeln kann. In diesem Fall lebenslange medikamentöse Prophylaxe von opportunistischen Infektionen durch Herpesviren, Pilze und Bakterien

- Die HSV-Erstinfektion des Säuglings kann mit schweren KO und sehr hohem Fieber einhergehen und sollte internistisch geführt systemisch virustatisch therapiert werden.
- Mund- und Genitalschleimhaut können gleichermaßen betroffen sein.
- Hygieneaufklärung bei Erw. und Kindern notwendig.

VZV-Infektion

- **Windpocken** (Heubnersche Sternkarte, intraoral) bei VZV-Erstinfektion
- **Herpes zoster** (Gürtelrose) bei Reaktivierung, DD Impetigo contagiosa. **Cave:** Herpes zoster oticus et ophthalmicus.

Therapie Die zahnärztliche virustatische Ther. erfolgt topisch mit virustatischen, analgetischen und antiseptischen Cremes, Gels und Pflastern auf Mundschleimhaut und Lippen (virustatisch, symptomatisch und prophylaktisch gegen bakterielle Sekundärinfektionen). Eine systemische Virustatikather. sollte nur in schweren Fällen und internistisch geführt erfolgen. **Nukleosidanaloga** wirken bei akuter Virusvermehrung (keine Wirkung bei latenter Infektion ohne Virusvermehrung). Mittel der Wahl sind Aciclovir, Famciclovir, Valaciclovir, Penciclovir (▶ Tab. 7.3).

7.5 Zahnärztlich relevante Mykosen und Antimykotika

7

Pilze sind Kommensalen und Teil der physiologischen Flora von Haut und Schleimhäuten. Sie sind opportunistische Erreger von Infektionen bei Veränderungen der oralen Mikroflora unter Immunsuppression (HIV-Infektion, Transplantation, Tumor) und systemischen Erkr.

Therapiegrundsätze

- Lokale Mykosen werden topisch therapiert.
- Überregionale Mykosen werden systemisch therapiert.
- Prophylaktische Gabe von Antimykotika bei Hochrisikopat. (z. B. Chemother., Immunschwäche).

Häufigste mykotische Infektionen der Mundhöhle

- Candidose: meist durch *C. albicans,* einen Hefe- und Sprosspilz. Verursacht Soor, weißlichen abwischbaren Belag der Schleimhaut
- Aspergillose: durch *Aspergillus fumigatus.* Verursacht röntgendichte strahlenartige Pilzballen in der Kieferhöhle

Tab. 7.3 Ausgewählte zahnärztlich relevante Virustatika

Substanz	Erw.-Dosis	NW	KI	Schwangerschaft/Stillzeit	Anmerkungen
Aciclovir	p.o.: bei HSV 1 g/d (5 ED), bei HZV 4 g/d (5 ED) i.v.: bei HSV und HZV 250–400 mg/d i.v. Lokal: 5×/d	Überempfindlichkeitsreaktion, Bewusstseinsstörung	Keine Anwendung am Auge, oral oder vaginal	Lokale und systemische Ther. möglich	Dosisreduktion bei Niereninsuff. Ther.-Dauer 5 Tage
Ganciclovir	Topisch: bei HSV i.v.: bei HZV 5 mg/kg KG/d für 14–21 Tage	Neutropenie, Anämie, Dyspnoe, Diarrhö	< 18. Lj. Zytopenie Strahlenther.	Kontraindiziert	–
Famciclovir	p.o.: bei HZV 750 mg (3 ED)	Kopfschmerzen, Bewusstseinsstörung, Exanthem	< 18. Lj.	Kontraindiziert	Dosisreduktion bei Niereninsuff. Ther.-Dauer 7 Tage
Valaciclovir	p.o.: bei HZV 3 g/d (3 ED)	Kopfschmerzen, Übelkeit, Diarrhö	< 18. Lj.	Kontraindiziert	Dosisreduktion bei NI
Penciclovir	Topisch: bei rezid. Herpes labialis 8–12×/d	Lokales Brennen, Taubheitsgefühl	< 18. Lj. Keine Anwendung am Auge, oral oder vaginal	Strenge Ind.-Stellung	Ther.-Dauer:5 Tage
Foscarnet	Topisch: bei rezid. Herpes labialis 6×/d i.v.: bei HZV initial 3 × 60 mg/kg KG, dann 90–120 mg/kg KG/d	Kontaktdermatitis	Keine Anwendung am Auge, oral oder vaginal	Strenge Ind.-Stellung	Bei Resistenz gegen Aciclovir

ED = Einzeldosen, HSV = Herpes-simplex-Virus, HZV = Herpes-zoster-Virus, CMV = Zytomegalievirus

Therapie ▶ Tab. 7.4

- Haut: lokal Azole, wie Clotrimazol, Miconazol und Ketoconazol, oder Polyene, wie Amphotericin B und Nystatin
- Mundschleimhaut: lokal Polyene, wie Amphotericin B und Nystatin. Systemisch bei schweren Formen Azole, wie Fluconazol

Tab. 7.4 Antimykotika

Substanz	Erw.-Dosis.	NW	Schwangerschaft und Stillzeit	Anmerkungen
Amphotericin B	p. o.: 400 mg/d Lokal: Mundgel, oder Tropfen, 3–6×/d, im Mund belassen und dann herunterschlucken	Gastrointestinale NW, Fieber, Schüttelfrost	Lokale Ther. in der Schwangerschaft besser mit Clotrimazol, Miconazol oder Nystatin Bei lokaler oder orale Ther. keine Einschränkung des Stillens	KI bei schwerer Leber- oder Niereninsuff.
Fluconazol	1 × 100 mg p. o. bei Schleimhautbefall bis 400 mg p. o.	Gut verträglich. Gastrointestinale NW	In der Schwangerschaft nur bei schweren Infektionen oder Lebensgefahr In der Stillzeit einmalige Einnahme von ≤ 200 mg möglich, darüber nicht mehr stillen	Dosisanpassung bei Nieren- und Leberinsuff.
Miconazol	Lokal: Mundgel 4 ×/d im Mund belassen und dann herunterschlucken p. o.: 4 × 250 mg/d	Gut verträglich. Gastrointestinale NW, Juckreiz, Exanthem	Mittel der Wahl bei dermalen Pilzinfektionen	–
Nystatin	Lokal. 4 × 500.000–1 Mio. IE p. o.	Gastrointestinale NW, Allergie	Lokale Anwendung in Schwangerschaft und Stillzeit möglich	–

7.6 Medikamentöse Wundversorgung

7.6.1 Lokale Hämostatika, Hämostyptika und Antihämorrhagika

Übersicht

Definition Resorbierbare Materialien zur Stillung kapillarer, venöser und kleiner arterieller Blutungen oder bei diffus sickernden Blutungen

Indikationen

- Begleitther. bei Blutungen und Nachblutungen, prophylaktische Einlage nur bei antikoagulierten Pat.
- Zum Auffüllen nicht infizierter knöcherner Defekte, um postop. Koagulumverlust zu verhindern (z. B. nach Zystektomie)

Präparate Vliese, Kegelformen zur Anwendung auf Wundflächen oder in Alveolen, zum Alveolenerhalt auch angereichert mit Kalziumverbindungen.

- Vorteil: Materialien werden resorbiert (kein Entfernungseingriff erforderlich).

- Tierischer Ursprung: Schweine-, Pferde- oder Rinder-Kollagen.
- Pflanzlicher Ursprung: oxidierte regenerierte Zellulose (ORC), z. B. Tabotamp®.

- Die Benutzung von Hämostatika ergänzt die chir. Blutstillung, ersetzt sie jedoch nicht → weiterhin Kompression, Unterbindung von Gefäßen, Knochenbolzung, Hitzekoagulation
- Bei Risiko einer Fremdkörperinfektion möglichst Verschluss mit Naht oder plastischer Deckung
- Bei Anwendung tierischer Produkte Allergiepotenzial, individuelle und religiöse Einschränkungen beachten (Schweineprodukte bei Muslimen, Tierprodukte bei Vegetariern und Veganern)

Fibrinolytika

Tranexamsäure

Wirkweise Kompetitive Hemmung der Plasminogenaktivierung

Anwendung
- Lokal: Mundspül-Lsg. herstellen. Konz.: 500 mg Tranexamsäure (= 1 Amp.) auf 10 ml Wasser. Tupfer mit Lösung tränken und mit Druck für 20 Min. auf Wunde applizieren. Für 2–5 Tage mehrmals täglich 2-minütige milde Mundspülungen mit der hergestellten Lösung
- Systemisch: 3–4 × 25 mg/kg KG/d p. o. für 2–8 Tage, i. v. zahnärztlich nicht relevant

Indikationen Generalisierte und lokale Hyperfibrinolyse sowie zur Begleitther. bei Versorgung von oralchir. Nachblutungen reicht die lokale Anwendung i. d. R. aus.

Kontraindikationen Gerinnungsneigung, Z. n. einem thromboembolischen Ereignis

Adjunktive Hämostyptika

Kollagen

Wirkweise Fördert die Bildung eines Thrombozytenpfropfens durch Thrombozytenadhäsion

Anwendung Lockeres Einbringen in die Wunde, als Pulver, Vlies, Schwamm oder Pfropfen erhältlich

Indikationen Zur Wundeinlage und Stabilisation des Koagulums

Nebenwirkungen Fremdkörperinfektion, allergische Reaktion

Kontraindikationen Nicht in kontaminierte oder infizierte Wunden, Allergie

Gelatin-Matrix

Wirkweise Unterstützt die Bildung von Fibringerinnseln durch Verflechtung der Blutplättchen

Anwendung Lockeres Einbringen in die Wunde

Indikationen Zur Wundeinlage und Stabilisation des Koagulums

Nebenwirkungen Fremdkörperinfektion, allergische Reaktion

Kontraindikationen Nicht in kontaminierte oder infizierte Wunden, Allergie

7

Oxidierte regenerierte Zellulose (ORC)

Wirkweise Erleichtert die Thrombozytenaggregation

Anwendung Lockeres Einbringen in die Wunde

Indikationen Zur Wundeinlage und Stabilisation des Koagulums

Nebenwirkungen Durch sauren pH-Wert kann es zu Wundheilungsstörungen kommen, sollte daher wieder entfernt werden

Kontraindikationen Sollte nicht in der Nähe von Nervenstrukturen verwendet werden

Sulfatverbindungen (Eisensulfat, Aluminiumsulfat)

Wirkweise Hämostase durch Eiweißgerinnung, Gewebsnekrose und Kontraktion von Blutgefäßen

Anwendung Aufbringen der Lösung mittels Tupfer

Indikationen Einfache Papillenblutung

Nebenwirkungen Kann Hautpigmentierungen, eine verzögerte Wundheilung und Schmerzen verursachen

Wasserstoffperoxid (H_2O_2) 3 %

Wirkweise Oxidierung und Denaturierung

Anwendung Spülung

Indikationen Intraop. Spülung

Nebenwirkungen Emphysem, Bleichung, Wundheilungsstörung

Kontraindikationen Nervennähe, Spülung von Hohlräumen

Mechanische Blutstillung

Knochenwachs

Wirkweise Kompression und Verlegung von kleinen ossären Gefäßen

Anwendung Einbringen mittels chirurgischen Instruments oder Tupfer

Indikationen Blutungen aus kleinen ossären Gefäßen

Nebenwirkungen Aufgrund von Fremdkörperreaktionen kann es die Wundheilung beeinträchtigen.

Kontraindikationen Blutung aus größeren intraossären Gefäßen und in großen Mengen, denn Knochenwachs resorbiert nicht.

Alkylenoxidcopolymer

Wirkweise Mechanische Barriere zur Blutstillung

Anwendung Applikation nach aseptischer Erwärmung, nach 48 h resorbierbar

Indikationen Blutungen aus Knochenoberflächen

Kontraindikationen Nicht bei aktiven oder latenten Infektionen anwendbar

Butstillung durch Vasokonstriktion

Ephedrin

Wirkweise Kontraktion der glatten Gefäßmuskulatur, Blutstillung ist temporär.

Anwendung Spülung stumpf, lokale Applikation mittels Tupfer

Indikationen Intrasinusoidale Blutungen, Nasenbluten, diffuse Blutungen des Weichgewebes

Nebenwirkungen Sympathische NW

Kontraindikationen Blutungen aus größeren Gefäßen

Adrenalin

Wirkweise Kontraktion der glatten Gefäßmuskulatur, Blutstillung ist temporär.

Anwendung Spülung stumpf, lokale Applikation mittels Tupfer, Injektion ins Gewebe (**Cave:** Dosis, Konzentration, Aspiration)

Indikationen Intrasinusoidale Blutungen, Nasenbluten, diffuse Blutungen des Weichgewebes

Nebenwirkungen Sympathische NW

Kontraindikationen Blutungen aus größeren Gefäßen

7.6.2 Gewebekleber

Synthetische Präparate

Eigenschaften Biologische Zweikomponentenkleber (Lagerhinweise des Herstellers beachten!). Sobald die Komponenten gemischt werden, wird ein Fibringerinnsel gebildet und eine topische Hämostase erreicht:

- Komponente 1: Kleberprotein-Lösung (Humanes Fibrinogen, als gerinnungsfähiges Protein synthetisches Aprotinin)
- Komponente 2: Thrombinlösung (humanes Thrombin, Kalziumchloriddihydrat)

Präparate TISSEEL (Baxter) und Alternative FLOSEAL® aus einer mikrogranularen bovinen Gelatinmatrix und menschlichem Thrombin. Die gelatinöse Masse quillt aufgrund der hygroskopischen Aktivität um 10–20 % auf und wirkt so tamponierend. Wird nach 6–8 Wo. abgebaut

Indikationen Gewebeklebung, Blutstillung, Unterstützung der Wundheilung, wenn mit konventionellen Methoden kein Erfolg erzielt werden kann.

Anwendung Versorgung oralchirurgischer Wunden bei beeinträchtigter Hämostase, auch in Komb. mit resorbierbaren Hämostatika

> ! Keine intravaskuläre Anwendung, da Aprotinin eine anaphylaktische Reaktion auslösen kann. Außerdem ist durch humanes Thrombin eine Krankheitsübertragung möglich und können thromboembolische KO auftreten.

Wechselwirkungen Da die Wirkung durch oxidierende und proteindenaturierende Substanzen (Jod, H_2O_2, Alkohol) beeinträchtigt wird. **Cave:** Entfernung von sämtlichen Antiseptikaresten vor Gewebeklebung

Körpereigenes Präparat: Platelet-Rich-Fibrin (PRF)

Eigenschaften Autologe leukozyten- und thrombozytenreiche Fibrinmatrix, die ohne Zusatz von weiteren Stoffen durch Zentrifugieren bei einer bestimmten Umdrehungszahl aus körpereigenem Blut gewonnen wird. Biologisch aktives PRF besteht aus einem Fibringerüst mit Wachstumsfaktoren. Es fördert die Wundheilung und die Hämostase und zeigt im Vergleich zur alleinigen Nahtversorgung ein geringeres postop. Blutungsrisiko.

Anwendung In Form einer Membran, eines Clots (A-PRF+) oder als Flüssigkeit (i-PRF+)

Indikationen Nach Zahnextraktionen zum Alveolenerhalt, aber auch bei vielen anderen Ind.

7.7 Antiseptika

Indikationen Prä- und postop. Reduktion der Erreger auf Haut, Schleimhäuten und Wunden, zur Behandlung infizierter Wunden, zur Reinigung von Abszessen und parodontalen Taschen und zur Erregerreduktion bei der chir. Endodontie und Parodontologie

- Postop., bei Z. n. Alkoholabusus sowie bei der Behandlung von Schwangeren und Kindern ist auf alkoholhaltige Präparate zu verzichten. Im Zweifelsfall ist *alkoholfrei* auf dem Rezept zu vermerken.
- Antiseptika sind zytotoxisch, schränken jedoch in unterschiedlicher Stärke die Wundheilung ein.
- Keine intraorale Verwendung von Jod bei Jodallergie oder bekannten Schilddrüsenerkr.

Chlorhexidindiglucuronat

Darreichungsform Lösung (0,2 % forte, 0,1 %), Gel

Indikation Haut- und Schleimhautantiseptikum in der Endodontie und Parodontologie und zur Spülung bei Wurzelspitzenresektion

Nebenwirkung Störung der Wundheilung

Kontraindikation Allergie

Povidoniod

Darreichungsform Lösung, Salbe

Indikation Haut- und Schleimhautantiseptikum

Nebenwirkung Störung der Wundheilung, bräunliche Verfärbung

Kontraindikation Jodallergie, bei Schilddrüsenerkr. nicht zur Spülung, da intraorales Jod geschluckt wird und zur vermehrten Hormonbildung führt.

Wasserstoffperoxid (H_2O_2)

Darreichungsform Lösung 0,3 %

Indikation Haut- und Schleimhautantiseptikum zur Spülung von Wunden, Abszessen und Wurzelspitzenresektionen. Hervorragend zur Blutstillung geeignet. **Cave:** Emphysemgefahr

Folgen der Schaumbildung bei Verwendung von H_2O_2:
- Bei Austritt von Schaum aus der Nase nach Verwendung von H_2O_2 ist es intraop. in die Kiefer- oder Nasenhöhle gelangt → Pat. beruhigen, da harmlos
- Läuft H_2O_2 in einen geschlossenen Abszess (z. B. Zahnspülung), bildet es unter dem Periost rasch Sauerstoff. Dadurch bläht sich die Schleimhaut schmerzhaft auf → sofortige Erleichterung durch sicheren Entlastungsschnitt
- Weichgewebeemphyseme (bei Palpation knisternde Schwellung) müssen je nach Größe bis zum Abklingen antibiotisch behandelt werden → bei Auftreten in der Umgebung wichtiger anatomischer Strukturen stationäre Aufnahme

Nebenwirkungen Bleichung, Weißverfärbung der Schleimhäute, Störung der Wundheilung

Kontraindikation Endodontie

Alkohol (Ethanol)

Darreichungsform Lösung 70–90 Vol% und geringer, rein und in Form von Hautdesinfektionsmitteln und Mundspüllösungen

Indikationen Haut- und Schleimhautantiseptikum, zur Spülung bei Wurzelspitzenresektionen und in der Endodontie, zur Entfettung und Trocknung

Nebenwirkungen Störung der Wundheilung

Kontraindikationen Alkoholabusus, Schwangerschaft, Kinder

Octenidindihydrochlorid

Darreichungsform Lösung 0,1 %

Indikationen Haut- und Schleimhautantiseptikum

Nebenwirkungen Störung der Wundheilung

Einschränkungen Nicht zusammen mit Antiseptika auf PVP-Jodbasis anwenden, nicht in größeren Mengen verschlucken

7.8 Notfallmedikamente

Acetylsalicylsäure

Pharmagruppe Thrombozytenaggregationshemmer

Pharmakologie Wirkbeginn nach 2 Min., HWZ 20 Min.

Wirkungsmechanismus Irreversible Hemmung der Cyclooxygenase (Hemmung der thrombozytären Thromboxansynthese)

Applikationsform 1 Amp. = 500 mg + 5 ml Lösungsmittel

Notfallindikation Angina pectoris, akuter Myokardinfarkt

Dosierung Loading Dose: 1 Amp. langsam i. v.

Wechselwirkungen Wirkungsverstärkung von gerinnungshemmenden Medikamenten

Nebenwirkungen Magenbeschwerden, gastrointestinale Blutungen, Überempfindlichkeit, Bronchospasmus

Kontraindikationen Hämorrhagische Diathese, Ulcus ventriculi et duodeni, Überempfindlichkeit (Bronchokonstriktion)

Atropin

Pharmagruppe Anticholinergika

Pharmakologie
- Wirkbeginn nach 1–2 Min., HWZ 3–4 h
- In niedriger Dosis (≤ 0,6 mg) geringe Abnahme der Herzfrequenz
- In hoher Dosis Zunahme der Herzfrequenz abhängig vom Vagotonus (bei Kindern und Alten geringer als bei jungen Erw.)

Wirkungsmechanismus Nichtselekiver Antagonismus muskarinerger Acetylcholinrezeptoren, anticholinerg

Applikationsform 1 Amp. = 1 ml = 0,5 mg

Notfallindikation
- Bradykardie und Asystolie
- Antidot bei Vergiftungen mit Parasympathomimetika

Dosierung
- Intravenös: 1 Amp. bis zu einer Gesamtdosis von 3 mg wiederhohlbar
- Endotracheal: 3 Amp. mit NaCl 0,9 % auf 10 ml verdünnen

Wechselwirkungen Wirkungsverstärkung der anticholinergen Effekte von Antihistaminika

Nebenwirkungen Zentrale Erregung, Mydriasis, Tachykardie

Kontraindikationen Glaukom, Tachykardie

Cafedrin und Theodrenalin (Akrinor®)

Pharmagruppe Katecholamine

Pharmakologie Wirkbeginn nach 1–5 Min., HWZ 1 h

Wirkungsmechanismus
- Tonisierung des venösen Gefäßsystems
- Anhebung des arteriellen systolischen Blutdrucks
- Sympathomimetisch

Applikationsform 1 Amp. = 2 ml = 200 mg Cafedrin + 10 mg Theodrenalin

Notfallindikation Orthostatische Hypotonie

Dosierung 1 Amp. mit NaCl 0,9 % auf 10 ml verdünnen: jeweils 1 ml nach Wirkung i. v., max. 3 Ampullen/Tag

Wechselwirkungen
- Gleichzeitige Anwendung von β-Blockern: Bradykardie
- Verstärkung der Wirkung von Norephedrin und Ephedrin möglich
- MAO-Hemmer: krisenhafter Blutdruckanstieg

Nebenwirkungen Pektanginöse Beschwerden, Herzklopfen, ventrikuläre Herzrhythmusstörungen

Kontraindikationen Hypertonie, Engwinkelglaukom, Mitralklappenstenose, schwere path. Schilddrüsenfunktionsstörung, Phäochromozytom, Prostataadenom

> ! Bei echtem Volumenmangel wirkt Akrinor® nur blutdruckkosmetisch und verschleiert den wirklichen Volumenmangel.

Clemastin

Pharmagruppe Klassischer H_1-Rezeptorblocker

Pharmakologie Wirkeintritt binnen Minuten, HWZ 3–37 h

Wirkungsmechanismus Hemmung der Bronchokonstriktion, der Permeabilitätserhöhung und der Vasodilatation (mit RR-Abfall)

Applikationsform 1 Amp. = 2 ml = 2 mg Clemastin

Notfallindikationen Allergien, adjuvant bei anaphylaktischem Schock

Dosierung 1 Amp. i. v.; langsame Gabe unter Kontrolle der Herzfrequenz. Injektionslösung kann mit NaCl 0,9 % oder Glukose 5 % im Verhältnis von 1 : 5 verdünnt werden.

Wechselwirkungen Bei Komb. mit Alkohol Verstärkung der zentral dämpfenden Wirkung

Nebenwirkungen Sedierung, anticholinerge NW (Mundtrockenheit, Miktionsstörungen), Tachykardie

Kontraindikationen Glaukom, Leber- und Niereninsuff., Kinder < 1 J.

Diazepam

Pharmagruppe Benzodiazepine

Pharmakologie Wirkbeginn nach 30 s, HWZ 24–48 h

Wirkungsmechanismus Anxiolytisch, antikonvulsiv, sedierend

Applikationsform 1 Amp. = 2 ml = 10 mg

Notfallindikation Angst- und Erregungszustände, Krampfanfälle, Status epilepticus

Dosierung
- Bei akuten Spannungs-, Erregungs-, Angst- und Unruhezuständen: 0,4–2 ml 10 mg/2 ml Injektionslösung (entsprechend Diazepam 2–10 mg) i. v. (bzw. 0,1–0,2 mg/kg KG i. v.). Bei Bedarf nach 3–4 h oder 8 h bis zum Abklingen der Symptome wiederholen
- Status epilepticus: anfänglich 1–2 ml (entsprechend Diazepam5–10 mg) i. v., oder falls i. v. nicht möglich, i. m. Falls erforderlich, Wiederholung nach 30–60 Min. oder alle 10–15 Min. bis max. 3 Amp. (Max. 3 mg/kg KG in 24 h)

Wechselwirkungen
- Wirkungsverstärkung durch Alkohol
- Wirkungsverlängerung durch Muskelrelaxanzien
- Keine Mischung mit anderen Medikamenten in einer Spritze

Nebenwirkungen Atemdepression, Übelkeit, Erbrechen, leichte Blutdrucksenkung

Kontraindikationen Alkoholintoxikation, Überempfindlichkeit

Epinephrin/Adrenalin

Pharmagruppe Direktes Sympathomimetikum

Pharmakologie Wirkbeginn nach Sekunden, HWZ 3–10 Min.

Wirkungsmechanismus α-, β_1- und β_2-Stimulation: Erhöhung des peripheren Gefäßwiderstands, Bronchodilatation, Lipolyse, Glykogenolyse

Applikationsform

- Suprarenin®: 1 Amp. = 1 ml = 1 mg
- FASTJEKT 300®: Autoinjektor mit 2 ml Lösung = 2 mg Epinephrin

Notfallindikationen Anaphylaktische Reaktionen, kardiopulmonale Reanimation

Dosierung

- Suprarenin®: 1 Amp. mit NaCl 0,9 % auf 10 ml verdünnen:
  - Anaphylaktischer Schock: 1 ml (0,1 mg) i. v., ggf. mehrfach wiederholen
  - Anaphylaxieprophylaxe: 3 ml (0,3 mg) s. c. oder i. m.
  - Reanimation: 10 ml (1 mg) i. v., ggf. mehrfach wiederholen (alle 3–5 Min.)
- FASTINJEKT 300®: Einmaldosis 0,3 ml = 0,3 mg (300 μg)

Wechselwirkungen Wirkungsverstärkung durch MAO-Hemmer, Parasympatholytika, Antidepressiva. Nicht zusammen mit alkalischen Lösungen verabreichen

Nebenwirkungen Hyperglykämie, Vorlaststeigerung, Tachykardie

Kontraindikationen Hypertonie, Cor pulmonale, Thyreotoxikose, Glaukom, Tachykardie, Vorsicht bei Diab. mell.

Etilefrin

Pharmagruppe Direkte Sympathomimetika

Pharmakologie

- Wirkbeginn nach 2 Min., HWZ 2,5 h
- Orale und parenterale Gabe möglich, oral ausreichend wirksam. Auch i. m. und s. c.
- First-Pass-Effekt: 50 %

Wirkungsmechanismus α-, β_1- mimetisch: Vasokonstriktion (α), HZV-Steigerung (β_1). Positiv chronotrop und inotrop

Applikationsform Tropfen und Tabletten

Notfallindikation Asympathotone Hypotonie

Dosierung

- Tropfen: Erw. und Kinder > 6 J. 10–20 Tropfen (bis zu 3 ×/d)
- Tabletten: bis zu 3 × 5–10 mg/d

Wechselwirkungen

- TZA, Schilddrüsenhormone, Reserpin, MAO-Hemmer: unerwünschter RR-Anstieg
- Atropin: Tachykardie
- α-, β-Blocker: Bradykardie
- Orale Antidiabetika: verminderte blutzuckersenkende Wirkung
- Herzglykoside: Herzrhythmusstörungen

Nebenwirkungen Tachykardie, Angina pectoris, Extrasystolie, Nausea, Hypertonie

Kontraindikationen KHK, hypovolämische Hypotonie, Tachyarrhythmien, Hyperthyreose, Thyreotoxikose, Phäochromozytom, Engwinkelglaukom, Prostataadenom

Fenoterol

Pharmagruppe β_2-Sympathomimetika

Pharmakologie

- Wirkbeginn nach 20–30 s, HWZ 3 h
- Inhalativ, weil orale Bioverfügbarkeit nur 1,5 %

Wirkungsmechanismus Bronchodilatation

Applikationsform Dosieraerosol, 1 Hub = 100 µg

Notfallindikation Asthma bronchiale, obstruktive Bronchitis

Dosierung Zur Akutbehandlung 1 Hub (= 100 µg) inhalierend, nach 5 Min. zweiter Hub

Wechselwirkungen Wirkungsverminderung durch β-Blocker

Nebenwirkungen Tachykardie, ggf. RR-Abfall

Kontraindikationen Tachykardie, Arrhythmie, KHK, frischer Myokardinfarkt

Glukose-Lösung 40 %

Wirkungsmechanismus Anhebung des Blutzuckerspiegels

Applikationsform 1 Amp. = 10 ml = 4 g

Notfallindikationen Hypoglykämie, Krampfanfall beim Alkoholiker

Dosierung Initial 50–100 ml i. v.

Nebenwirkungen Venenreizung

Kontraindikationen In Notfällen keine KI

! Strenge i. v. Applikation, da sonst lokale Nekrosen

Glyceroltrinitrat

Pharmagruppe Organisches Nitrat

Pharmakologie Wirkungseintritt nach 1–3 Min., HWZ 2–3 Min., hoher First-Pass-Effekt

Wirkungsmechanismus Dilatation der glatten Muskulatur

Applikationsform 1 Kps. = 0,8 mg; Spray (0,4 mg/Hub)

Notfallindikationen Angina pectoris, akute Linksherzinsuff., Myokardinfarkt

Dosierung Eine Kapsel zerbeißen und Inhalt möglichst lange in der Mundhöhle belassen. Bei Nichtansprechen nach 10 Min. erneut oder 1–3 Sprühstöße sublingual

Wechselwirkungen Verstärkung der blutdrucksenkenden Wirkung bei gleichzeitiger Einnahme von Phosphodiesterasehemmern

Nebenwirkungen Reflextachykardie, Kopfschmerzen, orthostatischer Blutdruckabfall

Kontraindikationen Hypotones Kreislaufversagen, Schock, systolischer RR < 90 mmHg

Metamizol

Syn.: Novaminsulfon

Pharmagruppe Peripheres antipyretisches Analgetikum

Pharmakologie Wirkbeginn nach 4–8 Min., HWZ 4–7 h

- Zusätzlicher spasmolytischer Effekt
- Atmungs- und Kreislaufkontrolle

Wirkungsmechanismus Reversible Hemmung der Prostaglandinsynthese

Applikationsform 1 Amp. = 2 ml = 1.000 mg

Notfallindikation Starke Schmerzzustände

Dosierung 0,5–1 Amp. extrem langsam i. v., um Gefahr einer hypotensiven Reaktion zu minimieren

Wechselwirkung Ausfällung bei saurem pH

Nebenwirkungen Blutdruckabfall bei zu schneller Injektion. Selten Agranulozytose (1 : 1,1 Mio.)

Kontraindikationen Blutdruck < 100 mmHg systolisch, allergische Disposition

Midazolam

Pharmagruppe Benzodiazepine

Pharmakologie Wirkeintritt binnen 3 Min., HWZ 1–3 h. Kürzer wirkend als Diazepam, vorher Volumenmangel ausgleichen

Wirkungsmechanismus Sedierend, antikonvulsiv, anxiolytisch, nicht analgetisch, verursacht anterograde Amnesie

Applikationsform 1 Amp. zu 1 ml enthält 5 mg, 1 Amp. zu 3 ml enthält 15 mg, 1 Amp. 10 ml enthält 50 mg

Notfallindikationen Erregungszustände

Dosierung 1 Amp. mit NaCl 0,9 % auf 5 ml verdünnen. Jeweils 1 ml nach Wirkung langsam i. v.

Wechselwirkungen Wirkungsverstärkung durch Alkohol, Wirkungsverlängerung durch Muskelrelaxanzien

Nebenwirkungen Atemdepression, Übelkeit, Erbrechen, leichte Blutdrucksenkung

Kontraindikationen Myasthenia gravis, Asthma (strenge Indikationsstellung), Abhängigkeitsanamnese (Alkohol, Arzneimittel, Drogen), schwere Leberinsuff.

Nifedipin

Pharmagruppe Kalziumantagonisten

Pharmakologie

- Wirkbeginn nach 5–20 Min., HWZ 4–5 h
- Hoher First-Pass-Effekt
- Unzureichende Resorption bei s. l. Anwendung

Wirkungsmechanismus Verminderung des peripheren Widerstands (Nachlastsenker)

Applikationsform 1 Kps. = 10 mg, 1 ml = 20 Tropfen = 20 mg

Notfallindikation

- Akuter Bluthochdruck (hypertensive Krise)
- Stabile Angina pectoris (**Cave:** RR ⇊ bei Komb. mit Nitraten)

Dosierung 1 Kapsel zerbeißen und schlucken, 10 Tropfen oral, frühestens nach ca. 30 Min. erneute Gabe von 10 Tropfen

Wechselwirkungen Bei überschießender Wirkung (wegen gleichzeitiger Nitratgabe) Katecholamine geben

Nebenwirkungen Reflextachykardie, Blutdruckabfall, Flush, Kopfschmerzen, Gingivahyperplasie

Kontraindikationen Herzinsuffizienz, instabile Angina pectoris, Schock, RR < 90 mmHg systolisch

Prednisolon

Pharmagruppe Glukokortikoide

Pharmakologie Wirkbeginn nach 30 Min., HWZ 3 h, lange Latenz bis zur vollständigen Wirkung

Wirkungsmechanismus Antiphlogistisch, antiallergisch

Applikationsform 1 Amp. = 50 mg + 1 ml Lösungsmittel

Notfallindikation Anaphylaktischer Schock, Asthmaanfall

Dosierung Initial 1 ml (50 mg) langsam i. v.

Wechselwirkungen In Notfällen nicht von Bedeutung

Nebenwirkungen In Notfällen nicht von Bedeutung

Kontraindikationen In Notfällen keine KI

Theophyllin

Pharmagruppe Methylxanthin

Pharmakologie
- Wirkbeginn nach 20–30 s, HWZ 3–12 h
- Langsame i. v. Gabe (tachykarde Herzrhythmusstörungen, RR-Abfall)

Wirkungsmechanismus Bronchodilatation, zentrale Atemstimulation, Vasodilatation

Applikationsform 1 Amp. = 5 ml = 200 mg

Notfallindikation Asthma bronchiale, Cor pulmonale

Dosierung 5 mg/kg KG; 0,5–1 Amp. langsam i. v.

Wechselwirkungen
- Betasympathomimetika: synergistische Wirkung
- Makrolidantibiotika, Gyrasehemmer, Kalziumantagonisten: Spiegel von Theophyllin und Theophyllinderivaten erhöht (NW!)
- Nicht mit Glukose mischen

Nebenwirkungen Übelkeit, Erbrechen, Tachykardie, zentrale Erregung, RR-Abfall

Kontraindikationen Schock, Tachykardie, frischer Herzinfarkt

Tramadol

Pharmagruppe Opioidanalgetikum (Morphin-Äquivalent: 0,2)

Pharmakologie Wirkbeginn nach 5–8 Min., HWZ 6 h. Unterliegt nicht der BtmVV

Wirkungsmechanismus Zentral schmerzhemmend, (Partial-)Agonist

Applikationsform 1 Amp. = 2 ml = 100 mg

Notfallindikation Starke Schmerzzustände

Dosierung 0,5–1 Amp. langsam i. v.

Wechselwirkung Nicht mischbar mit Diazepam und Glyceroltrinitrat

Nebenwirkungen Übelkeit, Erbrechen, Schwitzen

Kontraindikationen
- Atemfunktionsstörungen
- Akute Intox. mit Alkohol, Schlafmitteln, Analgetika, Opioiden oder Psychopharmaka
- Einnahme von MAO-Hemmern aktuell oder in den letzten 14 Tagen

8 Hämostase

Ashkan Rashad, Hajo Peters, Steffen Koschmieder

8.1 Begriffsbestimmungen

Die **Hämostase** ist definiert als die meist lokale Blutstillung bei gleichzeitigem Erhalt der Fließeigenschaften des Bluts (Gleichgewichtssystem). Sie wird unterteilt in:

Vaskuläre Reaktion Reaktive Vasokonstriktion der Gefäßmuskulatur durch Sympathikusstimulation und Freisetzung vasokonstriktiver Substanzen (z. B. Thromboxan-A_2 aus Thrombozyten, Endothelin aus Endothel).

Koagulation

- **Primär:** Thrombozytenadhäsion, -aktivierung und -aggregation.
- **Sekundär:** durch Gewebeverletzung (extrinsisches System) und Kontaktaktivierung (intrinsisches System) Aktivierung von Prothrombin zu Thrombin, das wiederum Fibrinogen zu Fibrin vernetzt.

Antikoagulation Sie wird vermittelt durch folgende Substanzen (▶ 8.4):

- Endothelium-derived Relaxing Factor (EDRF) = Stickstoffmonoxid (NO)
- Prostazyklin
- Tissue Plasminogen Activator (tPA)
- Antithrombin III (AT III) mit inhibierender Wirkungsverstärkung durch Heparin (AT-III-abhängiger Thrombininhibitor)

Fibrinolyse Auflösung des Blutgerinnsels durch:

- tPA aus dem Endothel
- Thrombolysefördernde Medikamente: Urokinase, Streptokinase, rtPA
- Fibrinolysehemmende Medikamente: Tranexamsäure

8.2 Hämorrhagische Diathesen

8.2.1 Vasopathien

Hereditäre vaskuläre hämorrhagische Diathesen Hereditäre hämorrhagische Teleangiektasie (Osler-Krankheit), aut.-dom. vererbt, mit Gefäßektasien in Haut und Schleimhaut. Ehlers-Danlos-Sy.: meist aut.-dom., Blutungsneigung. **Nachweis:** Rumple-Leede-Test (Auslösen von Petechien am Unterarm durch Blutstauung mittels Blutdruckmanschette am Oberarm für 5 Min. als Hinweis auf erhöhte Kapillarfragilität)

Erworbene vaskuläre hämorrhagische Diathesen

- Vasculitis allergica vom hämorrhagischen Typ (Purpura Schönlein-Henoch, Immunkomplexkrankheit, meist nach Streptokokkeninfektion bei Kindern)
- Skorbut: durch Kollagensynthesestörung erhöhte Kapillarfragilität

Oralchirurgisch-therapeutische Relevanz
Selten ernsthafte Blutungen, wenn Thrombozyten und Plasmafaktoren unauffällig

8.2.2 Thrombozytopathien

Reguläre Thrombozytenzahl, gestörte Thrombozytenfunktion, petechialer Blutungstyp (flohstichartig, spontan auftretend, nicht wegdrückbar).

Hereditäre Thrombozytopathien

- Thrombasthenie Glanzmann: aut.-rez. vererbt, fehlender GPIIb/IIIa-Rezeptor für Fibrinogen
- Bernard-Soulier-Sy.: aut.-rez. vererbt, fehlender GPIb-Rezeptor für Von-Willebrand-Faktor

Erworbene Thrombozytopathien Sek. durch:
- Schwerer Urämie oder ausgeprägter Leberzirrhose
- Thrombozytenaggregationshemmung:
  - ASS: bereits ab 30 mg/d verlängerte Blutungszeit durch irreversible Hemmung der Cyclooxygenase der Thrombozyten bei regulärer Thrombozytenzahl
  - Andere NSAID: verlängerte Blutungszeit durch reversible Hemmung der Thrombozyten bei regulärer Thrombozytenzahl
  - Ticlopidin und Clopidogrel: Verminderung der ADP-induzierten Aggregation
  - Abciximab: Blockade von GPIIb/IIIa-Rezeptoren
- Antibiotika: durch Betalaktamantibiotika (Penicilline, Cephalosporine) Hemmung der Bindung von Agonisten wie ADP und Adrenalin und somit Hemmung der Thrombozytenaggregation

Oralchirurgisch-therapeutische Relevanz
- Meist keine Spontanblutungen, postop. Blutstillungsprobleme möglich, max. lokale Blutstillung (**Cave:** diffuse Blutungen nach parodontalchir. Intervention)
- TAH nicht ohne Rücksprache mit behandelndem Arzt präop. absetzen. Wenn abgesetzt werden soll, an weiter bestehende Thrombozytenaggregationshemmung für 4–5 Tage denken (= t_{50} der Thrombozyten)

8.2.3 Thrombozytopenien

Häufigste Ursache hämorrhagischer Diathesen, Thrombozytenzahl < 140.000/µl, petechialer Blutungstyp (flohstichartig, spontan auftretend, nicht wegdrückbar)

Hereditäre Thrombozytopenien Selten Bildungsstörung im Knochenmark bei Fanconi-Anämie und Wiskott-Aldrich-Sy.

Erworbene Thrombozytopenien
- **Bildungsstörungen:**
  - Knochenmarkschädigung durch Medikamente, Alkohol, Chemikalien, Strahlung, Infektionen (HIV)
  - Knochenmarkinfiltration durch Leukämien, maligne Lymphome, Karzinome
- **Gesteigerter Abbau:** bei Autoimmunerkr., wie Immunthrombozytopenie (ITP, Werlhof-Krankheit, früher als idiopathische thrombozytopenische Purpura bezeichnet) und rheumatischen Erkr. (z. B. SLE)., Lymphomen, bakt. oder viralen Infektionen, DIC, Medikamente (z. B. Cotrimoxazol, Heparin, Penicillin)

Oralchirurgisch-therapeutische Relevanz
Hämostaseologisches Konsil, präop. Ausschaltung aller potenziellen Noxen. Oralchir. Eingriffe möglich bei asympt. Thrombozytopenien > 50.000/µl. Bei niedrigeren Werten ggf. Thrombozytenkonzentrat, ggf. plus Tranexamsäure. Max. lokale Blutstillung

8.2.4 Koagulopathien

Hereditär (Defektkoagulopathie)

Hämophilie A (Faktor-VIII-Mangel) und Hämophilie B (Faktor-IX-Mangel) X-chromosomal-rezessiv vererbt (Familienanamnese!), Hämophilie A etwa 3× häufiger als Hämophilie B. Fast ausschließlich Männer betroffen.
Klinik: unterschiedliche Schweregrade (abhängig von Faktorrestaktivität)
- Bei behandelter schwerer Hämophilie rezid. Einblutungen in Gelenke und daraus entstehende Behinderungen (hämophile Arthropathie)
- Milde Hämophilien häufig bis zum Auftreten von Gerinnungsstörungen nach operativen Eingriffen (z. B. Sickerblutungen auch Tage nach einer Zahnextraktion) unerkannt

Von-Willebrand-Syndrom Häufigste angeborene Gerinnungsstörung (pos. Familienanamnese!) mit genetisch bedingtem Mangel bzw. Defekt des Von-Willebrand-Faktors. Meist autosomal dominant vererbt (M : F = 1 : 1), schwerste Form (Typ 3) auch aut.-rez.
- Häufig Schleimhautblutungen.
- Für die Ther. ist die genaue Subtypisierung des Syndroms ausschlaggebend.
- Wie bei Thrombozytenstörungen ist die prim. Hämostase betroffen, sodass Gerinnungsstörungen noch intra- oder unmittelbar postop. bemerkt werden.

Oralchirurgisch-therapeutische Relevanz
- Hämostaseologisches Konsil bei fraglichem Gerinnungsstatus und unbekannter Familienanamnese
- Oralchir. Eingriffe nur unter adäquater Substitutionsther. der fehlenden Faktoren (frühestmöglich, angemessen dosiert, über ausreichenden Zeitraum) mit entsprechendem Monitoring
- Evtl. prophylaktische Gabe von Desmopressin (DDAVP) vor oralchir. Eingriffen (Konsil!) bei Subhämophilie A, milder oder mittelschwerer Hämophilie A oder Von-Willebrand-Sy. Typ 1 und 2A. **Cave:** kein DDAVP bei Kindern < 4 J. (Hyponatriämie!)
- Max. lokale Blutstillung

Erworbene Koagulopathien

Immunkoagulopathien Selten. Durch Bildung von AK (Hemmkörper) oder Auto-AK gegen Gerinnungsfaktoren.

Systemische Hyperfibrinolyse Selten. Zerstörung des zirkulierenden Fibrinogens durch Polytrauma, operativer Gewebetraumatisierung oder im Rahmen maligner Erkr.

Vitamin-K-abhängige Koagulopathie Durch den Mangel von Vit.-K-abhängigen Gerinnungsfaktoren.
Ursachen:
- Gestörte Synthese bei fortgeschrittene Lebererkr., weil die Faktoren des Prothrombinkomplexes (Faktor II, VII, IX, X) Vit.-K-abhängig in der Leber synthetisiert werden.
- Vit.-K-Mangel durch verminderte Zufuhr bei Malabsorptionssyndrom (Resorption nur in Anwesenheit von Galle) oder verminderte Vit.-K-Produktion der Darmflora aufgrund einer Antibiotikather.

- Ther. oder Intoxikation mit VKA: Kumarine, wie Phenprocoumon und Warfarin, werden zur oralen Antikoagulation gegeben, um venöse Thromboembolien nach Thrombose oder Lungenarterienembolie sowie zerebrale Embolien bei chron. Vorhofflimmern oder künstlichen Herzklappen zu verhindern.

Zur **Überwachung** wird die INR (International Normalized Ratio) bestimmt. Eine INR von 1,0 entspricht dem Normalwert. Mit zunehmendem Zahlenwert steigt die Antikoagulation. Der ther. Bereich für eine milde Antikoagulation liegt bei INR 2,0–3,0.

Oralchirurgisch-therapeutische Relevanz

- Lebererkr. können zu klinisch relevanten Hämostasestörungen mit entsprechenden KO bei zahnärztlich-chir. Eingriffen führen. Präop. Gerinnungsdiagnostik ist obligat.
- Wegen Gefahr thromboembolischer KO **kein** Absetzen oder Umstellen (Heparinisierung oder Bridging) von oralen Antikoagulanzien vor zahnärztlich-chir. Eingriffen. Studienlage und Empfehlungen der Fachgesellschaften sprechen sich abhängig vom Schweregrad des Eingriffs eindeutig für Fortführung der oralen Antikoagulanzien aus! INR-Kontrolle 1 Tag präop.
- Max. lokale Blutstillung. Antifibrinolytische lokale Ther. mit Tranexamsäure (500 mg in 10 ml Wasser als Mundspülung). In Zweifelsfällen stationäre Aufnahme.

8.3 Prävention zahnärztlich-chirurgischer Blutungskomplikationen

8.3.1 Präoperative Maßnahmen

Anamnese Gezielte Suche nach Blutungsfragebogen:

- Familienanamnestisch bekannte Gerinnungsstörungen?
- Erfahrung mit Blutungskomplikationen nach anderen operativen Eingriffen?
- Lebererkrankungen?
- Einnahme von gerinnungshemmenden Medikamenten (TAH, Antikoagulanzien)?

Labormedizin Präop. Globaltests zur Gerinnung (▶ Tab. 8.1, ▶ Tab. 8.2) bei vermuteter oder manifester Gerinnungsstörung obligat. Bei path. Veränderungen der Leitbefunde Durchführung weiterführender Tests, z. B. Gerinnungsfaktoren, Thrombozytenfunktion (→ internistisches/hämostaseologisches Konsil). Bei antikoagulierten Pat. muss immer präop. ein INR-Wert vorliegen (▶ Tab. 8.3).

! Pat. dürfen niemals gerinnungshemmende Medikamente ohne Rücksprache mit dem verordnenden Behandler absetzen.

Röntgen OP-Gebiet und alle relevanten anatomischen Umgebungsstrukturen und mögliche path. Veränderungen

Tab. 8.1 Gerinnungstests

Test	Synonym	Nachweis	Indikationen
Quick-Test, INR	Thromboplastinzeit (TPZ), Prothrombinzeit (PTZ)	• Globaltest des extrinsischen Systems • Aktivität der Prothrombinkomplexfaktoren II, VII, IX, X • Weniger empfindlich für Faktor V und Fibrinogen	• Quick-Wert (%):Erfassung von Störungen der Hämostase, überprüft v. a. die Gerinnungsfaktoren Prothrombin (II), V, VII und X • INR: internationale Vergleichbarkeit, zur Kontrolle bei ther. Antikoagulation
Activated Partial Thromboplastin Time (aPTT)	Aktivierte partielle Thromboplastinzeit	Globaltest des intrinsischen Systems: Faktoren VIII, IX, XI, XII	• Überwachung der Ther. mit Heparin • Suchtest insbes. für Hämophilie A und B
Thrombozytenzahl		Bei Thrombozytopenien Zählkammerverfahren zuverlässiger als automatische Zählung	Thrombozytosen, Thrombozytopenien

Tab. 8.2 Befundkonstellationen bei hämorrhagischen Diathesen

Gerinnungstest	Normalwert*	VKA-Ther., Vit.-K-Mangel	Heparintherapie	Hämophilie	Von-Willebrand-Sy.	Thrombozytopathie	Thrombozytopenie	DIC
Quick	70–120 %		Normal (außer bei sehr hohen Dosen)	Normal	Normal	Normal	Normal	
INR	1	↑ (INR)						↓ (INR)
aPTT	20–38 s	↑ (aPTT, wenig empfindlich)	↑	↑	Normal oder ↑ (bei Faktor VIII ↓)	Normal	Normal	↑

VKA = Vit.-K-Antagonisten
* abhängig von Reagenzien

Tab. 8.3 Typische Ziel-INR-Werte bei verschiedenen Erkrankungen

Erkrankung	Ziel-INR
Künstliche Herzklappen	2,5–3,5
Antiphospholipidsyndrom (je nach Fall)	2,0–3,5
Vorhofflimmern	2,0–3,0
Zustand nach arterieller Embolie	2,0–3,0
Schlaganfall- und Thromboembolieprophylaxe	2,0–3,0

8.3.2 Intraoperative Maßnahmen

Gewebeschonendes Operieren
Lokalanästhetika mit Vasokonstriktorzusatz: Vorteil ist intraop. Blutarmut. **Cave:** postop. reaktive Hyperämie
Lokale Blutstillung:
- Dichter Nahtverschluss
- Lokale Kompression (Aufbisstupfer)
- Einsetzen prä- oder postop. laborgefertigter Verbandplatten (Tiefziehverfahren)
- Knochenverbolzung der Spongiosa bei spritzenden Knochenblutungen
- Umstechen von Gefäßblutungen (resorbierbares Nahtmaterial)
- Elektro-/Laserkoagulation

Hämostatika (▶ 7.6.1):
- Resorbierbare Gazestreifen (oxidierte, regenerierte Zellulose)
- Resorbierbare Gelatine-/Kollagenschwämme/-vlies (equinen oder bovinen Ursprungs)
- Fibrinkleber (Zweikomponentenkleber, Humanplasmaprotein)

8.3.3 Postoperative Maßnahmen bei Nachblutungen

- Genaue Inspektion der Wunde und Ausschluss irritierender Faktoren (scharfe Knochenkanten, Fremdkörper, Wurzelreste; ggf. Röntgen)
- Lokalanästhetikum (ohne Vasokonstriktor)
- Wundtoilette: Entfernen des Koagulums, Kürettage, Spülung mit NaCl 0,9 %
- Einbringen von Hämostatika
- Nahtverschluss
- Kompression durch Aufbisstupfer oder Verbandplatte
- Spülung mit Antifibrinolytika (Tranexamsäure)

8.4 Gerinnungshemmende Medikamente

8.4.1 Klassische Antikoagulanzien

Funktion Bewusstes Herabsetzen der Gerinnungsfähigkeit des Blutes mit dem Ziel, das Risiko für Thrombosen (venösen Gefäßverschlüssen) und Embolien (arteriellen Gefäßverschlüssen) zu minimieren

Hauptvertreter VKA (Kumarine), DOAK, Heparine und TAH

Vitamin-K-Antagonisten (Kumarine)

Wirkungsmechanismus Hemmen den für die Bildung bestimmter Gerinnungsfaktoren (II, VII, IX, X) wichtigen Vit.-K-Stoffwechsel

Substanzen Phenprocoumon (z. B. Marcumar®) ist das in Deutschland am häufigsten verwendete Präparat, ein weiterer Vertreter der Gruppe ist Warfarin (z. B. Coumadin®).

Laborkontrolle Über die INR (▶ Tab. 8.2)

Vorteile
- Allgemein gute Verträglichkeit
- Orale Anwendbarkeit
- Antagonismus durch Vit.-K-Gabe und PPSB möglich

8

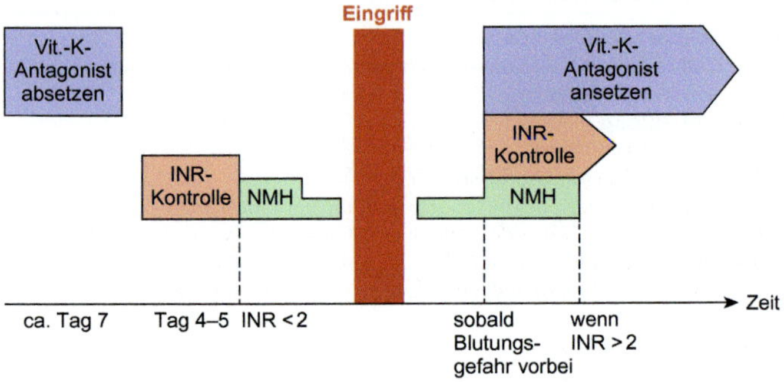

Abb. 8.1 Bridging-Schema mit NMH [L106]

Nachteile

- Langsamer Wirkungseintritt
- Teilweise schwierige Steuerbarkeit durch lange Eliminationshalbwertszeit
- Bei OP Bridging-Ther. mit NMH nötig (▶ Abb. 8.1)
- Potenzielle Nahrungsmittel- und/oder Arzneimittelinteraktionen

Heparine

Wirkungsmechanismus Wirken als Vielfachzucker (Polysaccharide) hemmend auf die Gerinnungskaskade, indem sie an Antithrombin III (natürlichen Hemmstoff der Blutgerinnung) binden. Der Heparin-Antithrombin-Komplex antagonisiert wiederum um ein Vielfaches schneller und effizienter die Wirkung von Thrombin.

Substanzen

- Unfraktioniertes Heparin (UFH) zur s. c. oder i. v. (Perfusor) Vollheparinisierung bei stationären Aufenthalten
- Niedermolekulare Heparine (NMH) zur Subkutangabe im Rahmen der Thromboseprophylaxe, die auch ambulant durch die Pat. selbst möglich ist. Mehrere Substanzen: Certoparin, Dalteparin, Enoxaparin, Nadroparin, Reviparin, Tinzaparin

Laborkontrolle Über Bestimmung der aPTT (UFH) oder die Ermittlung des Anti-Xa-Spiegels (NMH)

Vorteile

- Rascher Wirkungseintritt
- Gute Steuerbarkeit durch kurze Eliminationshalbwertszeit
- Ambulante Applikation durch Pat. möglich (s. c.)
- Antidot vorhanden (Protamin)

Nachteile

- Keine orale Applikationsform vorhanden
- Gefahr der HIT II (heparininduzierte Thrombozytopenie) insbes. bei UFH
- Regelmäßige Laborkontrollen und dadurch erhöhte Kosten (bei UFH)

! NMH: Gabe bei Niereninsuff. überdenken, da insbes. renale Ausscheidung

Thrombozytenaggregationshemmer (TAH)

Wirkgruppen und Substanzen

- **Acetylsalicylsäure** (ASS) hemmt die Thrombozytenaggregation durch irreversible Hemmung der Cyclooxygenasen COX-1 und COX-2.
- **ADP-Rezeptorblocker:** Cangrelor, Clopidogrel, Prasugrel, Ticagrelor und Ticlopidin hemmen die ADP-vermittelte Thrombozytenaggregation, indem sie die Bindung von ADP an den $P2Y_{12}$-Rezeptor auf der Thrombozytenoberfläche verhindern.
- **Glykoprotein-IIb/IIIa-Rezeptorantagonisten:** Abciximab (nicht mehr erhältlich), Eptifibatid und Tirofiban verhindern die Thrombozytenaktivierung durch Blockade des Glykoprotein-IIb/IIIa-Rezeptors auf den Thrombozyten.

Vorteile

- Schneller Wirkungseintritt.
- Orale Anwendbarkeit.
- Geringe Kosten.
- Wirkung muss nicht routinemäßig überprüft werden.

Nachteile

- Irreversible Hemmung der Thrombozytenfunktion über dessen gesamte Lebensdauer (7–10 Tage).
- Kein Antidot vorhanden außer der Gabe von Thrombozytenkonzentraten (kostenintensiv).
- ASS-Resistenz kommt vor (Aspirin-Nonresponder).
- Gefahr der Ausbildung des Reye-Syndroms bei Kindern (Gehirn- und Leberschädigung).

Oralchirurgisch-therapeutische Relevanz
Gerinnungshemmende Medikamente sollten nur in Rücksprache mit dem verordnenden Arzt abgesetzt oder umgestellt werden. Tendenziell zielen aktuelle Empfehlungen darauf ab, die antikoagulatorische Ther. nur noch bei besonders umfangreichen und blutungsrisikobehafteten Eingriffen abzusetzen oder umzustellen. Zunehmende Möglichkeiten lokaler Blutstillungsmaßnahmen (▶ 8.3) sowie eine ansonsten steigende Inzidenz thromboembolischer KO haben zu dieser Empfehlung beigetragen. Während Pat. unter VKA häufig präop. noch auf Heparine (NMH) umgestellt werden, wird im Allgemeinen das Absetzen von TAH nicht mehr praktiziert.

8.4.2 Direkte orale Antikoagulanzien (DOAK)

Aufgrund o. g. Nachteile klassischer Antikoagulanzien (▶ 8.4.1) wurden sog. direkte orale Antikoagulanzien (DOAK) entwickelt, die seitdem in immer mehr Bereichen eingesetzt werden.

Wirkungsmechanismus Sie hemmen nur noch direkt einzelne Gerinnungsfaktoren:

- Thrombin-Inhibitor: Dabigatran (Pradaxa®)
- Faktor-Xa-Inhibitoren: Rivaroxaban (Xarelto®), Apixaban (Eliquis®) und Edoxaban (Lixiana®)

Vorteile

- Gute Steuerbarkeit.
- Schneller Wirkungseintritt.
- Kurze Eliminationshalbwertszeit.

- Orale Anwendbarkeit.
- Wirkung muss nach Herstellerangaben nicht routinemäßig überprüft werden.
- Keine Bridging-Ther. mit NMH notwendig.

Nachteile
- Hohe Kosten
- Antidote vorhanden (Idarucizumab für Dagibatran; Andexanet-alfa für Rivaroxaban, Apixaban, Edoxaban) aber sehr kostenintensiv
- Potenzielle Medikamenteninteraktionen
- **Cave** bei Niereninsuff., da insbes. renale Ausscheidung

Oralchirurgisch-therapeutische Relevanz
- Im Rahmen von elektiven Eingriffen wird empfohlen, das DOAK > 24 h (bei geringem Blutungsrisiko) oder > 48 h (bei hohem Blutungsrisiko) präop. abzusetzen.
- Fortsetzen der Ther. mit DOAK postop. > 24 h (bei geringem Nachblutungsrisiko) oder > 48 h (bei hohem Nachblutungsrisiko).

8.4.3 Antikoagulation in der Schwangerschaft

- Heparine gelten als Goldstandard, da wirkungsvoll und nicht plazentagängig.
- VKA und DOAK sind kontraindiziert, da sie plazentagängig sind und fetale Blutungen hervorrufen können.
- TAH dürfen nur unter bestimmten Voraussetzungen und in reduzierter Dosis eingesetzt werden.
- Immer gyn. bzw. geburtshilfliches Konsil.

9 Traumatologie der Zähne

Andreas Filippi, Alina Paganini, Michelle Simonek

9.1 Übersicht

Unfallbedingte Zahnverletzungen bei Kindern und Jugendlichen sind sehr häufig. Insbes. bei Verletzungen im bleibenden Gebiss ist ein rasches und professionelles Handeln erforderlich, damit die Zähne möglichst lebenslang erhalten bleiben können.

Epidemiologie > 50 % aller Kinder und Jugendlichen vor dem 17. Lj. (Andreasen et al. 2019)

- Altersgipfel: 2–4 J. (Milchzähne), 8–12 J.(bleibende Zähne mit oft noch nicht abgeschlossenem Wurzelwachstum) (Andreasen und Ravn 1972, Petti, Glendor und Andersson 2018), 16–18 J. (Jorge et al. 2012, Krastl, Weiger und Filippi 2020)
- Häufigste Verletzung im bleibenden Gebiss ist Kronenfraktur, häufigste Verletzung im Milchgebiss Dislokation (Lam 2016, Lauridsen et al. 2012, Levin et al. 2020, Zadik, Marom und Levin 2009)

Risikofaktoren Großer Overjet (Petti 2015, Zadik, Marom und Levin 2009), offener Biss, insuffizienter Lippenschluss (Bonini et al. 2012, Magno et al. 2020), protrudierte OK-Front (Petti 2015, Magno et al. 2020), männliches Geschlecht, Risikosportarten (Andreasen, Andreasen und Andersson 2019), Übergewicht (Basha et al. 2015, Magno et al. 2020), hyperkinetisches Verhalten und teilweise Mobbing durch andere (Lalloo 2003, Zadik, Marom und Levin 2009, Oldin et al. 2015), Zweit- oder Letztgeborene (Käch et al. 2014), Aufwachsen in familiären Strukturen mit nur einem Elternteil und/oder finanzieller Unterstützung (Nicolau, Marcenes und Sheiham 2003)

Zahnunfälle treten abhängig von Wetter, Außentemperaturen und Schulferien mit erheblichen saisonalen Schwankungen auf (Andreasen, Andreasen und Andersson 2019).

Standardklassifikation Unterscheidung

- Zahnfrakturen: Einteilung nach Frakturverlauf (▶ Tab. 9.1)
- Zahndislokationen: Einteilung nach der Richtung, in die sich der Zahn von seiner Ursprungsposition bewegt hat (▶ Tab. 9.2)

ZEPAG-Klassifikation Unterscheidung von 5 Geweben (Zahn, Endondont, Parodont, Alveolarknochen, Gingiva) und unterschiedlichen Schweregraden durch einen Zahnunfall. Dadurch wird klar, was am Unfalltag behandelt werden muss (▶ Tab. 9.3).

Tab. 9.1 Unterteilung der unfallbedingten Zahnfrakturen [M1437]

Art der Zahnfraktur	Verlauf des Bruchspalts	Ther. relevante Unterteilung
Schmelzriss/-sprung		Keine üblich
Kronenfraktur	Extraalveolär	A) Fragment vollständig vorhanden oder verloren B) Mit oder ohne Pulpaexposition
Kronen-Wurzel-Fraktur	Kombiniert intra- und extraalveolär	Aus ther. Sicht nicht erforderlich
Wurzelfraktur	Intraalveolär	Mit oder ohne Dislokation der Fragmente

Tab. 9.2 Unterteilung der unfallbedingten Zahndislokationen [M1437]

Art der Dislokation	Beschreibung	Obsolete und/oder falsche Synonyme
Konkussion	Erschütterung des Zahns ohne Lockerung	Kontusion
Lockerung	Lockerung des Zahns ohne Dislokation	Subluxation
Dislokation	Zahnverlagerung, meist palatinale Dislokation der Zahnkrone, seltener Extrusion oder bukkale Dislokation	Luxation
Intrusion	Zahnverlagerung in die Alveole hinein	–
Avulsion	Zahn ausgeschlagen	Totalluxation, Exartikulation

Tab. 9.3 ZEPAG-Klassifikation [G1471]

		Verletzung
Zahn-Hartsubstanz		
Z	5	Intakte Krone und Wurzel
	4	Infraktur, Schmelzfraktur, Fraktur der Wurzelspitze
	3	Schmelz-Dentin-Fraktur (auf Krone beschränkt), Wurzelfraktur (komplett intraalveolär)
	2	Kronen-Wurzel-Fraktur (direkt restaurierbar)
	1	Kronen-Wurzel-Fraktur (nur indirekt restaurierbar)
	0	Längsfraktur der Wurzel, verlorener Zahn
Endodont (Pulpa)		
E	5	Intaktes Endodont
	4	Freiliegendes Dentin, punktförmige Eröffnung der Pulpa, fragliche Vitalität
	3	Breite Eröffnung der Pulpa, intraossäre Eröffnung der Pulpa (nur bei Wurzelfrakturen), apikale Dehnung, Quetschung oder Abriss, bereits bestehende suffiziente Wurzelkanalfüllung
	2	Infektion der Pulpa
	1	Endodontische Komplikation (externe oder interne Wurzelresorption)
	0	Endo-Paro-Läsion
Parodont		
P	5	Intaktes Parodont
	4	Konkussion (Erschütterung), geringe Lockerung
	3	Deutliche Lockerung, Extrusion, laterale Dislokation, Dislokation bei Alveolarfortsatzfraktur, Avulsion mit wahrscheinlich vitalem Restdesmodont
	2	Intrusion, Avulsion mit kritischem Restdesmodont
	1	Dislokation mit Infektion des Parodont bei Parodontitis marginalis profunda
	0	Avulsion mit nekrotischem Desmodont

Tab. 9.3 ZEPAG-Klassifikation [G1471] *(Forts.)*		
		Verletzung
Alveolarknochen		
A	5	Intakter Alveolarknochen
	4	Marginale Quetschung (bei den meisten Dislokationen)
	3	Fraktur der bukkalen oder der palatinalen Lamelle
	2	Alveolarfortsatzfraktur
	1	Fraktur mit Infektion (Zeitraum Unfall – Diagnose > 24 h)
	0	Verlust der knöchernen Alveole
Gingiva/Mundschleimhaut		
G	5	Intakte Gingiva
	4	Kontusion (= Quetschung)
	3	Ruptur einer oder beider Papillen
	2	Zusätzlicher vertikaler Schleimhauteinriss
	1	Riss-Quetschwunde mit Infektion
	0	Verlust von Gingiva-Anteilen

In der aktuellen deutschsprachigen Klassifikation kommen obsolete Begriffe wie Luxation oder Subluxation zu Recht nicht mehr vor. Diese Begriffe stammen aus der Gelenklehre und haben mit dem Parodont nichts zu tun. Gleiches gilt auch für den Begriff Kontusion, der im Zusammenhang mit Zahnverletzungen falsch ist.

Aufklärung von Laien über Erstmaßnahmen Da das Verhalten am Unfallort nach einem Zahntrauma erheblichen Einfluss auf Prognose und Art der Weiterbehandlung der betroffenen Zähne und Patienten hat, wurden vom Zahnunfallzentrum des Universitären Zentrums für Zahnmedizin Basel UZB Informationsblätter veröffentlicht, die zeigen, wie man sich unmittelbar nach einem Zahnunfall verhalten soll (▶ Tab. 9.4). Diese Informationen müssen dort vorhanden sein, wo häufig Zahnunfälle passieren: in Kindergärten, Grundschulen, Sporthallen und Schwimmbädern.

! Auch bei Anrufen in Zahnarztpraxen unmittelbar nach einem Zahntrauma muss am Telefon das richtige Verhalten korrekt kommuniziert werden.

9.2 Diagnostik

Notfalldiagnostik

- Nach jedem Zahnunfall zunächst und prioritär allgemeinmedizinische Aspekte klären und dokumentieren: Schädel-Hirn-Trauma? Tetanusimmunität? Passt geschilderter Unfallhergang zum sichtbaren Verletzungsmuster?
- Achten auf und dokumentieren von Begleitverletzungen (▶ Abb. 9.1) durch Krafteinwirkung auf orofazialen Bereich: bei Frakturen von Nasenbein, Jochbein und Mandibula → Weiterbehandlung in MKG-Chirurgie

Tab. 9.4 Verhaltensregeln direkt nach einem Zahntrauma abhängig von der Verletzung [G1471]

Trauma	Milchzahnunfall	Zahnunfall im bleibenden Gebiss
Zahn locker oder verschoben (Dislokation)	Behandlung nicht dringend. Zahnarzt spätestens am nächsten Tag aufsuchen. Nur bei Blutung > 10 Min. oder wenn Zubeißen nicht möglich, sofort beim Zahnarzt vorstellen.	Den Zahn in seiner Position belassen und umgehend einen Zahnarzt aufsuchen.
Zahn abgebrochen (Kronenfraktur)	Innerhalb der nächsten 3 Tage beim Zahnarzt vorstellen, bei Blutung aus dem Zahn am selben Tag	Das abgebrochene Zahnstück suchen, in Wasser legen und damit zum Zahnarzt gehen.
Zahn ausgeschlagen (Avulsion)	Behandlung nicht dringend. Ausgeschlagener Milchzahn wird nicht wieder eingesetzt. Innerhalb der nächsten 3 Tage beim Zahnarzt vorstellen.	Den ausgeschlagenen Zahn in eine Zahnrettungsbox legen (erhältlich in Apotheken oder Zahnarztpraxen). Falls nicht verfügbar, Zahn in kalte Milch legen oder in Frischhaltefolie einwickeln. Sofort den Zahnarzt oder eine Zahnklinik aufsuchen! Niemals den Zahn reinigen oder trocken lagern.

Körperliche Untersuchung Nach Anheben der Oberlippe und evtl. Reinigung mit einem sterilen, kochsalzgetränkten Tupfer:

- Okklusionsstörungen?
- Probleme im Bereich der Kiefergelenke oder der Mundöffnung?
- Fehlpositionen oder erhöhte Beweglichkeiten von Zähnen? Risse oder Frakturen im Bereich der sichtbaren Zahnhartsubstanzen?
- Intraorale Weichgewebeverletzungen?
- Verletzungen der Lippe oder der Zunge? (**Cave:** Fremdkörper oder Zahnfragmente in der Wunde durch radiologische Untersuchung ausschließen)

Radiologische Diagnostik (Bourguignon et al. 2020, Dula et al. 2014, Fouad et al. 2020, Levin et al. 2020, Zadik, Marom und Levin 2009)

- Bei Zahnunfall im bleibenden Gebiss grundsätzlich zweidimensionales Röntgen (Zahnfilm oder Aufbissfilm)
- Bei Zahnunfällen im Milchgebiss Rö nur selten erforderlich. Aufbissaufnahme der OK-Front bei gleichem Informationsgehalt für die Betroffenen oft deutlich angenehmer als Aufnahme mit Röntgenbildhalter
- Bei V. a. Fremdkörper oder Zahnfragmente in offenen Weichgewebewunden entsprechende Weichgewebeaufnahmen am Unfalltag anfertigen (▶ Abb. 9.15)
- Bei V. a. UK-Fraktur (z. B. bei sichtbaren Verletzungen am Kinn) PSA (▶ Abb. 9.12 und ▶ Abb. 9.13), im Einzelfall durch DVT ergänzen

zahnunfallzentrum Universitäres Zentrum für Zahnmedizin Basel UZB **Trauma-Chart** zahnunfallzentrum Universitätsklinikum Würzburg

Name, Vorname: ______________________________
Geburtsdatum: ____ . ____ . ______ Patienten ID: ____________

Unfalldatum: ____ . ____ . ______ Befunddatum: ____ . ____ . ______

Bemerkungen (z.B. Rettungskette nach Avulsion, Fragmente vorhanden etc.) :
____

Schädel-Hirn-Trauma (Zutreffendes einkreisen)**:**
ansprechbar/orientiert: ja / nein Übelkeit/Erbrechen: ja / nein
Starker Kopfschmerz: ja / nein Amnesie / Bewusslosigkeit: ja / nein

Befund der Zähne:

1. Frakturen: wie von bukkal zu sehen oder wie auf dem Zahnfilm abgebildet als Linie auf die Zähne zeichnen
2. Dislokationen: Anfangsbuchstabe der Dislokationsverletzung in die Krone schreiben: **K**onkussion, **L**ockerung, (laterale) **D**islokation, **E**xtrusion, **I**ntrusion, **A**vulsion
3. Ausmass der Dislokation in mm in das darunter stehende Kästchen schreiben
4. IMMER Fotos von bukkal und von inzisal (Smartphone reicht)

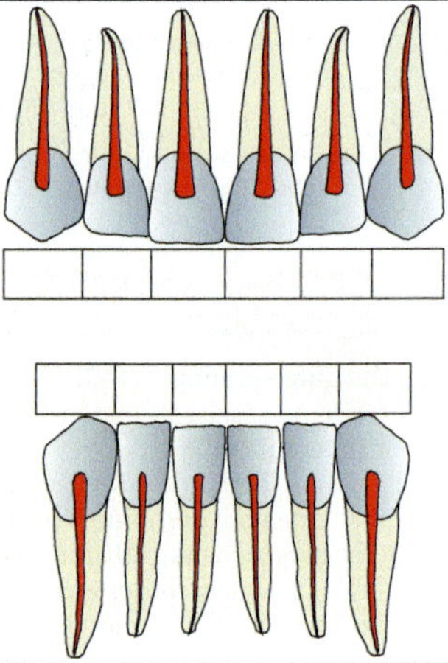

Primärversorgung:
____
____

Weiterbehandlung:
____
____

Abb. 9.1 Traumachart der Zahnunfallzentren Basel und Würzburg zur Erfassung unfallbedingter Verletzungen im orofazialen Bereich [M1437]

9.3 Therapie

9.3.1 Einleitung

Die zahnärztliche Erstversorgung am Unfalltag hat bei einigen Verletzungen erheblichen Einfluss auf die Weiterbehandlung und die Prognose der betroffenen Zähne. Therapien, die am Unfalltag nicht oder nicht richtig durchgeführt worden sind,

können 1 Woche später nur mit Mühe korrigiert bzw. revidiert werden. zu schnell verläuft die Wundheilung in den primär betroffenen Altersgruppen.
2019 wurde von den Zahnunfallzentren Basel und Würzburg die **Muss-Soll-Kann-Strategie** publiziert (Krastl, Weiger und Filippi 2020), die sehr präzise beschreibt:

- Was muss am Unfalltag auf jeden Fall gemacht werden (Minimalversorgung)?
- Was sollte man zusätzlich machen?
- Was könnte man darüber hinaus (je nach Erfahrung und Ausstattung in der Praxis) noch machen, um die Prognose der Zähne weiter zu verbessern?

9.3.2 Kronenfraktur

Bei **Kronenfrakturen ohne Pulpabeteiligung** (Schmelzfrakturen oder Schmelz-Dentin-Frakturen ▶ Abb. 9.2) im Rahmen der Primärversorgung Maßnahmen ergreifen, die eine Infektion der Pulpa über offene Dentintubuli verhindern (▶ Tab. 9.5).
Bei **Kronenfrakturen mit Pulpabeteiligung** (▶ Abb. 9.3) stehen (unabhängig vom Patientenalter) vitalerhaltende Maßnahmen im Vordergrund (Krastl und Weiger 2014). Insbes. die (partielle) Pulpotomie hat im Vergleich zur direkten Überkappung auch nach tagelanger und/oder breitflächigerer Pulpaexposition eine hohe Erfolgssicherheit (▶ Tab. 9.6) (Dammaschke, Galler und Krastl 2019).

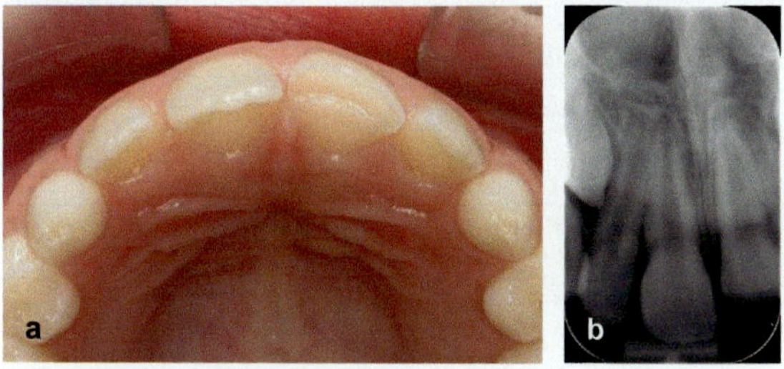

Abb. 9.2 Kronenfraktur ohne Pulpabeteiligung [M1437]
a) Freiliegendes Dentin Zahn 21 nach Schmelz-Dentin-Fraktur ohne Pulpabeteiligung
b) Zugehörige radiologische Diagnostik

Tab. 9.5 Muss-Soll-Kann für Kronenfraktur ohne Pulpabeteiligung [H555-001]

Muss	• Abdecken der Dentinwunde mit Kalziumhydroxidzement • Falls Zahnfragment vorhanden: Lagerung in Wasser • Zeitnahe Weiterversorgung in die Wege leiten (idealerweise am Folgetag)
Soll	• Adhäsiver Dentinwundverband* mit Adhäsiv und fließfähigem Komposit • Weiterversorgung in die Wege leiten (innerhalb von zwei Wochen)
Kann	• Definitiver Kompositaufbau • Sofortige Wiederbefestigung eines vorhandenen Fragments, sofern nicht ausgetrocknet

* Kein adhäsiver Wundverband im Rahmen der Primärversorgung bei vorhandenem Fragment, das adhäsiv wiederbefestigt werden soll; stattdessen temporäre Abdeckung mit Kalziumhydroxidzement

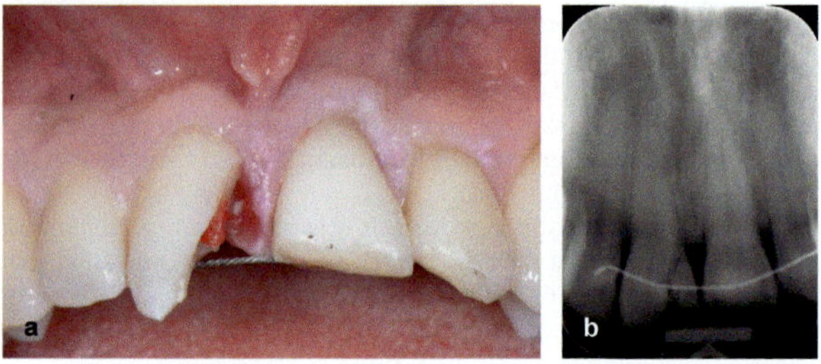

Abb. 9.3 Kronenfraktur mit Pulpabeteiligung [M1437]
a) Pulpaexposition nach Kronenfraktur Zahn 11
b) Zugehörige radiologische Diagnostik

Tab. 9.6 Muss-Soll-Kann für Kronenfraktur mit Pulpabeteiligung [M1437]	
Muss	• Abdecken der Pulpa-Dentin-Wunde mit Kalziumhydroxidzement • Falls Zahnfragment vorhanden: Lagerung in Wasser • Zeitnahe Weiterversorgung in die Wege leiten (idealerweise am Folgetag)
Soll	• Abdecken der Pulpa mit Kalziumhydroxidzement (z. B. Dycal®) anschließend adhäsiver Dentinwundverband* mit Adhäsiv und fließfähigem Komposit • Zeitnahe Weiterversorgung (partielle Pulpotomie) in die Wege leiten (innerhalb weniger Tage)
Kann	• Sofortige partielle Pulpotomie und adhäsive Restauration (Kompositaufbau oder Fragmentwiederbefestigung)

* Kein adhäsiver Wundverband im Rahmen der Primärversorgung bei vorhandenem Fragment, das adhäsiv wiederbefestigt werden soll; stattdessen temporäre Abdeckung mit Kalziumhydroxidzement.

9.3.3 Kronen-Wurzelfraktur

Die Prognose und Erhaltbarkeit von Zähnen mit Kronen-Wurzelfraktur können durch den subkrestal bis in den Wurzelbereich reichenden Frakturverlauf (▶ Abb. 9.4) limitiert sein und erfordern in der Weiterversorgung etwas aufwendigere Maßnahmen (▶ Tab. 9.7).

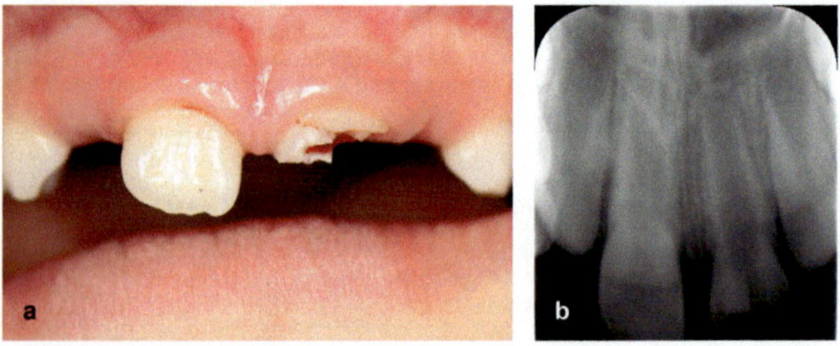

Abb. 9.4 Kronen-Wurzelfraktur [M1437]
a) Kronen-Wurzelfraktur Zahn 21
b) Zugehörige radiologische Diagnostik

9

Tab. 9.7 Muss-Soll-Kann für Kronen-Wurzelfraktur [M1437]	
Muss	• Adhäsives Befestigen des gelockerten Fragments (eventuell Nachbarzähne einbeziehen) ohne vorherige Beurteilung des Frakturverlaufs, um Schmerzfreiheit zu erzielen • Zeitnahe Weiterversorgung in die Wege leiten (idealerweise am Folgetag)
Soll	• Entfernen des gelockerten Fragments, Beurteilen des Frakturverlaufs • Abdecken der Pulpa mit Kalziumhydroxidzement (z. B. Dycal®) anschließend adhäsiver Dentinwundverband* mit Adhäsiv und fließfähigem Komposit • Weiterversorgung in die Wege leiten (innerhalb weniger Tage)
Kann	• Sofortige partielle Pulpotomie bei offener Pulpa und adhäsive Restauration (Kompositaufbau oder Fragmentwiederbefestigung) sofern Defekt ohne zusätzliche Maßnahmen (chir. Kronenverlängerung, kieferorthopädische Extrusion, intentionelle Replantation) restaurierbar erscheint.

* Kein adhäsiver Wundverband im Rahmen der Primärversorgung bei vorhandenem Fragment, das adhäsiv wiederbefestigt werden soll; stattdessen temporäre Abdeckung mit Kalziumhydroxidzement

Eine **Pulpabeteiligung** nach Kronen-Wurzelfraktur ist häufig, aber nicht zwingend. Das initiale Therapieziel ist die Wiederbefestigung des gelockerten Fragments (▶ Abb. 9.5), nach ggf. notwendigen vitalerhaltenden Maßnahmen der Pulpa (partielle Pulpotomie).

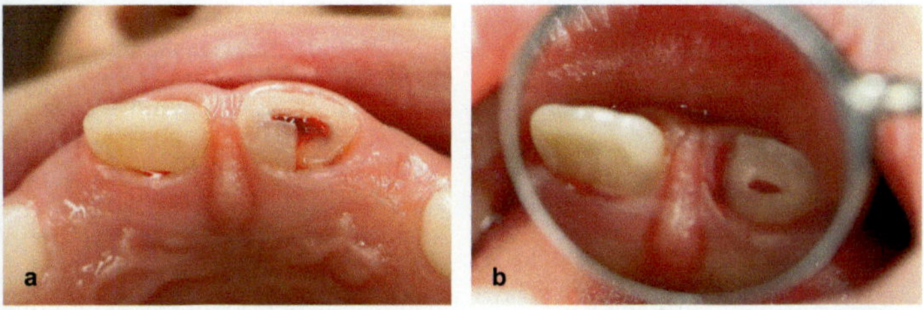

Abb. 9.5 Kronen-Wurzelfraktur mit Pulpabeteiligung [M1437]
a) Okklusalansicht der Kronen-Wurzelfraktur vor Entfernung des gelockerten Fragments
b) Darstellung des Frakturverlaufs nach dessen Entfernung

9.3.4 Wurzelfraktur

Klinisch zeigen Zähne mit Wurzelfraktur häufig eine erhöhte Beweglichkeit und ggf. eine Dislokation der Krone (▶ Abb. 9.6). Abhängig von der Lokalisation des Frakturspalts und dem Grad der Dislokation des koronalen Fragments ist eine Kommunikation zur Mundhöhle über den Sulkus möglich. Zähne mit Wurzelfraktur brauchen meist keine Wurzelkanalbehandlung. Maßnahmen ▶ Tab. 9.8.
Die Diagnose der Wurzelfraktur kann ausschließlich radiologisch gestellt werden. Die schrägen Frakturverläufe stellen sich auf der Röntgenaufnahme meist als Doppelkontur dar (▶ Abb. 9.7).

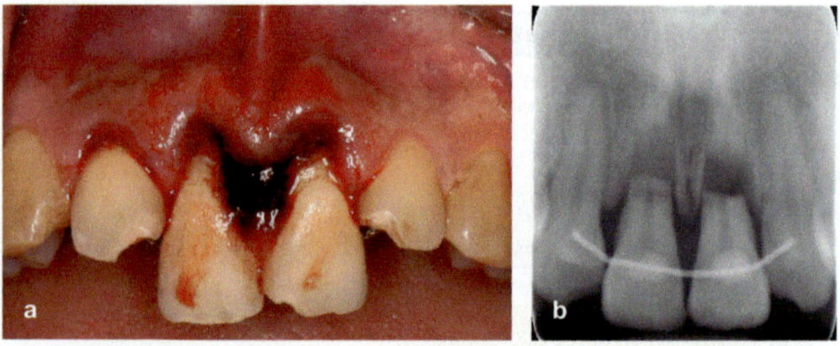

Abb. 9.6 Wurzelfraktur [M1437]
a) Wurzelfraktur der Zähne 11 und 21 mit Extrusion und Dislokation der koronalen Fragmente nach inzisal/palatinal
b) Dazugehörige radiologische Diagnostik

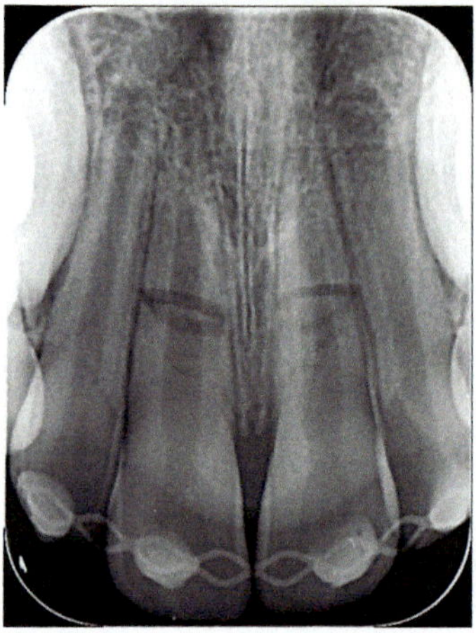

Abb. 9.7 Projektionsbedingte Doppelkonturen der schrägen Frakturverläufe der Wurzelfrakturen an den Zähnen 11 und 21 [M1437]

Tab. 9.8 Muss-Soll-Kann für Wurzelfraktur [M1437]

Muss	• Korrekte Reposition des koronalen Fragments (falls erforderlich) und Schienung • Zeitnahe Weiterversorgung in die Wege leiten
Soll	–
Kann	–

9.3.5 Konkussion und Lockerung

Zähne mit Konkussion sowie leicht gelockerte Zähne müssen im Rahmen der Erstversorgung nicht behandelt werden. Bei deutlicher Lockerung und/oder subjektiver Berührungsempfindlichkeit des Zahns ist eine Schienung sinnvoll.

9.3.6 Laterale und palatinale Dislokation

Dislozierte Zähne zeitnah, u. U. nach initialer Lockerung bei Verkeilung der Wurzelspitze mit dem Knochen, reponieren und schienen (▶ Tab. 9.9). Nach palatinaler Dislokation Reposition mit Watterollentechnik empfohlen (▶ Abb. 9.8, ▶ Abb. 9.16).

9

Tab. 9.9 Muss-Soll-Kann für laterale Dislokationen [M1437]	
Muss	• Korrekte Reposition und Schienung • Zeitnahe Weiterversorgung in die Wege leiten (innerhalb weniger Tage)
Soll	–
Kann	• Bei Pulpaabriss nach Abschluss des Wurzelwachstums Trepanation, Pulpaexstirpation und Einlage

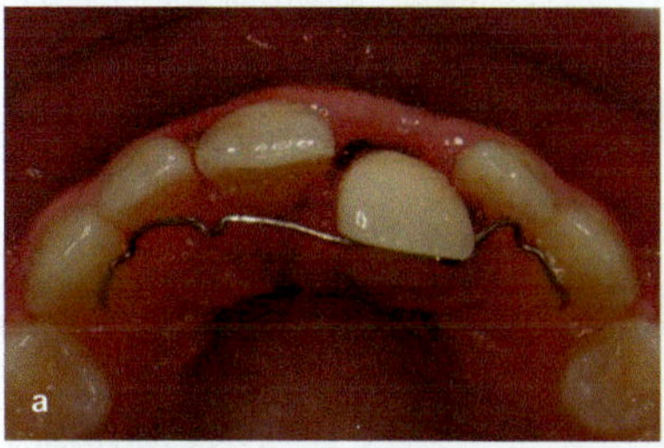

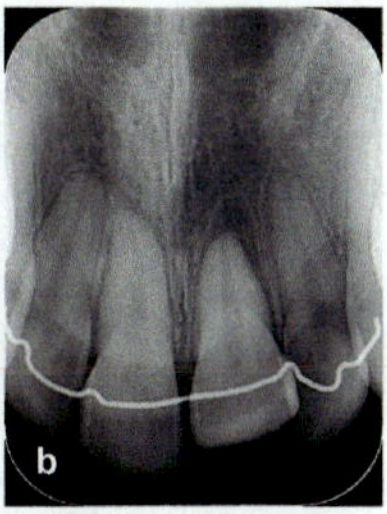

Abb. 9.8 Palatinale Dislokation [M1437]
a) Palatinale Dislokation Zahn 21
b) Dazugehörige radiologische Diagnostik

> ! Da bei Zähnen mit abgeschlossenem Wurzelwachstum die Pulpa am Apex ab einer Dislokation von 1 mm definitiv abreißt, ist stets eine zeitnahe Wurzelkanalbehandlung erforderlich. Diese Entscheidung muss am Unfalltag gefällt werden.

9.3.7 Extrusion

Die Primärversorgung extrudierter Zähne (▶ Abb. 9.9) beschränkt sich im Wesentlichen auf die korrekte Reposition, sofern diese rechtzeitig erfolgt und nicht durch ein bereits festes Blutkoagulum erschwert wird (▶ Tab. 9.10). Bezüglich der Pulpa gilt das Gleiche wie nach lateraler Dislokation.

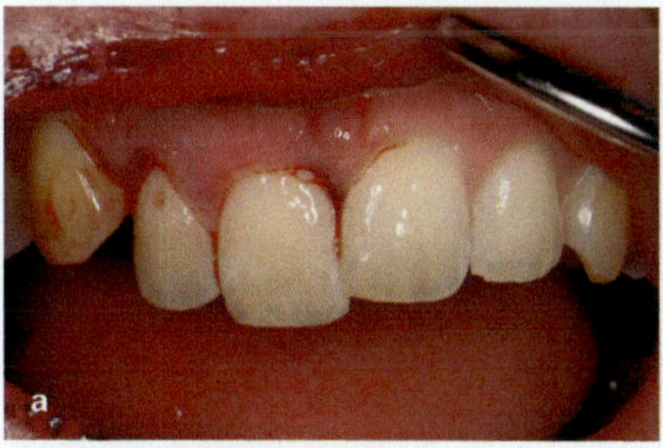

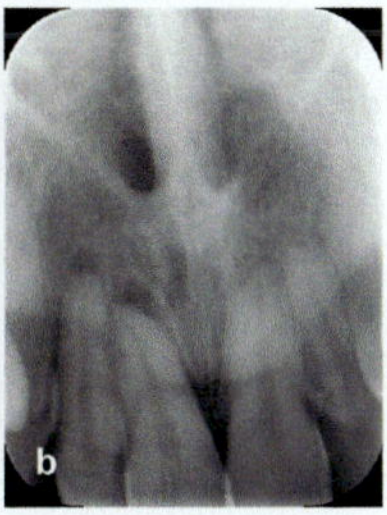

Abb. 9.9 Extrudierte Zähne [M1437]
a) Extrusion der Zähne 11 und 12
b) Dazugehörige radiologische Diagnostik

Tab. 9.10 Muss-Soll-Kann für Extrusionen [M1437]	
Muss	• Korrekte Reposition und Schienung • Zeitnahe Weiterversorgung in die Wege leiten (innerhalb weniger Tage)
Soll	–
Kann	• Bei Pulpaabriss nach Abschluss des Wurzelwachstums: Trepanation, Pulpaexstirpation und Einlage

9.3.8 Intrusion

Die Diagnose dieser für Pulpa und Parodont schwersten Verletzung im bleibenden Gebiss kann oft erst radiologisch gesichert werden, da das klinische Bild bei vollständiger Intrusion häufig eine vermeintlich leere Alveole nach Avulsion imitiert (▶ Abb. 9.10). Wegen der ausgedehnten Wurzelzementschädigung und der daraus resultierenden Folgeerscheinungen (Wurzelresorption) spielen die sehr zeitnahe intrakanaläre Einlage mit einem kortikoidhaltigen Präparat, die Verordnung systemischer Antibiotika sowie die sofortige (chirurgische) Reposition eine wichtige Rolle (▶ Tab. 9.11).

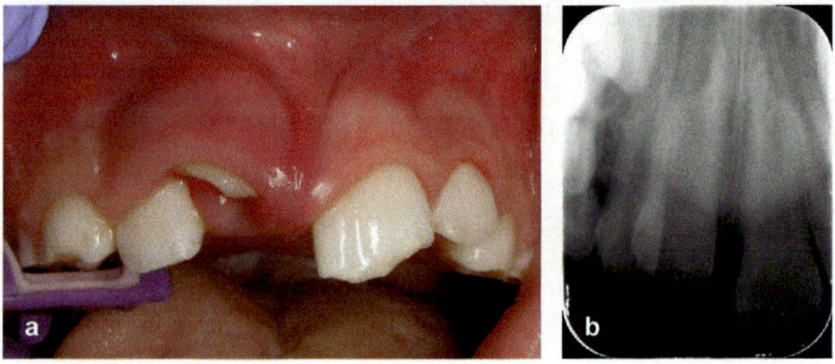

Abb. 9.10 Intrusion [M1437]
a) Extrusion der Zähne 11 und 12
b) Dazugehörige radiologische Diagnostik

Tab. 9.11 Muss-Soll-Kann für Intrusionen [M1437]	
Muss	• Nur dann keine sofortige Therapie, wenn man sich das selbst nicht zutraut! • Sicherstellen, dass Weiterversorgung innerhalb der nächsten paar Stunden (durch erfahrenen Behandler) erfolgt.
Soll	• Sofortige chir. Reposition und Schienung (außer bei sehr geringfügigen Intrusionen und sehr weit offenem Apex) • Meist auch Reposition des Knochens und Weichgewebeversorgung erforderlich • Orale Antibiotikagabe über 7 Tage (Doxycyclin) • Weiterversorgung in die Wege leiten (Trepanation innerhalb weniger Tage bei wurzelreifem Zahn)
Kann	• Bei erheblichen Intrusionen antiresorptive Ther. durch Extraktionen und Zwischenlagerung in Zahnrettungsbox (mit antiresorptivem Zusatz*) für 30 Min., Replantation mit Emdogain® • Bei Pulpaabriss nach Abschluss des Wurzelwachstums sofortige Trepanation, Pulpaexstirpation und kortikoidhaltige Einlage (Odontopaste® oder Ledermix®)
* Tetracylin 1 mg + Dexamethason 1 mg	

9

9.3.9 Avulsion

Maßnahmen am Unfalltag, um eine Replantation avulsierter bleibender Zähne (▶ Abb. 9.11) und eine parodontale Heilung zu ermöglichen (günstige extraorale Lagerung ▶ Tab. 9.12):

- Sofortreplantation am Unfallort (sofern kein geeignetes Medium verfügbar)
- Unterstützen der Regeneration geschädigter Zellen auf der Wurzeloberfläche durch Lagerung im Zellkulturmedium der Zahnrettungsbox mit antiresorptiven Zusätzen, auch um bei Zähnen mit offenem Apex die Chance einer späteren Revaskularisation zu erhöhen.
- Alternativ Lagerung in Frischhaltefolie oder Milch. **Cave:** Speichel ist ein unphysiologisches Lagerungsmedium und führt sehr rasch zum Tod der Zellen auf der Wurzeloberfläche. Steriles NaCl 0,9 % oder Ringer-Laktat können das Leben der Zellen auf der Wurzeloberfläche max. 1 h erhalten.
- Trepanation und medikamentöse Einlage mit einem kortikoidhaltigen Präparat

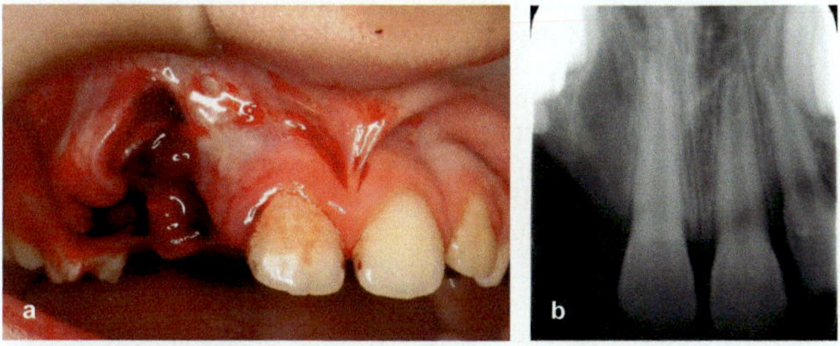

Abb. 9.11 Avulsierte bleibende Zähne [M1437]
a) Avulsion des Zahns 12 mit zusätzlicher Papillenruptur und vertikalem Schleimhauteinriss
b) Dazugehörige radiologische Diagnostik

Tab. 9.12 Muss-Soll-Kann für Avulsionen mit günstiger extraoraler Lagerung [M1437]	
Muss	• Lagerung des Zahns in Zahnrettungsbox • Sicherstellen, dass Weiterversorgung innerhalb der nächsten Stunden (durch erfahrenen Behandler) erfolgt
Soll	• Zugabe eines antiresorptiven Zusatzes* in die Zahnrettungsbox, Zwischenlagerung für 30 Min. • Korrekte Replantation und Schienung, zusätzlich orale Antibiotikagabe über 7 Tage (Doxycyclin) • Weiterversorgung in die Wege leiten (Trepanation innerhalb weniger Tage bei wurzelreifem Zahn)
Kann	• Korrekte Replantation mit Emdogain® und Schienung, zusätzlich orale Antibiotikagabe über 7 Tage (Doxycyclin) • Bei abgeschlossenem Wurzelwachstum: sofortige Trepanation, Pulpaexstirpation und kortikoidhaltige Einlage (Odontopaste® oder Ledermix®)
* Tetracyclin 1 mg + Dexamethason 1 mg	

Tab. 9.13 Muss-Soll-Kann für Avulsionen mit ungünstiger extraoraler Lagerung [M1437]

Muss	• Korrekte Replantation und Schienung
Soll	–
Kann	• Extraorale Wurzelkanalfüllung

Dies funktioniert jedoch nicht bei ungünstiger extraoraler Lagerung (▶ Tab. 9.13). Ist aufgrund einer derartigen hoffnungslosen Rettungskette keine parodontale Regeneration mehr zu erwarten, wird der Zahn trotz nachfolgender Ankylose und Wurzelresorption aus ästhetisch/funktionellen Aspekten replantiert, ggf. und nur in diesem Fall nach extraoraler Wurzelkanalbehandlung.

9.3.10 Weichgewebeverletzungen und ossäre Frakturen

Die im Zuge von Zahnunfällen häufig auftretenden Verletzungen umliegender Weichgewebe wie Lippe, Zunge oder Gingiva dürfen am Unfalltag nicht unbeachtet bleiben. Besonders die schweren Zahnverletzungen wie Intrusion, Avulsion oder laterale Dislokation gehen meist auch mit ossären Frakturen einher. Diese betreffen die bukkalen und/oder palatinale Knochenlamelle des Alveolarfortsatzes und reichen bis hin zu Alveolarfortsatzfrakturen, Korpusfrakturen (▶ Abb. 9.12) oder Gelenksfortsatzfrakturen (▶ Abb. 9.13).

Therapie

- Lokalanästhetika mit Adrenalinzusatz wegen der adäquaten Blutstillung zur Übersicht von Vorteil.
- **Klaffende Wundränder** und Papillenrupturen nach gründlicher Spülung mit sterilem NaCl 0,9 % und sorgfältiger Entfernung eingesprengter Fremdkörper mit Nähten versorgen.
- **Perforierende Lippenverletzungen** (je nach Erfahrung und Ausstattung der Praxis) innenseitig mit resorbierbarem Nahtmaterial versorgen und Hautnähte (unter Berücksichtigung v. a. der Rot-Weiß-Grenze der Lippe) mit monofilen, möglichst dünnen (5–0 bis 7–0) Nähten und/oder Steri-Strip® (3M Espe, Saint Paul, Minnesota, USA) versorgen (▶ Abb. 9.14).
- Bei **Kindern** Nahtversorgung abhängig von Behandelbarkeit in Lokalanästhesie. Möglichst resorbierbares Nahtmaterial verwenden, falls Mitarbeit bei der Nachsorge ggf. nicht gewährleistet.
- Bei **Fraktur** der bukkalen und/oder palatinalen Knochenwand der Alveole nach Reposition und Schienung der Zähne noch am Unfalltag Knochen durch Fingerdruck reponieren. Bei Alveolarfortsatzfrakturen verlängert sich die Schienungszeit der Zähne (▶ 9.3.12). Sind radiologisch Frakturen am Kiefergelenk erkennbar oder sind typische Frakturzeichen (Dislokation von extraoral, Okklusionsstörung, abweichende Mundöffnung, abnorme Beweglichkeit ± Hämatom, Hypästhesien/Parästhesien) erkennbar, empfiehlt sich die Überweisung zur MKG-Chirurgie.

Fremdkörper
Im Rö kontrastgebend (Zahn, Glas, Metall, Steine) oder kaum darstellbar (Holz, Erde). Daher immer auch sorgfältige klinische Inspektion von Weichgewebewunden erforderlich (▶ Abb. 9.15)

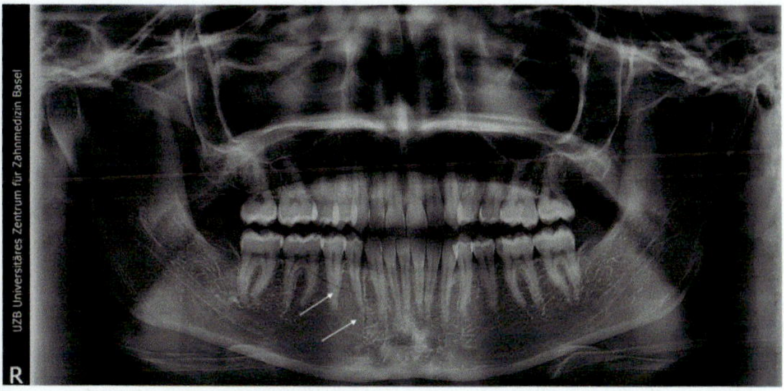

Abb. 9.12 Korpusfraktur rechts [M1437]

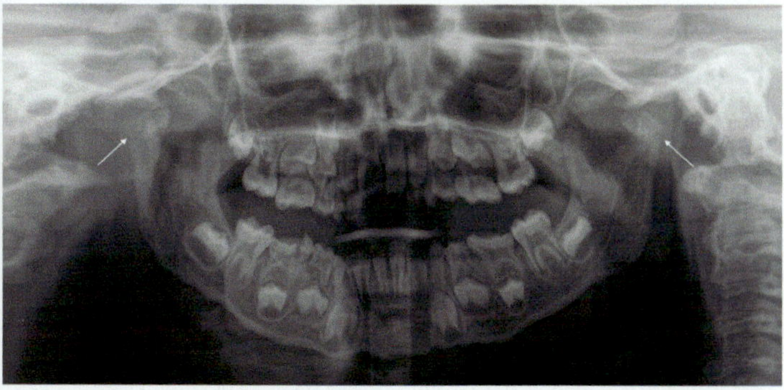

Abb. 9.13 Beidseitige Kollumfraktur [M1437]

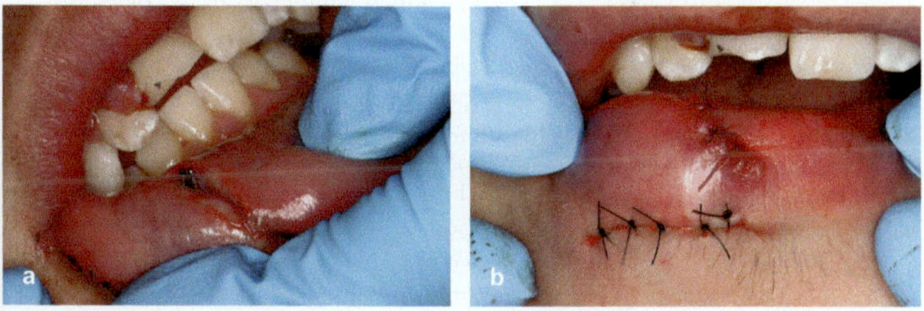

Abb. 9.14 Perforierende Lippenverletzung [M1437]
a) Perforierende Lippenverletzung (Pinzette von extraoral eingeführt) nach gründlicher Spülung und Reinigung der Wunde
b) die anschließende Nahtversorgung

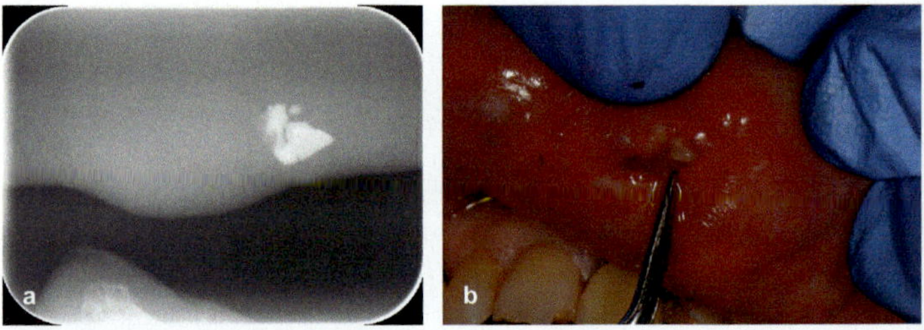

Abb. 9.15 Fremdkörper [M1437]
a) In der Röntgenaufnahme der Lippe sichtbare Fremdkörper (Schmelzscherben) nach Kronenfraktur
b) Klinische Darstellung der Fragmente in der Rissquetschwunde vor deren Entfernung

9.3.11 Schienung nach Zahntrauma

Die meisten unfallbedingten Zahnlockerungen im bleibenden Gebiss sowie alle reponierten und replantierten Zähne nach Dislokation oder Avulsion benötigen eine Schiene (Andreasen et al. 2004, Kahler und Heithersay 2008, Oikarinen, Andreasen und Andreasen 1992).

Schienen Goldstandard ist die weiche, flexible Titan-Traumaschiene (TTS, Medartis, Basel). Sie umfasst die gelockerten, reponierten oder replantierten Zähne sowie bds. einen nicht erhöht beweglichen Zahn. Die TTS wird mit einer Kronenschere auf die erforderliche Länge gekürzt. Sie hat rautenförmige Aussparungen, die in etwa die Größe der Klebefläche vorgeben. Auf jedem Zahn wird eine dieser Rauten zur Fixation benutzt.

Alle anderen Schienen können aus heutiger Sicht nicht empfohlen werden, weil sie aus unterschiedlichen Gründen das Parodont schädigen bzw. die parodontale Heilung verhindern.

Durchführung (▶ Abb. 9.16a–c)

- Vor Beginn der Konditionierung bukkale Schmelzoberfläche vorzugsweise mit NaCl 0,9 % getränkten Tupfern reinigen und mit zahnärztlichen Saugern trocknen. **Cave:** kein Trockenblasen mit Luftbläsern wegen möglicher Emphysemgefahr bei offenen parodontalen Verletzungen (Monsour und Savage 1989).
- Schmelzätzung dort, wo durch die Rauten der TTS die Klebeflächen liegen (eher inzisal als marginal). Einwirkzeit des Ätzgels etwa 40 s. Im Anschluss Ätzgel zunächst absaugen und dann mit sterilem NaCl 0,9 % abspülen. Spülrichtung immer vom verletzten Parodont in Richtung Schneidekante. Auch Trocknen und Darstellung des Ätzmusters mit Sauger und nicht mit Luftbläser.

- Im nächsten Schritt dünne Schicht Bonding applizieren, nicht verblasen und mit einer entsprechenden Lampe aushärten.
- Im letzten Schritt TTS mit den Fingern adaptieren (Schiene ist weich und plastisch), auf den Zahnoberflächen platzieren und von der einen Seite zur anderen mit einem dünnfließenden (flowable), zahnfarbenen und fluoreszierenden Komposit fixieren (Auffüllen jeweils einer rautenförmigen Aussparung). Komposit härten. Da die mit der Kronenschere gekürzten TTS-Enden oft scharfkantig sind, laterale Klebestellen über die Schnittkanten hinaus mit dem Komposit abdecken.

Schienungszeit Nach unfallbedingten Dislokationsverletzungen gibt es keine standardisierte Schienungszeit, empfohlener Zeitraum: 10 Tage bis 8 Wo. (▶ Abb. 9.17). Die Schienungsdauer richtet sich nach der Primärstabilität bei der Erstversorgung (Bourguignon et al. 2020): Je höher die Primärstabilität, umso kürzer die Schienungszeit, je geringer die Primärstabilität umso länger.

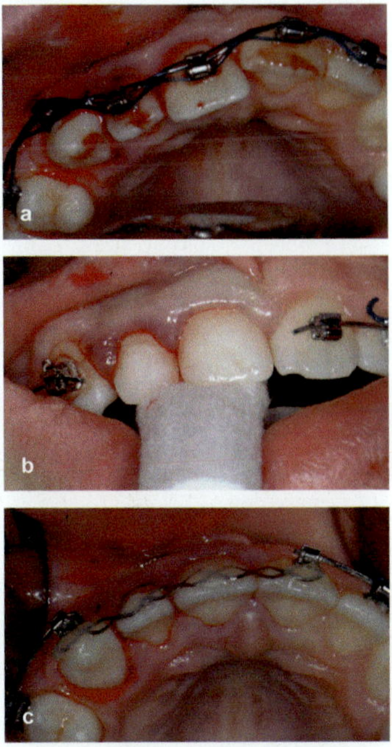

Abb. 9.16 TTS-Schienung [M1437]
a) Palatinal dislozierte Zähne 11 und 12
b) Reposition mittels Watterollentechnik: die Zähne werden gereinigt und durch den Pat. über das Zubeißen auf eine Watterolle reponiert
c) Klinisches Bild nach Reposition und Schienung mittels TTS. Die TTS umfasst jeweils einen gesunden Nachbarzahn.

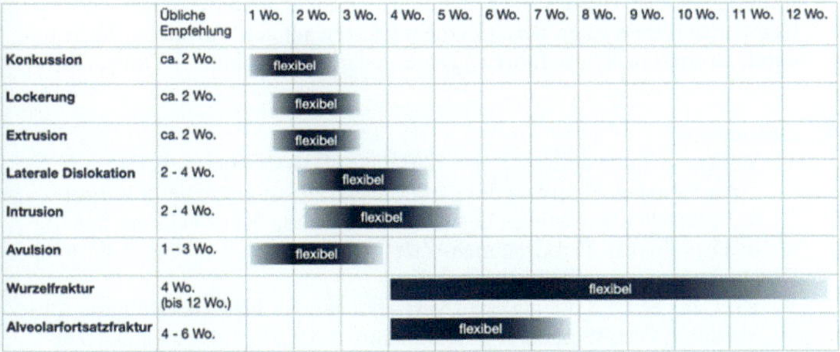

Abb. 9.17 Variabilität der Schienungsdauer abhängig von der Primärstabilität und der Art der Verletzung [M1437]

9.3.12 Postoperatives Verhalten und Medikation

Empfehlungen für das postop. Verhalten
Die wichtigsten Empfehlungen für Pat. bzw. Angehörige nach erfolgter Erstbehandlung (Fouad et al. 2020):

- Erst Essen und Trinken, wenn die Lokalanästhesie nachgelassen hat.
- *Nichts* Weiches und/oder Klebriges essen – die Schiene hält Belastung problemlos aus und das Parodont braucht Funktionsreize für die Heilung.
- In den ersten Tagen nicht stark den Mund spülen.
- In den ersten Tagen nicht rauchen, keinen Alkohol trinken.
- Eine Woche keinen Sport (inkl. Schwimmen) treiben.
- Mundhygiene adäquat mit weicher Zahnbürste weiterführen, gerade und auch im Wundbereich.
- Medikation so einnehmen wie verordnet (Analgetika, Antibiotika).

- **Analgetika:** sollten nach Anamnese, Körpergewicht und Bedarf eingenommen werden.
- **Extraorales Kühlen** in den ersten 48 h zur Reduktion von Schwellung und Schmerzen (Martens et al. 2018).
- **Belastung:** Zähne von Anfang an funktional belasten, was die parodontale Heilung unterstützt. Eine Schonung der Zähne ist kontraindiziert.
- **Mundhygiene:** mit einer neuen, weichen Zahnbürste im Wundgebiet von Rot-nach-Weiß-Wischbewegungen. Jede Art der Plaqueakkumulation im Wundgebiet kompromittiert den dentogingivalen Verschluss.
- **Ernährung:** weiche und oder klebrige Speisen sind in der ersten Woche grundsätzlich zu unterlassen.

Wichtig sind eine gute Mundhygiene und ganz normale Ernährung (Day et al. 2020), weil die parodontale Heilung insbes. nach Dislokationsverletzungen mit einem raschen dentogingivalen Verschluss steht und fällt.

- **Systemische Antibiotikagabe:** nur nach schweren Dislokationsverletzungen im bleibenden Gebiss (Hinckfuss und Messer 2009), wie Intrusionen, Avulsionen und laterale Dislokationen > 5 mm. Das Antibiotikum dient hier nicht dem Schutz vor Wundinfektionen, sondern soll pos. Einfluss auf die parodontale Heilung nehmen. (Insbes. die genannten 3 Dislokationsverletzungen können im bleibenden Gebiss zu größeren Zementdefekten auf der Wurzeloberfläche und damit zu einer Ankylose führen.) Das Standardantibiotikum ist Doxycyclin.

Doxycyclin

- **Wirkung:** durch antiresorptive Wirkung auf die Osteoklasten, die nach 1 Wo. (also vor Abschluss der parodontalen Heilung) mit der Resorption der Wurzelhartsubstanzen beginnen, Beendigung der osteoklastischen Aktivität. Gibt dem Parodont mehr Zeit für die Heilung (Sae-Lim et al. 1998).
- **Dosierung:** siehe Beipackzettel.
- **KI:** Gabe erst > 8. Lj., da es zu Verfärbungen der bleibenden Zähne führen kann. Gemäß neuerer Studien kann Doxycyclin als einziges Tetrazyklin auch < 8 J. über eine kurze Zeit verabreicht werden, ohne dass mit Zahnverfärbungen gerechnet werden muss (Pöyhönen et al. 2017, Stultz und Eiland 2019).

9.3.13 Therapie von Milchzahnverletzungen

Die Therapie von Milchzahnverletzungen am Unfalltag unterscheidet sich ganz grundsätzlich von derjenigen bei den Verletzungen der bleibenden Zähne: Teilweise ist die Behandlungsfähigkeit limitiert, teilweise besteht bereits eine weit fortgeschrittene Wurzelresorption. Zusätzlich ist maximal ein temporärer Zahnerhalt bis zum physiologischen Zahnwechsel erforderlich.
Um es zusammenzufassen: Bei leichten Zahnverletzungen und guter Behandelbarkeit kann man den Zahnerhalt versuchen, bei schweren Zahnverletzungen und/oder eingeschränkter Behandelbarkeit werden unfallverletze Milchzähne grundsätzlich entfernt. Die möglicherweise entstehenden Frontzahnlücken stören dabei nur die Eltern und Großeltern. Wenn der Wundschmerz nach spätestens zwei Tagen abgeklungen ist, leben die jungen Patienten genauso weiter wie vorher.

Schmelzfrakturen Die oft sehr scharfkantigen Frakturen sollten (nicht am Unfalltag aber im Recall) geglättet werden (▶ Tab. 9.14), um Weichgewebeverletzungen an Zunge und Lippe vorzubeugen (Day et al. 2020, Lenzi et al. 2019).

Schmelz-Dentinfrakturen Müssen **ohne Pulpaexposition** nicht grundsätzlich am Unfalltag versorgt werden. Sollten jedoch die Angehörigen im Recall über erhöhte Temperaturempfindlichkeit berichten, wird das Dentin entsprechend behandelt. Bei gut kooperierenden Kindern sollte die Dentinwunde bereits am Unfalltag mit Dentinadhäsiv und einer dünnen Schicht fließfähigen Komposits abgedeckt werden, um einer Nekrose der Pulpa vorzubeugen (▶ Tab. 9.15).
Bei Schmelz-Dentin-Frakturen **mit Pulpaexposition** müssen bei limitierter Behandlungsfähigkeit die betroffenen Zähne innerhalb weniger Tage entfernt werden (▶ Tab. 9.16). Bei vorhandener Behandlungsfähigkeit und möglicher bukkaler Infiltrationsanästhesie kann eine (partielle) Pulpotomie durchgeführt werden, um die Vitalität zu erhalten (Kupietzky und Holan 2003). Die Prognose direkter Überkappungen ist ungleich schlechter als nach Pulpotomie, die daher zu favorisieren ist.

Tab. 9.14 Muss-Soll-Kann für Schmelzfrakturen im Milchgebiss [M1437]

Muss	–
Soll	Glätten der scharfen Kanten (kann auch im Recall erfolgen)
Kann	–

Tab. 9.15 Muss-Soll-Kann für Schmelz-Dentinfrakturen ohne Pulpabeteiligung im Milchgebiss [M1437]

Muss	–
Soll	Abdecken der Schmelz-Dentinfraktur mittels Dentinadhäsiv und fließfähigem Komposit falls Kooperation des Kindes gegeben ist.
Kann	Kompositaufbau zu einem späteren Zeitpunkt

Tab. 9.16 Muss-Soll-Kann für Schmelz-Dentinfrakturen mit Pulpabeteiligung im Milchgebiss [M1437]

Muss	Zahn muss innerhalb weniger Tage entfernt werden beim unkooperativen Kind.
Soll	Partielle Pulpotomie mit Portlandzement und Abdecken des Dentins mittels Dentinadhäsiv und fließfähigem Komposit falls Kooperation des Kindes gegeben ist.
Kann	Kompositaufbau zu einem späteren Zeitpunkt

Kronen-Wurzelfrakturen Da sie oft komplex sind, ist die Entfernung der betroffenen Zähne in der Regel unumgänglich (▶ Tab. 9.17). Dies muss nicht am Unfalltag, aber in den Tagen danach erfolgen. Um erhebliche Berührungsempfindlichkeiten dieser Zähne bis zur Zahnentfernung zu verhindern, sollte versucht werden, den praktisch immer bukkal sichtbaren epigingivalen Bruchspalt von bukkal mit fließfähigem Komposit zu verkleben.

Tab. 9.17 Muss-Soll-Kann für Kronen-Wurzelfrakturen im Milchgebiss [M1437]	
Muss	Zahn muss innerhalb weniger Tage entfernt werden beim unkooperativen Kind.
Soll	Partielle Pulpotomie mit Portlandzement und Abdecken des Dentins mittels Dentinadhäsiv und fließfähigem Komposit falls Kooperation des Kindes gegeben ist.
Kann	Kompositaufbau zu einem späteren Zeitpunkt

Wurzelfrakturen Keine Versorgung, solange das koronale Fragment nicht disloziert oder sehr stark beweglich ist. In diesen Fällen würde man am Unfalltag das koronale Fragment entfernen (▶ Tab. 9.18), das apikale Fragment wird belassen und im Zuge des physiologischen Zahnwechsels resorbiert. Oft bleiben diese Frakturen unerkannt, da sie nur auf Röntgenbildern erkennbar sind, die in diesem Zusammenhang nicht indiziert sind.

Tab. 9.18 Muss-Soll-Kann für Wurzelfrakturen im Milchgebiss [M1437]	
Muss	–
Soll	Entfernen des koronalen Fragments bei Aspirationsgefahr
Kann	–

Konkussionen und leichte Lockerungen Am Unfalltag (▶ Tab. 9.19) keine weitere Therapie (Fried et al. 1996). Bei erheblichen Lockerungen, bei denen die Gefahr eines Spontanverlusts besteht, werden die parodontal bereits weitgehend exkludierten Zähne entfernt (▶ Tab. 9.20).

Tab. 9.19 Muss-Soll-Kann für Konkussionen im Milchgebiss [M1437]	
Muss	–
Soll	–
Kann	–

Tab. 9.20 Muss-Soll-Kann für Lockerungen im Milchgebiss [M1437]	
Muss	–
Soll	Bei zu starker Lockerung sollte der Zahn aufgrund der Aspirationsgefahr entfernt werden.
Kann	–

Dislokationen (▶ Tab. 9.21)

- Bei palatinaler Dislokation Überprüfung der Okklusion. Ist keine Okklusionsstörung vorhanden (der dislozierte Zahn steht im Kreuzbiss oder es besteht ein offener Biss) werden diese Zähne grundsätzlich nicht reponiert: Die Wurzelspitze hat sich vom bleibenden Zahnkeim wegbewegt, eine Reposition erhöht das Risiko deutlich, dass es zu teilweise schweren Missbildungen bleibender Zähne kommen kann.
- Bei bukkaler Dislokation in jedem Fall Reposition durch Fingerdruck am Unfalltag: Die Wurzelspitze hat sich in das Zahnsäckchen hineinbewegt, ein Belassen in dieser Position führt zu koronalen oder radikulären Missbildungen bleibender Zähne (Lauridsen et al. 2017).

Tab. 9.21 Muss-Soll-Kann für Lockerungen im Milchgebiss [M1437]

Muss	• Bei bukkaler Dislokation Reposition des Zahns • Zahn bei palatinaler Dislokation nur entfernen, wenn die Okklusion gestört ist. Ansonsten keine Therapie
Soll	–
Kann	–

Extrudierte Zähne Grundsätzlich entfernen: Eine Reposition kann ebenfalls zu Verletzungen der bleibenden Zahnkeime führen. Aus dem gleichen Grund werden auch avulsierte Milchfrontzähne nicht reponiert (▶ Tab. 9.22). Die Gründe müssen den Eltern jedoch gut kommuniziert werden. Im Gegensatz zum bleibenden Gebiss sind Schienungen im Milchgebiss weder indiziert noch sinnvoll (Lenzi et al. 2019, Tewari et al. 2018).

Tab. 9.22 Muss-Soll-Kann für Extrusion im Milchgebiss [M1437]

Muss	• Bei Okklusionsstörung muss der Zahn entfernt werden.
Soll	–
Kann	–

Intrusion und Avulsion Ist klinisch unklar, ob ein Zahn intrudiert oder avulsiert ist, muss dies möglichst radiologisch überprüft werden, um die Nachsorge entsprechend anzupassen (▶ Tab. 9.23). Bei einer Intrusion gilt die 6-Wo./6-Mon.-Regel: Innerhalb von 6 Wo. muss der intrudierte Zahn im Vergleich zu den Nachbarzähnen eine deutlich Reeruptionstendenz zeigen und nach 6 Mon. muss er wieder in seiner Originalposition stehen. Wird einer dieser beiden Zeiträume überschritten, muss der Zahn entfernt werden.

Tab. 9.23 Muss-Soll-Kann für Intrusion und Avulsion im Milchgebiss [M1437]

Muss	–
Soll	• Bei Intrusion ggf. radiologische Kontrolle des bleibenden Zahnkeims, Ausschluss einer Avulsion falls Zahn nicht mehr sichtbar. • Bei Avulsion ggf. radiologische Kontrolle zum Ausschluss einer Intrusion falls der Zahn nicht mehr vorhanden ist.
Kann	–

9.4 Recall nach Zahntrauma

9.4.1 Kontrollintervalle

Die Abstände zwischen den Kontrollen nach unfallbedingten Zahnverletzungen verdoppeln sich, solange keine Auffälligkeiten bestehen: die erste Kontrolle erfolgt in der Regel an Tag 2 oder 3, mögliche Nähte werden in der Regel an Tag 7 entfernt. Der wichtigste Zahnfilm in Bezug auf Wurzelresorptionen erfolgt in der 3. Wo. Weitere klinische Kontrollen erfolgen 6 Wo., 12 Wo., 6 Mon. und 1 J. nach dem Trauma (Krastl, Weiger und Filippi 2008, Levin et al. 2020).
Bei objektiv leichten Zahnverletzungen, die bereits nach wenigen Wochen vollständig geheilt bzw. therapiert sind (z. B. Konkussion mit vitaler Pulpa, Schmelzfakturen nach Komposit-Rekonstruktion) können die betroffenen Zähne auch im Rahmen der mind. jährlichen Karieskontrolle angesehen werden.

9.4.2 Schienenentfernung

Nach der individuell festgelegten Schienungsdauer wird die TTS entfernt. Zunächst wird mit einer rotierenden Diamantwalze im roten Winkelstück unter ausreichender Wasserkühlung das Fixationskomposit oberhalb der Schiene entfernt. Danach kann die Schiene von den Zahnoberflächen entfernt werden. Das noch auf dem Schmelz verbliebene Fixationskomposit muss nun vollständig aber auch schmelzschonend entfernt werden, z. B. mit Debonder (Gebr. Brasseler GmbH & Co. KG, Lemgo, Deutschland) und anschließend mit Sof-Lex-Scheiben (3M ESPE, Saint Paul, Minnesota, USA). Dafür ist mind. eine Lupenbrille erforderlich. Deutlich besser, sicherer und schneller ist jedoch die FIT (Fluorescence-aided Identification Technique) (Sproull 1974, Uo et al. 2005). Sofern zur Fixation der Schiene ein Komposit mit hoher Eigenfluoreszenz verwendet wurde, kann dieses mit entsprechenden Lampen (z. B. SIROInspect, Fa. Dentsply Sirona, Bensheim oder D-Light Pro, Fa. GC, Bad Homburg) zum Leuchten gebracht, deutlich schneller und deutlich sicherer entfernt werden. Am Ende sollte die Schmelzoberfläche poliert und fluoridiert werden (Saccardin et al. 2018).

9.4.3 Spätfolgen der Pulpa

Pulpanekrose

Insbesondere Dislokationsverletzungen aber auch Schmelz-Dentinfrakturen mit Pulpaexposition können zur Pulpanekrose führen. Die Entscheidung für oder gegen eine Wurzelkanalbehandlung der betroffenen Zähne fällt grundsätzlich am Unfalltag und nicht im Recall:

Schwere Zahnverletzungen Wenn ein bleibender Frontzahn nach Abschluss des Wurzelwachstums um > 1 mm disloziert wurde, reißt die Pulpa immer ab und es ist grundsätzlich eine Wurzelkanalbehandlung erforderlich. Die Trepanation des Zahns und der Beginn der Wurzelkanalbehandlung sollten innerhalb von 72 h nach dem Unfall erfolgen (Fouad et al. 2020, Trope et al. 1992).

Leichtere Zahnverletzungen Auch bei weniger offensichtlichen Dislokationen ist eine Pulpanekrose möglich. Sie ist aber nur schwierig zu diagnostizieren, da der Sensibilitätstest weder am Unfalltag noch im Recall geeignet ist, um die Vitalität von Pulpen zu überprüfen. Die Diagnose von Pulpanekrosen erfolgt daher ab der 3. Woche unter anderem anhand der Farbe der betroffenen Zähne: Insbesondere palatinal kann dann oft eine rosa, violette oder graue Verfärbung beobachtet werden, was ein sicheres Zeichen für eine Pulpanekrose und eine erforderliche Wurzelkanalbehandlung ist. Allerdings verfärbt sich nicht jeder Zahn mit einer unfallbedingten Pulpanekrose. Weitere sichere Zeichen für eine Pulpanekrose nach Zahnunfall, die jedoch oft erst Monate nach dem Ereignis auftreten, sind apikale Aufhellungen auf Röntgenbildern, Fisteln auf Höhe der Wurzelspitze sowie plötzliche Beschwerden oder Aufbissempfindlichkeit (Fouad et al. 2020). Auch hier ist dann eine Wurzelkanalbehandlung erforderlich.

Infektionsbedingte Wurzelresorption

Pathogenese Diese am meisten gefürchtete Pulpa-assoziierte Komplikation entsteht durch den Synergismus aus großflächigen Zementdefekten nach schweren Dislokationsverletzungen (Avulsion, Intrusion, laterale Dislokation) und unbehandelter Pulpanekrose (Andreasen et al. 1995). Bereits kurze Zeit nach dem Unfall diffundieren vom toten Pulpagewebe ausgehende Toxine durch die Zementdefekte ins Parodont und führen dort zur aggressiven und raschen Resorption der Zahnwurzel und des umgebenden Knochens, was bald zum Zahnverlust führt (Tronstad 1988, Trope 1998).

Schwere Zahnverletzungen Um diese Komplikation zu verhindern, müssen die Zähne insbesondere nach schweren Dislokationsverletzungen innerhalb von 72 h trepaniert werden. In diesen Situationen darf kein Kalziumhydroxid in den Kanal eingebracht werden, sondern es erfolgt eine glukokortikoidhaltige Einlage (*Odontopaste,* Henry Schein Denta, Deutschland, Langen oder *Ledermix,* Esteve Pharmaceuticals GmbH, Deutschland, Berlin) (Bryson et al. 2002, Day et al. 2012). Diese soll, ebenfalls durch Diffusion in das Parodont, positiven Einfluss auf die parodontale Heilung nehmen (Krastl et al. 2021).

Leichtere Zahnverletzungen Am Unfalltag eher unspektakuläre Dislokationsverletzungen nach Abschluss des Wurzelwachstums sowie insbesondere auch Extrusionen von Zähnen mit nicht abgeschlossenem Wurzelwachstum führen häufig zur Obliteration der Pulpa. Klinisch reagieren die Zähne nicht auf den Sensibilitätstest. Innerhalb der nächsten 6–9 Mon. ist auf Zahnfilmen eine Obliteration des Wurzelkanals erkennbar. Dies ist ein Zeichen für eine vitale Pulpa (Abd-Elmeguid, ElSalhy und Yu 2015). Etwa nach 1 J. ist eine klinisch sichtbare Gelbfärbung der Krone möglich. Sollte diese stören, kann sie mit einem externen Bleaching problemlos korrigiert werden. Die Wurzelkanalbehandlung obliterierter Zähne ist grundsätzlich kontraindiziert.

9.4.4 Spätfolgen des Parodonts

Schwere Dislokationsverletzungen führen zu großen Zementdefekten auf der Wurzeloberfläche. Ab einer gewissen Defektgröße (etwa 2 × 2 mm) kann das Parodont nicht mehr von alleine heilen, es kommt innerhalb weniger Wochen zum direkten Kontakt zwischen Knochen und Wurzeloberfläche, der Ankylose (Malmgren und Malmgren 2002, Ne, Witherspoon und Gutmann 1999). In der Folge wird die gesamte Wurzel vollständig in Knochen umgebaut und ist radiologisch nicht mehr erkennbar.

Erwachsene Bei Erw. verläuft dieser Knochenumbau über durchschnittlich 3–7 J. (Andersson, Bodin und Sörensen 1989). Die Krone lockert sich früher oder später, was in der ästhetischen Zone einen zahnärztlichen Behandlungsbedarf nach sich zieht. Die Weiterversorgung ist daher erst mittelfristig erforderlich. Abhängig von der Anamnese und der Versorgung der Nachbarzähne steht das gesamte Spektrum der rekonstruktiven Erw.-Zahnmedizin zur Verfügung.

Kinder und Jugendliche In dieser Altersgruppe findet der knöcherne Umbau der Wurzel innerhalb weniger Monate statt. Die Zähne geraten zunehmend in Infraposition und verlieren ihre approximale Platzhalterfunktion. Dies führt zu einem Engstand und einer Mittellinienverschiebung. Im wachsenden Kiefer müssen die betroffenen Zähne ab 1 mm Infraposition konsequent entfernt werden. Die Weiterbehandlung muss in diesem Zeitraum bereits geplant und besprochen sein. Die Therapiemöglichkeiten sind individuell auszuwählen, es gibt klare Entscheidungskriterien wann man sich für oder gegen die eine oder andere Therapie entscheidet. Die zu diskutierenden Möglichkeiten sind:

- Milcheckzahntransplantation: Altersgruppe 7–9 J. (Pohl, Filippi und Kirschner 2001, Pohl, Geist und Filippi 2008)
- Prämolarentransplantation: Altersgruppe 10–14 J. (Lambrecht et al. 2008)
- Kieferorthopädischer Lückenschluss: etwa ab dem 10. Lj.
- Adhäsivbrücke: etwa ab dem 14. Lj.

> ! Implantate sind im wachsenden Kiefer in der ästhetischen Zone grundsätzlich kontraindiziert.

10 Traumatologie des Gesichtsschädels

Marco Kesting, Frank Hölzle

10.1 Erstversorgung

Nach einem Aufpralltrauma muss eine Fraktur ausgeschlossen werden. Da Frakturen im Kiefer- und Gesichtsbereich mit lebensbedrohlichen Kopfverletzungen einhergehen können, ist zunächst eine Untersuchung sowie ein entsprechendes Management des Patienten nach den Kriterien des Advanced Trauma Life Support (ATLS) indiziert. Bildgebende Verfahren in 2 Ebenen ergänzen die klinische Untersuchung und helfen bei der Diagnosefindung.

Vorgehen nach ATLS-Kriterien

- A: (Airway) Atemweg, Sicherung der Halswirbelsäule
- B: (Breathing) Atmung, Thorax
- C: (Circulation) Kreislauf/Blutungskontrolle
- D: (Disability) Neurologie
- E: (Environment, Exposure) Entkleiden/Wärmen

Anamnese Unfallhergang erfragen, Frakturmechanismus abschätzen

Bei ausgedehntem Trauma und Polytrauma Stabilisierung der Vitalfunktionen durch Basisteam aus Anästhesisten, Chirurgen und Neurochirurgen. Interdisziplinäre Behandlungsabstimmung.

Bewusstseinslage Einschätzen anhand der Glasgow Coma Scale (▶ Tab. 10.1). Für jede Rubrik werden separat Punkte vergeben und diese anschließend addiert. Die Summe der Punkte ergibt den Coma-Score. Damit ist eine standardisierte Einschätzung des Schweregrads einer Bewusstseinsstörung möglich:

Tab. 10.1 Glasgow Coma Scale [F210-010]

Neurologische Funktion	Reaktion des Patienten	Punktwert
Augen öffnen	Spontan	4
	Auf akustischen Reiz	3
	Auf Schmerzreiz	2
	Fehlt	1
Beste motorische Antwort	Befolgt Aufforderungen	6
	Lokalisiert Stimulus	5
	Zieht Extremität zurück	4
	Beugehaltung	3
	Streckhaltung	2
	Keine Bewegung	1
Beste sprachliche Antwort	Orientiert	5
	Verwirrt	4
	Einzelne Worte	3
	Unartikulierte Laute	2
	Keine	1

- Max. Punktzahl 15 entspricht vollem Bewusstsein.
- Minimale Punktzahl 3 weist auf ein tiefes Koma hin.
- ≤ 8 Punkte zeigen eine schwere Funktionsstörung des Gehirns an und es besteht die Gefahr von lebensbedrohlichen Atmungsstörungen, sodass eine Sicherung der Atemwege durch endotracheale Intubation erwogen werden muss.

Klinische Untersuchung
- Palpation auf Frakturzeichen, wie Knochenstufen, Krepitation, abnorme Beweglichkeit
- Funktionsprüfungen: Okklusionskontrolle, Hirnnerven

Indikationen der Bildgebung Bei primär MKG-chir. Traumata:
- Canadian C Spine Rule (CCSR, ▶ Tab. 10.2) zum Ausschluss von HWS-Verletzungen bei einem GCS-Score von 15
- Canadian CT Head Decision Rule (CCTHR, ▶ Tab. 10.3) bei einem GCS-Score von 13–15, Bewusstseinsverlust, Verwirrtheit oder einer Amnesie nach dem Ereignis, nicht jedoch bei laufender Antikoagulation oder einer Gerinnungsstörung, Alter < 16 J. oder einem Krampfanfall

Therapie
- Sicherung der Atmung bei anteriorer Trümmerfraktur mit Rückfall der Zunge durch Zug des M. mylohyoideus
- Ligatur von Blutungen (A. facialis) bei Weichgewebebeteiligung
- Überprüfen des Impfstatus (Tetanus)

Tab. 10.2 Canadian C Spine Rule (Siell IG, et al. 2001)

Hochrisikofaktoren	Niedrigrisikofaktoren
• Alter > 65 Jahre • Gefährlicher Unfallmechanismus, z. B. Sturz aus einer Höhe > 1 m, ein Auffahrunfall mit einem Fahrrad, ein Kopfsprung in flaches Wasser • Taubheitsgefühl oder Parästhesien in den Extremitäten	• Einfacher Auffahrunfall mit einem Auto • Pat. war/ist nach der Verletzung gehfähig • Verzögert einsetzende Nackenschmerzen • Sitzender Patient in der Notaufnahme • Kein Druckschmerz in der Mittellinie über der HWS
Die Indikation für eine Bildgebung wegen der Gefahr einer HWS-Verletzung besteht: • Sofern einer der Hochrisikofaktoren vorliegt • Sofern keiner der Niedrigrisikofaktoren vorliegt • Sofern der Pat. seinen Kopf nicht um 45 Grad nach rechts und links rotieren kann	

Tab. 10.3 Canadian CT Head Decision Rule [H026-003]

Hochrisikofaktoren	Niedrigrisikofaktoren
• GCS < 15 2 Stunden nach dem Trauma • V. a. Schädelfraktur • Befund einer Schädelbasisfraktur • > 2× Erbrechen • Alter > 65 J.	• Amnesie für > 30 Min. nach dem Trauma • Gefährlicher Unfallmechanismus, z. B. von einem Auto angefahrener Fußgänger, nach einem Autounfall aus dem Fahrzeug geschleuderter Pat., Sturz aus einer Höhe > 1 m oder > 5 Treppenstufen
• Sofern **keiner** der aufgeführten Risikofaktoren vorliegt, ist keine cCT erforderlich. • Sobald **einer** der aufgeführten Risikofaktoren vorliegt, sollte eine cCT durchgeführt werden.	

- Entfernen von Fremdkörpern, Verschmutzungen, Wundtoilette mit Polihexanidlösung 0,04 %
- Sofortversorgung offener Frakturen aufgrund Kontamination
- i. v. Antibiotikatherapie:
  - β-Laktamasehemmer (1. Wahl, z. B. Penicillin, Cephalosporin)
  - Lincosamide (2. Wahl, z. B. Clindamycin)

Therapieziel bei Frakturen
- Knöcherne Konsolidierung der Fragmente in anatomisch richtiger Position
- Einstellung der Okklusion
- Ästhetische Rehabilitation
- Vermeidung von Pseudarthrosen und Osteomyelitiden

10.2 Frakturen – Übersicht

Definition Eine Fraktur ist definiert als eine Durchtrennung der Knochenkontinuität. Dabei wird die mechanische Absorptionstoleranz des Knochens durch die einwirkende Energie übertroffen.

Epidemiologie Sie variiert bei MKG-Traumata von Region zu Region stark. Allgemeingültige Aussagen sind schwer zu erzielen, da die soziale Situation, Umweltfaktoren, kulturelle Eigenheiten, kriegerische Auseinandersetzungen und der Zugang zu Waffen eine entscheidende Rolle spielen und sich in unterschiedlichen Verletzungsmustern widerspiegeln.
- Männer sind generell und unabhängig von allen anderen Faktoren etwa 3× häufiger als Frauen betroffen.
- Häufige Ursachen: Stürze, Verkehrsunfälle, Rohheitsdelikte, Sportunfälle.
- Bevorzugte Lokalisationen: laterales Mittelgesicht und UK.

Aufgrund der Gurtpflicht und der erhöhten aktiven und passiven Sicherheit von Kraftfahrzeugen ist in Mitteleuropa ein deutlicher Rückgang ausgedehnter Mittelgesichtsfrakturen über die letzten fast 50 Jahre (Gurtpflicht im KFZ in D seit 1976) zu verzeichnen.

Klassifikationen
- **Direkte Fraktur:** am Ort der Krafteinwirkung durch traumatischen Aufprall.
- **Indirekte Fraktur:** entfernt vom Ort der Krafteinwirkung (z. B. Collumfraktur bei Faustschlag auf das Kinn).
- **Path. Spontanfraktur:** Sonderform, bei welcher der durch pathologische Vorgänge (Tumor, Entzündung, Atrophie) vorgeschädigte Knochen unter physiologischer Belastung bricht.
- **Grünholzfraktur:** bei Kindern und Jugendlichen. Typisch ist die Unterbrechung der Kortikalis bei erhaltenem Periostschlauch.
- **Nach der Art der Knochenverletzung:** Einfach-, Mehrfach- und Trümmerfrakturen, ggf. als Defektfrakturen mit Aussprengung oder Verlust eines Fragments.
- **Geschlossene Frakturen:** intakter Weichgewebsmantel.

- **Offene Frakturen:** durch Zerreißung der umgebenden Haut oder Schleimhaut mit der Umgebung Kontakt mit Umgebung und erhöhtes Infektionsrisiko für den Knochen. Einteilung in 4 Grade:
  - Grad I: Haut wird von Knochenfragment durchspießt.
  - Grad II: durch Gewalteinwirkung hervorgerufene größere Zerreißung der Haut mit ausgedehnter Weichgewebezerstörung.
  - Grad III: ausgedehnte Weichgewebeverletzung der Haut mit Schädigung von Haut, Muskeln, Sehnen, Nerven und Gefäßen.
  - Grad IV: subtotale Amputation.
- **Dislozierte Fraktur:** Versatz der Frakturenden zueinander
  - **Direkte Dislokation:** Entstehung durch das Trauma selbst
  - **Indirekte Dislokation:** Verlagerung von Fragmenten durch Umgebungsstrukturen, z. B. durch Zug des M. pterygoideus lateralis am Kondylus bei der Gelenkköpfchenfraktur

Klinische Frakturzeichen Bei der klinischen Untersuchung werden sog. sichere von unsicheren Frakturzeichen unterschieden:

- **Sichere Frakturzeichen:**
  - Tastbare Stufenbildung
  - Sichtbare Frakturenden bei offenen Brüchen
  - Reibegeräusch (Krepitation) bei der Bewegung der Frakturenden gegeneinander
  - Abnorme Beweglichkeit von Fragmenten
- **Unsichere Frakturzeichen:** Schwellung, Bewegungseinschränkung, Hämatom, Stauchungsschmerz, Bewegungsschmerz und Druckschmerz weisen zwar auf eine Fraktur hin, sind jedoch auch bei anderen Verletzungen, z. B. Stauchung, Prellung oder Zerrung, vorhanden.

10.3 Alveolarfortsatzfrakturen

Klinik

- Abnorme Beweglichkeit eines zahntragenden Segments
- Gingiva- und Schleimhauteinrisse
- Perkussionsempfindlichkeit, fehlende Sensibilität der betroffenen Zähne

Radiologische Diagnostik DVT oder OPG

Therapie Dentale Schienung durch SÄT-Drahtschienen oder Miniplastschienen für 4 Wochen, ggf. später Extraktionen, endodontische Maßnahmen oder Wurzelspitzenresektionen. Therapeutische Alternativen: operative Revision mit Miniplatten- oder Mikroplattenosteosynthese. **Cave:** Zahnwurzelverletzung, Erhalt des Perioststiels

10.4 Unterkieferfrakturen

10.4.1 Übersicht

Klassifikation

- Nach der Lokalisation der Fraktur: Medianfraktur, Paramedianfraktur (Eckzahnregion, Foramenregion), Corpusfraktur, Kieferwinkelfraktur, Collumfraktur (Gelenkhalsfraktur = Collumfraktur, Gelenkwalzenfraktur = Capitulumfraktur), Processus-coronoideus-Fraktur
- Einfach-/Mehrfachfraktur

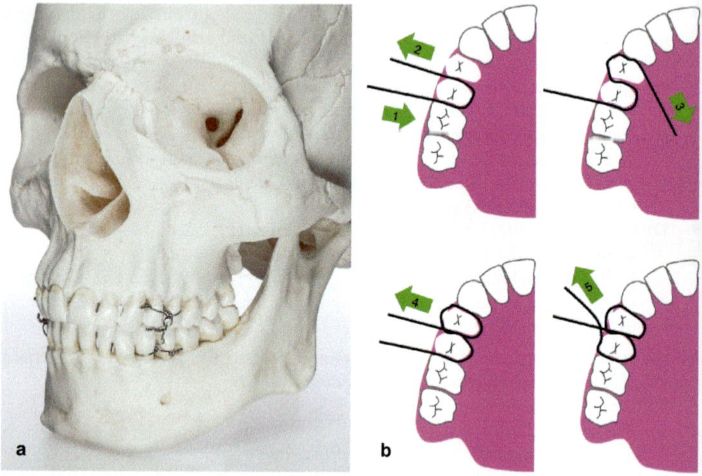

Abb. 10.1 Achterligatur als Möglichkeit zur mandibulo-maxillären Fixation [M1439/T1166-05]
a) Achterligatur am Schädelmodell
b) Schrittweises Anlegen der Achterligatur, schematisch

Wichtige Kriterien für die Behandlungsplanung Stand der Dentition, Gebisszustand, Atrophiegrad des Alveolarkamms, Zahnlosigkeit, Alter und AZ des Pat.

Historische Entwicklung

- Altägypten „nicht behandelbar"
- 19. Jh. Schienenverbände zur Ruhigstellung und erste Schritte zur mandibulo-maxillären Fixation (▶ Abb. 10.1, ▶ Abb. 10.2, ▶ Abb. 10.3, ▶ Abb. 10.4)
- Mitte 20. Jh. Osteosynthese erst mit Draht, später mit Plattensystemen

10.4.2 Frakturen in der Zahnreihe (Median-, Paramedian-, Korpusfrakturen)

Prädilektionsstellen (loci minores resistentiae)

- Eckzahnregion aufgrund langer Wurzeln und grazilen Knochens
- Foramen mentale (▶ Abb. 10.5)
- Symphyse bei Kindern aufgrund nicht abgeschlossener Verknöcherung

Klinik

- Verschieblichkeit der Fragmente gegeneinander bei manuellem Druck
- Okklusionsstörung/Stufenbildung in der Zahnreihe
- Par-/Hyp-/Anästhesie bei Frakturverlauf durch N. alveolaris inferior
- Gingivaeinriss bei offener Fraktur
- Submuköses Hämatom bei geschlossener Fraktur
- Schmerzhafte Mundöffnung
- Stauchungsschmerz bei Druck auf das Kinn

Radiologische Diagnostik

- Darstellung in 2 Ebenen mit OPG und Clementschitsch-Aufnahme bei unkomplizierten Frakturen, alternativ DVT

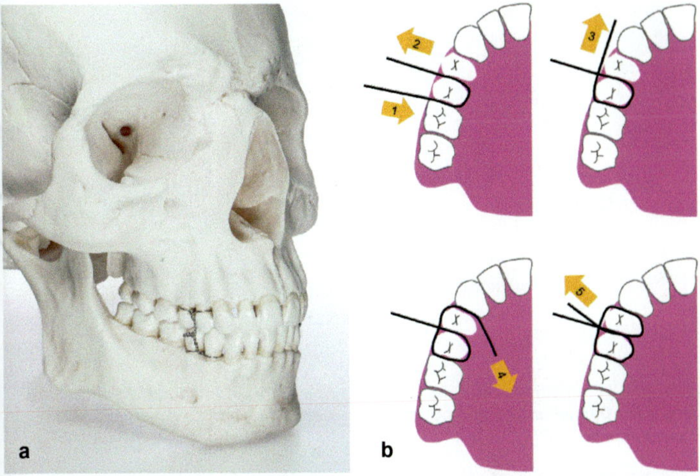

Abb. 10.2 Ernstsche Ligatur als Möglichkeit zur mandibulo-maxillären Fixation [M1439/T1166-05]
a) Ernstsche Ligatur am Schädelmodell
b) Anlegen der Ernstschen Ligatur, schematisch

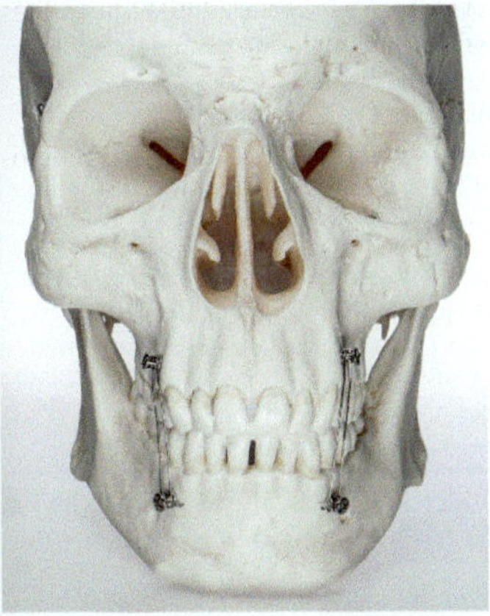

Abb. 10.3 MMF-Schrauben als Möglichkeit zur mandibulo-maxillären Fixation. Darstellung der klinischen Situation am Schädelmodell. Zwischen Eckzahn- und Prämolarenregion verankerte MMF-Schrauben und Drahtligatur [M1439/T1166-05]

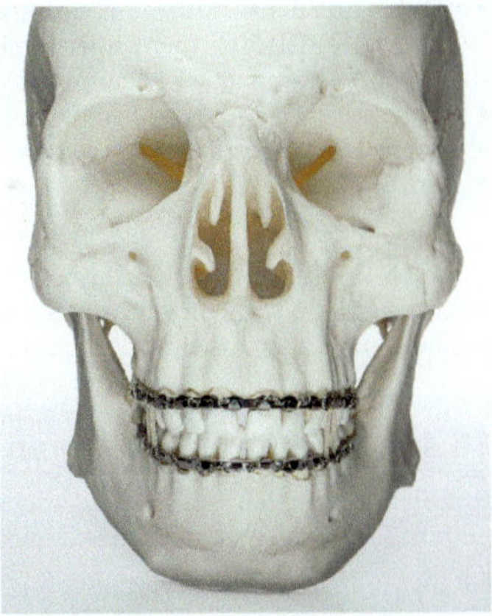

Abb. 10.4 Drahtbogenschiene nach Erich als Möglichkeit zur manibulo-maxillären Fixation. Darstellung der klinischen Situation am Schädelmodell. Peridentale Drahtligatur der Schiene an jedem einzelnen Zahn [M1439/T1166-05]

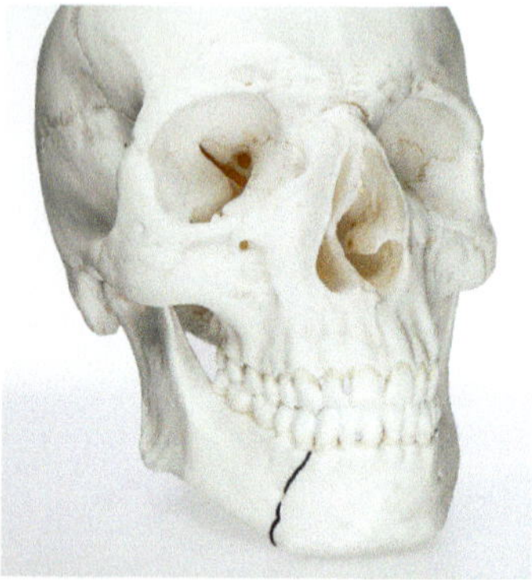

Abb. 10.5 Paramedianfraktur des Unterkiefers. Darstellung einer möglichen Frakturlinie [M1439/T1166-05]

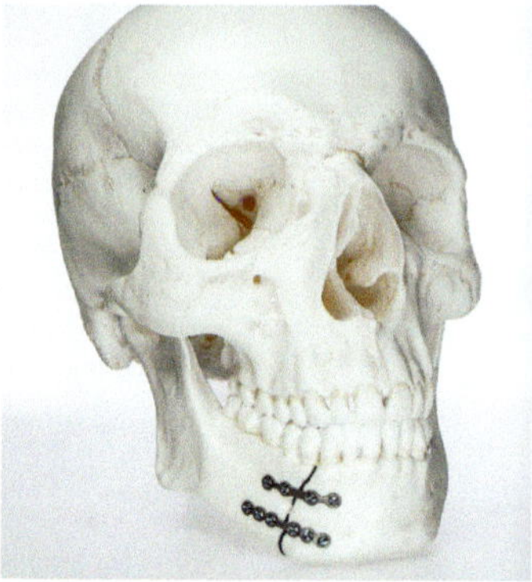

Abb. 10.6 Paramedianfraktur des Unterkiefers. Chirurgisches Versorgungsprinzip [M1439/T1166-05]

- CT bei komplexen Frakturen, unklarem Frakturverlauf, unklarem Dislokationsgrad

Therapie
- Präoperative Abformung und laborseitige Anfertigung einer Drahtbogen-Kunststoffschiene (bei ausreichender Mundöffnung)
- Sicherung der Okklusion über intraop. Anlage der vorgefertigten Drahtbogen-Kunststoffschiene oder direkt über eine Schuchardt-Schiene, rigide mandibulo-maxilläre Fixation (MMF)
- Operative Ther. durch Miniplattenosteosynthese mit 2 parallel angelegten monokortikal verankerten Platten über intraoralen Zugang (▶ Abb. 10.6)
- Postop. elastische mandibulo-maxilläre Fixation (Gummizüge) für 10–14 Tage

> **!** Problematik Zahn im Bruchspalt: beherdete Zähne entfernen, retinierte Zähne wegen der Gefahr einer Dislokation und weiterer Schwächung des Knochens belassen und zum selben Zeitpunkt wie das Osteosynthesematerial entfernen.

10.4.3 Kieferwinkelfrakturen

Prädilektionsstellen Graziler Knochen in der Weisheitszahnregion, häufig bei teilretinierten oder retinierten Weisheitszähnen (▶ Abb. 10.7)

Klinik Oft kaum Beschwerden

Diagnostik
- Körperliche Untersuchung: Gingivaeinriss retromolar bei offener Fraktur, Schwellung über Kieferwinkelregion, Stauchungsschmerz in der Frakturregion bei Druck auf das Kinn
- Radiologische Diagnostik ▶ 10.5.1

Therapie
- Präop. Abformung und laborseitige Anfertigung einer Drahtbogen-Kunststoffschiene (bei ausreichender Mundöffnung)
- Sicherung der Okklusion über intraop. Anlage der vorgefertigten Drahtbogen-Kunststoffschiene oder direkt über eine Schuchardt-Schiene, rigide mandibulo-maxilläre Fixation (MMF)

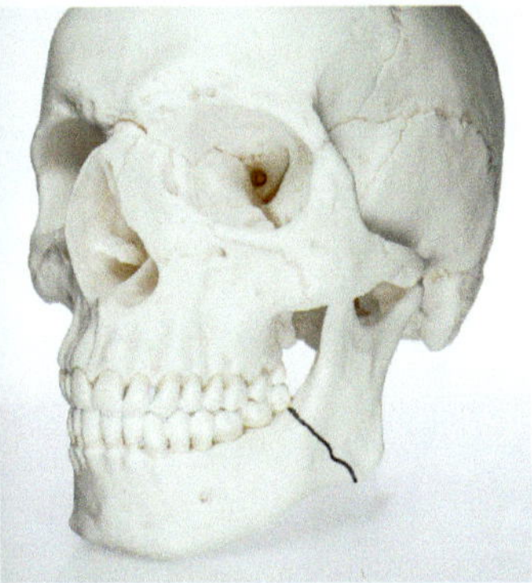

Abb. 10.7 Kieferwinkelfraktur. Darstellung einer möglichen Frakturlinie [M1439/T1166-05]

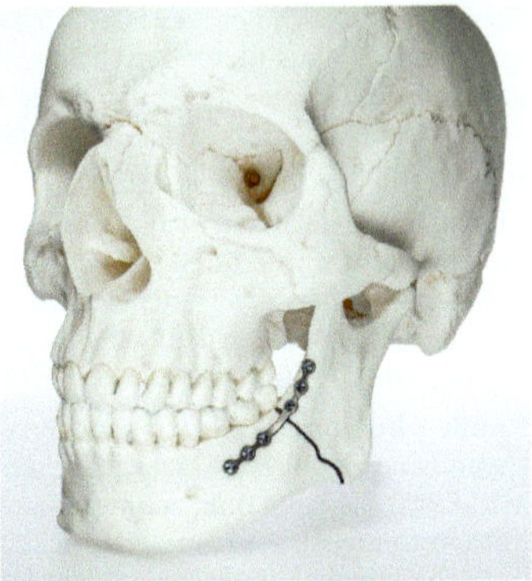

Abb. 10.8 Kieferwinkelfraktur. Chirurgisches Versorgungsprinzip mit einer Osteosyntheseplatte [M1439/T1166-05]

- Operative Ther. durch Miniplattenosteosynthese über intraoralen Zugang mit einer Linea-obliqua-Platte, bei basaler Diastase zusätzliche zweite Miniplatte basal (▶ Abb. 10.8)
- Postop. elastische MMF über Gummizügen für 10–14 Tage

Da sich die Fraktur in der Muskelschlinge von M. masseter und M. pterygoideus medialis befindet, ist die Anlage *einer* Osteosyntheseplatte biomechanisch ausreichend.

10.4.4 Frakturen des Processus condylaris

Uneinheitliche Terminologie

- Im Englischen Subcondylar und Condylar Fractures, wobei Condylar Fractures nur intrakapsuläre Frakturen umfassen.
- Gelenkfortsatzbasisfraktur (= tiefe Collumfraktur), mittlere und hohe Collumfrakturen, Gelenkköpfchen/-walzenfraktur (= Capitulumfraktur, diakapituläre Fraktur).
- Intra- und extrakapsuläre Gelenkfortsatzfraktur.
- Dislokation (= Verschiebung der Fragmente, Köpfchen liegt in der Fossa), Luxation (Fragment mit Köpfchen ist aus der Fossa articularis gesprungen).

Mechanismen

- Meist indirekte Traumata
- Bei Kindern durch die dünne Kortikalis am Gelenkkopf meist Gelenkkopffrakturen
- Bei Erw. aufgrund des schlanken Gelenkhalses und der dicken Kortikalis am Gelenkkopf meist Gelenkhalsfrakturen (▶ Abb. 10.9)

Klassifikation nach Spiessl und Schroll Am weitesten verbreitet. Sie unterscheidet anhand von Höhe der Fraktur (hohe Collumfraktur, tiefe Collumfaktur, Capitulumfraktur), Dislokationsgrad bzw. Luxation des Gelenkfragments 6 Frakturtypen (▶ Abb. 10.10, ▶ Tab. 10.4).

Klassifikation nach Loukota et al. Aktueller als die Klassifikation nach Spiessl und Schroll. Unterscheidet nur noch 3 Frakturtypen, die präziser zu unterteilen sind (▶ Abb. 10.11, ▶ Tab. 10.5).

Klassifikation nach Neff et al. Hat sich für Gelenkwalzenfrakturen etabliert und dokumentiert den Verlust der vertikalen Höhe durch Abscheren des Gelenkkopfs (▶ Abb. 10.12, ▶ Tab. 10.6).

Klinik Behinderte Latero- und Protrusionsbewegungen, Abweichung der Mittellinie, offener Biss, schmerzhafte Mundöffnung, Druckschmerzhaftigkeit im Gelenkbereich, intrakapsuläres Hämatom, Blutung aus dem Gehörgang, Frühkontakt der Molaren

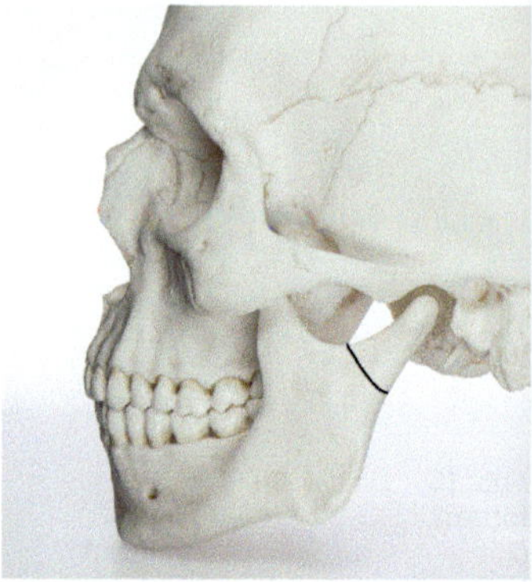

Abb. 10.9 Basisfraktur am Gelenkfortsatz [M1439/T1166-05]

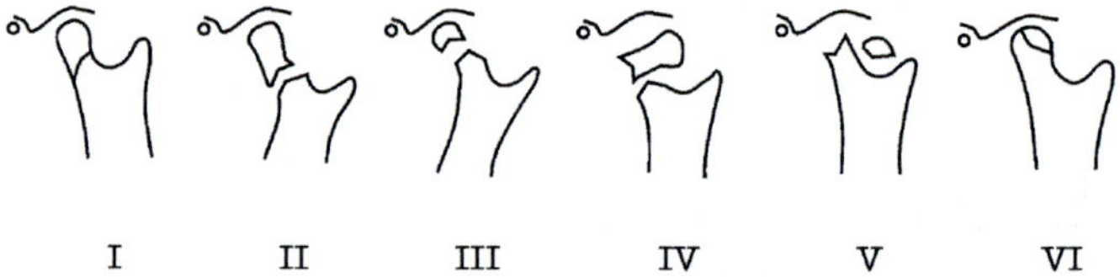

Abb. 10.10 Einteilung der Gelenkfortsatzfrakturen nach Spiessl und Schroll (1972) [M1439/T1166-05]

Tab. 10.4 Einteilung der Gelenkfortsatzfrakturen nach Spiessl und Schroll (1972) [G1374]

Typ I	Typ II	Typ III	Typ IV	Typ V	Typ VI
Collumfraktur ohne wesentliche Dislokation	Tiefe Collumfraktur mit Dislokation	Hohe Collumfraktur mit Dislokation	Tiefe Collumfraktur mit Luxation	Hohe Collumfraktur mit Luxation	Capitulumfraktur

Diagnostik CT, optional MRT zur Lagebeurteilung des Discus articularis

Therapieziele

- Prätraumatische Okklusion herstellen
- Funktionelle Beschwerden beseitigen und verhindern
- Ästhetik wiederherstellen
- Schmerzfreie Mundöffnung
- Wachstumsbedingten KO vorbeugen

Collumfrakturen

Therapievorschlag Operative Ther. durch Miniplattenosteosynthese mit 2 Platten (▶ Abb. 10.13) von extraoral über submandibulären, retromandibulären, präaurikulären oder transparotidealen Zugang. Darauf postop. MMF mit Gummizügen je nach Höhe der Fraktur für 8–14 Tage

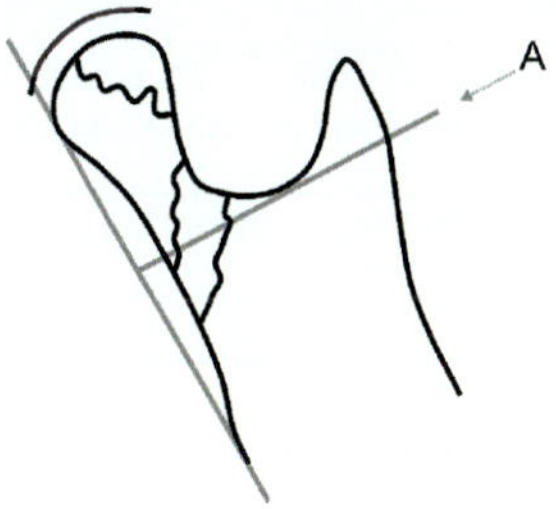

Abb. 10.11 Subklassifikation der Gelenkfortsatzfrakturen nach Loukota et al. (2005). A ist die Senkrechte durch die Incisura semilunaris auf die Ramustangente. [M1439/T1166-05]

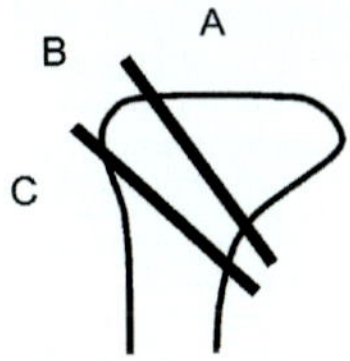

Abb. 10.12 Einteilung der Gelenkwalzenfrakturen nach Neff et al. (1999) [M1439/T1166-05]

Je höher die Fraktur, desto kürzer die MMF.

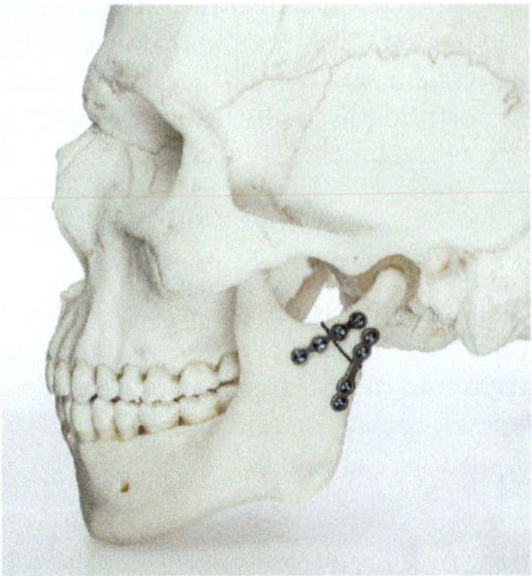

Abb. 10.13 Gelenkfortsatzbasisfraktur. Chirurgische Versorgung mit 2 Miniplatten [M1439/T1166-05]

Therapiealternativen

- Endoskopische Techniken mit intraoralem Zugang bei tiefen und mittelhohen Collumfrakturen
- Funktionelle Behandlung mit Aktivator bei Kindern bis 12 J.
- Konservativ-funktionelle Versorgung mit elastischer MMF (für 3 Wo.) bei nicht oder wenig (< 30°) dislozierten Frakturen
- Bei nicht reponierbaren Trümmerfrakturen konservativ-frühfunktionelle Versorgung (variabel!) z. B. initial mit Gummizügen zur Okklusionseinstellung, darauf MMF für 8–10 Tage ggf. mit posteriorem Hypomochlion und ggf. anschließender funktionskieferorthopädischer Behandlung

Tab. 10.5 Subklassifikation der Gelenkfortsatzfrakturen nach Loukota et al. (2005) [H553-001]

Typ I	Diakapituläre Fraktur	Die Frakturlinie beginnt auf der Gelenkfläche, verläuft durch das Gelenkköpfchen und kann extrakapsulär enden.
Typ II	Gelenkhalsfraktur	Die Frakturlinie beginnt kranial von A und verläuft zum größten Teil kranial von A.
Typ III	Basisfraktur am Gelenkfortsatz	Frakturlinie beginnt hinter dem Foramen mandibulae und verläuft mehr als die Hälfte kaudal von A
A ist die Senkrechte durch die Incisura semilunaris auf die Ramustangente.		

10

Tab. 10.6 Einteilung der Gelenkwalzenfrakturen nach Neff et al. (1999) [G1372]

Typ A	Abscherfraktur medialer Walzenanteile unter Erhalt des lateralen Anteiles und der Vertikaldimension
Typ B	Subtotale Abscherfraktur der medialen Walzenanteile unter Einbeziehung lateraler Anteile und des Ligamentum laterale
Typ C	Totale Abscherfraktur der Gelenkwalze

Diakapituläre Frakturen und Gelenkwalzenfrakturen

Therapievorschlag

- Gelenkwalzenfrakturen mit Okklusionsstörung: konservatives Vorgehen mit MMF für max. 8 Tage, danach funktionskieferorthopädische Behandlung (Aktivator, Monoblock) für 3–6 Mon.
- Gelenkwalzenfrakturen ohne Okklusionsstörung: sofortige funktionskieferorthopädische Behandlung (Aktivator, Monoblock) für 3–6 Mon.

Erhalt der Mundöffnung oberstes Behandlungsziel, nicht exakte Reposition

Therapiealternativen Operative Therapie über präaurikulären/aurikulären Zugang oder über retroaurikulären Zugang auf den Gelenkkopf mit temporärer Durchtrennung des Meatus acusticus externus und Osteosynthese mit prim. Fixierung über Trapezplatte und anschließender Verschraubung. Funktionelle Belastung am 1. postop. Tag möglich

! Schraubendislokation, Unmöglichkeit der Fragmentfixation, Fazialisschädigung, Gehörgangstenose bei retroaurikulärem Zugang und Materialentfernung obligat

10.4.5 Frakturen des Processus coronoideus

Klinik Trismus, eingeschränkte UK-Bewegung

Diagnostik

- **Körperliche Untersuchung:** Schwellung in der Jochbogenregion, Einblutung im intraoralen retromolaren Weichgewebe, initial lateraler Kreuzbiss. Vergesellschaftet mit Jochbeinfrakturen
- **Radiologische Diagn.:** OPT und Clementschitsch-Aufnahmen, ggf. CT

Therapie Abhängig von Dislokationsgrad und Pat.-Komfort:

- Keine invasiven Maßnahmen
- MMF für max. 3 Wo.
- Miniplattenosteosynthese mit 2 Platten über intraoralen Zugang
- Resektion des Processus coronoideus

10.4.6 Mehrfach-, Kombinations-, Defektfrakturen

Häufige Kombinationsfrakturen

- Paramedianfraktur mit Collumfraktur der Gegenseite
- Kieferwinkelfraktur mit Collumfraktur der Gegenseite

- Doppelseitige Fraktur von Collum und/oder Capitulum
- Medianfraktur und doppelseitige Collumfraktur
- Doppelseitige Kieferwinkelfraktur
- Fraktur von Processus coronoideus und Jochbein

Therapie

- **Doppelseitige Collumfraktur:** operative Therapie mit Osteosynthese mind. einer Seite bei doppelseitiger Collumfraktur, sonst Gefahr des offenen Bisses
- **Defekt-/Trümmerfraktur:** operative Therapie über extraoralen Zugang mit Einbringen einer Überbrückungsplatte, ggf. mit simultaner Augmentation von Beckenspan oder -spongiosa

10.4.7 Frakturen im Milch- und Wechselgebiss

Therapieziel Bestmögliches Adaptieren der Frakturenden bei minimalster Invasivität

Gelenkfortsatzfrakturen (= Collumfrakturen)

- Konservative Ther. bei hoher Regenerationsfähigkeit: Weiche Kost in der 1. Wo., frühfunktionelle Belastung (Ankylosegefahr), Aktivatorapplikation ab 2. Wo.
- Relative Ind. für operative Versorgung:
  - Dislokation des Kondylus in Meatus acusticus externus, Mittelohr, Schädelgrube, Fossa infratemporalis
  - Bilaterale Frakturen mit unmöglicher Okklusionseinstellung durch konservative Maßnahmen
  - Fremdkörpereinsprengung
  - Frühfunktionelle Belastung (Ankylosegefahr)

Dislozierte Frakturen im bezahnten Bereich

Operative Ther. mit Miniplattenosteosynthese mit verkürzter Liegedauer der Platten (max. 3 Mon.) und anschließender MMF mit Gummizügen für 8 Tage. Aufgrund erschwerter MMF an Milchzähnen bzw. im Wechselgebiss mit folgenden Optionen:

- Brackettierung der Zähne und MMF mit mandibulo-maxillären Gummizügen.
- Drahtaufhängungen zur MMF an Apertura piriformis, Jochbein, Glabella oder Circumferential Wiring der Mandibula. Beim Circumferential Wiring wird Edelstahldraht mit einer Ahle von submandibulär, d. h. extraoral, im Mund gefasst und dann um den unteren Rand des Unterkiefers geführt, wobei die Enden in die Mundhöhle ein- bzw. austreten. Die Enden werden dann über eine Schiene oder eine vorhandene Prothese intraoral verdrillt.

10.4.8 Frakturen des unbezahnten und atrophierten Unterkiefers

Unbezahnter oder gering bezahnter Unterkiefer

Konservative Therapie MMF für 2–3 Wo.:

- Zunächst laborseitig: Prothesenbruchreparatur, ggf. Ausschleifen wegen Frakturödem, Anpolymerisieren von Retentionshaken
- Intraoperativ: Circumferential Wiring UK-Prothese (▶ 10.4.7), Fixation Oberkieferprothese mit Knochenschrauben in Gaumen oder Alveolarkamm, danach MMF
- Gunning Splints: Anfertigung bei nicht vorhandenen oder zerstörten Prothesen

10

Gunning Splints
Thomas Brain Gunning (1813–1889) entwickelte eine Art Monoblock aus einem OK- und UK-Block (de facto modifizierte Prothesen) mit inzisaler Öffnung, welche die Ernährung erleichtert. Der OK-Block wird durch Peralveolar Wiring oder Osteosyntheseschrauben am OK und der UK-Block durch Circumferential Wiring am UK befestigt. Eine MMF kann dann über Drahtligaturen oder Gummibänder, welche beide Splinte verbinden, erfolgen.

Chirurgische Therapie Durch Miniplattenosteosynthese wie beim bezahnten Kiefer über intraoralen Zugang möglich, dann verkürzte MMF

Als Orientierung für die Frakturreposition kann hier nur die lokale Anatomie dienen, da keine sichere Okklusionsbeziehung vorhanden ist.

Atropher Unterkiefer

Operative Therapie Funktionsstabile Osteosynthese mit bikortikal verankerter Rekonstruktionsplatte über extraoralen Zugang ohne postop. MMF (▶ Abb. 10.14). Bei extremer Atrophie ggf. Auflagerung eines Beckenkammtransplantats. Kontroverse Diskussion über Ablösen oder Belassen des Periosts (Perfusion) für die Osteosynthese

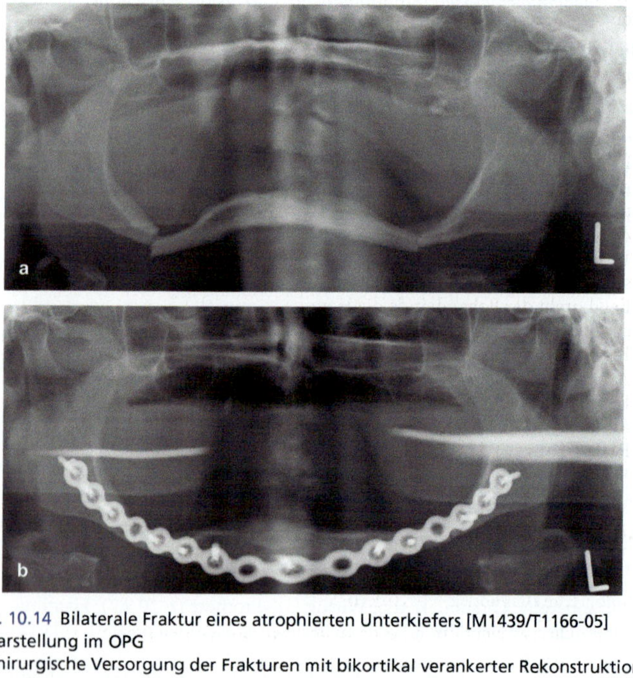

Abb. 10.14 Bilaterale Fraktur eines atrophierten Unterkiefers [M1439/T1166-05]
a) Darstellung im OPG
b) Chirurgische Versorgung der Frakturen mit bikortikal verankerter Rekonstruktionsplatte über extraoralen Zugang. Postop. Darstellung im OPG

Alternativ Keine ther. Intervention bei alter Fraktur ohne Zeichen einer Bruchspaltinfektion und extremer Atrophie

! Non-Union, Infektion bzw. Plattenfrakturen treten in bis zu 20 % der Fälle auf.

10.4.9 Kiefergelenkkontusion und -distorsion

Syn.: Kiefergelenksstauchung und Kiefergelenksüberdehnung

Klinik Schwellung, Druckdolenz, Schonhaltung

Diagnostik OPT und Clementschitsch-Aufnahme zeigen Gelenkspaltverbreiterung

Therapie Konservative Maßnahmen, weiche Kost

10.4.10 Primäre Kiefergelenkluxation

Einteilung

- Anhand der Reponierbarkeit: fixierte, nichtreponierbare sowie nichtfixierte, spontan selbst reponierbare Luxation
- Anhand der Chronologie: einmalige – einzelne Ereignisse, rezidivierende – multiple Luxationen, habituelle – physiologische Bewegungen

Klinik Gelenkkopf nicht in Gelenkpfanne zu tasten, Okklusionsstörung, Kiefersperre (kein Kieferschluss möglich), Schmerzen, muskuläre Dysfunktion, Malnutrition

Radiologische Diagnostik Bei klinisch eindeutiger Situation nicht notwendig. Weiterführende Diagnostik mit MRT, CT, DVT, Sonografie

Therapieziele Luxation und Schmerzsympt. beseitigen, Funktion wiederherstellen

Therapie

- **Handgriff nach Hippokrates:** Die Daumen des Behandlers werden lateral neben der Zahnreihe und die restlichen Finger von außen am unteren UK platziert. Anschließend wird Druck zuerst nach kaudal und nachfolgend nach dorsal ausgeübt.
- **Wrist-Pivot-Methode:** Die Daumen werden von unten außen am Kinn positioniert. Die Zeige- und Mittelfinger liegen auf den UK-Zähnen. Anschließend dreht der Behandelnde die Handgelenke nach ulnar und verschiebt somit die Daumen nach kranial und die Zeige- und Mittelfinger nach kaudal.
- Bei beidseitiger Luxation seitengetrennte Reposition.
- Angemessene Schmerzausschaltung während der Reposition.
- Bei ausbleibendem Repositionserfolg Medikamentengabe (Muskelrelaxanzien, Analgetika), Analgosedierung oder Narkose.
- Postoperative Fixierung zur Sicherung der Reposition mit elastischen Binden/Kopf-Kinnverband.

10.4.11 Rezidivierende Kiefergelenksluxation

Klinik ▶ 10.4.10

Radiologische Diagnostik ▶ 10.4.10

Therapieziele Prävention weiterer Luxationen und Folgeschäden

Therapie Wie bei Akutereignissen (▶ 10.4.10) mit stabilisierenden Maßnahmen zur Prophylaxe erneuter Luxationen

- Minimalinvasive Eingriffe bei Pat. mit reduzierter Compliance (Demenz) oder erhöhtem OP-Risiko:
  - Eigenblutinjektion in oberen Gelenkspalt
  - Injektion von Botulinumtoxin in den M. pterygoideus lateralis (Off-label Use)
- Operative Verfahren bei wiederkehrenden Luxationen: Eminektomie, Verriegelungsplastiken, Zügelplastiken

10.5 Mittelgesichtsfrakturen

10.5.1 Übersicht

Klassifikationen Am gebräuchlichsten ist in der Praxis die Einteilung der Mittelgesichtsfrakturen, die vom französischen Militärchirurgen René Le Fort (1869–1951, Chirurg, Lille) eingeführt wurde. Anhand anatomischer Kriterien findet auch die treffende Unterteilung in zentrale, zentrolaterale und laterale Mittelgesichtsfrakturen Anwendung. Unter den zentralen Mittelgesichtsfrakturen sind 3 Subklassifikationen des Naso-orbito-ethmoidalen Komplexes beschrieben. Bei lateralen Mittelgesichtsfrakturen können 6 verschiedene Typen unterschieden werden.

Anatomisches Repetitorium
▶ Abb. 10.15, ▶ Abb. 10.16, ▶ Tab. 10.7 geben einen Überblick über die wichtigsten Leitungsstrukturen im Mittelgesicht., die für die chirurgische Versorgung von Mittelgesichtsfrakturen von hoher Relevanz sind. Chirurgisch relevante Mittelgesichtsstrukturen sind zudem:

- Fossa pterygopalatina: A. maxillaris, N. V_2, N. petrosus major (aus N. VII), N. petrosus minor (aus N. IX)
- Processus pterygoideus:
  - Lamina medialis: Hypomochlion für die Sehne M. tensor veli palatini
  - Lamina lateralis: Ursprung des M. pterygoideus lateralis
- Lamina cribrosa, Crista galli: Durchtritt Fila olfactoria von intra- nach extrakraniell. Anosmie bei traumatischem Abriss
- Tränenweg: nach Sekretion durch Tränendrüse → Tränensee → Aufnahme durch Tränenpünktchen am Ober- und Unterlid → Weiterleitung über Canaliculi lacrimales in den Saccus lacrimalis → Weiterleitung über Ductus nasolacrimalis in den unteren Nasengang

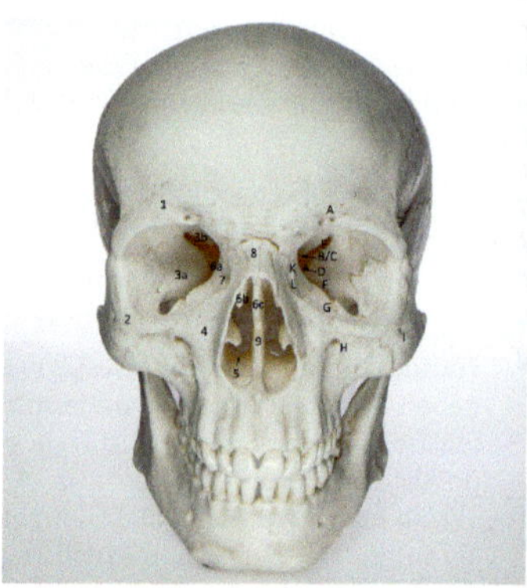

Abb. 10.15 Chirurgische Anatomie des Mittelgesichts von frontal [M1439/T1166-05]
1 Os frontale, 2 Os zygomaticum, 3 Os sphenoidale, 3a Ala major, 3b Ala minor, 4 Maxilla, 5 Os palatinum, 6 Os ethmoidale, 6a Lamina orbitalis, 6b Concha nasalis media, 6c Lamina:perpendicularis, 7 Os lacrimale, 8 Os nasale, 9 Vomer
A Foramen supraorbitale, B Foramen ethmoidale anterius, C Foramen ethmoidale posterius, D Canalis opticus, E Fissura orbitalis superior, F Fissura orbitalis inferior, G Sulcus infraorbitalis, H Foramen infraorbitale, I Foramen zygomaticofaciale, K Ansatz mediales Lidband, L Fossa sacci lacrimalis

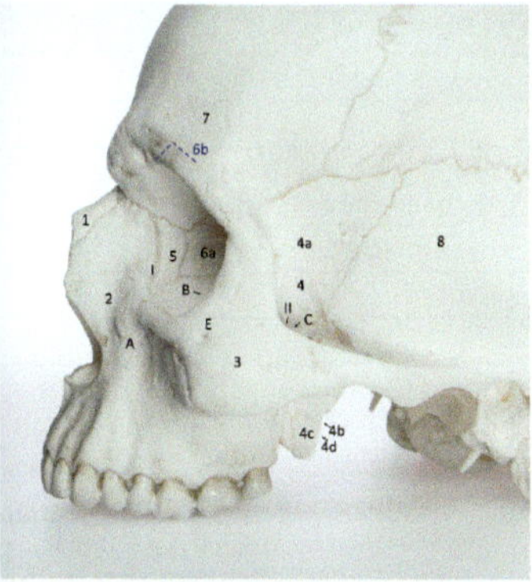

Abb. 10.16 Chirurgische Anatomie des Mittelgesichts von lateral [M1439/T1166-05]
1 Os nasale, 2 Maxilla, 3 Os zygomaticum, 4 Os sphenoidale, 4a Ala major, 4b Lamina medialis processus pterygoideus, 4c Lamina lateralis processus pterygoideus, 4d Hamulus pterygoideus, 5 Os lacrimale, 6 Os ethmoidale, 6a Lamina orbitalis, 6b Crista galli (schraffiert, da intrazerebral), 7 Os frontale, 8 Os temporale
A Foramen infraorbitale, B Fissura orbitalis inferior, C Foramen sphenopalatinum, I Fossa sacci lacrimalis, II Fossa pterygopalatina

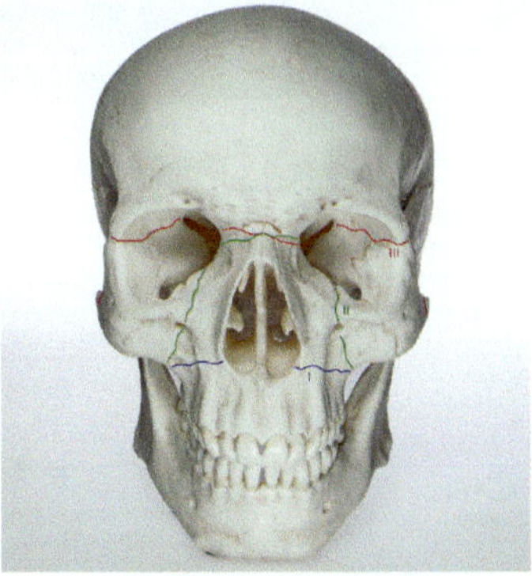

Abb. 10.17 Anatomie der Frakturverläufe im zentralen und zentrolateralen Mittelgesicht. Le Fort-Frakturen [M1439/T1166-05]

Tab. 10.7 Wichtige Leitungsstrukturen des Mittelgesichts [H553-001]

Inhalt	Innervation	Symptom bei Ausfall
Canalis opticus		
N. opticus (II)*	**Sensorisch**	Amaurose
Fissura orbitalis superior		
N. oculomotorius (III)	**Motorisch:**	
	M. rectus superior	Beim Blick geradeaus weicht der betroffene Bulbus nach außen unten ab, Doppelbilder
	M. rectus medius	
	M. rectus inferior	
	M. obliquus inferior	
	M. levator palpebrae	Ptosis
	Parasympathisch:	
	M. ciliaris	Pupillenstarre mit Akkomodationslähmung
	M. sphincter pupillae	Mydriasis (Pupillenweit) mit vermehrter Lichtempfindlichkeit

Tab. 10.7 Wichtige Leitungsstrukturen des Mittelgesichts [H553-001] *(Forts.)*		
Inhalt	**Innervation**	**Symptom bei Ausfall**
N. ophthalmicus ($N.V_1$), seine Äste: N. frontalis N. lacrimalis N. nasociliaris N. supraorbitalis N. supratrochlearis	**Sensibel:**	
	Tränendrüse, Konjunktiven	Abgeschwächter oder fehlender Kornealreflex
	Periorbital, Stirn	Hypästhesie Stirn
	NNH-Schleimhäute	Hypästhesie
	Sympathisch:	
	M. dilatator pupillae M. tarsalis M. orbitalis	Miosis (Pupillen eng), Ptosis, Enophthalmus (zusammen Horner-Trias)
N. trochlearis (IV)	**Motorisch:**	
	M. obliquus sup.	Doppelbilder beim Blick nach laterokaudal (auf der Lähmungsseite)
N. abducens (VI)	Motorisch:	Medialstand und Doppelbilder bei Abduktion des betroffenen Auges
	M. rectus lateralis	
Fissura orbitalis inferior		
N. infraorbitalis (Ast aus $N.V_2$ = N. maxillaris)	**Sensibel:**	
	Wange, OK-Zähne	Hypästhesie Wange und OK-Zähne
N. zygomaticus (Ast aus N. V_2)	**Sensibel:**	
	Schläfe, Jochbein	Hypästhesie zygomaticotemporal
	Parasympathisch:	
	Tränendrüse	Xerophthalmie (neg. Schirmertest)
Foramen infraorbitale		
N. infraorbitalis	**Sensibel:**	
	Wange, OK-Zähne	Hypästhesie Wange und OK-Zähne
* Und A. ophthalmica		

10.5.2 Zentrale Mittelgesichtsfrakturen

Anatomie der Frakturverläufe

- **Le-Fort-I-Fraktur:** Apertura piriformis oberhalb Spina nasalis anterior → faziale Kieferhöhlenwand → Crista zygomaticomaxillaris → Tuber maxillae → Rückseite Kieferhöhle → Abtrennung Spitze des Processus pterygoideus → basale laterale Nasenwand → Apertura piriformis (▶ Abb. 10.17)
- **Le-Fort-II-Fraktur:** kranial oder innerhalb Os nasale → mediale Orbitawand → Fissura orbitalis inferior → Foramen infraorbitale → kraniale Kieferhöhlenvorderwand → Abtrennung Processus pterygoideus mittig → Vomer → Lamina perpendicularis ossis ethmoidale→ Apertura piriformis (▶ Abb. 10.17)

> ! Bei kranial gelegenen Frakturverläufen kann es aufgrund der Beteiligung der Lamina cribrosa zur Anosmie kommen.

- **Nasenskelettfraktur:** Die Fraktur des Os nasale kann offen oder geschlossen sein (▶ Abb. 10.18).

- **Naso-orbito-ethmoidale (NOE-) Fraktur:** Einteilung nach Beteiligung des Knochens (= zentrales Fragment), an dem das mediale Lidband befestigt ist (▶ Abb. 10.19, ▶ Tab. 10.8).
- **Stirnhöhlenvorderwandfraktur:** ▶ Abb. 10.20

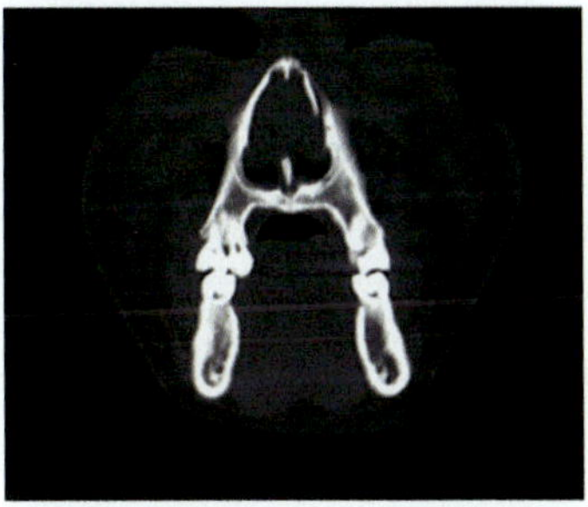

Abb. 10.18 Coronarer CT-Schnitt einer Nasenskelettfraktur [M1439/T1166-05]

Klinik

Le Fort I-Fraktur

Basaler Abriss der Maxilla vom Mittelgesicht mit Schachtelton bei OK-Perkussion, offenem Biss, Pseudoprogenie, abnormer Beweglichkeit des zahntragenden OK beim Verschieben gegen feste Anteile des Gesichtsschädels (stärkere Beweglichkeit als bei LeFort II/III), Stufe an der Crista zygomaticomaxillaris, Distal- und Kaudalverlagerung Oberkiefer durch Zug der Mm. pterygoidei, Ödemen und Hämatomen der Oberlippe und Wangen sowie Epistaxis

Le Fort II-Fraktur

Pyramidaler Abriss der Maxilla mit abnormer Beweglichkeit der abgesprengten Anteile (Nase, Infraorbitalrand), offenem Biss, Dorsal- und Kaudalverlagerung des Mittelgesichtkomplexes, verlängertem Mittelgesicht „dish face“, Pseudoprogenie, Epistaxis durch Einriss der Nasenschleimhäute, Hautemphysem durch Einpressen von Luft über die frakturierten Nasennebenhöhlenwände, Hämatomen der Nasen- und mittleren Orbitaregion, tastbarer Stufe am unteren Orbitarand, An-/Hyp-/Parästhesie in der Infraorbitalregion

> ! Liquoraustritt bei kranial der Nase gelegener Fraktur mit Beteiligung der Lamina cribrosa

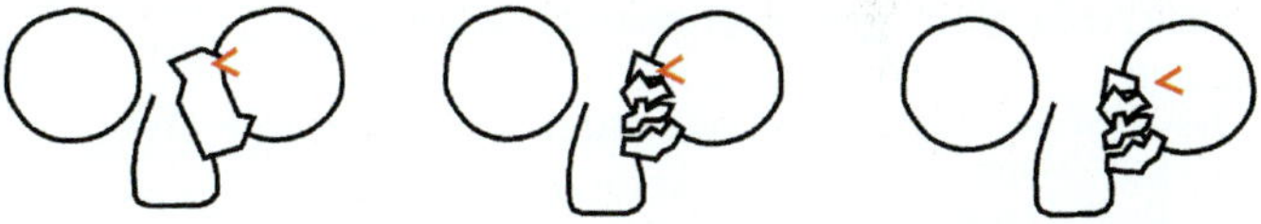

Abb. 10.19 Einteilung der NOE-Frakturen nach Markowitz et al. (1991) [M1439/T1166-05]

Tab. 10.8 Einteilung der NOE-Frakturen nach Markowitz et al. (1991) [F1157-002]

Fraktur-Typ	Kennzeichen
Typ I	Ein zentrales Fragment mit angeheftetem Lidband
Typ II	Gesplittertes zentrales Fragment mit angeheftetem medialen Lidband
Typ III	Gesplittertes zentrales Fragment mit abgerissenem medialen Lidband

10

Nasenskelettfraktur

Schiefnase, Krepitation, abnorme Verschieblichkeit des knöchernen Skeletts, verändertes Weichgewebeprofil, Intrusion Nasenrücken, Nasenatmungsbehinderung, Hautemphyseme, Hyposphagma, Brillenhämatom, Epistaxis

> Septumhämatom. Einblutung zwischen Knorpel und Knorpelhaut (subperichondral) bzw. zwischen Knochen und Knochenhaut (subperiostal) ist eine Notfallsituation, die es zügig zu beheben gilt. Es kann ansonsten zum Absterben des Knorpels, zu Formveränderungen (Sattelnase) oder zu Infektion bis hin zum Septumabszess kommen.

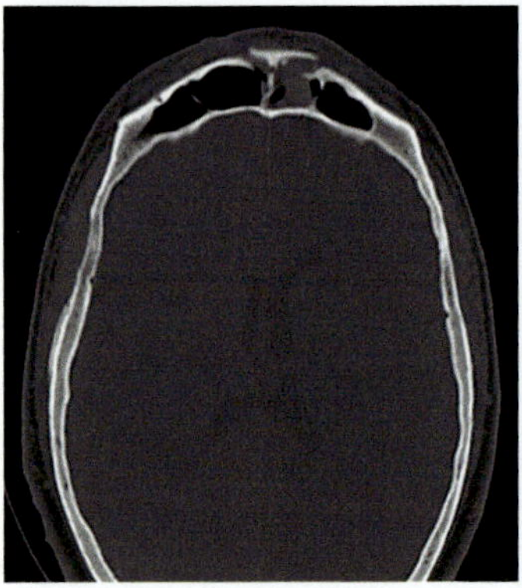

Abb. 10.20 Axialer (transversaler) CT-Schnitt einer Stirnhöhlenvorderwandfraktur [M1439/T1166-05]

Naso-orbito-ethmoidale Frakturen

Klinik Telekanthus (Pseudohypertelorismus) durch Abriss des medialen Lidbands mit:

- Sattelnase, abgeflachtem Nasenrücken
- Teleskopnase
- Nach kranial zurückgefallener Nasenspitze
- Periorbitaler Einblutung durch Ethmoidalgefäßeinblutungen
- Epiphora = Tränenträufeln (nicht beweisend für Tränenwegsschaden, auch ödembedingt)
- Lakrimaler Abflusshemmung durch Beschädigung der Tränenwege
- Schädigung/Abriss der Trochlea und des M. obliquus superior oculi
- Anosmie durch Verletzung der Lamina cribrosa und der Riechfäden. Kontrolle durch Eintropfen von Floureszein in unteren Konjunktivalsack und anschließendes Abschneuzen mit Farbtest im Taschentuch

Diagnostik

- **Tessier Score:** Misst den Abstand zwischen den medialen Lidwinkeln:
  - I: 30–34 mm
  - II: 35–39 mm
  - III: über 40 mm
- **Lateraler Traktionstest** von Ober- und Unterlid zur Kontrolle des Abrisses. Normwert bei Kaukasiern: Interkanthale Distanz ist Hälfte der interpupillären Distanz.

Stirnhöhlenvorderwandfraktur

Impression der Stirn, Knochenstufen, Epistaxis, Orbitaemphysem, Brillenhämatom

> - Begleitverletzung Frontobasisfraktur mit Gefahr von Liquorfluss
> - Obstruktion der nasofrontalen Verbindung
> - KO: Mukozelenbildung und Sinusitis frontalis, daher CT-Kontrolle 6 Mon. posttraumatisch obligat

Radiologische Diagnostik

CT von Mittelgesicht und Kranium (▶ Tab. 10.2, ▶ Tab. 10.3). Hinweise auf eine Fraktur geben:

- Fragmentdislokation an anatomisch typischen Landmarken
- Lufteinschlüsse
- Hämatosinus

Therapieempfehlungen

Erstmaßnahmen

- Blutstillung:
  - **Masing-Tubus** bei Epistaxis
  - **Bellocq-Tamponade:** langsames Vorschieben von zwei weichen Kathetern (z. B. Trachealabsaugkatheter) durch das rechte und linke Nasenloch in den Rachen. Dort werden sie mit einer Fasszange oder Klemme gegriffen und aus dem Mund heraus geführt. An die Katheterenden wird jeweils ein Zügelfaden der Bellocq-Tamponade geknüpft und die Katheter mit den fixierten Fäden in umgekehrter Richtung aus der Nase herausgezogen. Dann Einbringen des an den Fäden befestigten Gaze- oder Schaumstofftampons in den Nasenrachenraum. Fixation mit den Zügelfäden hinter den Choanen gegen das Vomer
  - **Retromaxillär** (A. maxillaris) durch Kopfverband mit Kompression gegen Schädelbasis
- i. v. Antibiotikatherapie
- Versorgung von Weichgewebeverletzungen
- Tetanusprophylaxe
- Volumensubstitution, ggf. intensivmedizinische Betreuung
- Abschwellende Maßnahmen für mehrere Tage bis zur operativen Revision sofern keine Sofortversorgung indiziert ist.
- Neurochirurgische, otorhinolaryngologische und ophthalmologische Mitbetreuung und -versorgung

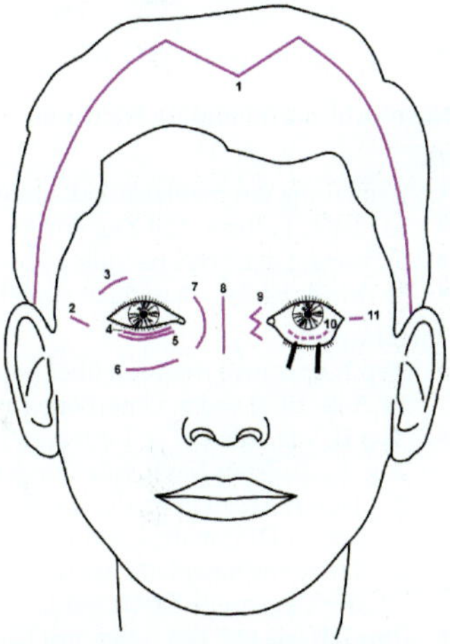

Abb. 10.21 Operative Zugänge zum Mittelgesicht (schematisch) [M1439/T1166-05]
1 Bikoronarer Bügelschnitt, 2 Jochbogenschnitt, 3 Lateraler Augenbrauenschnitt, 4 Subziliarschnitt, 5 Mittlerer Unterlidschnitt, 6 Infraorbitalschnitt, 7 Geradliniger medialer Orbitaschnitt, 8 Nasaler Medianschnitt, 9 W-förmiger Orbitaschnitt, 10 Transkonjunktivalschnitt ggf. mit transkarunkulärer Erweiterung, 11 Laterale Kanthotomie unter Schonung des lateralen Lidbandes

Operative Zugänge zum Mittelgesicht

(▶ Abb. 10.21)

Le-Fort-I-Fraktur

- Operative Revision nach MMF über intraoralen Zugang im OK-Vestibulum
- Miniplattenosteosynthese mit 4 Platten (paranasal beidseits und auf dem Processus zygomaticomaxillaris bds. (▶ Abb. 10.22)

Le Fort II-Fraktur

- Operative Revision nach MMF über infraorbitalen, intraoralen Zugang sowie bikoronaren Zugang (Bügelschnitt, ▶ Abb. 10.21)
- Miniplattenosteosynthese mit Osteosynthese paranasal beidseits, Infraorbitalrand beidseits, Proc. zygomaticomaxillaris beidseits sowie Nasenwurzel
- Ggf. Revision des Orbitabodens mit Materialeinlage (▶ 10.5.5)

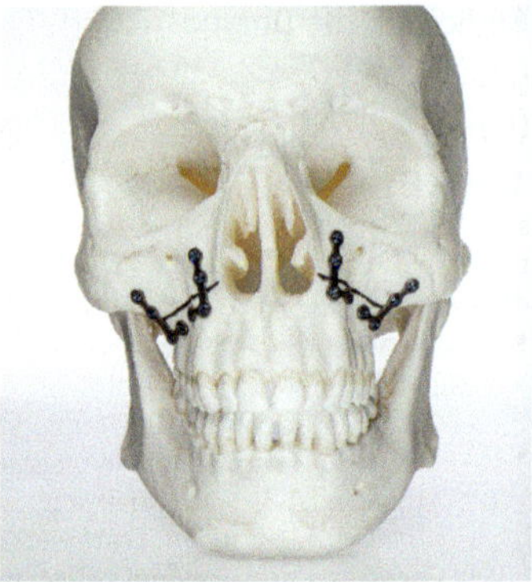

Abb. 10.22 Osteosynthetische Versorgung einer Le-Fort-I-Fraktur mit Miniplattenosteosynthese [M1439/T1166-05]

Nasenskelettfraktur

- Operative Therapie durch geschlossene Reposition der Fragmente mit Elevatorium, intranasale Schienung mittels Tamponade für 3 Tage, extranasale Schienung mit Nasensplint bzw. Nasengips für 10 Tage
- Ggf. Septumsplint bei Gefahr Septumhämatom für 21 Tage

Naso-orbito-ethmoidale Frakturen

Ziel

- Anheftung des medialen Lidbandes an stabilem Fragment.
- Mediales Lidband soll Zug von kranial-distal ausüben.
- Sicherung der Tränenabflusswege.
- Vermeidung Sattelnasendeformität.

Vorgehen

- **Typ I:** operative Revision über bitemporalen koronaren Bügelschnitt (▶ Abb. 10.21) nach Unterberger mit Osteosynthese des zentralen Fragments
- **Typ II:** wie OP bei Typ I mit zusätzlicher Anheftung des medialen Lidbands. Auf der anderen Nasenseite durch transnasale Drahtligatur
  - Durch Acrylknopf, der das Band an zentrales Fragment fixiert.
  - Durch Drahtnaht, die durch distales Loch einer an die Glabella fixierten Osteosyntheseplatte gezogen wird und ggf. zusätzlich an Glabellaregion der Gegenseite fixiert wird.
- **Typ III:** wie OP Typ II ggf. mit Knochentransplantat bei Defektfraktur (Tabula externa)

> Management der Begleitverletzungen:
> - Tränennasengangsicherung: primäre Schienung der Canaliculi lacrimales bzw. des Ductus nasolacrimalis
> - Einbruch der Nasenwurzel/Sattelnase: primäre Auflagerungsosteoplastik vorzugsweise mit Tabula externa

Stirnhöhlenvorderwandfraktur

- Operative Revision über medialen Augenbrauenschnitt, Bügelschnitt oder Gelegenheitszugang mit Mikroplattenosteosynthese, ggf. Sinusverbolzung bei nasofrontaler Obstruktion (▶ Abb. 10.23)
- Alternativ: konservatives Vorgehen bei wenig dislozierten Frakturen

10.5.3 Zentrolaterale Mittelgesichtsfraktur (Le-Fort-III-Fraktur)

Anatomie der Frakturverläufe Nasenseptum → frontonasale Sutur → frontomaxilläre Sutur → Os lacrimale → mediale Orbitawand →
- Variante A: distale Fissura orbitalis inferior → Fossa pterygopalatina → Basis Processus pterygoideus
- Varaiante B: mesiale Fissura orbitalis inferior → Sutura zygomaticosphenoidalis → Sutura zygomaticofrontalis → laterale Orbitawand → Jochbogen

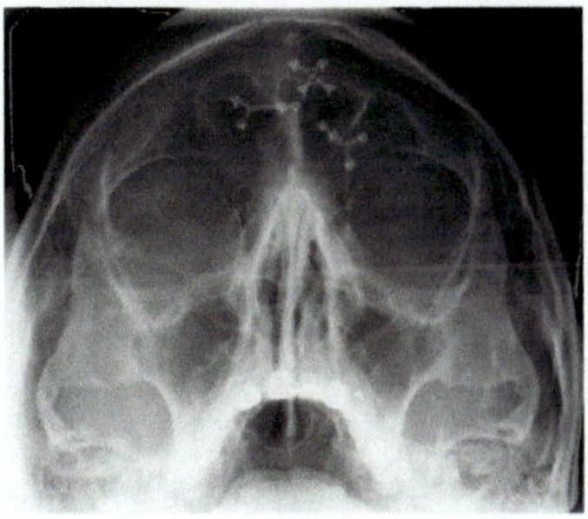

Abb. 10.23 Postop. Röntgenaufnahme der Nasennebenhöhlen bei Z. n. osteosynthetischer Versorgung einer Stirnhöhlenvorderwandfraktur [M1439/T1166-05]

Klinik Abriss des gesamten Mittelgesichtes von der Schädelbasis mit
- Tastbaren Stufen an Sutura zygomaticofrontalis
- Tastbaren Stufen nasoethmoidal und nasofrontal
- Hyposphagma
- Abnormer Beweglichkeit des gesamten Mittelgesichts gegen den Schädel
- Offenem Biss
- Dorsal- und Kaudalverlagerung des Mittelgesichtskomplexes
- Verlängertem Mittelgesicht „dish face“
- Pseudoprogenie
- Blutungen im Nasen-Rachenraum durch NNH-Fraktur
- Hautemphysemen durch eingepresste Luft über frakturierte NNH
- Sattelnase

!
- Liquoraustritt bei Lamina-cribrosa-Fraktur (→ Anosmie bei Fila olfactoria-Abriss) und bei Kranialfraktur der NNH
- Retrobulbäre Blutung → Exophthalmus → progrediente Visusverschlechterung → Amaurosis bei Kompression des N. opticus

Therapie Primärversorgung und Zugänge ▶ 10.5.2. Operative Revision über Bügelschnitt und Miniplattenosteosynthese frontonasal, lateroorbital und Jochbogen, ggf. Abdeckung des Duralecks

10.5.4 Laterale Mittelgesichtsfrakturen

Laterale Mittelgesichtsfrakturen zählen zu den häufigsten Frakturen im Bereich des Viszerokraniums. Es existiert keine einheitliche Terminologie. Man unterscheidet im Wesentlichen Frakturen des Jochbeinkomplexes von isolierten Frakturen der Orbitawände. Kombinationsfrakturen sind häufig. Orbitawandfrakturen werden detailliert in einem eigenen Kapitel (▶ 10.5.5) besprochen.

Anatomie „Vierfuß“-oder Tetrapoden-Konfiguration des Jochbeinkörpers:
- Zum OK: Proc. zygomaticomaxillaris und Infraorbitalrand
- Zum Stirnbein: Proc. zygomaticofrontalis und Sutura zygomaticofrontalis

- Zum Scheitelbein/Os temporale: Arcus zygomaticus (Jochbogen)
- Zum Keilbein/Os sphenoidale: Sutura zygomaticosphenoidalis

Frakturklassifikation Für laterale Mittelgesichtsfrakturen hat sich die Klassifikation nach Zingg et al. 1992 etabliert. Sie dokumentiert inkomplette und komplette Frakturen des Jochbeinkomplexes.

- **Typ A:** inkomplette Jochbeinfraktur von nur einem Jochbeinpfeiler:
  - Typ A1: isolierte Jochbogenfraktur
  - Typ A2: isolierte Fraktur des lateralen Orbitarands
  - Typ A3: isolierte Infraorbitalrandfraktur
- **Typ B:** komplette monofragmentäre Jochbeinfraktur (Tetrapodfraktur aller vier Pfeiler)
- **Typ C:** komplette mehrfragmentäre Jochbeinfraktur (Tetrapodfraktur aller vier Pfeiler)

Klinik Alle Typen der Jochbeinfrakturen:

- Extraoral tastbare Stufe am Infraorbitalrand (Typ A3)
- Intraoral tastbare Stufe Crista zygomaticomaxillaris (Typ A3)
- Extraoral tastbare Stufe Crista zygomaticofrontalis (Typ A2)
- Tastbare und nach Abschwellung sichtbare Impression am Jochbogen (Typ A1)
- Behinderte Mundöffnung i. S. einer UK-Funktionsstörung durch Anstoßen des Proc. coronoideus an das eingedrückte Jochbein (v. a. bei ausgeprägter Typ-A1-Fraktur)
- Absinken des Jochbeinkomplexes nach kaudo-lateral und Abflachen der lateralen Gesichtskontur
- Monokelhämatom, Bulbusschiefstand, Diplopie, Hyposphagma, Hämatosinus, Enophthalmus, periorbitale Weichgewebeschwellung
- Subkutanes Emphysem
- Epistaxis
- Ausfall des N. infraorbitalis
- Gesichtsdeformität, Asymmetrie

Radiologische Diagnostik

- CT des Mittelgesichts mit axialer, koronarer und sagittaler Projektion (▶ Abb. 10.24)
  - Frakturlinien an o. g. anatomischen Landmarken
  - Hämatosinus
  - Lufteinschlüsse im Weichgewebe v. a. im Infraorbitalbereich
- Submento-bregmatikale Röntgenaufnahme nach Pannewitz (Henkeltopf-Aufnahme) bei isolierter Jochbeinfraktur (Typ A1 = Jochbogenfraktur)

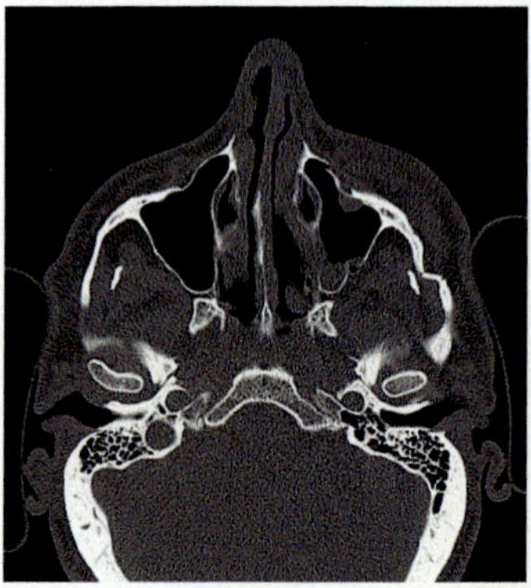

Abb. 10.24 Jochbein-/Jochbogenfraktur links mit begleitender Weichteilschwellung im transversalen (axialen) CT-Schnitt [M1439/T1166-05]

Therapieziele Wiederherstellung der ästhetischen, funktionellen und protektiven Integrität des Mittelgesichts. Konkret sind das:

- Erhalt von Augenfunktion, Sehschärfe und Augenmotilität
- Korrektur einer Bulbusfehlstellung
- Symmetrie der Knochenrekonstruktion im beidseitigen Vergleich

- Gewährleistung der UK-Mobilität
- Funktionserhalt des N. infraorbitalis

Therapieempfehlung

Generell: prä- und postop. Mitbetreuung durch Ophthalmologen

- **Wenig dislozierte Typ A- und Typ B-Frakturen (Typ A1):** konservative Therapie (Kühlen, Schnäuzverbot, abschwellende Nasentropfen)
  - Vorgehen auch geeignet für Pat., die ästhetisches Defizit in Kauf nehmen
  - Vorgehen der Wahl bei anästhesiologischen oder allgemeinmedizinischen KI gegen eine OP
- **Alle Typen mit Klinik und höherem Dislokationsgrad:** operative Revision über infraorbitalen und lateroorbitalen Zugang, Reposition mit Stromeyer-Haken und Miniplattenosteosynthese latero- und infraorbital (2-Punkt-Fixation). Bei stärkerer Dislokation zusätzlich intraoraler Zugang und Osteosynthese zygomaticomaxillär (3-Punkt-Fixation).
- **Isolierte Jochbogenfraktur (Typ A1):**
  - Perkutane Reposition mit Stromeyerhaken bei „M"-förmiger Dislokation
  - Reposition und Osteosynthese von Trümmerfrakturen über hemikoronaren bzw. Gillies-Zugang
- **Jochbeintrümmer- und Defektfraktur:** virtuell gestützte OP-Planung und Herstellung patientenspezifischer Implantate. ▶ Abb. 10.25 zeigt die osteosynthetische Versorgung einer dislozierten Jochbeinfraktur Typ A3 nach Zingg links (▶ Abb. 10.24) und ▶ Abb. 10.26 einen computergeplanten Eingriff, bei dem eine kombinierte Jochbein-/Jochbogendefektfraktur links (▶ Abb. 10.24) unter Zuhilfenahme der intraop. Navigation mit einem patientenspezifischen Titanimplantat (PSI) versorgt wird.

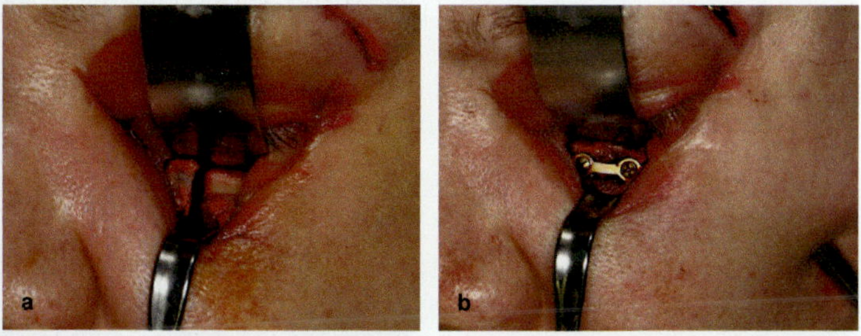

Abb. 10.25 Linksseitige Jochbeinfraktur vom Typ A3 [M1439/T1166-05]
a) Operative Darstellung einer Knochenstufe am Infraorbitalrand
b) Nach perkutaner Frakturreposition mit einem Stromeyerhaken ist die Miniplattenosteosynthese infra- und lateroorbital erfolgt.

10.5.5 Orbitadefekte durch Orbitawandfrakturen

Die häufigste Orbitawandfraktur ist die Orbitabodenfraktur gefolgt von der medialen Orbitawandfraktur.

Klinik Monokelhämatom, periorbitale Schwellung, Hyposphagma, Tränenabflussstörung, erhöhter Augeninnendruck, Bulbusfehlstellung.

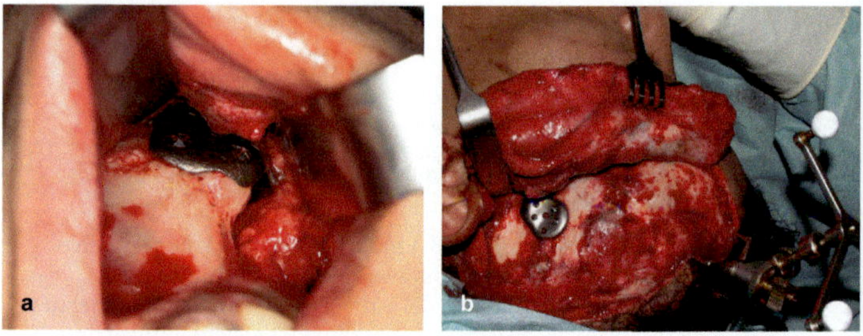

Abb. 10.26 Versorgung einer Jochbein-/Jochbogendefektfraktur links mit einem patientenspezifischen Titanimplantat [M1439/T1166-05]
a) Intraoraler Zugang mit Fixierung des Implantates an der Facies lateralis des Os zygomaticum
b) Hemikoronarer Zugang und Fixierung des Implantates am Os temporale unter intraop. Navigation

- Augenmotilitätsstörung/Diplopie:
  - Bulbushebungsdefizit durch Einklemmung des M. rectus inferior oculi bei Orbitabodenfraktur
  - Einblutung in M. rectus inferior oculi und/oder M. obliquus inferior oculi
  - Schädigung der Innervation der extraokulären Muskulatur
  - Als Langzeitfolge bei Narbenkontraktur der extraokulären Muskulatur
- Enophthalmus (Früh- und Spätfolgen): vergrößertes Orbitavolumen durch knöcherner Aussprengung oder intraorbitale Fettatrophie
- Okulokardialer Reflex

Der Exophthalmus bei retrobulbärer Blutung kann zum Visusverlust führen.

Radiologische Diagnostik

- CT des Mittelgesichts (dreidimensionale Diagnostik, ▶ Abb. 10.27)
- MRT des Mittelgesichts bei pädiatrischen Frakturen (bessere Muskeldarstellung)

Die Trapdoor-Fraktur bei Kindern mit Einklemmung des M. rectus inferior ist ein pädiatrischer Notfall, bei dem eine zeitnahe Reposition zur Prophylaxe einer irreversible Muskelschädigung unerlässlich ist.

Therapieziel Originalgetreue Form- und Volumenherstellung der Orbita und des Orbitainhalts

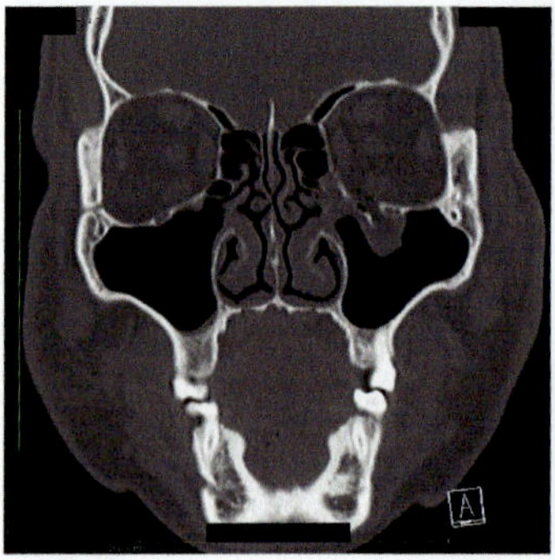

Abb. 10.27 Pathognomonisches radiologische Zeichen im koronaren CT-Schnitt einer linksseitigen Orbitabodenfraktur: „Hängender Tropfen", „Trapdoor" als Einbruch der Weichgewebe in den Sinus maxillaris [M1439/T1166-05]

Therapieempfehlung und Indikationen zur operativen Revision

Generell: Sorgfältiges Abwägen der Indikationsstellung zur operativen Versorgung bei Patienten mit Antikoagulanzienther., da erhöhtes Risiko für die Entwicklung eines Retrobulbärhämatoms besteht!

- **Konservative Ther. kleiner Defekte ohne Klinik:** kein operatives Vorgehen, erneutes Augenkonsil nach 14 Tagen
- **Ind. für operative Revision:** Wanddefekte > 2–3,5cm² bzw. Volumenzunahme um 1,6–2cm³, persistierender okulokardialer Reflex, primäre Diplopie, Enophthalmus, mechanische Einklemmung extraokulärer Muskeln
- **Operative Ther. mittelgroßer Defekte:**
  - Orbitarevision über transkonjunktivalen (Orbitaboden) oder transcarunculären Zugang (mediale Orbitawand)
  - Einlage einer alloplastischen Membran aus Polydioxanon bzw. Polyglactin 910/Polydioxanon
  - Postoperative Augenuntersuchung
- **Operative Therapie großer Defekte:**
  - Orbitarevision über transkonjunktivalen Zugang (Orbitaboden)
  - Orbitarevision über transcarunculären Zugang (mediale Orbitawand)
  - Oberlidzugang (laterale Orbitawand) unter Navigation
  - Einlage eines individualisierten Titanmeshes
  - Postop. Augenuntersuchung

Zum Ausgleich der Defekte stehen verschiedenen Biomaterialien zur Verfügung:
- Autogene Materialien: dislozierte Knochenfragmente, Knochentransplantate aus Becken und Schädel, mikrochir. gestielte Transplantate aus Fibula, Rippe, Skapula, Becken, gestielter Temporalislappen, Temporalisfaszie, Fascia lata
- Allogene Materialien
- Xenogene Materialien: Membranen, Knochenersatzmaterialien
- Alloplastische Materialien:
  - Konfektionierte Titan-Meshes
  - Individuell angefertigte Titan-, Keramik- oder Kunststoffimplantate
  - Resorbierbare (perforierte) Polydioxanonmembranen
  - Resorbierbare Polyglactin 910/Poly-p-dioxanon-Membranen

- Eine Vergrößerung des Orbitavolumens um 2cm³ bzw. ein Wanddefekt von über 2cm² definiert einen großen Defekt.
- Bei jungen Pat. liefert eine sofortige Rekonstruktion ohne Zeitverzögerung bessere Ergebnisse als eine Sekundärrekonstruktion, insbes. wenn eine Einklemmung des M. rectus inferior vorliegt.
- Persistierende posttraumatische Doppelbilder werden bei einem Enophthalmus von etwa 2 mm evident.
- Eine Erhöhung des Orbitavolumens um 1cm³ vergrößert den Enophthalmus um 0,8–0,9 mm.

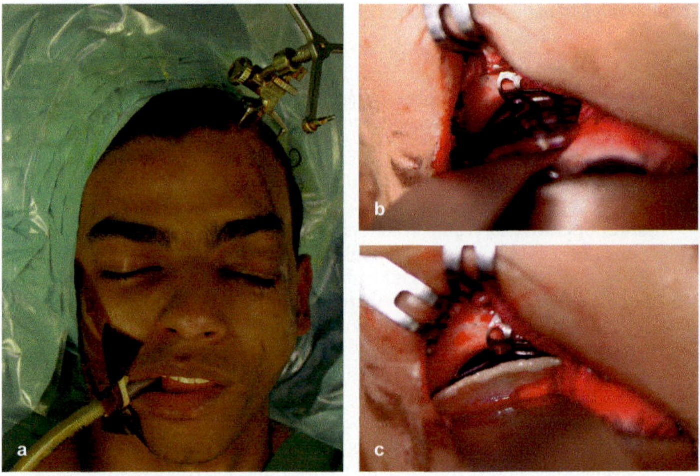

Abb. 10.28 Navigationsgestützte sekundäre Orbitarekonstruktion bei posttraumatischem Enophthalmus [M1439/T1166-05]
a) Montage des Lokalisators für navigationsgestützte Chirurgie im Frontalbereich
b) Platzierung des präformierten Titanmeshes im Orbitabodenbereich
c) Prophylaxe narbiger Adhäsionen des Orbitainhalts zum Titanmesh. Platzierung einer Amnionmembran-beschichteten Polyglactin910/Polydioxanon-Folie als Gleitlager auf dem Titanmesh

Operative Spätrevision/posttraumatische Sekundärkorrekturen Für die Entwicklung eines Enophthalmus sind v. a. mediale Orbitawanddefekte, laterale Orbitawanddefekte und posterior des Bulbus gelegene Defekte ausschlaggebend. Neben der bloßen Orbitavergrößerung wird ein posttraumatischer Enophthalmus jedoch auch von der Atrophie des Orbitafetts, der Vernarbung der retrobulbären Gewebe, der Dislokation der Trochlea und der narbigen Schrumpfung extraokulärer Muskeln beeinflusst. Für die operative Spätkorrektur komplexer Fälle werden eine virtuelle Operationsplanung und individualisierte Implantate zur Wiederherstellung der Integrität der Orbita empfohlen. Gleichwohl muss kalkuliert werden, dass die aufwändige knöcherne Rekonstruktion auf die o. g. Faktoren (Fettatrophie, Schrumpfung der Muskulatur, Narbenbildung) nur einen ungenügenden Einfluss besitzt.

Alternative Radiologische Diagnostik DVT, MRT

Alternative operative Zugänge
- Infraorbital (im Senium, bei ausgeprägter Faltenbildung)
- (Mid)subziliär (mit höherer Ektropiumrate verbunden)
- Augenbrauenschnitt
- Laterale Kanthotomie unter Schonung des lateralen Lidbands

Alternatives Implantatmaterial
- Freie Knochentransplantate mit geringer Resorptionstendenz (Schädelkalotte)
- Muskelfaszie (Temporalisfaszie, Fascia lata)
- Nicht resorbierbare Keramiken
- Patientenspezifische Individualimplantate aus Titan

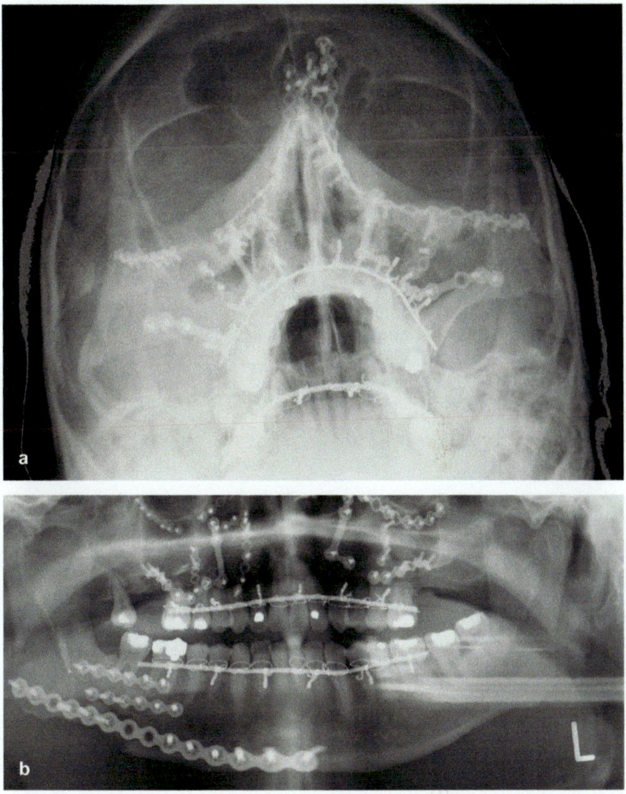

Abb. 10.29 Zustand nach operativer Versorgung einer panfazialen Fraktur, die alle 3 Ebenen des Viszerokraniums betrifft. [M1439/T1166-05]
a) Nasennebenhöhlen-Röntgenaufnahme nach osteosynthetischer Frakturversorgung und primärer Orbitarekonstruktion mit Tabula externa
b) OPT als Kontrolle der osteosynthetischen Frakturversorgung im Bereich von UK und zentralem Mittelgesicht

Komplikationen Iatrogene Schädigung des N. infraorbitalis bei operativer Revision, persistierendes Unterlidödem, Epiphora, Entropium, Ektropium und Skleraschau, persistierende Diplopie, Sehnervkompression, u. U. Blindheit

Dekompressionstherapie durch:
- Operative Dekompression
- Methyl-Prednisolon-Megadosistherapie

▶ Abb. 10.28 zeigt eine navigationsgestützte sekundäre Orbitarekonstruktion bei posttraumatischem Enophthalmus.

10.5.6 Panfaziale Frakturen

Definition Verletzungen, die mehrere Frakturen von mind. 2 Ebenen des Viszerokraniums betreffen, werden als panfaziale Frakturen bezeichnet.
Der Gesichtsschädel ist in 3 Ebenen unterteilt:
- Untergesicht mit UK
- Mittelgesicht
- Frontobasis/Hirnschädel

Diagnostik ▶ Tab. 10.2, ▶ Tab. 10.3

Therapie ▶ Abb. 10.29
- Operative Therapie entsprechend der o. g. Empfehlungen
- Therapieprinzip:
  - Ggf. submentale Ausleitung
  - Primäre Okklusionssicherung
  - Osteosynthese der okklusalen Einheit (OK und/oder UK)
  - Top-down Osteosynthese von frontal nach lateroorbital und ins zentrale Mittelgesicht

11 Chirurgische Eingriffe

Korbinian Benz, Peter Dirsch, Evgeny Goloborodko, Frank Hölzle, Jochen Jackowski, Marie Sophie Katz, Sebastian Kühl, Bernd Lethaus, Ali Modabber, Dirk Nolte, Hajo Peters, Frank Strietzel

11.1 Extraktion

Jochen Jackowski, Peter Dirsch

11.1.1 Indikationen

Extraktion bei eindeutiger medizinischer Ind. und nach entsprechender Aufklärung (ther. Aufklärung und Selbstbestimmungsaufklärung, ▶ 2.1.3) unter Benennung alternativer Ther.-Optionen und möglicherweise auftretender KO bei Belassen nicht erhaltungswürdiger Zähne.

- Bei zu befürchtender Schädigung des Organismus z. B. durch eine Bakteriämie (Endokarditis, rheumatische Erkr., Intimaveränderungen mit Gefahr von Thromboembolie und Schlaganfall) Entscheidung zur fachgerechten Zahnentfernung nicht hinauszögern.
- Bei Indikationsstellung Folgen des Eingriffs für die weiteren Ther.-Optionen berücksichtigen.

Indikationen

- Ausgedehnte kariöse Läsionen, die konservierend und prothetisch nicht therapierbar sind.
- Erkr. von Pulpa und Parodont,
  - sofern die konservative Restauration des Zahns unmöglich ist.
  - sofern die entzündliche Beteiligung des umgebenden Knochens, der Weichgewebe und der Nasen-/Kieferhöhlenschleimhaut nur durch Extraktion therapierbar ist.
  - sofern der Verdacht einer Kausalität zwischen Allgemeinerkr. und Erkr. von Pulpa bzw. Parodont besteht.
  - vor oder nach bereits erfolgter Organtransplantation mit Gefährdung des Behandlungserfolgs.
  - vor, während und nach einer Radiatio im MKG-Bereich.
- Parodontopathien ohne Aussicht auf Ther.-Erfolg.
- Rezid. Epuliden, die nur bei gleichzeitiger Extraktion von Nachbarzähnen endgültig entfernt werden können.
- Tumoren im Alveolarfortsatzbereich, die nur dann sicher entfernt werden können, wenn gleichzeitig ortsständig vorhandene Zähne extrahiert werden.
- Retinierte Zähne (▶ 11.2.3):
  - Sofern kariöse Läsionen klin. und/oder radiologisch nachweisbar und einer Erhaltungsther. nicht zugänglich.
  - Bei Induktion von Resorptionsprozessen an den Wurzeln unmittelbar benachbarter Zähne.
  - Nach Transformation des Follikelsacks in einen hyperplastisch-zystischen Follikel oder eine follikuläre Zyste, die trotz Fensterung keine Aussicht auf regelrechte Einstellung des Zahns zeigt.
  - Gefahr einer Schlupfwinkelinfektion mit der Ausbildung von kariösen Defekten im Wurzelzement oder parodontalen Zysten.
  - Behinderung der regelrechten Einstellung von Nachbarzähnen.
  - Gefahr einer UK-Fraktur bei ausgeprägter Atrophie.
  - Neuralgiforme Beschwerden im Versorgungsgebiet eines Nervenasts als unmittelbare Folge der anatomisch-topografischen Beziehung zwischen retiniertem Zahn und Nervenstruktur.
  - Zahn im Bruchspalt mit Verbindung zur Mundhöhle.

- Zahntraumata:
  - Intraalveoläre Frakturen ohne Aussicht einer binde- oder hartgeweblichen Überbrückung des Frakturspalts.
  - Chir. (WSR) oder kieferorthopädische (Extrusion) Ther. nicht möglich.
  - Zeitpunkt des Traumas und/oder Transport nach Totalavulsion erlauben keine resorptionsfreie Einheilung.
- Erzielen eines schnelleren und/oder besseren Behandlungsergebnisses (→ Hygiene, Ästhetik) im Rahmen einer kieferorthopädischen Ther.
- Kieferorthopädische Einstellung nicht sinnvoll für das individuelle Ther.-Konzept oder nicht möglich (→ Ankylose).
- Pränatal angelegte Zähne, die zur Schädigung der Zunge des Säuglings oder Kleinkindes und der mütterlichen Brust führen können.
- Fragliche Prognose als Pfeilerzahn im Rahmen einer prothetischen Versorgung mit festsitzendem Zahnersatz.

11.1.2 Kontraindikationen

KI müssen aus klin. und forensischen Gründen anamnestisch ausgeschlossen werden.

Absolute Kontraindikationen
- Akute Phase eines Herzinfarkts
- Akute Leukozytosen und Agranulozytosen mit Mundschleimhautulzera
- Hämophilie A und B

Relative Kontraindikationen
- Ausgeprägte Herz-Kreislauf-Insuff.
  - Erkr. bei der LA-Auswahl berücksichtigen
  - Abklären, ob ambulante Extraktion möglich
- Orale Antikoagulanzien, hämorrhagische Diathese ohne Substitution und unbekannter Quickwert bzw. INR:
  - Konsil mit behandelndem Arzt zur Abklärung, ob prophylaktische oder ther. orale Antikoagulation
  - Entscheidungsfindung zur Extraktionsther. in Fachabteilung nach stationärer Aufnahme
  - Bei Mundschleimhautveränderungen mit Nekrosen, Ulzera oder Gingivahyperplasie Blutbild zum Ausschluss einer Erkr. der blutbildenden Organe erstellen. Extraktion nur bei Normalwerten
  - Steigerung von Faktor VIII bzw. Faktor IX im Blut durch Transfusion nur unter stationärer Kontrolle durchführen
  - Anwendung von Fibrinkleber zur Wundversorgung ambulant möglich
- Chemotherapie
- Radiatio
- Akute odontogene Entzündungen, odontogene Logenabszesse → Zeitpunkt der chir. Zahnsanierung wird kontrovers diskutiert:
  - Zahnsanierung nur im subakuten Stadium, um eine stärkere Bakteriämie und Wundheilungsstörungen zu vermeiden
  - Zahnsanierung im akut-entzündlichen Stadium gefährdet den Pat. nicht zusätzlich, keine Zunahme von Wundheilungsstörungen beobachtet. Wann immer möglich: Inzision, Drainage mit Überführung in einen chron. Zustand, Extraktionsther./Osteotomie

In sorgfältiger Einzelfallentscheidung kann unter periop. Antibiotikather. eine Infiltrat- oder Abszessinzision mit sofortiger Entfernung des verursachenden Zahns in Erwägung gezogen werden. Weitere, nicht erhaltungswürdige Zähne, die nicht abszessverursachend sind, sollten erst im weiteren Verlauf entfernt werden.

11.1.3 Vorbereitung der Extraktion

Aufklärung der Pat. und Einverständniserklärung ▶ 2.1.3

Präoperative Diagnostik

- Aktuelle ausführliche Anamnese
- Sorgfältige intraorale klin. Untersuchung
- Radiologische Untersuchung: Zahnlage, Wurzelanatomie, anatomische Nachbarstrukturen, Ausdehnung path. Prozesse
  - I. d. R. intraorale Aufnahmen mit exzentrischer Einstellung ausreichend
  - Bei operativer Entfernung teilretinierter bzw. retinierter Zähne Panoramaschichtaufnahme bzw. DVT obligat
  - DVT bzw. CT zur Darstellung von aberrierten Wurzelresten (Kieferhöhle, Mandibularkanal, Weichgewebe), multiplen Retentionen und Odontomen indiziert

Hygiene

- Entfernen von harten und weichen Belägen sowie Zahnstein vor chir. Zahnsanierung
- Hygienische Händedesinfektion
- Chirurgische Händedesinfektion
- Gabe eines oralen Antiseptikums vor chir. Eingriff

Instrumente I. d. R. werden Extraktionen mit Zangen durchgeführt, Hebel werden nicht routinemäßig angewandt. Hebel, Krallen, Wurzelheber und ein separater Chirurgiemotor mit integrierter Kühlvorrichtung (▶ Tab. 11.1) werden als Hilfsinstrumente eingesetzt.

Knochenpräparationen mit rotierenden Instrumenten erfordern besondere hygienische Maßnahmen, zu denen die Anwendung von keimfreien Kühlmedien gehört. Turbinen sind aus hygienischen und klin. Gründen generell nicht als Präparationsinstrument im Knochenbereich indiziert. Die Kühlmedienzufuhr beträgt mind. 50 ml/min.

Tab. 11.1 Für eine Extraktion benötigte Instrumente

Instrument	Zweck
Skalpell, Beinscher Hebel, Desmotom	Ablösung des Lig. circulare dentis
Zangen, Spezialzangen, Krallenhebel, Wurzelheber	Extraktion
Scharfer Löffel	Exkochleation der Alveole
Bowman-Sonde	Ausschluss/Nachweis einer MAV
Chir. Pinzette	Wundversorgung
Nadelhalter, Nadel, Schere	Wundversorgung
Chirurgiemotor, chir. Handstück, Lindemann-Fräse	Separierung von Zahnwurzeln

11.1.4 Extraktionstechnik

- Position des Behandlers als Rechtshänder ▶ Tab. 11.2 sowie von Daumen und Fingern der li am Alveolarfortsatz beim Extraktionsvorgang ▶ Tab. 11.3
- Ablösen des Lig. circulare dentis mit einem Beinschen Hebel, Desmotom oder Skalpell.
- Freilegen des Zahnhalses vestibulär und oral bis zum knöchernen Alveolenrand.
- Empfehlenswerte Zangenhaltung in der Hand: Daumen und Ringfinger bzw. kleiner Finger liegen zwischen den Griffenden.
- Die Zange umfasst die Zahnkrone, wird unter permanentem Kontakt über die vestibuläre und orale Zahnfläche unter Abdrängung der gelösten Gingivaränder bis zum Alveolenrand vorgeschoben.
- Die korrekte Zangenposition liegt vor, wenn der Alveolenrand ohne Verletzung der Gingiva und Quetschung des Alveolarknochens erreicht ist.
- Unmittelbar am knöchernen Alveolenrand umfasst die Zange den Zahn im zervikalen Anteil.
- Empfehlenswerte Zangenhaltung vor der Rotations- bzw. Luxationsbewegung: Daumen und alle Finger umfassen die Zange als Faust.

Tab. 11.2 Position des Behandlers als Rechtshänder beim Extraktionsvorgang

Zahn bzw. Zähne im	Position Behandler
1. Quadrant	Vor bzw. leicht rechts vor Pat.
2. Quadrant	Vor Pat.
3. Quadrant	Vor Pat.
4. Quadrant	In 11- bis 12-Uhr-Position hinter Pat.
4. Quadrant (als Rechtshänder linkshändige Extraktion)	Vor Pat.

Tab. 11.3 Position von Daumen und Fingern der linken Hand am Alveolarfortsatz beim Extraktionsvorgang

	Daumen	Zeigefinger	Mittelfinger	Ringfinger	Kleiner Finger
1. Quadrant	Vestibulär	Palatinal	–	–	–
2. Quadrant	Palatinal	Vestibulär	Abstützung der linken Wange	Abstützung der linken Wange	–
3. Quadrant	Unterstützt Mandibula von kaudal	Vestibulär	Lingual	–	–
4. Quadrant	Lingual	Vestibulär	Unterstützt Mandibula von kaudal	–	–
4. Quadrant als Rechtshänder linkshändige Extraktion	Rechter Daumen unterstützt Mandibula von kaudal	Rechter Zeigefinger vestibuär	Rechter Mittelfinger lingual	–	–

Das Zangenmaul muss der Oberfläche des Zahnes flächenhaft anliegen. Bei punktförmigem Kontakt (2-Punkt-Kontakt → zu großes Zangenmaul, 4-Punkt-Kontakt → zu kleines Zangenmaul) wird die Kraft nicht gleichmäßig auf die Zahnwurzel übertragen (▶ Abb. 11.1).
Die bukkale Greiffläche von OK-Molarenzangen ist mittig zackenförmig ausgeformt → *Zacke zur Backe.*

Bedeutung der Zangenform Die Griffe vieler Zangen bilden, wenn sie am Zahnhals angelegt und geschlossen sind, eine Form, die einem runden Stab gleicht. Dies ist aus 2 Gründen von **Nachteil:**

1. Für einen gewebeschonenden Extraktionsvorgang und eine kurze Eingriffszeit muss die Zange mit ihren Greifflächen die Zahnoberfläche fest fixieren.
   - Adaptierte Zangen mit schlanken Griffen liegen in der eng geschlossenen Faust. In dieser Endstellung des Faustschlusses muss weniger Kraft aufgewandt werden, als in einer früheren Phase, der halbgeschlossenen Faust.
   - Bei adaptierten Zangen mit etwas bauchigeren Zangengriffen ist der Druck der Hand wirksamer, sodass die Zange den Zahn fester fixiert und v. a. bei Luxationsbewegungen nicht so leicht über den Zahn hin- und herrutschen kann, wie es tatsächlich häufig geschieht.
2. Eine Rotationsbelastung lässt sich leichter auf eine flache Latte (bauchige Griffe) als auf einen runden Stab (schlanke Griffe) in der Faust übertragen. Bei der Extraktion der oberen drei Frontzähne bilden die sich nahe stehenden Zangengriffe in der Schlussstellung einen runden Stab, auf den die Hand die Rotationsbewegung um die Längsachse nicht genügend überträgt. Die Folge sind unsachgemäße Luxationsbewegungen, die zur Wurzelfraktur führen können.

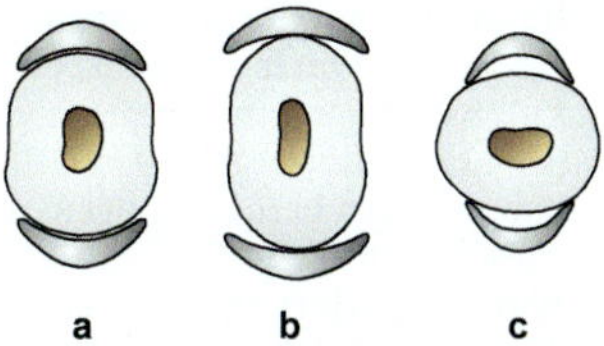

Abb. 11.1 Fassen des Zahns mit der Zange [R498]
a) Richtiges, flächenhaftes Fassen der Zange an der Zahnoberfläche
b) Das Zangenmaul ist zu groß und fasst den Zahn nur an zwei Punkten.
c) Das Zangenmaul ist zu klein und fasst den Zahn an vier Stellen punktuell.

11.1.5 Ablauf der Extraktion

Schmerzausschaltung Die Kieferbereiche, die im Zusammenhang mit Zahnextraktionen bzw. operativen Zahnentfernungen von Bedeutung sind, werden von N. maxillaris und N. mandibularis innerviert. Die Reizweiterleitung wird durch die Lokalanästhesie unterbrochen. Diese erfolgt als Oberflächenanästhesie (▶ 3.1.6), intraligamentäre Anästhesie (▶ 3.1.11), Infiltrationsanästhesie (▶ 3.1.7) oder Leitungsanästhesie (▶ 3.1.8). Angewandte Substanzen und Berechnung der Grenzdosis ▶ 3.1.3.

Durchführung der Extraktion

! Die wichtigste präprothetische Maßnahme im Rahmen einer Zahnextraktion ist das schonende Vorgehen (Schonen von Weichgewebe und Alveolarknochen). Dadurch können u. U. aufwendige Augmentationsverfahren zur Wiederherstellung des Volumens von Hart- und Weichgewebe vor chir. und prothetischer Implantatther. vermieden werden.

- **Rotations- und Luxationsbewegungen** (▶ Tab. 11.4): vorsichtig und abhängig von der Wurzelanatomie, bei mehrwurzeligen Zähne vestibuloorale Luxationsbewegungen verstärkt in Richtung des geringsten Widerstands (**Cave:** bei Luxationsbewegung von UK-Molaren Verlauf der Linea mylohyoidea und Linea obliqua berücksichtigen). Bei mehrwurzeligen Zähnen Wurzeln evtl. vorher separieren
- **Wurzelseparierung:** Falls bei einer Zangenextraktion die Gefahr besteht, die marginale Gingiva, das Desmodont der Alveolenwand und den Alveolarknochen zu verletzen, erfolgen eine Dekapitation des Zahns und die kontrollierte intraalveoläre Separierung (z. B. mit einer feinen Lindemannfräse) der Wurzel bei UK-Molaren in vestibulo-oraler Richtung in zwei Hälften und bei OK-Molaren zusätzlich in mesio-distaler Richtung zur Abtrennung der palatinalen von den beiden bukkalen Wurzeln. (**Cave:** Bei der intraalveolären Trennung von Wurzeln oder Wurzelresten, z. B. mit einer Lindemannfräse, dürfen die Alveolenwände nicht berührt werden.) Mit einem Periotom Luxation und Hebung der separierten Wurzeln oder der beiden Hälften einer

Tab. 11.4 Extraktionstechnik in OK und UK (▶ Abb. 11.2)

Zahn	Extraktionstechnik	Richtung
Oberkiefer		
11/21	Rotation, Luxation	–
12/22	Rotation, Luxation	–
13/23	Rotation, Luxation	–
14/24	Luxation	Vestibulooral
15/25	Luxation, Rotation	Vestibulooral
16/26	Luxation	Vestibulooral
17/27	Luxation	Vestibulooral
18/28	Luxation, Rotation	Vestibulooral
Unterkiefer		
31/41	Luxation	Vestibulooral
32/42	Luxation	Vestibulooral
33/43	Luxation, Rotation	Vestibulooral
34/44	Luxation, Rotation	Vestibulooral
35/45	Luxation, Rotation	Vestibulooral
36/46	Luxation	Vestibulooral
37/47	Luxation	Vestibulooral
38/48	Luxation, Rotation	Vestibulooral

Wurzel. Abhängig vom Verlauf der Wurzelfraktur MPL-Bildung, Abtragung von Alveolarfortsatzknochen, Hebung des Wurzelrests, Periostschlitzung, spannungsfreier Wundverschluss

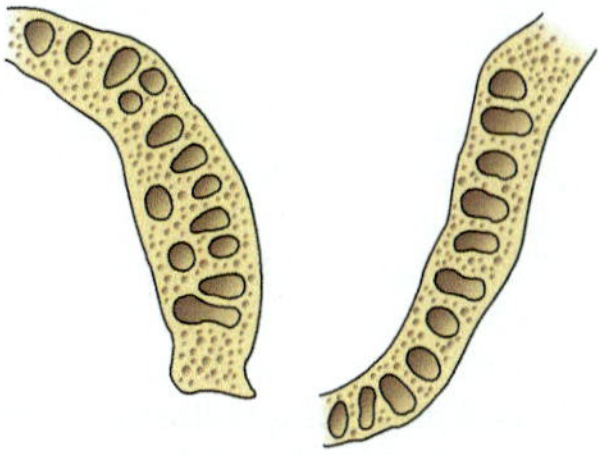

Abb. 11.2 Horizontalschnitt durch den Alveolarfortsatz, links OK, rechts UK (jeweils in halber Wurzellänge) [R498]

Nach der Extraktion

- Untersuchen des Zahns auf Vollständigkeit (Inspektion der Wurzelspitzen).
- Alveole mit scharfem Löffel vorsichtig apikal kürettieren, Exkochleation von path. Gewebe, jedoch Anteile des Desmodontiums an den Alveolenwänden belassen, da es Stammzellen zur ossären Regeneration bereitstellt.
- Danach ausreichende Einblutung in die Alveole als Voraussetzung für die Bildung eines stabilen Koagulums sicherstellen bzw. über kleine Bohrungen in der apikalen Alveole initiieren.
- Bei scharfen Knochenkanten minimale, substanzschonende modellierende Osteotomie (mit Luer-Zange oder diamantierter kugelförmiger Fräse).
- Hebung eines Wurzelrests am Alveolenfundus über einen osteoplastischen Zugang wie bei einer Wurzelspitzenresektion, um die Alveolarfortsatzkonfiguration vor allem im krestalen Bereich so weit wie möglich zu erhalten.
- Ausschluss einer MAV (▶ 11.8.7).
- Abhängig vom Ausmaß der Luxationbewegungen bidigitale Adaption der durch den Extraktionsvorgang aufgedehnten Alveole, ohne diese krestal über ihre physiologische Ausdehnung zu komprimieren. Aufgedehnte scharfkantige Anteile am Limbus alveolaris können das Weichgewebe mechanisch irritieren und zu Wundheilungsstörungen führen.
- Vorsichtige Reponierung frakturierter gingivafixierter Alveolenwände.
- Entfernen nicht periostfixierter Knochenteilchen (Alveolenwand, interradikuläres Knochenseptum). **Cave:** Sequesterbildung.
- Adaption der Wundränder durch Naht zum Verkleinern der freiliegenden Koagelfläche.
- Beschickung des Aufbisstupfers mit einem Material in Salben- oder Pastenform, um eine Verklebung mit dem Koagel und die neuerliche Blutung bei Entfernung zu vermeiden.

Patienteninstruktionen Instruktionen zum postop. Verhalten werden dem Pat. schriftlich mitgegeben:

- Aufbisstupfer für 30 Min. belassen.
- Feuchtkalte Umschläge zur Reduktion des Wundödems bis zu 2 Tagen p. o.
- Keine warmen/heißen Getränke und Mahlzeiten solange das LA wirkt.
- Kein Alkohol und Kaffee für 24 h.
- Kein Nikotin für 1 Wo.
- 3 Tage passierte weiche Kost abhängig vom Umfang der chir. Zahnsanierung.
- Am 1. postop. Tag keine desinfizierenden Spülungen, kein Zähneputzen im unmittelbaren Extraktionsbereich.
- Am 2. postop. Tag desinfizierende Spülungen, kein Zähneputzen im unmittelbaren Extraktionsbereich.

- Am 3. postop. Tag vorsichtiges Zähneputzen auch im unmittelbaren Extraktionsbereich.
- Gabe eines Analgetikums (Monopräparat) zur Reduktion des postoperativen Wundschmerzes. Die Einnahme unter der Wirkung des Lokalanästhetikums verlängert die Zeit bis zum Eintritt des Wundschmerzes bzw. er tritt nicht mehr auf.
- Keine routinemäßige postop. Antibiotikather.
- Bei MAV abschwellende Nasentropfen, postop. Antibiotikather. nicht obligat, Schnäuzverbot, weiche Kost, abführende Maßnahmen gegen Obstipation (durch übermäßiges Pressen beim Stuhlgang Gefahr des Einreißens der Nähte durch die adaptierten Wundränder).
- Unmittelbar nach der chir. Ther. darf der Pat. selbstständig kein Kraftfahrzeug führen.

11.1.6 Physiologie der Extraktionswunde

Wunde mit Weichgewebe- und Knochenbeteiligung, deren Heilung i. d. R. komplikationslos verläuft. Dank der guten Durchblutung der Mundhöhle ist die Heilungstendenz gut. Um eine schnelle Heilung zu erreichen und die Infektionsgefahr gering zu halten, sollte die Extraktion so atraumatisch wie nur möglich erfolgen. Die **Ausheilung der Alveole** nach einer Extraktion ist ein Sonderfall der Wundheilung, da es auch zur Knochenneubildung kommt.

- Nach der Extraktion füllt sich die Alveole mit Blut aus eröffneten Gefäßen der unmittelbaren Umgebung. Durch die Blutgerinnung entsteht ein Koagulum, während die Gefäße durch Thromben verschlossen werden. Es bildet sich eine Fibrinschicht, welche die Wunde vorläufig nach oral abdichtet. Entzündungszellen wandern ein und beginnen ihre Aktivität.
- Nach und nach bildet sich aus dem Blutkoagulum Granulationsgewebe (Tag 2–4). Nach der ersten Woche ist das Koagulum durch Granulationsgewebe ersetzt.
- Mittlerweile hat das Gingivaepithel begonnen, vom Rand her zu proliferieren, wobei es sich langsam über das Fibrinnetz schiebt. Am Alveolengrund erscheinen Osteoblasten.
- Mit Beginn der 2. Woche setzt die Reorganisation des Granulationsgewebes zu Bindegewebe ein. Außerdem kommt es zur Bildung von osteoiden Trabekeln.
- Nach 3 Wochen ist die bindegewebige Umdifferenzierung abgeschlossen, nach 3–5 Wochen ist die epitheliale Deckung der Wunde erkennbar.
- Die knöcherne Regeneration der Alveole ist nach 3 Mon. abgeschlossen.

11.1.7 Erweiterte Versorgung der Extraktionsalveole

Morphologische Veränderungen der Extraktionsalveole

- Durch die zirkuläre Retraktion von vestibulärem und interdentalem Weichgewebe über dem ossären Defekt beim Gesunden innerhalb von 3 Wo. wird die Alveole mit Weichgewebe bedeckt. Dabei kommt es häufig zur **Schrumpfung** der Interdentalpapillen und Verlagerung der befestigten Gingiva in den Defektbereich.
- Sobald der Bündelknochen aus der Innenwand der knöchernen Alveole nach der Extraktion durch die Zerstörung der Sharpey-Fasern funktionslos und abgebaut wird, kommt es zum Höhenverlust der vestibulären Alveolenwand. Je dünner die Alveolenwand vor der Extraktion war, desto umfangreicher ist mit einem vestibulären knöchernen Höhenverlust der Alveole zu rechnen.

- Zudem kann es während der ersten 3 Mon. nach Zahnextraktion im Bereich zu einem Schrumpfungsprozess der Gingiva von bis zu 50 % kommen.

Indikationen Eine erweiterte chir. Alveolenversorgung zum Ausgleich von Hart- und Weichgewebeverlusten ist indiziert bei:

- Koagulopathien bzw. gesteigerter Aktivität der Fibrinolyse
- Geplanter konventioneller oder implantologischer Versorgung und den hieraus resultierenden Anforderungen an den Volumen- und Konturerhalt von bedeckendem Weich- und Hartgewebe (→ Emergenzprofil, Ästhetik)

Augmentative Ridge-Preservation-Technik Nach atraumatischer Extraktion („beste präprothetische Maßnahme") und gründlichem Debridement der Alveole sofortiges Auffüllen mit einem Knochenersatzmaterial (▶ Tab. 11.5). Bei Verwendung eines freien Schleimhauttransplantats (Punch) oder einer Membran unmittelbar im Anschluss Verschluss des Weichgewebes im Bereich der krestalen Alveole möglich. Das Knochenersatzmaterial kann die Resorption der bukkalen Knochenlamelle

Tab. 11.5 Ridge Preservation. Materialien und Methoden zur Alveolenversorgung (nach Terheyden 2021)

Wandigkeit des Alveolendefekts	Maßnahmen	Material	Vollständige knöcherne Konsolidierung
0-wandig (vollständige Wände)	• Spontanheilung • Koagulumförderung und -stabilisation • Alveolendeckung ggf. mit Weichteilaugmentation • Keine Lappenbildung, weil Narbenbildung, Abflachung des Vestibulums, Knochenverlust durch Resorption. Ausnahme: plastische Deckung einer MAV	• Kollagenvlies • Xenogene Knochenersatzmaterialien • Kollagenmembran • Epithelstanze vom harten Gaumen ggf. mit anhängendem BGT (Punch-Transplantat) • Individualisiertes Provisorium mit Papillenstütze (Pontic)	Nach etwa 3 Mon. im OK, etwas länger im UK
1-wandig	• O. g. Maßnahmen • Zusätzlich Wandrekonstruktion durch minimalinvasive GBR	• Kollagenmembran • Mischung aus Knochenersatzmaterial und Knochenchips • Epithelstanze vom harten Gaumen ggf. mit anhängendem BGT (Punch-Transplantat) • Individualisiertes Provisorium mit Papillenstütze (Pontic)	Etwa 6 Mon.
2-wandig	• O. g. Maßnahmen • Zusätzlich Wandaufbau mit Knochenblock	• Autologer oder autogener Knochenblock • Alveolendeckung durch vestibulären Vorschublappen (**Cave:** ästhetische und funktionelle Nachteile) • Alveolendeckung durch gefäßgestielten palatinalen Periostlappen	3–6 Mon.

nicht vollständig verhindern. Es vermindert aber den absoluten Gewebekollaps der Alveole. Ziel dieser augmentativen Maßnahmen ist vor allem im Frontzahnbereich die Schaffung einer ästhetisch ansprechenden anatomischen Ausgangssituation. Eine Kammprophylaxe ist mit wissenschaftlich mäßiger Evidenz für den Knochenerhalt von Vorteil. Es gibt aber keine Evidenz für eine vorteilhaftere Ästhetik eines nachfolgenden Implantats und für eine geringere Augmentationsnotwendigkeit.

Socket Seal Surgery Soll die zentripetale Schrumpfung des Ringes der dentogingivalen Faserausbildungen (Feneis-Faserapparat) verhindern. Dazu werden Schleimhauttransplantate vom harten Gaumen oder vom Tuber mit einer Weichgewebestanze (Punch) entnommen und am Alveoleneingang mit Nähten fixiert. Keratinisierte BGT können am harten Gaumen in Höhe der Eckzahn-Prämolarenregion mittels Skalpellanwendung gehoben werden. Dieses Verfahren ist bei sehr dünnem parodontalen Biotyp indiziert.

> Das Ziel der Versorgung einer Extraktionsalveole ist die Verhinderung der Resorption des Bündelknochens und der vestibulären Knochenlamelle.

11.1.8 Komplikationen

Komplikationen während der Extraktion

- Wurzelfraktur
- Fraktur der Alveolenwand
- Abriss von Anteilen des Alveolarfortsatzes
- Beschädigung der Nachbarzähne
- Weichteil- und Gefäßverletzungen
- Eröffnung der Kieferhöhle
- Verletzung des Mandibularkanals
- Luxation einer Wurzel/eines Zahns in die Weichgewebe oder in die Kieferhöhle
- Luxation und Fraktur des Unterkiefers
- Verschlucken oder Aspiration von Zähnen oder Zahnteilen

Komplikationen nach der Extraktion

- Nachblutung
- Alveolitis, Dolor post extractionem
- Wundheilungsstörungen
- Weichteil- und Knochenentzündungen
- Scharfe Knochenkanten

11.1.9 Wundheilungsstörung der Extraktionswunde

Umschriebene Knochenentzündung im Bereich der Alveole nach der Extraktion. Bevorzugte Region für die gestörte Wundheilung (▶ 4.1.2) ist der Molarenbereich im UK. Ein kritischer Punkt bei der Heilung der Extraktionswunde ist die Phase der Kontraktion des Blutkoagulums (▶ Abb. 11.3). Dabei kann es zur Ablösung des Blutkoagulums von der Knochenwand und somit zur Spaltraumbildung kommen. Dieser Spalt ist eine Eintrittspforte für Bakterien.

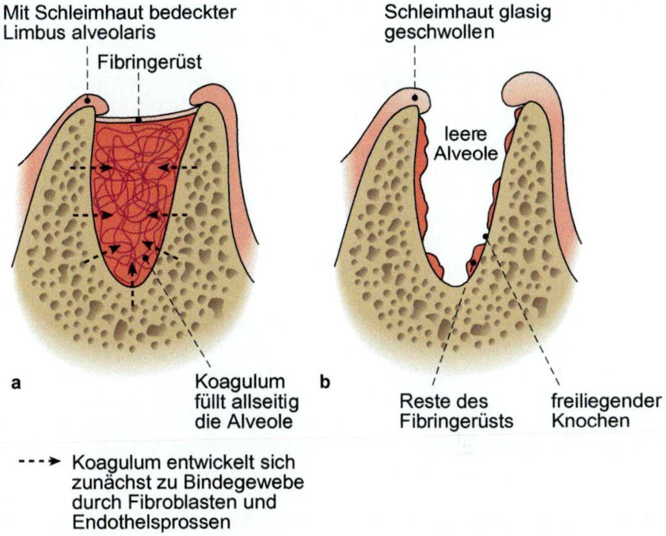

Abb. 11.3 Darstellung einer Alveole nach Extraktion [R498]
a) Alveole mit Koagulum gefüllt
b) Leere Alveole

Ursachen

- Knochenquetschungen (erschwerte Abwehrsituation gegenüber eindringenden Keimen).
- Extraktion bei akuten oder subakuten periapikalen oder parodontalen Entzündungszuständen.
- Eine trockene Alveole kann durch einen zu hohen Adrenalinzusatz im Anästhetikum entstehen, wodurch das Einbluten in die Alveole verhindert wird.

Klinik Eine gestörte Wundheilung ist i. d. R. klin. frühestens nach 2–3 Tagen erkennbar. Symptomatisch sind stark schmerzende, mit Speiseresten oder Detritus gefüllte Alveolen.

Alveolitis

Synonyma: Alveolitis sicca dolorosa, Alveolar osteitis (localized), Dolor post extraktionem, Dry Socket, Fibrinolytic alveolitis, Ostitis circumscripta, Ostitis post extractionem, Wundheilungsstörung, Postextraktionssy.

Inzidenz Bei regelrechten, planmäßig verlaufenden Zahnextraktionen kommt es in 3–4 % der Fälle und nach der Entfernung (Extraktion/Osteotomie) von UK-Weisheitszähnen in bis zu 30 % der Fälle zu postop. Wundinfektionen.

Ätiologische und begünstigende Faktoren Infektionen, unzureichende primäre Koagulumbildung, mechanischer Verlust des Koagulums, Fibrinolyse, Nikotinabusus, Extraktionssitus, Extraktions- bzw. Operationsdauer, Extraktions- bzw. OP-Trauma, Erfahrung des Behandlers, Vasokonstringens des LA, weibliches Geschlecht und orale Kontrazeption

Extraktions- oder Operationstrauma, Nikotin und orale Antikonzeptiva
Durch lokale Durchblutungsstörungen Induktion einer insuffizienten primären Koagulumbildung (▶ Tab. 11.6):

- **Extraktions- bzw. OP-Trauma:** Die Zerstörung von kochenständigem Parodontalgewebe und reparativen Zellen, die Freisetzung von Entzündungsmediatoren und die Schädigung alveolärer Blutgefäße mit verringerter postop. Blutfüllung der Alveole (Burnishing Effect) verursachen eine Alveolitis.
- **Tabakrauchen:** Die Extraktions- bzw. OP-Wunde wird dabei mit Fremdsubstanzen belegt. Durch kompetitive CO-Bindung an Hämoglobin liegt eine verminderte Sauerstoffsättigung im Blut vor. Nikotin setzt Katecholamine frei, die eine Vasokonstriktion induzieren und das Thromboserisiko steigern. Aufgrund des Unterdrucks in der Mundhöhle beim Rauchen kann das Koagel destabilisiert werden.
- **Orale Kontrazeptiva:** Östrogene können durch Stimulation der lokalen Fibrinolyse zur Alveolitis führen.

Pathogenese Trauma, Speichel und Bakterien bewirken eine Infektion des Koagulums bzw. einen mechanischen Koagulumverlust und führen zur sekundären Zerstörung des Koagulums. Die insuffiziente primäre Koagulumbildung oder die sekundäre Zerstörung des Koagulums bewirken eine lokale Knochenentzündung, die sich zu einer Ostitis oder Osteomyelitis entwickeln kann. Über die lokale Entzündung können freiliegende Nervendigungen gereizt werden oder sich entzünden mit nachfolgender Neuritis, Stammneuritis oder symptomatischer Neuralgie.

Klinik Nach 1–3 Tagen beschwerdefreiem Intervall stärkste Wundschmerzen mit neuralgiformer Projektion, Foetor ex ore, reduzierter AZ, ggf. erhöhte Temperatur

Therapie Es gibt verschiedene ther. Strategien, wobei der konservative Ansatz im Vordergrund steht. Die zur Behandlung erforderlichen Einlagen und Tamponaden sollen kurzfristig eine vollständige Schmerzausschaltung bewirken und gleichzeitig die Wundheilung einleiten.

- Lokalanästhesie
- Blockade mit LA

Tab. 11.6 Risikoeinschätzung für das Entstehen einer Alveolitis

Risiko	Zahn	Extraktion		Nikotin	Geschlecht	Orale Kontrazeptiva
		Indikation	Verlauf			
Niedrig	Inzisivi in OK und UK	Kieferorthopädische Ind. Parodontitis im marginalen Bereich	Komplikationslose Zangenextraktion	Nichtraucher	♂	Nein
Hoch	Prämolaren und Molaren im UK	Pulpitis Akute apikale Parodontitis Perikoronale Entzündungen	Intraalveoläre Zahnentfernung nach Kronen- oder Wurzelfrakturen, (operative) Weisheitszahnentfernung	Raucher	♀	Ja

- Lokal Spülung mit Ringerlösung, steriler NaCl 0,9 % oder antiseptischen Spüllösungen (Povidoniod 1 %; CHX-Digluconat 0,1–0,2 %; H_2O_2 3 %). **Cave:** bei H_2O_2 mögliche Emphysembildung berücksichtigen
- Kürettage der Alveole bis zum Fundus
- Ther. der Alveolitis mit medikamentösen Einlagen (▶ Tab. 11.7)
- **ChKM-Lösung** (4-Chlorphenol, Kampher, Menthol): durch Campher bei Überdosierung Verwirrtheit, Delir, Panik, epileptische Anfälle. In hoher Dosis neben Neuro- auch Hepatotoxizität. KI: Atemwegserkr.
- **Zinkoxid Eugenol Paste** (Zinkoxid, Zinkacetat, Kolophonium, Talkum, Siliciumdioxid; Flüssigkeit: Nelkenöl, Olivenöl): schnelle Schmerzlinderung, Verzögerung des Wundheilungsverlaufs. Eugenol: zytotoxisch, genotoxisch, allergiefördernd. KI: Schwangerschaft (Wehenförderung möglich)
- **Jodoform-Paste** (Jodoform, Levomenthol, 4-Chlorphenol, racemischer Kampher): durch Kampher bei Überdosierung Verwirrtheit, Delir, Panik, epileptische Anfälle. In hoher Dosis neben Neuro- auch Hepatotoxizität. KI: Jodunverträglichkeit, Atemwegserkr.
- **Socketol** (Thymol, Perubalsam, Lidocainhydrochlorid, Phenoxyethanol, Wollwachs, Eukalyptusöl, Dimeticon, Hyetellose): Beachten der max. individuellen Grenzdosis eines LA wegen des Lidocains. Ausschluss einer Perubalsamallergie. Lokale Schleimhautreaktionen durch Wollwachs möglich
- **Alveogyl®** (Farnkrautwolle, Eugenol, Natriumlaurylsulfat, Calciumcarbonat, Minzgeschmack, Hilfsstoffe): Eugenol ist zytotoxisch, genotoxisch, allergiefördernd. KI: Schwangerschaft (Wehenförderung möglich)

Tab. 11.7 Topische Medikationen bei einer Alveolitis (nach Simonek et al. 2022)

Wirkungsweise	CHKM-Lösung	Zinkoxid-Eugenol-Paste	Jodoform Paste	Socketol®	Alveogyl®	Aperny® Speiko	Aureomycin® Abanta Salbe	Terracortril
Adstringierend		X						
Analgetisch	X				X	X		
Anästhesierend (lokal)	X	X		X				
Antiinflammatorisch					X	X		X
Antimikrobiell						X		
Antiproliferativ								X
Antiseptisch	X	X	X	X	X		X	X
Bakterizid			X					
Durchblutungsfördernd	X		X					
Immunsuppressiv								X
Wundheilungsfördernd		X						

- **Apernyl®** (Acetylsalicylsäure, Propylhydroxybenzoat): in Schwangerschaft und Stillzeit niedrigere Dosierung. Schwächung durch blutdrucksenkende Arzneimittel (v. a. ACE-Hemmer). KI: keine Komb. mit anderen TAH (z. B. Clopidogrel) oder anderen Gerinnungshemmern (Cumarin, Heparin)
- **Aureomycin®-Salbe** (Chlortetracyclin, Wollwachs, Vaseline): Hemmung der Proteinbiosynthese des Erregers, Unterdrückung des weiteren Bakterienwachstums. Lokale Schleimhautreaktionen durch Wollwachs möglich. KI: Schwangerschaft, Stillzeit, Kinder, Leber- und Nierenfunktionsstörungen, Pilzbefall
- **Terra-Cortril®** (Oxytetracyclin, Polymyxin B, Cortison): Verdauungsstörungen und/oder Hautausschlag möglich. KI: Schwangerschaft und Stillzeit, Leber- und Niereninsuff., Virusinfektionen (z. B. HSV), Pilzbefall

Vorteile von Streifeneinlagen und Tamponaden
- Schnelle und wirksame Analgesie
- Dichter Knochenkontakt
- Keine Reizung der Nachbarstrukturen
- Stabilität und Volumenbeständigkeit gegen den Einfluss des Mundhöhlenmilieus
- Einfache Anwendung

Chirurgische Revision Zu erwägen, wenn die initiale konservative Ther. innerhalb von 72 h zu keiner merklichen Reduktion der Symptomatik führt:
- Perioperative Antibiotikatherapie
- Prä- und postop. orale Desinfektion
- Lokalanästhesie/Intubationsnarkose (wegen der Möglichkeit der fehlenden lokalanästhetischen Wirkung)
- MPL-Bildung zur genauen Inspektion der Alveole
- Sorgfältige Kürettage der Alveole
- Intensive Desinfektion der Alveole mit H_2O_2 3 %
- Ausfräsen der Alveolenkompakta in blutende Spongiosabereiche hinein
- Evtl. Resektion von Kompakta (→ Alveolarfortsatzdefekt)
- Periostschlitzung zur Mobilisierung des Mukosalappens
- Primärer speicheldichter Wundverschluss

!
- Diese Maßnahme kann zu einer weiteren Ausbreitung des Entzündungsprozesses in umgebenden Knochen führen.
- Bei einer nicht heilenden Extraktionswunde immer auch an das Vorliegen eines malignen Geschehens denken.

Regionäre Ausbreitungsmöglichkeiten

Entzündungen von Zahn und Parodont (▶ 13.5)
- Pulpitis
- Parodontitis: Parodontalabszess, nekrotisierende ulzerierende Gingivitis/Parodontitis (NUG/NUP)
- Apikale Parodontitis: Parodontitis apicalis acuta (▶ 13.5.2), Parodontitis apicalis chronica (▶ 13.5.1), dentoalveoläre Weichteilfisteln
- Dentogene Tascheninfektionen (Taschenabszess) und Dentitio difficilis
- Infizierte odontogene Zysten

Fortgeleitete Entzündungen in die Regio maxillaris
- Retromaxillärer Abszess
- Palatinaler Abszess
- Dentogen induzierte Empyeme der Nasennebenhöhlen
- Fossa-canina-Abszess
- Perinasaler/intranasaler Abszess

Fortgeleitete Entzündungen in die Regio mandibularis
- Paramandibulärer Abszess
- Perimandibulärer Abszess
- Submandibulärer Abszess
- Kinnabszess
- Sublingualer Abszess
- Massetericomandibulärer Abszess
- Pterygomandibulärer Abszess

Fortgeleitete Entzündungen in angrenzende Bereiche des Gesichtsschädels
- Zungenabszess
- Peritonsillärer Abszess
- Para- und retropharyngealer Abszess
- Infektionen der Parotisloge, des periorbitalen Weichgewebes und der Temporalloge
- Phlegmone der Gesichts- und Halsweichteile

Knocheninfektionen
- Akute Osteomyelitis
- Chron. Osteomyelitis: Osteomyelitis sicca, nicht eitrige chron. diffuse und sklerosierende Osteomyelitis, chron. juvenile Osteomyelitis
- Osteomyelitissonderformen: Säuglingsosteomyelitis (vorzugsweise OK), Osteoradionekrose (ORN), infizierte Osteoradionekrose (IORN), medikamentenassoziierte Osteonekrose des Kiefers (MRONJ)

11.1.10 Patienten mit Antikoagulanzientherapie

Chirurgische Zahnsanierung

Chir. Zahnsanierung bei Pat. mit Antikoagulanzienther., wenn der INR im ther. Bereich von 2,0–3,5 liegt:
- Extraktion/en eines oder mehrerer Zähne
- Lokale Blutstillungsmaßnahmen ohne stärkere Blutungsgefahr
- Präop. angefertigte Verbandplatte
- Präop. am OP-Tag INR-Wert-Bestimmung

Bei umfangreichen zahnärztlich-chir. Eingriffen mit ungenügender Möglichkeit der lokalen Blutstillung (▶ Abb. 11.4) sollte nach stationärer Aufnahme die Behandlung in einer MKG-Fachabteilung erfolgen.

Abhängig von der Medikation veränderte Cumarintoleranz:
- Reduzierte Kumarintoleranz (= Blutungsgefahr ↑) durch Salizylsäurederivate, Phenylbutazon, Antibiotika
- Erhöhte Kumarintoleranz (= Thrombosegefahr ↑) durch Adrenalin, Atropin, Multivitaminpräparate (Vit. K1), Barbiturate, Psychopharmaka

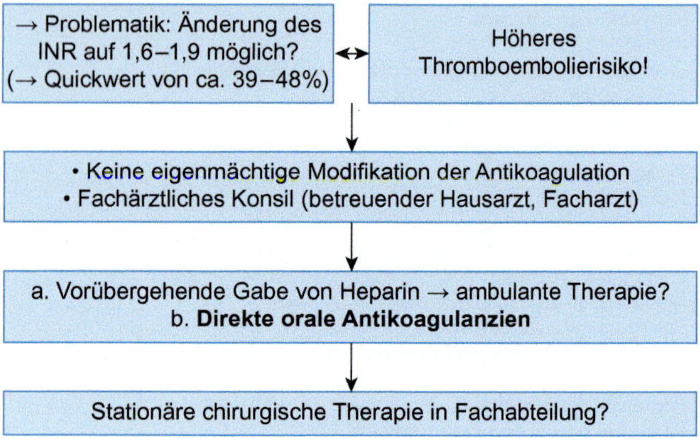

Abb. 11.4 Ambulante oder stationäre zahnärztliche Chirurgie unter Antikoagulation [L231]

Besonderheiten bei der Wundversorgung

- LA mit Vasokonstringens dürfen eingesetzt werden, wenn keine Grunderkr. vorliegen, die dafür eine KI darstellen (▶ 3.1.1). **Cave:** Vasokonstriktor lässt evtl. Blutungen nicht sofort erkennen.
- Verminderung des Gewebetraumas.
- Adaption der Wundränder (idealerweise speicheldichter Wundverschluss durch atraumatische Mobilisierung der Wundränder möglichst ohne Periostschlitzung).
- Verwenden von Aufbisstupfern.

Hämostyptika

Infrage kommen Bienenwachs, Paraffin, Weichmacher, Kollagen/Schweinehaut, Rinderkollagen, Pflanzenzellwand, Kartoffelstärke, Polysaccharide, Kaolin-Derivate, Aluminiumchlorid/-sulfate, Eisensulfate, Lysinanaloga/synthetisch, Thrombin/rekombinant human, Thrombinkleber, Patientenblut.

Einteilung (▶ Tab. 11.8)

- Klassifikation nach Vezeau (2016): adjuvante Hämostyptika, biologisch aktive Wirkstoffe, Gewebekleber, okklusive und vasokonstriktorische Materialien
- Klassifikation nach Halpern et al. (2020) und Kamoh et al. (2012): passive und aktive Hämostyptika

Substanzwahl Biokompatibilität, Blutstillung, Wundheilung und Handhabung berücksichtigen

Therapieoptionen

- Blutstillung mit Hämostyptika (▶ Tab. 11.8)
- Spülung der Wunde mit Antifibrinolytikum, z. B. 1 Amp. Tranexamsäurelösung 1: 2 verdünnt (▶ Tab. 11.8), an den folgenden Tagen 4× täglich Mundspülung mit 5 ml Tranexamsäurelösung 5 %
- Anwendung einer Fibrin-/Thrombinzubereitung (Fibrinkleber) (▶ Tab. 11.8)
- Verbandplatte

Tab. 11.8 In der zahnärztlichen Chirurgie häufig verwendete Hämostyptika

Substanz	**Präparat**	**Nachteile und Kontraindikationen**
Mechanische Blutstillung		
Knochenwachs	BoneWax®	Nicht resorbierbar
Alkylenoxidcopolymer	Ostene®	–
Polytetrafluorethylen	Teflonband	–
Adjuvante Hämostyptika		
Gelatin-Matrix	z. B. Gelastypt®, Gelfoam®	Erhöhte Infektanfälligkeit, allergisches Potenzial KI: nicht bei kontaminierten oder infizierten Wunden, nicht in Nervennähe, nicht intravaskulär
Kollagen	z. B. CollaPlug®, Helistat®, Tachosil®	KI: nicht bei infizierten Wunden
Oxidierte regenerierte Cellulose (ORC)	z. B. RESORBA®, TABOTAMP®	–
Mikroporöse Polysaccharid-Hämosphären (MPH)	z. B. AristaTMAH®	Nur bei geringen Blutungen
Natürliche Antikoagulanzien		
Chitosan-/Chitin-basierend	z. B. Celox®	–
Mineralische Zeolithe	z. B. QuikClot®	Exotherme Reaktionen, Entfernung nach Blutstillung
Mineralische Salze		
• Aluminiumchlorid	z. B. Expasyl®	Rückstände, beeinträchtigte Wundheilung, Fremdkörperreaktionen, Knochennekrosen, postop. Schwellungen
• Eisen-III-Sulfat	ORBAT® forte	Verzögerte Heilung und Schmerzen, (Hautpigmentierungen?)
Antifibrinolytika		
Tranexamsäure (TXA)	z. B. Cyklokapron® i. v.	
Epsilon-Aminocapronsäure (EACA)	z. B. Aminocaproic Acid Injektion	
Aktive Hämostyptika		
Topisches Thrombin	Recothrom®	Anaphylaktoide Reaktionen, Krankheitsübertragungen
Gewebekleber	Floseal®, Tisseel®	
Platelet Rich Fibrin (PRF)		Aufwendiger Prozess

Unterbrechung der Antikoagulanzientherapie

Eine Antikoagulanzienther. niemals ohne vorheriges Konsil mit dem behandelnden fachärztlichen Kollegen absetzen.

MJ Wahl (2000) analysierte die Folgen einer Unterbrechung der medikamentösen Antikoagulationsther. vor intraoralen Eingriffen bei 576 Pat. Bei 5 dieser Pat. traten Emboliekomplikationen auf: 4 mit tödlichem Ausgang und 1 schwerwiegende Thrombose. Nach Serienextraktionen und Alveolarplastiken unter Antikoagulation fand er bei 950 Pat. mit 2.400 Eingriffen 12 Fälle mit Nachblutungen, die lokal nicht beherrschbar waren und stationär ohne Folgeschäden therapiert wurden.

11.2 Operative Zahnentfernung

Frank Peter Strietzel, Hajo Peters, Jochen Jackowski

11.2.1 Übersicht

Indikationen Grundsätzlich in 2 Situationen:

1. Im Rahmen konventioneller Zahnextraktionen, z. B. wegen Frakturen der Zahnkrone infolge tiefer kariöser Defekte, ist es nicht möglich, den in der Alveole verbliebenen Zahnrest bzw. die Wurzel mittels Zange zu entfernen oder die Wurzel ist transalveolär nicht in Richtung der Okklusionsebene luxierbar.
2. Der Zahn ist z. T. oder gänzlich von Schleimhaut bzw. Knochen bedeckt oder aufgrund seiner Achse ist eine konventionelle Luxation und Extraktion durch anatomische Hindernisse nicht erlaubt (bei retinierten oder teilretinierten bzw. verlagerten Zähnen).

Präoperative Bildgebung Ist in den beiden vorgenannten Situationen zur Darstellung des vollständigen Zahns und seiner Umgebung zur Identifizierung etwaiger Erschwernisse seiner Luxation oder Extraktion oder von weiteren anatomischen oder path. bedingten Risiken erforderlich. Da die operative Zahnentfernung stets mit dem Ziel geplant werden sollte, die erforderliche Zahnentfernung möglichst schonend für die umgebenden Gewebe und Strukturen durchzuführen, müssen vorab die Möglichkeiten des operativen Zugangs, eine mögliche Separation des Zahns bzw. der Zahnwurzeln, aber auch Luxationshindernisse (z. B. Ankylosen, partielle Wurzelresorptionen) geprüft werden.

Kontraindikationen Können anhand des lokalen Befundes gestellt werden. So kann der Zahn z. B. durch eine konventionelle Zahnextraktion entfernt werden oder es bestehen aktuelle lokale Bedingungen wie stark ausgeprägte akute Entzündungen der umgebenden Gewebe infolge einer odontogenen Infektion (ggf. auch mit Ausbreitungstendenz), die zunächst eine Behandlung erfordern, sodass die Zahnentfernung erst nachgeordnet durchgeführt werden kann. Zum anderen können allgemeinmedizinische Besonderheiten und Beeinträchtigungen und damit einhergehende Risiken die Durchführung der chirurgischen Intervention unter ambulanten Bedingungen limitieren.

Anästhesie Die Entscheidung über die Wahl der Lokal- oder Leitungsanästhesie richtet sich nach der Lage und zu erwartenden Ausdehnung des geplanten OP-Gebiets.

- **Unterkiefer:**
  - **Seitenzahnbereich:** i. d. R. Leitungsanästhesie des N. alveolaris inferior (NAI) und des N. lingualis (NL), meist ergänzt um eine bukkale Infiltrationsanästhesie
  - **Frontzahnbereich:** vorwiegend Leitungsanästhesie des N. mentalis ergänzt um eine lokale linguale und bukkale Infiltrationsanästhesie

- **Oberkiefer:** weitgehend vestibuläre Infiltrationsanästhesie, zudem Leitungsanästhesie des N. palatinus major in unmittelbarer Nähe zum Foramen palatinum majus. Im **Frontzahnbereich** Leitungsanästhesie am Foramen incisivum zur Anästhesie des N. nasopalatinus. Mitunter reicht eine lokale palatinal gelegte Infiltrationsanästhesie aus.

Wichtige Überlegungen bei der Vorbereitung der operativen Zahnentfernung:
- Besteht eine **Indikation** zur Entfernung des Zahns? Muss diese Zahnentfernung operativ erfolgen, da eine konventionelle Entfernung nicht möglich ist? Sind die entsprechenden Befunde dokumentiert?
- Reichen die präop. Informationen aus **klin. und bildgebender Diagnostik,** um die operative Zahnentfernung durchzuführen? Sind der zu entfernende Zahn und die anatomischen Gegebenheiten seiner Umgebung ausreichend dargestellt?
- Ist der **Eingriff** angesichts der lokalen und allgemeinmedizinischen Voraussetzungen **ambulant durchführbar?** Wird die Nachsorge unter ambulanten Bedingungen möglich sein? Wurden etwaige intra- bzw. postop. KO berücksichtigt?
- Besteht seitens des Operateurs und seines Teams Klarheit über die zu wählende Vorgehensweise? Ist der Pat. über den Eingriff, dessen Notwendigkeit, Folgen seiner Unterlassung, Alternativen, etwaige KO, zu erwartende postop. Einschränkungen, die Nachsorge, ggf. anfallende zusätzliche Kosten aufgeklärt? Ist diese **Aufklärung dokumentiert?**

11.2.2 Operative Entfernung von Zähnen, die nicht retiniert bzw. nicht teilretiniert sind

Indikationen Zähne, die ursprünglich einen regelrechten Zahndurchbruch mit Erreichen der Kauebene durchgemacht hatten:
- Partiell oder vollständig fehlende Zahnkrone, wenn das Wurzelfragment nur unzureichend mit einer Extraktionszange gefasst werden kann.
- Unmittelbar im Anschluss an eine zunächst versuchte konventionelle Extraktion nach Kronenverlust.

Lappenlose Operationstechnik Die entsprechenden Vorbereitungen der Pat. (desinfizierende Mundspülung, anschließender Einsatz einer Lokal- bzw. Leitungsanästhesie zur Erzielung einer schmerzfreien OP) werden vorausgesetzt.
- Darstellung des Alveoleneingangs sowie des verbliebenen Wurzelfragments
- Wegen angestrebter Schonung auch der umgebenden Gewebe und Strukturen, Möglichkeit einer intraalveolären Luxation ggf. auch nach Separation der Zahnwurzel prüfen (Kühl 2021)
- **Intraalveoläre Luxation:** zumeist v. a. zum Schutz des relativ dünnen bukkalen Alveolarknochens.
  - Wurzel im Verlauf ihrer Längsachse in bukkolingualer bzw. bukkopalatinaler Richtung separieren
  - Mit grazilem Hebel Wurzelfragmente unter Ausnutzung des Separationsspalts luxieren und anschließend entfernen. Falls kein Ansatz für den Hebel darzustellen ist, im Verlauf des Desmodontalspalts eine sparsame Osteotomie durchführen (**Cave:** Verlauf des Limbus alveolaris zu den benachbarten Zähnen beachten)
  - Auch bei mehrwurzeligen Zähnen intraalveoläre Separation durchführen. Meist schon nach der Separation der Zahnwurzeln voneinander Ansatz-

punkte für eine vorsichtige Luxation der Wurzel mit einem grazilen Hebel in Richtung der Okklusionsebene vorhanden

- Geborgene Wurzelfragmente auf Vollständigkeit prüfen
- Vorsichtige aber konsequente apikale Kürettage zur Entfernung von Granulationsgewebe, Resten von Wurzelkanalfüllmaterial oder ähnlichem durchführen
- Im OK Sondierung des Alveolenfundus mittels stumpfer Sonde sowie direkter und indirekter Nasenblasversuch, um oro-antrale Perforation auszuschließen
- Nach dem Ausschluss einer oro-antralen Perforation Einbluten in die Alveole abwarten und Adaptation der Wundränder mittels gekreuzter Naht
- Zur Koagulumstabilisierung evtl. (bzw. bei Einnahme von gerinnungshemmenden Medikamenten zu empfehlen) Kollagenkegel entsprechend der Form der Alveole konturieren, in die Alveole einbringen und mit adaptierender Naht (z. B. Kreuznaht) stabilisieren
- Über der Alveole einen sterilen Tupfer platzieren und mit mäßigem Andruck durch Aufbiss durch Pat. für etwa 30 Min. fixieren. Bei Einnahme von Gerinnungshemmern Tupferaufbiss im Anschluss durch mehrfaches Wechseln des Tupfers wiederholen (Strietzel und Nahles 2022) und entsprechende Anzahl von Tupfern mitgeben oder verordnen
- Pat. **immer** über das postop. Verhalten (auch in einem etwaigen Komplikationsfall) informieren

Nur in wenigen Ausnahmefällen nach intrasulkulärer Zahnfleischrandschnittführung zusätzliche Mobilisierung eines MPL unter Einbeziehung der Alveole des zu entfernenden Zahns, um eine (meist vestibulär ausgeführte) Osteotomie zur Darstellung und Bergung eines tief unter dem Limbus alveolaris frakturierten Wurzelrests vorzubereiten. **Cave:** Dadurch später oft mehr oder weniger ausgeprägte Konturdefekte am Alveolarfortsatz, welche die nachfolgende prothetische oder implantat-prothetische Rehabilitation erschweren können.

- Anschließend intraorale Röntgenaufnahme der Alveole zum Ausschluss evtl. in der Alveole verbliebener Wurzelreste
- Verlaufskontrolle der Wundheilung am 1. oder 2. Tag nach der operativen Zahnentfernung

11.2.3 Operative Entfernung von retinierten bzw. teilretinierten sowie von verlagerten Zähnen

Begriffsdefinition

Zähne, die nach Abschluss des Wurzelwachstums die Okklusionsebene nicht erreicht haben, sind *per definitionem* partiell **(teilretiniert)** oder vollständig **(retiniert)** von Schleimhaut bedeckt und haben ggf. eine von der regelrechten Durchbruchsrichtung abweichende Achsenausrichtung (verlagert). Sind retinierte Zähne zudem vollständig von Knochen umgeben, werden sie als **impaktierte** Zähne bezeichnet.

Am häufigsten retiniert, teilretiniert bzw. verlagert sind die Weisheitszähne des UK, gefolgt von denen des OK (Kunkel et al. 2019), den OK-Eckzähnen und den 1. Prämolaren (Grover und Lorton 1985).

Da retinierte und teilretinierter Zähne (insbes. Weisheitszähne) relativ häufig sind, ist es wichtig, mit deren Diagn. und Ther. sowie etwaigen KO bei oder nach dem Entfernen sowie beim Belassen vertraut zu sein, um den Pat. eine fundierte Beratung und Ther.-Empfehlung anbieten zu können.

Ätiologie

- Meistens Platzmangel im Kiefer
- Seltener stark abweichende Zahnkeimlagen, aber auch path. Prozesse wie Zystenbildungen oder Tumoren

Klinik Schmerzen oder Spannungsgefühl im Kiefer-Gesichtsbereich, entzündliche Erkr., meist durch Schlupfwinkelinfektionen hervorgerufene lokal begrenzte Entzündungen (Dentitio difficilis), die sich tendenziell ausbreiten können (Kunkel et al. 2019), Zysten, Verdrängung von Nachbarzähnen oder Resorption benachbarter Zahnwurzeln. Bei einer akuten Entzündung im Sinne einer Perikoronitis ist zunächst eine Bewertung der Symptome im Sinne einer Stadieneinteilung vorzunehmen (▶ Tab. 11.9).

Diagnostik

- **Panoramaschichtaufnahme (PSA):** vollständige Darstellung des zu entfernenden Zahns mit seinen umgebenden Geweben bzw. anatomischen Nachbarstrukturen. Hier sind zumeist die Verlagerungsformen schon sehr gut erkennbar (▶ Abb. 11.5).
- **Dentale digitale Volumentomografie (DVT):** bei Risikokonstellationen genauere Lagebestimmung in Bezug zu benachbarten anatomischen Strukturen (Zähnen bzw. Zahnwurzeln, Sinusboden, Boden des Cavum nasi, Verlauf des Mandibularkanals) (Kunkel et al. 2019). Dadurch Nachweis v. a. von

Tab. 11.9 Klinische Stadieneinteilung der Dentitio difficilis

Stadium	Symptome	Klinische Befunde
Stadium I	• Lokale Schmerzen im Bereich des betroffenen Zahns	• Perikoronäres Erythem und Ödem • Evtl. seröses Exsudat aus der Zahnfleischtasche • Retention von Biofilm und Speiseresten • Schlupfwinkelinfektion im Bereich des Operculum
Stadium II	• Seit mehreren Tagen lokale sowie in die Umgebung ausstrahlende Schmerzen im Bereich des betroffenen Zahns mit Ausbreitungstendenz, • Einseitige Schluckbeschwerden	• Deutliches Ödem der Zahnumgebung • Ggf. leichte korrespondierende extraorale Schwellung • Subfebrile Temperaturen (37,5–37,9 °C) • Regionäre Lymphknoten palpabel • Purulentes Exsudat aus der Zahnfleischtasche • Leichter bis mäßiger Trismus
Stadium III	• Lokale sowie in die Umgebung ausstrahlende starke Schmerzen im Bereich des betroffenen Zahns und seiner Umgebung mit Ausbreitungstendenz • Schluckbeschwerden	• Intra- und extraoral deutliche Schwellung durch starke Infiltration der Zahnumgebung mit Ausbreitungstendenz • Ggf. Abszessbildung • Deutlicher Trismus • Fieber (Temperaturen > 38 °C) • deutlich herabgesetzter AZ • Lymphknoten palpabel

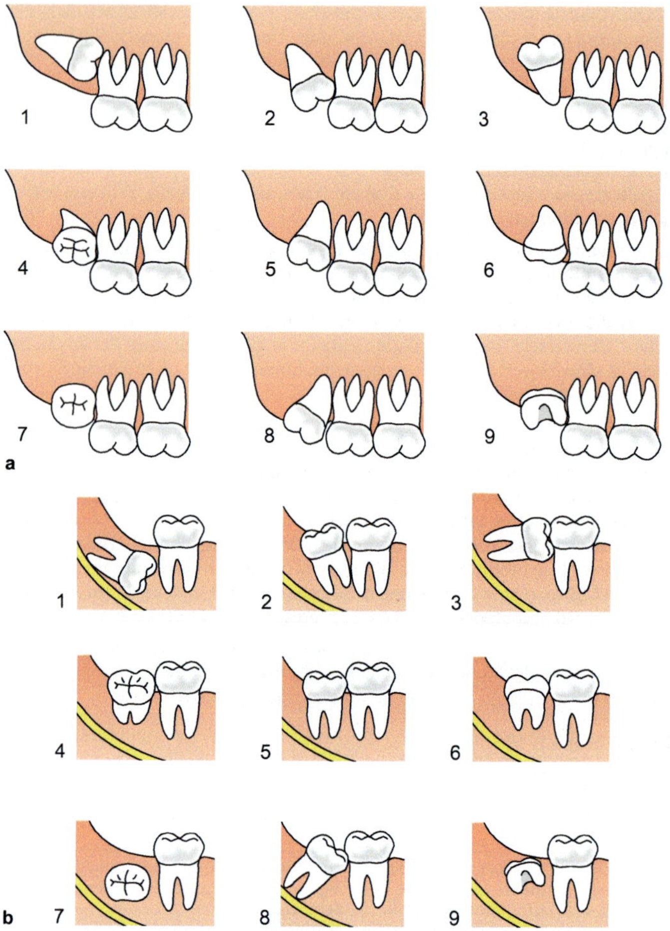

Abb. 11.5 Möglichkeiten von impaktierten und verlagerten Weisheitszähnen (modifiziert nach Asanami und Kasazaki 1992) [R498]
a) Im Oberkiefer: *1* Horizontale Verlagerung, *2* mesioanguläre Verlagerung, *3* Inversions-Verlagerung, *4* Neigung nach bukkal, *5* Vertikalposition, *6* Neigung nach palatinal, *7* Transversalverlagerung nach bukkal, *8* distoanguläre Verlagerung, *9* Transversalverlagerung nach palatinal (11.2.2)
b) Im Unterkiefer: *1* Impaktion mit tendenzieller inverser Verlagerung, *2* distoanguläre Verlagerung, *3* horizontale Verlagerung mit mesialer Kronenlage, *4* Neigung nach vestibulär, *5* Vertikalposition, *6* Neigung nach lingual, *7* Impaktion und horizontal-transversale Verlagerung mit vestibulärer Kronenlage, *8* mesioanguläre Verlagerung, *9* Impaktion mit horizontal-transversaler Verlagerung und lingualer Kronenlage

morphologischen Besonderheiten, Lageanomalien oder einer Pelottierung des Mandibularkanallumens durch die Zahnwurzeln und Risikoeinschätzung für Nervenschädigung

Empfehlungen zur präop. Bildgebung bei operativer Weisheitszahnentfernung
(Kunkel et al. 2019)

- Keine 3D-Bildgebung (z. B. DVT oder CT), wenn in der 2D-Bildgebung keine Hinweise auf besondere Risikosituation.
- Evtl. Ind. für 3D-Bildgebung, wenn in 2D-Bildgebung Hinweise auf unmittelbare Lagebeziehung zu anatomischen Risikostrukturen oder path. Veränderungen, die aus Sicht des Operateurs zusätzliche räumliche Informationen für die Eingriffs- und Risikoaufklärung erfordern, für die Eingriffsplanung oder für eine intraop. Orientierung wichtig sind.

- **Typische klin. und radiologische Befunde** (nach Kunkel et al. 2019):
  - Perikoronare Infektion
  - Perikoronare Auftreibung (z. B. durch Zystenbildung)
  - Elongation oder Kippung
  - Kippung, Verdrängung oder Lockerung benachbarter Zähne (z. B. bei verlagerten Eckzähnen)
  - Kariöse Zerstörung oder Pulpitis durch Biofilm in Schlupfwinkeln bei Teilretention
  - Resorptionen an Nachbarzähnen z. B. bei (teil-)retinierten Weisheitszähnen Wurzelresorptionen an 12-Jahr-Molaren oder bei retinierten Eckzähnen Wurzelresorptionen an den oberen seitlichen Inzisivi

Beratung und Aufklärung Da meist elektive Eingriffe, Pat. rechtzeitig vor der Intervention aufklären, damit sie selbst nach Abwägung von Nutzen und Risiken des Eingriffs und den Risiken einer Unterlassung des Eingriffs eine Entscheidung dafür oder dagegen treffen können. Dies ist zu dokumentieren.
Durchführen des Eingriffs:

- **Risikofaktoren für OP-KO:**
  - Akute oder chron. Infektionen im OP-Gebiet.
  - Z. n. Strahlenther. im Bereich des Kieferknochens (Risiko der Osteoradionekrose, Krüger et al. 2018).
  - Einnahme von Antiresorptiva (z. B. Bisphosphonat-assoziierte Knochennekrose, Schiegnitz et al. 2018).
  - Komorbiditäten und damit einhergehende Medikationen (z. B. Beeinträchtigungen des Gesundheitszustands im höheren Lebensalter, Polypharmazie, Einschränkungen der Ther.-Adhärenz).
  - Erhöhter Schwierigkeitsgrad der OP durch Positionsanomalien sowie enge Lagebeziehung zu anatomischen Risikostrukturen (z. B. Pelottierung oder Einengung des Mandibularkanals durch die Wurzeln des Weisheitszahns, weit kraniale Verlagerung im Bereich des Sinus maxillaris) oder enge Lagebeziehung zu benachbarten Zähnen, Anomalien der Wurzelkonfiguration oder Nichterkennbarkeit des Desmodontalspalts als Indiz für eine mögliche Ankylose des Zahns birgt das Risiko für KO (Kunkel et al. 2019; Strietzel 2014).
- **KO:** Schädigung sensibler Trigeminusäste, postop. Infektionen, Schädigung oder Lockerung benachbarter Zähne (bei Weisheitszähnen Schädigung des 2. Molaren), Alveolarfortsatzfraktur, Eröffnung des Sinus maxillaris, intra-

oder postop. Blutungen, anästhesiebedingte KO (Sensibilitätsstörungen, auch anhaltend, Hämatombildungen, Infektionen), postop. Schwellung und Schmerzen

Belassen von retinierten bzw. teilretinierten Zähnen:
- **Risikofaktoren für KO:** Erweiterungen des Perikoronarraumes als erste Anzeichen von Zystenbildungen, Karies und Folgeerkrankungen am teilretinierten Zahn oder an benachbarten Zähnen, parodontale Schäden an benachbarten Zähnen, Wurzelresorptionen an benachbarten Zähnen oder ein verzögerter „Durchbruch“ mit Schlupfwinkelinfektionen bei Druck eines mukosal gelagerten Zahnersatzes auf den primär unter der Schleimhaut gelegenen retinierten Zahn
- **KO:** Infektionen auf der Basis einer Schlupfwinkelinfektion (Perikoronitis), Wurzelresorptionen und parodontale Schäden an den benachbarten Zähnen, kariöse Defekte an den teilretinierten oder den benachbarten Zähnen, Bildung von Zysten oder Neoplasien, Frakturgefahr des Alveolarfortsatzes, Störung der dynamischen Okklusion und Entwicklung eines Gesichtsschmerzes (Kunkel et al. 2019)

Indikation zur op. Entfernung von Weisheitszähnen (Kunkel et al. 2019)
- Akute oder chron. Infektionen (Dentitio difficilis).
- Nicht restaurierfähige, kariös zerstörte Zähne.
- Nicht behandelbare Pulpitis.
- Unklarer Gesichtsschmerz mit Hinweisen darauf, dass der Weisheitszahn eine relevante Schmerzursache darstellen kann.
- Nicht konservativ behandelbare periapikale Veränderungen.
- V. a. oder Bestehen von path. Strukturen in Zusammenhang mit Zahnfollikeln (z. B. Zyste, Tumor).
- Behandlung parodontaler Erkr.
- Zu erwartende Störungen der kieferorthopädischen und/oder rekonstruktiven Chirurgie.
- Weisheitszähne in einem Bruchspalt und dadurch erschwerte Frakturbehandlung.
- Verwendung des Weisheitszahns zur Transplantation.

In folgenden Fällen sollten Weisheitszähne (ebenso wie andere retinierte oder verlagerte Zähne) belassen werden (Kunkel et al. 2019):
- Ihre kieferorthopädische Einstellung ist vorgesehen bzw. ihre regelrechte Einstellung in den Zahnbogen ist zu erwarten.
- Sie könnten prospektiv als prothetischer Pfeilerzahn von Nutzen sein.
- Sie sind tief impaktiert und verlagert, weisen aber keine klin. bzw. radiologisch erkennbaren path. Befunde auf.
- Es besteht ein hohes Risiko für operative KO.

Mögliche Indikation zur op. Entfernung von Weisheitszähnen (Kunkel et al. 2019)
- Vereinfachung der kieferorthopädischen Zahnbewegungen und/oder Erleichterung der kieferorthopädischen Retention oder Sicherung einer abgeschlossenen kieferorthopädischen Behandlung.
- Prophylaktisch aus übergeordneten Gründen der Lebensführung, z. B. erwartete fehlende Verfügbarkeit einer medizinischen Versorgung.
- Resorptionen an benachbarten Zähnen.
- Pulpaexposition infolge Karies.

- Störungen einer geplanten prothetischen Versorgung, z. B. bei zu erwartender Exposition des Zahns durch Druckbelastung durch eine mukosal gelagerte Prothese oder eine weitere Atrophie des Alveolarfortsatzes.
- Bei Narkosebehandlungen, wenn zur Entfernung des Weisheitszahns später eine erneute Narkosebehandlung durchgeführt werden müsste.
- Wenn ein elongierter oder gekippter Weisheitszahn die dynamische Okklusion stören könnte.
- Wenn der Weisheitszahn eine in Betracht kommende Ursache für eine behandlungsbedürftige Halitosis darstellen könnte und andere Ther.-Maßnahmen erfolglos waren.

Therapie der Schlupfwinkelinfektion Ziel im akut entzündeten Stadium ist zunächst die Kontrolle und Beseitigung der Schlupfwinkelinfektion (▶ Tab. 11.9):

Stadium I:

- Vorsichtige aber konsequente Spülung (sterile NaCl 0,9 %)
- Reinigung und Desinfektion (Spülung mit Chlorhexidin-Lösung) des Schlupfwinkels (Zahnfleischtasche)
- Einlage eines mit desinfizierenden Substanzen getränkten Gazestreifens (z. B. Iodoform-Drainage; **Cave:** Allergieanamnese). Alternativ Salben oder Gele mit entzündungshemmenden Komponenten instillieren (z. B. Dontisolon D®)
- Engmaschige Befundkontrolle erforderlich
- Nach Abklingen der entzündlichen Beschwerden operative Entfernung des Zahns, sofern keine spontane oder kontrollierte Einstellung des Zahns zu erwarten

Stadium II: neben den in Stadium I aufgeführten Maßnahmen:

- Oft Spreizung oder Inzision über den Parodontalspalt notwendig, um das entzündliche Exsudat effektiv abzuleiten
- Wegen Ausbreitungstendenz der Infektion in die Umgebung zusätzlich antiinfektive systemische Ther. unter Berücksichtigung der Allergieanamnese (Amoxicillin 1.000 mg alle 8 h für mind. 5–7 Tage, bei Allergie alternativ Clindamycin 600 mg alle 8 h für 5–7 Tage)
- Tägliche Befundkontrolle bis zur Besserung der Symptome
- Möglichst 3–6 Tage nach Abklingen der Symptome operative Entfernung des Zahns

Stadium III:

! Sofortige **stationäre Einweisung** aufgrund der Schwere der Symptome
- Hoch dosierte parenterale antiinfektive systemische Ther.
- Abszessinzision (meist intra- und extraoral) mit Drainage
- Op. Entfernung des Zahns 3–6 Tage nach Abklingen der Symptome noch unter antiinfektiver systemischer Ther. unter stationären Bedingungen

Vorgehen bei der Entfernung (teil-)retinierter Zähne Am Beispiel der operativen Entfernung eines unteren verlagerten, retinierten Weisheitszahns

> Ziel ist die möglichst schonende Entfernung des Weisheitszahns unter Vermeidung eines Kontakts zum 12-J.-Molaren bei Minimierung des OP-Traumas durch eine ausgedehnte Osteotomie.

- Desinfizierende Mundspülung (z. B. für 1 Min. mit Chlorhexidin-Mundspüllösung 0,2 %)
- Leitungsanästhesie für N. alveolaris inferior und N. lingualis der entsprechenden Seite sowie bukkale Infiltrationsanästhesie z. B. mit Articain-Lösung 4 % mit Epinephrin-Zusatz 1 : 200.000

Lappenmobilisation:

- **Schnittführung:** Schnitt konsequent unter Knochenkontakt von der Margo anterior des Ramus ascendens mandibulae über das retromolare Plateau in Richtung auf den distobukkalen Höcker des 12-J.-Molaren bis zu dessen Sulkus. Fortführen des Schnitts intrasulkulär distal und anschließend vestibulär
  - **entweder** intrasulkulär mit waagerechter Fortsetzung des Schnitts unter Belassen der Interdentalpapille in den vestibulären Sulkus des 6-J.-Molaren bis auf Höhe des mesiovestibulären Höckers **(Envelope-Technik)**,
  - **oder** intrasulkulär vestibulär bis zur Höhe des mesiobukkalen Höckers des 12-J.-Molaren und dort zunächst im rechten Winkel und anschließend leicht bogenförmig nach anterior vestibulär auslaufend fortgesetzt **(Winkelschnitt)**.

Die Schnittführung soll bei Minimierung des OP-Traumas, schonender Behandlung der Weichgewebe und guter Lappendurchblutung eine gute Übersicht auf das OP-Gebiet und ggf. eine Erweiterung der Schnittführung ermöglichen.

- Die **Winkelschnittführung** kann bei tiefen Verlagerungen und absehbarer umfangreicherer Osteotomie bei der Lappenpräparation einen größeren Freiheitsgrad ermöglichen.
- Die **Envelope-Technik** kann bei relativ nah an der Kauebene befindlichen, teilretinierten Weisheitszähnen durch sparsame Lappenpräparation das operative Trauma verringern.

- Anschließend **MPL** sorgfältig und schonend von der vestibulären und retromolaren knöchernen Unterlage lösen. Dabei auch das retromolare Plateau darstellen. **Cave:** die Regio lingualis möglichst schonen, um Zerrungen oder Verletzungen des N. lingualis zu verhindern. Daher auch möglichst auf linguale Deperiostierung verzichten

! Wichtig ist die Darstellung der lingualen Begrenzung des retromolaren Plateaus. Ist ein Weisheitszahn außergewöhnlich weit nach lingual verlagert, sodass er nur durch eine linguale Deperiostierung dargestellt werden kann, ist der linguale Lappen bei den nachfolgenden Präparationsschritten durch vorsichtiges Einlegen eines grazilen Instruments zu schützen.

Entfernen des Weisheitszahns:

- Nach Darstellung der Linea obliqua externa wird zwischen den MPL und die knöcherne Unterlage der Langenbeck-Wundhaken eingelegt.
- Die operative Freilegung des Weisheitszahns erfolgt sodann meist durch eine Osteotomie mittels rotierender Instrumente (chir. Handstück mit sterilem NaCl 0,9 % und außengekühlten Rosenbohrern absteigender Größen), sodass die Krone des Weisheitszahns vestibulär und distal bis über die Schmelz-Zement-Grenze hinaus dargestellt wird.
- Nach der Entscheidung über eine möglicherweise notwendige Separation der Krone bzw. der Wurzel wird diese mittels Rosenbohrer mittlerer bis kleinerer Größe durchgeführt. Die Separation der Krone von der Wurzel sollte so erfolgen, dass lingual eine dünne Schmelzlamelle erhalten bleibt, um die linguale Kortikalis zu schützen.

Bestimmte Verlagerungsformen (z. B. mesio- oder distoangulär, horizontal, invertiert) erfordern von vornherein die Separation des Weisheitszahns, da eine Entwicklung aus der Alveole aufgrund der abweichenden Durchbruchsrichtung durch den 12-J.-Molaren oder durch den Ramus ascendens mandibulae nicht möglich ist.

- Anschließend durch vorsichtiges Einführen eines Hebels nach Bein in den Separationsspalt und axiales Drehen die Krone von der Wurzel trennen und entfernen. **Cave:** Abgleiten der gelösten Krone in den Rachenraum verhindern (Gefahr des Verschluckens oder Aspirierens). Zwischenzeitliche Spülungen des OP-Situs mit sterilem NaCl 0,9 % erleichtern die Übersicht.
- Müssen laut Röntgen auch die Wurzeln (z. B. aufgrund starker Spreizung oder Krümmungen) separiert werden, erfolgt dies nach Darstellung der Bifurkation ebenfalls mit einem mittelgroßen bis kleinen Rosenbohrer. Anschließend die Wurzelfragmente einzeln vorsichtig in Richtung Kieferkamm bzw. Kauebene luxieren und aus den Alveolen entwickeln.

Inspektion und Versorgung der Alveolen:
- Inspektion der Alveolen, Kontrolle zum Ausschluss eines Knochendefekts distal des 12-J.-Molaren bzw. einer distoapproximalen Karies. Glätten evtl. vorhandener scharfer Knochenkanten sowie Spülen v. a. des Bereichs zwischen vestibulärer Knochenfläche und Mukosperiostlappen mit sterilem NaCl 0,9 %, um dort evtl. vorhandene Knochenspäne zu entfernen.
- Vorsichtige, aber konsequente Kürettage von Weichgewebe, das auf eine Craig-Zyste, eine follikuläre Zyste oder einen Zahnfollikel hinweist und Gewebe der histopathologischen Untersuchung zuführen. **Cave:** in Nähe des N. alveolaris inferior maßvoll und schonend kürettieren, um Irritationen oder Verletzungen des Nerv-Gefäß-Bündels zu vermeiden.
- Bei einem tief verlagerten Weisheitszahn, der eine ausgedehnte Osteotomie erforderte, oder bei der Exposition von Anteilen des Inhalts des Mandibularkanals lockere „deckelnde" Einlage eines Kollagenkegels in die Alveole, um zur Stabilisierung des Koagulums beizutragen.

Wundschluss:
- Wunde durch Zurückverlagern und Adaptieren des MPL mittels Nähten verschließen.
- Bei bereits vorhandenen Entzündungssymptomen oder einem teilretinierten unteren Weisheitszahn lockere Einlage einer Drainage (Gazestreifen, ggf. mit Iodoform versetzt, **Cave:** Allergieanamnese!), die nach 2–3 Tagen entfernt bzw. gewechselt wird. Anschließend kann Pat. die Wunde durch locker fixierten Aufbisstupfer leicht komprimieren.

Postoperative Verhaltensvorgaben:
- Pat. sowie Sorgeberechtigten bei noch nicht Volljährigen im Anschluss über den OP-Verlauf und das OP-Ergebnis kurz informieren und postop. Verhaltensmaßnahmen noch einmal darlegen
- Besonders eingehen auf: Verhalten im Komplikationsfall, Einnahme von Medikamenten, Maßnahmen der physikalischen Ther. und Ernährungshinweise
- Wiedervorstellungstermin 1–2 Tage nach dem Eingriff vereinbaren
- Nahtentfernung nach 7–10 Tagen

All dies ist – ebenso wie der detaillierte OP-Verlauf – in der **Behandlungsakte** zu **dokumentieren.**

11.2.4 Operationstechnik

Nach präop. Aufklärung Beginn der operativen Freilegung von retinierten und/oder verlagerten Zähnen mit lokaler Anästhesie im OP-Gebiet (▶ 3.1.5)

Schnittführung Unter Berücksichtigung von klin. und röntgenologischem Befund nach folgenden Kriterien auswählen:

- Ausreichend großer, jederzeit erweiterungsfähiger Schnitt für gute Übersicht des OP-Gebiets
- Breite MPL-Basis zur Gewährleistung einer suffizienten Vaskularisation
- Nahtverschluss idealerweise auf intakter ossärer Fläche und nicht im Osteotomiebereich
- Intrasulkuläre Schnittführung mit vertikaler (nicht horizontaler) Entlastung, um Rezessionen und Narbenbildung zu vermeiden
- Schutz wichtiger anatomischer Strukturen (N. mentalis, N. nasopalatinus, N. palatinus major, A. palatina)
- Idealerweise monofile Fäden der Stärke 3.0–5.0 (bei geringer Compliance resorbierbar)

Durchführung

- Nach MPL-Bildung Knochen über bzw. um den retinierten Zahn unter Schonung der Schmelz-Zement-Dentin-Strukturen mit rotierendem Instrumentarium unter permanenter Kühlung (steriles NaCl 0,9 %) abtragen
- Zahnkrone bis zu ihrer größten Zirkumferenz darstellen
- Zum Ausschluss einer Ankylose schonende initiale Luxation über die freigelegte Zahnstruktur
- Einsatz von H_2O_2 1 % und von mikrochir. Saugern zur effizienten Trockenlegung bei der Applikation von adhäsiv befestigten Ketten zur kieferorthopädischen Einordnung des Zahns. Dabei Verlauf der Kette auf die Zugrichtung des einzuordnenden Zahns ausrichten

Postoperative Medikation Nur Analgesie und lokale Desinfektion. Prophylaktische, systemische antiinfektive Ther. (z. B. mit Antibiotika) abhängig von der Anamnese nur in Ausnahmefällen

11.2.5 Besonderheiten bei Eckzähnen

Unterkiefer

Schnittführung Wahl abhängig von der Lage des Zahns:

- Meistens Zugang von vestibulär
- Bei stark nach lingual verlagerter Zahnkrone oder Verlagerung an die UK-Basis Zugang von extraoral denkbar. Meistens marginaler oder paramarginaler Zugang (z. B. Bogenschnitt)

Osteotomie Die Zahnkrone liegt meist unter einer sehr dünnen Knochenlamelle. Nach Abtragen des oberflächlichen Knochens Zahn unter Schonung der Nachbarstrukturen mithilfe geeigneter Hebelinstrumente entfernen. Vorab evtl. Zahnteilung mit Fissurenbohrern oder Lindemann-Fräsen erforderlich

Oberkiefer

Schnittführung Abhängig von klin. und röntgenologischer Lagebestimmung:

- **Palatinale Lage:** marginale oder paramarginale Inzision aus der Region 4/5 der betroffenen Seite bis in die 3er-Region der gegenüberliegenden Seite.

Dabei unter Schonung des N. nasopalatinus im frontalen Bereich Dreiecksinzision unter vollständigem Erhalt der Papilla incisiva
- **Vestibuläre Verlagerung:** je nach Angulation des Zahns Bogenschnitt oder marginale Schnittführung mit vertikaler Entlastung zur Schaffung eines trapezförmigen Lappens

Osteotomie
- **Palatinale Lage:** MPL vor Osteotomie mittels Haltenaht an gegenüberliegenden Prämolaren fixieren, um OP-Gebiet besser darzustellen. Danach mit rotierendem Instrumentarium Zahnkrone darstellen und nach Anlage eines Spaltraums versuchen, den Zahn mit vorsichtigen Luxationen aus seinem Fach zu entfernen. Andernfalls Zahn an der Schmelz-Zement-Grenze mittels Fräse nach Lindemann vorsichtig teilen, um Krone und Wurzel nacheinander zu entfernen. Postop. zuvor angefertigte palatinale Verbandplatte einsetzen
- **Vestibuläre Verlagerung:** operative Entfernung abhängig von der klin. Lage

11.2.6 Prämolaren und Molaren

Weisheitszähne ▶ 11.3.3

Unterkiefer

Schnittführung Wegen der anatomischen Nähe zu N. alveolaris inferior, Foramen mentale und N. mentalis vestibuläre (marginale oder paramarginale) Schnittführung und zur Schonung des N. mentalis Darstellung des Foramens. Dabei direkten Kontakt mit dem Wundhaken und starken Zug vermeiden. Bei geschlossener Zahnreihe kombinierter vestibulärer-lingualer oder rein lingualer Zugang möglich

Osteotomie ▶ 11.3.3

> **!** Verletzung von Nachbarstrukturen und starke UK-Schwächung v. a. bei sklerotischem oder stark atrophiertem Kiefer möglich

Oberkiefer

Schnittführung Bei Retention durch vestibuläre Schnittführung meistens ausreichender Zugang. **Cave:** an mögliche Sinuseröffnung denken und deren plastische Deckung bei der Schnittführung berücksichtigen

Osteotomie ▶ 11.3.2

11.2.7 Überzählige Zahnanlagen

Mesiodentes: am häufigsten in dieser Gruppe mit überwiegend palatinaler Lage. Schnittführung und Osteotomievorgang wie bei verlagerten oberen Eckzähnen (▶ 11.3.2). Bei vestibulärer Verlagerung z. B. Bogenschnitt oder Zahnfleischrandschnitt

Distomolaren: operative Entfernung wie bei Weisheitszähnen (▶ 11.2.3). Großzügige Darstellung des OP-Gebiets wegen naturgemäß schlechter Zugänglichkeit unerlässlich

- Bei Zahnaberrationen aufgrund der breiten **Lagevariationen** u. U. nur extraorales oder transantrales Entfernen möglich. Wichtig ist sehr exakte präop. radiologische Diagn. in verschiedenen Ebenen. Bei präop. Planung stationäre Durchführung und postop. Nachsorge berücksichtigen
- Bei mehreren überzähligen Zahnanlagen (bei bestimmten Syndromen) oft **multiple Retentionen** als sehr große Problematik → Zusammenarbeit mit Kieferorthopäden, Prothetikern, Oral-/MKG-Chirurgen und evtl. Pädiatern. Für funktionell und ästhetisch zufriedenstellendes Ergebnis operative Entfernung aller retinierten Zähne (**Cave:** kritisch hinterfragen wegen möglicherweise größerer Knochensubstanzverluste). Zunächst Entfernen der überzähligen und verlagerten Zähne, dann kieferorthopädische Einstellung der verbleibenden Zähne anstreben, um prothetische Versorgung zu ermöglichen

11.3 Operative Zahnfreilegung

Sebastian Kühl, Jochen Jackowski

11.3.1 Operationstechnik

Nach präop. Aufklärung Beginn der operativen Freilegung von retinierten und/oder verlagerten Zähnen mit lokaler Anästhesie im OP-Gebiet (▶ 3.1.6)

Schnittführung Unter Berücksichtigung von klin. und radiologischem Befund nach folgenden Kriterien auswählen:

- Ausreichend großer, jederzeit erweiterungsfähiger Schnitt für gute Übersicht des OP-Gebiets
- Breite MPL-Basis zur Gewährleistung einer suffizienten Vaskularisation
- Nahtverschluss idealerweise auf intakter ossärer Fläche und nicht im Osteotomiebereich
- Intrasulkuläre Schnittführung mit vertikaler (nicht horizontaler) Entlastung, um Rezessionen und Narbenbildung zu vermeiden
- Schutz wichtiger anatomischer Strukturen (N. mentalis, N. nasopalatinus, N. palatinus major, A. palatina)
- Idealerweise monofile Fäden der Stärke 3.0–5.0 (bei geringer Compliance resorbierbar)

Durchführung

- Nach MPL-Bildung Knochen über bzw. um den retinierten Zahn unter Schonung der Schmelz-Zement-Dentin-Strukturen mit rotierendem Instrumentarium unter permanenter Kühlung (steriles NaCl 0,9 %) abtragen
- Zahnkrone bis zu ihrer größten Zirkumferenz darstellen
- Zum Ausschluss einer Ankylose schonende initiale Luxation über die freigelegte Zahnstruktur
- Einsatz von H_2O_2 1 % und von mikrochir. Saugern zur effizienten Trockenlegung bei der Applikation von adhäsiv befestigten Ketten zur kieferorthopädischen Einordnung des Zahns. Dabei Verlauf der Kette auf die Zugrichtung des einzuordnenden Zahns ausrichten

Postoperative Medikation Nur Analgesie und lokale Desinfektion. Prophylaktische, systemische antiinfektive Ther. (z. B. mit Antibiotika) abhängig von der Anamnese nur in Ausnahmefällen

11.3.2 Besonderheiten bei Eckzähnen

Unterkiefer

Schnittführung Wahl abhängig von der Lage des Zahns:
- Meistens Zugang von vestibulär
- Bei stark nach lingual verlagerter Zahnkrone oder Verlagerung an die UK-Basis Zugang von extraoral denkbar. Meistens marginaler oder paramarginaler Zugang (z. B. Bogenschnitt)

Osteotomie Die Zahnkrone liegt meist unter einer sehr dünnen Knochenlamelle. Nach Abtragen des oberflächlichen Knochens Zahn unter Schonung der Nachbarstrukturen mithilfe geeigneter Hebelinstrumente entfernen. Vorab evtl. Zahnteilung mit Fissurenbohrern oder Lindemann-Fräsen erforderlich

Oberkiefer

Schnittführung Abhängig von klin. und röntgenologischer Lagebestimmung:
- **Palatinale Lage:** marginale oder paramarginale Inzision aus der Region 4/5 der betroffenen Seite bis in die 3er Region der gegenüberliegenden Seite. Dabei unter Schonung des N. nasopalatinus im frontalen Bereich Dreiecksinzision unter vollständigem Erhalt der Papilla incisiva
- **Vestibuläre Verlagerung:** je nach Angulation des Zahns Bogenschnitt oder marginale Schnittführung mit vertikaler Entlastung zur Schaffung eines trapezförmigen Lappens

Osteotomie
- **Palatinale Lage:** MPL vor Osteotomie mittels Haltenaht an gegenüberliegenden Prämolaren fixieren, um OP-Gebiet besser darzustellen. Danach mit rotierendem Instrumentarium Zahnkrone darstellen und nach Anlage eines Spaltraums versuchen, den Zahn mit vorsichtigen Luxationen aus seinem Fach zu entfernen. Andernfalls Zahn an der Schmelz-Zement-Grenze mittels Fräse nach Lindemann vorsichtig teilen, um Krone und Wurzel nacheinander zu entfernen. Postop. zuvor angefertigte palatinale Verbandplatte einsetzen
- **Vestibuläre Verlagerung:** operative Entfernung abhängig von der klin. Lage

11.3.3 Prämolaren und Molaren

Weisheitszähne ▶ 11.2.3

Unterkiefer

Schnittführung Wegen anatomischer Nähe zu N. alveolaris inferior, Foramen mentale und N. mentalis vestibuläre (marginale oder paramarginale) Schnittführung und zur Schonung des N. mentalis Darstellung des Foramens. Dabei direkten Kontakt mit dem Wundhaken und starken Zug vermeiden. Bei geschlossener Zahnreihe kombinierter vestibulärer-lingualer oder rein lingualer Zugang möglich

Osteotomie ▶ 11.3.2

> **!** Verletzung von Nachbarstrukturen und starke UK-Schwächung v. a. bei sklerotischem oder stark atrophiertem Kiefer möglich

Oberkiefer

Schnittführung Bei Retention durch vestibuläre Schnittführung meistens ausreichender Zugang. **Cave:** an mögliche Sinuseröffnung denken und deren plastische Deckung bei der Schnittführung berücksichtigen

Osteotomie ▶ 11.3.2

11.3.4 Überzählige Zahnanlagen

Mesiodentes: am häufigsten in dieser Gruppe mit überwiegend palatinaler Lage. Schnittführung und Osteotomievorgang wie bei verlagerten oberen Eckzähnen (▶ 11.3.2). Bei vestibulärer Verlagerung z. B. Bogenschnitt oder Zahnfleischrandschnitt
Distomolaren: operative Entfernung wie bei Weisheitszähnen (▶ 11.2.3). Großzügige Darstellung des OP-Gebiets wegen naturgemäß schlechter Zugänglichkeit unerlässlich

- Bei Zahnaberrationen aufgrund der breiten **Lagevariationen** u. U. nur extraorales oder transantrales Entfernen möglich. Wichtig ist sehr exakte präop. radiologische Diagn. in verschiedenen Ebenen. Bei präop. Planung stationäre Durchführung und postop. Nachsorge berücksichtigen
- Bei mehreren überzähligen Zahnanlagen (bei bestimmten Syndromen) oft **multiple Retentionen** als sehr große Problematik → Zusammenarbeit mit Kieferorthopäden, Prothetikern, Oral-/MKF- Chirurgen und evtl. Pädiatern. Für funktionell und ästhetisch zufriedenstellendes Ergebnis operative Entfernung aller retinierten Zähne (**Cave:** kritisch hinterfragen wegen möglicherweise größerer Knochensubstanzverluste). Zunächst überzählige und verlagerte Zähne entfernen, dann kieferorthopädische Einstellung der verbleibenden Zähne anstreben, um prothetische Versorgung zu ermöglichen

11.4 Hemisektion und Wurzelamputation

Sebastian Kühl, Jochen Jackowski

11.4.1 Übersicht

Definitionen

- **Hemisektion:** chir. Entfernen nur eines Zahnkronen- und Wurzelanteils bei mehrwurzeligen Zähnen
- **Wurzelamputation:** chir. Entfernen nur der nicht erhaltungswürdigen Wurzel unter Erhalt der gesamten Zahnkrone

Prinzip Beide Verfahren sind Methoden der zahnerhaltenden Chirurgie mehrwurzeliger Zähne mit partieller Resektion:

- **Hemisektion:** durch partielle Resektion eines mehrwurzeligen Zahns Bewahren der nicht geschädigten Anteile vor einer Extraktion oder Osteotomie (▶ Abb. 11.6). Sie werden anschließend mit restaurativen Maßnahmen erhalten. Aufgrund ihrer Morphologie sind die unteren Molaren besonders dafür geeignet. Bei der **Prämolarisierung** werden beide Zahnhälften belassen (▶ Abb. 11.7).
- **Wurzelamputation:** besonders für OK-Molaren geeignet. Bei der vollständigen Absetzung der Wurzel eines mehrwurzeligen Zahns unterscheidet man:
  - Den Erhalt der gesamten Krone
  - Das Entfernen einer Wurzel mit zugehörigem Kronenanteil bei mehrwurzeligen Zähnen

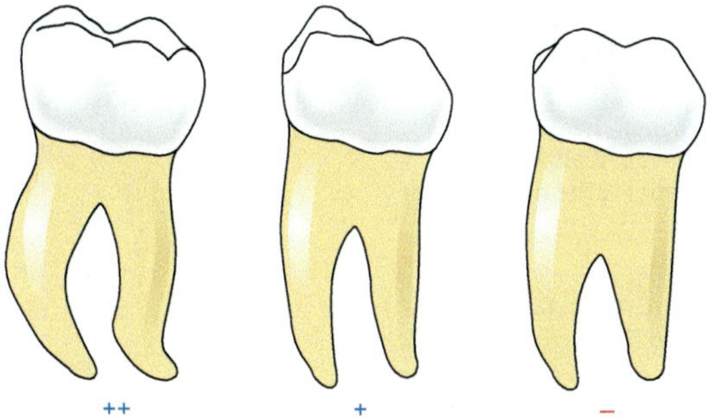

Abb. 11.6 Extrahierte UK-Molaren im Vergleich: Von links nach rechts abnehmende Eignung für eine Hemisektion [R498]

- Bei mehrwurzeligen OK-Zähnen leichtere prothetische Versorgung bei Erhalt der palatinalen und einer der beiden bukkalen Wurzeln.
- Prothetische Versorgung bei 2 erhaltenen bukkalen Wurzeln und Verlust der palatinalen Wurzel mit eher fraglicher Prognose hinsichtlich der Funktionszeit des chir. erhaltenen Zahns.
- Die palatinale Wurzel sollte idealerweise immer für prothetische Restauration zur Verfügung stehen.

Indikationen Bei path. Veränderungen von Endodont und Parodont nach Ausschöpfung aller konservativen Ther.-Otionen. Abhängigkeit von medizinischer und Medikamentenanamnese (z. B. knochenprotektive Medikation, ART), mangelnder Compliance und Qualität der Mundhygiene Ind. oder KI erstellen
Mögliche absolute Ind. für die Hemisektion:
- Tiefe, therapieresistente Parodontaldefekte an nur einer Wurzel eines mehrwurzeligen Zahns
- KO der Wurzelkanalbehandlung, z. B. Instrumentenfraktur, Via falsa, traumabedingte Resorptionen (extern und intern)
- Insuffiziente, aber nicht revidierbare Wurzelkanalfüllungen
- Nicht entfernbare Stiftaufbauten
- Furkationsbefall Grad III nach Lindhe

11.4.2 Operatives Vorgehen

Hemisektion

Prinzip
- Durchtrennen des Molaren in bukkolingualer Richtung und Entfernen der nicht erhaltungswürdigen Zahnhälfte.
- Weitgehende Schonung der Schmelz-Dentin- und Zementstrukturen, um bei dem zu erhaltenden Zahnanteil eine Präparation für eine funktionsfähige Restauration zu ermöglichen.

- Bei der Prämolarisierung muss der Molar exakt in der Furkation durchtrennt werden.

Vorgehen

- Durchtrennen des Molars mit einem spitzen, diamantierten Schleifkörper unter permanenter Kühlung

Präop. sollte ein Zahnfilm idealerweise in Rechtwinkeltechnik vorhanden sein, um die Furkationsstelle präzise abschätzen zu können. In ausgewählten Fällen evtl. rechtfertigende Ind. für 3D-Darstellung (DVT)

- Extraktion der nicht erhaltungsfähigen Wurzel
- Genaue Inspektion der Teilungsstelle und ggf. korrigierende Maßnahmen (z. B. Glättung der Resektionsfläche)
- Obligat postop. Röntgenkontrolle

- Zur Vermeidung etwaiger Wundheilstörungen ggf. das interradikuläre Septum mittels Osteoplastik reduzieren
- Bei geplanter prothetischer Weiterversorgung Lage der Präparationsgrenze mit Hinblick auf die biologische Breite berücksichtigen
- Ind. für Augmentative Ridge-Preservation-Technik im Bereich der entfernten Wurzel bei besonders schmaler Alveolenwand (< 1 mm)

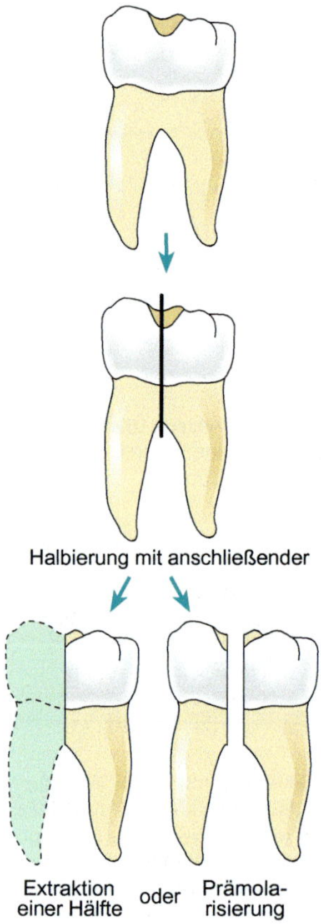

Abb. 11.7 Hemisektion: Halbierung eines 2-wurzeligen Zahnes, die je nach ther. Zielsetzung in der anschließenden Extraktion einer der beiden Zahnhälften (links unten) oder der Erhaltung beider Segmente (Prämolarisierung, rechts unten) mündet [R498].

Prämolarisierung

Die **Prämolarisierung** wird mit derselben Technik ohne die Extraktion einer Wurzel durchgeführt (▶ Abb. 11.7).

Wurzelamputation

Chir. Vorgehensweise abhängig von klin. Ausgangssituation unter Erhalt der gesamten klin. Krone oder als Resektion der Wurzel und des dazugehörigen Kronenanteils (▶ Abb. 11.8)

Klinische Krone bleibt erhalten

- Operatives Darstellen des OP-Gebiets bzw. der Furkation nach MPL-Bildung
- Abtrennen der Wurzel mit diamantiertem Schleifkörper am Übergang von Krone und Wurzel. Die klin. Krone bleibt vollständig erhalten.
- Extraktion/Luxation oder Osteotomie der Wurzel.
- Kontrolle und Glätten der Resektionsfläche.
- Evtl. retrograder Verschluss des abgehenden Kanaleingangs.
- Evtl. Osteoplastik (interdentales Septum).
- Wundversorgung wie bei Hemisektion.

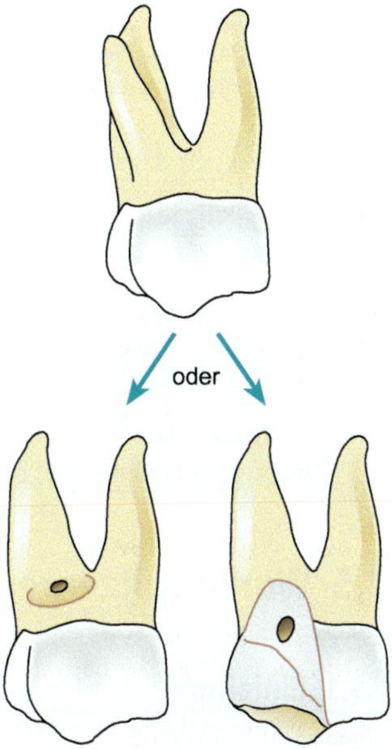

Abb. 11.8 Wurzelamputation: Vollständige Entfernung der Wurzel eines mehrwurzeligen Zahns, bei der entweder der zugehörige Kronenanteil belassen (links unten) oder mit abgetragen wird (rechts unten) [R498].

Klinische Krone mit dazugehörigem Wurzelanteil wird entfernt.

- Okklusale und zirkuläre Präparation der Krone
- Operatives Darstellen des OP-Gebiets bzw. der Furkation nach MPL-Präparation
- Abtrennen der Wurzel mit dazugehörigem Kronenanteil senkrecht zur Okklusalfläche in einer vertikalen bogenförmigen Präparation möglichst mit einem langen, spitzen und diamantierten Schleifkörper
- Extraktion/Luxation oder Osteotomie des Zahnsegments
- Evtl. Osteoplastik (interdentales Septum)
- Kontrolle und Glätten der Resektionsfläche
- Versorgung der Resektionsfläche und provisorische Versorgung des Zahns
- Wundversorgung wie bei Hemisektion

11.4.3 Langzeiterfolg

Die Hemisektion bzw. Wurzelamputation hat das ther. Ziel, gesunde Zahnhartsubstanz und parodontales Stützgewebe zu erhalten und weiterhin zu nutzen. Häufig können somit die Zahnbogenlänge und die Zahnbogenintegrität aufrechterhalten werden. Bei sorgfältiger Ind.-Stellung kann Pat. als Alternative zur implantatvermittelten Versorgung herausnehmbarer Zahnersatz oder die prothetisch ungünstige, unilaterale Freiendsituation erspart werden. Meistens dient der hemisezierte oder wurzelamputierte Zahn als Brückenpfeiler oder Einzelkrone. Dabei ist auf die reduzierte Belastbarkeit und möglicherweise auf eine kompromittierte Hygienefähigkeit zu achten. Voraussetzungen für den Langzeiterfolg sind die Compliance des Pat. und die effektive Plaquekontrolle.

Bei strenger Ind.-Stellung, Berücksichtigung der Belastbarkeit eines hemisezierten oder wurzelamputierten Zahns und abhängig von der Art und labortechnischen Gestaltung des Zahnersatzes waren die nach Hemisektion belassenen Zahnhälften funktionellen Beanspruchungen auch nach > 5 J. noch gewachsen.

Fehlerquellen, die den Langzeiterfolg gefährden, sind:
- Belassen insuffizienter Wurzelkanalfüllungen
- Belassen bzw. Neuschaffung parodontaler Nischen durch komplexe Furkations- und/oder Wurzelanatomie
- Fehlerhafte bzw. fehlende postoperative prothetische Versorgung

Dementsprechend sind folgende Punkte für den Langzeiterfolg bedeutsam:
- Intakte Wurzel/Wurzeln des verbleibenden Zahnsegments
- Ein prothetisch therapierbares verbliebenes Segment
- Schaffung einer physiologischen Teilungsfläche für eine komplikationslose Heilung und ein intaktes Parodont, möglicherweise im Zusammenhang mit einer Konturierung des umliegenden Knochens

11.5 Wurzelspitzenresektion

Jochen Jackowski, Korbinian Benz

11.5.1 Einleitung

Synonym Apikoektomie

Prinzip Wurzelspitze nach Osteotomie kürzen. Erfolgt mit oder ohne gleichzeitige Wurzelkanalbehandlung und retrograden Verschluss zur bakteriendichten Versiegelung (essenziell für die Ausheilung der apikalen Entzündung) des endodontischen Wurzelkanalsystems am Resektionsquerschnitt (S2k-Leitlinie WSR 2020)

Einteilung
- **Primäre WSR:** bislang keine vollständige endodontische Behandlung des Zahns
- **Sekundäre WSR:** bei Misserfolg einer vorangegangenen primären Wurzelkanalbehandlung

Ursachen endodontisch bedingter Läsionen in den periapikalen Regionen
- Pulpanekrose (traumatisch, iatrogen, mikrobiell)
- Überfüllung des Wurzelkanals (z. B. mit Einlagemedikamenten, Wurzelfüllmaterial)
- Rest- oder Reinfektion nach endodontischer Behandlung
- Unvollständige oder fehlende Regeneration nach Endo-Chirurgie

Therapieziele Zahnerhalt. Im Idealfall 1 J. postop. Neubildung von Alveolarknochen mit einer Distanz von 0,1–0,3 mm zum Resektionsquerschnitt des Neoapex. Spalt ausgefüllt mit parallel zur Resektionsfläche ausgerichtetem, zell- und gefäßarmen, narbigen Bindegewebe (DGMKG 2020)

Erhaltungsfähigkeit des Zahns (DGMKG 2020)
Zahnerhalt nicht möglich: Zahnextraktion

Zahnerhalt möglich und sinnvoll:

- **Wurzelkanalbehandlung:** orthograde, nichtchir. Revision. Zunächst konservative endodontische Ther. (bis periapikaler Index > 3 und Revisionsbedarf) mit modernen Aufbereitungstechniken, Abfüllmaterialien und Füllmethoden (z. B. flexible Wurzelkanalinstrumente, Lupenbrille, OP-Mikroskop sowie Kalt- und Warmfülltechniken)
- **WSR:** bevorzugen bei Pat.-Wunsch oder technisch-anatomischen Gegebenheiten (z. B. vorhandene Stiftversorgung oder stark veränderte Kanalanatomie durch die Erstbehandlung)

Der ther. Erfolg einer WSR beruht auf dem vollständigen Debridement des infizierten Kanalwanddentins, der Eliminierung apikaler Ramifikationen, dem exakten 3D-Verschluss des Wurzelkanalsystems und der apikalen Kürettage.

11.5.2 Diagnostik

Therapieentscheidung Untersuchungen zur Sicherung der Ind. (DGMKG 2020):

- Inspektion: Krankheitsursache? Kann Zahn erhalten werden?
- Perkussionstest, Abtasten der Periapikalregion: Druckschmerz und Empfindlichkeit?
- Sensibilitätstest: Vitalität des betroffenen Zahns und der Nachbarzähne?
- Parodontale Parameter: Sondiertiefe, Attachmentverlust, Zahnlockerung und mögliche Furkationsbeteiligung?
- Röntgen: vollständige Darstellung des Zahns, einschließlich periapikaler Aufhellung und angrenzender anatomischer Strukturen, evtl. Voraufnahmen zum Vergleich heranziehen
- Ausschlussdiagn.: Ausschluss von vertikalen Wurzelfrakturen und komb. endodontal-parodontalen Läsionen

Besondere Situationen Insbes. bei anhaltenden Schmerzen weiterführende Diagn. (DGMKG 2020):

- Ausschluss nicht endodontischer Ursachen: periradikuläre Erkr. ohne Zusammenhang mit Wurzelkanalsystem?
- Abklärung nichtodontogener Schmerzquellen: z. B. von atypischem Gesichtsschmerz und Myoarthropathien?
- Sensibilitätstest: Schädigung von N. lingualis und/oder N. alveolaris inferior?
- Biopsie: pathohistologische Diagnosesicherung
- Erweiterte Bildgebung: Röntgen in 2. Ebene, DVT, CT bei Läsionen, die über den periapikalen Bereich hinausgehen
- Trepanation des wurzelkanalbehandelten Zahns mit Öffnung des Pulpakavums: Frakturen? Unvollständig behandelte Wurzelkanäle? Andere Faktoren mit Einfluss auf Ther.-Verlauf und Prognose?
- Labor: allgemeiner Gesundheitszustand bei begleitenden Erkr. des Pat.?

Indikationen Früher Unterscheidung in absolute und relative Ind., heute gemäß aktueller wissenschaftlicher Literatur folgende Ind. (DGMKG 2020):

- Apikale Parodontitis bei obliteriertem oder nicht instrumentierbarem Wurzelkanal
- Anhaltende apikale Parodontitis, wenn:
  - Klin. Beschwerden oder fortschreitende Osteolyse bei Z. n. vollständiger oder unvollständiger Wurzelkanalfüllung oder Revision und unverhältnismäßigem Risiko bei vollständiger Entfernung oder Korrektur der Füllung

  - Schäden an Wurzelkanalmorphologie, z. B. Perforationen (orthograder Verschluss nicht möglich), stark begradigte Kanäle, unüberwindbare Blockade (z. B. Debris, Füllmaterial), unüberwindbare Stufen
- Fraktur eines Wurzelkanalinstruments in Apexnähe, wenn Bergung auf orthogradem Weg nicht möglich, aber medizinisch notwendig
- Überpressung von Wurzelkanalfüllmaterial mit klin. Symptomatik oder Beteiligung angrenzender Strukturen, v. a. wenn benachbarte anatomische Bereiche (z. B. Kieferhöhle, Mandibularkanal) betroffen. **Cave:** neben operativer Entfernung des überschüssigen Materials evtl. WSR erforderlich
- Wurzelquerfrakturen im apikalen Wurzeldrittel mit Infektion des apikalen Fragments
- Schädigung der Wurzelspitze bei chir. Eingriffen: Komb. mit Wurzelkanalbehandlung, z. B. nach Zystenentfernung oder Probeexzision
- **WSR und radikuläre Zysten:** endodontische (Revisions-)Ther. bei Zysten mit fraglicher Wirksamkeit, evtl. bei Taschenzysten mit Verbindung zum Wurzelkanalsystem (**Cave:** klin. nicht belegt). Bei echten Zysten keine Heilung durch orthograde Wurzelkanalbehandlung. Keine sichere Unterscheidung von Taschenzysten und echten Zysten mittels Rö und DVT (DGMKG 2020)
  - WSR Ther. der Wahl bei klin. Verdacht und radiologischem Nachweis einer größeren enossalen Veränderung im Sinne eines zystischen Prozesses
  - Abhängig von präop. klin. und radiologischen Befunden in Zahnfilm, OPG, DVT und OP-Situs Zystektomie oder Zystostomie (▶ 11.7) und vollständig exkochleierte Gewebe pathohistologisch untersuchen lassen
  - Entscheidungshilfe zur OP: radikuläre Zysten ohne Verbindung zum Wurzelkanallumen im Rö, periapikale Osteolysen, die trotz lege artis erfolgter konventioneller Wurzelkanalbehandlung im Rö keine Remission zeigen oder an Größe zunehmen

> Zwingend pathohistologische Befundung, um primär maligne Tumoren und Metastasen in der periapikalen Region auszuschließen

Kontraindikationen

- Unzureichende Mundhygiene
- Wurzelanomalien, interne Resorption oder Obliteration
- Zweifelhafte Wertigkeit als Stützpfeiler im prothetischen Gesamtkonzept
- Nicht prognostizierbare Stabilität eines Zahns nach WSR, wenn auch krestaler Alveolarfortsatz defizitär (z. B. durch eine Parodontitis)
- Ausgedehnte interradikuläre ossäre Resorptionen an Molaren (Furkationsbefall)
- Schwere Systemerkr.
- Strenge Ind.-Stellung bei Ther. oder Erkr. mit Einfluss auf ossäre Regeneration und Wundheilung (z. B. Radiatio, Chemother., Immunsuppressiva, Bisphosphonate, Stoffwechselerkr.)

11.5.3 Therapieoptionen

(DGMKG 2020)

Gezielte Reimplantation eines Zahns In bestimmten Fällen sinnvolle Option. **Cave:** keine alleinige Knochentrepanation (sog. Schrödersche Lüftung) → gilt als nicht wirksam

Antibiotikatherapie Kein Ersatz für WSR. Bei erhöhtem lokalen oder systemischen Risiko ergänzend und vorübergehend in Betracht ziehen, v. a. wenn OP wegen onkologischer Ther., Strahlenther., Herzklappenersatz oder mehreren Begleiterkr. nicht möglich. **Cave:** nur zur Überbrückung vor endgültiger Behandlung

11.5.4 Operationstechniken

Schnittführung

Auswahl der Schnittführung für die apikale Chirurgie abhängig von gingivaler und parodontaler Situation der Wurzel und den anatomisch-topografischen Beziehungen zwischen Apex und Sinus maxillaris, Foramen inzisivum, Foramen palatinum majus, Mandibularkanal und Foramen mentale

Bevorzugte Schnittführungen (▶ Tab. 11.10, ▶ Abb. 11.9):

- Bogenschnitt nach Partsch
- Winkelschnitt nach Reinmöller
- Trapezförmiger Schnitt nach Hauberisser
- Zahnfleischrandschnitt nach Nowak, Sebba und Peter
- Papilla-Base-Schnittführung

Tab. 11.10 Schnittführungen zur Wurzelspitzenresektion

Bezeichnung des Schnittes	Schnittverlauf	Besonderheiten
Bogenschnitt nach Partsch	Zum Zahnfleischrand konvexer Bogenschnitt über mind. 3 Zähne	• Scheitelpunkt nicht zu nah am Zahnfleischrand • Schnitt ausschließlich im Bereich der beweglichen Schleimhaut • Bei Zähnen mit kürzeren Wurzeln kein ausreichend dichter Wundverschluss • Naht über knöchernem OP-Defekt
Bogenschnitt nach Wassmund	Bogenschnitt bis in die Gingiva bis zu 5 mm an den Zahnfleischrand	• Großer Schleimhautperiostlappen, gestielt in der Umschlagfalte • Nahtlinie durch knöcherne Unterlage gestützt • Vernähen in der dünnen, unverschieblichen Gingiva erschwert • Inzision der straffen Gingiva bei muskulärer Spannung
Trapezförmiger Schnitt nach Hauberisser	Modifikation der bogenförmigen Schnittführungen	• Trapezförmiger Lappen • Leichte Readaption • Exakte Rücklagerung des Lappens durch die beiden Ecken
Winkelschnitt nach Reinmöller	Verzicht auf einen vertikalen Schenkel (Hauberisser)	• Winkelschnitt • Jederzeit beliebige Vergrößerung des Lappens nach der entsprechenden Seite
Zahnfleischrandschnitt nach Nowak, Sebba, Peter	Intrasulkuläre Schnittführung mit zwei divergierend senkrechten Schnitten am jeweiligen Ende	• Schleimhautperiostlappen, in der Umschlagfalte gestielt • Indiziert, wenn Schleimhautnaht ausreichenden Abstand vom ossären Defekt haben soll (z. B. bei größeren Knochenwunden von Zysten)

Tab. 11.10 Schnittführungen zur Wurzelspitzenresektion *(Forts.)*

Bezeichnung des Schnittes	Schnittverlauf	Besonderheiten
Bogenschnitt nach Pichler	Wurzelspitzenwärts konvexer Schnitt hoch im Vestibulum	• Auch rechtwinklige Schnittführung möglich • Zum Zahnfleischrand hin gestielter Lappen (umgekehrter Bogenschnitt) • Vorteil der besseren Heilungstendenz, da Lappen im Bereich der Nahtstelle durch Submukosa verstärkt • Nachteil einer massiveren Narbenbildung im Bereich der Umschlagfalte • Von vornherein begrenztes OP-Gebiet
Winkelschnitt nach Wustrow	Modifikation der rechtwinkligen Schnittführung von Pichler	• Umgekehrter Winkelschnitt
Doppellappenschnitt nach Brosch	Waagerechter Schnitt in der beweglichen Schleimhaut	• Zuerst nur Schleimhaut durchtrennen, dann unter Anspannung der Weichteile Abpräparation der Submukosa unter Durchtrennung des Periosts durch einen Bogenschnitt • Vorteil: breiter Kontakt der Wundflächen zueinander • Nachteil: schwierigere Präparationstechnik und stärkeres postoperatives Ödem
Vertikalschnitt nach Eskici	Senkrechte Schnittführung distal des zu resezierenden Zahnes im Bereich des Interdentalseptums	• Zuerst Schleimhaut durchtrennen, dann Periost und Submukosa • Vorteil: geringe Schleimhautblutung, weil die zur Gingiva ziehenden Gefäße nicht durchtrennt werden • Fraglich gute Übersicht • Wurzelspitzenbereich der Nachbarzähne nicht in die Wunde mit einbezogen • Einfache Wundversorgung • Wegen fehlender Spannung Primärheilung der Schleimhaut
Vertikaler s-förmiger Schnitt nach Lindorf	Modifikation der geraden vertikalen Schnittführung nach Eskici	• Verbesserte Übersicht im Vergleich zur Eskici-Schnittführung • Verminderte Gewebetraumatisierung • Vereinfachte Readaption der Wundränder

Der **Zahnfleischrandschnitt** ist die Schnittführung der Wahl für den osteoplastischen Zugang von palatinal. Er wird immer angewandt, wenn der geringste Verdacht auf eine fissurale Wurzellängsfraktur besteht, der für die Wurzelspitzenresektion vorgesehene Zahn extrahiert werden muss und eine MAV entsteht, die einer plastischen Deckung bedarf. Präop. ist ein OPG von großem Vorteil, welches die knöchernen Defekte in ihrer gesamten Ausdehnung und die Distanzen zwischen anatomischen Strukturen (Foramen mentale, Canalis nervi mandibularis) und Apex darstellt.

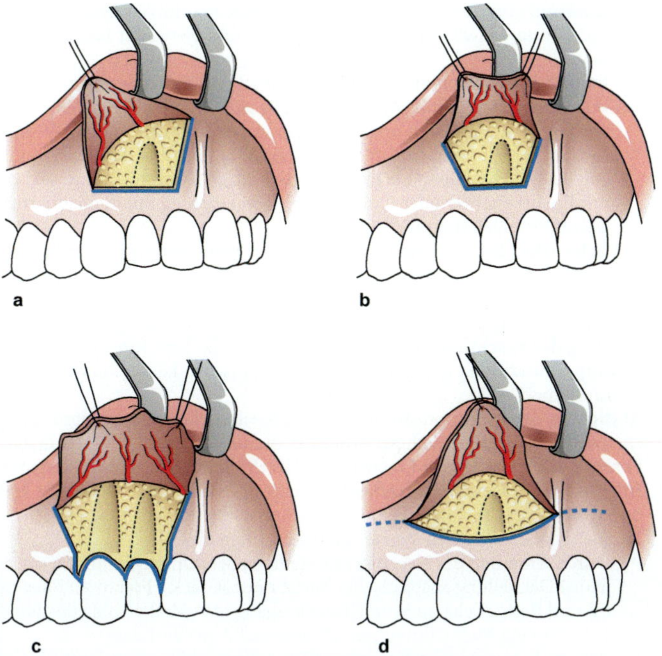

Abb. 11.9 Schnittführungen zur Wurzelspitzenresektion [R498]
a Winkelschnitt nach Reinmöller, **b** trapezförmiger Schnitt nach Hauberisser, **c** Zahnfleischrandschnitt nach Nowak, Sebba und Peter, **d** Bogenschnitt nach Partsch

OP-Durchführung

Bereitstellung des mikrochir. Instrumentariums (Mikrospiegel, Papillenelevator, Küretten, grazile abgewinkelte Füllungsinstrumente) und Sehhilfen (Lupenbrille, OP-Mikroskop, Endoskop). Dabei keine eindeutige Empfehlung für den Einsatz einer bestimmten optischen Unterstützung bei der WSR

- **Festlegen von Schnittführung und Inzision:** senkrechte Entlastung → weniger Anschnitte von Gefäßen; divergierende Entlastung → breitere Lappenbasis
- **Atraumatische MPL-Bildung** durch scharfe, unterminierende Präparation
- **Osteoplastischer Zugang (Knochenpräparation) und Darstellung der Wurzelspitze:**
  - Im OK-Molarenbereich mit zusätzlichem palatinalen Zugang
  - Gefahr der Sinuseröffnung bei Tunnellierung von bukkal
  - Präzise Resektion der palatinalen Wurzelspitze von vestibulär wegen unzureichender Sicht fraglich
  - Evtl. Knochendeckelbildung (nach Khoury) bei einer dicken vestibulären Kompakta im UK-Molarenbereich zur Vermeidung größerer ossärer Defekte (→ Ausbildung eines Knochensequesters nur durch lagestabile Reposition des Deckels nach erfolgter Präparation vermeidbar)

- **Resektion der Wurzelspitze:**
  - Absetzen von 3 mm Wurzelspitze, achsgerecht zum Wurzelkanal → Eliminierung von 93 % aller lateralen Kanäle und 98 % aller Ramifikationen
  - Im besten Fall rechtwinklige Anschrägung → ein zu großer Bevel eröffnet vermehrt Dentintubuli (Anmerkung: Die anatomischen Gegebenheiten im Bereich der Molaren und ggf. der Prämolaren erschweren die Visualisierung der Wurzelkanäle und die genaue Überprüfung der Randständigkeit der Wurzelfüllung bei einer rechtwinkligen Resektion.) → Resektion mit Fissurenbohrer oder Lindemann-Fräse, Glättung mit diamantiertem walzenförmigen Bohrer
- **Exkochleation des Entzündungsgewebes:** zur pathohistologischen Begutachtung das path. Gewebe nach der Resektion mit orthograder/retrograder Wurzelfüllung vollständig entfernen, um diffuse Einblutung aus Spongiosa zu verringern
- **Spülung der Resektionshöhle** mit steriler Kochsalz- bzw. Ringerlösung
- **Intraop. Blutstillung** ggf. z. B. mit Adrenalin, Eisensulfat, Kalziumsulfat oder Aluminiumchlorid
- **Abdichten der Resektionshöhle** (z. B. mit sterilen Wattepellets oder Knochenwachs) sinnvoll. Durch Kontrolle der Blutung bessere Übersicht in der Resektionshöhle und kein Pressen des Wurzelfüllmaterials in die Spongiosa
- **Inspektion der Resektionsfläche:** komplette oder inkomplette fissurale Frakturen? Fissurale Frakturen im Dentin? Isthmusvariationen? Akzessorische Kanäle? Spalten zwischen Wurzelfüllung und Kanalwand?
  - Durch Anfärben des Neoapex mit Methylenblau (methylenum caeruleum) Darstellung anatomischer Variationen, Cracks, Frakturen oder Isthmi und Restgewebe im Wurzelkanalausgang (4 % Methylenblaulösung: 1 ml à 40 mg Methylthioniniumchlorid und Aqua destillata)
  - Bessere Bewertung der Resektionsfläche durch Mikrospiegel mit Rhodiumglas, Lupenbrille mit Headset und integrierter Beleuchtung, OP-Mikroskop, Endoskop

Intraoperative Wurzelkanalspülung vor Wurzelkanalfüllung Zur Verringerung der Erregerdichte und von bakt. Toxinen, v. a. Lipopolysacchariden, im Kanal, Zersetzung und Abtransport von restlichem Pulpagewebe, Erleichterung der mechanischen Kanalaufbereitung und Entfernung von abgelösten Dentinspänen aus dem Kanal

Durchführung:

- Ultraschallaktivierte Spülung mit NaCl 0,5–5 % für 30 s
- Trocknung mit Papierspitzen
- Spülung, ggf. alternierend Editinsäure (EDTA) 15–17 %-Lsg./Zitronensäure-Lsg. 20–25 % für mind. 1 Min. **Cave:** durch Zitronensäure (bis zu 40 %) in höheren Konz. zwar Beseitigung der Schmierschicht, aber auch Auflösen von Anteilen des peritubulären Dentins
- Ultraschallaktivierte Spülung mit CHX-Lsg. 2 %
- Trocknung mit Papierspitzen
- Spülung mit Alkohol möglich

Wurzelfüllung Intraop. von ortho- bzw. retrograd. Bei retrograder Präparation Mikrowinkelstück, Ultraschall betriebene Instrumentenspitzen (▶ Abb. 11.10), Hinweise zur retrograden Kavitätenpräparation siehe unten

- **Füllungsmaterialien:** hydraulische Silikatzemente oder Zinkoxid-Eugenol-basierte Zemente erscheinen besonders erfolgsversprechend für die retro-

grade Füllung. Bei Glasionomerzement signifikant schlechtere Erfolgsraten, daher möglichst nicht für retrograde Füllungen verwenden.
- **Versorgung der Resektionshöhle:** abhängig von der Größe ggf. Auffüllung mit alloplastischem Material oder autologem Knochen v. a. bei bikortikalem Defekt.
- **Wundversorgung:** vertikale Rückstichnaht oder Interdentalnaht nach Laurell mit atraumatischem, monofilen, nicht resorbierbaren Nahtmaterial (4–0, 5–0, 6–0), ggf. Wundverbandplatte.

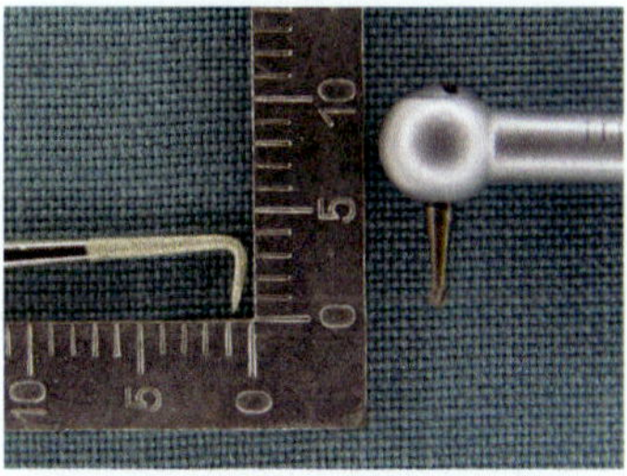

Abb. 11.10 Größenvergleich zwischen diamantierter Ultraschallspitze (links) und Mikrowinkelstück (rechts) [R498]

- **Röntgenkontrolle** unmittelbar postop. und nach 6 Mon. Nach radiologischem Befund kann die Heilung als vollständig, unvollständig (Narbengewebe), unbestimmt oder unbefriedigend bezeichnet werden. **Cave:** Die radiologische Untersuchung erlaubt keine genaue Gewebebeurteilung.

Das operative Ergebnis kann 12 Mon. postop. bei vollständiger Heilung oder Ausbildung von Narbengewebe als **Erfolg** interpretiert werden.

Hinweise zur Lappenbildung vor WSR

Atraumatische Präparation eines Mukoperiostlappens

- **Vorteile:** gute Übersicht über den OP-Bereich und die unmittelbare Umgebung, im Bedarfsfall erweiterbar, mit genügend weitem Abstand vom osteoplastischen Zugang zur Wurzelspitze, keine Verletzung während der OP, bei Rücklagerung Naht auf knöcherner Unterlage
- **Schnittführung:** Schnitt scharf und in einem Zug bis auf den Knochen. Bei zögerlichem Vorgehen und/oder wiederholtem Absetzen des Skalpells evtl. unvollständige Durchtrennung von Mukosa und Periost, unnötige Traumatisierung, beeinträchtigte Heilung
- **Lappenpräparation:** MPL unter Fixierung mit einer chir. Pinzette durch das Raspatorium in toto vom Knochen zu seiner Basis hin ablösen, um Narbenbildungen im Vestibulum zu vermeiden
  - Breite der keratinisierten Gingiva > 5 mm: horizontale Inzision in der keratinisierten Gingiva bzw. im Grenzbereich zwischen keratinisierter und beweglicher Gingiva, dazu Winkelschnitt nach Reinmöller oder Bogenschnitt nach Partsch (▶ Tab. 11.10)
  - Breite der keratinisierten Gingiva < 5 mm: immer intrasulkulärer Zahnfleischrandschnitt mit Papilla-Preservation-Flap-Technik (Papillenerhaltungslappen, Takei et al. 1985) und mesialer und/oder distaler Entlastung wählen
  - ! Im Bereich der beweglichen Schleimhaut primär nur vertikal (nicht bogenförmig) inzidieren

Hinweise zur retrograden Kavitätenpräparation

Retrograde Kavitätenpräparation mit Mikrowinkelstück Periapikal muss so viel Knochen abgetragen werden, dass der Kopf des Mikrowinkelstücks mit dem Rosen-

oder umgekehrten Kegelbohrer in der Resektionshöhle Platz findet und eine Präparation der retrograden Kavität (untersichgehend) mit einer erforderlichen Tiefe von 3 mm in der Längsachse des Zahns vorgenommen werden kann. Bei ungünstiger Angulation zwischen Bohrer und Zahnachse besteht die **Gefahr einer Perforation** am Neoapex (nicht achsengerechte Kanalaufbereitung). Der Einsatz eines Mikrowinkelstücks ist daher obsolet.

Retrograde Kavitätenpräparation mittels Ultraschall Mikrochir. Retrotips oszillieren mithilfe von Ultraschallenergie, sodass unter ausreichender Wasserkühlung eine Präparation der retrograden Kavität in der Längsrichtung des Wurzelkanals mit gleichzeitiger Reinigung der apikalen Kanalwand erfolgen kann.

Vorteile:
- Apikale Perforationen werden vermieden.
- Parallelwandige Präparation mit einer Kavitätentiefe von 3 mm wird wesentlich erleichtert.
- Präzise, nicht überextendierte Kavitätenpräparation von grazilen Kanaleingängen bzw. Isthmusverbindungen.
- Klein dimensionierte Spitzen der Ultraschallansätze erfordern über dem Neoapex lediglich eine Höhe von 4–5 mm zur Präparation der Kavität in der Längsachse der Wurzel (kleine Zugangskavität).

!
- Zu hohe Ultraschallenergie begünstigt an der Resektionsfläche die Rissbildung.
- Die Keilwirkung stark konischer Ansätze kann bei der Präparation zur Wurzelfraktur führen.

Abhängig vom Resektionsgebiet müssen in die OP-Planung mögliche chirurgisch-anatomische KO oder Besonderheiten einfließen (▶ Tab. 11.11). Die Erfolgsaussichten des Eingriffs müssen gegen die Gefahr von Verletzungen anatomischer Nachbarstrukturen (Zahnwurzeln, Nasenboden, Kieferhöhle, Gefäße und Nerven) abgewogen werden.

11.5.5 Vorteile einer Wurzelspitzenresektion

Vorteile der WSR gegenüber der konventionellen endodontischen Therapie
- Komplette apikale Exkochleation von Entzündungsgewebe bzw. vollständige Enukleation einer Zyste
- Pathohistologische Begutachtung
- Erkennen zusätzlicher Wurzelkanäle oder Isthmusverbindungen zwischen den Wurzelkanälen
- Vollständige Elimination infizierter Ramifikationen im apikalen Delta des Hauptkanals
- Entfernen frakturierter Wurzelkanalinstrumente in der periapikalen Region (▶ Abb. 11.11)
- Retrograde Kavitätenpräparation bei bestehender suffizienter prothetischer Restauration möglich

Vorteile der mikrochirurgischen Wurzelspitzenresektion Die Anwendung eines OP-Mikroskops, von Ultraschallspitzen und mikrochir. Instrumenten ermöglicht:
- Eine geringere Invasivität des Eingriffs
- Das noch genauere Erkennen von Isthmus, Nebenkanälen und fissuralen Frakturen (▶ Abb. 11.12)

Tab. 11.11 Wurzelspitzenresektionen: operative und chir.-anatomische Merkmale in OK und UK

Resektionsgebiet	OP	Chirurgisch-anatomische KO und Besonderheiten
OK-Front	Einfacher operativer Zugang	Perforation am Nasenboden
OK-Prämolaren	Technisch schwieriger am 1. Prämolaren wegen der palatinalen Wurzel	Eröffnung der Kieferhöhle
OK-Molaren	Technisch anspruchsvoll mit vestibulärem und palatinalem Zugang	• Eröffnung der Kieferhöhle • Gefahr der Fremdkörperverschleppung: resezierte Wurzelspitze in antro • Verletzung von Ausläufern der A. palatina major • Verletzung oder Abriss der A. palatina major am Foramen palatinum majus
UK-Front	Einfacher operativer Zugang	• Zahnwurzeln mit geringem Abstand zueinander → Beschädigung von Nachbarwurzeln. • Die Juga alveolaria der Nachbarzähne können die Orientierung unterstützen.
UK-Prämolaren	Einfacher operativer Zugang	Beschädigung oder Abriss des N. mentalis am Foramen mentale
UK-Molaren	Technisch schwieriger Zugang mit größerem Knochendefekt	• Beschädigung des N. alveolaris inferior im Canalis mandibularis • Linea obliqua externa

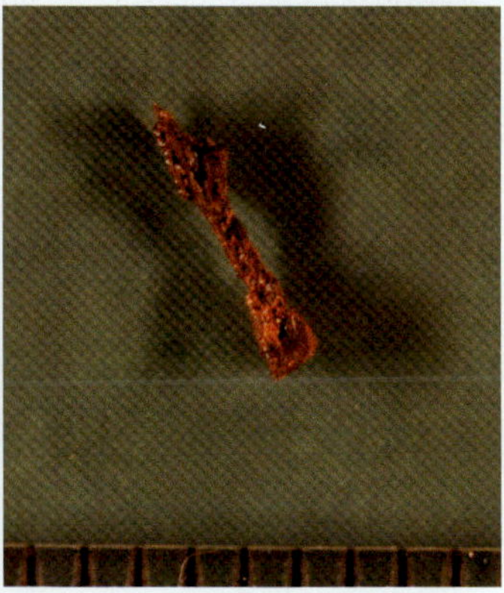

Abb. 11.11 Korrodierter Anteil eines frakturierten Wurzelkanalinstruments nach operativer Entfernung aus der periapikalen Region [R498]

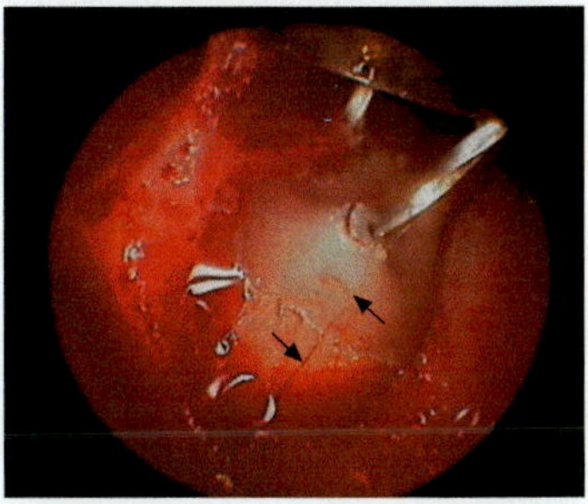

Abb. 11.12 Inspektion der Resektionsfläche mit einem Endoskop: Fissurale Fraktur (schwarze Pfeile) im apikalen Bereich [R498]

- Die exakte, visuell kontrollierte retrograde Wurzelfüllung
- Das Vermeiden von Sensibilitätsstörungen im unteren Seitenzahnbereich
- Eine Reduktion der postop. Beschwerden

11.5.6 Erfolg und Prognose nach Wurzelspitzenresektion

Ziel ist ein funktionsfähiger, beschwerdefreier Zahn mit vollständig abgeheilten entzündlichen Veränderungen. Ther.-Erfolg wird durch klin. und radiologische Beurteilung angestrebt, Nachbeobachtung für mind. 1 J. festgelegt.
Heute vorwiegend genutzte Kriterien zur Bewertung des Erfolgs nach endodontisch-chir. Behandlung (Rud et al. 1972) unterscheiden vier Kategorien (Gruppen): (1) Komplette Heilung, (2) Inkomplette Heilung (Narbengewebe), (3) Unsichere Heilung, (4) Unbefriedigende Heilung. Klassifizierung wird nach chir. und nichtchir. endodontischen Revisionsbehandlungen angewandt:

- Gruppen 1 und 2 werden generell als Erfolg betrachtet.
- Gruppen 3 und 4 gelten unabhängig vom Zeitpunkt der Untersuchung als Misserfolg.
- Klin. Beschwerden bedeuten Einstufung als Misserfolg.

Erfolgsrate In klin. Studien in herkömmlicher Technik 44–90 %, bei WSR mit zeitgemäßen Behandlungstechniken 77–97 %

Prognostisch wichtige Faktoren (DGMKG 2020):

- Durch frühzeitige Ther. bessere Prognose
- Bei zunehmender Größe der Läsion abnehmende Prognose
- Bei komb. Paro-Endo-Läsion schlechtere Prognose als bei isolierter endodontischer Läsion
- Je geringer die krestale Knochenhöhe, desto ungünstiger die Heilungsaussichten
- Intraradikuläre Isthmen: negativer Faktor, da erschwerte Behandlung (durch moderne OP-Techniken, insbes. Einsatz von Vergrößerungshilfen und mikrochir. Methoden deutlich bessere Erfolgschancen)
- Bei Wurzelkanalfüllung bessere Prognose, insbes. bei bakteriendichter Versiegelung des Wurzelkanalsystems durch dichten retrograden Verschluss
- Stabile und bakteriendichte Kronenrestauration, die statischen und dynamischen Kaukräften standhält, für langfristigen Zahnerhalt wesentlich

Kriterien einer erfolgreichen WSR

- Vollständige knöcherne Regeneration des Defekts in der radiologischen Verlaufskontrolle
- Unvollständige Reossifikation im Resektionsbereich mit unveränderter Größe der Radioluzenz im röntgenologischen Follow-up
- Zahn ohne klin. Sympt. und uneingeschränkt funktionsfähig

> - Nach 12 Mon. Erfolg/Misserfolg einer WSR mit 95%-iger Wahrscheinlichkeit radiologisch beurteilbar
> - Anfertigen von prothetischen Arbeiten auf resezierten Zähnen frühestens nach 6, besser nach 12 Mon.

Nicht erfolgreiche Wurzelspitzenresektion
Ursachen:

- Unzulängliche chir. WSR-Technik und retrograde Präparation
- Eingeschränkter Überblick über das Resektionsgebiet

- Nicht suffizient therapierter Isthmus
- Zusätzliche Wurzelkanalmündungen
- Nicht erkannte Frakturen der Wurzel (▶ Abb. 11.13)

Klinische und radiologische Zeichen:

- Fistelbildung als Ausdruck eines chron. Entzündungsgeschehens
- Schwellungen
- Persistierende oder wiederauftretende horizontale und/oder vertikale Perkussionsempfindlichkeit
- Druckdolenz am resezierten Zahn und/oder Alveolarfortsatz
- Schmerzen
- Erhöhte Mobilität des resezierten Zahns (resezierter Zahn kann nicht als vollwertiger prothetischer Pfeiler verwendet werden)
- Keine Regeneration in der postop. radiologischen Nachkontrolle

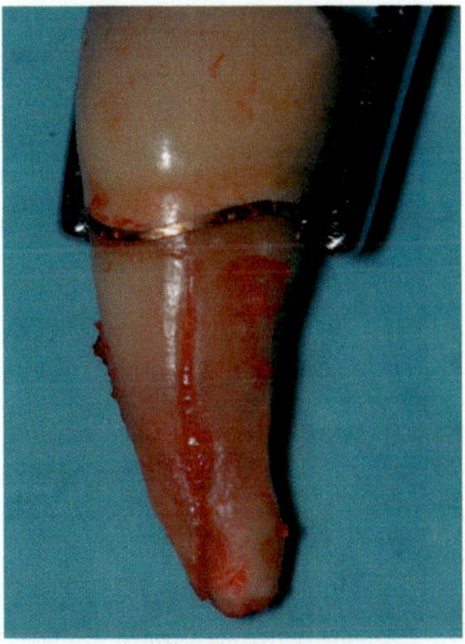

Abb. 11.13 Wurzellängsfraktur, die im Rahmen einer geplanten WSR bei Abpräparation des MPL visuell detektiert wurde. Abbruch der zahnerhaltenden chir. Ther. [R498]

Therapieoptionen bei Misserfolg

- **Erneute WSR:** insbes. bei nicht suffizientem retrograden Verschluss oder nicht ausreichend resezierter Wurzelspitze erwägen
- **Orthograde Revisionsbehandlung des resezierten Zahns:** Erfolgsquote von 69,5 % mit zusätzlichen 10,2 % als in Heilung befindlich bzw. 87 % (inkl. in Heilung befindlicher Fälle)
- **Intentionelle Replantation** in Ausnahmefällen erwägen

- Bei Misserfolg einer WSR Ind. zur Extraktion stellen, um für die nachfolgende konventionelle oder implantatgestützte Ther. möglichst viel Alveolarfortsatzknochen zu erhalten.
- Eine 2. oder 3. Nachresektion ist nicht mehr die zahnärztlich-chir. Ther. der Wahl.

11.6 Zahntransplantation

Dirk Nolte, Jochen Jackowski

11.6.1 Übersicht

Zur Behandlung fehlender permanenter Zähne stehen zahlreiche Ther.-Verfahren zur Verfügung. Sie reichen vom kieferorthopädischen Lückenschluss über prothetische Restaurationen (konventioneller oder implantatgetragener Zahnersatz) bis zum Zahnerhalt durch autogene Zahntransplantation.

Ziel der Zahntransplantation ist der biologische Ersatz verloren gegangener (z. B. durch Karies oder Parodontopathie, Trauma, Nichtanlage von Zähnen oder komplexe Zahndurchbruchsstörungen) oder nicht angelegter Zähne. Die Revaskularisation und parodontale Heilung nach Zahntransplantation sind mittlerweile wissenschaftlich gut untersucht, ebenso die möglichen Risiken für Misserfolge.

Definition Die autogene Zahntransplantation bezeichnet die Verpflanzung von Zähnen beziehungsweise Zahnkeimen von der einen auf eine andere Stelle des Alveolarfortsatzes innerhalb desselben Individuums (Eskici 2003).

Risiken für ein Therapieversagen V. a. die verschiedenen Formen der Wurzelresorption, wie (Abbott und Lin 2022):
- Infektionsbedingte Wurzelresorption mit nachfolgender Pulpanekrose: gute Prognose bei frühzeitigem Erkennen und Behandeln
- Nichtentzündliche Ersatzresorption (Ankylose): gute Prognose bei frühzeitigem Erkennen und Behandeln
- Externe invasive Resorption: nur bedingt therapeutisch beeinflussbar

Einteilung Abhängig von Spezies, Empfänger- und Spenderregion unterscheidet man:
- **Autogene Transplantation:** Transplantation innerhalb eines Individuums
- **Isogene Transplantation:** Transplantation zwischen genetisch identischen Individuen (eineiige Zwillinge)
- **Allogene Transplantation:** Transplantation auf ein genetisch unterschiedliches Individuum derselben Spezies
- **Xenogene Transplantation:** artfremde Transplantation, Empfänger und Spender aus verschiedenen Spezies

> Die allogene Transplantation ist aufgrund der unzureichenden Überlebens- und Erfolgsraten heute als obsolet zu bezeichnen (Nolte, Hinrichs und Lange 2011). Ausschließlich die autogene Transplantation ist fester Bestandteil der chir. Zahnheilkunde.

11.6.2 Indikationen

Das Indikationsspektrum ist breit und hat kariologische, parodontologische, endodontologische, traumatologische oder kieferorthopädische Gründe:
- Zahnverlust im Kindes- und Jugendalter durch Karies, juvenile Parodontitis
- Traumatisch bedingter primärer Zahnverlust und Sekundärfolgen nach Zahntrauma, z. B. posttraumatische Ankylose im wachsenden Kiefer (Nolte, Krastl und Ebeleseder 2024)
- Nichtanlage von Zähnen (Nolte et al. 2018)
- Nicht erfolgreiche kieferorthopädische Einstellung verlagerter und/oder retinierter Zähne (Huth et al. 2013)
- Komplexe Durchbruchsstörung von Zähnen bei extremer Verlagerung
- Fehlbildungen, die häufig mit Zahnanomalien assoziiert sind, z. B. LKG-Spalte, Trisomie 21

Aufgrund der zuverlässigen Weichgewebs- und Knochenbildung ist die autogene Zahntransplantation v. a. bei Kindern und Jugendlichen indiziert (Michl et al. 2017, Tschammler et al. 2015), bei denen noch ein erhebliches vertikales Wachstumspotenzial zu erwarten ist. Bei richtiger Ind.-Stellung kann das Kieferwachstum bereits bei Kindern im Rahmen der Transplantation von Milchzähnen (Hoss et al. 2021) und bei Jugendlichen durch die Transplantation bleibender Zähne (z. B.

Prämolaren) mit ausgezeichnetem Erfolg unterstützt werden (Akhlef et al. 2018; Louropoulou et al. 2024).
Da die Ergebnisse der autologen Transplantation mit zunehmender operativer Erfahrung und bei richtiger Ind.-Stellung deutlich verbessert werden konnten, sollte sie als adjuvante Ther.-Option zur implantologischen, prothetischen und kieferorthopädischen Versorgung v. a. von Jugendlichen öfter in Betracht gezogen werden. Die Transplantation von impaktierten und/oder verlagerten Zähnen ist eine ausgezeichnete Methode zur funktionellen und ästhetischen Rehabilitation von Jugendlichen (Czochrowska et al. 2002a und 2002b, Huth et al. 2013). Ihr Stellenwert ist heute unumstritten und erweitert das Behandlungsspektrum der zahnärztlich-chir. Praxis.

11.6.3 Vorbereitung

- Pat. sollten immer konservierend und parodontologisch vorbehandelt sein.
- Entzündungen in der Spender- und/oder Empfängerregion durch eine Parodontitis marginalis oder apicalis sollten zahnmedizinisch versorgt worden sein.
- Neben den üblichen klin. und radiologischen Untersuchungen Modellanalyse der Spender- und Empfängerregion durchführen, um die Platzverhältnisse besser beurteilen zu können.

Voraussetzungen für eine erfolgreiche Therapie

- Compliance und gute Mundhygiene der Pat.
- Geeignete Kieferrelationsverhältnisse.
- Auswahl eines in allen Dimensionen passenden Transplantats für die Empfängerregion zum Zeitpunkt der Transplantation (heute technisch erheblich leichter durch 3D-Replicas des zu transplantierenden Zahns).
- Kurze Ischämiezeit des zu transplantierenden Zahns (Verweij et al. 2017).
- Schmelz-Zement-Grenze des Transplants sollte vollumfänglich vom mukogingivalen Gewebe bedeckt sein.
- Bei mangelndem Platzangebot evtl. Raumschaffung durch kieferorthopädische Ther. oder zumindest Schaffung günstiger Verhältnisse durch Reduktion der approximalen Kontakte des Transplantats oder der Nachbarzähne.
- Beschleifen des Transplantats möglichst vermeiden (**Cave:** gute Vorausplanung!).

11.6.4 Operatives Vorgehen

Chirurgisch-technisches Vorgehen

- **Einzeitiges Vorgehen:** Das Transplantat wird nach Entnahme sofort in die Empfängerregion eingesetzt.
- **Zweizeitiges Vorgehen:** Bei V. a. apikale Beherdung 4-6 Wo. nach der Entnahme und erfolgter chir. Wundrevision. Dadurch Einbringen in das entzündungsfreie Transplantatbett nach Ausbildung von Granulationsgewebe in der Empfängerregion, was die Kapillareinsprossung und Revaskularisation der Pulpa begünstigen soll. (**Cave:** für den Pat. mit 2 aufeinander folgenden Eingriffen verbunden).

Vorbereitung der Empfängerregion

- Besonders wichtig ist Entzündungsfreiheit.
- Bei Extraktion bzw. operativer Entfernung eines Zahns vor der Transplantation sollten Saumepithel und Alveolenwand weitgehend erhalten bleiben.

- Vertikale Entlastungsinzision in der Empfängerregion unbedingt vermeiden. In jedem Fall marginale Schnittführung bevorzugen, da sie leicht erweiterbar ist und bei Bedarf eine gute Übersicht auf das anzupassende Alveolenfach bietet.
- Möglichst passgenaue Schaffung bzw. Anpassung des Transplantatbetts. (**Cave:** Transplantatlager und Wurzelform des Transplantats sind nie formkongruent) Transplantat sollte möglichst druckfrei in die Empfängerregion eingesetzt werden:
  - Verletzungen des Parodonts (PDL, Periodontal Ligament) durch spitze Knochenkanten, z. B. das interradikuläre Septum mehrwurzeliger Zähne, müssen vermieden werden.
  - Die Wurzelspitze des Transplantats sollte bei Zähnen mit offenem Apex (d. h. noch anhängigem Zahnsäckchen) einen Abstand von etwa 2–3 mm zum Alveolenboden haben. Dies erlaubt bei Bedarf eine leichte Intrusion bzw. Infrapositionierung des Transplantats ohne Traumatisierung des apikalen Heilgewebes.

Transplantatentnahme

Auf größtmöglichen Erhalt von Zahnkrone, Zahnsäckchen und desmodontalem Faserapparat des Transplantats (Zahnkeim, retinierter Zahn) achten.

Vorgehen

- Durchtrennen des zervikalen Parodonts mit dem Skalpell, um möglichst viele parodontale Strukturen zu erhalten
- Nach Freilegung der Zahnkrone bis zur größten Zirkumferenz, Zahn bzw. Keim nach vorsichtiger Mobilisation gewebeschonend entnehme

> **!** Bei Transplantatentnahme bevorzugt ein rotierendes Instrument verwenden, da bei Ultraschallinstrumenten (Piezochirurgie) größere Gefahr eines Hitzeschadens in tieferen Knochenstrukturen.

Zeitpunkt der Transplantation

In erster Linie Abhängig vom Entwicklungsstadium des Zahns

- **Zahnkeim:** besteht aus Zahnfollikel und anhängigem Wurzelsäckchen, beide müssen unverletzt geborgen werden. Daher Transplantation aus chir. Sicht sehr anspruchsvoll. Bei Verletzung spätere Schmelzdefekte, verminderte Wurzelentwicklung bis hin zur Rotation und Verlagerung des Transplantats zu erwarten. Dieses Verfahren sollte daher in der Hand eines erfahrenen Transplantologen verbleiben.
- **Zahn mit offenem Apex:** ⅔ bis ¾ der endgültigen Wurzellänge erreicht, Wurzelbildungsstadium 4–6 nach Moorrees et al. (1969). Diese Wurzelentwicklung erleichtert die Entnahme des zu transplantierenden Zahns deutlich und entspricht einer Zahntransplantation mit nicht abgeschlossenem Wurzelwachstum (offener Apex > 1 mm; ▶ Abb. 11.14).
- **Zahn mit geschlossenem Apex:** Zahntransplantate inzwischen mit sehr guten Überlebens- und Erfolgsraten (Chung et al. 2014). Allerdings ist dadurch häufiger eine spätere Wurzelbehandlung erforderlich (▶ Abb. 11.15).

In zweiter Linie Abhängig von Compliance der Pat. und Eltern sowie dem Zeitpunkt der Erstkonsultation und damit der ggf. noch verstreichenden Zeit bis zur Lückeneröffnung durch Kieferorthopäden. Parodontale und endodontische Aspekte

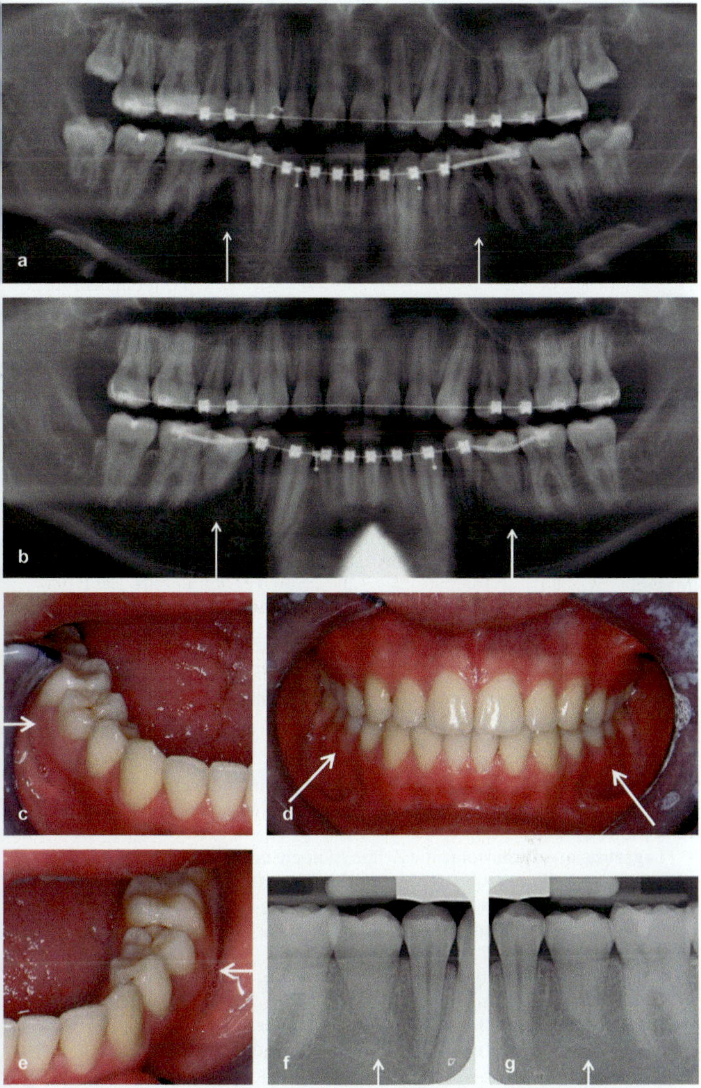

Abb. 11.14 18-jähriger Pat. mit Nichtanlagen der Zähne 35, 45 bei persistierenden und nicht mehr erhaltungswürdigen Milchmolaren 75, 85 [M1456]
a) Ausgangsbefund vor OP: Milchmolaren 75, 85 mit resorptiven Veränderungen; Apex der Zähne 18 und 28 noch offen
b) Z. n. autogener Transplantation 18→85 sowie 28→75 im Rahmen der Weisheitszahnentfernung 4 x 8
c–g) Klin. und radiologischer Befund 8 J. post-TX: Transplantate in Regio 35 und 45 klin. reizlos in situ (c–e.). Im Rö (f und g) bds. interne Wurzelobliterationen im Sinne einer vitalen Heilung, Vipr. bds. +

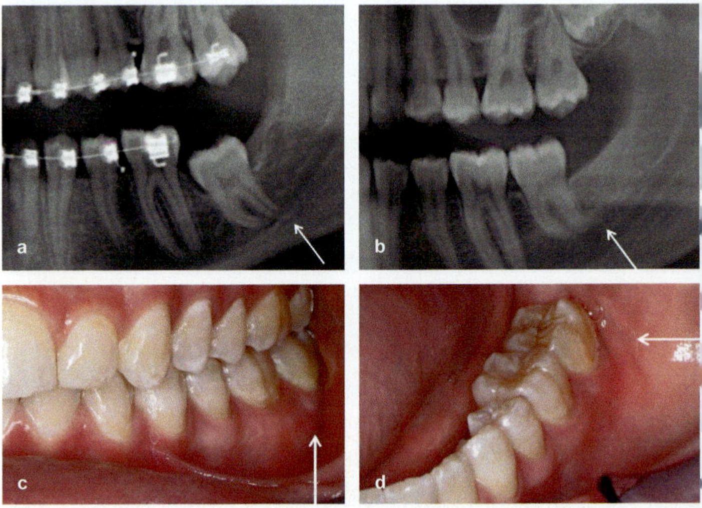

Abb. 11.15 16-jähriger Pat. mit Durchbruchsstörung Zahn 37 bei Z. n. operativer Entfernung 38 und kieferorthopädischer Bracketierung mit vergeblichem KFO-Zug [M1456]
a) Ausgangsbefund: langes, gebogenes Wurzelhäkchen an der distalen Wurzel 37 bis unter den Kanal des N. alveolaris inferior (siehe Pfeil), Apex geschlossen
b) Rö. 5 J. nach Auto-TX 37→37: Zeichen einer internen Wurzelobliteration beider Wurzeln im Sinne einer vitalen Reaktion (distal > mesial), Vipr +
c, d) Klin. Befund 5 J. nach Auto-TX 37→37: reizlose klin. Verhältnisse, unzureichende Mundhygiene

Transplantatlagerung

Um das Risiko eines PDL-Schadens möglichst gering zu halten, muss das Transplantat zwischen Entnahme und Transplantation in einem geeigneten Medium aufbewahrt werden.

- **Lagerungsmedium:** sollte die Zellphysiologie des Desmodonts (Parodontalfibroblasten, Zementoblasten) möglichst gut aufrechterhalten. Es gelten die gleichen biologischen Bedingungen wie für den avulsierten Zahn. Empfohlen wird die zellphysiologische Lagerung z. B. in der Zahnrettungsbox (Dento-Safe®) (DGMKG und DGZMK 2022).
- **Zahnfach:** gleichwertige Alternative, wenn chir. -technisch möglich. (**Cave:** Gefahr der Aspiration).
- **Alternativen:** nach Prognose in absteigender Reihenfolge Lagerung in H-Milch, NaCl 0,9 % oder Mundspeichel (Fouad et al. 2020; Osmanovic et al. 2018).

Die Autoren dieses Kapitels verwenden eine Lösung aus 10 ml NaCl 0,9 %, 4 mg Dexamethason und 100 mg (20 mg/ml) Doxycyclinlösung (Nolte, Linsenmann und Huth 2011).

Pulparevaskularisierung und Endodontie

Indikation zur Wurzelkanalbehandlung Erfolgt in enger Anlehnung an die aktuelle Leitlinie des dentalen Traumas (DGMKG und DGZMK 2022), da dieselben pathophysiologischen Vorgänge bei Replantation und Transplantation zu erwarten sind. Da bei elektiver Zahntransplantation i. d. R. optimale Bedingungen hinsichtlich der zellphysiologischen extraoralen Lagerung und der Verweildauer des Transplantats unter der kritischen Zeitmarke von 15 Min. vorliegen (Andersson und Bodin 1990, Andreasen 1981), ist der Zustand des Apex wesentliches Entscheidungskriterium.

- **Transplantate mit offenem Apex** (Durchmesser > 1 mm): grundsätzlich keine endodontische Ther., Revaskularisation ist zu erwarten.
- **Transplantate mit geschlossenem Apex:** in der Literatur unterschiedliche Meinungen, da Qualität der endodontischen Ther. entscheidend für Prognose (Watanabe et al. 2010). Während die European Society of Endodontics routinemäßige Wurzelkanalbehandlung zur Prophylaxe vor infektionsbedingten Wurzelresorptionen nach Pulpanekrose empfiehlt (Plotino et al. 2021), wird von anderen Autoren eine endodontische Ther. erst bei klin. und/oder radiologischen Symptomen durchgeführt.

Die Autoren dieses Kapitels verwenden bei endodontischer Behandlungsbedürftigkeit wegen seiner guten antiresorptiven Wirksamkeit sowie biologischen Resorbierbarkeit eine dauerhafte Kalziumhydroxideinlage (Nolte, Linsenmann und Huth 2011). Dadurch wird i. d. R. die aufwendige Entfernung von überstopftem Wurzelfüllmaterial und damit eine unnötige Traumatisierung des durch die Transplantation aufgebauten Alveolarfortsatzes im Falle eines Misserfolgs vermieden.

Schienung

Das Transplantat muss nach der Transplantation unter Berücksichtigung der Primärstabilität fixiert werden:

- **Gute Stabilität:** bevorzugt die Fixierung mittels okklusal überkreuzten Haltenähten (▶ Abb. 11.16a).

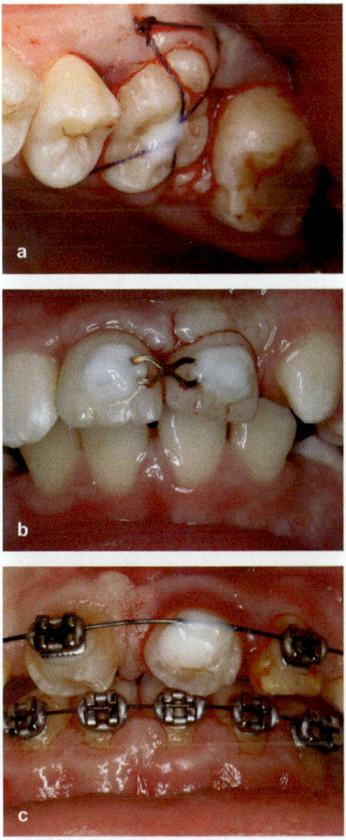

Abb. 11.16 Schienungsarten nach Autotransplantation [M1456]
a) Überknüpfnaht (AutoTX 28→26)
b) Titan-Trauma-Schiene (AutoTX 21→21)
c) Schienung am KFO-Bogen (Prämolaren-TX 45→11 bereits 6 Wo. vorher und 35→21 direkt postop.)

Dabei die Naht okklusal durch einen dünnen Kunststoffauftrag vor dem Abrutschen sichern
- **Instabilität:** Transplantat mittels Schiene (▶ Abb. 11.16b) bzw. Draht für 2–4 Wo. stabilisieren. Dabei auf flexible Schienung achten, die eine physiologische Beweglichkeit zulässt und so dem Ankyloserisiko vorbeugt (Chung et al. 2014). Bei kieferorthopädischer Apparatur Fixation des Transplantats am KFO-Bogen (▶ Abb. 11.16c). **Cave:** gute Hygienefähigkeit sicherstellen

11.6.5 Nachsorge

- Nahtentfernung i. d. R. nach 7–10 Tagen, Überknüpfnaht nach 2–3 Wo.
- Entfernen der Zahnschiene nach 3–4 Wo.
- Bei kieferorthopädischer Nachbehandlung i. d. R. ab der 4. Wo. postop. mit Zahnbewegung beginnen
- Postop. Empfehlungen grundsätzlich wie bei oralchir. Eingriffen (▶ 4.4)
- Klin. und radiologische Kontrollen entsprechend den Empfehlungen bei Zahntrauma (DGMKG und DGZMK 2022) im 1. postop. J. mind. alle 3 Mon. und im 2. postop. J. alle 12 Mon., um mögliche Resorptionen frühzeitig erkennen und behandeln zu können

11.6.6 Überlebensraten

- Bestimmung der **Überlebensraten** nach autogener Zahntransplantation relativ zuverlässig möglich.
- Bestimmung der **Erfolgsraten** aufgrund unterschiedlicher Erfolgskriterien (z. B. parodontaler Heilung, pulpaler Heilung und Resorptionen) in den verschiedenen Studien eher problematisch.

- Mittlere Überlebensraten der autogenen Zahntransplantation in den 70er- bis 90er-Jahren im Mittel bei etwa 86 % bei einer mittleren Nachuntersuchungszeit von 5,4 Jahren (Lang, Pohl und Filippi 2003).
- Mittlere Überlebensraten der autogenen Zahntransplantation in neueren Studien von 1995 bis heute bei etwa 90,7 % bei einer mittleren Nachuntersuchungszeit von 6,4 J.
- Mittlere Überlebensraten der autogenen Zahntransplantation aus aktuellen Studien 2024 > 98 % bei einer mittleren Nachuntersuchungszeit von 10 J. (Barendregt et al. 2023, Louropoulou et al. 2024).

! In den letzten Jahren vermehrt Angabe der Überlebens- und Erfolgsraten der Transplantation von Zähnen mit abgeschlossenem Wurzelwachstum, die an diejenigen jugendlicher Zähne mit einem Unterschied von 3–6 % heranreichen und sich lediglich in der häufigeren Notwendigkeit einer endodontischen Ther. unterscheiden (Abela et al. 2019, Arikan, Nizam und Sonmez 2008, Bauss et al. 2002, Bouchghel, Bourzgui und Quars 2022, Grisar et al. 2018, Kafourou et al. 2017, Krupp et al. 2024, Lundberg und Isaksson 1996, Machado et al. 2016, Mejare, Wannfors und Jansson 2004, Murtadha und Kwok 2017, Sugai et al. 2010).

Der Zustand des Wurzelwachstums (offener versus geschlossener Apex) hat einen signifikanten Einfluss auf die Überlebensrate der Zähne (Atala-Acevedo et al. 2017, Lucas-Taule et al. 2022, Rohof et al. 2018).

11.7 Zystenoperationen

Ali Modabber, Jochen Jackowski, Frank Hölzle

11.7.1 Zysten des Kiefers und der Weichteile

Definition Zysten sind ein- oder mehrkammerige Hohlräume mit flüssigem oder breiigem Inhalt. Sie liegen im Knochen oder in den Weichgeweben und sind von einer bindegewebigen Kapsel, der Zystenwand (auch Zystenbalg), umgeben. Echte Zysten sind lumenwärts mit Epithel ausgekleidet. Bei Pseudozysten fehlt dieses. Der Zysteninhalt entsteht durch Produktion und Proliferation des Epithelgewebes durch Abschilferung und Degeneration.

11

Zysten sind gutartige Neubildungen (nicht benigne Tumoren, da sie kein autonomes Wachstum besitzen).

Ätiopathogenese Zysten entstehen vorwiegend in gewebereichen Regionen, in denen vorzugsweise während der Embryonalentwicklung Zellreste liegen geblieben sind, z. B. Malassezepithelentwicklung im Parodontalgewebe sowie Vereinigungsstellen der Kieferfortsätze und Kiemenfurchen. Auch durch traumatische Ereignisse kann epitheliales Gewebe in tiefere Gewebsschichten versprengt werden.
Diese Zellen können lange Zeit reaktionslos verbleiben, bis schließlich ein entzündlicher Reiz, oft die nekrotische Veränderung der Zahnpulpa, die Proliferation einleitet. Die neu entstehenden Zellhaufen gruppieren sich um die ersten Zerfallsprodukte und setzen die **Zystenentstehung** in Gang. Nach einer anderen Hypothese wird die autonome Proliferation von liegen gebliebenen Zellen als ursächlicher Reiz zur Zystenentstehung genannt.
Die **Größenzunahme von Zysten** ist durch die Volumenzunahme des Zysteninhalts (osmotische Vorgänge) bedingt. Durch die semipermeable Membran der Zystenkapsel strömt Gewebeflüssigkeit in das Zystenlumen. Osmotisch ursächlich hierfür sind Zellzerfall, Zellsekrete und Zellreste im Inneren der Zyste. Das Größenwachstum lässt sich durch Eröffnung des Zystenlumens leicht unterbrechen und umkehren.

Häufigkeit Radikuläre/residuale Zysten (52,3 %), follikuläre Zysten (16,6 %), Keratozyste (11,2 %), nasopalatinale Zyste (11,0 %), Paradentalzyste (2,5 %), übrige 6,4 %

Einteilung nach WHO Die im Jahr 2017 erschienene Klassifikation für Kopf-Hals-Tumoren führt im Gegensatz zu der Vorversion wieder sämtliche odontogene Zysten des Kieferknochens auf. Im Jahr 2023 wurden die Entitäten erweitert bzw. ergänzt (▶ Tab. 11.12).

Klinik

- Durch langsames, verdrängendes Wachstum meist symptomlos; werden von Pat. meist erst wahrgenommen, wenn sie eine beachtliche Größe mit Knochenauftreibung erreicht haben.
- Evtl. Gesichtsasymmetrien durch die Resorption fazialer Knochenwände infolge der Größenzunahme.
- Durch sekundäre Infektion akute Schmerz- und Entzündungssymptomatik.

Körperliche Untersuchung

- **Palpation:** Dupuytren-Pergamentknistern (selten) bei Palpation ermöglicht sichere Diagnose von Knochenzysten. Prallelastische Fluktuation bei fehlendem Knochen.

Tab. 11.12 WHO-Einteilung der Zysten des Kiefers, der Kieferhöhlenschleimhaut und der Weichteile [W798]

Epitheliale Kieferzysten	
Bedingt durch Entwicklungsstörungen: • Odontogene Keratozyste • Gingivale Zyste des Kindes- und Erwachsenenalters • Laterale Peridontalzyste • Follikuläre Zyste • Boytroide odontogene Zyste • Glanduläre odontogene Zyste • Kalzifizierende odontogene Zyste • Orthokeratinisierende odontogene Zyste	**Bedingt durch Entzündungen:** • Radikuläre Zyste • Inflammatorische Kollateralzyste – Paradentalzyste (Craig-Zyste) – Mandibuläre bukkale Bifurkationszyste • Radikuläre Residualzyste **Nicht odontogene Zysten:** • Nasopalatinale Zyste • Nasolabiale Zyste
Nichtepitheliale Kieferzysten	
• Solitäre Knochenzyste (traumatisch, einfach, hämorrhagisch) • Aneurysmatische Knochenzyste	
Zysten der Weichteile	
• Dermoid- und Epidermoidzyste • Lymphoepitheliale Zyste (Kiemenbogen-, laterale Halszyste) • Ductus-thyreoglossalis-Zyste (mediane Halszyste)	• Zystisches Lymphangiom (Hygrom) • Nasopharyngeale Zyste • Zyste der Speicheldrüsen (Extravasationszyste, Retentionszyste, Ranula)
Zysten der Kieferhöhlenschleimhaut	
• Gutartige Schleimhautzyste der Kieferhöhle • Postoperative Flimmerepithelzyste	

- **Sensibilitätsprüfung** des betroffenen Zahns und der Nachbarzähne, da die radikuläre Zyste als entzündlich bedingte Kieferzyste von einem pulpatoten Zahn ausgeht.
- Prüfung der Zahnstellung (Kippung), der Zahnlockerung und der Sondierungstiefe.

Radiologische Diagnostik Bei follikulären Zysten ragt die klin. Krone in das Zystenlumen, bei radikulären Zysten befindet sich das Zystenlumen um den Apex des Zahns. Von einer radikulären Zyste wird ab einem Durchmesser von ca. 7 mm im Gegensatz zum kleineren periapikalen Granulom gesprochen. Kieferzysten sind radiologisch scharf begrenzte, rundliche bis ovale Aufhellungen.

Wichtige angewandte Verfahren:

- **Röntgen:** Einzelzahnaufnahmen, OPG, NNH-Aufnahme, p. a. Schädelaufnahmen.
- **DVT:** in der letzten Zeit vermehrte Verwendung, löst CT des stomatognathen Bereichs wegen sehr guten Darstellungsmöglichkeiten (3D-Rekonstruktion von anatomischen Strukturen sowie deren räumliche Beziehungen zueinander), und deutlich geringerer Strahlenbelastung zunehmend ab. Ein weiterer Vorteil ist ihre unmittelbare Verfügbarkeit auch in zahnärztlichen Praxen.
- **Sinuskopie:** endoskopische Befunde bei Veränderungen im oberen Seitenzahnbereich, für Pat. wenig belastend, liefert Biopsien zur histopath. Bewertung.

Differenzialdiagnosen

- Osteolytische Tumoren: Ameloblastom, zentrales Riesenzellgranulom, zentrales Fibrom, Myxom, eosinophiles Granulom, Metastase.

- Recessus der Kieferhöhle: differenzialdiagnostische Abgrenzung einer radikulären Zyste schwierig. Wegweisend ist die konvexe bzw. konkave Abgrenzung hin zur Kieferhöhle. Für eine radikuläre Zyste spricht neben der neg. Sensibilität des schuldigen Zahns eine nach kranial konvexe Begrenzung und für einen Recessus eine nach kaudal konvexe Begrenzungslinie.

11.7.2 Operationsprinzipien

Aufgrund ihrer Entstehung muss jede Zyste (> 10 mm) operativ behandelt und obligat histologisch untersucht werden. Eine konservative Ther. macht die Diagnosesicherung unmöglich und ist im Vorgehen unsicher.
Angestrebt wird die vollständige Entfernung der Zyste. Dies ist jedoch aus anatomischen Gründen nicht ohne weiteres möglich, v. a. wenn durch die radikale Entfernung anatomische Nachbarstrukturen wie sensible Nerven oder große Gefäße verletzt werden. Außerdem kann das operative Vorgehen durch einen reduzierten AZ des Pat. limitiert sein.
Daraus ergeben sich 2 OP-Prinzipien:

- Zystenentfernung und Fensterung zur Mundhöhle (Zystostomie, Partsch I)
- Totale Zystenentfernung Zystektomie (Partsch II)

Zystostomie (Partsch I)

Prinzip Eröffnung von Zysten und nachfolgend offene Behandlung

Durchführung Fensterungs-OP meist zum Vestibulum oris mit Offenhalten des Fensters (Obturatortherapie). Fenster idealerweise im Bereich des Zystenäquators groß anlegen. Dies ist bei ausgedehnten Zysten im Bereich des aufsteigenden Kieferasts oft schwer möglich, da das Fenster alsbald offengehalten werden muss.

- Das teilweise entfernte Gewebe kann histologisch untersucht werden.
- Das verbliebene Gewebe metaplasiert zur Mundhöhlenschleimhaut.

Vorteil

- Geringe Invasivität v. a. bei multimorbiden Pat.
- Schonung von anatomischen Nachbarstrukturen (Zähne, Nerven, Nasen- und Kieferhöhlenschleimhaut)

Nachteil Lange Nachbehandlungszeit mit regelmäßiger Anpassung des Obturators (**Cave:** Pat.-Compliance)

Zystektomie (Partsch II)

Prinzip

- Radikale Entfernung des Zystenbalgs mit nachfolgendem Wundverschluss, die verbleibende Knochenhöhle wird durch das Blutkoagel aufgefüllt.
- Heilung über bindegewebige und knöcherne Organisation des Hohlraums.
- Bei primärer Wundheilung Behandlung nach 8–10 Tagen beendet.
- Wurzelkanalfüllung, Resektion bzw. Extraktion des schuldigen Zahns.

Komplikationen Ergeben sich aus der Technik:

- Bei großen Zysten Nachbarstrukturen gefährdet
- Primäre Wundheilung bei großen Zystenlumina schwierig, da wegen Kontraktion des Blutkoagels sek. Wundinfektion möglich (Entgegenwirken

durch Modifikation des chir. Vorgehens, u. a. Schulte-Koagulum, Einlage von resorbierbaren Knochenersatzmaterialien, Beckenkammspongiosaplastik)

Prognose Durch vollständige Entfernung des Zystengewebes praktisch keine Rezidivgefahr und komplette histologische Aufarbeitung möglich

In der Phase der knöchernen Regeneration (nach 6–12 Mon. vollständig abgeschlossen) abhängig vom Verlauf mind. 2 radiologische Nachuntersuchungen.

Versorgung der Zystenhöhle Nach Zystektomie verbleibt ein Knochendefekt, der sich mit Blut füllt, sodass ein Blutkoagel entsteht. Dieses kontrahiert und teilt den Knochendefekt in einen mit Blutkoagel und einen mit Serum gefüllten Hohlraum. Das Koagulum wird vom Knochendefektrand her organisiert. Eine Zystektomie ist nur bis zu einer Zystengröße von 1–2 cm durchführbar, wobei folgende Probleme bestehen:

- Größere Zysten sind nicht immer komplett von Knochen umgeben. Eine vom Weichgewebe ausgehende Ossifikation ist eingeschränkt.
- Je größer der Zystendefekt, desto schwieriger ist die Ausbildung eines stabilen Koagulums. Dadurch Gefahr der Retraktion des Blutkoagulums mit postop. Wundinfektion.
- Je größer die Wunde, desto größer ist die Gefahr der Wunddehiszenz und des Speichelzutritts. Dadurch steigendes Infektionsrisiko.
- Bei Verlust der vestibulären und lingualen Kortikalis im UK-Winkelbereich Gefahr der path. UK-Fraktur → Empfehlung einer Miniplattenosteosynthese.

Bei **Wundinfektion** Zystenhöhle offen mit Tamponade nachbehandeln, sodass die sekundäre Granulation der Knochenhöhle einsetzt.

Alternative OP-Verfahren

Um die Vorteile der Zystektomie zu nutzen, wurde mit verschiedenen Techniken versucht, das Indikationsspektrum zu erweitern.

Lumeneinengung nach Rosenthal-Nasteff

Präparation von Weichgewebelappen, die in das Zystenlumen hineingezogen und über U-Naht an den gegenüberliegenden Knochenlamellen befestigt werden. Damit die Fäden das Gewebe nicht perforieren, werden sie über kleine Tupfer geknotet.

! Nach Ausheilung verbleibt funktionell und ästhetisch störender Substanzdefekt im Bereich des Alveolarfortsatzes.

Eigenblutfüllung nach Schulte

Durchführung Das Zystenlumen wird mit Venenblut, das zuvor mit Penicillintrockensubstanz (Penicillin G) und Gelatineschwämmchen vermischt wurde, aufgefüllt. Zusätzlich wird 0,25 ml Trockensubstanz Thrombinpulver (Topostasin) zur Stabilisierung verwendet. Damit wird das Koagel stabilisiert und die für eine Primärheilung nicht ausreichende Blutung ergänzt. (**Cave:** bei Zystenlumen > 2 cm häufiger Koagulumabriss mit Ausbildung eines serumgefüllten Restlumens, das sich leicht infizieren kann)

Bei Bedarf zusätzliche systemische Antibiotikagabe, da rein lokale Anwendung von Penicillinen wenig erfolgversprechend.

Zystenfüllung mit autogenem Knochen

Goldstandard der Zystenfüllung ist die Transplantation von autogenem Knochen, z. B. je nach Defektgröße vom UK retromolar oder aus der Beckenschaufel. Dieser wird im Gegensatz zu xenogenem Knochenersatzmaterial vollständig osseointegriert.

> Xenogene und alloplastische Augmentationsmaterialien werden meist bindegewebig organisiert und führen nur teilweise zur vollständigen knöchernen Regeneration.

Zystenfüllung mit Fibrinkonzentrat und Kollagenvlies

Humanes Fibrinkonzentrat für die Defektfüllung ist allogenes Material, das aus gepooltem menschlichen Spenderblut hergestellt wird.

- Die beschriebenen Heilungsergebnisse sind sehr gut, ein potenzielles Infektionsrisiko kann jedoch bis heute nicht sicher ausgeschlossen werden.
- Bei großen Zysten wird empfohlen, Fibrinkleber und Kollagenvlies einzusetzen. Ein weiteres Ther.-Konzept ist die alleinige Applikation von Kollagenvlies.

Zystenfüllung mit alloplastischen Knochenersatzmaterialien

Als Knochenersatzmaterialien kommen die Trikalziumphosphatkeramik (TCP) sowie die Hydroxylapatitkeramik (HA) infrage. TCP zählt zu den löslichen alloplastischen Knochenersatzmaterialien, HA zu den unlöslichen. Beide sind gewebefreundliche Implantationsmaterialien, die sich tierexperimentell und in klin. kontrollierten Studien als brauchbar erwiesen haben.

> Die Applikation von Keramiken ist umstritten.

Zystenoperationen im Oberkiefer

OP-Verfahren Im OK vorwiegend Zystektomie, da im Gegensatz zum UK nur wenige Nachbarstrukturen gefährdet.

- **Zystantrostomie:** (Fensterung der Zyste zur Nasenhöhle bei Expansion der Zyste bis zur Kieferhöhle und dadurch fehlender knöcherner Abgrenzung, sodass sie zu einer weiteren NNH wird) erfolgt in Allgemeinanästhesie. Die präop. Zystenausdehnung sollte radiologisch (z. B. DVT) abklärt werden.
- **Alleinige Zystektomie** vestibuläre Infiltrationsanästhesie mit vasokonstriktorhaltigen Präparaten, außerdem Leitungsanästhesie am Foramen palatinum majus empfohlen. Anästhesie der Nasenschleimhaut durch Einlage eines Watteträgers, der mit Lokalanästhetikum getränkt ist.
- Bei Kieferhöhleneingriff im **Wachzustand** zur Schmerzausschaltung Anästhesie des 2. Trigeminusasts.

Zystenoperationen im Unterkiefer

- Vollständige Entfernung der Zyste anstreben
- N. alveolaris inferior als limitierender Faktor:
  - Zystektomie bei kleinen bis mittelgroßen Zysten
  - Zystostomie bei größeren Zysten abhängig von Entität und Histologie
  - Evtl. zweizeitiges Vorgehen: zunächst Zystostomie mit Einbringen eines Obturators sowie histologischer Abklärung, in 2. Eingriff vollständige Entfernung der Zyste

- Meistens ambulante Durchführung möglich
- Neben Anästhesie des N. alveolaris inferior Reizweiterleitung von N. lingualis und N. buccalis unterbrechen

11.7.3 Operationstechniken

Zystektomie über die Extraktionsalveole

Nach Zahnextraktion mit einer radikulären oder parodontalen Zyste wird diese über die Extraktionsalveole entfernt.

Durchführung Alveole mit scharfem Löffel auskürettieren, um das zystische Gewebe in toto zu entfernen

Zystektomie nach Zahnextraktion

Prinzip Extraktion nicht erhaltungswürdiger, ursächlicher Zähne. Bei kleinen Zysten danach ein Dreiecksläppchen präparieren und über dieses die Zyste entfernen. Heilung der Extraktionsalveole durch sekundäre Granulation. Bei größeren Zysten Trapezlappen nach Rehrmann präparieren, dann komplette Zystektomie mit vollständiger Ausräumung des zystischen Gewebes und pathohistologischer Untersuchung der Zyste. Schnittführung so wählen, dass plastische Deckung im OK möglich.

Durchführung
- Nach Zahnextraktion MPL von vestibulär zum Zahnfleischrand in einem Zug bis auf den Knochen umschneiden und mit einem Raspatorium von der Unterlage ablösen.
- Zyste (meist schon durch die äußere Knochenlamelle vorgedrungen) mit einem Raspatorium oder nicht zu kleinen scharfen Löffel in toto freipräparieren.
- MPL sollte Knochenrand um mind. 4–5 mm überdecken, um sicheren Wundverschluss zu ermöglichen. Andererseits operativen Zugang so groß wählen, dass Zystendefekt eingesehen werden kann. Bei Zystendurchmesser von 1,5–2 cm reicht ein Zugang von 1 cm.

> - Freipräparieren von Zysten bei Adhärenz des Zystenbalgs (meist nach Infektion der Zyste) mit umgebenden Weichteilen erschwert
> - Zystostomie, wenn vollständige Entfernung der Zyste nicht möglich

- Im Anschluss Knochenhöhle versorgen:
  - Ausreichende Blutung sicherstellen und ggf. durch Exkochleation herbeiführen
  - Scharfe Knochenkanten mit Rosenbohrer glätten
  - Bei Knochenlumen > 2 cm Stabilisierung des Koagels (wie beschrieben)
  - Bei Wundverschluss OP-Nähte nicht über Lumen, Trapezlappen ggf. mittels Periostschlitzung verlängern, damit zugfreie Überdeckung des Defekts möglich
  - Nahtentfernung nach 8–10 Tagen

Zystektomie und Wurzelspitzenresektion

Indikation Bei erhaltungswürdigen Zähnen im Zystenbereich

Schnittführung Am häufigsten Bogenschnitt nach Partsch, aus unserer Sicht Winkelschnitt nach Reinmöller am besten geeignet. Bei fraglicher Erhaltungswürdigkeit des Zahns eher marginale Schnittführung, um ausreichend dimensionierten MPL für evtl. plastische Deckung nach Zahnentfernung präparieren zu können

Durchführung Wie bei Zystektomie nach Zahnextraktion, wobei hier Wurzelspitzenresektion nach Zystektomie:
- Mit Fissurenbohrer Wurzelspitze glatt abtrennen. Durch leicht schräge Präparation Einsicht auf Wurzelkanal. **Cave:** starke Abschrägung zur besseren Beurteilung des Neo-Apex nicht mehr empfohlen (▶ 11.5.4)
- Falls nicht bereits präop. erfolgt, orthograde bzw. retrograde Wurzelfüllung (retrograde Wurzelfüllung mit speziellen Mikrowinkelstücken und ultraschallbetriebenen Mikrodiamantansätzen für die Aufbereitung)
- Versorgung der Knochenhöhle und Wundverschluss wie bei Zystektomie nach Zahnextraktion

Zystektomie im unbezahnten Alveolarfortsatz

- **Zystektomie** im unbezahnten UK Ther. der Wahl. Dabei entstehen i. d. R. keine Defekte, die eine prothetische Rehabilitation erschweren.
- **Zystostomie:** lediglich aus anatomischen Gründen indiziert. Dann muss der vorhandene prothetische Zahnersatz um einen Obturator erweitert werden, der alle 2 Wo. der fortschreitenden Lumeneinengung angepasst wird.

Zystektomie und verlagerte Zähne

Follikuläre Zysten, die von nicht erhaltungswürdigen, verlagerten Zähnen ausgehen und deren Balg allseits von Knochen begrenzt wird, werden durch operative Zahnentfernung und Zystektomie behandelt (▶ Abb. 11.17).
- Die Zyste sorgfältig in toto ausschälen.
- Da Krone des Zahns üblicherweise in die Zyste ragt, muss der Zahn i. d. R. mit entfernt werden.
- Wundversorgung wie nach operativer Zahnentfernung (▶ 11.2).

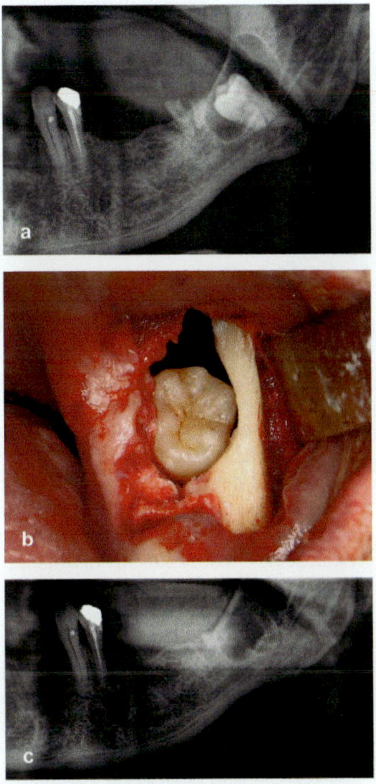

Abb. 11.17 Halbseiten-OPG des UK einer follikulären Zyste ausgehend vom retinierten und verlagerten Zahn 38 (a). Intraop. Ansicht auf Zahn 38 (b). Halbseiten-OPG des UK nach Zystektomie und Entfernung des schuldigen Zahns 38 und der Wurzelreste des Zahns 37 (c) [T1165-05]

Zystostomie bei follikulären Zysten

Follikuläre Zysten an erhaltungswürdigen, verlagerten oder retinierten

Zähnen finden sich vorwiegend bei Eckzähnen und Prämolaren. OP-Vorbereitung und -Technik wie zur Freilegung solcher Zähne (▶ 11.2.3)

- Wahl des operativen Zugangs abhängig von der Lage des Zahns, muss immer durch präop. radiologische Diagn. (OPG, DVT) bestimmt werden.
- MPL an der Stelle der stärksten Resorption des Alveolarknochens je nach Lage von vestibulär und seltener von lingual präparieren.
- Den bedeckenden Knochen so weit entfernen, dass ein Fenster von 1 cm Durchmesser entsteht. In dieser Ausdehnung Zystenbalg eröffnen und das gewonnene Gewebe histopath. aufbereiten. Den restlichen Zystenbalg belassen, da andernfalls die Gefahr der Zahnschädigung. **Cave** v. a. bei noch nicht abgeschlossenem Wurzelwachstum haften die Zähne nur locker im Gewebe.
- Im Knochen impaktierte Krone bis zur größten Zirkumferenz möglichst atraumatisch (z. B. Piezochirurgie) zur Beseitigung von Durchbruchshindernissen freigelegen.
- MPL ggf. mobilisieren, um das Zystenfenster abdecken zu können.
- Bei Eingriffen von palatinal Eingliedern einer Verbandplatte sinnvoll.

Zystostomie bei Milchzahnzysten

Milchzahnzysten sind i. d. R. radikuläre Zysten an tief zerstörten Milchzähnen. Um ein Turner-Phänomen (fehlgebildeter bleibender Zahn mit Schmelzhypoplasien, einer fehlgebildeten Krone und/oder Wurzel) zu vermeiden, sollten derartig zerstörte Zähne rechtzeitig entfernt werden.

Durchführung

- Kleine Zysten über Extraktionswunde entfernen
- Größere Zysten:
  - Trapezlappen von vestibulär präparieren
  - Milchzahn durch Extraktion oder Osteotomie entfernen
  - Zyste zur Alveole fenstern
  - Trapezlappen in die Wunde einschlagen und durch Tamponade fixieren
  - Abschließende Eingliederung einer Wundverbandplatte
  - Ausheilung der Zyste durch Nachbehandlung mittels Obturator
  - Spezielle Zystenoperationen im OK

Am Gaumen liegende Zysten sind verschiedenen Ursprungs. Meist handelt es sich um radikuläre Zysten, die oft vom seitlichen Schneidezahn ausgehen. Bei vitalen Zähnen können dies auch nasolabiale Zysten oder in der Mittellinie nasopalatinale Zysten sein. Bei der Ektomie der beiden letztgenannten muss mit einer Perforation zur Nase hin gerechnet werden.

Zystektomie

- Schnittführung abhängig von der Lage der Zyste, die präop. durch Bildgebung (z. B. DVT) bestimmt wurde, marginaler oder paramarginaler Schnitt. Bei marginaler Schnittführung und ausreichend dimensioniertem MPL sichere Abdeckung des Knochendefekts möglich
- Bei fester Knochendecke vollständiges Entfernen der Zyste gefahrlos möglich
- Bei fehlender kranialer knöcherner Begrenzung Eingriff evtl. als Zystostomie abschließen und den präparierten MPL zur Verstärkung der kranialen Begrenzung in das Zystenlumen einschlagen (▶ 11.7.4)
- Ursächlich verantwortliche Zähne resezieren bzw. extrahieren
- Gaumenwunde mit Verbandplatte versorgen

Zystostomie

- In Abwandlung zur Zystektomie Zyste bis zu ihrem Äquator fenstern
- Gaumenschleimhaut in das Zystenlumen einschlagen, dafür ggf. Präparation eines an der A. palatina gestielten Palatinallappens notwendig
- Fixation des Lappens im Bereich der marginalen/paramarginalen Inzision mittels Knopfnähten, im Bereich des Zystenlumens mittels Tamponade
- Zusätzlich Verbandplatte eingliedern

Zystostomie nach Wassmund

Indikation Frontzahnzysten ohne nasale Abgrenzung

Durchführung

- Beginn mit Bogenschnitt nach Partsch (im Vestibulum gestielt)
- Freigelegter Zystenbalg zum Vestibulum hin breit fenstern
- Ursächlich verantwortliche Zähne durch Wurzelspitzenresektionen versorgen oder entfernen
- Defekt durch Einschlagen des weit mobilisierten vestibulären MPL bis zur Nasenhöhle decken. Dafür MPL schlitzen und zur Apertura piriformis hin abpräparieren

Der Knochendefekt ist schließlich dreifach gedeckt:

1. Durch die Nasenschleimhaut
2. Durch den Zystenbalg
3. Durch den eingeschlagenen MPL

- Fixierung mit einer nach palatinal geführten Matratzennaht und lockere Tamponade der Zystenhöhle
- Nahtentfernung nach 8 Tagen
- Anfertigung eines Obturators nach 12 Tagen

Zystenoperationen zur Nasenhöhle

Indikation Mittlere bis große Zysten im OK-Frontzahnbereich ohne knöcherne Begrenzung hin zur Nasenhöhle. Alternative zur Zystostomie nach Wassmund

Durchführung

- Schnittführung von vestibulär, bei Zahnbeteiligung Trapezlappenschnitt wählen, andernfalls Bogenschnitt nach Partsch. Voraussetzungen: sichere knöcherne Unterlage des Lappens und Möglichkeit des dichten Verschlusses
- Den Zystenbalg nach Präparation des MPL entfernen
- Verbindung zur Nasenhöhle auf einen Mindestdurchmesser von 1 cm erweitern
- Nasenschleimhaut einschneiden und in den Zystenbalg einschlagen
- Im Anschluss Tamponade mit Jodoformsalbentamponade; Ende der Tamponade mit graziler Klemme über Nase nach außen führen
- Defekt zur Mundhöhle speicheldicht vernähen

Zystenoperationen zur Kieferhöhle

Indikation Mittlere bis große Zysten im oberen Seitenzahnbereich, die sich zur Kieferhöhle hin entwickelt haben und diese abhängig von der Zystengröße oft vollständig ausfüllen.

Prinzip Zystenlumen und Restkieferhöhle zu einer gemeinsamen Höhle vereinigen:

- **Antrozystostomie:** Entfernen nur der Trennwände und belassen des Zystenrestgewebes
- **Antrozystektomie:** Entfernen des gesamten Zystengewebes
- Schleimhaut der Kieferhöhle belassen, damit keine KO der Radikal-OP nach Caldwell und Luc auftreten

- Wichtig für das OP-Ergebnis ist, dass keine abgeschlossenen Restbuchten der Kieferhöhle verbleiben, da durch diese postop. Flimmerepithelzysten entstehen können.
- Die neu geschaffene Kieferhöhle wird durch das natürliche, ggf. im Rahmen einer Infundibulotomie erweiterte Ostium maxillare drainiert.

Durchführung Bei nicht sichtbarem Durchbruch der Zyste durch die faziale Kieferhöhlenwand Zugang zur Kieferhöhle im Bereich der Fossa canina über ein Knochenfenster. Von dort Kieferhöhle gut überschaubar und Anlage des Nasenfensters möglich.

- Schnittführung vom Tuber bis zur Mittellinie im Vestibulum:
  - Bevorzugt paramarginale Schnittführung, um das marginale Parodont zu schonen
  - Bei fraglich erhaltungswürdigen Zähnen marginale Schnittführung
  - Im Bereich des Lippenbändchens vertikaler Entlastungsschnitt
- Im Frontsegment bis zur Apertura piriformis präparieren. Im Bereich der Fossa canina N. infraorbitalis darstellen. Nach posterior MPL bis zur Crista zygomaticoalveolaris mobilisieren
- Anlage eines 1,5 cm × 1,5 cm großen Zugangs (kranial an den Weichteilen gestielter Knochendeckel) im Bereich der Fossa canina, sofern nicht bereits durch die Zyste angelegt
- Entfernen des zystischen Gewebes. Hierfür Präparation mit grazilem Raspatorium. Im Bereich der Trennwände der Kieferhöhle auch die Schleimhaut der Kieferhöhle entfernen. Klin. unveränderte Schleimhaut belassen
- Im Anschluss nur bei starken Entzündungen temporäres Fenster im Bereich des unteren Nasengangs anlegen:
  - Zunächst Punktion des unteren Nasengangs von der Nase her
  - Anschließend Erweiterung im Bereich der Punktionsstelle von der Kieferhöhle her, entweder mit Hajek-Stanze, Ritter-Sonde oder Fräse. Bei Verwendung einer Fräse zunächst Nasenschleimhaut beginnend von der Apertura piriformis mit einem Elevatorium nach dorsokranial bis zur unteren Muschel ablösen
  - Einlage und Nahtfixation eines Drainagerohrs
- Bei Verlegung des natürlichen Ostium maxillare Infundibulotomie zur Behebung eines Drainagehindernisses im Bereich des Ostiums
- Tamponade der OP-Höhle nur bei starken Blutungen, am 1. postop. Tag über das temporäre Nasenfenster entfernen
- Reimplantation des Knochendeckels und Nahtfixation, zurücklagern und vernähen des oralen MPL
- Nahtentfernung nach 14 Tagen

11.7.4 Spezielle Zystenoperationen im Unterkiefer

Zystostomie und Wurzelspitzenresektion

Indikation Mittlere bis ausgedehnte UK-Zysten, in deren Lumen erhaltungswürdige Zähne ragen und anatomische Nachbarstrukturen gefährdet sind.

Durchführung

- MPL mit der gleichen Breite wie der zystische Defekt im Bereich der Umschlagfalte umschneiden, damit er in das Zystenlumen eingeschlagen werden kann. Dazu Bogenschnitte nach Partsch oder Pichler, Bogenschnitt nach Partsch mit Umschlagen des MPL von kaudal, wenn Mandibularkanal mit N. alveolaris inferior geschützt werden soll.
- Mit dem gingival gestielten Lappen Resektionsstümpfe der Zähne abdecken, da sekundäre Granulation langwierig und oft unvollständig. (Selten wird auf Deckung der resezierten Zähne verzichtet.)
- Naht meist nicht notwendig.
- Tamponade mit Jodoformstreifen, nach 1 Wo. Wechsel der Tamponade.
- Obturatortherapie nach 14 Tagen beginnen.

Bei der Ther. der radikulären Zyste ist die prinzipielle Erhaltungswürdigkeit des verursachenden Zahns kritisch abzuwägen. Gerade bei fraglicher Erhaltungswürdigkeit erscheint die Zystektomie mit simultaner Zahnentfernung und Auffüllung des Zystenlumens (s. o.) indiziert.

Zystostomie im unbezahnten Unterkiefer

Indikation Mittlere und ausgedehnte UK-Zyste, deren Balg nicht allseitig von Knochen umgeben ist und anatomische Nachbarstrukturen gefährdet.

Durchführung

- Umschneiden des Defekts auf dem Kieferkamm und Präparieren eines trapezförmigen Lappens.
- Osteotomie eines Fensters (möglichst breit, sodass das Zystenlumen als Nebenbucht der Mundhöhle imponiert), sofern keine durch die Zyste bedingte Eröffnung des Knochens besteht.
- Obligate Gewebebiopsie.

! Gefahr der Spontanfraktur berücksichtigen. Keine stabile Knochenspange im Bereich der Linea obliqua abtragen. Hier zweizeitiges Vorgehen anstreben.

- Nach Anlage des Knochenfensters Zystenbalg im Ostium umschneiden und das Präparat zur pathohistologischen Untersuchung einsenden.
- MPL in das Zystenlumen einschlagen oder durch Naht am Unterrand befestigen.
- Austamptonieren des Lumens mit einer Jodoformsalbentamponde, Wechsel der Tamponade nach 1 Wo.
- Obturatorprothese nach 14 Tagen eingliedern und regelmäßig anpassen.

Zystenoperationen im Kieferwinkel

Zysten im Kieferwinkel sind oft follikuläre Zysten, die von verlagerten Weisheitszähnen ausgehen, seltener radikuläre Zysten. Diese Zystenart kann eine erhebliche

Größe erreichen und den ganzen Kieferwinkel durchdringen. Dies kann zu einer Spontanfraktur führen.

Durchführung (▶ Abb. 11.18)

- Schnittführung wie bei operativer Entfernung eines verlagerten Weisheitszahns (▶ 11.2.3).
- Sehr vorsichtige Zahnextraktion, um keine UK-Fraktur zu provozieren.
- Osteotomiefenster zur folgenden Zysten-OP darf Linea obliqua oder Linea mylohyoidea nicht überschreiten.

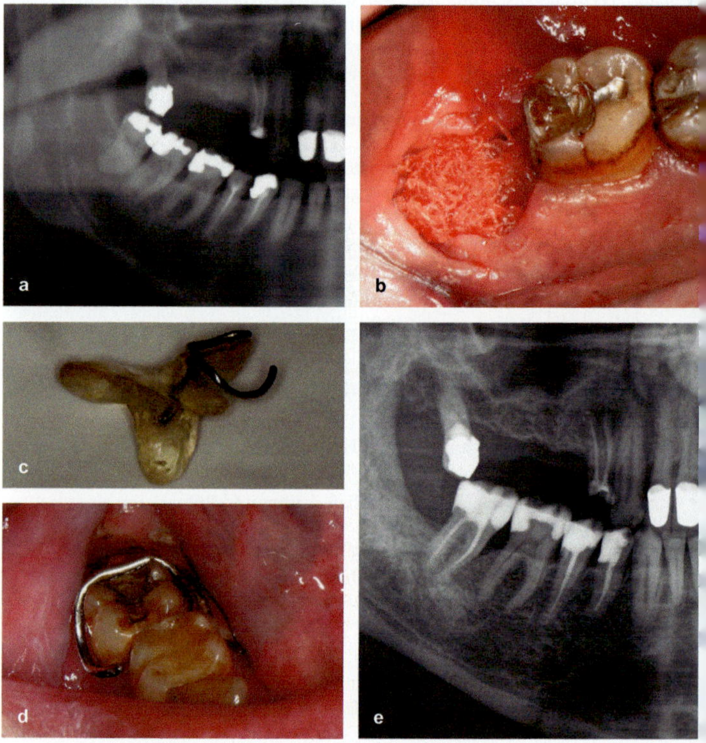

Abb. 11.18 Zystostomie einer radikulären Zyste [T1166-05]
a) Halbseiten-OPG des UK mit einer ausgedehnten radikulären Zyste mit enger Lagebeziehung zum N. alveolaris inferior rechts ausgehend von den Zähnen 47 und 48 bei einem multimorbiden Pat.
b) Intraop. Ansicht nach vorausgegangener endodontischer Behandlung des Zahns 47, Extraktion des Zahns 48, Zystostomie und Tamponade des Lumens
c) Ansicht der angefertigten Obturatorprothese mit Halteklammer am Zahn 47
d) Obturatorprothese nach Eingliederung in das Zystostomielumen
e) Halbseiten-OPG des UK nach 24-monatiger Behandlungsdauer mit sukzessivem Zurückschleifen der Obturatorprothesenbasis und vollständiger Verknöcherung des ehemaligen Zystenlumens

- Gewebeprobe zum Ausschluss einer odontogenen Keratozyste bzw. eines Ameloblastoms von entscheidender Bedeutung.
- Tamponade des Lumens mit Wechsel des Streifens nach 7 Tagen.
- Obturatorprothese nach 14 Tagen anfertigen und regelmäßig anpassen.

Im Anschluss an diese Behandlung Zystektomie bei verkleinerter Zyste im Rahmen eines Zweiteingriffs möglich bzw. indiziert.

11.8 Kieferhöhle

Bernd Lethaus, Frank Hölzle

11.8.1 Anatomie

Die mit Schleimhaut ausgekleideten Nasennebenhöhlen (NNH, ▶ Abb. 11.19) sind:

- Die paarigen Sinus frontales (Stirnhöhlen), und Sinus maxillares (Kieferhöhlen).
- Der unpaare Sinus sphenoidalis (Keilbeinhöhle).
- Die Sinus ethmoidales (Siebbeinhöhlen) bestehen aus mehreren Kammern auf jeder Seite der Nase.

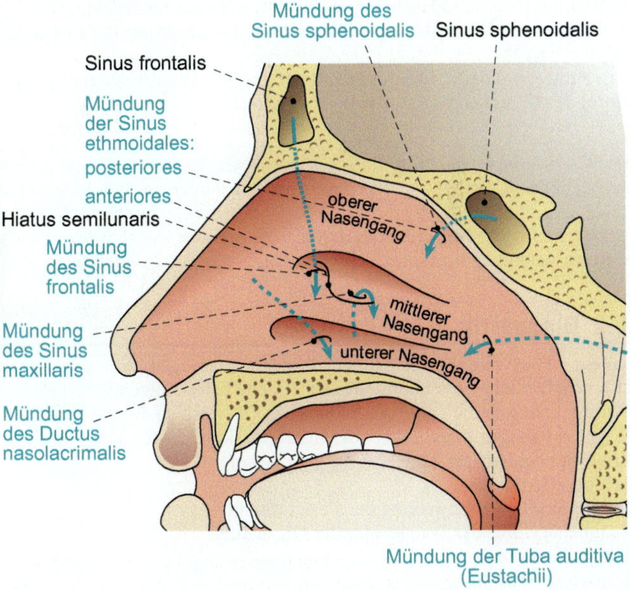

Abb. 11.19 Aufbau der lateralen Nasenwand und NNH im Sagittalschnitt, Drainage der Nasennebenhöhlen und des Tränenkanals [R498]

Die luftgefüllten NNH sind mit der Nase durch schleimhautausgekleidete Kanäle offen verbunden. Beim Neugeborenen sind die NNH zwar schon angelegt, entwickeln sich aber erst vollständig nach der Geburt, indem Flimmerepithel in die Markräume der entsprechenden Gesichtsknochen vordringt, sie pneumatisiert und damit aushöhlt.

Sinus maxillaris

- Nach vollständiger Ausbildung (nach der Pubertät) durchschnittliches Volumen von 17 ml und vollständige Auskleidung mit epithelialem Flimmerepithel.

Der vom Epithel gebildete, dünne, zweischichtige Schleimfilm wird durch synchronisierten Zilienschlag des mukoziliären Apparats Richtung Ostium bewegt. Flussgeschwindigkeit abhängig von Temperatur, Luftfeuchtigkeit und Dicke des Schleimhautfilms 2–25 mm/Min., dadurch Transport der in den Schleim eingeschlossenen Bakterien und Viren aus der Kieferhöhle und Schutz des Sinus vor Infektionen. Das Ostium ermöglicht somit Sekretentleerung und Belüftung der Kieferhöhle.

- Der N. infraorbitalis zieht im Canalis infraorbitalis durch das dünne Dach des pyramidenartigen Sinus.
- Das Dach grenzt den Sinus von der Augenhöhle ab.
- Die dünne, mediale Wand grenzt kaudal an den unteren, kranial an den oberen Nasengang.
- Der Hiatus maxillaris, ein sichelförmiger Spalt, mündet im trichterförmigen Infundibulum ethmoidale unter der mittleren Nasenmuschel, einem individuell unterschiedlich ausgeprägten Wulst unterhalb der Bulla ethmoidalis (▶ Abb. 11.19).
- Am Hinterrand der Kieferhöhle verlaufen die Nn. alveolares superiores posteriores des N. maxillaris aus dem N. trigeminus.

Durch Ausbuchtungen, sog. Recessus alveolares, im von ventral nach dorsal ansteigenden Kieferhöhlenboden ist der Knochen über den Wurzelspitzen der Molaren und Prämolaren oft sehr dünn. Diese enge topografische Beziehung ist bei der Entzündungsausbreitung im Rahmen von Extraktionen, Wurzelspitzenresektionen und Implantationen von großer klin. Bedeutung.

11.8.2 Diagnostik

Anamnese Wertvolle Hinweise auf entzündliche (dentogen, rhinogen oder systemisch), neoplastische oder neurologische Ursache liefern folgende Fragen:

- Wurde unlängst eine Zahnbehandlung von OK-Zähnen durchgeführt?
- Liegen oder lagen Infektionen oder Erkältungskrankheiten vor?
- Ein- oder beidseitiges Auftreten der Beschwerden?
- Schmerzcharakter?
- Rötung und/oder Schwellung der Gesichtshaut?
- Taubheitsgefühle der Wange oder der OK-Zähne?
- Doppelbilder?
- Schwellungszustände?

Körperliche Untersuchung des Sinus maxillaris Naturgemäß keine offene Inspektion möglich, daher äußere Inspektion und Palpation:

- **Extraoral:**
  - Formveränderungen der Nase oder der Nasenflügel, v. a. in Abhängigkeit von der Atmung?
  - Druckdolenzen an den Austrittspunkten des N. trigeminus?
  - Deviation des Augapfels bzw. Einschränkung seiner Motilität?
- **Intraoral:**
  - Mund-Antrum-Verbindung? (Nasenblasversuch, Sondierung)
  - Auffälligkeiten von Mundvorhof, Alveolarkamm, Gaumen, OK-Zähne?
- **Intranasal:** anteriore (Nasenspekulum) und posteriore (angewärmter Spiegel) Rhinoskopie

Endoskopie Inspektion der mit der Rhinoskopie nicht einsehbaren Anteile der Nase mit starren oder flexiblen Endoskopen mit unterschiedlicher Blickablenkung.

- **Zugangswege Sinus maxillaris:** über Fossa canina und durch die laterale Nasenwand des unteren Nasengangs. Zugang über Ostium schwieriger, kann durch Infundibulotomie erleichtert werden.
- **Physiologischer Befund:** blassrosafarbene und flache Schleimhaut.
- **Path. Veränderungen:** am häufigsten Schleimhautpolypen, polypöse Schleimhautverdickungen und Schleimhautzysten.

> Mithilfe speziellen Instrumentariums endoskopisch unterstützte Durchführung von Eingriffen an den NNH bis zur Pansinus-OP möglich.

Computertomografie (CT)

- **Ind.:** Diagnostik von Mittelgesichtsfrakturen, ossärer Beteiligung bei malignen oder organüberschreitenden benignen Tumoren, Fehlbildungen, Entzündungen, Abszessen mit KO, Beurteilung voroperierter Sinus maxillares
- **Nativ:** überlagerungsfreie Darstellung von Knochen und Weichgeweben bei hoher Auflösung
- **Nach KM-Gabe:** Abgrenzung gefäßreicher Prozesse (z. B. Angiome) durch vermehrte KM-Anreicherung von gefäßarmen Prozessen (z. B. Fibrome, Lipome)
- **Nachteile:** mögliche Artefaktbildung durch Zahnfüllungen oder metallhaltige Restaurationen im OK bei der Kieferhöhlendiagnostik (bei modernen Geräten computergerstützte Reduktion dieser Artefakte)

Dentale digitale Volumentomografie (DVT) 3D-Abbildung der Anatomie mit geringerer Strahlenbelastung als bei CT, aber schlechterer Beurteilung der Weichgewebe. **Ind:** Diagn. entzündlicher Veränderungen des Sinus maxillaris, insbes. bei V. a. dentogene Ursachen

Magnetresonanztomografie (MRT)

- **Ind.:** aufgrund der guten Weichgewebedifferenzierung v. a. bei Entzündungen und Tumoren
- **Nach Gabe von KM** (gadoliniumhaltig) verbesserter Weichteilkontrast, v. a. gute Abgrenzung von Weichteiltumoren und angrenzender Muskulatur oder anderem Weichgewebe

> DVT, MRT und CT haben hohen diagn. Wert und haben die konventionelle Bildgebung im Bereich des Sinus maxillaris abgelöst.

Konventionelle Röntgenverfahren

Nasennebenhöhlenaufnahme Wird im okzipitomentalen Strahlengang bei Traumata, Entzündungen, Tumoren und Fremdkörpern angewandt (▶ Abb. 11.20)

Seitliche Schädelaufnahmen Liefern bei Beurteilung von Sinus frontalis und sphenoidalis zusätzliche Informationen über die Ausdehnung des Sinus frontalis und Frakturen seiner Wände

Panoramaschichtaufnahme (Orthopantomogramm) Zur Diagn. des Sinus maxillaris weniger gut geeignet als NNH-Aufnahme. Ermöglicht lediglich eingeschränkte Beurteilung der basalen Kieferhöhlenanteile, sodass z. B. dentogene Zysten und Schleimretentionszysten identifiziert werden können.

Sonografie Beim Sinus maxillaris nur noch geringe Bedeutung. Ist abhängig vom Untersucher und anderen radiologischen Verfahren unterlegen

Skelett- und Knochenszintigrafie Dynamische Verfahren zur Darstellung von Veränderungen im Knochenstoffwechsel v. a. zur Diagn. von Knochenentzündungen und Knocheninfiltrationen bei Neoplasien

11.8.3 Fehlbildungen

Im Bereich des Nasenhaupt- und -nebenhöhlensystems kraniofaziale Fehlbildungen, die z. T. übergeordneten Syndromen zugeordnet werden. Wichtige Fehlbildungen im Bereich der Nase sind Stenosen und Atresien des Naseneingangs und der Choane, wobei Neugeborene mit doppelseitiger Choanalatresie vital bedroht sind.

- **Fisteln** entstehen durch das Mitwandern von in der Embryonalentwicklung in die betroffenen Organanlagen eingelagertem Ektoderm beim Wachstum, Maximalform ist Menigoenzephalozele. Nasenfisteln finden sich meist an der Glabella, dem Nasenrücken, der Nasenspitze und dem Philtrum, können bis nach intrakraniell reichen.
- **Dermoide** enthalten oft Hautanhangsgebilde wie Haare und Schweißdrüsen und finden sich bevorzugt in der Mittellinie.

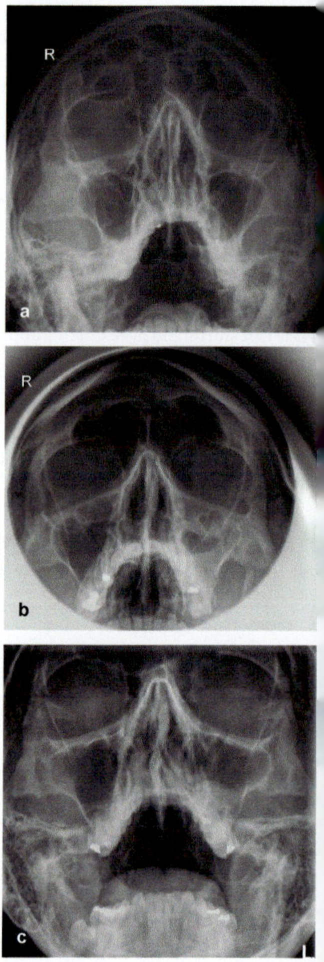

Abb. 11.20 Klassische Befunde von NNH-Aufnahmen [T1166-05]
a) Typischer normaler Röntgenbefund bei einer NNH mit symmetrischer Anlage und regelrechter Belüftungssituation der Stirn- und Kieferhöhlen ohne Spiegelbildung
b) Akute Sinusitis maxillaris mit Spiegelbildung in der linken Kieferhöhle
c) Zystische Veränderung mit angrenzender vermutlich reaktiver Schleimhautverdickung in der linken Kieferhöhle

- **Fissurale oder dysontogenetische Zysten** können ein mehrschichtiges Plattenepithel oder respiratorisches Flimmerepithel enthalten.
- **Lippen-Kiefer-Gaumen- und Gesichtsspalten** können mit Veränderungen im Bereich von Nase und NNH einhergehen.

11.8.4 Sinusitis maxillaris

Rhinogene (von der Nase ausgehende) und dentogene (von den Zähnen ausgehende) Entzündungen der Kieferhöhle sind differenzialdiagn. von Bedeutung. Im Gegensatz zu rhinogenen Entzündungen treten dentogene meist einseitig auf.

Definition Eine Sinusitis ist eine eigenständige oder häufig die Rhinitis begleitende akute oder chron. entzündliche Veränderung der NNH-Schleimhaut unterschiedlicher Genese.

Einteilung

- **Nach der Entstehung:**
  - Primär: in der NNH
  - Sekundär: aus der Nachbarschaft fortgeleitet
  - Rhinogen: von der Nase ausgehend (am häufigsten)
  - Dentogen: von den Zähnen ausgehend (im Gegensatz zu rhinogenen Entzündungen meist einseitig)

> Da die überwiegende Mehrzahl der maxillären Sinusitiden rhinogen ist, wird häufig der Begriff Rhinosinusitis verwendet. Rhinogene Sinusitiden sind ungefähr 10× häufiger als odontogene (= dentogene).

- **Nach dem Erreger:** virale, unkomplizierte bzw. komplizierte bakterielle sowie pilzartige
- **Nach dem Verlauf :**
  - Akut: Symptome < 4 Wo.
  - Subakut: Symptome 4–12 Wo.
  - Chron.: Symptome > 12 Wo.
  - Rezid.: ≥ 4 Episoden/J. mit zwischenzeitlicher Beschwerdefreiheit
- **Nach der Sekretbeschaffenheit:** katarrhalische (seröse), putride (eitrige) und hämorrhagische

Ätiologie der Sinusitis maxillaris ▶ Abb. 11.21

- Verletzungen der Kieferhöhlenschleimhaut
- MAV im Rahmen zahnärztlich-chir. Maßnahmen
- Verlegung des Ostium naturale z. B. durch allergische Reaktionen, bakterielle und virale Infektionen, Tumoren
- Abdruckmaterial, Tamponadenanteile und frakturierte Wurzelkanalinstrumente

Akute Sinusitis

Ätiologie

- **Rhionogene Sinusitis:** meistens fortgeleitet über die Ostien aus akuter Rhinitis (Rhinosinusitis). Überwiegend durch Viren, nur bei wenigen Prozent der Pat. Bakterien, vorwiegend *Streptococcus pneumoniae, Haemophilus influenzae* und *Moraxella catarrhalis,* seltener Staphylokokken und andere Streptokokken

11

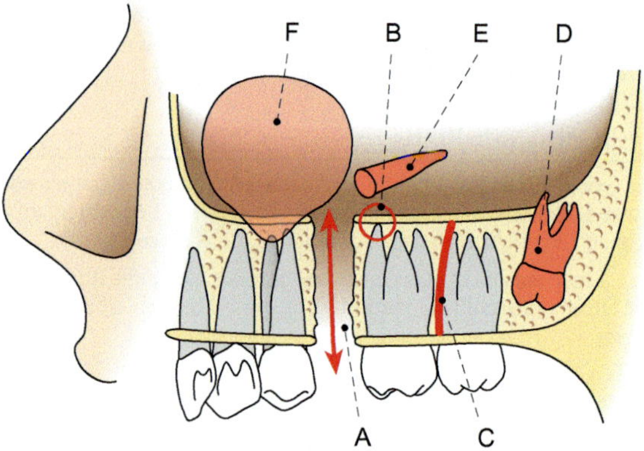

Abb. 11.21 Topografische Beziehung zwischen dem Sinus maxillaris und den häufigsten odontogenen Ursachen für seine bakterielle Besiedlung: A = unverschlossene Mund-Antrum-Verbindung, B = periapikale Parodontitis und Granulome, C = fortgeschrittene marginale Parodontitis, D = verlagerter (Weisheits-) Zahn, E = Wurzelrest, der beim Versuch der Entfernung in die Kieferhöhle luxiert wird, F = odontogene Zysten, die beispielsweise den Sekretabfluss durch das Ostium behindern [R498].

- **Odontogene Sinusitis:** vorwiegend pyogene Streptokokken, *Peptostreptococcus* spp., *Prevotella* spp. und *Bacteroides forsythus*

Risikofaktoren Schleimhautdisposition, Zuschwellen der NNH-Ausführungsgänge, Eindringen von Wasser beim Schwimmen (Badesinusitis), Allergien (z. B. Pollenallergie), Rhinitis sicca, allgemeine Abwehrschwäche

Häufigkeit Sinusitis maxillaris > Sinusitis ethmoidalis > Sinusitis frontalis > Sinusitis sphenoidalis

Pansinusitis bei Erkr. aller NNH

Klinik

- Starke pochende Schmerzen über dem Sinus maxillaris, dem angrenzenden Mittelgesicht und der Schläfe
- Klopfempfindlichkeit der Vorderwand des Sinus und über dem Austrittspunkt des N. infraorbitalis
- Typische Schmerzverstärkung bei Kopftieflage (Bücken) oder Pressen
- Behinderte Nasenatmung und Sekretabfluss über die Nase (v. a. bei rhinogener Ursache)
- Bei MAV regelmäßig eitrige Sekretion (v. a. bei odontogener Ursache)

- Auch bei rhinogener Sinusitis Schmerzen und Aufbissempfindlichkeit im Bereich der OK-Zähne möglich
- Zusätzlich bei allen Sinusitiden Allgemeinsymptome wie Schwächegefühl und Fieber möglich
- NNH-Schmerzen auch z. B. beim Tauchen oder Fliegen als Über- bzw. Unterdruckschmerzen möglich

Diagnostik Diagnose wird klin. gestellt. Bei unkompliziertem Verlauf **keine** weitere bildgebende Diagnostik. Bei V. a. chron., rezid., odontogene Sinusitis oder bei KO Diagnosesicherung durch CT/DVT:

- Wandständige Verschattung oder diffuse Verschattung bei Schleimhautschwellung
- Sekretspiegel bei Eiteransammlung, der sich je nach Stellung des Kopfes verschiebt
- Verlegung der osteomeatalen Einheit in der CT oder DVT

Rhinogene und odontogene Infektionen haben jeweils spezifisches Erregerspektrum. Daher Erregerbestimmung und Resistenztestung aus dem Kieferhöhlensekret bei komplizierten Verläufen obligat, können die Infektionsursache aufdecken.

Differenzialdiagnosen

- Abszesse der Fossa canina und retromaxilläre Abszesse
- Kopfschmerzen anderer Genese wie Migräne, Spannungskopfschmerz, Cluster-Kopfschmerz, Trigeminusneuralgie, Zervikalsyndrom, Arteriitis temporalis, Costen-Syndrom, Glaukom, Meningitis oder intrakranielle Erkr.

Konservative Therapie

- Abschwellende Nasentropfen bzw. Nasenspray, z. B. Oxymetazolin oder Xylometazolin, um den Sekrektabfluss aus den NNH zu ermöglichen. **Cave:** Anwendungsdauer ≤ 3 Tage
- Analgesie mit NSAID (z. B. Ibuprofen)
- Topische Glukokortikoide zur Reduktion der entzündlichen Komponente der Schleimhaut
- Anwendung von feuchter (Dampfinhalation mit NaCl 0,9 %) oder trockener Wärme (Kopflichtbad, Kurz- oder Mikrowellen) im Anfangsstadium zur Verbesserung der Durchblutung – unmittelbar vorher stets Applikation von abschwellenden Nasentropfen
- Antibiotikagabe nur bei protrahierter und komplizierter bakt. Sinusitis, am besten entsprechend dem Antibiogramm nach Abstrichnahme. Ohne Erregerbestimmung initial bei Penicillinverträglichkeit z. B. Aminopenicillin evtl. in Komb. mit Betalaktamase-Inhibitoren oder mit Cephalosporinen der 3. Generation. Bei Penicillinallergie Tetrazykline oder Gyrasehemmer
- Bei schwerem Verlauf mit Ausbreitungstendenez – stationäre Aufnahme mit i. v. Antibiotikagabe und Bettruhe

- **Ther. der akuten odontogenen Sinusitis:** sympt. Ther. der Entzündung und kausale Ther. der Entzündungsursache, meist nach Abklingen der akut entzündlichen Sympt.
- **Kausale Ther. bei dentogener Sinusitis:** z. B. MAV-Verschluss, Entfernen einer Radix in antro, Extraktion nicht erhaltungswürdiger Zähne bzw. Behandlung eines erhaltungswürdigen Zahns durch Wurzelkanalbehandlung sowie Wurzelspitzenresektion

Chirurgische Therapie

- Absolute OP-Ind.: orbitale, intrakranielle und septische KO. **Cave:** bei unkomplizierter Sinusitis keine Ind. zur chir. Behandlung!

- Kieferhöhleneiterung: Punktion der Kieferhöhle durch unteren Nasengang oder transantral, Spülung und ggf. Drainage

Komplikationen

> ! Bei Kleinkindern kann eine akute Sinusitis maxillaris zu einer Oberkieferosteomyelitis und in der Folge zum Verlust von Zahnkeimen führen.

Bei unzureichender Ther. evtl. Pansinusitis und KO durch Durchbrüche in Umgebung möglich, am gravierendsten im Bereich von Orbita und Gehirn. Orbitale KO, in ihrer Schwere ansteigend:

- **Orbitaödem:** teigige, gerötete Schwellung im Bereich der Augenlider
- **Subperiostalabszess:** Eiteransammlung zwischen Lamina papyracea bzw. Stirnhöhlenboden und Orbitakapsel mit Protrusio bulbi und evtl. Doppelbildern
- **Intraorbitaler Abszess:** nach Durchbruch der Entzündung in die Orbitakapsel mit Protrusio und Motilitätsstörung des Bulbus sowie Doppelbildern und Druckschmerz
- **Orbitalphlegmone** (▸ Abb. 11.22): durch diffuse Ausbreitung der Infektion in der Orbita mit steinhartem Bulbus, Chemosis, massiver Protrusio bulbi und beginnendem Visusverlust sowie meist Allgemeinsympt.

> !
> - Bei orbitalen KO durch KM-CT oder MRT Ausdehnungsbestimmung der Entzündung.
> - Bei Orbitalphlegmone sofortige chir. Entlastung – möglichst nachdem ein augenärztlicher Befund erstellt wurde.

Chronische Sinusitis

> Meist sind die Sinus maxillares und ethmoidales betroffen, seltener Sinus frontalis und Sinus sphenoidalis.

Ätiologie Geht aus einer nicht ausgeheilten akuten bzw. subakuten Sinusitis hervor

- **Rhinogen** über chron. Belüftungsstörung durch Verlegung der ostiomeatalen Einheit bei Schleimhautschwellung und Polypen.
- **Odontogen** meist von parodontalen oder apikalen Entzündungsprozessen der Zähne durch eine Fortleitung und Osteolyse des benachbarten Knochens.

! Eine bakt. Sinusitis entsteht gleich häufig rhinogen und odontogen.

Erreger Bei odontogener Sinusitis häufig, bei rhinogener Sinusitis selten Nachweis anaerober Erreger. Erregerspektrum (überwiegend anaerobe Mischflora bei der odontogenen Sinusitis) gleicht dem periapikaler und parodontaler Entzündungsprozesse.

> Verlegung des Sinus durch angeschwollene ostiumnahe Schleimhaut → Sauerstoffangebot ↓ → Wachstum anaerober Bakterien ↑ → Druck in der betreffenden NNH ↑ (durch hohen metabolischen Umsatz der Bakterien)

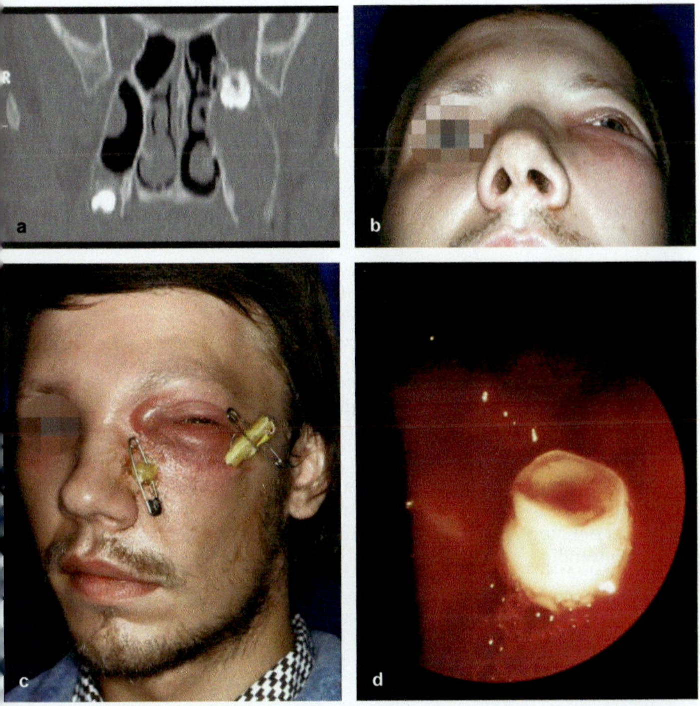

Abb. 11.22 Odontogene Orbitalphlegmone [R498]
a) CT mit kompletter Verschattung der linken Kieferhöhle bei hochretiniertem Weisheitszahn 28 am Orbitaboden links
b) Orbitalphlegmone links mit beginnendem Visusverlust
c) Von extranasal entlastete Orbitalphlegmone mit gesicherten Drainagelaschen
d) Darstellung des hochretinierten Weisheitszahns mit dem Endoskop über einen transantralen Zugang und anschließende Entfernung mit einer Kieferhöhlenzange

Klinik Behinderte Nasenatmung, Druckgefühl über dem Sinus und im Bereich der OK-Zähne, drückende Kopfschmerzen, schleimige Sekretion, evtl. vermindertes Riechvermögen

- Eine chron. Sinusitis kann akut exazerbieren und dann wie eine akute Sinusitis imponieren oder auch schmerzfrei verlaufen.
- Bei Kindern können übergroße Rachenmandeln, LKG-Spalten, zystische Fibrosen und das Kartagener-Syndrom (seitenverkehrte Anlage der inneren Organe (Situs inversus), Bronchiektasen und Unterentwicklung oder Nichtausbildung der Nasennebenhöhlen) eine chron. Sinusitis begünstigen.

Diagnostik

- Persistenz oder rezid. Auftreten der o. g. Symptome über 3 Mon.
- Radiologischer und/oder endoskopischer Befund mit persistierender lokalisierter oder generalisierter Schleimhautschwellung mit oder ohne Sekretion

Konservative Therapie

- Abschwellende Nasentropfen bzw. Nasenspray, z. B. Oxymetazolin oder Xylometazolin
- Wärmebehandlung, z. B. Mikrowellenbestrahlung oder Rotlicht
- Bei akuten Schüben mit Ausbreitungstendenz Antibiotika, am besten Breitbandantibiotika, z. B. Amoxicillin

Chirurgische Therapie Ziel ist die Verbesserung der Belüftung, z. B. durch Drainage über einen transnasalen Zugang oder Antrostomie mit Infundibulotomie

- **Mögliche Indikationen:**
  - Entfernen von Zähnen, Zahnwurzeln, odontogenen Zysten oder Tumoren sowie Mukozelen aus der NNH
  - Behandlung von MAV
  - Revisionen von Frakturen der Kieferhöhlenwände (Le Fort I-, Jochbein-, Orbitabodenfrakturen)
  - Behandlung einer therapierefraktären akuten Sinusitis maxillaris sowie bei Überschreiten der Sinusgrenzen
  - Behandlung der chron. Sinusitis maxillaris
  - ! Bei odontogenen Sinusitiden Sanierung der dentogenen Ursache immer notwendig

> Eine polypöse und chron. entzündete Kieferhöhlenschleimhaut kann nach Beseitigung der Entzündungsursache unter temporärer Drainage ausheilen.

- **Operationsverfahren:**
  - **Osteoplastische Kieferhöhlen-OP** (▶ Abb. 11.23): Die Kieferhöhlenvorderwand wird nur vorübergehend entnommen und nach Abtragen von Schleimhautpolypen oder Entfernung von erkrankter Schleimhaut nach Infundibulotomie wieder eingesetzt.
  - **Transnasale Kieferhöhlen-OP:** Fensterung zur Kieferhöhle durch Wegnahme des Knochens im unteren oder im mittleren Nasengang.
  - Endonasale Ausräumung der Polypen aus der Nasenhaupthöhle kombiniert mit Revision der entsprechenden Nasennebenhöhle.
  - Zusätzlich Septumplastik und Konchotomie.

> Die bis in die 1970er-Jahre häufig durchgeführte radikale transorale Kieferhöhlen-OP nach Caldwell-Luc mit Wegnahme eines Teils der Kieferhöhlenvorderwand und Entfernen der gesamten Kieferhöhlenschleimhaut sowie Anlage eines großen Fensters zum unteren Nasengang ist nur noch von historischem Interesse.

Chronische Sinusitis bei Kindern

Ätiologie

- Aspergillusarten, meist *Aspergillus fumigatus oder Aspergillus flavus*
- Mukormykosen v. a. bei Immunsuppression, Diab. mell. oder anderen Stoffwechselkrankheiten

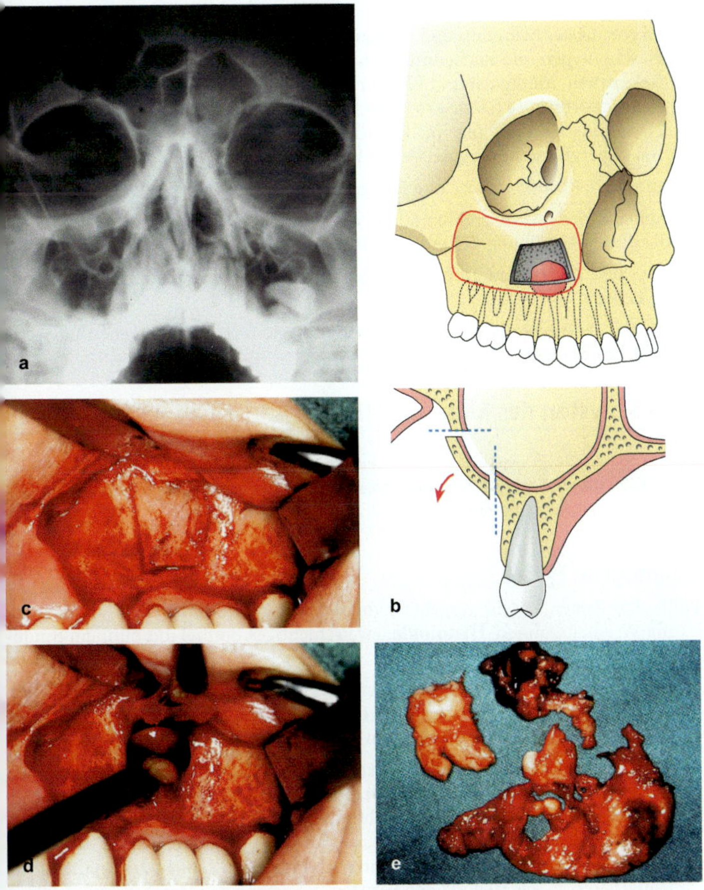

Abb. 11.23 Dentogene chronische Sinusitis maxillaris links [R498]
a) NNH-Aufnahme mit chronischer Sinusitis maxillaris links bei verlagertem Weisheitszahn 28 mit perikoronarer follikulärer Zystenbildung
b) Schematische Darstellung des transantralen Zugangs mit Eröffnung der Kieferhöhle durch Osteotomie eines konischen Knochendeckels (aus Jackowski et al. 2007. Mit frdl. Genehmigung von Elsevier)
c) Mit dem Osseoskalpell gezogene Osteotomielinien für den Knochendeckel
d) Der Knochendeckel bleibt kranial am Periost gestielt und wird in die Kieferhöhle geklappt, wo bereits die Krone des verlagerten Weisheitszahns zum Vorschein kommt.
e) Geborgener Zahn mit Zyste vor der Weiterleitung zur histologischen Untersuchung

Klinik
- Chron. nasale Sekretion und Verlegung der Nasenatmung (häufig durch Nasenpolypen und Rachenmandelhyperplasie)
- Reizbarkeit, Müdigkeit und LK-Schwellung
- Bei Mukormykose häufig krustig-schwarze Belägen an Nasenseptum und Nasenmuscheln und regelmäßig Fieber
- Bei Aspergillose Bildung septierter Hyphen

Diagnostik Abstrichnahme und Erregerdiagnostik

Komplikationen Chron. Entzündung der Tränenwege, seröse oder eitrige Otitis media durch Beteiligung der Eustachi-Röhre

DD Große Zysten und Tumoren, welche die Kieferhöhle ausfüllen, Kieferhöhlenmykosen

Therapie Antimykotische Ther. mit Amphotericin B, chir. Vorgehen im Sinne eines Débridements

11.8.5 Zysten des Sinus maxillaris

> OK-Zysten befinden sich meist in enger anatomischer Beziehung zum Sinus maxillaris und sind vorwiegend odontogenen Ursprungs.

Odontogene Zysten

Follikuläre Zysten Meist ausgehend von retinierten und verlagerten OK-Zähnen, häufig Weisheitszähnen. **Histologie:** zweischichtiges Epithel mit dünnem Bindegewebe

Radikuläre Zysten Meist ausgehend von Prämolaren und Molaren des OK bzw. von Epithelresiduen des Parodonts. **Histologie:** entzündlich-infiltrierendes Epithel und kollagenfaserreicher Zystenbalg im oft gekammerten Lumen

Keratozyste/keratozystischer odontogener Tumor (KOT) Dysontogenetische Zysten mit hoher Wachstumspotenz und großer Rezidivneigung (eher selten im OK)
- **Histologie:** dünne Epithelzellschicht mit Mikrozysten und Epithelinseln in der Kapselwand
- **Typisches Kennzeichen:** stets anzutreffende Basalzellschicht des Epithels mit palisadenförmiger Stellung der Kerne

> Odontogene Zysten wachsen meist langsam und werden meist erst bei Verschluss des Ostiums oder einer Infektion auffällig. Bei weiterer Progredienz können sie in die Umgebung, wie Orbita, Nasenhaupthöhle oder Wange, einbrechen.

Nichtodontogene Zysten

Retentionszysten Entstehen durch zystische Erweiterung der Schleimdrüsen, deren Ausführungsgänge durch einen Schleimpfropf verschlossen werden. Liegen v. a. ostiumnah (viele Schleimdrüsen in der Schleimhaut), wölben sich halbkugelförmig vom Boden oder von der lateralen Wand ab und enthalten klaren, gelblichen, dünn- bis zähflüssigen Schleim
- **Histologie:** durch ein abgeflachtes, schleimgefülltes Epithel begrenzte Lichtungen

- **Diagnostik:** häufig Zufallsbefunde, v. a. im OPG als runde Verschattungen
- **Therapie:** oft radiologische Kontrolluntersuchung ausreichend, Entfernung bei Schmerzen oder Beschwerden

Pseudozysten (Extravasationszysten) Entstehen meist durch periapikale Ostitis, rupturierte Retentionszysten oder Drüsengänge. **Histologie:** schmaler Schleimhautstreifen, dessen basaler Anteil das Lumen durch ein lockeres, kollagenfaserdichtes Bindegewebe begrenzt. Tunica propria kann Cholesteringranulome enthalten. Bei Pseudozysten fehlt eine Epithelauskleidung des Hohlraums.

Eine Diagnose lässt sich nur aus der Zusammenschau von klin. und histopath. Befund stellen.

Okklusionszysten Entstehen nach der Entfernung oder schwerer Traumatisierung der Kieferhöhlenschleimhaut. Narben und freiliegender Knochen bewirken Septierungen und eine Verkleinerung des Kieferhöhlenlumens. Dadurch kann respiratorisches Epithel im Bindegewebe eingeschlossen werden. Große Zysten können die Kieferhöhlenwände arrodieren (Pergamentknistern an der fazialen Kieferhöhlenwand) und das Ostium bzw. die Nasenhöhle verlegen.

Mukozele bzw. Pyozele Mit Schleim bzw. Eiter gefüllte und durch Sekretretention erweiterte Nebenhöhle, häufig mit Verdünnung der knöchernen Wände durch Sekretdruck. Ursache ist ein Verschluss des Ausführungsgangs (Ostium) durch Entzündung, Verwachsung, Trauma, Tumor oder OP.

Wenn die Mukozele durch ihren expansiven Charakter die umliegenden Strukturen gefährdet, ist eine zeitnahe OP indiziert. Sie ist nicht mit der einfachen mukösen Retentionszyste zu verwechseln.

Therapie

- **Zystektomie:** Zystenoperation nach Partsch II
- **Zystostomie:** Zystenoperation nach Partsch I
- **Zystantrostomie** nach Wassmund: Erweiterung der Zysten zum Kieferhöhlenlumen, um sie zu Nebenbuchten der Kieferhöhle zu machen

Wahl des OP-Verfahrens abhängig von Dignität, Größe und Lokalisation der Zysten. Zugang über die Mundhöhle mit Bildung eines Knochendeckels in der fazialen Kieferhöhlenwand (▶ 11.7.4). Zur Verbesserung der Belüftung und Drainage evtl. zusätzliche Infundibulotomie

11.8.6 Tumoren der Kieferhöhle

Da der Tumor im Kieferhöhlenlumen zunächst ungehindert und unbemerkt wachsen kann, werden Symptome des Tumorwachstums vom Pat. erst sehr spät bemerkt. Daher Erstvorstellung oft im fortgeschrittenen Stadium mit entsprechend ungünstiger Prognose.

Klinik

- Dumpfe Schmerzen, eitrige, z. T. blutige Sekretion aus der Nase, Behinderung der Nasenatmung (Symptome ähnlich wie bei chron. Sinusitis)

- Wangenschwellung, Gesichtsasymmetrie, Kieferklemme, Auftreibungen und Vorwölbungen, Zahnlockerungen im OK
- Hypästhesien und Parästhesien durch Befall der nervalen Strukturen bei fortgeschrittenem Tumorwachstum und meist bei Malignomen

Diagnostik

- **Anamnese** einschließlich Berufs- und Familienanamnese (Berufs- und Familiendisposition)
- **Inspektion:** Gesichtsasymmetrien? Weichteilschwellungen? Hautinfiltrationen oder -rötungen?
- **Palpation:** Haut, Weichgewebe und skelettale Unterlage von Mittelgesicht, Parotis und Kiefergelenken sowie LK-Stationen im Hals
- **Untersuchung der Mundhöhle:** Kieferklemme? Schleimhautveränderungen? Auftreibungen und Vorwölbungen an Gaumensegel bzw. Hartgaumen, Alveolarfortsätzen und Oberkiefervestibulum? Passt die Prothese noch?
- **Periorbitale Untersuchung:** Lidschwellung? Diskontinuität Knochenränder? Exophthalmus? Doppelbilder?
- **Rhinoskopie/Endoskopie:** Sekretstraßen? Blut? Polypen? Auftreibungen? Verlegungen?
- **Bildgebende Diagnostik:**
  - Erhärtung des Tumorverdachts durch CT
  - Beurteilung der Tumorausdehnung in die Weichgewebe (Orbita, Fossa infratemporalis) durch MRT
  - Untersuchung des Halslymphknotenstatus mittels CT/MRT und Sonografie
  - Knochenszintigrafie zur Eruierung der Ausdehnung des Tumors in knöcherne Strukturen
- **Probeexzision** zur Diagnosesicherung und histologischen Untersuchung, möglichst erst nach Abschluss der bildgebenden Diagnostik, um iatrogene Artefakte zu vermeiden

Benigne Kieferhöhlentumoren

Gutartige Tumoren sind in Nase und NNH eher selten.

Histologische Unterscheidung

- Epitheliale Tumoren: z. B. Papillome, Adenome
- Mesenchymale Tumoren: z. B. Fibrome, Lipome, Chondrome, Osteome, Hamartome, Hämangiome und Lymphangiome
- Odontogene Tumoren: z. B. Ameloblastome (▶ Abb. 11.24), ameloblastische Fibrome, Odontome und odontogene Fibrome und Myxome

Ameloblastom Häufigster odontogener Tumor (18 % aller odontogenen Tumoren).

- I. d. R infiltrativ aggressives Wachstum (▶ Abb. 11.24)
- Rezidivneigung bei nicht radikalem Vorgehen
- Aufgrund seines klin. Verhaltens als *Basaliom des Kiefers* bezeichnet

Invertiertes Papillom Primär gutartiger epithelialer Tumor. Gilt als **fakultative Präkanzerose,** da er maligne entarten kann und in 5 % mit einem Plattenepithelkarzinom assoziiert ist.

- **Ätiologie:** evtl. Virusgenese über Papillomviren
- **Histologie:** fibroepitheliale Neubildung papillärer Bauart
- **Klinik:** teilweise Destruktion von Knochen und Einbruch in Endokranium und Orbita

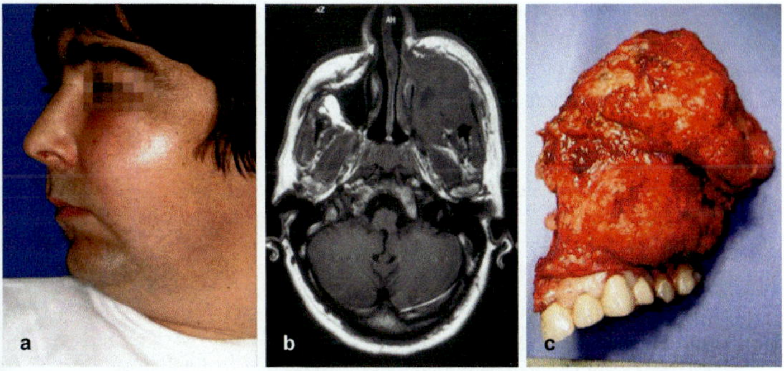

Abb. 11.24 Ausgedehntes Ameloblastom der linken Kieferhöhle, klin., radiologisch und als Resektat [R498]
a) Unklare, allmählich aufgetretene Wangenschwellung links bei einem ansonsten gesunden Pat.
b) Ausdehnung des Ameloblastoms in den Alveolarkamm und die komplette Kieferhöhle links mit Vorwölbung der linken Gesichtshälfte, MRT mit transversaler Schichtung
c) Resektat des Ameloblastoms nach Hemimaxillektomie links

- **Diagn.:** histologische Sicherung (Probeexzision), Ausdehnungsbestimmung durch CT und MRT
- **Therapie:** komplette Tumorentfernung, Tumor kaum strahlensensibel
- **Prognose:** bei radikaler Entfernung und regelmäßiger Nachkontrolle gut

Maligne Kieferhöhlentumoren

Mehr als 75 % der Tumoren der Nasenhöhle und NNH sind maligne. Davon gehen 80 % vom Epithel aus. Der häufigste maligne epitheliale Tumor ist das Plattenepithelkarzinom.

> ! Wundheilungsstörungen nach Extraktion von gelockerten OK-Zähnen, therapieresistente MAV, Auftreibungen von Gaumendach- und/oder Alveolarfortsatz, nicht mehr passende Teil- oder Vollprothesen oder eine Kieferklemme sind mögliche Hinweis auf ein Malignom und müssen abgeklärt werden.

Plattenepithelkarzinom Anteil am Gesamtaufkommen der Malignome im oberen Aerodigestivtrakt bei 3–5 %. Auftrittshäufigkeit: Kieferhöhle > Nasenhöhle > Siebbein > Keilbein und Stirnhöhle. Häufigkeitsgipfel 60–80 Jahre, Verhältnis Männer zu Frauen beträgt 2:1. Ursächlich sind Tabakkonsum, Holzstäube von Weichhölzern, Farbstoffindustrie, Petrochemie, chemische Industrie

Adenokarzinom Ausgehend von Schleimdrüsen. Häufig metastatische Absiedlung, daher Abklärung eines möglichen Primärtumors notwendig. Adenokarzinome der Nasenhöhlen nach beruflicher Exposition durch Staub von Eichen- und Buchenholz (Harthölzer) wurden 1986 unter der BK-Nr. 4203 in die Liste der Berufskrankheiten aufgenommen. Oft sehr lange (20–40 J.) Latenzzeiten zwischen Exposition und Tumormanifestation

Adenoidzystisches Karzinom Ausgehend von Speichel- und Schleimdrüsen. Etwas langsameres Wachstum als die übrigen Karzinome, v. a. entlang der Nervenscheiden. Zum Zeitpunkt der Diagnosestellung häufig bereits lokal disseminiert

Mukoepidermoidkarzinom Ausgehend vom Speichelgangsystem

Weitere maligne Tumoren

- Maligne mesenchymale Tumoren: z. B. Chondro-, Osteo-, Rhabdomyo-, Fibro-, Angio- und Neurofibrosarkome
- Maligne odontogene Karzinome: z. B. malignes oder metastasierendes Ameloblastom
- Sarkome: z. B. ameloblastisches Fibrosarkom

> Maligne Kieferhöhlentumoren werden nach der TNM-Klassifikation (▶ Tab. 11.13) eingeteilt. Die regionären LK werden nach der gleichen N-Klassifikation wie bei allen anderen Kopf-Hals-Tumoren verschlüsselt.

Therapie Tumortyp, Lokalisation, Ausdehnung, Tumorstadium, LK-Status sowie AZ und Lebenssituation der Pat. gehören, wie bei allen Kopf-Hals-Tumoren, zu den wesentlichen Parametern bei der Ther.-Entscheidung.

- **Radikal chir. Vorgehen:** bei Operabilität Ther. der Wahl, ggf. abhängig von der Radikalität und des Tumorstadiums postop. Radiochemother. anschließen:
  - Operative Zugangswege entsprechend der Tumortopografie und -ausdehnung wählen. Zum Einsatz kommen transnasale, transorale, transfaziale und kraniofaziale Zugänge einzeln oder in Komb.
  - Häufigste Zugänge: komb. transfaziale-transnasale-transorale Zugänge nach Dieffenbach-Weber-Fergusson und das Midfacial Degloving mit Abhebung der Weichgewebe vom Mittelgesicht und Tumorentfernung über Le-Fort-I-Osteotomie
  - Tumorresektion meist mit OK-Teil- bzw. Totalresektion, bei Infiltration der Orbita auch Exenteratio orbitae
  - Bei V. a. regionäre LK-Metastasen zusätzlich ipsilaterale LK-Ausräumung, meist Level I–III
- **Primäre Bestrahlung und Chemother.:** bei kurativer Zielsetzung und operablem Tumorbefund nachrangige Verfahren
- **Palliativbehandlung:** bei Inoperabilität oder Ablehnung eines operativen Vorgehens Bestrahlung mit 50–70 Gy, ggf. zusätzlich Chemother., z. B. mit 5-Fluorouracil und Cisplatin, evtl. in Komb. mit Cetuximab

> Limitierende Faktoren für chir. Vorgehen sind nicht vorhandene topografische Resektabilität (intrakranielle Tumorinvasion, Einbruch in den retromaxillären Raum) und das Vorhandensein von Fernmetastasen. Ausnahme: Bei adenoidzystischen Karzinomen ist jahrzehntelange Überlebenszeit in Symbiose mit einer systemischen Filialisierung (Lungenmetastasen) beschrieben.

Rehabilitation

- Zahnärztlich-prothetische Rehabilitation bei oro-maxillofazialen Defekten beginnt bereits vor der Resektion mit Abdrucknahme von OK und UK und Herstellung von Modellen.

Tab. 11.13 TNM-Klassifikation zur Stadieneinteilung maligner Kieferhöhlentumoren nach UICC [G924]

T – Tumor	
T_{is}	Carcinoma in situ
T_1	Tumor auf die antrale Schleimhaut begrenzt **ohne** Arrosion oder Destruktion des Knochens
T_2	Tumor **mit** Arrosion oder Destruktion des Knochens (ausgenommen die posteriore Wand) einschließlich Ausdehnung auf harten Gaumen und/oder mittleren Nasengang
T_3	Tumor infiltriert eine oder mehrere der folgenden Strukturen: Knochen der dorsalen Wand der Kieferhöhle, Subkutangewebe, Boden oder mediale Wand der Orbita, Fossa pterygoidea, Sinus ethmoidalis
T_{4a}	Tumor infiltriert eine oder mehrere der folgenden Strukturen: Inhalt der vorderen Orbita, Wangenhaut, Processus pterygoideus, Fossa infratemporalis, Lamina cribrosa, Keilbeinhöhle, Stirnhöhle
T_{4b}	Tumor infiltriert eine oder mehrere der folgenden Strukturen: Orbitatrichterspitze, Dura, Gehirn, mittlere Schädelgrube, Hirnnerven ausgenommen den maxillären Ast des N. trigeminus, Nasopharynx, Clivus
L – Lymphknoten (pN)	
N_X	Regionäre LK nicht beurteilbar
N_0	Keine regionären LK-Metastasen
N_1	Metastase in solitärem ipsilateralen LK ≤ 3 cm ohne Kapselüberschreitung
N_{2a}	Metastase in solitärem ipsi- oder kontralateralen LK ≤ 3 cm mit Kapselüberschreitung; oder in solitären ipsilateralen LK > 3–6 cm ohne Kapselüberschreitung
N_{2b}	Metastasen in multiplen ipsilateralen LK ≤ 6 cm ohne Kapselüberschreitung
N_{2c}	Metastasen in bilateralen oder kontralateralen LK ≤ 6 cm ohne Kapselüberschreitung
N_{3a}	Metastase in singulärem LK > 6 cm, ohne Kapselüberschreitung
N_{3b}	Metastase in singulärem LK > 3 cm mit Kapselüberschreitung; oder Metastasen in mehreren LK mit Kapselüberschreitung
Anmerkung: In der Mittellinie gelegene Lymphknoten gelten als ipsilateral.	
M – Fernmetastasen	
M_X	Fernmetastasen nicht beurteilbar
M_0	Keine Fernmetastase
M_1	Fernmetastasen

- Ist keine primär mikrochir. Rekonstruktion möglich, sollte der Kieferhöhlendefekt am Ende der OP mit einer antibiotikahaltigen Tamponade ausgefüllt und eine Gaumenverbandplatte eingegliedert werden. Dies ermöglicht postop. die orale Nahrungsaufnahme und verbessert die Phonetik.
- Tamponade frühestens 3 Tage postop. erstmals erneuern und gereinigte Verbandplatte wieder einsetzen.

- 10 Tagen postop. regelmäßig stabile lokale Verhältnisse ohne Nachblutungsgefahr, sodass Defektabformung genommen und Obturatorprothese zur Intermediärversorgung angefertigt werden kann.
- Definitive Rekonstruktion nach 4–6 Mon. über in den Restknochen inserierte Implantate, auf denen eine Prothese verankert wird. Implantatinsertion muss individuell auf die jeweilige Resektion abgestimmt werden und kann auch paranasal, im Processus pterygoideus oder in verbliebenen Anteilen des Jochbeins erfolgen.
- Alternativ kombiniert knöcherne und weichgewebige Rekonstruktion mit autologen mikrochirurgischen Transplantaten, z. B. osteokutanem Fibulatransplantat, bereits im selben Eingriff mit der Resektion oder sekundär nach etwa 6 Mon.

Prognose Mittlere 5-J.-Überlebensrate bei Plattenepithelkarzinomen der Kieferhöhle etwa 50 %. Starke Korrelation mit Tumorstadien bei Ther.-Beginn und Unterschieden in der Differenzierung und Lokalisation des Primärtumors in Bezug zur Schädelbasis.

11.8.7 Mund-Antrum-Verbindung (MAV)

Ätiologie Offene Verbindung zwischen Mund- und Kieferhöhle aufgrund der engen topografischen Beziehung zwischen Zahnsystem und Kieferhöhle, meist bei:

- Zahnextraktionen in abnehmender Frequenz: 1. Molar, 2. Molar und 2. Prämolar
- Wurzelspitzenresektionen
- Operativen Weisheitszahnentfernungen
- Ungünstigen anatomischen Verhältnissen: z. B. langen Zahnwurzeln, chron. apikalen Parodontitiden mit Auflösung der knöchernen Grenzlamelle und tiefen, weit nach kaudal reichenden Ausbuchtungen (Recessus) der Kieferhöhle

Klinik

- Flüssigkeitsaustritt aus der Nase beim Trinken
- Bei länger bestehender MAV meist Infektion der Kieferhöhle durch Besiedlung mit Erregern der oralen Flora

Diagnostik Die Beurteilung der Kieferhöhle vor dem Verschluss einer MAV ist notwendig und kann auf folgende Weise erfolgen:

- **Körperliche Untersuchung:**
  - Inspektion des Alveolen- und Wundgrunds bei einer größeren und frischen MAV
  - Pos. Nasenblasversuch; neg. Nasenblasversuch ist unsicheres Kriterium zum MAV-Ausschluss, da beim Pressen von Luft in Nasen- und Kieferhöhle durch polypöse basale Schleimhautanteile oder Koagula temporärer Verschluss der MAV möglich
  - Sondieren mit stumpfer Sonde. **Cave:** vorsichtig tastend sondieren, um noch intakte Kieferhöhlenschleimhaut nicht zu perforieren

> Beim Entfernen von Seiten- oder Eckzähnen kann eine MAV entstehen und muss durch o. g. Nachweise ausgeschlossen werden.

- **Radiologie:** CT und/oder DVT
- **Endoskopie:** Sinuskopie über MAV erlaubt direkte Beurteilung der Kieferhöhlenschleimhaut und des Ostiums.
- **Kieferhöhlenspülung** mit NaCl 0,9 % durch die MAV:
  - Sondieren der Kieferhöhle über die MAV mit der Spülkanüle.
  - Pat. neigt zur Spülung den Kopf nach vorn, sodass Spülflüssigkeit via Ostium aus der Nase abfließen kann.
  - Bei klarer Spülflüssigkeit und gutem Abfluss: chron. Sinusitis maxillaris → MAV-Verschluss kann erfolgen.
  - Bei Herausspülen von zähem, gelblichen Eiter aus der Kieferhöhle: putride Sinusitis maxillaris → noch kein MAV-Verschluss möglich, zunächst weitere Spülungen über mehrere Tage.

> Verschluss einer länger bestehenden MAV nur bei blander Kieferhöhle, d. h. bei klarer Sekretentleerung beim Spülen.

Therapie MAV, die bei Wurzelspitzenresektion oder Entfernung eines retinierten (Weisheits-)Zahns entstanden ist, kann während der primären OP verschlossen werden und verursacht i. d. R. keine Sinusitis maxillaris.

> Signifikante MAV immer sofort verschließen, da nach 24 h fast immer Infektion der Kieferhöhle

Trapezförmiger, vestibulär gestielter, durch Periostschlitzung verlängerter Schleimhautlappen nach Rehrmann Methode der ersten Wahl

Durchführung (▶ Abb. 11.25):

- Umschneidung mit Bildung einer breiten Lappenbasis.
- Das Mukoperiost nach bukkal abschieben, ggf. scharfer Knochenkanten glätten.
- Periostschlitzung unter Sicht mit Skalpell oder spitzer Schere und weitere Mobilisierung des Lappens, bis er spannungsfrei den palatinalen Schleimhautrand erreicht.
- Bei Bedarf Anfrischen des palatinalen Schleimhautrandes und Setzen der Key Sutures mesial und distal sowie speicheldichtes Vernähen des Lappens, wobei die Nähte auf Knochen und nicht über der Perforation zur Kieferhöhle liegen sollen.
- Als zusätzliche Schicht kann der Bichat-Fettkörper präpariert, mobilisiert und zuvor eingenäht werden.
- Postop. abschwellende Nasentropfen, Schnäuzverbot und ggf. Antibiotikum verordnen.

> Durch Schleimhautgewinnung von bukkal unterschiedlich starke Abflachung des Vestibulums, sodass im Verlauf evtl. Vestibulumplastik indiziert.

2. Gaumenlappen Sollte erst nach fehlgeschlagenem MAV-Verschluss nach Rehrmann angewandt werden. Alternativ primär bei Totalprothesenträgern, um oben beschriebene Abflachung des Vestibulums zu vermeiden. Durchführung ▶ Abb. 11.26. Der Lappen verfügt über sehr widerstandsfähiges Mukoperiost, ist aber schwieriger

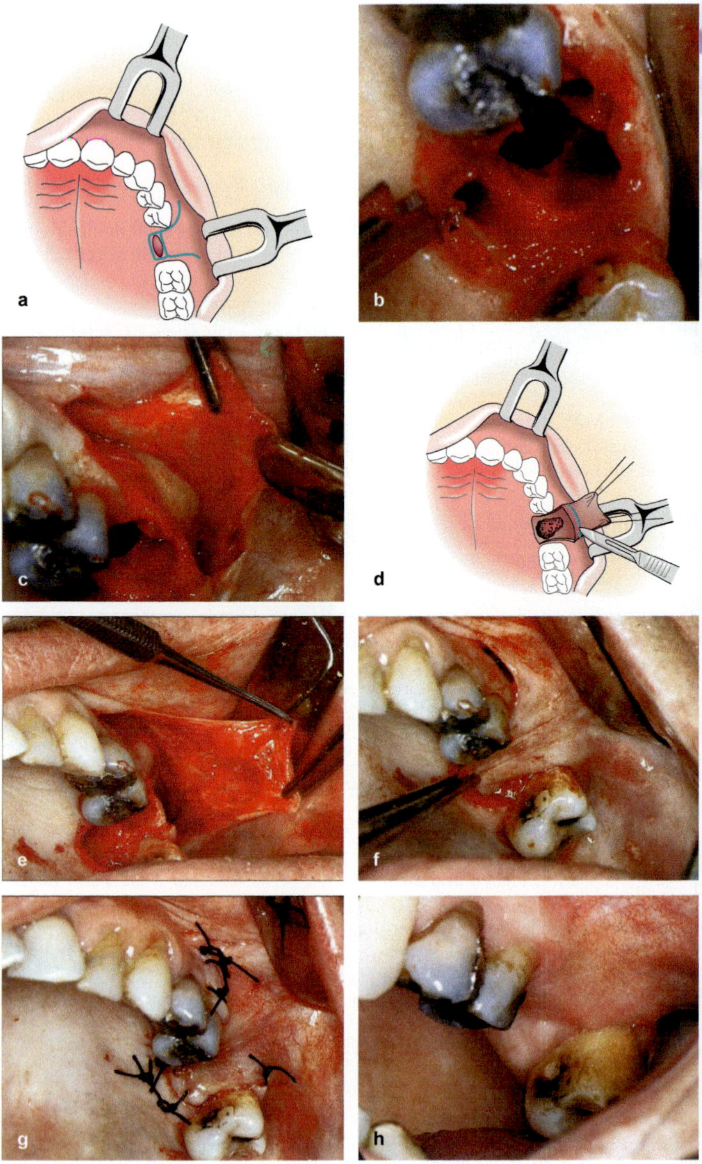

Abb. 11.25

zu mobilisieren als Lappen von bukkal. Entnahmedefekt kann ggf. mit Schutzplatte abgedeckt werden.

3. Wangenlappen nach Axhausen Wird mesial oder distal im Vestibulum umschnitten und im Sinne eines Transpositionslappens um 90° in den MAV-Bereich eingeschwenkt. Ind. v. a. bei Traumatisierung der vestibulären Schleimhaut. **Cave:** Verletzungsgefahr für den Parotis-Ausführungsgang größer als beim vestibulär gestielten Trapezlappen

4. Brückenlappen Wird von mesial (Schuchardt) oder distal (Kazanjian) umschnitten, mobilisiert und in den MAV-Bereich eingeschlagen. **Ind.:** v. a. zur Deckung kleinerer MAV in unbezahnten Kieferabschnitten geeignet

Weitere Ersatzlappen Buccalis-Lappen, Periost-Bindegewebe-Lappen, Temporalismuskellappen und extraoral gestielte Hautlappen zum Verschluss einer therapierefraktären MAV. In besonderen Fällen kann auch auf enoral reanastomosierte freie Faszien- oder Perforatorlappen zurückgegriffen werden.

Abb. 11.25 MAV-Verschluss mit einem trapezförmigen, bukkal gestielten Schleimhautlappen nach Rehrmann

a) Eingezeichnete Schnittführung mit breiter Lappenbasis [R498]

b) Leere Alveole nach Extraktion des Zahns 26, MAV wurde durch Sondierung nachgewiesen [T1166-05]

c) Präparation des Lappens vor Periostschlitzung [T1166-05]

d) Umschnittener bukkaler Lappen; Periostschlitzung mit dem Skalpell, um eine Lappenverlängerung zu erreichen [R498]

e) Deutliche Verlängerung des Lappens durch die erfolgte Periostschlitzung [T1166-05]

f) Durch die Periostschlitzung ist der Lappen jetzt lang genug und kann spannungslos eingenäht werden [T1166-05].

g) Speicheldichte Einzelknopfnähte, die möglichst auf Knochen und nicht über der Perforation zur Kieferhöhle liegen sollen [T1166-05].

h) Reizlos verheiltes Ergebnis 4 Wo. nach der plastischen MAV-Deckung [T1166-05]

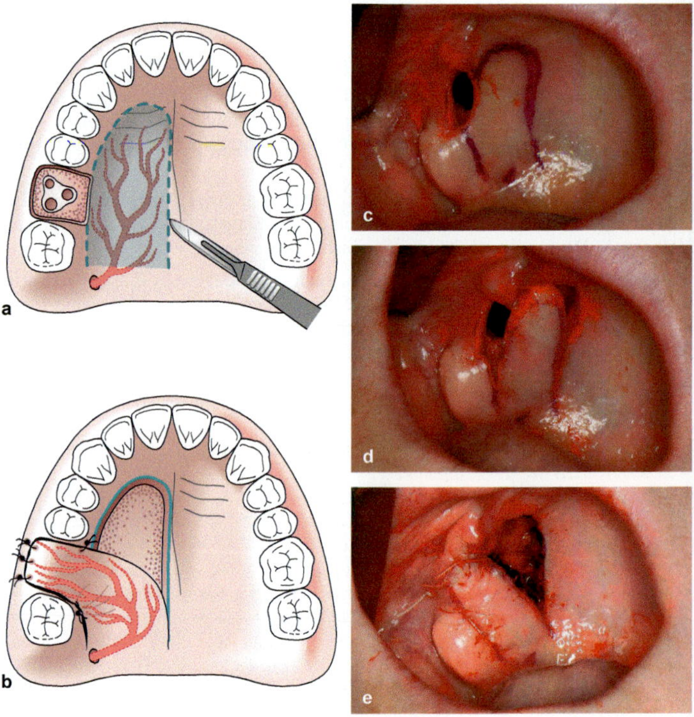

Abb. 11.26 MAV-Verschluss mit einem Gaumenlappen
a) Anzeichnen des an der A. palatina gestielten Gaumenlappens [R498]
b) Umschnittener, in den MAV-Bereich eingeschwenkter und vernähter Gaumenlappen [R498]
c) Klin. Situation mit therapierefraktärer MAV Regio 026-027. Einzeichnung der geplanten Lappenplastik [T1166-05]
d) Umschnittener und mobilisierter Palatinallappen gestielt an der linken A. palatina [T1166-05]
e) Deckung der MAV mit dem eingeschwenkten Palatinallappen; der freie anteriore Bereich am Hartgaumen wird der freien Granulation überlassen und kann beim Bezahnten ggf. mit einer Verbandplatte abgedeckt werden [T1166-05].

11.9 Biopsie

Frank Hölzle, Evgeny Goloborodko

11.9.1 Einleitung

Die Probeentnahme aus einem enoralen Befund trägt zur Diagnostik von **systemischen Erkr.,** wie Lichen, Pemphigoid, Sjögren-Sy. und M. Crohn, bei. Eine histopathologische Diagnosesicherung ist bei Befundpersistenz > 2 Wo. oder Größenzunahme dringend angezeigt. Zur reproduzierbaren klin. Verlaufskontrolle empfiehlt sich die Fotodokumentation.

Bei Malignomverdacht treten ther. Optionen in der zahnärztlich-chirurgischen Praxis ausdrücklich in den Hintergrund und sollen prinzipiell in MKG-Fachkliniken erfolgen.

Tumoren entstehen durch die autonome, progressive und überschießende Proliferation körpereigener Zellen, unterscheiden sich strukturell und funktionell vom Normalgewebe und wachsen auch ohne den auslösenden Reiz weiter. Benigne und maligne Mundschleimhautveränderungen entstehen in allen Geweben und Zelltypen. Veränderungen von Mundschleimhaut und Lippen sind

- epithelial, benigne,
- nicht epithelial, benigne,
- epithelial, maligne,
- nicht epithelial, maligne oder
- potenziell maligne.

11.9.2 Allgemeine Grundsätze

- Ausschalten lokaler Ursachen, die potenziell eine dauerhafte Schädigung der Schleimhaut und der Lippen verursachen können.
- Beobachten der verdächtigen Läsion für 2 Wo:
  - Bei Persistenz über > 2 Wo. V.a. Malignität → Abklärung durch Spezialisten.
  - Bei erkennbarer Rückbildung Inzisions- oder Exzisionsbiopsie entbehrlich, aber klin. Kontrolle bis zur vollständigen Rückbildung fortsetzen. **Cave:** Bei malignen Läsionen kann durch Ausheilung einer überlagerten entzündlichen Komponente eine partielle Rückbildung vorgetäuscht werden.
  - Wenn nach weiteren 2 Wo. keine vollständige Ausheilung → histologische Abklärung (Biopsie) (Hertrampf und Kunkel 2019). Bei V. a. systemische Erkr. vor Probeentnahme Rücksprache mit oder evtl. Vorstellung bei Allgemeinarzt oder Dermatologen.

Häufige Fehler bei der Ther. von Mundschleimhautveränderungen:

- Über Mon. lokale medikamentöse oder symptomatische Ther. unklarer Mundschleimhautveränderungen ohne Diagnosesicherung trotz fehlender Befundverbesserung
- Verwechseln von Ursache und Wirkung: Anpassen des Zahnersatzes von Pat. mit herausnehmbaren Teil- oder Vollprothesen durch korrigierende Maßnahmen an die wachsende Neoplasie

Probeentnahme

- Eine **planbare Probeexzision** wird bei dringendem V. a. eine maligne Mundschleimhautveränderung oder bei stark ausgedehnten Befunden nur von demjenigen durchgeführt, der auch die nachfolgend indizierte operative Ther. beherrscht. Daher auch in einer zahnärztlich-chirurgisch ausgerichteten Praxis **keine** Probeexzision durchführen

Nachteile der Probebiopsie:

- Häufig später erschwerte Einschätzung der Größenausdehnung
- Durch lokale Gewebereaktion verfälschtes Kontrastmittelverhalten bei der Bildgebung (z. B. CT, MRT oder Szintigrafie) möglich → bei klin. offensichtlichem Tumor Probeentnahme erst nach KM-gestützter Bildgebung

- **Tumorexzision:** bei Tumoren ≤ 5 mm in toto, bei Tumoren > 5 mm vollständige (diagnostische) Exzision der gesamten Läsion nicht regelmäßig erforderlich, bei inhomogenen oder flächigen Befunden aber alternativ zu Mehrfachbiopsien oft sinnvoll.
  - Exzisionsstelle für evtl. Nachresektion gut dokumentieren
  - Nahtentfernung möglichst erst nach Erhalt des histologischen Befunds
- **Vorgehen:**
  - Fotodokumentation des Tumors vor Probeentnahme immer wünschenswert.
  - Bei Probeexzision im Bereich des harten Gaumens empfiehlt sich die Herstellung einer Verbandplatte.
  - Bei einem größeren Tumor soll die Probegewinnung aus der Progressionszone des Tumors, also aus seinem Randbereich, unter Mitnahme eines optisch unveränderten Anteils vom benachbarten Gewebe, keinesfalls aus dem nekrotischen Zentrum erfolgen.
  - Bei unerwartet negativem Histologiebefund sollte die Biopsie mind. einmal wiederholt werden.
  - Eine Referenzpathologie ist einzuschalten, wenn ein unklares histologisches Bild vorliegt.

Histologische Untersuchung Exzidiertes bzw. exkochleiertes Gewebe routinemäßig histologisch untersuchen lassen, um auch feingeweblich die klin. und radiologische Diagnose abzusichern:

- Das entnommene Gewebe nach der Fixierung in Formalin oder Paraformaldehyd (jeweils 4–10 %) vollständig einer histopathologischen Begutachtung zuführen.
- Pathohistologische Befundung von apikalen Granulomen, Zystenbälgen, verändertem Knochengewebe, gutartigen Schleimhautveränderungen und Gewebeanteilen aus Infiltraten und Abszessen, aus denen sich nach der Inzision kein Sekret oder Pus entleert hat.

> - Genaue klin. Angabe der Probeentnahmestelle und der klin. Verdachtsdiagnose auf dem Anforderungsschein, damit der Pathologe Aufarbeitungsmethode und Färbungsverfahren wählen kann.
> - Auch bei einem gutartigen histologischen Ergebnis nach einer Probeexzision muss bei Persistenz oder Progression des suspekten klin. Befundes eine weitere Abklärung erfolgen.

Zufallsbefund Bei V. a. einen Tumor während des chir. Eingriffs, Pat. nach Wundversorgung mit Nähten umgehend in MKG-Fachklinik überweisen. Beispiele:

- Nach Inzision eines vermeintlichen Infiltrates oder Abszesses imponiert ein solider Prozess.
- Eine klin. und radiologisch als Zyste diagnostizierte Veränderung imponiert intraop. als odontogene Keratozyste oder solider Tumor.

11.9.3 Biopsieverfahren

Chir. Ther. unter Infiltrations- oder Leitungsanästhesie. Bei Infiltrationsanästhesie diagnosefähige Qualität der Biopsie nur durch zirkuläre Applikation des Lokalanästhetikums um die Läsion gewährleistet.

Exzisionsbiopsie

Schnittführung Spindelförmig um die Läsion und im Querschnitt keilförmig im gesunden Mundschleimhautbereich. Ausrichtung der Spindel so, dass Speicheldrüsenausführungsgänge bzw. Nerv- und Gefäßstrukturen nicht geschädigt werden und die Längsachse der Spindel entsprechend den Spannungslinien des Weichgewebes verläuft, um einen spannungsfreien Wundverschluss zu erzielen.

Inzisionsbiopsie

Goldstandard ist die Inzisionsbiopsie mit dem Skalpell. Bei Bürstenbiopsie darauf achten, dass sie ausreichend tief mit Entfernung von kohärenten Gewebepartikeln und Provokation einer Blutung erfolgt, um falsch neg. Befunde zu vermeiden. Durchführung innerhalb (z. B. bei Leukoplakien) oder im Randbereich von Mundschleimhautveränderungen

Schnittführung Spindel- und keilförmig mit einer Ausdehnung von mind. 5 mm in 3 Ebenen. Erfasst im Randbereich den stoffwechselaktiven Anteil der Veränderung und gesunde Schleimhaut als Referenz (▶ Abb. 11.27)

> ! Keine Biopsie aus Tumorzentrum entnehmen, da hier häufig nekrotische Anteile (▶ Abb. 11.28)

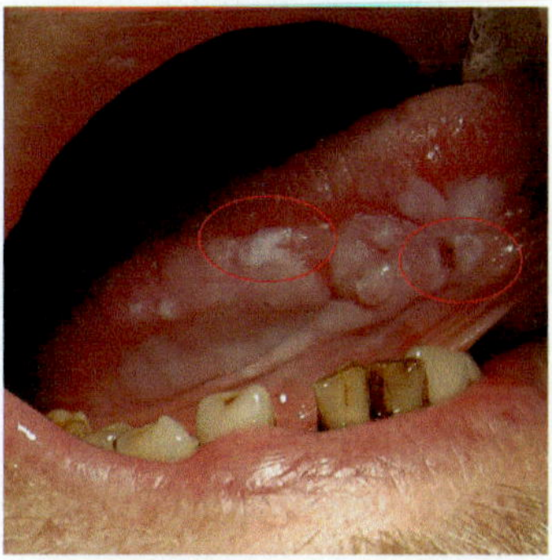

Abb. 11.27 Leukoplakie am rechten Zungenrand. Eingezeichnete mögliche Schnittführungen für die Biopsie [T1166-05]

Knochenbiopsie

Für die Probeentnahme aus dem Knochen gelten ähnliche Empfehlungen wie für die Weichgewebe.

Probeentnahme

- Mit zylindrischem Trepanbohrer so durchführen, dass sie path. und gesunde Gewebeanteile enthält.
- Schnittführung und MPL-Bildung so planen, dass eine gute Übersicht geschaffen wird und die Wundränder nach der Probeentnahme nicht im Defektbereich zu liegen kommen.
- Bei freiliegenden Knochenanteilen bei V. a. MRONJ oder Sequestrierung kann eine kleine Hohlmeißelzange zur Materialgewinnung hilfreich sein.

Primärverschluss

- In der beweglichen Mundschleimhaut bei Entnahmebereichen mit einem Durchmesser < 10 mm ohne Mobilisierung der Wundränder möglich.
- Im Bereich der befestigten Gingiva und des harten Gaumens Wundrandmobilisierung unumgänglich.

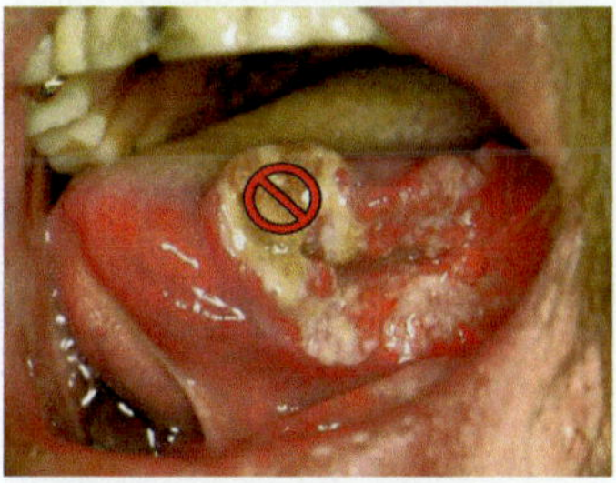

Abb. 11.28 Plattenepithelkarzinom am linken Zungenrand. Aus dem markierten Bereich sollte keine Biopsie genommen werden [T1166-05].

- Für den Gaumenbereich alternativ freie Granulation unter präop. hergestellter Verbandplatte (Tiefziehschiene). Dadurch zusätzlicher Vorteil, dass das Gewebe um den Biopsiebereich bei Malignität unverändert bleibt, was die komplette Tumorentfernung erleichtert.
- Bei Verzicht auf Nähte Blutstillung mittels Diathermie und ggf. hämostyptischer Verband (z. B. mit TABOTAMP©).
- Verwenden von atraumatischem Nahtmaterial der Stärken 3–0 und 4–0. Bei regelrechter Wundheilung entfernen der Fäden 7–10 Tage postop.

Weiche oder passierte Kost verringert das Risiko von Irritationen während der Wundheilung.

11.9.4 Histologische Untersuchung

Paraffinschnitt

Zur exakten DD-Einschätzung und Diagnosesicherung von Weich- und Hartgewebe Aufarbeitung der Gewebeproben mittels Paraffineinbettung erforderlich. Eine weitergehende Aufarbeitung des im Schnellschnitt untersuchten Gewebes durch Paraffintechnik ist Standard.

Schnellschnittuntersuchung

Durchführung Das entnommene Gewebe wird in kleinen Stücken von wenigen Millimetern in flüssigem Stickstoff (–196 °C) schockgefroren und bis zur Aufarbeitung bei weniger als –80 °C gelagert. Unmittelbar vor dem Schneiden werden die Proben auf einen Halter mit Gewebeeinbettmedium für Gefrierschnitte aufgelegt. Die Schnitte erfolgen mithilfe eines Kryotoms, üblicherweise zwischen 3–15 µm.

Bewertung
- Erlaubt zuverlässige Rückschlüsse auf die Dignität
- Ergebnis binnen max. 1 h vorhanden, daher zur schnellen intraop. Orientierung und Untersuchung von Resektionsgrenzen geeignet

In den letzten Jahren wurde die Schnellschnittuntersuchung von Knochenproben in Deutschland sehr intensiv erforscht. Ziel ist es, bei spezifischen dringlichen Fragestellungen, wie der intraop. Randschnittbeurteilung bei ausgedehnten osteoinvasiven Malignomen, den langwierigen Entkalkungsprozess zu umgehen und damit eine bessere Prognose zu gewährleisten. Aktuell wird unter anderem intensiv an zytologischen Verfahren und der Laserspektroskopie geforscht, um bereits während des Eingriffs in Echtzeit zumindest die Dignität des Knochens beurteilen zu können. Diese aktuell noch aufwendigen und experimentellen Techniken bleiben daher derzeit einzelnen spezialisierten Universitätseinrichtungen vorbehalten.

11.9.5 Zytologische Untersuchung

Tumorzellverbände können prinzipiell auch durch Ausbürsten des Gewebes (Bürstenbiopsie) und durch Punktion mit einer Kanüle (Feinnadelpunktion) aus einem repräsentativen Bereich der Mundschleimhaut oder der Weichgewebe gewonnen und nach Ausstreichen zytologisch untersucht werden.

Orale Bürstenbiopsie

- Teilweise als Untersuchungstechnik zur Überwachung von Leukoplakien, Erythroplakien oder Lichen sowie zur Früherkennung oraler Plattenepithelkarzinome empfohlen
- Bei akribischer Beachtung der Entnahmetechnik und Einbeziehung moderner Untersuchungstechniken in den Laboren Sensitivität von 90 % und Spezifität von 94 % möglich

Aus pragmatischen Gründen, z. B. beim Umgang mit provozierten Blutungen unter oralen Antikoagulanzien, hat sich die Bürstenbiopsie zumindest bei den operativ tätigen Zahnärzten und Oralchirurgen in Deutschland weitgehend nicht durchgesetzt. Trotz der verbesserten Auswertungsverfahren für Bürstenabstriche kann sie die Biopsie im Kopf-Hals-Bereich nicht ersetzen.

11.9.6 Biopsien

Von Fachärzten durchzuführende Biopsien

Bei entsprechender zahnärztlich-chirurgischer Expertise können zahlreiche umschriebene, gutartige Schleimhautveränderungen in der Praxis behandelt werden (▶ Tab. 11.14).

Tab. 11.14 In der zahnärztlich-chirurgischen Praxis durchführbare Biopsien

Path. Veränderung	Ursprungsgewebe	Bevorzugte Lokalisation	Art der Biopsie
Papillom	Epithel	Lippen, Gingiva, Gaumen, Wange	Exzisionsbiopsie
Verruca vulgaris (Warze)	Epithel	Lippen, Gingiva, Zunge, Gaumen	Exzisionsbiopsie
Condyloma acuminatum (spitzes Kondylom)	Epithel	Lippen, Zungenbändchen, Zungenrücken	Exzisionsbiopsie
Fokale epitheliale Hyperplasie	Epithel	Lippen, Kommissuren, Wange	Meist spontane Rückbildung
Homogene Leukoplakie	Epithel	Mundboden, Zungenrand, Alveolarkamm, Wange	Inzisionsbiopsie
Fibrom	Mesenchym	Lippen, Zunge, Wange	Exzisionsbiopsie
Epulis fibromatosa	Mesenchym	Interdentalpapillen	Exzisionsbiopsie
Pyogenes Granulom	Mesenchym	Lippen, Gingiva, Zunge, Wange	Exzisionsbiopsie
Peripheres Riesenzellgranulom	Mesenchym	Gingiva, Alveolarkamm (unbezahnt)	Exzisionsbiopsie
Oberflächliches Lymphangiom	Endothel	Zunge	Exzisionsbiopsie
Leiomyom	Muskulatur	Lippen, Zunge, Gaumen, Wange	Exzisionsbiopsie
Lipom	Fett	Wangenschleimhaut	Exzisionsbiopsie
Neurom	Nerven	Oberlippe, Gaumen	Exzisionsbiopsie
Neurofibrom	Nerven	Zunge, Wange	Exzisionsbiopsie

Exzisionsbiopsie einer Epulis

Zu den Epulitiden gehören die Epulis fibromatosa, das pyogene Granulom (Epulis granulomatosa) und das periphere Riesenzellgranulom (Epulis gigantocellularis). Eine Sonderform ist die Epulis gravidarum (Schwangerschaftstumor), die sich bei etwa 2 % aller Schwangeren entwickelt und sich 2–3 Mon. post partum spontan zurückbildet.

Diagnostik Vor der operativen Entfernung klin. Diagnose durch Rö ergänzen, um mögliche tumorinduzierte Abbauvorgänge im Alveolarfortsatzbereich zu erkennen.

Vorgehen

- Bei destruiertem Parodont evtl. Extraktion betroffener Zähne
- Nach Zahnextraktion Tumorexzision im gesunden und Abpräparation vom Knochen
- Nach Ablösen der Mukosa Abtragen des Alveolarknochens bis zum Fundus oder darüber hinaus
- Aus Randbereichen entnommene Knochenteilchen histopath. untersuchen lassen. Bei histopath. Diagnose „tumorfrei“ vollständige Entfernung gelungen
- Wundversorgung mit mobilisierter Schleimhaut in Form eines primären Wundverschlusses
- **Alternative:** wenn im Rö keine Knochenarrosion, Epulis in der gesunden Gingiva umschneiden und mit Periost und Gingivarand vom Alveolarfortsatz abschieben. Knochenwunde nach Abtragen eines oberflächlichen Anteils der Kortikalis mit Wundverband abdecken und sorgfältig nachbehandeln

Pat. über die erhöhte Rezidivgefahr und die Extraktion der ebenfalls beteiligten Zähne bei erneutem Auftreten einer Epulis aufklären.

In Fachkliniken durchzuführende Biopsien

Neben den malignen Neubildungen sollten folgende epithelialen und nicht epithelialen, benignen, tumorösen Veränderungen nur in der Fachklinik abgeklärt werden:

- Inhomogene Leukoplakien, Erythroplakien
- Speicheldrüsentumoren
- Hämangiome und Gefäßmalformationen
- Neurofibrome
- Pigmentierte Naevi

Biopsie von Hämangiomen und Gefäßmalformationen

Hämangiome und Gefäßmalformationen (▶ Abb. 11.29) sind durch eine übermäßige Durchblutung und Gefäßreichtum gekennzeichnet. Da es bereits bei der Biopsie zu unbeherrschbaren Blutungen kommen kann, ist eine Behandlung in der Fachklinik essenziell.

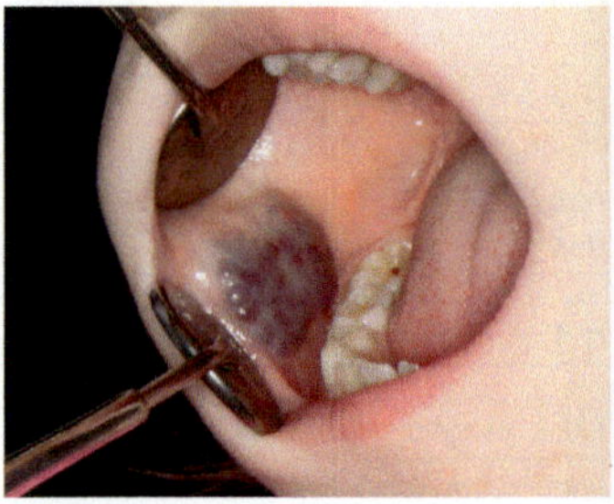

Abb. 11.29 AV-Malformation Wange rechts. Biopsie nur nach weitergehenden Voruntersuchungen in der Klinik zulässig [T1166-05]

Diagnostik

- OPT bzw. CT: Aufschluss über Knochenbeteiligung
- Angiografie: Zuordnung High- oder Low-Flow-Läsion

Besonderheiten Bei ausgedehnten Gefäßtumoren bzw. Malformationen evtl. interdisziplinäres Vorgehen mittels interventioneller Radiologie in Form von Embolisation oder Sklerosierung vor der chir. Exzision notwendig

Biopsie der oralen Leukoplakie

Gemäß WHO eine vorwiegend weiße nicht abwischbare Veränderung der Mundschleimhaut, die nicht einer definierten Erkr. zugeordnet werden kann. Somit rein deskriptiver Begriff, der nicht als histopathologische Diagnose verwendet werden darf. Nach WHO-Definition gilt Leukoplakie der Mundschleimhaut als epitheliale Vorläuferläsion des Plattenepithelkarzinoms. Aus 3–8 % aller Leukoplakien entwickelt sich über einen Zeitraum von 5 J. ein Plattenepithelkarzinom.

Grundsätzlich sollten alle Leukoplakien, die nach Ausschalten möglicher ursächlicher Faktoren (mechanische Reizfaktoren, Tabak- und Alkoholabusus) nicht reversibel sind, biopsiert werden.

Bei lokalisierten Leukoplakien evtl. chir. Exzision indiziert, aber auch Ther. mit CO_2-Laser möglich. Obligate Langzeitbeobachtung.

Biopsie bei schwieriger DD

Wie schwierig es sein kann, eine Verdachtsdiagnose zu stellen, zeigen ▶ Abb. 11.30, ▶ Abb. 11.31 und ▶ Abb. 11.32. Jeweils am rechten Zungenrand finden sich ähnliche klin. Befunde, die mit einem Lipofibrom, einer Bissverletzung und einem Leiomyosarkom völlig verschiedene Diagnosen mit unterschiedlichen Ther. ergeben. Daher ist bei diesen Befunden eine Abklärung in der Fachklinik sinnvoll.

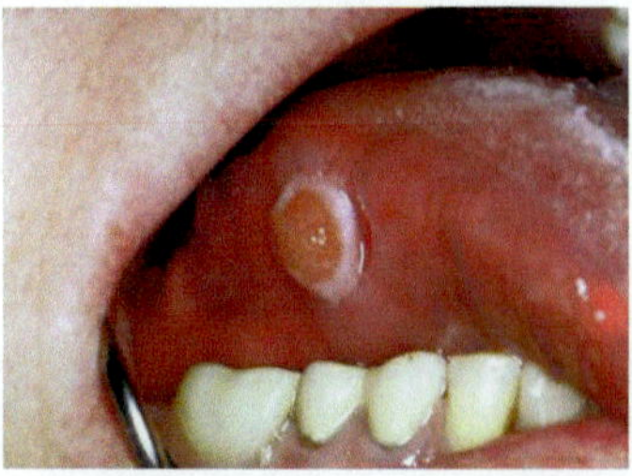

Abb. 11.30 Lipofibrom Zungenrand rechts [T1166-05]

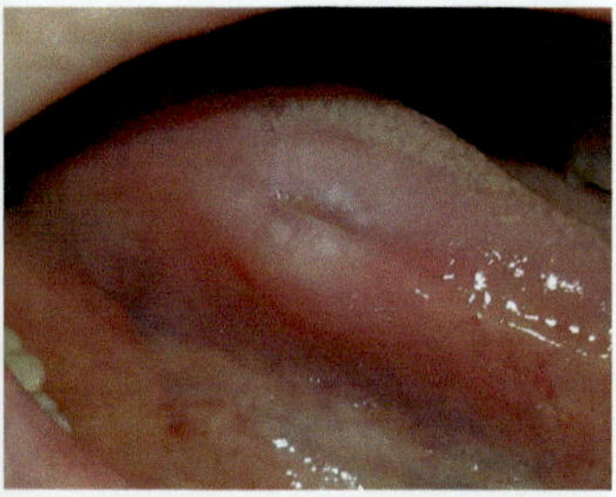

Abb. 11.31 Bissverletzung Zungenrand rechts [T1166-05]

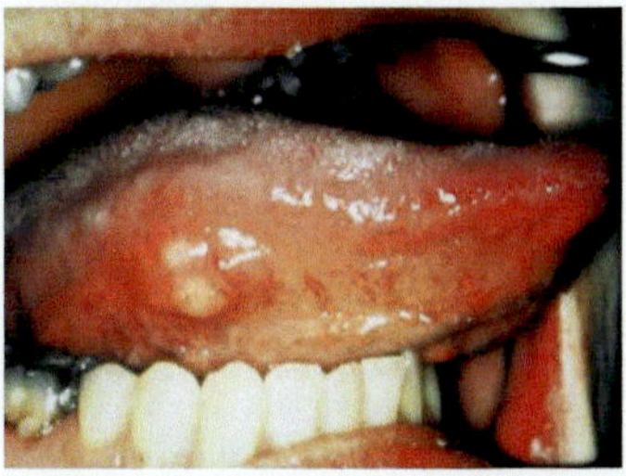

Abb. 11.32 Leiomyosarkom Zungenrand rechts [T1166-05]

11.10 Ambulante präprothetische und kieferorthopädische Eingriffe

Frank Hölzle, Marie Sophie Katz

11.10.1 Einleitung

Die präprothetische Chirurgie umfasst verschiedene operative Maßnahmen zur Verbesserung des Prothesen – und Implantatlagers: die Ridge Preservation, die modellierende Osteotomie des Alveolarkamms, Vestibulum- und Mundbodenplastiken, Augmentationen sowie die Exzision von Lippen- oder Zungenbändchen. Weichgewebstransplantationen erfolgen meist nach erfolgtem Knochenaufbau, da sich hier oft ein Defizit an keratinisierter Schleimhaut ergibt.

11.10.2 Atrophieprophylaxe

Alveolarfortsatzatrophie

Physiologie Zähne, Parodont und Kieferknochen bilden eine anatomische Einheit. Druckkräfte auf die Zähne werden als Zugkräfte auf den Knochen weitergeleitet, der so konstant mitbeansprucht wird. Dadurch kann er in seiner histologisch-trabekulären Struktur geformt und erhalten werden.

Pathophysiologie Bei Zahnverlust wird der Kieferknochen nur noch durch den Druck der Prothesen auf die Schleimhaut belastet und erfährt keine Zugkräfte mehr. Die Folge ist eine Atrophie der früher zahntragenden Anteile, die durch den natürlichen Alterungsprozess und Osteoporose verstärkt werden kann. Bei sehr fortgeschrittener Atrophie ist eine suffiziente prothetische Versorgung aufgrund der kleiner werdenden Auflagefläche immer schwieriger und kann im Extremfall zu einer Frakturgefahr des UKs führen (▶ Abb. 11.33). Anatomisch ist die Kieferhöhle dann oft nur noch durch eine pergamentdünne Knochenschicht vom Mundraum getrennt, im UK kann sich das Foramen mentale auf die Kaufläche des unbezahnten Alveolarfortsatzes verlagern.

Klassifikation der Knochenqualität Die Knochenquantität beider Kiefer wird abhängig von der periostal-osteoklastischen Aktivität in 6 Resorptionsklassen eingeteilt. Cawood und Howell (1988) haben diese Einteilung für den Seitenzahnbereich modifiziert (▶ Abb. 11.34).

Resorptionsrate Am höchsten ist die **Resorptionsrate** in den ersten 3 Mon. nach Zahnextraktion, danach kontinuierliche Stabilisierung in den ersten 1–2 J. Die physiologische altersbedingte Atrophie liegt bei ca. 0,2 mm/Lj. So ergibt sich in der Summe ein stetiger horizontaler und vertikaler Knochenabbau.

- Im UK ist die Resorptionsrate 3–4 Mal höher als im OK und im Frontzahnbereich ausgeprägter als im Seitenzahnbereich.
- Im UK Knochenatrophie von lingual nach vestibulär, im OK von vestibulär nach palatinal. Dadurch oft atrophiebedingte Pseudoprogenie (▶ Abb. 19.12).

Grundlagen

- Sorgfältige Kürettage und Versorgung der Alveole
- Alveolarfortsatz wichtig für Prothesenhalt (v. a. bei Totalprothese) und Funktion des Ventilrands. Daher bei Zahnextraktion und Glätten von Knochenkanten möglichst zurückhaltend verfahren
- Durch Druck der Hebelbewegungen bei Zahnextraktionen kleine Infraktionen an den Alveolenwänden
- Bei groben mechanischen Bewegungen oder bei ankylosierten Zähnen Abriss größerer Knochenanteile oder des Tuber maxillae möglich. Am Periost gestielte Knochenfragmente können evtl. verbleiben. **Cave:** Schmerzen, Druckstellen und schlechter Prothesenhalt durch scharfe Knochenkanten

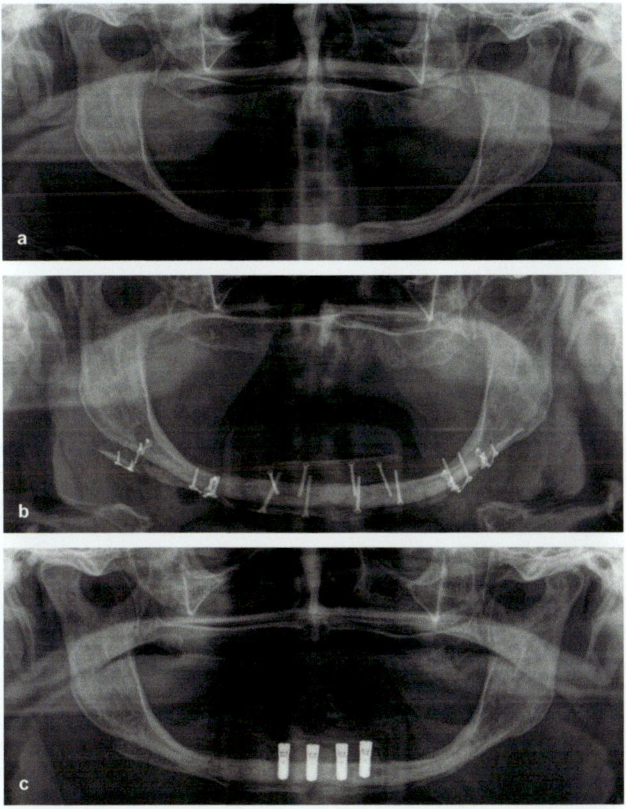

Abb. 11.33 Ausgeprägte Atrophie des unbezahnten UK mit Frakturgefahr, die mit einem avaskulären Beckenkammtransplantat augmentiert und später implantiert wurde [T1166-05].

- So minimalinvasiv wie möglich vorgehen: durch die Präparation von großen MPL immer Periostablösung und somit stärkere Knochenresorption
- Vor geplanter Implantation evtl. Ridge Preservation sinnvoll: Reduktion der Knochenresorptionsrate durch den Einsatz von Biomaterialien (z. B. autologer Knochen, allogene, xenogene sowie alloplastische Knochenersatzmaterialien und Membranen), um eine spätere Augmentation zu umgehen (▶ 19.6)
- Vor Zahnentfernung allgemeine Anamnese erheben und bei der OP berücksichtigen:
  - Bei einfacher Zahnextraktion und gesundem Pat. adaptive Naht nicht zwangsläufig erforderlich
  - Bei Reihenextraktionen evtl. modellierende Osteotomie, ggf. auch verschränkte Papillennaht
  - Bei Antikoagulation Reduktion des Blutungsrisikos durch hämostyptischen Wundverschluss (▶ 11.1.10). Zusätzlich bei ausgeprägter Blutungs-

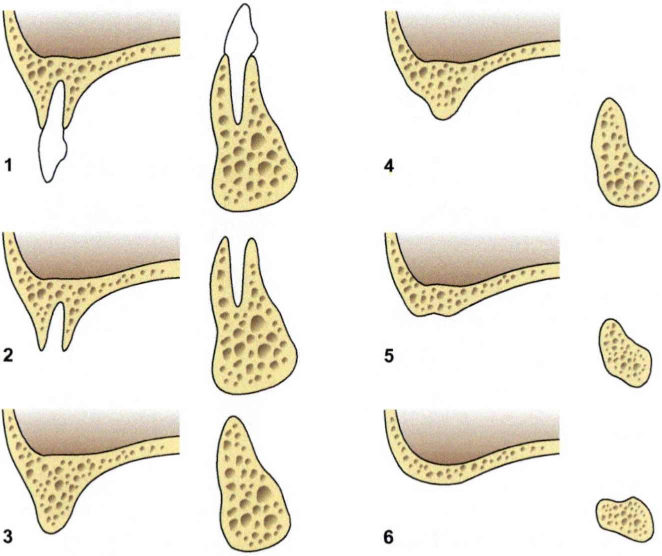

Abb. 11.34 Klassifikation der Knochenresorption nach Cawood und Howell [R498]

neigung Anfertigen einer Verbandplatte (Tiefziehschienentechnik) sinnvoll; diese postop. zur Wundabdeckung eingliedern
- Bei Z. n. Radiatio oder unter antiresorptiver Ther. plastische Deckung z. B. mit einem Rehrmann-Lappen erforderlich. Durch epiperiostale Präparation bessere Perfusion des unterliegenden Knochens als bei subperiostaler Präparation mit Knochendenudation. Außerdem bei kompromittierter Knochenheilung (z. B. Antiresorptiva, Radiatio im Kopf-Hals-Bereich, Immunsuppression) periop. Antibiotika geben

Einzelzahnextraktionen mit geringer Wundfläche

Die gründliche Kürettage nach Zahnextraktion reduziert das Risiko postop. Wundinfektionen und ist Grundbedingung für eine suffiziente Verknöcherung, die v. a. für implantologische Weiterbehandlung unverzichtbar ist (▶ 11.1).

Technik

- Marginale Mobilisation und Adaptation der befestigten Gingiva im Bereich der Extraktionsalveole
- Entfernen von spitzen Knochenkanten mit der Luer-Knochenzange/Diamantfräse
- Inspektion der Extraktionsalveole auf Knochen- und Zahnfragmente
- Wundversorgung der Extraktionswunde (▶ 11.1.7)
- Ggf. Einbringen von Kollagen- oder Gelatineschwämmchen (z. B. Gelastypt® oder Equispon®) zur Stabilisierung des Koagulums
- Bei gekürzten Knochenrändern bzw. erfolgter modellierender Osteotomie oft primäre Adaption der Schleimhäute mit Situationsnähten möglich (▶ Abb. 11.35)

- Bei großen Defekten und oralen Antikoagulanzien in der Anamnese evtl. trapezförmiger MPL zur Deckung nach Rehrmann sinnvoll. **Cave:** oft zusätzliche Blutung durch Periostschlitzung bei der Mobilisation

Einzelzahnextraktionen mit großer Wundfläche

Bei Einzelzahnextraktionen im Seitenzahnbereich Wundfläche meist etwas größer als im Frontzahnbereich.

- Adaptive Naht, wenn keine allgemeinmedizinischen Risikofaktoren vorliegen, die eine plastische Deckung erfordern.
- Verschluss mit Trapezlappen nach Rehrmann (MPL), falls plastische Deckung erforderlich oder MAV vorhanden.

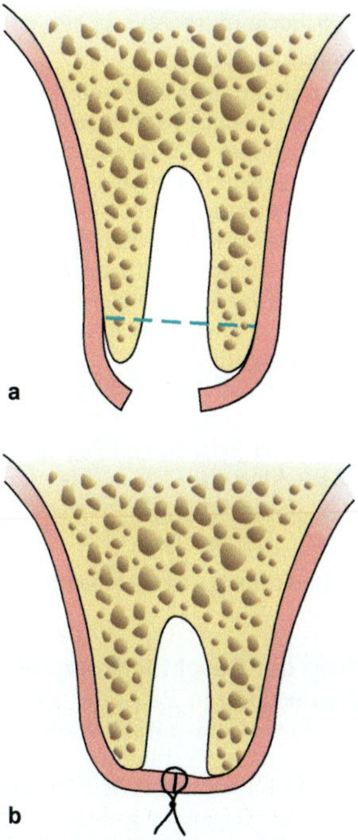

Abb. 11.35 Wundversorgung nach Einzelzahnextraktion [R498]

Technik

- Trapezförmige Schnittführung: vestibulär mesiale und distale Entlastung, dann MPL-Präparation und Periostschlitzung zur Mobilisation
- Kürettage der Alveole mit einem scharfen Löffel, Entfernen des Granulationsgewebes (soweit vorhanden). Inspektion der Extraktionsalveole auf verbleibende Knochen- und Zahnfragmente
- Oberflächliches Abtragen von spitzen Knochenkanten mit der Luer-Knochenzange, ggf. Glätten mit einer diamantierten Kugelfräse
- Mobilisation der palatinalen Schleimhaut mit dem Freer-Raspatorium
- Zusätzlich vestibuläre Schleimhaut des Rehrmann-Lappens am vorderen Rand entepithelialisieren, um sie unter der palatinalen Schleimhaut mit einer Naht zu fixieren

Weitere Optionen zur Deckung von größeren Alveolarkammdefekten sind der vestibuläre Transpositionslappen und der an der Arteria palatina gestielte Palatinallappen. Diese Lappentechniken werden aber nur bei großflächigen Mund-Antrum-Verbindungen eingesetzt, deren Deckung mit einem Rehrmann-Lappen zuvor frustran war.

Serienextraktionen und Totalsanierungen

Bei Serienextraktionen (= Extraktion mehrerer Zähne nebeneinander, häufig in der UK-Front) und Totalsanierungen (= Entfernung aller Restzähne) modellierende Osteotomie, Mobilisierung der umgebenden Gingiva und Verschluss der Wunde durch eine verschränkte Papillennaht nach Schuchardt (▶ Abb. 11.36).

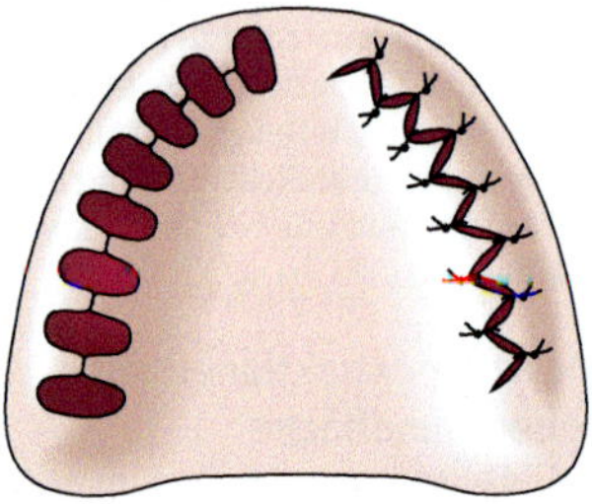

Abb. 11.36 Verschränkte Papillennaht nach Schuchardt [R498]

Technik

- Extraktion oder Osteotomie der nicht erhaltungswürdigen Zähne
- Vorsichtiges Abtragen spitzer Knochenkanten mit der Luer-Knochenzange oder modellierende Alveolotomie mit einer Kugelfräse
- Marginale Schnittführung, Mobilisation der Schleimhaut nur wenn erforderlich über die mukogingivale Grenze hinaus
- Fixation der Papillenspitze der bukkalen Gingiva in den Zwischenraum der palatinalen Gingiva unter Vermeidung von Überständen (Zick-Zack-Muster)
- Ggf. Entlastungsschnitte mesial und distal

! Überschüssige Gingiva kann zu Lappen- oder Reizfibromen führen.

Prinzip der Defektdeckung mit dem Brückenlappen

Bei unbezahnten Pat. oder Pat. mit einer Freiendsituation kann eine Mund-Antrum-Verbindung oder eine Extraktionsalveole mit dem Brückenlappen nach Kazanjian gedeckt werden. Das Vestibulum bleibt dadurch erhalten (▶ Abb. 11.37).

Technik

- Zwei parallele Inzisionen von vestibulär nach palatinal neben dem Defekt (**Cave:** N. palatinus und A. palatina)
- Vorsichtige subperiostale Unterminierung des Lappens mit dem Raspatorium
- Verschieben des MPL über den Defekt nach distal und Fixieren mittels Naht

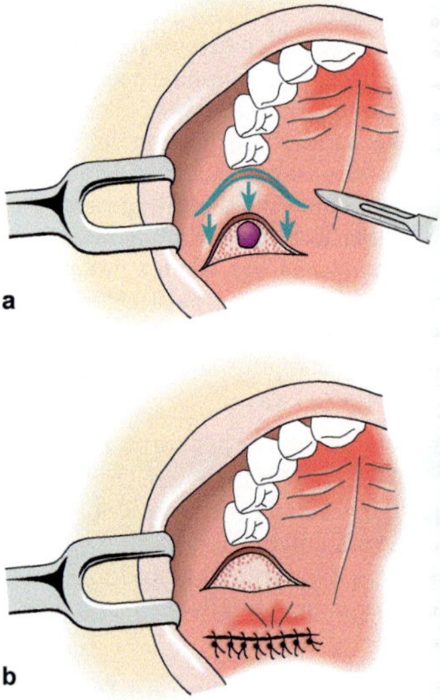

a

b

Abb. 11.37 Defektdeckung mit einem Brückenlappen [R498]

Periostschlitzung

Bei großen Knochendefekten ist ohne Periostschlitzung meist keine speicheldichte Deckung der Wundfläche durch einen MPL möglich.

Prinzip Das Periost vorsichtig unterhalb der Mukosa mit dem Skalpell oder der Kelly-Schere durchtrennen und den

Lappen mobilisieren. Dabei die Dicke der Lappenbasis und ihr Verhältnis zum apikalen Anteil beachten: Bei zu schmaler Basis durch starken Zug oder Spannung Einreißen des Lappens mit deutlich eingeschränkter Durchblutung, sodass Nekrose des Lappenanteils möglich. Bei Absterben des Lappens noch größerer Defekt. → Unbedingt auf eine suffiziente Perfusion des gestielten Lappens achten!

Technik

- Marginale Schnittführung
- Trapezförmige Schnittführung: mesiale und distale Entlastungsschnitte
- Subperiostale MPL-Präparation vom Knochen
- Anheben mit einer Pinzette zur Darstellung der Periostschicht
- Unter leichtem Zug Durchtrennen der Faserschicht des Periosts mit einem Skalpell (alternativ mit einer spitzen Präparierschere, z. B. Kelly-Schere)
- Überprüfen der Mobilität und evtl. weiteres Durchtrennen noch adhäsiver Bezirke bis elastisches Nachgeben der Schleimhaut bei Zug und dichter Wundverschluss möglich

> Verlust von keratinisierter Gingiva bei modellierenden Osteotomien vermeiden

Vollmobilisierte Mukoperiostlappen

Reichen über die mukogingivale Grenze hinaus in die bewegliche Gingiva (Mukosa).

- Subperiostale Präparation → MPL
- Belassen des Periosts am Knochen (epiperiostale Präparation) → Spaltlappen

Indikationen

- Verschluss einer MAV
- Deckung großer Knochendefekte bei Serienextraktionen
- Knochenkorrekturen über die befestigte Gingiva hinaus
- Weit nach apikal reichende modellierende Osteotomien
- Weichgewebekorrekturen
- Parodontalchirurgie

> Spaltlappen werden bei der Ausformung des Vestibulums eingesetzt (Vestibulumplastik ▶ 11.10.10)

Teilmobilisierte Mukoperiostlappen

Ragen nicht über mukogingivale Grenze hinaus. Bei der Präparation wird die Schleimhaut auf 2–3 mm mobilisiert, sodass der Limbus alveolaris eingesehen werden kann. Dadurch modellierende Osteotomie und ausreichende Inspektion der Extraktionsalveole möglich.

Indikationen

- Minimalinvasiver Zugang zur Abtragung von störenden Knochenkanten
- Parodontologischer Zugang (modifizierter Widmann-Lappen)
- Minimalinvasiver Zugang bei einer einfachen Implantation
- Vermeiden von Knochenverlust durch großflächige Denudierung des Periosts

11.10.3 Alveolarkammglättung

Alveolarkammglättungen wurden in der präimplantologischen Zeit früher oft zur Optimierung des Prothesenlagers vorgenommen. Die modellierende Osteotomie kann entweder direkt im Rahmen der Zahnentfernung oder präprothetisch vor Anfertigung des Zahnersatzes durchgeführt werden.

Indikationen Für eine gleichmäßige Auflagefläche von schleimhautgetragenen Prothesen (um eine physiologische Druckbelastung zu gewährleisten) sowie zur Verbesserung der Hygienefähigkeit von festsitzenden Restaurationen auf Zähnen und Implantaten. Ist eine Implantation geplant, wird das Implantatbett meist intraop. geglättet, um ein ebenes krestales Austrittsprofil zu ermöglichen. **Cave:** Moderate horizontale Unebenheiten durch zeitlich versetzte Zahnextraktionen sind keine Ind. für eine Alveolarkammglättung. Diese sollte störenden vertikalen Knochenstufen vorbehalten sein.

> Bei modellierenden Osteotomien möglichst minimalinvasiv vorgehen, um Prothesenhalt bzw. Implantatlager nicht zu beeinträchtigen.

Technik

- Krestale Inzision, ggf. Bildung eines trapezförmigen MPL
- Glätten von Knochenüberschüssen und störenden Kanten unter Sicht, Abhalten der Schleimhaut und kontinuierliche Wasserkühlung mit einem Rosenbohrer oder einer diamantierten Kugel
- Klar abgrenzbare und störende Knochenanteile ggf. mit der Luer-Knochenzange abtragen
- MPL-Readaption und Reduktion eines Schleimhautüberschusses, um Lappenfibrome zu verhindern

> **!** Keine unnötige Reduktion der keratinisierten Gingiva

> Der krestale Bereich des Alveolarkamms wird von lingual und vestibulär durchblutet. Daher unterbrechen krestale Inzisionen in diesem Bereich keine Gefäßstraßen und führen selten zu Wundheilungsstörungen oder Nekrosen.

11.10.4 Exostosen

Definition Exostosen sind gutartige Hyperplasien des Alveolarfortsatzes (Hyperostose) ohne primären Krankheitswert. Sie können angeboren sein oder durch entzündungsbedingte oder chronische mechanische Reizung entstehen. Bei unbezahnten Pat. können Exostosen an der Auflagefläche der Prothesen stören oder einen suffizienten Halt unmöglich machen.
Exostosen sind meist symmetrisch und können in ihrer Größe sehr variabel sein - von erbsengroß bis den Gaumenraum oder Mundboden ausfüllend.

Vorkommen Torus palatinus, Torus mandibularis, symmetrische distolaterale Knochenprominenzen am Tuber maxillae, vestibuläre Exostosen, Vorwölbungen an Protuberantia mentalis und Spina nasalis, Linea mylohyoidea

- Exostosen entfernen, wenn optimale Prothesenbasis sonst nicht umsetzbar
- Bei unklarer Genese und v. a. Asymmetrie bösartige Neubildung ausschließen

OP-Indikationen

- Ungenügender Prothesensitz bei insuffizientem Ventilrand
- Prothesendruckstellen
- Kein ausreichendes Ausschleifen der Prothesen möglich, um die Exostose zu integrieren
- Artikulationsstörungen oder Schluckstörungen durch Überdimensionierung von Prothesen, v. a. OK-Prothesen
- Ungenügende Abformung von Prothesen durch knöcherne Vorsprünge und unter sich gehende Stellen
- Retention von Speiseresten und mangelnde Hygienefähigkeit
- Ästhetische Komponente
- V. a. maligne Neubildung

Torus palatinus

Mediane Exostose am harten Gaumen, meist von einer dünnen Schleimhaut umgeben (▶ Abb. 11.38). Kann bei gaumenbedeckenden Prothesen zu Schwierigkeiten führen, da sich die Prothese hier nicht einlagern kann.

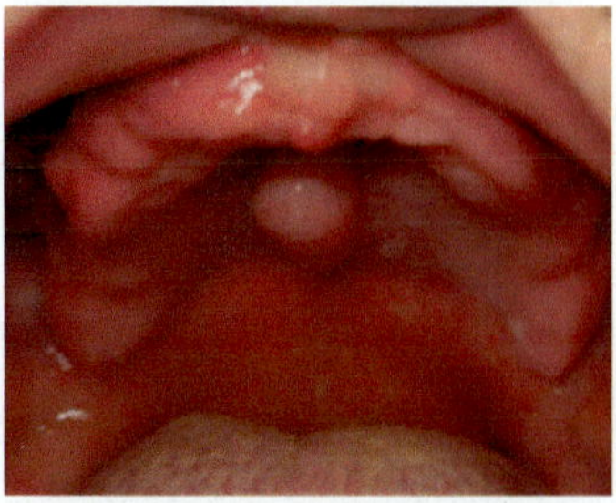

Abb. 11.38 Ausgeprägter Torus palatinus [T1166-05]

! Besonders im OK kann ein Mukoepidermoidkarzinom einen Torus palatinus vortäuschen → spezielle Anamnese erheben. Bei Verdacht Gewebeprobe entnehmen.

Technik

- Lokalanästhesie
- Streng mediane Inzision von der Papilla incisiva bis zum Ende des harten Gaumens
- Präparation der Gaumenschleimhaut mit einem feinen Raspatorium (z. B. Freer-Raspatorium)
- Bei ausgedehnten Befunden Türflügelschnitt (**Cave:** N. palatinus)
- Entfernen des überschüssigen Knochens mithilfe einer diamantierten Kugelfräse, ggf. piezochir. oder Durchtrennen der knöchernen Basis mittels Meißel
- Readaption, Entfernen überschüssiger Schleimhaut und Naht
- Einsetzen einer Verbandplatte zur Hämatom- und Rezidivprophylaxe

- Zur besseren anatomischen Adaption mit Nähten im Bereich der Schnittkanten (Key Sutures) beginnen.
- Hohlraum bei vorhandener Prothese provisorisch mit Abformungssilikon oder einem parodontalen Wundverband (z. B. CoePak®) ausfüllen, sodass Druck auf das OP-Gebiet ausgeübt wird.
- Bei Durchtrennung oder Verletzung der A. palatina durch senkrechte Schnitte am lateralen Gaumen können akute Blutungen auftreten. Bei unzureichender Blutversorgung selten Schleimhautnekrose möglich.
- Ist kein vollständiger spannungsfreier Defektverschluss möglich, wird die knöcherne Basis des Gaumens der Granulation überlassen. Zusätzlich kann Chlorhexidin-Gel zur Wunddesinfektion appliziert werden.
- Bei unerwarteten Blutungen Verbandplatte oder Prothese einlegen oder eine palatinale Drucktamponade mit Drahtligaturen an den gegenüberliegenden OK-Zähnen befestigen.

Symmetrische distolaterale Knochenwülste

Treten im Bereich des Tubers im OK auf. Wenn sie das Gaumengewölbe ausfüllen, können sie eine Einlagerung einer Prothese in die Schleimhaut und damit eine prothetische Versorgung unmöglich machen.

Als DD osteoplastische Knochenerkr. (M. Paget, Akromegalie, fibröse Dysplasie) ausschließen

Technik

- Unter Lokalanästhesie krestale Schnittführung, ggf. Entlastung nach vestibulär
- Abpräparation des MPL unter Schonung des palatinalen Gefäß-Nerven-Bündels
- Modellierende Osteotomie des Knochens mit rotierenden Instrumenten
- Wundverschluss und Entfernen von überschüssiger Schleimhaut
- Eingliederung einer unterfütterten Prothese oder Prothese zur Hämatomprophylaxe

Torus mandibularis

Tritt meist symmetrisch lingual am UK auf Höhe der Prämolaren auf (▶ Abb. 11.39)

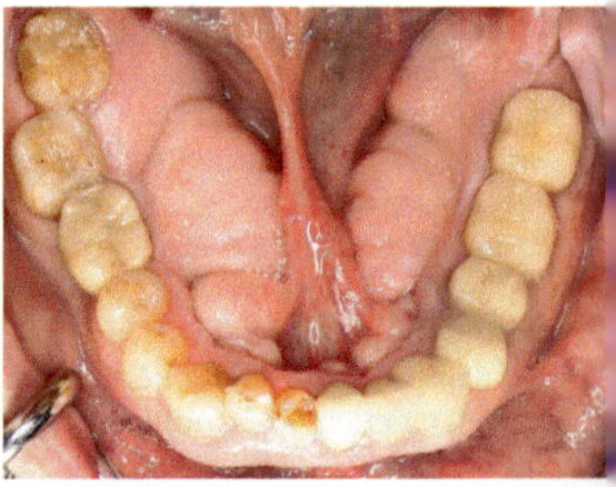

Abb. 11.39 Ausgeprägter Torus mandibularis [T1166-05]

Technik

- Lokalanästhesie
- Marginale Schnittführung und Präparation eines ausreichend großen MPL unter Schonung der Glandula sublingualis und des Ductus sublingualis bds. **Cave:** Die Schleimhaut ist hier besonders empfindlich und reißt leicht ein.

Im Molarenbereich auf distale Entlastungsschnitte verzichten, weil bei Verletzung der Mundbodenarterien ein Mundbodenhämatom entstehen (**Cave:** Atemwegsverlegung) und der N. lingualis verletzt werden kann.

- Abtragen mit Rosenbohrer, Meißelschlag oder Piezochirurgie
- Entfernung von überschüssiger Schleimhaut und Readaption durch Papillennähte

Vestibuläre Exostose

Spielen prothetisch meist eine untergeordnete Rolle. Bei ungünstiger Lage Ausgestaltung der Prothese bis zum Vestibulum nicht möglich, zudem kann die Prothese bei Bewegungen Druckstellen verursachen.

Technik

- Lokalanästhesie
- Marginale Schnittführung mit Bildung eines trapezförmigen MPL
- Darstellung der Exostose und modellierende Osteotomie mit Kugelfräse, Meißelschlag oder Piezochirurgie
- Entfernen von überschüssiger Schleimhaut, Readaption des angepassten MPL mit Papillennähten

- Durch postop. Gingivaretraktion bei bezahnten Pat. Rezessionen möglich, die bei festsitzenden Restaurationen im ästhetischen Bereich zu Kompromittierungen führen können.
- Abgetragenen Knochen histopathologisch untersuchen, um maligne Neubildungen auszuschließen.

Linea mylohyoidea

Die Linea mylohyoidea ist Ansatzpunkt des M. mylohyoideus und kann bei starker UK-Atrophie nach lingual hervortreten. Oft lässt sich dann die prothetische Basis nicht mehr ausreichend extendieren, da der Muskel eine Retention verhindert.

Therapie Zur konservativen Erweiterung der Auflage- und Retentionsfläche kommt in erster Linie eine Mundbodensenkung infrage. Bei geringen Überständen kann die Linea mylohyoidea entfernt werden.

Technik

- Unter Lokalanästhesie krestale Schnittführung im Bereich der Linea mylohyoidea
- Subperiostale Präparation der Schleimhaut mit dem Raspatorium und Darstellung der Linea mylohyoidea
- Lokale Ablösung des M. mylohyoideus mit einer Präparierschere, Muskel verbleibt im Weichgewebe, Blutstillung durch bipolare Diathermie
- Modellierendes Abtragen der Linea mylohyoidea mit Kugelfräse, Meißelschlag oder Piezochirurgie
- Reposition der Weichteile, anschließend Schleimhautnaht
- Einlagerung einer nach lingual extendierten Prothese

Dieser Eingriff wird heutzutage aufgrund der augmentativen und implantologischen Möglichkeiten zur Verbesserung des Prothesenhalts kaum noch durchgeführt.

Verlagerter N. alveolaris inferior bzw. N. mentalis

Durch eine fortgeschrittene Alveolarfortsatzatrophie kann das Knochenvolumen im Seitenzahnbereich nicht für eine risikoarme Implantation ausreichen oder sogar das Foramen mentale passiv auf die kaukrafttragende UK-Fläche wandern. In diesem Fall führen mechanische Reizung und Belastung dieser Region durch Prothesen oft zu persistierenden Neuralgien.

Therapie Initial durch Aushöhlen der Prothese an diesen Stellen Minimierung des Kaudrucks und Schmerzbeseitigung. Sehr selten Verlagerung des N. mentalis auf die vestibulären UK-Anteile. Ist keine augmentative Maßnahme möglich, kann vor einer Implantation eine Nervlateralisation des N. alveolaris inferior im unteren Seitenzahnbereich durchgeführt werden (▶ Abb. 11.40).

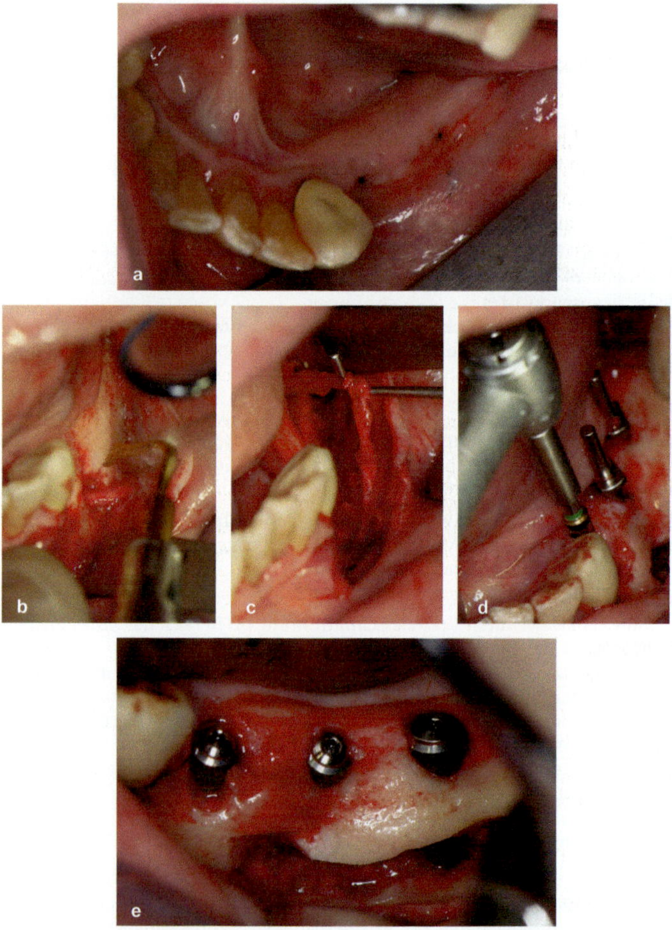

Abb. 11.40 Nervlateralisation von N. mentalis und N. alveolaris inferior sowie Implantation [T1166-05]

Technik

- Unter Lokalanästhesie parakrestal-linguale Schnittführung (**Cave:** krestale Nervlage)
- Abpräparieren der Schleimhaut und Darstellen des Foramen mentale
- Kranialverlagerung des Nervs durch vorsichtigen Zug mit einem Nervhäkchen
- Das Foramen mentale unter Schutz mit einem kranial abgestützten Raspatorium nach kaudal erweitern, Bohrung mit kleiner Kugelfräse, besser durch piezochir. Knochenabtragung
- Verlagerung des Nervs in die neue Position und ggf. Einlage eines Kollagenschwämmchens in die knöchernen Hohlräume zur Stabilisierung des Resultats
- Schleimhautnaht

11.10.5 Muskel- und Schleimhautbändchen

Muskel- und Schleimhautbändchen verlaufen vom Vestibulum zum Alveolarfortsatz. Klin. unterscheidet man:

- Dünne Bänder, die nur aus oberflächlicher Schleimhaut bestehen
- Dickere, wulstige Bänder mit eingelagertem Bindegewebe

Tief ansetzende Schleimhautbänder können vom Vestibulum bis nach krestal zum Alveolarkamm reichen.

Besonders bei ausgeprägtem Diastema im Bereich der Frontzähne findet sich klin. oft ein kräftiges **Lippenbändchen,** das sich bis zur Papilla incisiva zieht.

Mögliche Auswirkungen

- Bei fortgeschrittener horizontaler Knochenatrophie ist eine Verlagerung der Schleimhautbändchen bis zum kaukrafttragenden Alveolarfortsatz möglich. Diese Bändchen können sehr sensibel und schmerzempfindlich sein.
- Die Muskel- und Schleimhautbändchen stören durch ihre Mobilität die Auflage und den Halt von schleimhautgetragenen Prothesen. In diesem Fall müssen die Bändchen bei Gestaltung der Prothese großflächig ausgespart werden.
- Die Muskel- und Schleimhautbändchen können zu Retraktionen und Knochenverlust am Ansatzpunkt bis hin zur Zahnverschiebung führen.

Therapie Bei dicken Bändern haben sich zwei Techniken etabliert: Die VY-Plastik und die Z-Plastik. Sie sind nicht nur sehr praktikabel, sondern erzielen auch den größten Längengewinn von Schleimhaut und äußerer Haut und kommen deshalb auch bei Verbrennungsnarben und Kontraktionen zum Einsatz.

VY-Plastik

Prinzip Zunächst Verlängerung der Wundfläche in Längsrichtung durch eine V-förmige Inzision und Band- oder Narbenverlängerung durch Y-förmige Naht (▶ Abb. 11.41). Durch Adaption der beiden freien Ränder Längengewinn im Gewebe unter Bildung eines geometrischen Ypsilons, aber auf Kosten einer Straffung der seitlichen Umgebung. Im Einzelfall muss ein einstrahlendes Lig. tectolabiale komplett vom Knochen gelöst werden.

Technik

- Lokalanästhesie: V-förmige Inzision mit einer am Knochenansatz des Bandes liegenden Spitze
- Unterminierung der seitlichen Schleimhaut und des Inzisionsbereichs

- Durch Zug mit einem Einzinkerhaken an einer Seite der Schnittführung Verlagerung der spitzen Schnittkante von ihrem anatomisch korrekten Ort zur Gegenseite
- Einnähen des Läppchens in die neue Position

Praxistipp
Spannungsfreie Nähte können durch Unterminierung der Schleimhaut über die Grenze der Läppchen hinaus erreicht werden.

Z-Plastik

Die Z-Plastik (▶ Abb. 11.42) besitzt drei wesentliche Effekte:

1. Minimierung der Spannungen zwischen den Enden von Narben und Bändern
2. Umorientierung des ursprünglichen Narben- und Bandverlaufs
3. Verlängerung des Gewebes in Längsrichtung

Technik

- Lokalanästhesie
- Vertikale Inzision im Bandverlauf
- Hilfsschnitte an beiden Enden – durch Unterminierung Bildung von 2 Hautläppchen (etwa 60° zur vertikalen Inzision, Bildung gleichschenkliger Dreiecke)
- Z-förmige oder alternativ kreuzförmige Schnittführung
- Transposition und Rotation der Läppchen gegeneinander
- Schleimhautnaht

- Die max. Umorientierung und Verlängerung einer Narbe oder eines Bandes kann erreicht werden, wenn die Hilfsinzisionen in einem Winkel von 60° zueinander liegen und genauso lang sind wie das Band.
- Das einfache Durchtrennen der Bänder führt zur Narbenbildung in Längsrichtung mit nachfolgender Gewebeschrumpfung und verstärkt somit das Band.

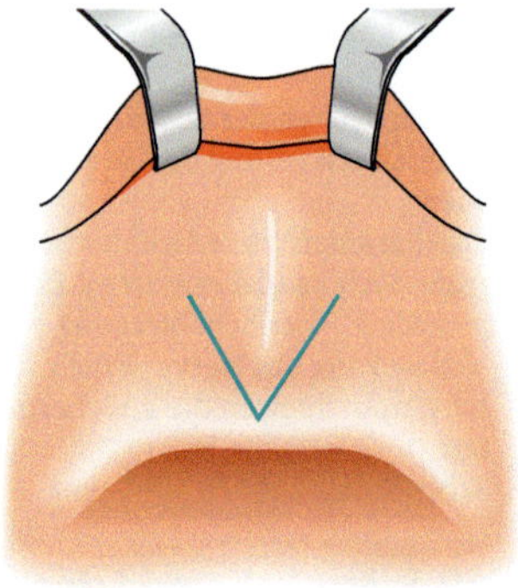

a

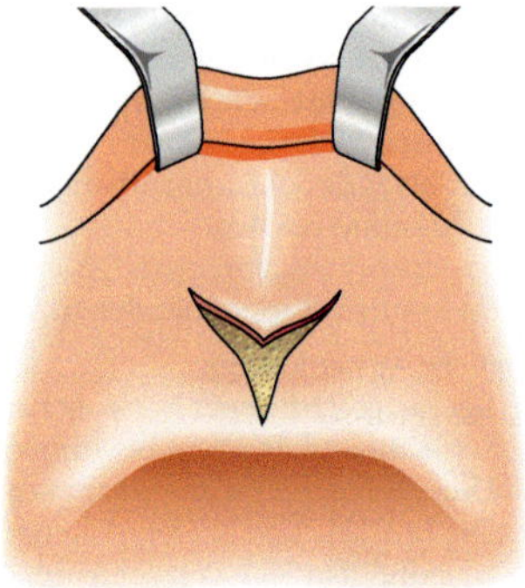

b

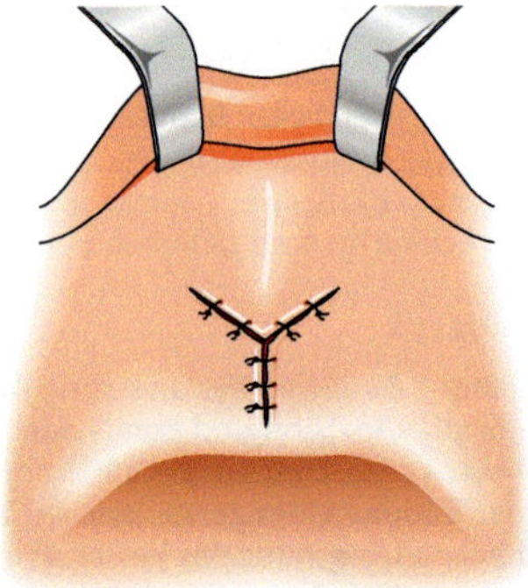

c

Abb. 11.41 VY-Plastik [R498]

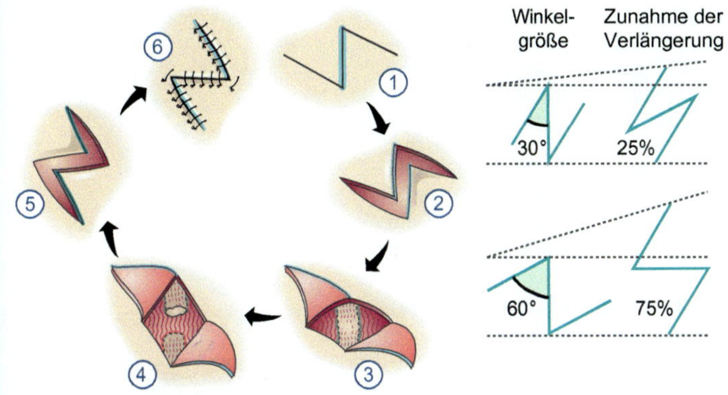

Abb. 11.42 Z-Plastik [R498]

Zungenbändchen

Bei eingeschränkter Zungenmobilität und lokalen gingivalen Irritationen durch ein zu kurzes Zungenbändchen (Ankyloglosson) ist die Frenektomie indiziert.

Prinzip Auf komplexe Läppchenbildung kann verzichtet werden. Man schafft eine horizontale Wundfläche, die durch Zug in 90° zur Wundfläche beide äußeren Schnittenden vereint. Die so entstehende vertikale Wundfläche schafft einen Längengewinn.

Technik

- Lokalanästhesie im Bereich der Zungenunterseite
- Anspannen der Zunge durch Zug an Zungenspitze nach kranial mithilfe einer Kompresse
- Scherenschlag senkrecht durch das Zungenband
- Subtile Blutstillung
- Durch weiteren Zug Verlagerung der horizontalen Wundfläche in vertikale Wundfläche und dabei Längengewinn des Gewebes
- Einzelknopfnaht
- VY-Plastik als Alternative bei dicken Zungenbändchen

Dünne Schleimhautbänder des Vestibulums

Dünne Schleimhautbänder sind meist sehr grazil. Um diese Bänder zu reduzieren, reicht ein horizontaler Scherenschlag mit vertikaler Naht.

Technik

- Anspannen der Bänder durch Zug an der Wange
- Horizontaler Scherenschlag bis zum Ansatz des Bandes
- Durch weiteren Zug Schaffung einer vertikalen Schnittfläche
- In vertikaler Position der Schnittränder Annaht mit Einzelkopfnähten

11.10.6 Schlotterkamm

Ein Schlotterkamm entsteht durch eine ungleichmäßige Belastung des Kiefers durch Prothesen.

Durch den überschnellen (akzelerierten) Abbau des alveolären Knochens kommt es krestal zum Überschuss an Weichgewebe. Diese bewegliche Schleimhaut auf dem Alveolarfortsatz bildet sich nicht spontan zurück und muss daher vor erneuter prothetischer Rekonstruktion oder bei schlechtem Prothesensitz entfernt werden. Dieser Eingriff kann allein oder in Komb. mit einer Vestibulumplastik durchgeführt werden.

Technik (▶ Abb. 11.43, ▶ Abb. 11.44)

- Keilförmige oder doppelt keilförmige Exzision parallel zum Alveolarkamm
- Submuköse Präparation und Resektion des fibromatösen Gewebes bis zum Periost
- Umklappen der stehen gebliebenen und keratinisierten Anteile der Schleimhaut und Abtragen von überschüssiger Schleimhaut
- Annaht mit Situationsnähten

> Es ist besonders auf Erhalt der keratinisierten befestigten Gingiva zu achten.

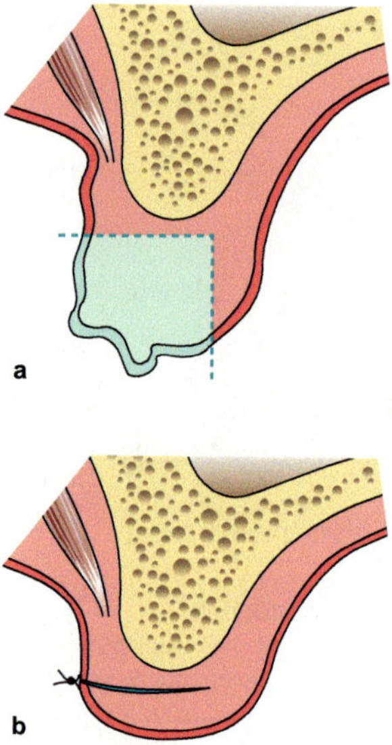

Abb. 11.43 Entfernung eines Schlotterkamms, schematisch [R498]

> - Bei ebener knöcherner Grundlage ist ein Abtragen der überschüssigen Schleimhaut ohne MPL-Bildung möglich.
> - Bei unebenem Alveolarfortsatz oder zu geringem Vestibulum sollte ein MPL gebildet werden, von dem das überschüssige Gewebe exzidiert wird. Das verbleibende Gewebe wird dann spannungslos reponiert und durch Einzelknopfnähte fixiert.

11.10.7 Lappenfibrom

Entsteht durch chron. mechanische Reize wie zu lange Prothesenränder.

> DD Lappenfibrome und Schlotterkamm:
> - Lappenfibrome besonders häufig im OK-Vestibulum
> - Schlotterkamm krestal auf dem Alveolarkamm

Technik

- Zirkuläre oder elipsenförmige Exzision
- Vollständige Entfernung des Lappenfibroms
- Mobilisation des umgebenden Gewebes zur Defektdeckung

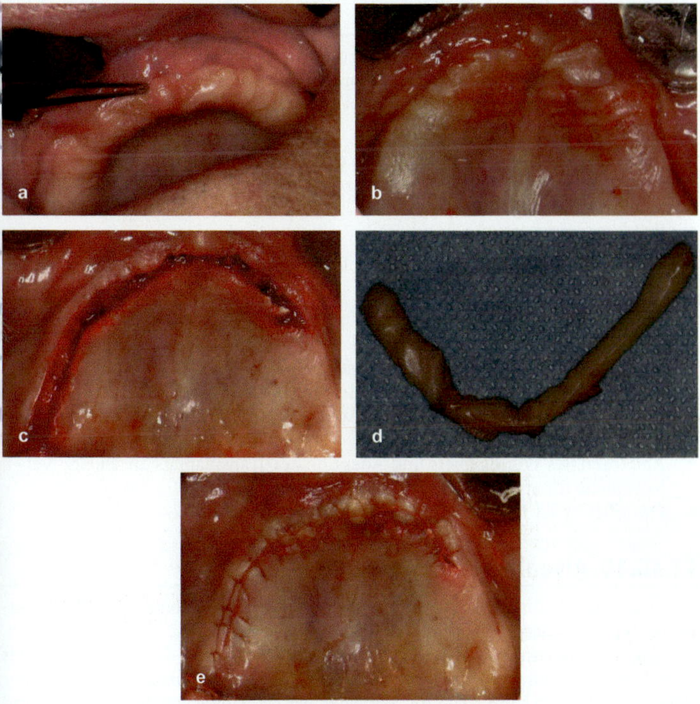

Abb. 11.44 Schlotterkammexzision, Patientenbeispiel [T1166-05]

- Naht der verbliebenen Schleimhautanteile
- Zur funktionsgerechten Gestaltung des Ventilrands häufig Komb. von Vestibulumplastik und Exzision von Lappenfibromen erforderlich
- Um ein Abflachen des Vestibulums zu verhindern, große Wundflächen mit einem freien Schleimhauttransplantat versorgen

Lappenfibrome müssen stets histologisch untersucht werden, um eine maligne Genese auszuschließen.

11.10.8 Symmetrische Fibrome

Benigne fibromatöse hyperplastische Gewebe im Bereich der Tuber maxillae, sie können auch im UK auftreten.

Technik

- Spindelförmige Exzision zirkulär um das Fibrom herum
- Unterminierende Resektion bis auf das Periost
- Situationsnähte und ggf. Anpassen einer Verbandplatte für etwa 2 Wo., um ein Rezidiv zu verhindern

11.10.9 Papilläre Hyperplasie

Gutartiger epithelialer Tumor mit samtartiger oder blumenkohlartiger Oberfläche. Meist am Gaumen. Dieser ist häufig gerötet und mit multiplen, etwa 2 mm großen Papillen, die eng beieinanderstehen und tiefe Krypten bilden, übersät.

Ätiologie

- Chron. Besiedlung des Gewebes und der insuffizienten Prothese mit *Candida albicans* in präformierten Hohlräumen unter der Prothese
- Schlechtsitzende Prothesen
- Immunsuppression

Therapie Exzision durch Skalpell, Laser, Elektrotom oder Dermabrasion mit einem hochtourigen Schleifkörper

Technik

- Antimykotische Vorbehandlung, z. B. mit Nystatin Mundspüllösung
- Spindelförmige Exzision unter Periostschonung
- Primäre Epithelialisierung der Wunde durch Granulationsgewebe
- Ggf. Versorgung des Defekts durch Auflagern eines freien Schleimhauttransplantats von der Gegenseite
- Abdecken des Wundgebiets und Adaption des Transplantats durch eine Verbandplatte für etwa 10 Tage
- Optimieren der Hygienefähigkeit der vorhandenen Prothese

11.10.10 Alveolarkammerhöhung

Durch die altersbedingte Kieferatrophie Abflachung von Vestibulum und Mundboden, die eine suffiziente Versorgung mit herausnehmbarem Zahnersatz oft erschwert. Ziel der absoluten und relativen Alveolarkammerhöhungen ist die Optimierung des Alveolarkamms, sodass ein Prothesenhalt über eine größere Auflagefläche oder über Implantate erfolgen kann. Das chir. Vorgehen wird abhängig von der Anatomie und der geplanten prothetischen Restauration gewählt.

Absolute Alveolarkammerhöhung

Aufbau des Kieferkamms durch Auf- oder Einlagerung mittels Knochen- bzw. Knochenersatzmaterial.

!

- Bei großen Augmentationen Gefahr von Dehiszenzen durch weichgewebiges Defizit
- Verlust von keratinisierter Gingiva
- Veränderung der Gesichtsproportionen durch Wiederaufbau des unteren Gesichtsdrittels nach erfolgter Alveolarkammatrophie

Weitere Methoden zur absoluten Alveolarkammerhöhung, Spenderregionen und Knochenersatzmaterial ▸ 19.20

Relative Alveolarkammerhöhung

Prinzip Schaffen bzw. Ausdehnen von natürlichen Retentionsräumen zur Haltverbesserung von Zahnersatz. Wird durch chir. Verlagerung des intraoralen Weichgewebes erzielt. Voraussetzung ist der ausreichend hohe Alveolarfortsatz.

Indikationen Implantologische Versorgung nicht möglich, konservative prothetische Versorgung.

> Durch die vielfältigen Möglichkeiten der dentalen Implantologie haben die relativen Kieferkammerhöhungen mehr und mehr an klin. Bedeutung verloren. Die größte Herausforderung besteht in dem Versuch, neue keratinisierte Schleimhaut zu generieren.

Vestibulumplastik

Prinzip Ermöglicht den Gewinn von keratinisierter (befestigter) Gingiva und eine Verbesserung des Prothesenlagers durch eine Verlängerung der Umschlagfalte

Indikationen
- Verbesserung des periimplantären Weichgewebes als wesentlichen Faktor beim langfristigen Implantaterhalt
- Bei abgeflachtem Vestibulum nach lokaler MAV-Deckung durch einen Rehrmann-Lappen
- Nach erfolgter Augmentation mit Verlust von befestigter Gingiva als Vestibulumplastik mit und ohne Transplantat

Vestibulumplastik mit Deckung durch freie Granulation

Nachteile
- Rezidivbildung durch die entstehenden Narbenzüge
- Oft Verlust von etwa 50 % der primären postop. gewonnenen Verhältnisse

Technik
- Mukosaschnitt auf Höhe der Grenze zur keratinisierten Schleimhaut
- Epiperiostale Präparation eines Mukosalappens
- Fixation des gebildeten Mukosalappens apikal der frei präparierten Periostfläche mittels 5–0er-Naht
- Wundheilung über Granulation
- Ggf. Einbringen einer Verbandplatte (Tiefziehfolie) und/oder eines Zahnfleischverbands (z. B. CoePak®)

Vestibulumplastik mit Deckung durch freie Haut/Schleimhaut (Schuchardt)

Effektivste Methode zur Gewinnung von Retentionsfläche

Technik
- Operatives Vorgehen wie oben beschrieben.
- Entnahme eines freien Schleimhauttransplantats vom harten Gaumen oder Planum buccale mittels Mukotom oder (Mikro-)Skalpell. Alternativ Entnahme eines Spalthauttransplantats von Oberarm oder Oberschenkel mittels Dermatom in einer Dicke von 0,3–0,5 mm. Als weitere Alternative Entnahme eines Vollhauttransplantats von inguinal oder vom Oberschenkel.
- Ggf. Ausdünnen des Haut- oder Schleimhauttransplantats. Da dieses rein über Diffusion ernährt wird, sollte es nicht zu dick entnommen und immer fettfrei eingenäht werden.
- Einnaht des auf den Defekt zugeschnittenen Transplantats an den Rändern der präparierten Schleimhaut.
- Kompression des Transplantats von intraoral durch extendierte Prothese oder Verbandplatte, ggf. in Komb. mit einem Zahnfleischverband.

Das Periost muss zur Retention und zur Ernährung des eingebrachten Transplantats erhalten bleiben.

Vestibulumplastik nach Kazanjian, modifiziert nach Edlan

Prinzip Ein von vestibulär präparierter Lappen, der auf dem Kieferkamm gestielt ist, wird dem deperiostierten Knochen vestibulär aufgelagert. Das nach vestibulär abgeklappte Periost dient als Wundverschluss für den Schleimhautdefekt im Vestibulum. **Cave:** nur für vertikal ausreichend hohe Alveolarkämme geeignet.

Nachteile V.a. eine Knochenatrophie unter dem deperiostierten Areal von etwa 20 % des Ausgangsvolumens. Zusätzlich Gefahr einer Vernarbung der Unterlippe

Technik (▶ Abb. 11.45)

- Vestibuläre Schnittführung durch die Schleimhaut (A)
- Epiperiostales Abpräparieren der Schleimhaut vom Periost und Abklappen nach lingual (B)
- Krestale Schnittführung durch das Periost und Abpräparation nach vestibulär (C)
- Annaht des Periosts an der Schleimhaut der Unterlippe zur Defektdeckung (D)
- Lingual gestielte Schleimhaut auf den deperiostierten Knochen auflagern und apikal am Periost mit 5–0er-Nähten fixieren (resorbierbares Nahtmaterial) (E)
- Die freie Periostfläche der Granulation und Epithelialisierung überlassen
- Kein Abdecken der Wundfläche durch extendierte Prothesen

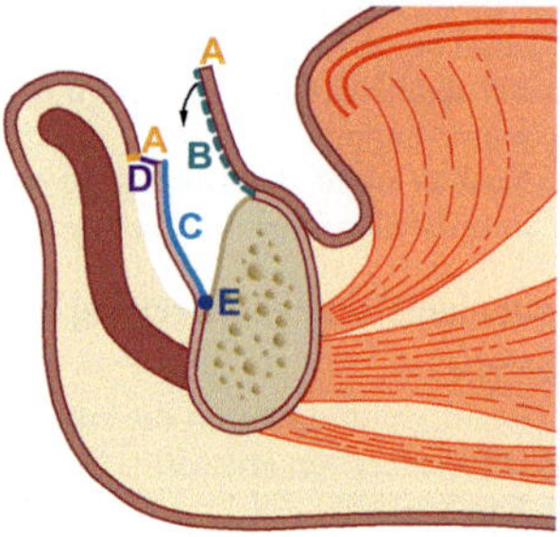

Abb. 11.45 Vestibulumplastik nach Edlan [O271/L231]

Submuköse Vestibulumplastik nach Obwegeser

Meist die Methode der Wahl für den OK

Technik

- Schnittführung lateral der Spina nasalis in der beweglichen Schleimhaut
- Unterminieren der Schleimhaut mit einer Präparationsschere: Tunneln der Schleimhaut und Ablösen der Muskulatur vom Periost nach distal
- Wundverschluss durch Schleimhautnaht
- Einsetzen einer extendierten Prothese

- Im UK prinzipiell ähnlich vorgehen.
- Stabilisieren des postop. Ergebnisses durch perkutane Haltenähte, die über der Haut mit einer Gazerolle fixiert werden können.

Prominente Spina nasalis anterior

Als lokale Vestibulumplastik ist außerdem eine Reduzierung der hervortretenden Spina nasalis möglich.

Technik

- Vertikale Inzision in die bewegliche Schleimhaut parallel zur Spina nasalis
- Abpräparieren der Schleimhaut und Muskulatur, epiperiostale Darstellung der Spina nasalis
- Hochzug des Wundrandes mit einem Einzinkerhaken
- Abtragen des Knochenvorsprungs mit einer Luer-Zange, durch Meißelschlag oder mit Piezochirurgie
- Verschluss der Periostwunde über der ehemaligen Spina nasalis
- Schleimhautnaht

Tuberplastik

Prinzip Ausweiten des Sulkus, der den Tuber maxillae lateral und dorsal umgrenzt. Durch zusätzliches Abtrennen der Spitze des Processus pterygoideus relativer Knochengewinn im Bereich des dorsalen Tubers, der durch die obigen Methoden nicht erreicht werden kann.

Technik (▶ Abb. 11.46)

- Darstellen des Alveolarkamms durch krestale Schnittführung im Bereich des Tubers
- Abmeißeln des lateralen und medialen Teils des Processus pterygoideus und Verlagerung in die Weichteile
- Annaht der Schleimhaut am Fornix des Vestibulums und freie Granulation der Wundfläche

> - Alternativ autologe Schleimhaut (z. B. FST) in den neu gewonnenen dorsalen Raum distal des Tubers mit Naht fixieren.
> - Zusätzliche Stabilisierung über Verbandplatte sinnvoll

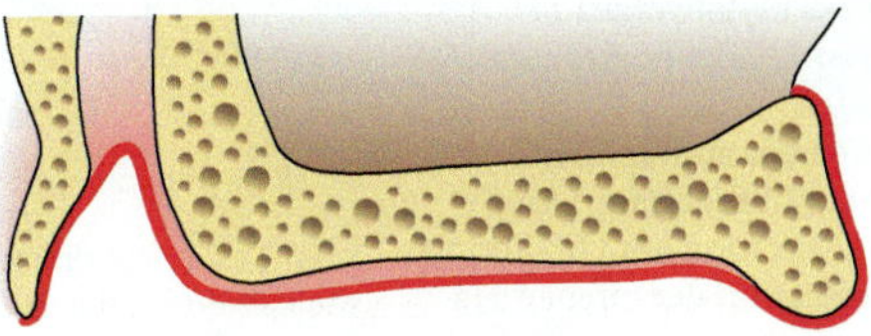

a

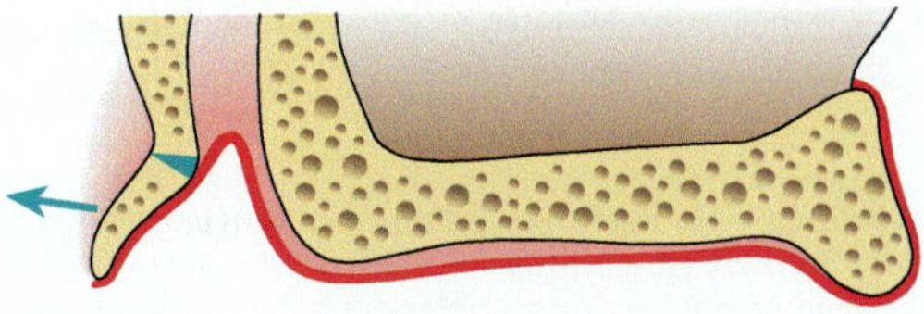

b

Abb. 11.46 Verlagerung des Processus pterygoideus nach dorsal. (a präop., b postop.) [R498]

Mundbodenplastiken

Prinzip Vertiefung des Sulcus glossoalveolaris durch Tieferlegung des M. mylohyoideus und des M. genioglossus

Indikationen Erweiterung der konservativen präprothetischen Chirurgie zur Implantation und/oder Augmentation

Offene Mundbodenplastik nach Trauner

Diese Technik wurde von Pichler, Kazanjian und Wassmund erarbeitet und durch Trauner etabliert. Heutzutage wird sie aufgrund der augmentativen Verfahren, die auch eine vertikale Erhöhung des Alveolarkamms ermöglichen, seltener durchgeführt.

Prinzip ▶ Abb. 11.47

- Abtrennen des M. mylohyoideus und linguale Extension der Prothese mit Retentionsflügeln. **Cave:** alleiniges Durchtrennen der Mm. genioglossi meist nicht ausreichend (frontale Mundbodenplastik nach Kazanjian, Wassmund und Lewis).
- Totale Mundbodenplastik nach Obwegeser erweitert das Prinzip durch zusätzliches Ablösen lateraler Anteile des M. genioglossus. Der zentrale Anteil muss zur Stabilisierung der Zunge erhalten bleiben.

Technik ▶ Abb. 11.47

- Lokalanästhesie am Mundboden
- Krestale Schnittführung
- Abpräparation der Schleimhaut, keine Deperiostierung
- Darstellung des M. mylohyoideus am Ansatz der Linea mylohyoidea
- Selektive Durchtrennung des Muskels vom Eckzahn zum letzten Molaren unter Schonung der kleinen Vasa mylohyoidea
- Kürzung und Glättung der Linea mylohyoidea
- Verlagerung der abpräparierten Schleimhaut in Richtung Mundboden und Fixation am UK-Periost
- Freie Granulation der offenen Fläche des periostierten Unterkiefers lingual

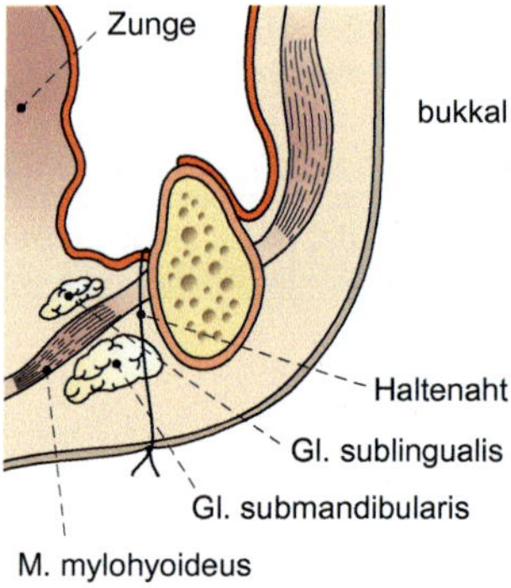

Abb. 11.47 Mundbodenplastik mit Epithelialisierung durch Granulation von lingual [R498]

> **!** Durch Präparation in einer zu tiefen und zu weit dorsal gelegenen Schicht kann der N. lingualis verletzt werden.

> Da die Schaffung eines retentiven Raums nach lingual erfolgt, ist das Eingliedern der Prothese oft erschwert. Zusätzlich wirken vertikale Schubkräfte bei Kaubewegungen nach dorsal, sodass sich die Prothese bei gering ausgeprägtem Vestibulum und großer horizontaler Auflagefläche nach dorsal abhebeln kann. Hier kombiniert man daher meist die Mundbodenplastik mit einer Vestibulumplastik, um eine verbesserte Retention nach vestibulär und lingual zu schaffen.

Geschlossene Mundbodenplastik nach Brown

Prinzip Alleiniges Abtrennen der Linea mylohyoidea und Abtrennen des Muskels mit anschließender Wiedervereinigung der Schleimhaut auf dem Kieferkamm

Technik
- Schnittführung wie bei der offenen Mundbodenplastik
- Bildung eines MPL inklusive des M. myohyloideus
- Abpräparation der lingualen Weichteilstrukturen vom UK
- Linguale Kürzung der Linea mylohyoidea, dadurch Abnahme des horizontalen Durchmessers der Mandibula
- Reposition der Weichteile in ursprüngliche Position und Naht

11

- Durch Reduktion des UK-Durchmessers Gewinn von Schleimhaut möglich, die nach kaudal durch eine Verbandplatte verlagert wird.
- Nachteilig sind die Ausschaltung der Muskelkraft und der geringe Gewinn an lingualer Retentionsfläche.

11.10.11 Kieferorthopädie

Zahnfreilegung

Nach den Weisheitszähnen (▶ 11.3.3) sind obere Eckzähne (▶ 11.3.2) gefolgt von unteren und oberen Prämolaren am häufigsten retiniert und verlagert.

Indikation Wird vom behandelnden Kieferorthopäden gestellt

- Vor chir. Freilegung abklären, ob Verlagerung nach palatinal (palatinale Dystopie), vestibulär (vestibuläre Dystopie) oder orthograd (intraalveoläre Dystopie)
- Ausmaß des Eingriffs präop. abschätzen: oberflächliche Verlagerung ohne knöcherne Retention, Teilretention oder tiefe Verlagerung bei vollständiger Impaktion

Diagnostik
- Ggf. Palpation der verlagerten Zähne als Auftreibung
- Zusätzlich auch immer Bildgebung: Bestimmen der Zahnlage mittels exzentrischer Zahnfilmaufnahmen oder 3D-Bildgebung (z. B. DVT)

Chirurgisches Vorgehen
- Ggf. präop. Herstellung einer Miniplastschiene als Verbandplatte
- **Schnittführung:**
  - Palatinale Lage: marginale Schnittführung palatinal vom 1. Molar bis zum Foramen incisivum. Bei beidseitigem Vorgehen Ausdehnung der Schnittführung zur Gegenseite. Subperiostale Präparation zur Schonung der A. palatina
  - Vestibuläre Lage: marginale Schnittführung vestibulär vom 1. Molar bis zu den Schneidezähnen. Subperiostale Präparation, Zahnkrone i. d. R. kaum oder nicht von Knochen bedeckt
- Vorsichtiges Entfernen des zahnbedeckenden Knochens mittels Kugelfräse, Kürette oder Raspatorium
- Freilegen des Zahns bis zur Schmelz-Zement-Grenze

- Evtl. Blutstillung mit Bipolar oder lokalen Hämostyptika
- Anbringen des kieferorthopädischen Halteelements (meist Bracket mit Kettchen) mittels Säure-Ätz-Technik. Befestigen der Kette des Halteelements an der kieferorthopädischen Apparatur durch Annaht
- Ggf. Kürzen des MPL zur Schaffung einer Verbindung zwischen Eckzahnkrone und Mundhöhle und spannungsfreiem Wundverschluss

Chirurgische Verfahren zur Freilegung

- **Lokale Exzision:** Schleimhautexzision zur ausreichenden Darstellung des Zahns **Apikale Verschiebeplastik:**
  - Bildung eines Spaltlappens
  - Abtragen des den Zahnschmelz bedeckenden Knochens mittels Kugelfräse, Kürette oder Raspatorium
  - Verschieben der befestigten Gingiva nach apikal
  - Adaption des Verschiebelappens durch Situationsnähte am Periost (Zahnkrone zu ½–⅔ frei)
- **Closed-Eruption-Technik (Tunnelverfahren):**
  - Lappenbildung
  - Abtragen des den Zahnschmelz bedeckenden Knochens mittels Fräse, Kürette oder Raspatorium
  - Anbringen eines Halteelements auf den retinierten Zahn
  - Zurückklappen von Lappen und Naht

Wahl des Verfahrens abhängig von der Position des retinierten Zahns bezogen auf die Mukogingivalgrenze:

- Zahnkrone größtenteils koronal der Mukogingivalgrenze: alle 3 vorgenannten chir. Verfahren
- Zahnkrone apikal der Mukogingivalgrenze: apikale Verschiebeplastik oder Closed-Eruption-Technik. KI für lokale Exzisionsverfahren (führen zu Rezessionen)
- Zahnkrone deutlich apikal der Mukogingivalgrenze: Closed-Eruption-Technik (Tunnelverfahren)

Ein Defizit an keratinisierter Gingiva lässt sich nur durch eine apikale Verschiebeplastik verbessern oder muss später mit Hilfe einer Schleimhauttransplantation ausgeglichen werden.

Diastema

Lückenstand der Schneidezähne (▶ Tab. 11.15). Chir. Entfernung des Oberlippenbändchens erst ab dem 6.–8. Lj. nach Durchbruch der bleibenden mittleren Schneidezähne empfehlenswert, da im Rahmen des Zahnwechsels häufig spontane Rückbildung. Nach operativer Verlegung des Lippenbändchens bei Jugendlichen meist spontaner Lückenschluss, bleibt dieser aus, kann ein kieferorthopädischer Lückenschluss indiziert sein.

Chirurgisches Vorgehen

- **VY-Plastik** (▶ Abb. 11.41): V-förmiges Umschneiden des Lippenbändchens mit palatinaler Extension bis zur Papilla incisiva. Präparation eines Mukosalappens. Verlagerung nach kranial und Fixierung des Lappens auf Höhe der Umschlagfalte durch Einzelknopfnähte (Y-förmig)
- Nach Wassmund (Eingriff nach Abschluss des Wachstums):
  - Operatives Vorgehen wie bei der VY-Plastik
  - Zusätzlich vertikale Periostinzision und Präparation eines MPL interinzisal

Tab. 11.15 Formen des Diastema

Diastema	Beschreibung
Diastema convergens	Mesiale Kronenneigung
Diastema divergens	Distale Kronenneigung
Echtes Diastema	Tief nach krestal inserierendes Lippenbändchen bzw. Frenulum labii superioris anomale
Unechtes Diastema	Lücke bei ausreichendem Platzangebot, z. B. bei Aplasie oder Dysplasie der seitlichen Schneidezähne oder durch Habits
Diastema mediale bzw. Trema	Isolierte Lücke zwischen den oberen mittleren, selten zwischen den unteren mittleren Schneidezähnen durch persistierendes Frenulum tectolabiale bzw. Anlage eines Mesiodens. **Cave:** im Milchgebiss oft physiologisch (Frenulum tectolabiale)

- Abtragen des medianen Knochens vestibulär mit einer Lindemann-Fräse bis zu einer Knochenstärke von 2 mm im apikalen Bereich
- Periostnaht

! Direkt postop. aufgrund des schnellen Knochenwachstums kieferorthopädische Nachbehandlung notwendig

Gaumennahterweiterung

Transversale OK-Dehnung zur Kompensation einer transversalen, kieferorthopädisch allein nicht kompensierbaren Enge nach erfolgter chir. Schwächung an definierten Osteotomielinien

Kieferorthopädische Apparaturen

- **Dental abgestützte Erweiterungsapparatur** (z. B. Transpalatinalbogen): ermöglichen bei Jugendlichen vor Verknöcherung der Sutura palatina eine transversale Dehnung auch ohne Osteotomie
  - **Einschränkung:** nur bei ausreichender dentaler Verankerungsmöglichkeit umsetzbar
  - **KI:** Wurzelresorptionen oder nicht abgeschlossenes Wurzelwachstum der Ankerzähne, unbezahnter Seitenzahnbereich
- **Skelettal verankerte Erweiterungsapparatur** (Transpalatinaldistraktor, TPD): chir. Gaumennahtdurchtrennung nach Verknöcherung der Sutur mit konsekutiver transpalatinaler knöcherner Distraktion mittels dental oder knöchern abgestützten Distraktoren. Interdisziplinäres Verfahren durch MKG-Chirurgie und Kieferorthopädie

Chirurgisches Vorgehen (▶ Abb. 11.48)

- Paramarginale Schnittführung in der Umschlagfalte in Regio 16–14 sowie 24–26
- Darstellung der Crista zygomaticoalveolaris
- Marginale Schnittführung in Regio 12–22
- Darstellung Spina nasalis anterior

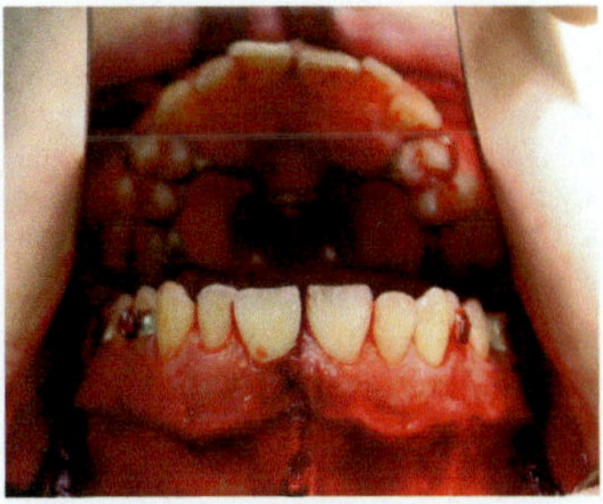

Abb. 11.48 Chirurgische Gaumennahterweiterung [T1166-05]

- Durchtrennen der Kieferhöhlenwände und Cristae zygomaticoalveolares unter Schonung der Zahnwurzeln durch eine Osteotomie in der Le-Fort-I-Ebene
- Zusätzliches Spalten der Sutura pterygomaxillaris mittels Kawamoto-Meißel
- Aufsetzen eines Meißels auf die Spina nasalis anterior und dosierte Kraftapplikation durch Hammerschläge
- Vollständiges Durchtrennen der Sutura palatina mediana bzw. bds. lateral davon durch vorsichtiges Vorbringen des Meißels bis zur Spina nasalis posterior
- Horizontales Absetzen des Nasenseptums mit dem (Stimmgabel-) Meißel
- Einbringen eines knöchern verankerten Distraktors:
  - Paramarginaler Winkelschnitt in Regio 14 bzw. 24
  - Verankern des Distraktors mittels selbstschneidenden Minischrauben im OK
  - Positionieren des Distraktors abhängig von der geplanten Distraktionsrichtung
- Probatorische Aktivierung des Distraktors (Probe: Diastemabildung bei Aktivierung)
- Wundverschluss

Weiteres Vorgehen
- Ruhephase: 5–7 Tage
- Distraktionsphase: Distraktion von 0,5–1 mm/d
- Konsolidierungsphase 3–6 Mon. bis Verknöcherung des Kallus
- Entfernen des Distraktors in Lokalanästhesie und kieferorthopädische Weiterbehandlung

Bei erfolgreicher chirurgischer und kieferorthopädischer Durchführung zeigen sich folgende klin. Zeichen:
- Auftreten eines Diastema mediale
- Spontane sagittale und vertikale Positionsänderung des OKs
- Bissöffnung durch Bukkalkippung der Seitenzähne
- Verbesserung von Nasenatmung und Nasendurchgängigkeit
- Ggf. Verbesserung der Mittelohrbelüftung

Implantatgestützte Kieferorthopädie

Definition Einsatz von Titanimplantaten als skelettale/kortikale Verankerung bei orthodontischer Zahnbewegung

Indikationen
- Verminderte parodontale Belastbarkeit der Verankerungszähne
- Reduzierte Anzahl von Ankerzähnen
- Intrusion von Front- und Seitenzähnen
- Einstellung von retinierten Zähnen
- Mesialisieren und Distalisieren von Seitenzähnen
- Isolierte Bewegungen (z. B. Molarenaufrichtung)
- Kieferorthopädischer Lückenschluss

Vorteile Ästhetisch vorteilhafte und von der Pat.-Kooperation unabhängige Alternative zu extraoralen Verankerungsarten wie dem Headgear oder der Delaire-Maske
- **Max. Verankerung:** im Gegensatz zu minimaler oder mittlerer Verankerung Zahnbewegung um den vollständigen Kraftvektor möglich, reaktive Kraft komplett durch enossales Verankerungselement absorbiert
- **Enossale Abstützung** durch Implantate, Plattensysteme, Minischrauben

Anforderungen an skelettale bzw. kortikale Verankerungssysteme Geringe Dimensionierung, einfaches Anbringen, Primärstabilität, Sofortbelastbarkeit, suffizienter Halt bei orthodontischen Kräften, einfaches Entfernen.

Minischrauben, Miniimplantate, Mikroimplantate

- **Aufbau:** bestehen aus 3 Teilen: Kopf, transmukosalem Bereich (Implantatschulter), Schaft mit Gewinde
- **Einteilung:**
  - Selbstschneidende Minischrauben: Vorbohrung mittels Pilotbohrung, Insertion
  - Selbstbohrende Minischrauben: Insertion ohne Pilotbohrung
- **Durchmesser:** 1,2–2,3 mm (Außendurchmesser inkl. Gewinde). Durchmesser ist entscheidend für Stabilität der Minischraube. Erforderliche Knochendicke um die Schraube mind. 0,5 mm
- **Länge:** 4–14 mm. Idealerweise 6–8 mm. **Cave:** kein Vorteil durch längere Schrauben
- **Schraubenkopfdesigns** zur Befestigung von kieferorthopädischen Kopplungselementen: mit Haken, Kugelkopf, Ösen und Bohrungen, einfachem Slot, Kreuzslot

- Der Kreuzslotkopf ist universell einsetzbar.
- Für einen möglichst dichten Verschluss der Perforationswunde und somit zur Periimplantitisprophylaxe sollte der transgingivale Anteil (Implantatschulter) konisch gestaltet sein.

Insertion

- Insertionsorte: interradikulär, retromolar, Subnasalregion, Symphyse, Tuber, Gaumen. Meist interradikuläre Insertion in befestigter Gingiva
- Insertionstorque 10–20 Ncm
- Insertionswinkel: im OK 30–40°, im UK 20–60°

- Insertion nur in Knochenklasse D1 und D2. **Cave:** bei D3 und D4 keine ausreichende Stabilität erzielbar.
- Für korrekte Platzierung ausreichende Kommunikation zwischen Kieferorthopäde und Operateur zwingend erforderlich.
- Die geplante orthodontische Bewegung darf durch die Position der Minischraube nicht gestört werden.

Primärstabilität Entsteht durch Pressfitting, d. h. Druck zwischen Knochen und Schaft sowie durch mechanische Gewinderetention. **Unzureichende Primärstabilität** bei mangelhafter Knochenqualität und/oder-quantität oder erweitertem Bohrloch durch falsche Technik (z. B. Verlassen der ursprünglichen Achsenrichtung). **Cave:** Bei unzureichender Primärstabilität Minischraube sofort entfernen und an anderem Ort erneut platzieren.

Sekundärstabilität Nach Relaxation des Knochens und Abnahme der Primärstabilität durch Anlagerung von Geflechtknochen um das Gewinde

Prognose

- **Erfolgsrate:** bis zu 85 %
- **Verlustraten:** Gaumen 0–15 %, orale Seite des Alveolarfortsatzes bis > 40 %, bukkale Seite des Alveolarfortsatzes 0–20 %

Kontakt zu Zahnwurzeln Hauptrisikofaktor für Verlust von Miniimplantaten

11.11 Parodontalchirurgie

Stefan Hägewald

11.11.1 Einleitung

Ziele

- Reduktion der parodontalen Entzündungen und der Taschen
- Beseitigung von Furkationsbefall
- Regeneration des Zahnhalteapparats
- Wiederherstellung optimaler mukogingivaler Verhältnisse
- Langfristiger Zahnerhalt in funktioneller und ästhetischer Hinsicht

Schwerpunkte Komplexe Parodontalfälle mit tiefen Knochen- und Weichgewebedefekten lassen sich häufig nicht allein mit geschlossener Kürettage oder Medikamenten behandeln (antiinfektiöse Ther.), sondern benötigen chirurgische Ther.-Konzepte zur Reduktion der Taschen, um langfristig stabile parodontale Verhältnisse zu gewährleisten. Dies betrifft v. a. postther. Sondierungstiefen ≥ 6 mm und alle Techniken können in der Praxis sehr gut durchgeführt werden.
Ein weiterer Schwerpunkt ist die Wiederherstellung der mukogingivalen Ästhetik, oft als präprothetische Maßnahme. Häufig wird nur durch adäquaten Weichgewebsaufbau, insbes. die Deckung von Rezessionen, das gewünschte ästhetische Ergebnis erzielt („Rote Ästhetik"). Daten aus wissenschaftlichen Studien belegen die Wirksamkeit.

11.11.2 Inzisionen

Primäre Inzisionen Entweder intrasulkulär (▶ Abb. 11.49a) oder paramarginal 1 bis 2 mm vom Sulkus entfernt (▶ Abb. 11.49b). In beiden Fällen die Skalpellklinge im Kontakt zum Alveolarknochenrand führen
Den Lappen nach der Inzision mit einem Raspatorium von der Wurzel und vom Alveolarknochen ablösen.

- Mukosalappen (Split Flap): das Periost belassen (▶ Abb. 11.50a)
- MPL: Periost vom Alveolarknochen ablösen (▶ Abb. 11.50b)
- Periostschlitzung, um den Lappen verschieben zu können (▶ Abb. 11.50c)

Lappenverschiebung Man unterscheidet zwischen koronaler (▶ Abb. 11.51a), apikaler (▶ Abb. 11.51b) und lateraler Verschiebung (▶ Abb. 11.51c).

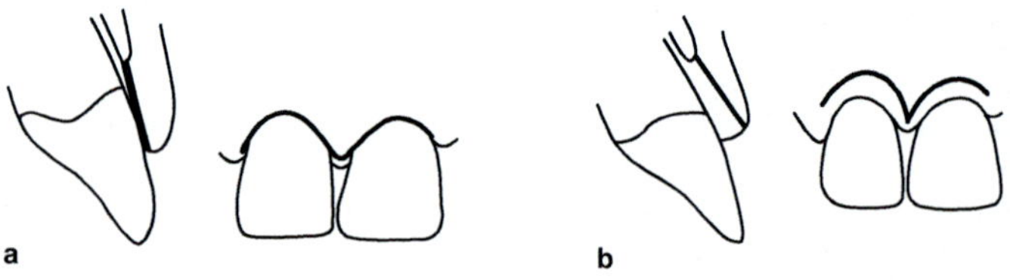

Abb. 11.49 Primäre Inzision intrasulkulär (a) und paramarginal (b) [P1534/L231]

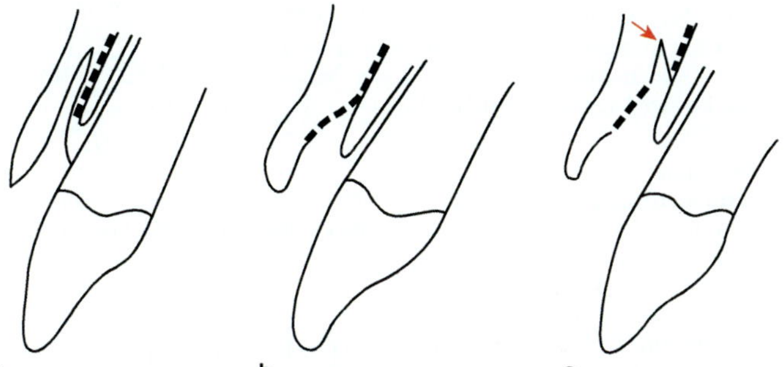

Abb. 11.50 Periost belassen (a), abgelöst (b), geschlitzt (c) [P1534/L231]

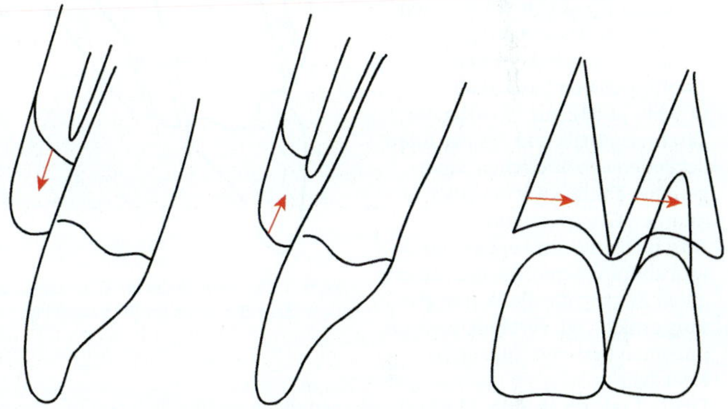

Abb. 11.51 Koronale (a), apikale (b), laterale (c) Verschiebung [P1534/L231]

11.11.3 Gingivektomie

Elimination von supraalveolären parodontalen Taschen. KI: Knochentaschen. Kann nur durchgeführt werden, wenn eine genügend breite keratinisierte Gingiva vorhanden ist.

Indikationen Vor allem medikamentenbedingte Hyperplasie

Durchführung Bei externer Gingivektomie 45°-Inzision, die damit tiefer liegt als der Taschenfundus.

11.11.4 Zugangslappen

Modifizierter Widman-Lappen

Ramfjord und Nissle (1974) modifizierten die Originaltechnik und legten Wert auf:

- Erhalt der Papillenspitzen
- Primärheilung im Interdentalbereich

- Verzicht auf vertikale Inzisionen
- Kein Abtragen von Alveolarknochen (in Ausnahmefällen von lateral Knochenabtragung, um eine bessere Lappenadaptation zu erreichen)

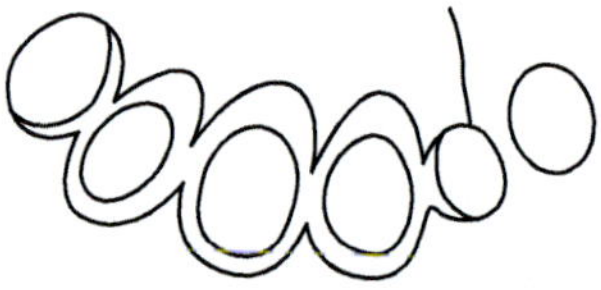

Abb. 11.52 Modifizierter Widman-Lappen, 1. Inzision [P1534/L231]

Durchführung

- **Erste Inzision (paramarginal)** (▶ Abb. 11.52):
  - Bei sehr schmaler keratinisierter Gingiva keine paramarginale, sondern direkt sulkuläre Inzision.
  - Sofern eine dicke fibrotische Gingiva vorhanden ist (z. B. im OK palatinal), Konkavität der girlandenförmigen paramarginalen Inzision mehr betonen, um eine bessere Adaptation des Lappens zu bekommen.
- **Zweite Inzision (sulkulär)** (▶ Abb. 11.53): zur Exzision des Taschenepithels und des darunter liegenden entzündlichen Bindegewebes ähnlich wie bei einer internen Gingivektomie
- Anschließend den Lappen nur so weit abpräparieren, bis man einen guten Zugang für die Wurzelglättung erhält. Ggf. vertikale Inzision, um einen besseren Zugang zu erreichen

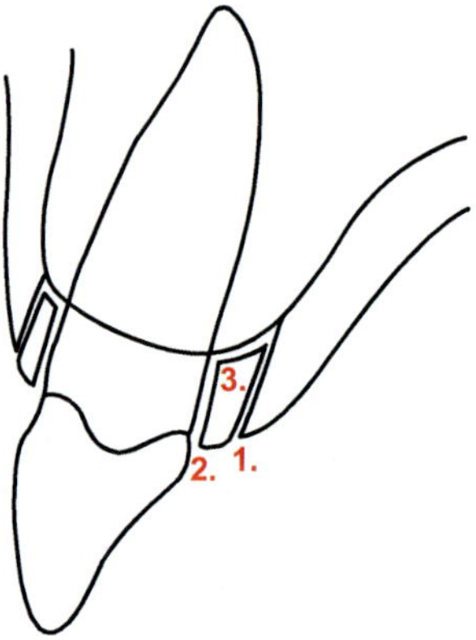

Abb. 11.53 Modifizierter Widman-Lappen, 2. und 3. Inzision [P1534/L231]

- **Dritte Inzision** (▶ Abb. 11.53): Taschenepithel einschließlich Granulationsgewebe nach Aufklappung sauber exzidieren

- Vollmobilisierung des Lappens und Taschenelimination durch radikale Knochenabtragung werden vermieden. Für eine bessere interdentale Adaptation der Papillenspitzen ist eine interdentale Osteoplastik möglich.
- Gilt als schonender Eingriff, allerdings ist durch interne Gingivektomie mit einer gewissen Gingivarezession zu rechnen.
- Reiner Zugangslappen v. a. bei dünner keratinisierter Gingiva. Schafft durch rein intrasulkuläre Inzisionen und durch begrenzte Aufklappung lediglich besseren Zugang zu den Wurzeloberflächen (Open-Flap-Debridement).

Papillenerhaltungstechniken

Um das interdentale Gewebe max. zu erhalten (Ästhetik!)

Papilla-Preservation-Technik oder modifizierte PP-Technik

Durchführung

- Halbmondförmiges Umschneiden der interdentalen Papille (Mindestbreite 2 mm) zwischen den sog. Winkellinien (Line Angles) der angrenzenden Zähne, Kombination mit intrasulkulären Inzisionen.
- Papille dann durch den Interdentalraum sehr atraumatisch nach palatinal oder bukkal zur Gegenseite präparieren, um sie später ohne Gewebeverlust wieder reponieren zu können.

Simplified-Papillenerhaltungslappen

Variante der PP-Technik (Cortellini, Pini-Prato und Tonetti 1999) bei schmalen Interdentalräumen.

Durchführung Mithilfe einer schräg durch den Approximalraum geführten Inzision wird die Präparation der beiden Papillenanteile ohne interdentalen Gewebeverlust nach bukkal und palatinal ermöglicht.

Keilförmige Exzision

Indikation Zur Taschenelimination und Ausdünnung des Gewebes nicht nur an distalen Zähnen, sondern auch in unbezahnten Bereichen zur Reduktion der Gingivahöhe oder bei einer Tasche direkt neben einem bezahnten Bereich

Durchführung Je nach Ind. isoliert oder in Komb. mit Lappenoperation

- **Schnittführung:** nach der 1. Inzision distal im Sulkus eine 2. keilförmige Inzision legen. Gewebekeil mit Arterienklemme halten und mit Skalpell oder einem abgebogenen Gingivektomiemesser abtragen
- Da in diesem Zustand Gewebe noch zu dick für eine Adaptation mittels Nähten, bukkal und palatinal sekundäre Keile abtragen (▶ Abb. 11.54a). Um die beiden Lappen schön auf den Knochen legen zu können, diesen mit einem Ochsenbein-Meißel glätten und von verbliebenem Weichgewebe befreien
- Bei weit nach distal reichender Tubergegend entsteht durch die vorbeschriebene Schnittführung ein unerwünschter Zipfel → statt der keilförmigen Exzision bevorzugt 2 parallele Inzisionen (▶ Abb. 11.54b)

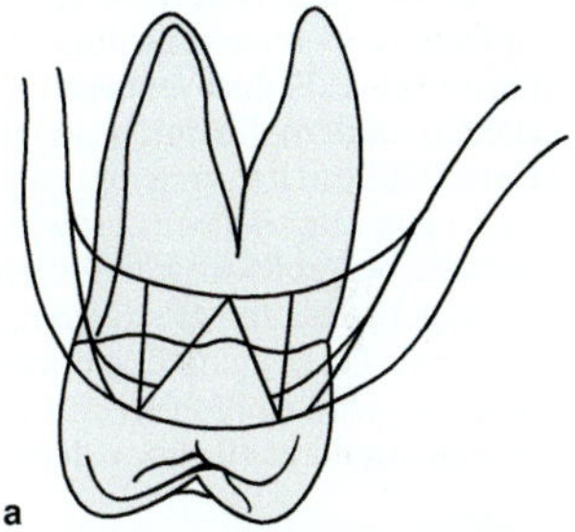
a

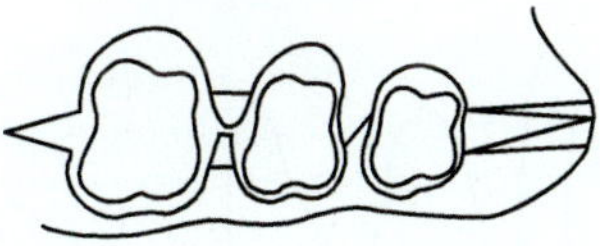
b

Abb. 11.54 Abtragung sekundärer Keile (a), zwei parallele Inzisionen (b) [P1534/L231]

- Bei einer keilförmigen Exzision unter Brückenzwischengliedern Inzision von palatinal und Lappenaufklappung von palatinal nach bukkal unter dem Zwischenglied
- Zur Vermeidung einer Lappenperforation Aufklappung mithilfe von Tupfern

11.11.5 Resektive Techniken

Indikationen V. a. für Resttaschen ≥ 6 mm bei Parodontitis im Stadium III empfohlen (Kebschull et al. 2020)

Ziele Konsequente Taschenelimination und chir. Kronenverlängerung als präprothetische Maßnahme

Apikaler Verschiebelappen

Indikation Meistens bei erwünschter Taschenelimination, wenn Heilung nicht durch langes Saumepithel erfolgen soll.

Durchführung (Besonderheiten)

- Bukkal und lingual lässt sich ein Lappen ohne Schwierigkeit nach apikal verschieben, sofern die Aufklappung über die mukogingivale Grenzlinie, also bis in die Alveolarmukosa, reicht.
- Palatinal lässt sich eine Taschenelimination nur durch Ausdünnen des Lappens erreichen, oft kombiniert mit einer keilförmigen Exzision:
  - 1. Inzision sulkulär, dann legt man girlandenförmig eine 2. Inzision.
  - Nach dem Entfernen des 1. Keils kann man die Dicke einschätzen und einen 2. Keil entfernen, um den Lappen auszudünnen (▶ Abb. 11.55).
- Apikale Lappenfixierung durch vertikale Matratzennähte (▶ Abb. 11.56), die tief apikal im Periost verankert werden und den Lappen nicht nach koronal ziehen, sondern ihn durch lateralen Druck auf den Alveolarknochen fixieren. **Cave:** Nähte in den ersten postop. Tagen oft schmerzhafter, da das Periost durch den Zug traumatisiert wird. Als zusätzliche Sicherung evtl. Parodontalverband bei großflächig freiliegenden Alveolarknochenbereichen zum Schutz der exponierten frei granulierenden Interdentalbereiche
- Palatinale Lappenfixierung durch Matratzennähte, die den Lappen gut adaptieren. Es wird empfohlen, mit Tupfern ca. 3 Min. zu drücken, um die Bildung eines Koagulums zu vermeiden.

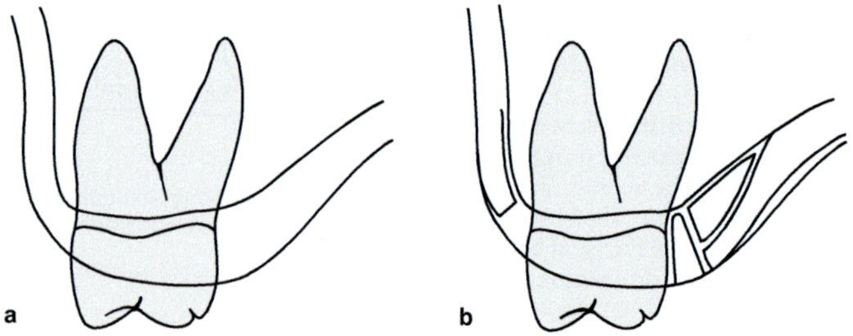

Abb. 11.55 Entfernen des ersten und zweiten Keils [P1534/L231]

11.11.6 Chirurgische Furkationsbehandlung

Auch Zähne mit Furkationsbefall Grad II oder III sollen in die Parontalther. mit einbezogen werden und sind primär kein Extraktionsgrund (Kebschull et al. 2020). Die Wahl der Behandlungsmethode richtet sich nach dem Grad des Furkationsbefalls, der Bedeutung des Zahns für die Gesamtplanung und der Anatomie der Furkation. Man unterscheidet folgende Behandlungstechniken:

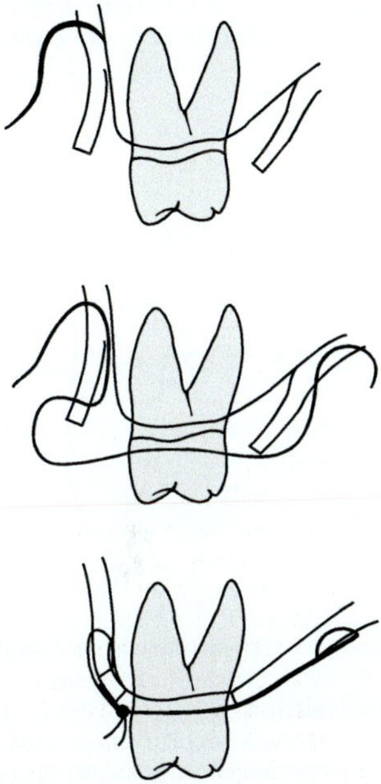

Abb. 11.56 Apikale Lappenfixierung durch vertikale Matratzennähte [P1534/L231]

Tunnelierung

Im UK bei Grad-III-Furkationen. Die Wurzeln sollten weit genug divergieren und es sollte ausreichend keratinisierte Gingiva vorhanden sein. Nach der Tunnelierung ist der Furkationsbereich für eine Interdentalbürste durchgängig (▶ Abb. 11.57). Um eine Wurzelkaries zu vermeiden, muss Pat. Furkation abwechselnd mit Fluoridgel und Chlorhexidingel behandeln.

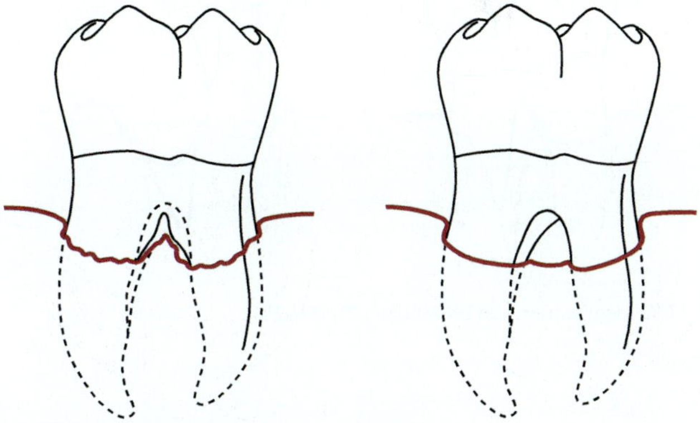

Abb. 11.57 Tunnelierung der Furkation [P1534/L231]

Prämolarisierung

Ebenfalls im UK bei Furkationen Grad II oder III, wenn beide Wurzeln erhaltungs-würdig. Auch hier sollte eine möglichst weite Furkation vorliegen, um die spätere Reinigungsmöglichkeit zu gewährleisten (▶ Abb. 11.58).

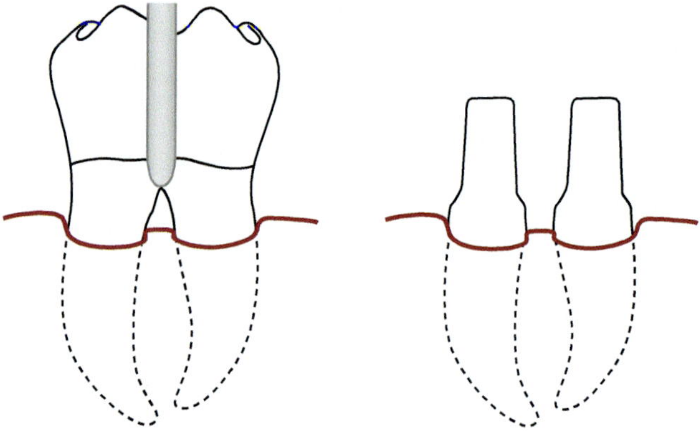

Abb. 11.58 Prämolarisierung der Furkation [P1534/L231]

Hemisektion

Bei UK-Molaren mit Furkationsbeteiligung Grad II oder III, wenn eine Wurzel nicht mehr erhaltungswürdig ist oder die Furkation zu eng für eine Prämolarisierung ist (▶ Abb. 11.59).

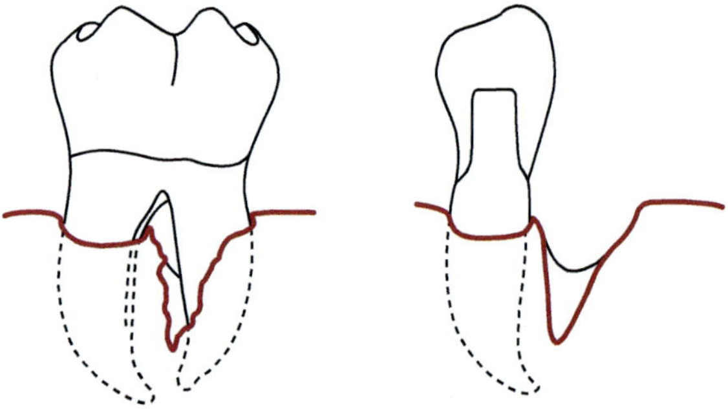

Abb. 11.59 Hemisektion von UK-Molaren [P1534/L231]

Amputation

Bei OK-Molaren mit Furkationsbeteiligung Grad II oder III, wenn eine oder zwei Wurzeln noch erhaltungswürdig sind. Wie bei der Prämolarisierung und der Hemisektion im UK sollte zuvor eine endodontische Behandlung durchgeführt werden. Bei der Abtrennung der Wurzel ist darauf zu achten, dass keine Überhänge belassen werden, die als Plaqueretentionsstellen dienen. Der eröffnete Kanaleingang muss durch eine Füllung dicht verschlossen werden (▶ Abb. 11.60).

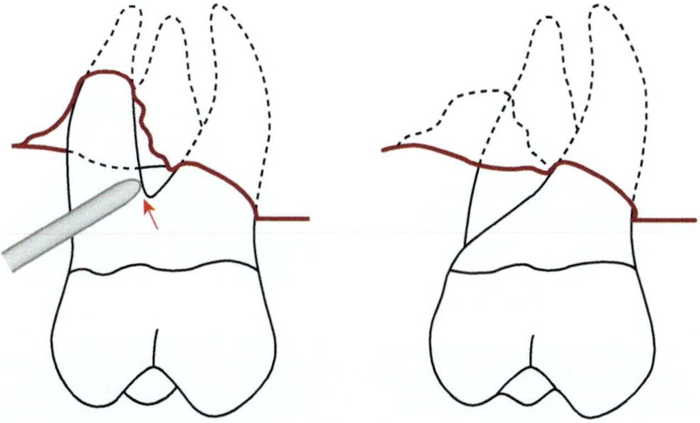

Abb. 11.60 Abtrennung der Wurzel ohne Überhänge [P1534/L231]

11.11.7 Regenerative Techniken

Bewertung Gehören heute zu den wichtigen Bausteinen einer modernen Parodontologie. Seit den Anfängen der gesteuerten Knochenregeneration (GBR) mit nicht resorbierbaren Membranen wurden die Materialien, wie Membranen und Knochenersatzstoffe, weiterentwickelt, aber auch biologisch basierte Ansätze wie Schmelzmatrixproteine entwickelt. Diese dienen heute nicht nur der Regeneration intraossärer Defekte mit Neubildung von Desmodont und Knochen, sondern werden auch erfolgreich in der plastisch-ästhetischen Parodontalchirurgie angewendet. Da inzwischen Daten aus klin. kontrollierten Studien vorliegen, kann man von einer evidenzbasierten Technik sprechen (Kebschull et al. 2020). Insbes. zeigten tiefe Resttaschen ≥ 6 mm und vertikale Knochendefekte ≥ 3 mm statistisch nachweisbare Verbesserungen (Nibali et al. 2019). Die Entscheidung, ob und wie im konkreten Fall regenerativ therapiert wird, sollte auf wissenschaftlichen Daten und einer gezielten Diagnostik sowie klin. Erfahrung (sehr techniksensitiv) fundieren.

Prinzip der GBR Da bei regenerativen Techniken patienteneigene Zellen (u. a. Osteoblasten, PDL-Fibroblasten, Zementoblasten) in der unmittelbaren Defektumgebung eine entscheidende Rolle spielen, muss ein für die Heilung geeignetes Umfeld geschaffen werden (▶ Abb. 11.61). Dazu gehören:

- Die Schaffung von Raum für das zu regenerierende Gewebe
- Die Stabilität des Blutkoagulums
- Das Abhalten von Epithel- und Bindegewebezellen aus der Gingiva (zeigen keine regenerative Heilung)

Dieses Prinzip der GBR wurde wissenschaftlich bewiesen, indem man eine Membran über den vertikalen Defekt gelegt und somit regenerative Heilung ermöglicht hat (Nyman 1987). Cortellini, Pin-Prato und Tonetti (2004) zeigten in einer Langzeitstudie an regenerativ behandelten Zähnen mit vertikalen Defekten einen Erhaltungsgrad von 96 % nach 10 J. (▶ Abb. 11.62a).

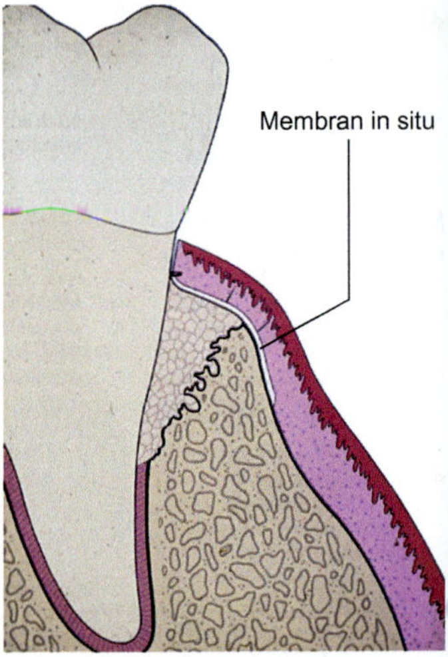

Abb. 11.61 Schematische Darstellung der gesteuerten Geweberegeneration. Die Membran deckt den Defekt ab und steuert damit die regenerative Heilung der vertikalen Knochentasche [P1534].

Chir. Vorgehen (▶ Abb. 11.62b)

- Adäquate Vorbehandlung im Sinne einer abgeschlossenen antiinfektiösen Ther.
- Mikrochir. Instrumentarium
- Intrasulkuläre Inzisionen zum max. Gewebeerhalt, oft kombiniert mit Papillenerhaltungstechniken (▶ 11.11.4)
- Granulationsgewebe vollständig entfernen und Wurzeln sorgfältig glätten
- Verwenden von Membranen oder Schmelzmatrixproteinen mit oder ohne Zusatz von Knochenersatzmaterialien
- Komplette Deckung aller Bereiche mit dem Weichgewebelappen, ggf. zusätzlich zur besseren, spannungsfreien Mobilisation Periostschlitzung (Primärheilung)

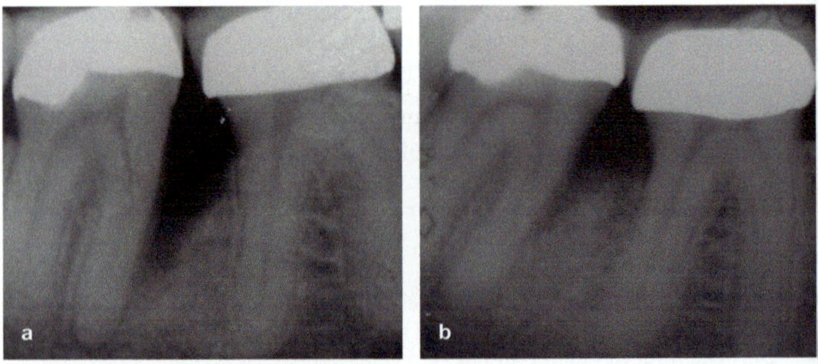

Abb. 11.62 [P1534]
a) Ausgangsbild Zahn 47 mit vertikalem Defekt mesial
b) 10 J. nach regenerativer Ther. mit Schmelzmatrixprotein und Knochenersatzmaterial

- Wird postop. kein primärer Nahtverschluss erreicht, ist eine Regeneration kaum möglich.
- Regenerative Techniken sind bei Furkationsbefall Grad II im UK und in bukkalen OK-Defekten evidenzbasiert empfohlen (Jepsen 2019).

Materialien

- **Membranen:**
  - Nicht resorbierbare Membranen, z. B. ePTFE-Membran (expandiertes Polytetrafluorethylen).
  - Resorbierbare Membranen, z. B. Kollagenmembran oder Polylactid-Membran. Heute meist Verwendung von Kollagenmembranen mit unterschiedlichen Charakteristika (z. B. Standfestigkeit, Resorptionszeit, Handling), da sie generell sehr gewebeverträglich sind und gut einheilen.
- **Schmelzmatrixproteine:** embryonal an der Bildung des Zahnhalteapparats, besonders des Wurzelzements mit inserierenden Fasern beteiligt und werden als Biomimetika porzinen Ursprungs zur parodontalen Regeneration eingesetzt (Hammarström 1997, Haze et al. 2009, Tonetti et al. 2002).
- **Knochenersatzmaterialien:**
  - Autogener Knochen (Eigenknochen)
  - Allogener Knochen (humaner, nicht eigener Knochen)
  - Xenogener Knochen (Knochen anderer Spezies, z. B. deproteinierter Rinderknochen).
  - Alloplastische Materialien, wie Hydroxylapatit oder Tricalciumphosphat

Gut wissenschaftlich dokumentiert und für die Anwendung in der Parodontalchirurgie sehr verbreitet sind vor allem xenogene Materialien, die in Komb. mit Membranen oder Schmelzmatrixproteinen in den Defekt eingebracht werden.

11.11.8 Mukogingivale und plastisch-ästhetische Chirurgie

Ästhetische Behandlungsergebnisse sind für unsere Pat. und damit auch für unseren Praxiserfolg heute von enormer Bedeutung. Die chir. Ther. mukogingivaler Probleme, v. a. die Deckung von Rezessionen, ist ein integraler Bestandteil der dentalen Ästhetik. Oft wird nur durch adäquaten Weichgewebsaufbau das gewünschte Ergebnis erzielt.

OP-Verfahren zur Rezessionsdeckung Neben Verschiebeplastiken auch chir.-regenerative Methoden mit Unterstützung durch Kollagenmatrizes, Bindegewebetransplantate oder Schmelzmatrixproteine (häufig Komb.). Da die Effektivität vieler Techniken wissenschaftlich durch Kurz- und Langzeitstudien belegt ist, handelt es sich um evidenzbasierten Ther.

Freies Schleimhauttransplantat (FST)

Ziel Schaffung oder Verbreiterung der keratinisierten Gingiva im bukkalen Bereich von Zähnen oder Implantaten

- Bei sehr dünner oder fehlender befestigter Gingiva (oft assoziiert mit kieferorthopädischen Problemen)
- Bei Tendenz zur lokalen Entzündung, da keine adäquate Mundhygiene betrieben werden kann

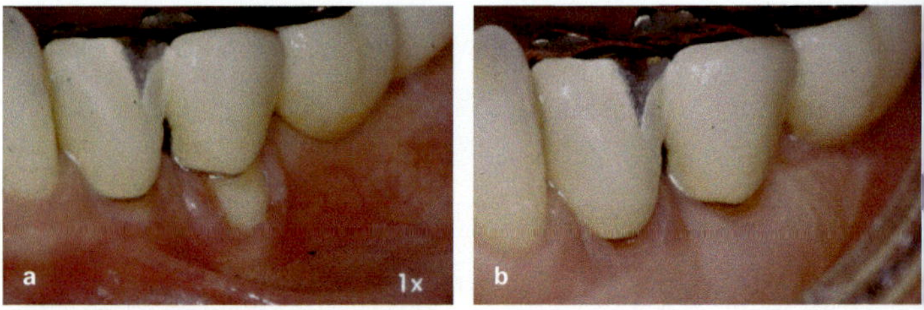

Abb. 11.63 FST als präprothetische Maßnahme [P1534].
a) Fehlende befestigte Gingiva mit Entzündung an Zahn 35 und hochansetzendes Bändchen Zahn 34.
b) FST aus dem Gaumen nach vollständiger Einheilung. Rezession, Infektion und Bändchenzug sind beseitigt; die prothetische Versorgung kann beginnen.

Das FST dient nicht primär der Rezessionsdeckung, kann jedoch ggf. als Vorbehandlung vor geplanter Rezessionsdeckung angewandt werden (▶ Abb. 11.63).

Prinzip Transplantation eines Schleimhauttransplantats aus dem Gaumen auf ein vorbereitetes Empfängerbett im bukkalen Bereich (gilt als sehr sichere Methode)

Chir. Vorgehen

- **Schnittführung:** Horizontalinzision an der mukogingivalen Grenzlinie und Präparation eines Mukosalappens (Spaltlappen) ohne Durchtrennung des Periosts mit seitlich leicht bogenförmigem Verlauf. **Cave:** Empfängerbett etwas großflächiger anlegen als das einzubringende Transplantat (ggf. sterile Folie als Schablone anpassen)
- **Transplantatentnahme am harten Gaumen:**
  - Umriss des gewünschten Transplantats (ggf. die Schablone verwenden) mit Skalpellklinge markieren
  - Transplantat vorsichtig in 1–2 mm Dicke unterminierend abpräparieren
  - Abdecken der Wunde mit Tupfer oder unmittelbar mit Gewebekleber
- **Einbringen des Transplantats:** zuerst mit feuchtem Tupfer andrücken (Ober-/Unterseite nicht verwechseln), dann Fixierung mit Gewebekleber bzw. monofilem Nahtmaterial

Schonung des Wundbereichs mind. in den ersten 2 Wo.

Bindegewebetransplantat (BGT)

- Kann zur Gewebeverdickung und Rezessionsdeckung aus dem Gaumen entnommen und transplantiert werden
- Durch ein subepitheliales BGT meist bessere Farbanpassung an die angrenzende Gingiva als durch ein freies Schleimhauttransplantat
- Wie bei jedem freien Transplantat gute Vaskularisation im Empfangsbereich conditio sine qua non und Vorgehen in Envelope- oder Tunnel-Technik

Entnahme am Gaumen

- Entnahme in der Regel zwischen Eckzahn und 1. Molar (weiter posterior Gefahr der Schädigung A. palatina)
- Primäre Inzision senkrecht in etwa 1 mm Tiefe parallel zur Zahnreihe und zur Oberfläche der palatinalen Mukosa
- Präparation eines Spaltlappens von etwa 1 mm Dicke und Abklappung
- Zweite parallele Inzision im jetzt freiliegenden Bindewebe in 1–2 mm Dicke und Ablösen des Transplantats
- Wundverschluss mit Matratzennähten oder fortlaufenden Nähten (primärer Verschluss)
- Extraorales Trimmen des Transplantats mit Entfernung von Fett- und Drüsengewebe

Envelope-Technik (Raetzke 1985) Zur schnellen Vaskularisation des BGT wird die an die Rezession angrenzende Gingiva unterminiert und das Transplantat vorsichtig in den so vorbereitenden Umschlag (Envelope) eingebracht. Bei singulären schmalen Rezessionen erzielt dies Technik hervorragende Ergebnisse (Rossberg 2008).

- Bildung eines halbkreisförmigen, unterminierenden Spaltlappens mit Mikroklinge, Papillenelevator oder Tunnelierungsinstrument.
- Keine Durchtrennung in Papillenbereichen (nur vorsichtige Unterminierung).
- Einbringen des Transplantats (Der überwiegende Anteil muss im Envelope liegen und nur ein kleinerer Anteil auf der Rezessionsfläche.)
- Fixierung mit Gewebekleber oder feinem, monofilem Nahtmaterial.

Tunneltechnik (Allen 1994) Erweiterung der Envelopetechnik, bei der multiple Rezessionen durch mehrere Envelopes verbunden werden.

- Vorsichtiges Präparieren von Spaltlappen um die einzelnen Rezessionen, bis eine unterminierende Verbindung (Tunnel) entsteht.
- Weitergehende unterminierende Präparation in den Papillenbereichen, um das Gewebe weiter koronal reponieren zu können (Zuhr et al. 2021).
- Einbringen des Transplantats meist von distal, indem zuerst die atraumatische Naht durchgezogen wird, das Transplantat mit einer Matratzennaht gefasst, die Nadel wieder zurückgeführt und dann das Transplantat durch den Tunnel in die gewünschte Position gezogen wird.
- Fixierung von Transplantat und Lappen in koronaler Position durch vertikale Umschlingungsnähte.

Koronaler Verschiebelappen (KVL)

Standardmethode zur Deckung singulärer oder multipler Rezessionen, da er als gestielter Lappen über eine sehr gute Vaskularisierung in der Einheilungsphase verfügt. Diese Technik kann mit Mikroinstrumentarium in der Praxis sehr gut durchgeführt werden und ist vor allem für ästhetische Rekonstruktionen indiziert (Zucchelli und De Sanctis 2005).

Chir. Vorgehen (▶ Abb. 11.64)

- Anlegen von leicht divergierenden, vertikalen Inzisionen über die mukogingivale Grenzlinie hinaus
- Beginn unterhalb der bestehenden Papillenspitzen, etwa im Abstand der Rezessionstiefen (dadurch bereits Schaffung neuer Papillenspitzen)
- Verbinden der Inzisionen durch intrasulkulären Schnitt
- Präparation und Mobilisierung des Lappens über die mukogingivale Grenzlinie; im Bereich der Rezession als MPL
- Entfernen der Epithelschicht auf den bestehenden Papillen, um ein bindegewebiges Empfangsbett zu schaffen
- Interne Periostschlitzung des Lappens etwa auf Höhe der mukogingivalen Grenzlinie
- Reinigung/Wurzelglättung der freiliegenden Rezessionsfläche, ggf. Entfernen von Füllungsmaterial
- Koronale Reposition des Lappens (spannungsfrei!) mit atraumatischen Umschlingungs- oder Einzelknopfnähten, auch im Bereich der vertikalen Inzisionen

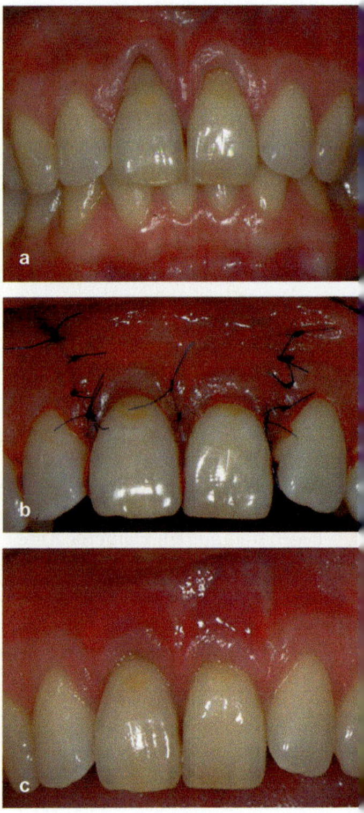

Abb. 11.64 a) Ausgangsbild [M1479]. Zähne 11 und 21 mit ästhetisch störenden Rezessionen; die Interdentalbereiche sind komplett erhalten [M1479].
b) Postoperative Nahtversorgung nach koronalem Verschiebelappen [M1479].
c) Nach Einheilung zeigt sich in der OK-Front ein harmonisches Erscheinungsbild [M1479].

Kombinationen Häufig (v. a. bei dünner Gingiva) Komb. mit BGT oder Schmelzmatrixproteinen, um das Gewebe zu stabilisieren, zu verdicken und langfristig mehr Stabilität zu gewährleisten (Cairo, Nieri und Pagliaro 2014).

- Das BGT wird unter dem Lappen mit resorbierbaren Nähten eingenäht.
- Das Schmelzmatrixprotein wird nach Konditionierung mit EDTA-Gel auf die vorbereitete Wurzeloberfläche aufgebracht und nach kurzer Einwirkzeit mit dem Lappen überdeckt (▶ Abb. 11.65).
- Steht bei Rezessionen mit dünner Gingiva auch am Gaumen nicht genügend Bindegewebe zur Verfügung, alternativ kommerzielle Kollagenmatrix porzinen Ursprungs verwenden, die durch ihr 3D-Kollagennetzwerk eine gute Wundstabilisierung und Gewebeverdickung ergibt. Applikation ähnlich wie beim Bindegewebetransplantat unter dem Lappen und die Matrix sollte komplett gedeckt werden (▶ Abb. 11.66).

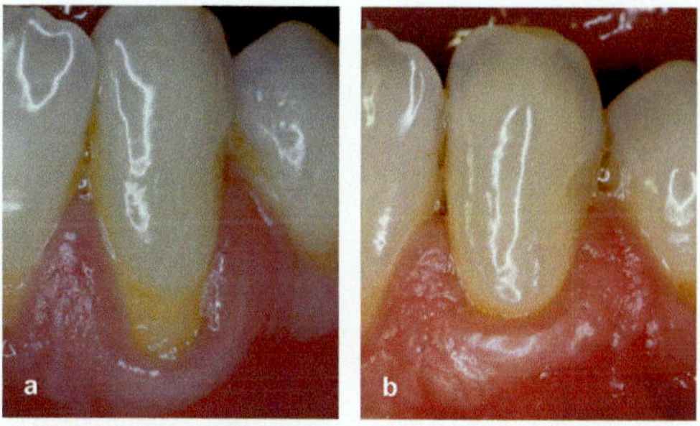

Abb. 11.65 a) Ausgangssituation Rezession am Zahn 33 [P1534]
b) 10 J. nach Rezessionsdeckung mit KVL und Schmelzmatrixprotein [P1534]

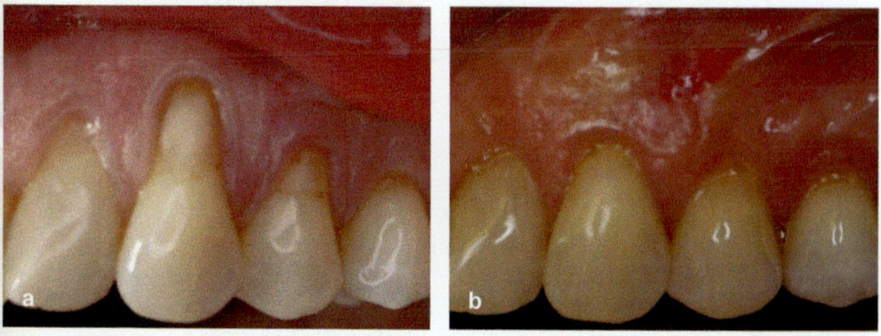

Abb. 11.66 a) Ausgangssituation mit multiplen Rezessionen und insuffizienten Füllungen [P1534]
b) 3 J. nach Rezessionsdeckung mit KVL und Kollagenmatrix (insuffiziente Füllungen wurden intraoperativ entfernt) [P1534]

12 Orale Pathologie

Daniel Baumhoer, Hajo Peters, Frank Hölzle, Jan Teichmann (12.1.8), Jochen Jackowski

12.1 Mundschleimhaut

12.1.1 Morphologie

Eigenschaften Gegenüber mechanischen Irritationen und Traumata geringerer Widerstand als normale Haut.

Aufbau Besteht aus zwei Lagen: mehrschichtigem Plattenepithel und bindegewebiger Lamina propria. Anhand struktureller Unterschiede, die als Folge funktioneller Anpassung zu verstehen sind, Einteilung in drei Bezirke:

- **Auskleidende Schleimhaut:** erstreckt sich über Lippe, Mundvorhof, Wangen, weichen Gaumen, ventrale Zungenseite, Mundboden und Alveolarfortsätze, ist von einem nicht verhornenden Plattenepithel ohne Granularzellschicht bedeckt
- **Mastikatorische Schleimhaut** (= **Masticatory Mucosa**)**:** ist am harten Gaumen von einem orthokeratotisch und im Bereich der Gingiva von einem parakeratotisch verhornenden Plattenepithel bedeckt.
- **Spezialisierte Schleimhaut** (= **Specialized Mucosa**)**:** in den vorderen ⅔ des Zungenrückens orthokeratinisiert und enthält Papillen, im hinteren ⅓ des Zungenrückens nicht verhornt und senkt sich in die Krypten der Zungentonsille ab.

12.1.2 Natürliche Variationen

Fordyce-Flecken

Ansammlung von Talgdrüsen, die häufig bilateral auf der bukkalen Mukosa zu finden sind, jedoch auch an anderen Stellen intraoral auftreten können (Lippen, retromolare Region). Prävalenz 80 %

Klinik Multiple kleine gelbliche makulopapulöse Veränderungen von 1–2 mm Durchmesser, die konfluieren können. Bei Kindern weniger sichtbar, erst bei Erw. deutlich

Therapie Keine, jedoch Aufklärung der Pat.

Lingua geographica

Zentrale atrophe erythematöse Zone mit Verlust der Papillae filiformes umgeben von weißem Randwall, der mit zunehmender Läsionsgröße abflacht.

Ätiologie Manchmal Relation zu mechanischem Trauma durch Habits, ansonsten unbekannte Genese

Klinik Multiple unregelmäßig ausgedehnte rötliche Flecken auf der Zunge mit scharfer weißlicher, oft erhabener Begrenzung. (Täglich) wechselnde Formen der Flecken (häufig zentrifugales Ausdehnen). Häufig Missempfindungen bei scharfen oder sauren Speisen

Therapie Keine, jedoch Aufklärung der Pat.

> Zungenbürsten soll wegen möglicher verzögerter Ausheilung vermieden werden.

Lingua fissurata (plicata)

Multiple unterschiedlich tiefe Furchen auf dem Zungenrücken bei ansonsten eher atropher Zungenschleimhaut (Verlust der Papillae filiformes)

Ätiologie Häufig assoziiert mit Lingua geographica und Melkersson-Rosenthal-Sy., familiäre Häufung

Klinik Bei besonders tiefen Furchen Retention von Nahrungsresten mit möglicher sek. (bakt.) Infektion (Mundgeruch!). Häufiger bei älteren Pat.

Therapie Nur bei Problemen durch Nahrungsmittelreste Zungenbürsten mit weicher Zahnbürste

Orale Varikosis

Dilatierte venöse Gefäße treten häufig bei älteren Pat. (> 50. Lj.) an der ventralen Zungenseite und im Mundboden als violette Nodi und Gefäßstränge auf. Andere Lokalisationen sind Lippen und bukkale Mukosa

Therapie Keine, jedoch Aufklärung des Pat.

Leuködem

Intrazelluläre Flüssigkeitsansammlung in den Keratinozyten und Akanthose des oralen Epithels. Grau-weißliche schleierartige Epithelveränderung, die auch gefurcht oder gefaltet sein kann und nicht abwischbar ist.

Klinik Asymptomatisch. Bilaterale Ausprägung in der Wangenschleimhaut, beim Spannen der bukkalen Mukosa lässt sich die Veränderung minimieren. Häufiger bei Pat. afrikanischer Herkunft

Differenzialdiagnose Leukoplakie

Therapie Keine, jedoch Aufklärung der Pat.

Weißer Schwammnävus

Ätiologie Autosomal-dominant vererbte Mukosaveränderung (Familienanamnese!)

Klinik Weißliche, gefurchte, nicht abwischbare Mukosaverdickung an Wangenschleimhaut, Zunge und Mundboden. Verschwindet nicht beim Spannen der Mukosa (DD Leuködem)

Therapie Keine, jedoch Aufklärung der Pat. auch hinsichtlich der erblichen Komponente

12.1.3 Epitheliale Veränderungen

Melanotische Makula, Schleimhautmelanose

Ätiologie Physiologische Veränderung der oralen Mukosa durch Überproduktion von Melaningranula. Auch reaktive Genese nach inflammatorischem Stimulus

Klinik Oral oder labial lokalisierte solitäre, seltener multiple, flache bräunliche Pigmentierungen ≤ 5 mm. Farbvariationen von braun bis blau oder schwarz. Asymptomatisch

Therapie Biopsie zum Ausschluss eines Melanoms

Rauchermelanose

Unregelmäßig braun pigmentierte Mundschleimhautveränderung von bukkaler Mukosa, labialer Gingiva, weichem Gaumen durch Tabakrauch

Therapie Vollständige Regression nur durch Einstellen des Rauchens. Rückgang danach über Monate. Bei Persistieren Biopsie

Nikotinstomatitis (Leukokeratosis nicotinica palati)

Hyperkeratose und chronische Sialodochitis. Rötliche Noduli entsprechen entzündlich veränderten Ausgängen der kleinen Speicheldrüsen des harten Gaumens

Ätiologie Durch Hitzeeinwirkung beim Rauchen (Pfeifen, Zigarren)

Klinik Ausgedehnte weißliche, nicht abwischbare Veränderung v. a. des harten Gaumens (Rauchergaumen) mit rauer diffuser Oberfläche (pflastersteinartig). Durch Prothesen bedeckte Schleimhaut ist nicht betroffen.

Therapie Rückgang der Veränderung nur nach Einstellen des Rauchens

Traumatisches ulzeratives Granulom (TUG)

Ätiologie In der Regel traumatisch induziert

Epidemiologie Zwei Altersgipfel: Kleinkinder (bei Durchbruch der Schneidezähne) und Erw.

Klinik Tief penetrierende Entzündung bis in die quergestreifte Muskulatur, häufig am lateralen Rand der Zunge oder an der Unterlippe (kann aber überall in der Mundhöhle auftreten). Kann über Wochen bestehen und einem Malignom ähneln

Therapie Heilt schlecht, ggf. topische oder intraläsionale Glukokortikoide, sonst Exzision

Naevi

Gutartige, pigmentierte solitäre Veränderungen, die aus lokaler Ansammlung von Melanozyten bestehen. Sind in der Mundschleimhaut im Vergleich zu dermalen Naevi außerordentlich selten. Häufig kongenital

Klinik Scharf begrenzt, flach oder leicht erhaben. Hauptsächlich an Gaumen, Wangen, Gingiva und Lippenrot

Differenzialdiagnose Amalgamtätowierung (Füllungslagen beachten)

Melanom

Intraorale maligne Melanome sind selten. Höchste Inzidenz zwischen dem 40. und 60. Lj. Männer sind häufiger betroffen.

Histologie Zunächst Makula, später papulär bis nodulär mit möglicher Ulzeration (ungünstige Prognose). Erst oberflächliche Ausbreitung (Mon. bis J.), gefolgt von vertikaler Tiefeninvasion

Klinik Dunkelbraune, schwarz-bläuliche Läsionen v. a. am harten Gaumen, gefolgt von OK-Gingiva

Diagnostik Frühzeitige Diagnose wichtig (erst oberflächliche Ausbreitung), Inzisionsbiopsien kontraindiziert. Tumor-Staging (Sentinel-LK, CT, MRT)

Therapie und Prognose Gute Prognose bei Totalexzision (mit Sicherheitsabstand) in oberflächlicher Ausbreitungsphase. Nach Übergang in vertikale Invasion schnelle Metastasierung → Neck Dissection (schlechte Prognose)

Schlechte Prognose wegen des oft langen asymptomatischen Verlaufs

Leukoplakie

Weißliche, nicht abwischbare Schleimhautveränderung, die keiner spezifischen Erkr. zugeordnet werden kann (d. h. klassische Ätiologien konnten im Vorfeld ausgeschlossen werden, z. B. mechanische Irritation, Tabakgenuss, Candidose).

Ätiologie Prädisponierende Faktoren sind Genuss von Tabak und Alkohol. **Cave:** Betelnuss-Kauen (Asienregion). Häufig auch ohne nachvollziehbare Ursache

Klinik Variabel von kleinen fokalen Läsionen bis hin zu ausgedehnten Arealen v. a. in Wangenschleimhaut, Mundboden, Kommissuren, Zungenrändern sowie Alveolarfortsätzen von OK und UK. Besondere Risikozonen für Karzinomentstehung sind Mundboden, ventrolaterale Zunge, weicher Gaumen

Klinische Klassifikation

- **Homogene Leukoplakie** (ca. 90 %): flach, gefaltet und bimssteinartig
- **Inhomogene Leukoplakie:** verrukös, nodulär und ulzeriert
- **Erythroleukoplakie:** rote (Epithelatrophie) und weiße (sekundäre Candida-Infektion) Bereiche

Histopathologie Leukoplakie ist ein klinischer Begriff, weshalb nach Ausschluss ätiologischer Faktoren eine histopathologische Abklärung erforderlich wird.

- Hyperkeratose und Akanthose sind typische histopathologische Veränderungen.
- Inhomogene Leukoplakie oft mit Epitheldysplasie, Carcinoma in situ (höchster Dysplasiegrad, gesamtes Epithel betroffen, jedoch Basalmembran intakt) oder bereits Plattenepithelkarzinom

Aus etwa 5–10 % aller Leukoplakien entwickeln sich Plattenepithelkarzinome.

Diagnostik Zunächst alle ätiologischen Kofaktoren ausschließen. Biopsie zur Abklärung des Vorliegens einer Epitheldysplasie. (Je höher der Dysplasiegrad, desto höher das Risiko einer Karzinomentstehung.)

Therapie

- Ggf. antimykotische Ther.
- Bei höhergradiger Dysplasie chir. Exzision bei lokaler Begrenzung (bei großflächiger Ausdehnung ggf. in mehreren Sitzungen und mit plastischer Deckung)
- Strenges Follow-up (3, 6 und 12 Mon.) und Recall (mind. jährlich) sowie ggf. Wiederholungsbiopsien (um die Entwicklung einer Dysplasie nicht zu verpassen)
- Recall-Befundung: Größenveränderungen, Ulzera, Rezidive, neue Läsionen, Auftreten roter Läsionen
- Aufklärung der Pat. über den potenziell prädisponierenden Charakter der Läsion für ein Plattenepithelkarzinom und Vermeiden exogener irritativer Noxen (Alkohol, Tabak)

Erythro(leuko)plakie

Klinische Beschreibung eines roten (bzw. rot-weißen) Flecks der Mundschleimhaut, histologisch häufiger bereits mit Dysplasie oder Plattenepithelkarzinom assoziiert

Klinik Meist asympt. rötliche Läsion, samtartig und häufig scharf begrenzt (oder mit weißen Plaques auf rötlicher Schleimhaut → Speckled Erythroplakia). V.a. ältere männliche Pat. Lokalisation in Mundboden, lateralen und ventralen Zungenflächen, Wangenschleimhaut, weichem Gaumen

> Bei Erythroplakie höhere maligne Transformationsrate als bei (Erythro-) Leukoplakie

Diagnostik Biopsie ist Voraussetzung für die Planung des weiteren Vorgehens

Therapie Abhängig vom histopathologischen Ergebnis Exzision bzw. erweiterte Tumorther.

Proliferative verruköse Leukoplakie

Diffuse, weißlich plane, papilläre, verruköse Mundschleimhautveränderung, die typischerweise ausgedehnt und multifokal ist.

Epidemiologie Überwiegend Frauen betroffen (4 : 1). Die meisten Pat. sind älter als 60 J. Ätiologie unklar, keine Assoziation mit Tabak- und Alkoholkonsum.

Klinik Prädilektionsstellen an Gingiva und Alveolarmukosa. Langsam progredienter Verlauf (oft sehr langsam) mit sehr hoher Wahrscheinlichkeit einer (multifokalen) Karzinomentstehung

Therapie Lokale Exzision, solange die Ausdehnung begrenzt ist.

> - Aufgrund der Ausdehnung schwierig zu therapieren.
> - Hohe Rezidivrate.
> - Maligne Entartung und Infiltration erscheinen unausweichlich und bedingen hohe Mortalitätsrate.

Plattenepithelkarzinom

Maligne Neoplasie des Plattenepithels der Mundschleimhaut mit lokal destruktivem, invasivem Wachstum und möglicher Metastasierung. Kann auf dem Boden einer Epitheldysplasie oder ohne Vorläuferläsion (de novo) entstehen.

Epidemiologie Häufigste maligne Neoplasie der Mundhöhle (ca. 90 %)

Ätiologie

- **Risikofaktoren:** chron. Tabakkonsum (Kautabak und Rauchen), Betelnusskonsum, Immunsuppression und -defekte (nach Organtransplantation, HIV-Infektion und AIDS), genetische Prädisposition (z. B. Fanconi-Anämie)
- **Kofaktoren:** Mangelernährung (chron. Eisenmangelanämie verursacht Schleimhautatrophie), chron. Alkoholkonsum (karzinogener Effekt jeweils nicht bewiesen)

Klinik

- Lokal gehäuftes Vorkommen: v. a. Zungenrand, Mundboden (= untere Hälfte der Mundhöhle), weitere Lokalisationen sind Gingiva, Alveolarfortsatz, Wangenschleimhaut, harter Gaumen und Zungenrücken
- Variables Erscheinungsbild: leukoplakisch, erythroleukoplakisch, papillär-verrukös, Ulzeration, Induration, fehlende Verschieblichkeit der Gewebeschichten gegeneinander

- Zahnlockerung, Zahnverlust, Wundheilungsstörungen (Extraktionsalveole), Lymphadenopathie, Parästhesie, Schmerzen, Dysarthrie, Dysphagie, zervikale LK-Metastasen
- Ausbreitungstendenzen: exophytisch-verrukös oder (häufiger) endophytisch-infiltrativ
- Metastasierung abhängig von Lymphgefäßdichte (Mundboden und Zunge mit ausgeprägtem Lymphgefäßnetz → ungünstigste Prognose)

Diagnostik Tumor-Staging

Therapie Multimodales radio- und chemother.-chir. Vorgehen mit prim. oder sek. Rekonstruktion, Lymphonodektomie und prä- bzw. intraop. Zahnsanierung, ggf. Immunther.

12.1.4 Bindegewebige Veränderungen

Reaktiv-proliferierende Veränderungen

Hyperplastische Gingivitis

Lokalisierte oder generalisierte fibröse Hyperplasie der Gingiva mit begleitender entzündlicher Infiltration.

Ätiologie Östrogen-induziert mit gehäuftem Vorkommen bei Frauen in Pubertät und Schwangerschaft

Klinik Gewebeschwellung der interdentalen Papillen, häufig ödematös und erythematös mit leicht provozierbarer Blutung auf Sondierung

Therapie Durch professionelle Zahnreinigung und geeignete Mundhygienemaßnahmen Besserung der akuten Symptomatik möglich. Volumenzunahme der Gingiva bleibt aber bestehen, solange die hormonelle Grundlage unverändert bleibt (mukogingivale Eingriffe erst nach Schwangerschaft).

Medikamenteninduzierte Gingivahyperplasie

Generalisierte Hyperplasie der Gingiva, durch medikamentöse Stimulation der gingivalen Fibroblasten. Die Hyperplasie geht häufig von den Interdentalpapillen aus.

Ätiologie Drei typische Auslöser: Ciclosporin (Immunsuppressivum nach Organtransplantation), Nifedipin (Kalziumantagonist), Phenytoin (Anfallssuppressivum)

Klinik Vollständige Überwucherung der Zahnkronen möglich (Pseudotaschen). Bei jungen Pat. meist stärkere Reaktionen als bei älteren Pat.

> Zunehmende Plaqueakkumulation durch erschwerte Mundhygiene fördert sek. akut entzündliche Gingivitis.

Therapie

- Lokale Ther. (professionelle Zahnreinigung, Mundhygiene) steht im Vordergrund, da die auslösenden Medikamente i. d. R. nicht abgesetzt werden können.
- Gingivoplastische Eingriffe zur ästhetischen Korrektur in regelmäßigen Abständen möglich.

Fokale fibröse Gingivahyperplasie (Irritations- oder Reizfibrom)

Überschießende Bindegewebsreaktion aufgrund chron.-irritativer Reize (z. B. Wangen- und Lippenbeißen, Prothesenirritation)

Klinik

- Breitbasig aufsitzende oder gestielte Gewebszunahmen, glatte Oberfläche, rosa, feste Konsistenz.
- Sek. Ulzeration, wenn Gewebemasse mechanisch traumatisiert wurde.
- Hauptlokalisationen: Gingiva, Zunge, Wangenschleimhaut.
- Langsames Wachstum oder Stagnation.

Therapie Exzision

Selten Rezidive (mechanische Irritation muss jedoch beseitigt sein).

Inflammatorische fibröse Hyperplasie (Prothesenrandfibrom)

Fibröse Proliferation mit chron. Entzündung durch chron. mechanische Irritation

Klinik Lappenartige Gewebezunahme an Prothesenrändern, die der Mundschleimhaut aufliegen v. a. im Vestibulum im Bereich der Alveolarmukosa. Erythematös oder bereits ulzeriert

Therapie Exzision (Läsion geht auch nach Prothesenkarenz nicht komplett zurück), ggf. Vestibulumplastik

Keine Prothesenrandanpassung sondern chir. Lösung (Verwechslung von Ursache und Wirkung!).

Papilläre Gingivahyperplasie

Hyperplastische Reaktion der Schleimhaut am harten Gaumen aufgrund funktionell inadäquater Prothesen, deren Basis am Gaumen aufliegt und diesen mechanisch irritieren.

Klinik Multiple, kleine papillomatöse und noduläre Strukturen im Bereich des harten Gaumens (nicht auf die Alveolarfortsätze übergreifend). Häufig von der Mittellinie ausgehend und chron.-entzündlich verändert

Therapie Chir. Abtragen der Veränderung vor Neuanfertigung der Prothese

Fibroid-ossifizierende Epulis

Reaktive fibröse Proliferation der Gingiva mit reaktiver Knochenneubildung, Ursprung wahrscheinlich im Periost und parodontalen Ligament. Frauen häufiger betroffen (kaum Kinder oder ältere Pat.)

Klinik Noduläre Gewebezunahme aus der Interdentalpapille hervorgehend und nicht beweglich. Derbe Konsistenz bei glatter Oberfläche

Diagnostik Ggf. radiologische Opazität in Gewebszunahme erkennbar

Therapie Exzision einschließlich der Verbindung zum Parodontalligament (Rezidivgefahr bei zu oberflächlicher Entfernung)

Neoplasien

Hämangiom

Relativ häufige und gutartige Gefäßproliferate unterschiedlicher Ätiologie. Uneinheitliche und z. T. verwirrende Nomenklatur (Hämangiom versus vaskuläre Malformation), angeborene Formen kommen vor (z. B. juveniles Hämangiom). Es handelt sich um gutartige Endothelproliferationen.

Sonderform pyogenes Granulom z. T. traumaassoziiert, häufig erodiert oder ulzeriert und entzündlich überlagert. Häufig im Bereich von Interdentalpapille, palatinaler Gingiva und Wangenschleimhaut. Bei Lokalisation in der Gingiva Epulis granulomatosa.

Klinik Hämangiome der Mundschleimhaut sind häufig erhabene, multinoduläre, weiche, rötliche, blaue oder violette Veränderungen. Abblassen unter Glasspateldruck, da die Erythrozyten aus den Gefäßen gepresst werden. Blutung bei Traumatisierung

Diagnostik Bei größeren Hämangiomen ist Angiografie unerlässlich, um die zuführenden Gefäße darzustellen.

Therapie Seit 2008 hat sich die Behandlung mit Propranolol (Betablocker) p. o. zur Behandlung juveniler Hämangiome weltweit als Mittel der ersten Wahl durchgesetzt.

- Exzision bei funktioneller oder ästhetischer Beeinträchtigung.
- Pyogene Granulome werden meist exzidiert, können aber rezidivieren. Die meisten anderen Hämangiome können belassen werden und bilden sich von selbst wieder zurück.
- Selektive Embolisierung vor chir. Eingriff zur Blutungsminimierung.
- Kleinere Läsionen werden aus ästhetischen Gründen durch Laserablation therapiert.

Lymphangiom

Benigne Neoplasie der Lymphgefäße, entsteht häufig in der Kindheit.

Klinik Ausgedehnte weiche, multizystische Gewebszunahme mit gelblicher Oberfläche (wenn dicht unter der Oberfläche liegend). Intraoral v. a. an Zunge, Lippen, Vestibulum.

Therapie Häufig bilden sich Lymphangiome in der Pubertät von alleine zurück. Da die vollständige Entfernung oft schwer möglich ist und Rezidive somit häufig sind, belässt man Lymphangiome, solange sie keine funktionellen oder ästhetischen Einbußen bewirken. Nur die komplette Entfernung führt zur Heilung.

Lipom

Benigne Neoplasie mit adipozytärer Differenzierung. Vorkommen eher bei Erw.

Klinik Gut begrenzte, weiche und verschiebliche Gewebszunahme mit gelblicher Farbe (bei oberflächlicher Lage), intraoral im Bereich von Wangenschleimhaut, Mundboden, Zunge, Lippen. Ausbreitung auch zwischen der Wangen- oder Zungenmuskulatur

Therapie Exzision sofern störend

Kaposi-Sarkom

Bei Nicht-HIV-Infizierten eher selten

Klinik Makuläre, gut begrenzte rötliche oder blaue Veränderung, die auch exophytisch (nodulär) werden und sek. ulzerieren kann. Wegen Hämosiderinablagerungen auch bräunliche Farbe möglich. Intraorale Prädilektionsstelle: Gaumen gefolgt von vestibulärer Gingiva

Diagnostik Läsion lässt sich durch Glasspatel nicht wegdrücken.

Therapie Unter antiretroviraler Ther. i. d. R. rückläufig.

12.1.5 Immunvermittelte Veränderungen

Chronisch-rezidivierende Aphthen

Weit verbreitete Mundschleimhauterkr. mit multiplen, rezid., scharf begrenzten Ulzerationen mit scharfem Rand und erythematösem Halo und gelblich-grauem Grund. Meist auf nicht keratinisierter und beweglicher Mukosa

Epidemiologie Prävalenz von rezid. Aphthen 1–78 %. Frauen häufiger betroffen

Ätiologie

- In der Mehrzahl der Fälle idiopathisch
- Autoinflammatorische Erkr. (z. B. Hyper-IgD-Sy., PFAPA-Sy.) sowie intermediäre Erkr. mit autoinflammatorischen und autoimmunologischen Aspekten (z. B. Behçet-Sy.)
- Chron.-entzündliche Darmerkr. mit extraintestinalen Sympt. (z. B. Colitis ulcerosa, Morbus Crohn, Zöliakie)
- Vermutliche immunpath. Ätiologie (z. B. Graft-versus-Host Disease, Immundefekte einschließlich Neutropenien)
- Hämatologischen Ursachen und Mangelerscheinungen, z. B. Agranulozytose, NHL, z. B. auch bei Eisen-, Folsäure-, Vitamin-B_1-, -B_2-, -B_6-, -B_{12}-Mangel
- Erkr. des rheumatischen Formenkreises, z. B. reaktive Arthritis, SLE, Sarkoidose
- Medikamentenanwendungen, vermutlich auch bei bestimmten Nahrungsmitteln, weiteren Stoffen (z. B. NSAID, Methotrexat, mTOR- oder Calcineurin-Inhibitoren)
- Infektionskrankheiten, z. B. Infektionen mit Coxsackie-Virus A16, HIV, HHV-8, CMV, EBV, HPV, HSV-1, Rickettsien, Lues, Tbc
- Vermuteter genetischer Hintergrund (z. B. Fanconi-Anämie, Genpolymorphismus IL-1, IL-4, IL-6, IL-10, TNF-α)
- Auslösefaktoren: mechanische Minitraumata, Nahrungsmittelunverträglichkeiten (Tomaten, Zitrusfrüchte, Nüsse, Käse, Schokolade), psychischer Disstress, gastrointestinale Störungen, Natriumlaurylsulfat (Zahnpasta!)

> - Nicht ansteckend oder sexuell übertragbar.
> - Erhöhte Inzidenz bei Rauchern.

Klinik Prodromalstadium mit brennendem Gefühl. Erstmaliges Auftreten meist um das 20. Lj., danach lebenslange intervallartige Ausbrüche möglich

Minoraphthe

Etwa 85 % der intraoralen Aphthen. Auftreten v. a. im 20.–40. Lj.

Klinik

- Schubweises Auftreten (1–4 Mon.) von einer bis mehreren ulzerierten Läsionen, deren Abheilung etwa 2 Wo. dauert.
- Flache gelblich-weißliche Defekte mit kraterförmigem Rand und erythematösem Hof (Halo). Läsionsdurchmesser bis 10 mm.
- Lokalisation: Mukosa der Lippen, weicher Gaumen, Mundboden (kein Auftreten auf befestigter Gingiva, Zungenrücken, hartem Gaumen).
- Empfindlich bis stark schmerzhaft.
- Narbenlose Abheilung.

Therapie

- Medikamentöses Ziel: Intensität und Dauer der schmerzhaften Phase minimieren
- Sympt. Lokalther. mit anästhesierenden Wirkstoffen, Kortikoidsalben, Tetrazyklinen (**Cave:** keine Tetrazykline bei Kindern < 12 Lj.)
- Ggf. Nahrungsmittelsubstitution bei Mangel an Eisen, Folsäure oder Vitamin B_{12}

Prophylaxe

- Keine medikamentöse Ther. zur Ausbruchsprophylaxe vorhanden
- Wichtigstes Ziel: Eliminierung auslösender Faktoren (z. B. Nahrungsmittelunverträglichkeiten)

Majoraphthe

Etwa 10–15 % der intraoralen Aphthen

Klinik

- In geringerer Anzahl auftretend als der Minortyp
- Größere und tiefere Ulzerationen (> 10 mm), teilweise auch mit Befall des Oropharynx
- Auch im Bereich keratinisierter Schleimhaut (Zunge) auftretend
- Häufige Rezidive
- Vernarbende Ausheilung über längeren Zeitraum (bis zu 6 Wo.)
- Höchstgradig schmerzhaft
- Sek. Infektion möglich
- Lymphadenopathie

Therapie Komb. aus lokaler und systemischer kortikosteroider Ther. Außerdem lokale Anästhesie

Herpetiforme Aphthen

Etwa 5–10 % der intraoralen Aphthen

Klinik

- Viele diffuse, kleine (< 5 mm) oberflächliche Ulzerationen (ähnlich der primären Herpes-simplex-Infektion); sehr schmerzhaft
- Vorkommen an Mukosa und keratinisierter Gingiva
- V. a. Frauen und höhere Altersgruppe
- Mind. 10 Tage Ausheilungsdauer
- Hohe Rezidivrate
- DD zur Herpes-Infektion (bei Herpes: Virennachweis möglich)

Therapie

- **Primär topische Medikamente** mit adstringierender (Tinctura myrrhae et ratanhiae), antiseptischer (chlorhexidinhaltige Gele), antiinflammatorischer (kortisonhaltige Salben), lokalanästhetischer (Lokalanästhetika) oder antibiotischer (Tetracyclin, Minocyclin; > 8. Lj.) Wirkung
  - Tinctura myrrhae et ratanhiae zur Ther. gelegentlicher Aphthen.
  - Chlorhexidinhaltige Gele und kortisonhaltige Salben bei rezid. Verlauf 2–3 ×/d topisch applizieren.
  - Tetracyclinlösung bei Majoraphthen als wiederholte tägliche Mundspülungen, um Superinfektionen zu unterdrücken. (Tetrazykline wirken nicht nur antibakteriell, sondern hemmen auch Matrixmetalloproteinasen, die zum Entzündungsprozess beitragen, indem sie den Abbau von Geweben fördern.)

- **Systemische Ther:**
  - Systemische Glukokortikoide wegen der verstreuten Verteilung der Ulzera effektiver als lokale Behandlung
  - Bei schwersten Aphthen zusätzlich zur lokale Ther. Colchicin, Dapson, Apremilast oder zeitlich begrenzt Prednisolon zur Akutintervention
  - Beim Behcet-Syndrom Apremilast, Azathioprin, Ciclosporin A, Dapson, TNF-α-Inhibitoren, Interferon-α

- Lokalanästhetisch wirksame Medikamente sollten vor der Einnahme von Mahlzeiten verabreicht werden. Andere Tinkturen, Gele und Salben werden postprandial aufgelegt und mit einem Tupfer vorübergehend abgedeckt.
- Keine Verzögerung der Diagnosestellung einer malignen Mund- und/ oder Rachenschleimhautveränderung und dadurch zu spät eingeleiteten Tumor-Therapie („doctor's delay").

12

Oraler Lichen planus (OLP)

Relativ verbreitete und oft symmetrisch auftretende entzündliche Veränderung der oralen Schleimhaut (etwa 2 % Prävalenz) mit i. d. R. chronischem Verlauf (im Vergleich zum kutanen Lichen). Bevorzugt im Alter von 30–65 J., Frauen häufiger betroffen

Ätiologie Weiterhin unbekannt, vermutlich Autoimmunerkr., erhöhte Prävalenz bei Pat. mit Hepatitis-C-Virus-Infektion

Klinik

- **Retikuläre Form:** erhabene weißliche Streifung (Wickham-Streifen) auf erythematösem Grund der Wangenschleimhaut oder der vestibulären Alveolarmukosa (meistens bilateral). Weitere Lokalisationen sind Zunge, Gingiva. Meistens asymptomatisch (solange nicht erosiv), daher von Pat. nur selten bemerkt
- **Papuläre Form:** selten. Diffus verteilte oder aggregierte flache oder leicht erhabene Knötchen
- **Plaqueförmige Form:** = hyperkeratinisierte Formen (objektiv) und asymptomatisch (subjektiv). Solide, leicht erhabene weißliche Plaques, ggf. mit retikulären Randausläufern. Histologische Verifizierung wichtig. Hauptlokalisation: Zungenrücken (auch mehrere Läsionen gleichzeitig möglich)
- **Erosive Formen** (objektiv) und symptomatisch (subjektiv: Schmerzhaftigkeit, Brennen)
  - **Atrophe Form:** erythematöse flächige Veränderung hauptsächlich auf der vestibulären Gingiva/Wangenschleimhaut. Kann auch ein Übergangsstadium sein zwischen retikulärer und erosiver Form. Histologische Verifizierung wichtig
  - **Ulzerative Form:** flache Erosionen auf erythematösem Grund mit deutlicher pseudomembranöser Fibrinbedeckung und unregelmäßig begrenzt. In den Randbereichen strahlenförmige retikuläre Zeichnung. Empfindlich auf Temperatur, gewürzte Speisen und Alkohol
  - **Bullöse Form:** Selten. Flüssigkeitsgefüllte Blasen, die sofort zerplatzen und einen erosiven Untergrund hinterlassen. Hauptlokalisation: posteriore Wangenschleimhaut

Differenzialdiagnosen

- DD lichenoide Reaktion (bzw. orale lichenoide Läsion = OLL): Gleiches klinisches (und histologisches) Erscheinungsbild, aber distinkte Ätiologie: dentale Restaurationsmaterialien (Amalgam, Gold), chron. Graft-versus-Host-Erkr. (nach Stammzelltransplantation), NW von NSAID, Antidiabetika, Antihypertensiva (ACE-Hemmer, Betablocker, Diuretika) und Antimalariamitteln
- DD lichenoide Immunantwort auf Epitheldysplasie oder Plattenepithelkarzinom (bei etwa 40–60 % aller Epitheldysplasien)

Der Zusammenhang zwischen oralem Lichen planus und Plattenepithelkarzinomen wird kontrovers diskutiert. Vermutlich in der Mehrzahl der Fälle Fehlinterpretationen von oraler lichenoider Läsion (OLL) als oraler Lichen planus (OLP)

Therapie

- **Asympt. Formen:** keine Ther., jedoch Aufklärung der Pat. und jährliche Verlaufskontrolle
- **Sympt. Formen:** Triamcinolon-Haftpaste, Fluocinoid-Gel, topische Glukokortikoide (Clobetasol, Betametason, **Cave:** systemische Effekte, orale Candidose), topische Calcineurin-Inhibitoren (Tacrolimus, Pimecrolimus) als Creme, Salbe oder Spülung, systemische Glukokortikoide (Prednison 40–60 mg/d, dann ausschleichend), Immunmodulatoren, sog. Biologika (TNF-α-Antagonisten, Efalizumab). **Cave:** Kosten und Off-Label Use

Schleimhautpemphigoid

Autoimmune, chron.-entzündliche (subepithelial-) blasenbildende Erkr. mit Ablagerung von IgG, IgA oder C3 entlang der epithelialen Basalmembran

Epidemiologie Doppelt so häufig bei Frauen; Erstmanifestation oft im Alter von 50–60 J.

Klinik

- Neben oralen Affektionen auch okuläre, nasale, nasopharyngeale, anogenitale, dermale, laryngeale, ösophageale Beteiligung (in abnehmender Häufigkeit).
- Orale Manifestation: erythematöse fleckige Areale, Blasenbildung, Erosionen (z. T. mit pseudomembranöser Auflagerung).
- Hauptlokalisation: befestigte Gingiva, Gaumenschleimhaut (seltener: Lippen, Zunge, Wangenschleimhaut).
- Nikolsky-II-Zeichen positiv: bestehende Blasen lassen sich lateral verschieben.

Therapie Abhängig von Lokalisation, Schweregrad und Progression. Bei ausschließlich oralem Befund topische Glukokortikoide, ggf. systemische Glukokortikoide und Dapson

! Bei oraler Erstmanifestation unbedingt konsiliarische Vorstellung zur Untersuchung aller Schleimhäute und der Haut wegen Gefahr von Erblindung, trachealen, laryngealen und ösophagealen Obstruktionen sowie Dysurie.

Pemphigus vulgaris

Chron., blasenbildende mukokutane Erkr., die vor Einführung der Glukokortikoide durch Dehydration und sekundäre Infektion tödlich enden konnte.

Epidemiologie Auftreten v. a. im 40.–60. Lj.; höhere Inzidenz bei Pat. mediterraner Abstammung

Ätiologie Autoimmunprozess mit Ak-Bildung gegen Epitheladhäsionsmoleküle

Klinik Erosionen und Ulzerationen nach vesikulobullöser oraler Manifestation, die einem Hautbefall vorausgehen oder ausschließlich bestehen. Meist nur kurze Phase der intraoralen Blasenbildung (schnelle Ruptur). Lokalisation meistens am weichem Gaumen, Wangenschleimhaut

Diagnostik
- Positives Nikolsky-I-Zeichen (Blasenbildung bei Druck auf Schleimhaut).
- Positives Nikolsky-II-Zeichen (Bestehende Blasen lassen sich lateral verschieben).

Differenzialdiagnosen U. a. paraneoplastischer Pemphigus

Therapie Immunsuppression mit Komb. von lokalen und systemischen Glukokortikoiden, Azathioprin, Methotrexat, Dapson und Cyclophosphamid

Erythema multiforme, Stevens-Johnson-Syndrom und toxische epidermale Nekrolyse

Chron.-entzündliche, vielgestaltige mukokutane Erkr. mit unterschiedlichen Schweregraden

Ätiologie Meist viral (Erythema multiforme), bakt. oder chemisch (Stevens-Johnson-Syndrom und toxische epidermale Nekrolyse) im Sinne einer Überempfindlichkeitsreaktion

Klinik
- Im Prodromalstadium häufig Fieber, Kopfschmerzen und allgemeines Krankheitsgefühl.
- Typische akrale Hautveränderungen: konzentrische erythematöse Flecken mit zentraler Blasenentstehung, deren Grund sich zunehmend blau-rot verfärbt, und blassem Rand und erythematösen Ringen (Kokardenmuster blau-weiß-rot, „Zielscheibe“).
- Intraoral große konfluierende, pseudomembranös bedeckte Erosionen, die bis zum Pharynx reichen können.
- Zunge kann komplett erodiert und geschwollen sein mit lateralen Zahnimpressionen.
- Typisch ist eine erosiv-hämorrhagische Cheilitis mit blutigen Krusten.
- Sprechen und Schlucken ist äußerst schmerzhaft.

Therapie Entscheidend ist die initiale Identifikation und Neutralisation des reaktionsauslösenden Agens (bei Herpesinfektion: Aciclovir); wird schwieriger mit zunehmend chron. Verlauf.
- Medikamente: Antihistaminika, Analgetika, Antipyretika, lokale Glukokortikoide
- Akuttherapie auf Intensivstation oder Abteilung für Brandverletzungen (Problem sek. Infektion)

Prognose Erythema multiforme meistens selbstlimitierend. Mortalität bei Stevens-Johnson-Sy. 5 % und bei toxischer epidermaler Nekrolyse 30 %

Lupus erythematodes

Chron.-entzündliche multifaktorielle Erkr. von Haut, Bindegewebe und inneren Organen (Niere, Herz!) mit dem Nachweis antinukleärer Auto-Ak

Formen Anhand der Erkr.-Schwere mind. 3 klinische Formen diskoider Lupus erythematodes (DLE), subakuter kutaner Lupus erythematodes (SKLE) und SLE

Klinik

- Orale Läsionen und Hautveränderungen treten meistens simultan auf.
- Frauen deutlich häufiger betroffen.
- Bei allen Lupusformen kann die Mundschleimhaut betroffen sein, Hauptlokalisationen weicher und harter Gaumen.
- Typische Veränderungen: anuläre leukoplakische Bezirke, erythematöse Erosionen, chron. Ulzerationen.
- Lippenrot und Gesicht häufig auch befallen.

Therapie Systemische immunsuppressive Ther. Bei intraoralen Läsionen lokale Glukokortikoide, antiseptische Spüllösungen, ggf. antimykotische Ther. einer sek. Candidose

12.1.6 Infektiöse Veränderungen

Akute primäre Gingivostomatitis herpetica

Nur 1 % der HSV-Erstinfektionen verlaufen klinisch sichtbar als primäre Gingivostomatitis herpetica.

Klinik

- Häufig Kinder und Jugendliche betroffen bei gleichzeitigem Fieber und Lymphadenopathie
- Starkes Krankheitsgefühl wegen Schmerzen und erschwerter Nahrungsaufnahme
- Etwa 1 Wo. bis zum Abklingen der Symptome

Diagnostik Kleine punktförmige bis große diffuse Ulzerationen, die sowohl die keratinisierte als auch die nicht keratinisierte orale Schleimhaut betreffen können. Mit zunehmender Größe konfluieren die Läsionen zu unregelmäßig begrenzten Ulzera, umgeben von einem erythematösen Saum

Differenzialdiagnosen Herpangina, Hand-Fuß-Mund-Krankheit, Windpocken, Erythema multiforme, Herpes zoster, Leukämie

Rezidivierender oraler Herpes simplex

Reaktivierung einer HSV-Latenz im Ganglion trigeminale. Zwei klinische Erscheinungsformen sind Herpes labialis und oraler Herpes.

Klinik

- Prodromi (Brennen, Kribbeln), dann schmerzhafte Läsionen, jedoch i. d. R. ohne systemische Beeinträchtigung.
- Zunächst Makula, die schnell papulös wird, nach 48 h vesikulär und danach pustulös.
- Multiple flüssigkeitsgefüllte Vesikel und Ulzera im Bereich der Lippen (Herpes labialis) nach Sonnenexposition, Stress, Verletzung oder im Bereich des harten Gaumens, der Gingiva und der Zunge (Herpes oralis) nach zahnärztlicher Ther. oder sonstiger Stimulation.
- Ulzerationen heilen in 1–2 Wo.

- Blasen auf der Mukosa sind eher selten, weil sie schnell platzen und flache Erosionen hinterlassen.
- Vesikelflüssigkeit ist hochkontagiös.
- Bei immunkompromittierten Pat. häufig rezid. Verläufe und Vorkommen auf dem Zungenrücken.

Therapie

- Bei immunkompetenten Pat. keine medikamentöse Ther. erforderlich, jedoch Aufklärung der Pat.
- Bei Primärinfektion sympt. Maßnahmen (Antipyretika, Analgetika, antiseptische Mundspülungen)
- Lokale virustatische Salben (z. B. Aciclovir) bei rezid. Herpes nur bedingt wirksam, sollen weitere Ausbreitung und Verkürzung der Abheilung erreichen (Anwendung innerhalb der ersten 2 h)
- Bei immunsupprimierten Pat. oder schweren Verläufen systemische Virustatikather.

! Bei zahnärztlichen Behandlungen hohe Kontagiösität der Herpesvesikel beachten!

VZV-Infektion

Die Erstinfektion mit dem Varizella-Zoster-Virus führt zu den sehr ansteckenden Varizellen (Windpocken). Bei Reaktivierung kommt es später im Leben zum Herpes zoster (Gürtelrose).

Klinik

- Erstinfektion (Windpocken) im Kindesalter:
  - Fieber, Krankheitsgefühl und rasch auftretende makulopapulöse, stark juckende Erytheme (unter Aussparung der Fuß- und Handinnenflächen)
  - Intraorale Bläschen an Zunge, Gaumen, Wange, Gingiva und Oropharynx erodieren schnell und hinterlassen kleine aphthoide Ulzera
- Herpes zoster tritt eher bei älteren Pat. auf und v. a. unter Immunsuppression durch Glukokortikoide, HIV-Infektion, Chemother., Krebserkr.
  - Leitsymptom: papulovesikuläre Läsionen auf berührungsempfindlichen ödematösen Erythemen, die pustulös konfluieren und Erosionen mit Verkrustung nach sich ziehen
  - Streng segmentale Läsionsbegrenzung gemäß der Infektion des betreffenden Nervenastes (beim 2. und 3. Ast des N. trigeminus sowohl kutane als auch intraorale Läsionen)
  - Ausheilung innerhalb von 4 Wo., ggf. mit lange bestehender postherpetischer Neuralgie

Diagnostik

- Strenge unilaterale Ausbreitung entlang der Dermatome pathognomisch für Herpes zoster
- Ak-Nachweis mittels Elisa-Test/PCR oder Immunfluoreszenz bes. bei primären Infektionen möglich, aber selten erforderlich

Therapie Systemische virustatische Ther. mit Aciclovir und Famciclovir

Infektiöse Mononukleose

Infektion mit dem Epstein-Barr-Virus (EBV)

Epidemiologie Häufig. Inkubationszeit 20–40 Tage; Übertragung durch Speichel

Klinik Fieber, Krankheitsgefühl, Erschöpfung, Halsschmerzen bei Erstinfektion im Jugendlichen- oder Erw.-Alter (Kissing Disease), Erstinfektion in der Kindheit meist klinisch stumm. Wo. bis Mon. dauernde Genesung

Diagnostik Bei der oralen Untersuchung Lymphadenopathie (besonders der submandibulären Lymphknoten) und Pharyngitis, außerdem Entzündungen oder konfluierende Petechien am weichen Gaumen. Virusdiagnostik durch Ak-Bestimmung

Therapie Sympt. (Analgesie, körperliche Anstrengung vermeiden). Systemische Glukokortikoide bei Pharynxödem mit Verengung der Atemwege

Orale Haarleukoplakie

Ätiologie Epstein-Barr-Virusinfektion

Epidemiologie Bei 30 % der HIV-Infizierten, Frauen seltener betroffen. Auftreten auch bei anderweitig Immunsupprimierten

Klinik Weißliche Flecke bilateral an den Zungenrändern, häufig durchzogen von vertikalen Rissen

Diagnostik Immunhistochemischer Nachweis im Oberflächenepithel möglich

Therapie Keine, da asymptomatisch

Herpangina

Ätiologie Coxsackie-A-Virus-Infektion

Epidemiologie Bevorzugt bei Kleinkindern

Klinik Fieber, Übelkeit, Kopfschmerzen

Diagnostik Kleine gräulich-weißliche vesikuläre Läsionen im Bereich des weichen Gaumens und/oder der Gaumenbögen, die von einem erythematösen Hof umgeben sind.

Therapie Symptomatisch

Hand-Fuß-Mund-Krankheit

Insbes. bei Kleinkindern auftretende, höchst kontagiöse Coxsackie-Virusinfektion mit Krankheitsgefühl und Fieber

Klinik Kleine Vesikel an Hand- und Fußinnenflächen und auch auf den oralen Schleimhäuten (v. a. Zunge, harter Gaumen, Wangenschleimhaut – selten befallen sind weicher Gaumen, Tonsillen und Pharynx)

Therapie Abheilung nach spätestens 2 Wo. ohne weitere Ther.

Röteln

Ätiologie Rubella-Virusinfektion

Klinik

- Fieber, Kopfschmerzen, Krankheitsgefühl
- Zunächst im Gesicht, dann sich auf den Stamm ausbreitendes papulöses, rötliches Exanthem
- Keine spezifischen Schleimhautaffektionen

Therapie Symptomatisch (Fiebersenkung, Entzündungshemmung)

> ! Bei Infektion in der Schwangerschaft Rötelnembryofetopathie.

Masern

Hochkontagiöse Infektionserkr. mit dem Masernvirus

Klinik Erheblich geschwächter AZ (Risiko: Enzephalitis, Pneumonie). Typischer zweiphasiger Krankheitsverlauf:
- Zunächst uncharakteristisches Prodromalstadium mit Entzündung der Schleimhäute der oberen Atemwege und der Konjunktiven. Fieber, Übelkeit und Kopfschmerzen. Intraoral treten weißliche Papeln auf erythematösem Grund (Koplik-Flecken) auf der Wangenschleimhaut auf.
- Es folgt das Exanthemstadium (retroaurikulär beginnend und dann über den ganzen Körper ausbreitend) mit intraoral typischen Petechien am Gaumen und generalisiert entzündeter oraler Schleimhaut.

Therapie Symptomatisch; körperliche Schonung

Mumps

Akute virale Sialadenitis mit prim. Befall der großen Speicheldrüsen (Parotis)

Ätiologie Infektion mit dem Mumpsvirus

Klinik
- Fieber, Kopfschmerzen, Krankheitsgefühl
- Stark schmerzhafte geschwollene Parotis (angehobenes Ohrläppchen)
- Intraoral entzündlich veränderte Papilla parotidea

Therapie Symptomatisch

Plattenepithelpapillom

Ätiologie Bei den überwiegenden Fällen sind humane Papillomaviren ursächlich (HPV-6, HPV-11).

Klinik Solitäre, papillöse, fokale, epitheliale Hyperplasie. Häufig am weichen Gaumen oder an der Wangenschleimhaut

Therapie Exzision

Verruca vulgaris

Auf der Haut (häufig: Finger, Hände) als klassische Warze vorkommende exophytische Läsion, die v.a. durch HPV1, HPV2 und HPV4 verursacht wird. Virus gelangt durch Autoinokulation in die Mundhöhle.

Klinik Solitäre exophytische, keratinisierte, papillomatöse, weißliche Gewebezunahme. Durchschnittlich bis 1 cm. Hauptlokalisation an Lippen, Gaumen, Gingiva

Therapie Exzision (auch Laser). **Cave:** häufig Rezidive wegen erneuter Autoinokulation

Condyloma acuminatum

Sexuell übertragene Läsionen, die sich auf Haut (anogenital) und Schleimhaut finden und HPV-6- und HPV-11-assoziiert sind.

Klinik Häufig multipel auftretende, weißliche oder pinkfarbene breitbasig aufsitzende Noduli mit unregelmäßiger Oberfläche oder lange papillomatöse, gestielte Fortsätze. Hauptlokalisation an der nicht keratinisierten Schleimhaut (Lippen, Wangenschleimhaut, Vestibulum, Mundboden)

Therapie Exzision, Laserablation. **Cave:** häufig Rezidive (durch Reinfektion, weil nicht alle Läsionen entfernt wurden)

Multifokale epitheliale Hyperplasie (Heck-Krankheit)

Ätiologie Assoziation mit HPV-13 und HPV-32. Häufung bei indigenen Gruppen (amerikanische Ureinwohner, Inuit)

Klinik Multiple breitbasig aufsitzende oder papilläre weißliche oder pinkfarbene Epithelproliferationen der Mundschleimhaut v. a. an Gingiva, labialer und bukkaler Mukosa

Scharlach

Ätiologie Infektion mit β-hämolysierenden Streptokokken (v. a. S. *pyogenes*) ausgehend von einer Pharyngitis und Tonsillitis

Klinik Kleinpapulöses Exanthem des Gesichts (mit typischer Aussparung der perioralen Region) und des oberen Stamms. Nach Konfluenz und weiterer Ausbreitung:

- Scharlachrotes Exanthem, das nach 1 Wo. abblasst und eine feine Schuppung hinterlässt.
- Intraoral generalisiertes Ödem, diffuse Petechien.
- Zungenoberfläche: typischerweise weißlich belegt mit später hervortretenden fungiformen Papillen. Nach 4 Tagen Abstoßung des Belags und Entwicklung einer hochroten Zungenoberfläche mit geschwollenen Papillen (Himbeerzunge).

Therapie Antibiotikather.

> ! Bei chron. Rezidiven erhöhtes Risiko für bakt. Endokarditis.

Oral-zervikofaziale Aktinomykose

Ätiologie Bakt. Infektion mit *Actinomyces israelii* (sonst Kommensalen und in Plaque/Kariesläsionen und Tonsillen vorkommend → endogene Infektion), die durch vorangegangene Verletzung ins Gewebe eindringen und sich unter anaeroben Bedingungen vermehren können.

Klinik

- Häufig in Submandibular- und Kieferwinkelregion
- Schwellung der Weichgewebe und Abszessbildung
- Bei Knochenbeteiligung Gefahr der Osteomyelitis und reaktiven Periostitis
- Fistelbildung nach extraoral möglich (Exsudat mit kleinen gelblichgrünen Kristallen → Actinomyces-Drusen)

Therapie

- Abszessinzision und Drainage
- Langdauernde Antibiotikather. (Aminopenicillin) über Wo.

> ! Schleichende Ausbreitung entlang präformierter Spatien und Logen.

Candidose

Ätiologie Infektion mit Pilzen der Spezies Candida (v. a. *Candida albicans*), die als Kommensalen die normale Mund- und Rachenflora besiedeln und nur bei Verschlechterung der Abwehrlage opportunistisch pathogen werden können.

Risikofaktoren z. B. Ther. mit Antibiotika oder Glukokortikoiden, Mangelernährung, Diabetes mellitus, HIV-Infektion, Radiochemother., Xerostomie, Zahnprothesen, Strahlenther., Chemother., hohes Alter

Klinik Unterscheidung von 3 klinischen Formen, die akut oder chron. verlaufen können:

- **Pseudomembranöse Form:** weißliche, fleckige Auflagerungen, die sich mit einem Instrument leicht abkratzen lassen (**Cave:** bei Chronifizierung oft erschwerte Abwischbarkeit). Darunter verbleibt eine erythematöse Schleimhaut, die leicht bluten kann.
- **Erythematöse (atrophe) Form:** diffuse Rötung auf glatter Schleimhaut, initial auch Erosionen oder Petechien. Häufig brennendes Gefühl oder Dysästhesie. Bei immunkompetenten Pat. am häufigsten unter gaumenbedeckenden Prothesen (Candida-assoziierte Prothesenstomatitis). Bei chron. Zungenbefall glatte, papillenfreie Oberfläche mit ausgeprägter Dysästhesie.
- **Hyperplastische Form:**
  - Weiße mukosale nicht abwischbare Plaques v. a. in den Kommissuren und auf der Wangenschleimhaut (V-förmig zur Kommissur hin öffnend).
  - Candida-assoziierte Leukoplakie (**Cave:** wegen DD Epitheldysplasie Inzisionsbiopsie).

Therapie Erst Ursache und Risikofaktoren der Candidainfektion identifizieren und beseitigen und dann lokale (ggf. systemische) antimykotische Ther. durchführen. Weitere Maßnahmen:

- Einstellen des Rauchens
- Verbessern der Mundhygiene, Anwenden von Chlorhexidingluconat
- Behandeln lokaler Faktoren (Xerostomie, Prothesenanpassung)
- Topische Antimykotika (Suspension, Tabletten, Cremes)

Candida-assoziierte Läsionen

▶ Tab. 12.1

12.1.7 Hämatologische Erkrankungen

Leukozytopenie

Definition Verminderte Zahl der zirkulierenden Leukozyten im Blut (häufig der Granulozyten, Differenzialblutbild!)

Ätiologie Störung der Hämatopoese, Unterbrechung der neutrophilen Zellreifung, medikamentöse Hemmung der neutrophilen Genese

> Bei medikamentöser Hemmung (Chemother. bei Tumorbehandlung) sind auch Erythrozyten und Thrombozyten betroffen (gleichzeitige Anämie und Thrombozytopenie).

Klinik

- Durch verminderte Granulozytenzahl Verlust der akuten zellvermittelten Abwehr → bakt. Infektionen (Problem: bakt. Pneumonien).
- Intraoral: Ulzera der Mundschleimhaut, die den Knochen erreichen und Osteomyelitiden und Osteonekrosen nach sich ziehen können.

Therapie Bei intraoralen Infektionen Antibiotika, lokale antiseptische Spülungen

Tab. 12.1 Candida-assoziierte Läsionen bei chron. Candidose

Form	Synonym	Prädisponierende Faktoren	Klinik	Therapie
Cheilitis angularis	Mundwinkelrhagade, Perlèche	Abgesunkene Vertikaldimension der Okklusion (Abrasion)	Schmerzhafte bilaterale Fissuren an den Mundwinkeln Superinfektionen möglich	Eisen- und Vitamin-B-Supplementierung Topische Antimykotika (Miconazol) Bei Superinfektion topische Antibiotika, Anpassung oder Erneuerung der Prothese
Glossitis rhombica mediana	Lingua Brocq-Pautrier	V.a. bei Rauchern, Prothesenträgern, HIV-Infektion, Nutzern von Kortikoid-Spray	Erythematös-atropher zentraler Fleck in der Mitte des Zungenrückens Falls nicht in Zusammenhang mit Burning-Mouth-Sy., häufig asympt. Langsame Größenzunahme (auch noduläre Veränderung möglich)	Manchmal topische Antimykotika nicht ausreichend, dann systemische Ther.
Prothesenstomatitis	Chron.-atrophe Candidose	Plaqueretention, verringerter Speichelfluss, mechanische Irritation	Asympt. erythematöse Läsion unter einer Zahnprothese Häufig bakt. Koinfektion	Reinigung und Desinfektion der Prothese (Chlorhexidingluconat) Lokale Antimykotika für 4 Wo.

! Keine elektiven oralchir. Maßnahmen unter verminderter Leukozytenzahl. Hämatologisches Konsil

Leukämie

Definition Neoplastische Vermehrung von Leukozyten und deren unreifen und funktionslosen Vorstufen

Klassifikation Anhand morphologischer, immunologischer und genetischer Eigenschaften der Leukämiezellen. Wichtigste Leukämieformen sind akute myeloische Leukämie (AML), akute lymphatische Leukämie (ALL), chron. myeloische Leukämie (CML) und chron. lymphatische Leukämie (CLL)

Diagnostik Die Verdachtsdiagnose ergibt sich bereits aus dem (Differenzial-) Blutbild, für eine genaue Klassifikation ist eine Knochenmarkpunktion erforderlich.

Klinik Krankheitsgefühl, Müdigkeit, Fieber, Gewichtsverlust. Intraorale Petechien, akute exazerbierte Gingivitiden bei chron.-hyperplastischer Gingiva.

> ! Bei jeder Gingivahyperplasie muss die DD einer unentdeckten Leukämie bedacht werden!

Therapie
- Gingivabiopsie (leukämische Infiltrate)
- Vor oralchir. Maßnahmen immer Gerinnungsstatus (begleitende Thrombozytopenie in neoplastischem Knochenmark erhöht die Blutungsgefahr)
- Hämatologisch-onkologisches Konsil

12.1.8 Traumata

Verletzungen der Mundschleimhaut sind sehr häufig. Schädigungen können als Folge von **physikalischen** (mechanischen, thermischen, elektrischen) oder **chemischen** Schleimhautalterationen auftreten. Aufgrund der sehr guten Durchblutungsverhältnisse und der hohen Regenerationsfähigkeit der Mundschleimhaut haben Verletzungen eine sehr schnelle Heilungstendenz. Abhängig von der Genese des Traumas werden unterschiedliche Verletzungsmuster beobachtet, die im Folgenden dargestellt werden.

Akute mechanische Traumata

> **Allgemeine ther. Grundsätze bei der Versorgung von akuten mechanischen Traumata:**
> - Anamnestisch vor jeder Wundversorgung abklären, ob ausreichender Tetanusschutz besteht.
> - Im Einzelfall, wie bei sehr verschmutzten Wunden, entscheiden, ob und in welcher Form eine Antibiotikather. notwendig ist.
> - Mundschleimhaut mit atraumatischem Nahtmaterial versorgen. Bei Pat. mit eingeschränkter Compliance, Kindern und schwer zugänglichen Bereichen zur Vermeidung einer postop. Nahtentfernung resorbierbares Nahtmaterial (z. B. Vicryl 4–0) verwenden.
> - Verletzungen der Ausführungsgänge der großen Speicheldrüsen über einen Silikonschlauch schienen (Naht und Schlauch 14 Tage in situ belassen).
> - Bei sek. Wundheilung können v. a. im Frontzahnbereich des UK-Vestibulums ausgedehnte Narbenzüge entstehen, die zu KO, wie Parodontopathien, führen können. Daher oft Vestibulumplastik erforderlich.

Einbissverletzungen

Ätiologie Oft führen scharfkantige Nahrungsbestandteile oder das unbeabsichtigte Ein- oder Aufbeißen während der Nahrungsaufnahme, beim Sprechen oder beim Schlafen zu kleinen Mundschleimhautverletzungen

Klinik V. a. in den seitlichen und anterioren Zungenarealen und der Schleimhaut der Unterlippe

Therapie Unkompliziertes Abheilen ohne weitere ther. Maßnahmen, da Verletzungen meist sehr umschrieben

Abbissverletzungen

Ätiologie Häufig bei Kollisionen im Straßenverkehr oder bei Kontaktsportarten

Klinik Starke und langanhaltende Blutungen, wenn die Zunge betroffen ist.

Therapie
- Am Unfallort initiale Blutstillung durch konservative Maßnahmen (Kompression, Tamponade, Eis)
- Rasche Vorstellung in einer Fachabteilung mit Inspektion der Wundverhältnisse, Desinfektion und effiziente Wundversorgung in Lokalanästhesie oder bei Bedarf in Intubationsnarkose
- Im Bereich der Zunge neben Adaptation der Wundränder ggf. zusätzlich Umstechung oder Ligatur von Gefäßstümpfen

Pfählungsverletzungen

Ätiologie Plötzliches Abrutschen beziehungsweise Gestoßenwerden beim Spielen mit einem langen, scharfen Gegenstand, z. B. einem Stift

Klinik Prädilektionsstelle Gaumenschleimhaut, sehr häufig bei Kleinkindern und Kindern

Therapie
- Wichtig ist die Untersuchung des verursachenden Gegenstands, um das Verbleiben eines frakturierten Anteils in der Wunde sicher ausschließen zu können. Weitere Exploration bei Verbleib des Fremdkörpers oder von Fragmenten in der Wunde
- Chir. Adaptation bei perforierenden dehiszenten Wunden

Kombinationsverletzungen

Ätiologie Unterschiedlichste Unfallmechanismen mit meist komplexen Verletzungsmustern

Klinik
- Verletzungen der Gingiva und der vestibulären Mundschleimhaut nach traumatischen Zahnluxationen
- Perforierende Rissquetschwunden im Unterlippenbereich als Folge des Einbisses der Unterkieferfrontzähne
- Verletzungen der Mundschleimhautkontinuität bei offenen Kieferfrakturen
- Ablederungsverletzungen im OK-Vestibulum bei Fahrradstürzen

Diagnostik Untersuchung der Mundschleimhaut und des gesamten knöchernen Gesichtsschädels sowie klinischer Ausschluss einer akuten Gefäßblutung

Therapie
- Vorstellung in einer Fachklinik
- Bei kombinierten Verletzungen (Knochen und Weichteile) Versorgung immer von innen nach außen
- Chir. Erstversorgung von ausgedehnten Weichgewebeverletzungen als definitive Erstversorgung anstreben
- Bei Zahnverlust oder Zahnfrakturen Verbleib der Fragmente oder Zähne in der Mundhöhle ausschließen, um Aspirationen zu vermeiden
- Behandlung abhängig vom Schweregrad der Begleitverletzungen, oft interdisziplinäre Versorgung

Bissverletzungen

Einteilung Nach verschiedenen Klassifikationen.
Klassifikation nach Rueff (Schweregrade von Bissverletzungen):
- **Grad I:** oberflächliche Hautläsion, Risswunde, Kratzwunde, Bisskanal, Quetschwunde.

- **Grad II:** Hautwunde, die bis zu Faszie, Muskulatur, Knorpel reicht.
- **Grad III:** Wunde mit Gewebsnekrose oder Substanzverlust.

Klassifikation nach Lackmann (klinische Einteilung von offenen Hundebissverletzungen in 5 Grade):

- Grad I: oberflächliche Verletzung ohne Muskelbeteiligung
- Grad II: tiefe Verletzung mit Muskelbeteiligung
- Grad III: tiefe Verletzung mit Muskelbeteiligung und Gewebedefekt
- Grad IV: mit zusätzlicher Gefäß- und/oder Nervenverletzung
- Grad V: mit zusätzlicher Knochenbeteiligung oder Organdefekt

Komplikationen Infektionsraten nach Bissverletzungen durch Katzen 30–50 % (kleiner Stichkanal durch spitze Zähne, der sich sofort wieder verschließt → Speichel verbleibt in der Tiefe), durch Menschen 15–25 % und durch Hunde 5–25 %

Diagnostik Bei Erstkonsultation:

- **Anamnese:**
  - Tierart und Besitzer, Gesundheitszustand und Impfstatus des Tiers (Tollwut?)
  - Pat.: Impfstatus (Tetanus), Grundkrankheiten
- **Körperliche Untersuchung:** achten auf Fieber, Schmerzen, Sekretion, Fremdkörper. **Cave:** Kleinere Verletzungen werden häufig unterschätzt.

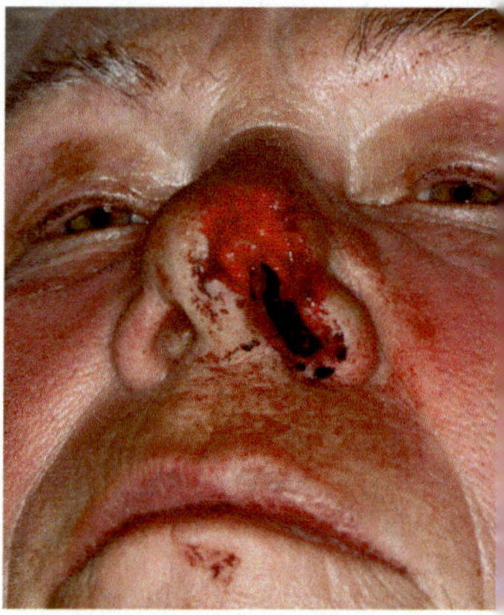

Abb. 12.1 Teilverlust der Nasenspitze durch einen Hundebiss [M1470]

Chir. Therapie Methode der Wahl ist die sorgfältige Wundsäuberung und -desinfektion sowie eine Nekrosektomie zur Reduktion der Erregerzahl und Verbesserung der Mikrozirkulation, aufgrund der guten Durchblutung im Gesichtsbereich nur mit minimalem Debridement. **Cave:** Zuwarten oder Granulierenlassen von nicht infizierten Wunden im Gesicht nach Bissverletzungen ist obsolet. Bei tiefen Bisswunden (> 6 h) Abstrichnahme für mikrobiologische Untersuchung mit Erstellen eines Antibiogramms

Bei Komb. **intra- und extraoraler Weichgewebeverletzungen** möglichst perfekte initiale plastische Wiederherstellung erforderlich. Bei Verlust komplexer Einheiten, wie Haut, Knorpel und Schleimhaut an der Nase, oft auch gut geplantes zweizeitiges Vorgehen sinnvoll (▶ Abb. 12.1, ▶ Abb. 12.2)

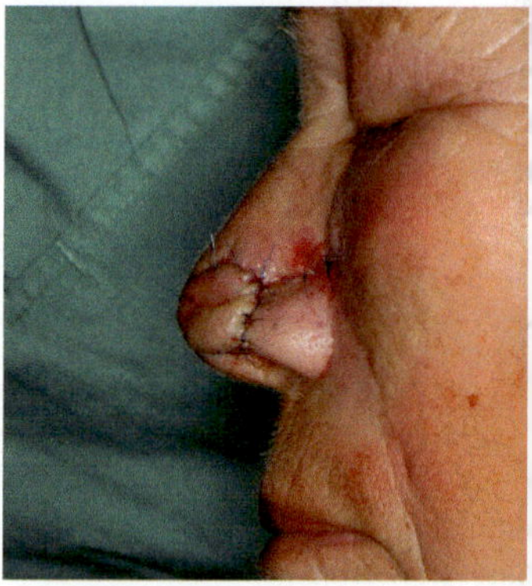

Abb. 12.2 Rekonstruktion der Nasenspitze durch einen kleinen Rotationslappen aus dem lateralen Nasenabhang [M1470]

Antibiotikatherapie Keine generelle Empfehlung zur Antibiotikaprophylaxe (Evidenz für Reduktion des Infektionsrisikos durch prophylaktische Antibiotikagabe nur bei Bissverletzungen an den Händen). Trotzdem Empfehlung zur Antibiotikather. für 3–5 Tage bei frischen Verletzungen. Keine zwingende Antibiotikagabe bei Bissverletzungen, die älter als 24 h sind (Rothe, Tokos und Handrick 2015).

Kalkulierte Antibiotikather. bei manifester Infektion (Rothe, Tokos und Handrick 2015):

- Aminopenicillin + Betalaktamase-Inhibitor (p. o., i. v.)
- Piperacillin-Tazobactam (i. v.)
- Carbapeneme (i. v.)
- Cefotaxim + Metronidazol
- Evtl. Cipro-/Moxifloxacin + Clindamycin (bei Penicillinallergie)
- ! Keine Monother. mit Flucloxacillin, Cephalosporin der 1. Generation, Erythromycin, Clindamycin

Chronische mechanische Traumata

Linea alba

Diese sog. weiße Linie ist eine häufige Alteration der Wangenschleimhaut und wird bei zu 5 % der Routineuntersuchungen festgestellt.

Ätiologie V. a. mechanische Traumata durch Druck, Reibung oder Kauen durch die Zähne

Klinik Weiße Linie, die i. d. R. beidseits auftritt und in der Wangenschleimhaut in Höhe der Okklusionsebene der anliegenden Zähne lokalisiert ist. Am deutlichsten in der Region der hinteren Molaren

Diagnostik Selten bioptische Abklärung indiziert

Therapie Nicht erforderlich, da keine Langzeitfolgen beschrieben. Bei Ausbleiben der verursachenden Reize spontane Regression möglich

Morsicatio mucosae oris (chronisches Wangenkauen)

Ätiologie Chron. Irritation durch Kauen auf der Wangenschleimhaut, seltener auch an anderen Lokalisationen (Morsicatio labiorum, Morsicatio linguarum). Erfolgt sehr häufig ähnlich wie Bruxismus unbewusst und wird von den Betroffenen verneint.

Epidemiologie Inzidenz 0,8 %, Frauen 3× häufiger als Männer

Klinik

- An der Wangenschleimhaut häufig beidseits verdickte weiße Schleimhautareale mit unregelmäßiger Oberfläche kombiniert mit Erosionen, Erythemen und fokalen Ulzerationen.
- Lokalisation: meistens mittlere Region der anterioren Wangenschleimhaut in Höhe der Okklusionsebene. Selten ausgedehnte Veränderung über die Okklusionsebene hinaus, v. a. bei Pat., welche die Wangenschleimhaut von außen mit den Fingern zwischen die Zahnreihen pressen.

Differenzialdiagnose Benigne Alveolarkammkeratose: ähnliche Veränderung meist durch schlechtsitzende Prothesen

Therapie

- Sympt. Ther. der Schleimhautveränderungen nicht erforderlich.
- Bei gesicherter Stressanamnese bzw. Vorliegen psychischer Erkr. Angehen der kausalen Ursachen.

- Unterstützend wirken Schutzplatten im Sinne von Schildern, die aus Kunststoff hergestellt werden und das Kauen der Schleimhautareale auf den Zahnreihen verhindern.

> ! Bei isoliertem Vorkommen am Zungenrand und gleichzeitiger HIV-Risikoanamnese immer eine HIV-Infektion bzw. eine Haarleukoplakie ausschließen.

Stromverletzungen

Elektrische Verbrennungen der Mundhöhle sind sehr selten und machen nur ungefähr 5 % aller stationär behandelten Verbrennungsverletzungen aus. Allerdings sind elektrische Verletzungen der Mundschleimhaut häufig folgenschwerer als thermische.

Einteilung Bei der elektrischen Verbrennung in der Mundhöhle werden unterschieden:

- **Direkte Verbrennung:** Folge eines Stromdurchflusses durch den Körper, der sehr häufig mit kardiopulmonalen KO einhergeht.
- **Indirekte Verbrennung:** Speichel agiert als übertragendes Medium von der Stromquelle in die Mundhöhle. Dabei können Temperaturen bis zu 3.000 °C entstehen und zu extremen Gewebezerstörungen führen. **Ursache** ist meist das Kauen auf Verlängerungsschnüren oder das Durchbeißen von stromführenden Drähten durch Kinder < 4 J.

Klinik Initial häufig schmerzarme Läsion mit gelblicher, i. d. R. nur minimal blutender Oberfläche. Innerhalb weniger Stunden ausgeprägtes Ödem, das für bis zu 12 Tage bestehen kann. Mit dem 4. Tag kommt es zu Nekrosen, die von Blutungen begleitet werden können. Zähne können ebenfalls Zeichen der Avitalität aufweisen. Diese können mit der Nekrose des umgebenden Alveolarknochens einhergehen.

Therapie Im Vordergrund stehen Kontrakturen, die wie an der Körperoberfläche auch in der Mundhöhle durch Heilung und Vernarbung entstehen. Um eine Mikrostomie mit den daraus resultierenden Nachteilen zu vermeiden, ist eine frühzeitige Intervention notwendig:

- **Intraoraler Splint:** bei Kindern > 18 Mon. (Zähne zur Fixierung vorhanden). Splint sollte den OK komplett abdecken und mit 2 Flügeln nach extraoral extendiert werden. Tragezeit 6–12 Mo. für 24 h/d mit Ausnahme der Nahrungsaufnahme
- **Chir. Rekonstruktionen:** in schweren Fällen mit zusätzlichem chir. Lösen von Narben und Kontrakturen
- **Breitbandantibiotika** im Rahmen der initialen Ther.

Verbrennungen

Ätiologie Rein thermische Traumata der Mundhöhle durch Verbrennungen mit erhitzten Nahrungsmitteln (Pizza Burn). Die Einführung der Mikrowellenerhitzung hat zu einem drastischen Anstieg solcher Verbrennungen geführt. Ursache dafür ist die ungleichmäßige Erhitzung der Nahrung, die trotz kühler Oberfläche im Inneren ausgesprochen heiß sein kann.

Klinik Bei Verbrennungen durch Nahrungsmittel oft am Gaumen oder an der posterioren Wangenschleimhaut Erytheme oder Ulzerationen mit nekrotischen Epithelanteilen in der Peripherie

Therapie Bei thermischen Verletzungen durch Nahrungsmittel i. d. R. nicht erforderlich, da meist komplikationslose Abheilung. Abhängig von Ausdehnung und Lokalisation der Wunde evtl. begleitende Schmerzther.

Chemische Verletzungen

Zahlreiche chemische Lösungen können in Kontakt mit der Mundschleimhaut treten. Meist kommt es direkt nach der Exposition zu einer oberflächlichen weißlichen Verfärbung. Im weiteren Verlauf schreitet die Nekrose fort und löst sich der betroffene Epithelabschnitt von der Unterfläche ab. Auch kleinere Blutungen können auftreten.

Externa

Ätiologie ▶ Tab. 12.2

- Eigenbehandlung von Mundschleimhautproblemen mit ASS, Wasserstoffperoxid, Terpentin, Benzin, reinem Alkohol.
- Zurückhalten von unter Aufsicht eingenommenen Medikamenten (ASS, Chlorpromazin und Promazin) in der Mundhöhle, anstatt sie zu kauen bzw. zu schlucken v. a. durch normale" geriatrische Pat. mit verringerter Schluckfrequenz, Pat. in psychiatrischer Behandlung und Kinder.
- Medikamente (Phenole, Wasserstoffperoxid, Eugenol), die zur Ther. von Beschwerden in der Mundhöhle eingesetzt werden, können diese noch verstärken.
- Einsatz von Substanzen (Natriumhypochlorid, Säureätzsubstanzen, Silbernitrat, Formokresol, Paraformaldehyd, Chromsäure) in der zahnärztlichen Praxis, die potenzielle Schleimhautnoxen sind.

Prophylaxe Genaue Instruktion der Pat. durch die behandelnden Ärzte bei der Verschreibung und Anwendung von Medikamenten und Spüllösungen. Konsequente Anwendung von Kofferdam in der zahnärztlichen Praxis

Therapie Oberflächliche Mundschleimhautnekrosen heilen meist innerhalb von 14 Tagen ohne Narbenbildung komplikationslos ab. Bei ausgedehnten Nekrosen ggf. chir. Wunddébridement und Antibiotikather.

Lokalanästhetika

Können vereinzelt zu einer Ulzeration beziehungsweise Nekrose am Injektionsort führen.

Tab. 12.2 Ausgewählte Noxen, die zu Schleimhautschäden führen

Substanz	Ausgelöste Schädigung	Anmerkung
Acetylsalicylsäure (ASS)	Nekrosen der Mundschleimhaut bei längerem Verbleib in der Mundhöhle	Als Tablette, Pulver, Spüllösung und Kautablette erhältlich
Wasserstoffperoxid	Bei Konz. ≥ 3 % oft Epithelnekrosen der Mundschleimhaut	Seit dem Ende der 1970er Jahre zur Ther. der Parodontitis eingesetzt, oft auch zur Reduktion von Gingivablutungen bei Kronenpräparation
Silbernitrat	Verstärkung der Beschwerden bis hin zu ausgeprägten Ulzerationen	Regelmäßig eingesetzt bei aphthösen Läsionen (durch rasche Zerstörung der Nervenendigungen schnelle Schmerzbefreiung)
Phenol	Ausgeprägte Mundschleimhautnekrosen möglich	Ther. der Karies und endodontische Ther.

Ätiologie Die durch das Vasokonstringens hervorgerufene Ischämie beziehungsweise durch den Wirkstoff selbst.

Klinik Teilweise tiefe Nekrosen einige Tage nach Injektion v. a. am harten Gaumen.

Therapie Meist gute Abheilung. Daher Behandlung nur bei ausbleibender Wundheilung. Bei rezid. Auftreten als Folge der Anwendung von LA sollte auf das Vasokonstringens verzichtet werden.

Amalgamtätowierung

Ätiologie Einsprengung von Amalgamfüllungspartikeln in die Mundschleimhaut

Klinik Blaugrauer bis schwarzer, scharf begrenzter Fleck

Diagnostik
- Lokalisation mit enger Relation zu einer (ehemaligen) Amalgamfüllung
- Im Röntgen bei ausreichender Partikelgröße metalldichte Verschattung

12

Therapie Entfernung nur bei ästhetischen Problemen oder lokalen Reaktionen

> Bei der Extraktion von Zähnen mit Amalgamfüllungen auf abgesplitterte Amalgamfragmente in der Wunde achten

Radiogene Mukositis

Ätiologie Strahlenther. von Kopf-Hals-Tumoren

Klinik An dem im Strahlengang liegenden Mundschleimhautepithel (hohe Strahlensensibilität wegen hoher Proliferationsrate) bereits nach kurzer Zeit atrophe und erythematöse Veränderung. Im weiteren Verlauf weißlich-gelbliche pseudomembranöse Auflagerungen mit darunter liegenden Erosionen. Z. T. starke Schmerzen, sek. Infektionen leicht möglich

Therapie Milde Spülungen, Oberflächenanästhesie oder flüssige Diät bei schmerzhafter Nahrungsaufnahme

12.2 Entzündungen des Knochens

12.2.1 Akute Kieferosteomyelitis

Bakt. Infektion mit schnell fortschreitender Ausbreitung im Knochenmark der Spongiosa

Ätiologie Meistens von periapikalen Entzündungen ausgehend

Klinik
- Variable AZ-Reduktion (Fieber, Schüttelfrost) und Schmerzsymptomatik
- Hypo- oder Anästhesie der gleichseitigen Kinn-, Lippen- und/oder Vestibularregion wegen Involvierung des N. alveolaris inferior (Vincent-Symptom)
- Fistelbildung und Eiterabfluss

Röntgen Variable Bildgebung, kann insbes. initial sehr diskret sein und später gemischt transluzent und röntgendicht erscheinen. Ggf. unscharfe Begrenzung, Arrosion der Kompakta, im Defekt liegende Knochensequester. Kann malignitätssuspekt imponieren

Therapie
- Chir. Intervention zur Drainage
- Antibiotikather. nach Antibiogramm

- Bei Chronifizierung chir. Entfernung des nekrotischen Knochens, Dekortikation zur Förderung der knöchernen Durchblutung und Regeneration. Einlage von Antibiotika. Ggf. sek. Rekonstruktion

Sonderform Osteoradionekrose
Durch die schlechtere Blutversorgung des bestrahlten Knochens ungünstige Abwehrlage und schnelle Infektionsausbreitung

12.2.2 Chronische Kieferosteomyelitis

Heterogene Gruppe von primär chron. (teils abakteriellen) und sek. chron. Entzündungen als Folge einer akuten Osteomyelitis, die i. d. R. zur Aktivierung von Osteoblasten mit reaktiver Knochenneubildung führen und daher radiologisch überwiegend sklerotisch imponieren. Betroffen ist überwiegend der UK. Es werden verschiedene Sonderformen unterschieden:

- **Fokal sklerosierend (FSO):** i. d. R. lokal auf einzelnen Zahn begrenzt (häufig 1. UK-Molar), betreffende Zahnwurzel mit umschriebener Sklerose
- **Diffus sklerosierend (DSO):** ausgedehnter Befund, im Rö häufig mit wolkiger Verdichtung
- **CRMO (= chron.-rezid. multifokale Osteomyelitis):** abakteriell und steril. Pathogenese unklar. Diagnostik z. T. sehr schwierig aufgrund unspezifischer Gesamtkonstellation, häufig schleichender Beginn, z. T. dramatische Krankheitsverläufe
- **SAPHO-Syndrom** (= Synovialitis, Akne, Pustulose, Hyperostose, Osteomyelitis): ähnlich wie CRMO, häufig mit Brustwandveränderungen (Hyperostose), in etwa 10 % mit chron.-entzündlichen Darmerkr. (v. a. M. Crohn) assoziiert

12.3 Knochentumoren

12.3.1 Übersicht

Die aktuelle WHO-Klassifikation der Kopf- und Halstumoren von 2024 widmet ein Kapitel den odontogenen und maxillofazialen Knochentumoren. Beschrieben werden:

- Maligne maxillofaziale Knochen- und Knorpeltumoren: Osteosarkom, Chondrosarkom (exzeptionell selten im Kiefer), mesenchymales Chondrosarkom, TFCP2-rearrangiertes Rhabdomyosarkom
- Benigne maxillofaziale Knochen- und Knorpeltumoren:
  - Osteom, Osteochondrom, Osteoblastom, Chondroblastom, Chondromyxoidfibrom, desplastisches Fibrom
  - Fibro-ossäre Tumoren und Dysplasien: zemento-ossäre Dysplasie, segmentale odontomaxilläre Dysplasie, fibröse Dysplasie, juveniles trabekuläres ossifizierendes Fibrom, psammomatoides ossifizierendes Fibrom, familiäres gigantiformes Zementom

Nachfolgend werden nur ausgewählte Läsionen dargestellt.

12.3.2 Zemento-ossäre Dysplasie

Selbstlimitierende fibro-ossäre Läsion der zahntragenden Kieferabschnitte. Wahrscheinlich (mit-)verursacht durch Mutationen im MAP-Kinase-Signalweg (u. a.

BRAF und KRAS). I. d. R. asympt. (radiologischer) Zufallsbefund; v. a. Frauen in der 3.–4. Dekade, häufiger bei schwarzen Frauen; keine Ther. erforderlich

Subtypen

- Periapikale zemento-ossäre Dysplasie: betrifft nur die UK-Frontzähne (häufig mehrere)
- Fokale zemento-ossäre Dysplasie: betrifft einen einzelnen Zahn, aber nicht im unteren Frontzahnbereich
- Floride zemento-ossäre Dysplasie: multifokale Form, z. T. in mehreren Quadranten

Diagnostik

- Die angrenzenden Zähne sind vital.
- Röntgen: zunächst rein lytische Läsionen, die im weiteren Verlauf von zentral nach peripher mineralisieren, meist ohne zu einer Auftreibung des Kiefers zu führen. I. d. R. ist der radiologische Befund eindeutig, sodass keine Biopsie erforderlich ist.

12.3.3 Sonderformen ossifizierender Fibrome

Gutartige Neoplasien mit progredientem, teils lokal-aggressivem Wachstum, die zur Knochenauftreibung führen, aber nicht maligne entarten.

Subtypen

- **Juveniles trabekuläres ossifizierendes Fibrom:** überwiegend im jüngeren Alter (durchschnittlich 8,5–12 J.) v. a. im Kiefer, sehr selten extragnathisch
- **Psammomatoides ossifizierendes Fibrom:** überwiegend im jüngeren Alter (durchschnittlich 16–33 J.), allerdings in fast jedem Alter schon beschrieben; v. a. extragnathisch (periorbital, Ethmoid), selten auch im Kiefer

12.3.4 Fibröse Dysplasie

Definition Gutartige fibro-ossäre Läsion, die einzelne oder mehrere Knochen befallen kann. Im Schädel monostotische Erkr., auch wenn mehrere aneinandergrenzende Knochen betroffen sind (kraniofaziale fibröse Dysplasie).

Ätiologie Mutation im GNAS-Gen, welche die Proliferation und Ausreifung von Präosteoblasten beeinflusst.

Klinik Ersatz von Knochen durch ein lockeres fibroblastäres Stroma mit einer unreifen Geflechtknochenneubildung. Dadurch Auftreibung und Verformung der befallenen Skelettanteile. Läuft typischerweise unscharf aus (DD ossifizierendes Fibrom)

Diagnostik Radiologisch oft homogene Verdichtung (Milchglas-Aspekt)

Therapie I. d. R. Stabilisierung der Veränderungen mit Abschluss der Skelettreifung

12.3.5 Osteom

Gutartiger Knochentumor aus lamellär ausgereiftem Knochen, meist außerhalb der Prädilektionsstellen von Tori oder Exostosen.

> Verbreiterung des kortikalen Knochens in der Gaumenmitte (Torus palatinus) und an der lingualen UK-Seite (Torus mandibularis) als Sonderformen.

Ätiologie Häufig mit zugrundeliegenden Mutationen im β-Catenin-Gen (= CTNNB1)

Klinik Solitäres oder multiples Auftreten (auch in der Kieferhöhle)

Therapie
- Chir. Entfernung oberflächlicher Osteome bei ästhetischer oder funktioneller Ind.
- Chir. Entfernung intraossärer Osteome nur bei Zahnverlagerung und Durchbruchsbehinderung

12.3.6 Osteosarkom des Kiefers

Bösartiger knochenbildender Tumor

Klinik Auftreten 1–2 Dekaden später als im peripheren Skelett (3.–4. Dekade). Osteodestruktives und ggf. Weichteil-infiltratives Wachstum, aggressive Periostreaktion. Metastasiert deutlich später und seltener als im peripheren Skelett

Therapie Vollständige Resektion mit freien Resektionsrändern ist der prognostisch wichtigste Faktor. Bei High-Grade-Tumoren wird i. d. R. eine (neo-)adjuvante Chemother. empfohlen.

12

12.4 Kieferzysten

12.4.1 Follikuläre Zyste

Flüssigkeitsansammlung zwischen Schmelz und reduziertem Schmelzepithel eines retinierten Zahns. Die Krone liegt im Zystenlumen, die Wurzeln außerhalb.

Klinik I. d. R. asymptomatisch, ggf. Schwellung. Variante mit knöcherner Eruption bei noch fehlendem Weichteildurchbruch = Eruptionszyste

Röntgen
- Gut begrenzte perikoronale Osteolyse, z. T. mit sklerosiertem Randsaum
- Ggf. Verdrängung benachbarter Zähne
- Häufig bei unteren/oberen dritten Molaren oder oberen Eckzähnen

Differenzialdiagnose Bei einem Zystenlumen mit einer Breite < 3 mm hyperplastischen Follikel erwägen

Therapie Zystektomie und Entfernung oder kieferorthopädische Einstellung des betreffenden Zahns

12.4.2 Odontogene Keratozyste (OKZ)

Syn.: keratozystischer odontogener Tumor (KOT)

> Die WHO-Klassifikation für Kopf-/Halstumoren von 2005 hat die Läsion erstmals als Neoplasie eingeordnet und als KOT bezeichnet. Die Autoren der 4. Auflage von 2017 waren sich aber unsicher, ob diese Einordnung gerechtfertigt war, und hielten die PTCH1-Mutation als Argument für eine Neoplasie für unzureichend. Daher wird die Läsion nun wieder als odontogene Zyste klassifiziert, wobei OKZ und KOT synonym verwendet werden dürfen. Diese Nomenklatur wurde auch in der Neuauflage der Klassifikation von 2024 beibehalten.

Histologie Parakeratotisch verhornende, odontogene Zyste mit basaler Palisadierung

Epidemiologie Breite Altersstreuung, jedoch häufiger zwischen 20. und 40. Lj.

Ätiologie Multifokales Vorkommen beim Gorlin-Goltz-Sy. (mit multiplen Basalzellkarzinomen im gesamten Integument) durch Keimbahnmutationen v. a. im PTCH1 Gen. In > 80 % der Fälle kommen die gleichen Mutationen auch bei sporadischen Fällen vor.

Klinik

- 70–80 % im UK lokalisiert (v. a. 3. Molar/Kieferwinkel)
- Asympt., unterschiedliche Wachstumsdynamik, ggf. mit Knochendestruktion

Röntgen Gut begrenzte, teils ausgedehnte, teils polylobulierte Osteolyse

Therapie Chir. Enukleation und ggf. Resektion.

12

> ! Hohe Rezidivrate durch zarte Ausstülpungen, die bei der Entfernung in situ verbleiben können (radiologisches Follow-up!). Die Instillation von Carnoy-Lsg. scheint die Rezidivrate zu mindern (umstritten).

Weitere Subtypen

- **Laterale parodontale Zyste (LPZ) und botryoide odontogene Zyste (BOZ):** lateral (= bukkal) v. a. der Prämolaren oder interradikulär. Die BOZ ist die multizystische Variante einer LPZ.
- **Gingivale Zyste:** Extraossäre Zysten in der Gingiva, die bei Kleinkindern und Erw. auftreten können.
- **Glanduläre odontogene Zyste:** Das auskleidende Epithel zeigt diverse (Speichel-) Drüsendifferenzierungen. Höhere Rezidivrate.
- **Kalzifizierende odontogene Zyste:** Wurde in der WHO-Klassifikation von 2005 als kalzifizierender zystischer odontogener Tumor bezeichnet (gilt wie Gorlin-Zyste noch als Synonym). Gehört zu den Geisterzellläsionen.
- **Orthokeratinisierende odontogene Zyste:** Erstmals als eigenständige Entität in der WHO-Klassifikation von 2017 aufgenommen. Histologisch ähnlich wie OKZ, aber ohne Parakeratose. Sehr niedrige Rezidivrate.

12.4.3 Nasopalatinale Zyste

Häufigste nicht odontogene Zyste.

Klinik In der Mittellinie des oberen Frontzahnbereichs gelegen, in der Nähe des Foramen incisivum. Bei sek. Infektion Schwellung mit palatinaler Vorwölbung möglich

Röntgen Gut begrenzte ovale Osteolyse zwischen den beiden mittleren oberen Schneidezähnen, ggf. mit Verdrängung der Frontzahnwurzeln. Mit zunehmender Größe Ausdehnung bis unter den Nasenboden

12.4.4 Nasolabialzyste

Syn.: Nasoalveolarzyste
Weichteilzyste, die im vorderen OK-Vestibulum unterhalb des Nasenflügels unilateral (selten auch bilateral) vorkommt.

Epidemiologie Frauen 3× häufiger betroffen als Männer

Klinik Weiche, schmerzlose Schwellung, die zum Verstreichen der Nasolabialfalte führt

12.4.5 Radikuläre Zyste

Häufigster Typ der odontogenen Zysten.

Pathogenese Immer ausgehend von einer Pulpitis mit Vitalitätsverlust des Zahns und konsekutiver (bakt.) periapikaler Entzündung. Es kommt zur entzündlich getriggerten Stimulation odontogener Epithelien (Malassez-Epithelreste der Hertwig-Wurzelscheide) und Ausbildung eines Zystenbalgs. Ist histologisch noch keine Zyste nachweisbar, spricht man von einem periapikalen Granulom.
Entsteht eine Zyste durch den gleichen Mechanismus aber nach Zahnextraktion, spricht man von einer Residualzyste (= Sonderform).

Klinik I. d. R. asympt. und häufig nur röntgenologischer Zufallsbefund

Röntgen Scharf begrenzte periapikale Osteolyse, ggf. mit sklerotischem Randsaum, angrenzend an einen pulpatoten Zahn

Therapie Zystektomie in Komb. mit kausaler Ther. des auslösenden Zahns (Wurzelkanalbehandlung, Wurzelspitzenresektion, Zahnentfernung)

> Um radikuläre Pathologien im Rahmen einer Zahnentfernung nicht versehentlich zu belassen, ist eine präop. Röntgenaufnahme indiziert.

12.4.6 Inflammatorische Kollateralzyste

Einteilung

- Inflammatorische paradentale Zyste (PZ) der 3. UK-Molaren
- Mandibuläre bukkale Bifurkationszyste (MBZ) der 1. oder 2. UK-Molaren. Syn.: infizierte mandibuläre bukkale Zyste, juvenile paradentale Zyste

Ätiologie Häufig durch eine Entzündung des Parodonts bei im Durchbruch befindlichen oder retinierten Zähnen

Klinik Lokalisation im Bereich des Zahnhalses oder lateral (= bukkal) an einer Zahnwurzel. Können bilateral auftreten

Röntgen Gut umschriebene, unilokuläre Osteolyse (halbmondförmige Konfiguration) distal oder distobukkal des betroffenen Molars. Rein bukkal gelegene Zysten sind im Röntgenbild nicht sichtbar.

Therapie Zystektomie allein oder in Komb. mit der Entfernung des betroffenen Zahns (beim 3. Molaren)

12.5 Odontogene Tumoren, Riesenzellläsionen und Knochenzysten

12.5.1 Überblick

Odontogene Tumoren sind maligne oder benigne Neoplasien mit epithelialer und/oder ektomesenchymaler Differenzierung. Sie kommen nur im maxillofazialen Bereich vor und entwickeln sich intraossär (= zentral) oder (seltener) im angrenzenden Weichgewebe (= peripher).

12

Klassifikation Die WHO-Klassifikation von 2024 unterteilt die Tumoren gemäß Differenzierung und Dignität in:

- **Benigne epitheliale odontogene Tumoren:** Ameloblastom (inkl. Subtypen, ▶ 12.5.3), plattenepithelialer odontogener Tumor, kalzifizierender epithelialer odontogener Tumor, adenomatoider odontogener Tumor
- **Benigne gemischt epithelial/mesenchymale odontogene Tumoren:** ameloblastisches Fibrom (▶ 12.5.4), primordialer odontogener Tumor, Odontom (▶ 12.5.2), dentinogener Geisterzelltumor
- **Benigne mesenchymale odontogene Tumoren:** odontogenes Fibrom, Zementoblastom (▶ 12.5.6), (konventionelles) zemento-ossifizierendes Fibrom, odontogenes Myxom/Fibromyxom (▶ 12.5.5)
- **Maligne odontogene Tumoren:** sklerosierendes odontogenes Karzinom, ameloblastisches Karzinom, klarzelliges odontogenes Karzinom, Geisterzell-odontogenes Karzinom, primär intraossäres Karzinom NOS, odontogenes Karzinosarkom, odontogene Sarkome
- **Riesenzellläsionen und Knochenzysten:** zentrale und periphere Riesenzellgranulome, Cherubismus, aneurysmatische Knochenzyste (▶ 12.5.8), solitäre Knochenzyste (▶ 12.5.9)

12.5.2 Odontom

Häufigster odontogener Tumor aus Derivaten der Zahnentwicklung. Selbstlimitierende, wahrscheinlich entwicklungsbedingte Fehlbildung (Hamartom). I. d. R. über retinierten Zähnen (= Eruptionshindernis), 1.–2. Dekade

Histologische Einteilung

- **Zusammengesetztes Odontom** (Compound Odontoma): meist oberer Frontzahnbereich, besteht aus multiplen zahnähnlichen Strukturen mit Zahnsäckchen-artigem Weichteilmantel.
- **Komplexes Odontom:** meist unterer Seitenzahnbereich, enthält ungeordnete Hartsubstanzformationen aus Zement, Dentin und Schmelzprismen, die an reduziertes Schmelzepithel und ggf. auch einzelne Geisterzellen angrenzen.

> In der WHO Klassifikation von 2005 wurden ameloblastische Fibrodentinome und -odontome noch als eigenständige Entitäten aufgeführt. Seit der Auflage von 2017 geht man aber davon aus, dass es sich zumindest in der überwiegenden Mehrzahl der Fälle um frühe Entwicklungsstadien komplexer Odontome handelt. Daher werden sie bei den Odontomen subsummiert.

Röntgen Gemischt lytisch-sklerosiertes Gebilde mit transluzentem Saum. Die Zähne eines zusammengesetzten Odontoms können bereits radiologisch i. d. R. gut abgegrenzt werden.

Therapie Beide Subtypen sind i. d. R. eindeutig vom umgebenden Knochen abzugrenzen und können leicht enukleiert werden.

12.5.3 Ameloblastom

Benigner odontogener Tumor mit lokal aggressivem Wachstum und Rezidivgefahr bei unvollständiger Resektion. Kann sehr groß werden und den Kiefer auftreiben

Ätiologie Stammt von Derivaten der Zahnleiste ab

Klassifikation Es werden drei Hauptvarianten unterschieden (WHO-Klassifikation von 2024):

- **Konventionelles Ameloblastom** (häufigste Variante): meist hintere Mandibula > vordere Mandibula > hintere Maxilla, meist 4.–5. Dekade, selten vor dem 20. Lj., im **Röntgen** oft polylobuliert („Seifenblasen"), expansiv und mit Ausdünnung der Kompakta. **Cave:** Ameloblastome produzieren keine Hartsubstanz, sie imponieren radiologisch daher immer lytisch! Resorption von Nachbarzahnwurzeln möglich. **Weitere Formen:** Neben follikulären und plexiformen Wachstumsmustern wird noch das desmoplastische Ameloblastom unterschieden, das v. a. in der vorderen Maxilla vorkommt und reichlich kollagenfaserreiches Stroma mit komprimierten Epithelproliferationen aufweist.
- **Unizystisches Ameloblastom:** meist hintere Mandibula, z. T. mit impaktiertem 3. Molar. Im **Röntgen** unilokuläre Osteolyse, expansiv, ähnlich wie OKZ. Benachbarte Zahnwurzeln können verdrängt werden. **Weitere Formen:**
  - Luminaler (wie einfache Zyste) und intraluminaler (mit intraluminalen Epithelproliferationen) Subtyp haben eine bessere Prognose und werden häufig nur enukleiert.
  - Muraler Subtyp: mit in die Zystenwand einwachsenden Epithelien. Rezidiviert vermutlich genauso häufig wie konventionelle Ameloblastome und sollte entsprechend behandelt werden. Es gibt daher immer wieder Bestrebungen, den muralen Subtyp der unizystischen Ameloblastome den konventionellen Formen zuzuordnen.
- **Extraossäres/peripheres Ameloblastom:** in den extraossären Weichteilen. Rezidiviert nach vollständiger Entfernung nur sehr selten.

Ätiologie Ameloblastome weisen in ca. 90 % Mutationen im MAPKinase-Signalweg auf. Die überwiegende Mehrzahl entfällt auf die BRAF V600E-Mutation (etwa ⅔ aller Tumoren). Der Mutationsnachweis kann diagnostisch hilfreich sein, eröffnet aber in aggressiven und/oder rezidivierten Fällen auch die Möglichkeit einer zielgerichteten Ther.

Komplikationen

- **Metastasierendes Ameloblastom:** Sehr selten können Ameloblastome metastasieren, ohne dass der histologische Befund wegweisende Unterschiede zu normalen Ameloblastomen aufweist.
- **Ameloblastische Karzinome:** entstehen primär oder sekundär (aus konventionellen Ameloblastomen). Histologisch zeigen sich deutliche Atypien und ein maligner Verlauf mit möglichen Gefäßeinbrüchen, Perineuralscheideninfiltration und/oder Metastasen.

> Das adenoide Ameloblastom wird seit der neuen WHO-Klassifikation von 2024 als neuer histologischer und sehr seltener Subtyp unterschieden.

12.5.4 Ameloblastisches Fibrom

Benigner odontogener Tumor mit Ameloblastom-artig differenzierten Epithelproliferaten und ektomesenchymalem Stroma (sieht ähnlich aus wie die Zahnpapille)

Epidemiologie Meist im Kindes- und Jugendalter, 80 % vor dem 22. Lj.

Ätiologie BRAF-V600E-Mutationen ebenfalls beschrieben, meist in der mesenchymalen, selten in der mesenchymalen und epithelialen Komponente

Klinik Meist hintere Mandibula, in 80 % mit impaktiertem Zahn. Langsam wachsend, Tumoren können groß werden und zu Deformitäten führen.

Komplikation Aus ameloblastischen Fibromen können sich selten ameloblastische Fibrosarkome entwickeln. Sie metastasieren sehr selten (ca. 5 %), sind aber mit einer höheren Lokalrezidivrate vergesellschaftet.

Diagnostik Radiologisch rein lytisch, keine Hartsubstanzbildung

Differenzialdiagnosen Odontome können initial genauso aussehen wie ameloblastische Fibrome, bilden aber im weiteren Verlauf Hartsubstanz (früher als ameloblastische Fibrodentinome und -odontome bezeichnet) und reifen dann zu klassischen Odontomen aus.

Therapie Konservative Entfernung

12.5.5 Odontogenes Myxom und odontogenes Myxofibrom

Benigner odontogener Tumor mit Spindelzellen in reichlich myxoider extrazellulärer Matrix; bei höherem Gehalt an Kollagenfasern als odontogenes Fibromyxom bezeichnet.

Epidemiologie Dritthäufigster odontogener Tumor nach Odontomen und Ameloblastomen. Meist 2.–4. Dekade

Klinik Meist Molarenregion der Mandibula (⅔ der Fälle). I. d. R. asympt. expansive Osteolysen, die groß werden und die Kompakta ausdünnen können.

Diagnostik Radiologisch häufig Seifenblasen- oder wabenförmig. **Cave:** Ohne klinischen und/oder radiologischen Nachweis einer echten Raumforderung ist die Diagnose eines odontogenen Myxoms anzuzweifeln und sollte ggf. konsiliarpath. zweitevaluiert werden.

Differenzialdiagnose Hyperplastisches Zahnsäckchen

Therapie Permeatives Wachstum und radiologisch schwer zu bestimmende Grenzen der Ausdehnung machen eine vollständige Kürettage schwierig und erklären die Rezidivrate von etwa 25 %.

12.5.6 Zementoblastom

Benigner odontogener Tumor mit unmittelbarem Kontakt zu einer Zahnwurzel. Histologisch und molekulargenetisch verwandt mit Osteoblastomen (beide Rearrangements von FOS)

Diagnostik Expansives Wachstum, röntgendicht, i. d. R. schmaler lytischer Randsaum. **Cave:** Da die Tumoren zementartige Matrix, die direkt am Wurzelzement angebaut wird, produzieren, ist radiologisch kein Spalt mehr zwischen Läsion und Zahn zu erkennen (sehr typisch und wichtig bei der DD zu zemento-ossären Dysplasien oder ossifizierenden Fibromen).

Therapie Vollständige Entfernung

12.5.7 Konventionelles ossifizierendes Fibrom

Klinik Echte odontogene Tumoren, kommen nur an den zahntragenden Kieferabschnitten vor. Scharf begrenzt, meist mit lytischem Randsaum; i. d. R. 3.–5. Dekade

Klassifikation Erfordert immer radiologische Korrelation, da die Histologie nahezu identisch sein kann mit zemento-ossären Dysplasien

Ossifizierende Fibrome sind immer benigne, maligne Transformationen kommen nicht vor.

12.5.8 Aneurysmatische Knochenzyste

Ätiologie In > 70 % der Fälle mit Rearrangement des *USP6*-Gens

Klinik Im Kiefer sehr seltene knöcherne, teils septierte Pseudozyste, vorrangig im unteren Seitenzahnbereich. Meist junge Pat.

Diagnostik Expansives Wachstum mit charakteristischer Spiegelbildung im MRT

Therapie Kürettage. Rezidive möglich

12.5.9 Solitäre Knochenzyste

Klinik I. d. R. einkammerige Pseudozyste, v. a. im (Prä-)Molarenbereich des UK meist bei jungen Pat.; intraop. entweder ganz leer oder mit Blut gefüllt

Diagnostik Meistens asymptomatischer Zufallsbefund

Therapie Kürettage der Kavitätenwände (keine eigentliche Zystenwand!) und Einblutung erzeugen (dabei Denudation der Wurzelspitzen vermeiden und Lagebeziehung zum Canalis mandibulae beachten).

13 Infektionen im MKG-Bereich

Julian Wittenborn, Frank Hölzle

13.1 Einleitung

Ätiologie Etwa 40 % aller Pat. im zahnärztlichen Notdienst stellen sich mit einer odontogenen Infektion vor. Mehr als 90 % aller pyogenen Infektionen im MKG-Bereich sind dentogenen Ursprungs, die in etwa 25 % der Fälle vom 1. Molar und in etwa 18 % der Fälle vom 3. Molar ausgehen.

- Häufige Ursachen:
  - Apikale Parodontitiden aufgrund von Pulpainfektionen
  - Marginale Parodontitis
  - Perikoronitis (Dentitio difficilis), meist im Bereich der Weisheitszähne
  - Postop. Komplikationen
- Seltene Ursachen:
  - Infizierte Zysten
  - Periimplantitis
  - Infizierte odontogene Tumoren
  - Infizierte Speicheldrüsen
  - Chemische, physikalische, oder immunologische Noxen

Klinik Das klinische Erscheinungsbild reicht von einfachen, lokalisierten Entzündungen, über sich entlang der Logen ausbreitenden Abszedierungen bis hin zu lebensbedrohlichen schrankenlos fortschreitenden nekrotischen Fasziitiden.

13.2 Klinische Erscheinungsbilder

13.2.1 Entzündliches Ödem

Besteht überwiegend aus einer Flüssigkeitsansammlung im Gewebe. Das initiale Ödem ist Begleitsymptom jeder akuten infektionsbedingten Entzündung. Bei funktionierender Immunantwort kommt es durch die Ausschüttung von Chemokinen und Zytokinen durch Erreger bzw. körpereigene Abwehrzellen zur Steigerung der Gefäßpermeabilität der kleinen Blutgefäße (Arteriolen, Kapillaren, Venolen) für Blutplasma (Transsudation) und für Leukozyten (Leukodiapedese) und zur Migration von Abwehrzellen in den interstitiellen Raum des infizierten Gewebes.

Ätiologie

- Lymphödem bei Lymphabflussstörungen, z. B. durch postop. Narben
- Bei vermehrter Leukodiapedese fließender Übergang zum entzündlichen Infiltrat

Körperliche Untersuchung Im Anfangsstadium ist das Ödem weich und elastisch, im chron. Stadium eher teigig. Meist noch keine Rötung

13.2.2 Entzündliches Infiltrat

Das entzündliche Infiltrat ist durch ein zellreiches Exsudat im Gewebe gekennzeichnet.

Diagnostik

- Klassische Entzündungszeichen vorhanden: Calor (Überwärmung), Rubor (Rötung), Dolor (Schmerz), Tumor (Schwellung), Functio laesa (schmerzhaft eingeschränkte Funktion).
- Abgrenzung zum Ödem möglich, da sich die Schwellung eher derb und nach einiger Zeit sogar bretthart anfühlt, aber nicht sicher gegen die Umgebung abzugrenzen ist.

Mitunter und v. a. bei Entzündungen der Logen ist das Infiltrat klinisch kaum von einem Abszess zu unterscheiden.

Therapie
- Antibiotikatherapie.
- Inzision bei nicht sicher abgrenzbarem Abszess. Handelt es sich um ein Infiltrat, fließt hier kein Eiter („in dubio pro incisio").
- Beseitigen der Ursache.

13.2.3 Abszess

Der Abszess ist eine, durch einen Granulationswall abgegrenzte, Eiteransammlung im Gewebe. Eiter besteht aus Zellresten, Leukozyten und Bakterien. Der Granulationswall verhindert bei einer suffizienten körpereigenen Abwehr eine fulminante schrankenlose Ausbreitung der Entzündung.

Ätiologie ▶ Abb. 13.1
- In > 50 % der Fälle odontogene Infektionen (▶ 13.5), meist von den UK-Molaren ausgehend
- Infektionen der oberen Luftwege > 30 %
- Am häufigsten nachgewiesene Erreger (> als 30 %): Streptokokken und Klebsiellen

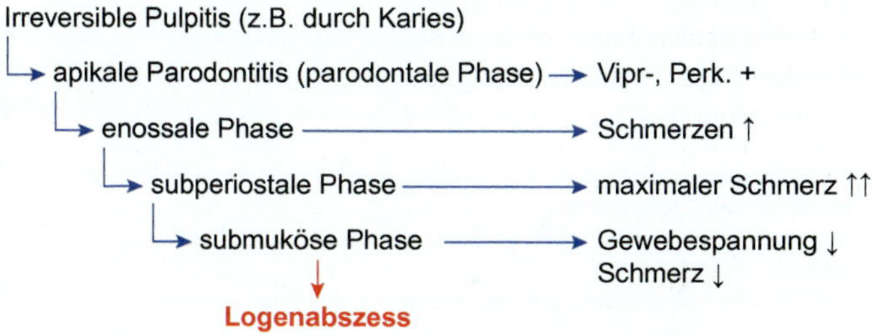

Abb. 13.1 Typische Kaskade einer dentogenen Abszedierung [T1166-05; L231]

Diagnostik
- Anamnese: Abszesse entwickeln sich im Gegensatz zu den meisten Tumoren schnell und über wenige Tage.
- Körperliche Untersuchung: Inspektion und Palpation (▶ Tab. 13.1), Sensibilitätsprüfung der Zähne, Körpertemperatur.
- Bildgebende Diagnostik: Sonografie, OPG. CT und/oder MRT ggf. bei ausgeprägten Krankheitsbildern oder Verdacht auf maligne Prozesse
- Labor: CRP, Leukozytenzahl, mikrobieller Abstrich.

Differenzialdiagnosen Spezifische Infektionen (z. B. Tbc, Aktinomykose), infizierte Zysten, schnell wachsende, ggf. zentral nekrotische Tumoren

Operative Therapie Ubi pus, ibi evacua
- Intra- und/oder extraorale Inzision und Drainage (z. B. Kunststoffröhrchen, Baumwollstreifen oder Latexlasche ▶ Tab. 13.2)

Tab. 13.1 Klinische DD oberflächlicher Abszess und Logenabszess

	Inspektion	Palpation	Systemische Symptome
Oberflächlicher Abszess	Hebt sich als „Beule" vom umliegenden Gewebe ab	Gut abgrenzbar, prallelastisch, fluktuierend	Kaum beeinträchtigter AZ
Logenabszess (in etwa 75 % der Fälle nur eine Loge betroffen)	Flächig ausgeprägte Schwellung über ein oder mehrere Logen (z. B. paramandibulär)	I. d. R. nicht fluktuierend	Eingeschränkter AZ mit häufig systemischer Manifestation (Fieber, Abgeschlagenheit)

Tab. 13.2 Vor- und Nachteile der beiden gängigsten Drainagesysteme

Lasche	Streifen
+ Wunde verklebt nicht	+ Einfache Handhabung
+ Glatte Oberfläche → sicherer Abfluss	± Gewisse Funktion als Tamponade
– Annaht zur Sicherung nötig	– Verklebt → schmerzhafter Wechsel

13

- Nach Abklingen der akuten Sympt. Beseitigung der Ursache, z. B. Extraktion des schuldigen Zahns, Entfernen der infizierten Zyste, Entfernen des Fremdkörpers, Frakturbehandlung
- Bei ausgedehnten Prozessen Abstrich für ein Antibiogramm (bei bereits laufender Antibiotikather. nur noch bedingt aussagekräftig)

Antibiotikatherapie Mögliche Indikationen sind:

- Immunschwäche durch medikamentöse Immunsuppression oder HIV-Infektion
- Aktuelle oder zurückliegende Einnahme antiresorptiver Medikamente (Bisphosphonate, Denosumab)
- Systemische Erkr. mit Fieber, Schluckbeschwerden und herabgesetztem Allgemeinzustand
- Gefährliche Lokalisation, z. B. ein Abszess in der Fossa canina

13.2.4 Empyem

Eiteransammlung in einer präformierten Körperhöhle durch fortgeleitete oder am Ort entstandene Infektionen

Vorkommen Kieferhöhle, andere Nasennebenhöhlen (Stirnhöhle, Siebbeinzellen, Keilbeinhöhle), Gelenkspalt des Kiefergelenks

Klinik

- Fieber
- Bei Beteiligung der Stirnhöhlen oft starke frontale Kopfschmerzen
- Ggf. Druckschmerz über den Austrittspunkten des N. supraorbitalis und/oder des N. infraorbitalis

Therapie Chirurgische Drainage mit begleitender Antibiotikather., bei NNH-Beteiligung abschwellende Nasentropfen

13.2.5 Phlegmone

Syn.: engl. Cellulitis
Rapid progrediente bakt. Infektion des Gewebes mit flächenhafter schrankenloser Ausbreitung entlang des interstitiellen Raums und fehlender Begrenzung durch einen Granulationswall (▶ 13.2.3). Insgesamt seltene Infektion

> Phlegmonen im Kopf-Hals-Bereich können rasch zum Erstickungstod führen und sind daher immer als Notfall zu behandeln.

Ätiologie

- Am häufigsten nachgewiesen Erreger: β-hämolysierende Streptokokken und Staphylokokken, selten obligat anaerobe Erreger; meist Mischinfektion
- Risikofaktoren: Alter, Übergewicht und eine verminderte Abwehrlage (z. B. Diab. mell., Alkoholabusus, HIV-Infektion)

Klinik Schlagartiger Beginn, fulminanter Verlauf, schlechter Allgemeinzustand, Fieber, Tachykardie

Komplikationen

- Staphylococcal Scalded Skin Syndrome und Toxic Shock Syndrome (durch Staphylokokken- oder Streptokokken-Exotoxine)
- Septischer Schock (Bakteriämie und Systemic Inflammatory Response Syndrome)

Diagnostik Die Infektion kann serös oder eitrig sein. Die befallene Region ist bretthart und meist hochrot. Abgrenzung zum Erysipel ▶ Tab. 13.3

Tab. 13.3 DD zwischen Erysipel und Phlegmone

	Inspektion	Palpation
Erysipel	Feuerrot, scharf begrenzt	Oberflächliches Lymphsystem
Phlegmone	Eher dunkelrot bis violett, unscharf begrenzt, putride	Auch tiefere Hautschichten betroffen

Therapie Die sofortige Einleitung der Ther. entscheidend für das Überleben der Pat., ggf. Sicherung der Atemwege durch rasche Intubation oder Tracheotomie. Sofortige breite Eröffnung und Drainage der Läsion. Begleitende Antibiotikather. mit möglichst breitem Spektrum, die nach Vorliegen der Erreger- und Resistenzbestimmung modifiziert wird.

> In der Literatur werden das Erysipel und die Phlegmone mittlerweile als verschiedene Ausprägungen eines Krankheitsbilds betrachtet. Das Erregerspektrum ist nahezu identisch und der Übergang fließend. Die Ther. richtet sich v. a. nach dem Vorhandensein von Eiter.

13.2.6 Erysipel

Syn.: Wundrose
Hochrote, nicht putride, bakt. flächenhafte Entzündung der Haut und der Subkutis mit Ausbreitung über die Lymphgefäße, die in jedem Alter auftreten kann. Häufigster Erreger ist *Streptococcus pyogenes* aber auch C- und G-Streptokokken

sowie *Staphylococcus aureus* sind möglich. Durch die enzymatische Wirkung von Streptokinase und Hyaluronidase breiten sich die Streptokokken entlang der Lymphbahnen und im interstitiellen Bindegewebe in horizontaler Richtung in der Haut und Subkutis aus.

Ätiologie

- Meist Streptokokken, aber auch *S. aureus* möglich (14 %)
- Oft nach Bagatelltrauma (z. B. Mückenstich oder Kratzwunde)
- Risikofaktoren: z. B. chron. Alkohol- und Drogenabusus, Immunsuppression, Tumorerkr., HIV-Infektion, systemische Arteriosklerose, Adipositas, Diab. mell. und eine vulnerable Haut (z. B. Fissuren, Ekzeme, Ulzera)

Klinik

- Fieber, Schüttelfrost, allgemeines Krankheitsgefühl
- Innerhalb von Stunden Ausbildung eines flächenhaften, nicht immer scharf begrenzten, leuchtend roten Erythems
- Unterschiedlich starke Ödembildung, Überwärmung und meist starke Druckschmerzhaftigkeit
- Bei Ausbreitung entlang der Lymphspalten typische zungenförmige Ausläufer, Lymphangitis und regionale LK-Schwellung im Lymphabflussgebiet

13

! Eine Druckschmerzhaftigkeit des mesialen Augenwinkels weist auf eine Thrombophlebitis der V. angularis hin.

Differenzialdiagnosen Impetigo contagiosa, nekrotisierende Fasziitis, Infiltrat, Phlegmone (meist nicht so scharf begrenzt und eher dunkelrot bzw. livide, ▶ 18.2.5), beginnendes Ekzem, ein früher Zoster noch ohne Bläschen, eine durch Medikamente exazerbierte Mykose, Lupus erythematodes

Komplikationen

- Hirnvenenthrombose bzw. Hirnabszess durch eine Begleitthrombophlebitis der V. angularis als lebensgefährliche KO
- Erysipele neigen zu Rezidiven. Nach mehrfachen Rezidiven aufgrund von Obliterationen der Lymphbahnen oft chron. Ödem. Vorkommen z. B. im Bereich der Lippen
- Übergang in nekrotisierende Fasziitis
- Post-Streptokokken-Glomerulonephritis

Therapie

- Ggf. stationäre Aufnahme je nach Lokalisation und systemischer Beeinträchtigung.
- Antibiotikather. ggf. Makrolide, Lincosamide oder Betalaktam-Antibiotikum i. v. **Cave:** Penicilline reichen auch wegen einer möglichen Infektion mit *Staphylococcus aureus* nicht mehr aus.

13.2.7 Fistel

Eine Fistel ist eine nicht natürlich angelegte Verbindung zwischen verschiedenen Körperhöhlen bzw. zwischen einer Körperhöhle und der Körperoberfläche. Man unterschiedet entzündliche (z. B. chronische Osteomyelitis) und nicht entzündliche (z. B. laterale Halsfistel) Fisteln sowie im Kopf-Hals Bereich intra- und extraorale Fisteln. Je nach Fisteltyp ist der Gang mit Epithel bzw. mit Granulationsgewebe ausgekleidet.

Ätiologie Chron.-abszedierende Entzündungen

Klinik Rezid. spontane Entleerung einer Entzündung über die Fistel

Diagnostik

- Fistelmaulumgebung entzündlich gerötet
- Evtl. Blutung bei Sondierung
- Ggf. Eiteraustritt beim Ausstreichen des Gangs

Komplikation Sekundärinfektion

Differenzialdiagnose Syndromale (Van-der-Woude-Sy.: Unterlippenfisteln mit oder ohne Spaltenbildung) bzw. anlagebedingte Fisteln

Therapie Ursachenbeseitigung (z. B. Wurzelkanalbehandlung)

> Fistelgänge, die von Epithel ausgekleidet sind, verschließen sich nicht spontan und müssen exzidiert werden.

13.2.8 Ulkus

Tiefgreifender die Basalmembran durchbrechender und in das subkutane Gewebe reichender Defekt der Haut bzw. der Schleimhaut.

Ätiologie Infektiologische, thermische, chemische oder mechanische Ursachen

Klinik Meist sehr schmerzhaft (Ausnahme Ulcus durum und Tumoren)

Diagnostik Mit Fibrin belegtes und von Granulationsgewebe begrenzter Defekt, der bis in die Subkutis reicht.

Differenzialdiagnosen Akut nekrotisierende ulzerierende Gingivitis, endophytisch wachsende Tumoren, Ulcus durum (Lues Stadium I)

Therapie

- Beseitigung der auslösenden Faktoren. Nach Beseitigung der Ursache i. d. R. die narbige Heilung
- Bei Persistenz > 2 Wo. → Probenentnahme zum Malignitätsausschluss

13.3 Erreger

Das Erregerspektrum von akuten putriden dentogenen Infektionen ist komplex und nicht spezifisch. Im Gegensatz zu früheren Erkenntnissen geht man heute v. a. von fakultativ und obligat anaeroben Mischinfektionen aus (59–75 %). Das Verhältnis obligat zu fakultativ anaeroben Erregern beträgt etwa 1,5–3 : 1. In etwa 20 % der Fälle liegen ausschließlich Infektionen mit obligat anaeroben Erregern vor. Durchschnittlich finden sich 4 Erreger pro aspirierte Probe. Je mehr bewegliche und proteolytische Erreger vorhanden sind, desto größer ist die Ausbreitungstendenz.

Wichtige fakultativ anaerobe Erreger

- *Viridans-Streptokokken* (Mitis-, Oralis-, Salivarius-, Sanguis- und Mutans-Gruppe)
  - Grampositiv
  - Laktobazillen
  - Unbeweglich
  - α-hämolysierend
  - Aerobe bis mikroaerophil

- *Streptococcus pyogenes:*
  - Häufig Erreger des Erysipels (▶ 13.2.6)
  - Grampositiv
  - Unbeweglich
  - Kein Sporenbildner
  - β-hämolysierend
  - ! Post Streptokokken Glomerulonephritis
- *Staphylococcus aureus:*
  - 0,7–15 % der odontogenen Abszesse
  - Vermehrt bei Kindern
  - Häufig bei nicht odontogenen Entzündungen im Mund-, Kiefer- und Gesichtsbereich
  - Grampositiv
  - Unbeweglich
  - Koagulase-positiv, Katalase-positiv
  - Nosokomialer Erreger
  - Besonders gefährlich als MRSA bzw. VRSA
  - ! Staphylococcal Scalded Skin Syndrome (SCSS) und Toxic Shock Syndrom (TSS)
- *Staphylococcus epidermidis:*
  - 4–65 % der odontogenen Abszesse
  - Koagulase-negativ, Katalase-positiv

Wichtige obligat anaerobe Erreger

- *Prevotella* spp. (häufig *P. intermedia*)
  - 10–87 % der odontogenen Abszesse
  - Gramnegativ
  - Schwarz pigmentiertes Stäbchen
  - Saccharolytisch
  - Proteolytisch
- *Porphyromonas* spp. (z. B. P. *gingivalis*):
  - Gramnegativ
  - Unbewegliches, schwarz pigmentiertes Stäbchen
  - Nicht saccharolytisch
  - Proteolytisch
- *Fusobacterium* spp. (häufig *F. nucleatum*):
  - Etwa 52 % der Infektionen im Kopf- und Halsbereich
  - Gramnegativ
  - Nicht sporenbildend
  - Unbewegliches spitz zulaufendes Stäbchen
- *Clostridium* spp. (z. B. C. *perfringens*):
  - 2–20 % der odontogenen Abszesse
  - Grampositiv
  - Sporenbildend
  - Beweglich (außer *C. perfringens*)
- *Tannerella forsythia* (früher *Bacteroides forsythia*):
  - Gramnegativ
  - Filamentöses Stäbchen
  - Proteolytisch
  - Beweglich
- *Treponema* spp. (z. B. *Treponema denticola*):
  - Bis zu 79 % der odontogenen Abszesse

- Helixförmig
- Gramnegativ
- Beweglich
- Proteolytisch

13.4 Einsatz von Antibiotika

13.4.1 Endokarditisprophylaxe

(Indikationsstellung siehe Leitlinie der American Heart Association)

Indikationen Nur bei bestimmten Eingriffen in bestimmten Patientengruppen (Knirsch et al. 2022):

- **Zahnärztliche Interventionen:** Eingriffe, die zu einer Bakteriämie führen könnten, wie Manipulationen an Gingiva oder periapikaler Zahnregion oder Perforationen der oralen Mukosa, z. B. Biopsienahme, Platzierung kieferorthopädischer Bänder
- **Hochrisikopat.:** Pat. mit Z. n. infektiöser Endokarditis, mit Herzklappenprothesen oder Herzklappenkorrekturen mit prothetischem Fremdmaterial sowie Pat. mit angeborenen Herzfehlern nach individueller Abwägung

Durchführung ▶ Tab. 13.4

Tab. 13.4 Empfohlene Prophylaxe bei dentalen Hochrisiko-Eingriffen

Situation	Antibiotikum	Einzeldosis 30–60 Min. vor Intervention	
		Erwachsene	Kinder
Keine Allergie gegen Penicillin oder Ampicillin	Amoxicillin	2.000 mg p. o.	50 mg/kg KG p. o.
	Ampicillin	2.000 mg i. v.	50 mg/kg KG i. v. oder i. m.
	Cefazolin oder Ceftriaxon	1.000 mg i. m. oder i. v.	50 mg/kg i. v. oder i. m.
Allergie gegen Penicillin oder Ampicillin	Cefalexin	2.000 mg p. o.	50 mg/kg p. o.
	Azithromycin oder Clarithromycin	500 mg p. o.	15 mg/kg p. o.
	Doxycyclin	100 mg p. o.	< 45 kg: 2,2 mg/kg p. o. > 45 kg: 100 mg p. o.
	Cefazolin oder Ceftriaxon	1.000 mg i. m. oder i. v.	50 mg/kg i. v. oder i. m.

Nicht empfohlen wird die Endokarditisprophylaxe bei (Knirsch et al. 2022):

- Injektionen von Lokalanästhetika in nicht infiziertes Gewebe (außer bei intraligamentärer Anästhesie)
- Röntgenaufnahmen der Zähne
- Nahtentfernung
- Platzierung oder Anpassung von prothetischen oder kieferorthopädischen Verankerungselementen und Platzierung von kieferorthopädischen Klammern
- Trauma der oralen Mukosa oder Lippen oder Milchzahnverlust

13.4.2 Antiinfektive Therapie

Voraussetzung ist eine richtige Diagnosestellung.

Indikationen Kritische Ind.-Stellung:
- Gesicherte oder zumindest wahrscheinliche bakt. Genese, wenn eine lokale Sanierung des Infektionsorts nicht möglich oder nicht ausreichend ist (z. B. durch Trepanation des schuldigen Zahns oder Abszessinzision).
- Drohende Ausbreitung oder Generalisierung dentogener Infektionen. Zeichen einer Ausbreitung sind z. B. Allgemeinsympt. (Fieber, Weichgewebeschwellungen, Lidödem oder Kieferklemme). Typische ther. Ind. sind insbes. das dentogene Weichgewebeinfiltrat, die fortgeschrittene Dentitio difficilis (v. a. mit Kieferklemme) und die dentogene Sinusitis.
- Spezielle Infektionen die nur mit einer langfristigen Antibiotikagabe therapiert werden können (z. B. Aktinomykose → 4–6 Wo. Amoxicillin mit Clavulansäure).

Infektionsprophylaxe bei größeren OP in Intubationsnarkose mit langer OP-Dauer z. B. Ampicillin + Sulbactam 3 g i. v. 30–60 Min. präop., danach alle 3 h erneut 3 g.

Keine Indikationen
- Virusinfektionen
- Schmerzen oder Schwellungen unklarer Genese, z. B. Tumoren ohne Superinfektion
- Submuköse und einfache parodontale oder chron. Abszesse

Substanzwahl Das am besten geeignete Antibiotikum unter Berücksichtigung folgender Faktoren ermitteln:
- Schweregrad der Krankheit, Abwehrlage, Alter
- Bekannte Allergien, Leber- und Nierenfunktionsstörungen
- Wirkungsspektrum, Wirksamkeit und mögliche NW
- Möglichst Gabe eines Schmalspektrumantibiotikums

Verlaufskontrolle Festlegung der Ther.-Dauer: mind. 5 Tage und etwa 2 Tage über die akute Sympt. hinaus. Bei Streptokokkeninfektionen wegen der postinfektiösen KO, z. B. an Herz oder Niere, mind. 10 Tage

Erregernachweis und Resistenzbestimmung Vor möglicher Erstgabe (Abstrichnahme) sinnvoll. Ausgenommen sind akute Infektionen, die einen sofortigen Therapiebeginn erfordern, sowie ein typisches erregerspezifisches Krankheitsbild mit weitgehend konstantem Resistenzverhalten des vermuteten Erregers. Da dies für dentogene Infektionen i. d. R. zutrifft, ist eine Erreger- und Resistenzbestimmung meist nicht erforderlich. Die Verordnung eines Antibiotikums erfolgt entsprechend der vermuteten Erreger unter Beachtung der KI und Anwendungsbeschränkungen.

Erfolgskontrolle Grundsätzlich ist eine Antibiotikather. nach 3–4 Tagen zu überprüfen. Schlägt sie nicht an, kommen folgende Ursachen in Frage:
- Den Erreger betreffend:
  - Der isolierte Erreger ist nicht der (alleinige) ursächliche Erreger (Kontamination, Mischinfektion).

- Bei fehlender Erregerisolierung an Infektionen durch z. B. Anaerobier usw. denken.
- Eine Resistenzentwicklung unter der Therapie (selten).
- Es liegt keine bakterielle Infektion vor (Virus- oder Pilzinfektion).
- Die Antibiotika betreffend:
  - Falsches Antibiotikum (v. a. bei fehlender Erregerisolierung)
  - Fehlerhafte Resistenzbestimmung (häufiger als angenommen)
  - Nichtbeachten der pharmakokinetischen Eigenschaften, z. B. Gewebegängigkeit, Einnahme vor oder mit den Mahlzeiten
- Den Pat. betreffend: Alter, Immunschwäche (z. B. angeboren, Tumor, immunsuppressive Ther.), Fremdkörper, schlechte Compliance (bei ambulanter Ther.)
- Die Ind. betreffend: chir. Ind.

Bei Therapieresistenz die Möglichkeit von infizierten Tumoren in Betracht ziehen

Empfehlungen bei odontogenen Infektionen
- **Aminopenicilline:** raschere Abnahme von Schwellung und Schmerzen als bei reiner Penicillingabe. Amoxicillin z. B. 3 × 1.000 mg/d oder Amoxicillin + Clavulansäure z. B. 2 × 875 mg/125 mg/d (effektiv gegen 80–90 % der Bakterien)
- **Clindamycin:** bei Penicillinallergie Mittel der Wahl (z. B. 3 × 600 mg/d). Das oft genannte Risiko einer pseudomembranösen Colitis ist v. a. bei hospitalisierten, älteren, weiblichen und multipel vorerkrankten Pat. zu beachten. **Cave:** 16,8-fach erhöhtes Risiko für eine mit *Clostridioides difficile* assoziierte Infektion gegenüber keiner Antibiotikagabe (bei Penicilline 2,7-fach erhöht)
- **Makrolide:** am ehesten Azithromycin (unter den Makroliden am wenigsten WW)
- **Amoxicillin + Metronidazol:** z. B. als van Winkelhoff Cocktail (Amoxicillin 1.000 mg + Metronidazol 400 mg) zur Ther. aggressiver Parodontalerkr. Sehr hohes Wirkungsspektrum. Besondere NW sind die seltene Agranulozytose und die an Mäusen nachgewiesene kanzerogene Wirkung

Empfehlungen bei Haut- und Weichgewebeinfektionen
- **Erysipel:** Makrolide, Lincosamide oder Betalaktamantibiotika
- **Phlegmone:** Cefazolin 3 × 2 g/d i. v. nur stationär
- **V. a. nekrotisierende Fasziitis:** Piperacillin/Tazobactam 3 × 4,5 g/d i. v. nur stationär

13.5 Odontogene Infektionen

13.5.1 Chronische apikale Parodontitis

Ätiologie
- Folge einer Pulpanekrose nach einem Trauma oder einer chemisch-toxischen Schädigung. Am häufigsten jedoch als Folgeerkr. der Karies
- Persistierende Infektion im Wurzelkanalsystem nach Wurzelkanalfüllung
- Persistierende extraradikuläre Infektion z. B. durch Aktinomyceten
- Fremdkörperreaktion z. B. durch überstopftes Wurzelfüllmaterial
- Chron. Irritation durch Narbenbildung als Residuum nach ausgeheilter akuter apikaler Parodontitis

Klinik Solange ein Gleichgewicht zwischen Entzündung und Entzündungsabwehr besteht ist der Prozess meist symptomlos. Der betroffene Zahn ist devital. Bei Symptomen:

- Evtl. dezente Schwellung im Bereich des Zahnapex und mäßige Palpationsempfindlichkeit vestibulär apikal.
- Häufig apikales Granulom (Granulationswall aus Abwehrzellen um den infizierten Apex).
- **Sklerosierende apikale Parodontitis:** Verdichtung von Knochen durch Reparationsprozesse des Knochens, die durch die Entzündung induziert werden. (Solche sklerotischen Narben können noch lange nach einer Zahnextraktion im Rö sichtbar sein.)
- **Chron. granulierende Parodontitis nach Partsch:** Fistelbildung nach extra- oder intraoral. Entsteht auf dem Boden einer chron. apikalen Parodontitis oder nach akuter Exazerbation. Fistelmaul und Apex sind sondierbar.

Diagnostik Im Röntgen periapikale Transluzenz, Opazität bei sklerosierender apikaler Parodontitis im Randbereich einer Osteolyse (eher selten)

Differenzialdiagnosen Zyste

Konservative Therapie Wurzelkanalbehandlung

Chirurgische Therapie

- WSR mit orthograder oder retrograder Wurzelkanalfüllung
- Entfernung des Granulationsgewebes
- Bei nicht erhaltungswürdigem Zustand Extraktion des Zahns (z. B. bei Paro-endoläsion mit ausgeprägter Zahnlockerung)

13

13.5.2 Akute apikale Parodontitis und submuköse dentogene Abszedierung

Ursachenkomplex wie bei der chron. apikalen Parodontitis (▶ 13.5.1), meist nach einer kariesbedingten irreversiblen Pulpitis. Die Pathogene bzw. Noxen gelangen über den Apex in die periapikale Region. Dadurch akute periapikale Entzündungsreaktion (Desmodont und lokale Spongiosa) bei meist nekrotischer Pulpa.

Klinik und Diagnostik

Enossale Phase

- Starker pochender Schmerz.
- Der schuldige Zahn ist avital (selten initial vital) und aufgrund des gut innervierten Desmodontalspalts stark perkussions- und palpationsempfindlich. Er erscheint dem Pat. aufgrund der Volumenzunahme im apikalen Desmodontalspalt subjektiv als verlängert.
- Röntgenologisch evtl. beginnende Erweiterung des Parodontalspalts.

Bei fortschreitendem Prozess Abszedierung mit folgendem Ablauf:

Subperiostale Phase (▶ Abb. 13.2):

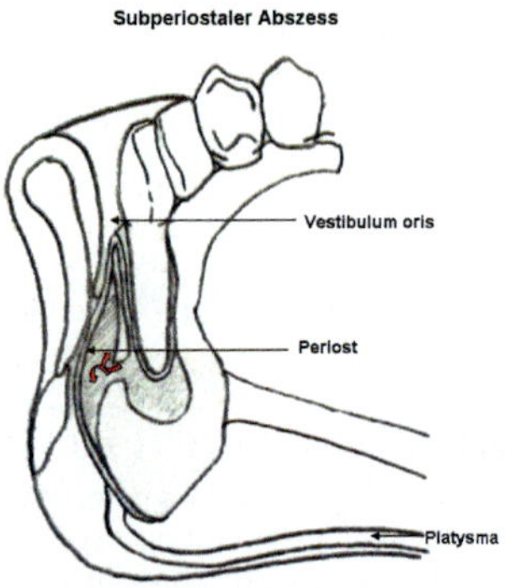

Abb. 13.2 Subperiostaler Abszess [T1166-05]

- Stärkste Schmerzen durch abszedierende Schwellung und Dehnung des sehr gut innervierten Periosts.
- Der schuldige Zahn ist avital und weiter stark perkussionsempfindlich.
- Ausgeprägte Druckdolenz periapikal mit klassischen Entzündungszeichen.

Weichgewebephase (▶ Abb. 13.3)

- Periost durchbrochen!
- Schmerz lässt zunächst etwas nach (Periost verliert durch das Einreißen seine Spannung).
- Diffuse Weichgewebeschwellung
- Ggf. spontane Fistelbildung oder Eiterabfluss bei kurzem Drainageweg

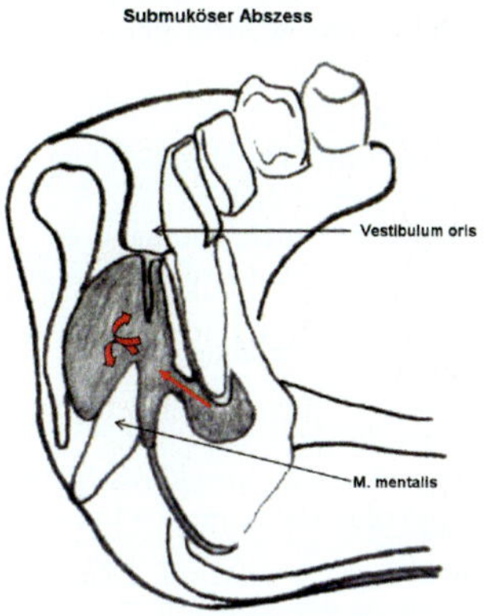

Abb. 13.3 Submuköser Abszess [T1166-05]

> Im Rahmen der Weichgewebephase kann sich die Abszedierung bei ausbleibender Ther. und ausbleibender spontaner Entleerung in die unten beschriebenen Logen ausbreiten.

Therapie

Enossale Phase

- Druckentlastung der periapikalen Läsion durch Trepanation und gründlicher endodontaler Spülung des schuldigen Zahns.
- Nach Abklingen der akuten Sympt. definitive Wurzelkanalbehandlung (bei komplizierter Kanalkonfiguration ggf. mit Wurzelspitzenresektion).
- Nicht erhaltungswürdige Zähne sollten extrahiert werden.

Subperiostale- und Weichgewebephase

- Abszessinzision: Scharfer Schnitt auf den Knochen, der sicher die Schleimhaut und das Periost durchtrennt.
- Subperiostale Aufdehnung der Abszesshöhle mit Hilfe eines Raspatoriums.
- Spülung mit NaCl 0,9 % und Einlage eines Gazestreifens bzw. Annaht und Einlage einer Latexlasche (z. B. aus einem sterilen Handschuh).
- Regelmäßige Wiedervorstellung zur Spülung und zum Streifenwechsel bis kein trübes Sekret mehr nachweisbar ist.
- Nach abgeklungener akuter Sympt. ggf. Wurzelkanalbehandlung, Wurzelspitzenresektion oder bei Nichterhaltungswürdigkeit Extraktion des schuldigen Zahns.

13.5.3 Perikoronitis (Dentitio difficilis)

Schlupfwinkelinfektion bei durchbrechenden, teilretinierten oder verlagerten Zähnen, die meist die Zähne 38 und 48 betrifft. Bei einem Durchbruchhindernis kommt es zur Schlupfwinkelbildung für Speisereste und Bakterien (Circulus vitiosus: Essensreste + Bakterien → entzündliche Schwellung → Dekubitalulkus → entzündliche Schwellung mit perikoronarer Knochenresorption bei länger bestehenden oder rezid. entzündlichen Prozessen (röntgenologisch meist distale Aufhellung auf Höhe der Zahnkrone in Form eines Halbmonds)

Klinik
- Schmerzen
- Eingeschränkte Mundöffnung (Schonhaltung der Kaumuskulatur)
- Evtl. Halsschmerzen
- Gerötete Schleimhautkapuze
- Entleerung von serösem bzw. eitrigem Sekret aus der „Tasche“ (ggf. erst nach Sondierung)
- Ggf. Dekubitalulkus
- Foetor ex ore
- Ggf. regionäre Lymphadenitis

Diagnostik Vor allem klinische Diagnose. Im Röntgenbild bei chron. bzw. rezid. Beschwerden fast immer halbmondförmige retrokoronare Knochenresorption

Therapie
- Spülung der Schleimhauttasche (CHX bzw. NaCl) und lokale Behandlung mit Glukokortikoiden, wie Prednisolonacetat
- Bei manifester Abszedierung Elevation bzw. Inzision der Schleimhautkapuze nach lateral distal

13

- Verlauf des N. lingualis beachten
- Nach erfolgter Spülung und Drainage ggf. Einlage einer Lasche
- Nach Abklingen der akuten Entzündungssymptome Entfernen des schuldigen Zahns
- Bei systemischer Entzündungsmanifestation ggf. begleitende Antibiotikather.

Komplikationen
- Osteomyelitis
- Logenabszesse (pterygomandibulär → parapharyngeal→ via Spatium parapharyngeale Richtung oberem Mediastinum, ▶ Abb. 13.4)

13.5.4 Spezialfall palatinaler Abszess

Eiterbildung zwischen Knochen und Weichteildecke des harten Gaumens

Topografie
- Kraniale Begrenzung: knöcherne Gaumenplatte
- Kaudale Begrenzung: Periost und keratinisierte Gaumenschleimhaut
- Laterale Begrenzung: Alveolarfortsatz
- Mediale Begrenzung: Septum medianum fibrosum

Ätiologie
- Meist von den palatinalen Wurzeln der Molaren und Prämolaren ausgehend. (Da die Knochendecke besonders dünn ist, können entzündliche Prozesse hier leicht unter das Periost des Gaumens gelangen.)
- Seltener auch von infizierten Zysten bzw. entzündeten tumorösen Neubildungen (Speicheldrüsentumoren) ausgehend.

Klinik und Diagnostik Druckschmerzhafte, anfangs flache, später kuppelförmige prallelastische Schwellung am harten Gaumen mit geröteter Schleimhaut

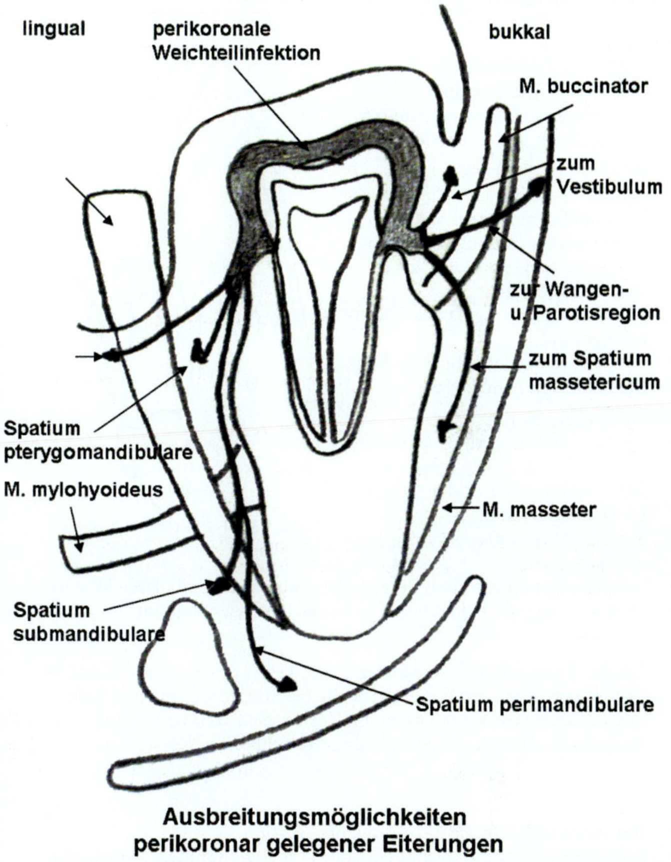

Abb. 13.4 Ausbreitungsmöglichkeiten perikoronar gelegener Eiterungen [T1166-05]

Differenzialdiagnosen Zysten, Tumoren (insbesondere Speicheldrüsentumoren)

Therapie

- Nach Lokalanästhesie marginale palatinale Inzision (Vermeidung von Verletzungen der A. palatina), bei oberflächlichem Abszess mit unkomplizierter Relation zur A. palatina ggf. auch Stichinzision im Punctum maximum
- Ablösen der Schleimhaut vom Knochen und Eröffnen der Eiterhöhle mit Hilfe eines Raspatoriums
- Spülung mit NaCl 0,9 % und Streifeneinlage
- Wurzelspitzenresektion oder Extraktion des schuldigen Zahns nach Abklingen der akuten Entzündung

13.5.5 Spezialfall Fossa-canina-Abszess

Ätiologie

- Entzündliche Prozesse der Frontzähne oder Eckzähne im OK
- Ggf. infizierte Zysten, entzündete Kieferhöhlen und infizierte Atherome im Bereich der Nase

Topografie ▶ Abb. 13.5

- Ventrale Begrenzung: SMAS (superfizielles muskuloaponeurotisches System) und Kutis sowie mimische Muskulatur
- Dorsale Begrenzung: faziale Kieferhöhlenwand
- Laterale Begrenzung: bukkale Loge
- Mediale Begrenzung: Nase

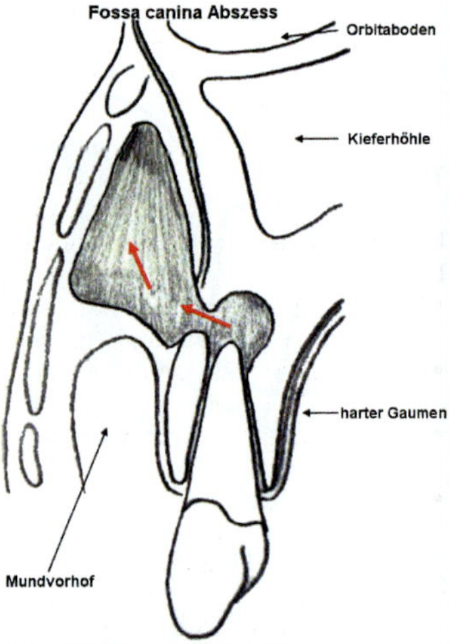

Abb. 13.5 Fossa-canina-Abszess [T1166-05]

Klinik und Diagnostik

- Starke Schwellung mit Ausdehnung auf Oberlippe, Nase, Wange und ggf. Unterlid (Hier ist der geringste Gewebewiderstand.)
- Tastbare Fluktuation bei subkutanen Abszessen.
- Schwellungsmaximum im Bereich der schuldigen vestibulären Wurzel.
- Starke Schmerzhaftigkeit im subperiostalen Abszessstadium.

! Ein druckschmerzhafter medialer Lidwinkel ist ein Hinweis auf eine Begleitthrombophlebitis der V. angularis, die bei Fortleitung zu einer Sinus-cavernosus-Thrombose führen kann. Im Zuge dessen können Hirnnervenausfälle (z. B. des N. abducens) und Hirnabszesse auftreten.

Therapie

- Intraorale vertikale, ca. 1–1,5 cm lange Inzision
- Abszesseröffnung durch subperiostale Präparation mittels Raspatorium
- Spülung der Cavität mit NaCl 0,9 %
- Einlage eines Streifens oder einer Lasche (Drainage)
- Bei V. a. Beteiligung der V. angularis stationäre Aufnahme und i. v. Antibiotikather.

13.6 Logenabszesse

13.6.1 Perimandibulärer Abszess

Beim perimandibulären Abszess ist das Corpus mandibulae vom lateralen bis medialen Korpusrand zirkulär ummantelt.

Ätiologie

- Zu 90 % von den UK-Molaren, seltener von den Prämolaren und Eckzähnen ausgehend
- Meist ausgehend von einem zuvor bestehenden paramandibulären Abszess

Topografie Die perimandibuläre Loge umgibt den UK und damit die laterale, kaudale und mediale Seite der Mandibula (▶ Abb. 13.6):

- Begrenzung nach lateral und kaudal: Fascia cervicalis und Platysma
- Begrenzung nach kranial medial: M. mylohyoideus
- Begrenzung nach kranial lateral: bukkale Loge
- Begrenzung nach posterior lateral kaudal: Fascia cervicalis und M. sternocleidomastoideus
- Begrenzung nach posterior lateral kranial: Fascia parotidea
- Begrenzung nach posterior medial: Spatium parapharyngeum

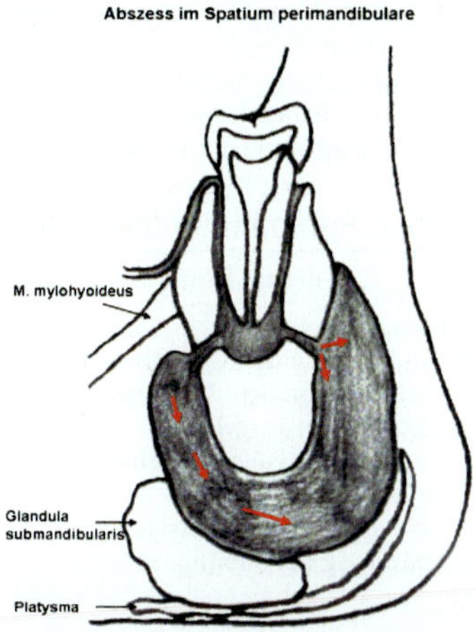

Abb. 13.6 Abszess im Spatium perimandibulare [T1166-05]

Klinik und Diagnostik

- Schwellung von Wangenweichgewebe und submandibulärem Weichgewebe
- Verstrichenes UK-Vestibulum
- Ggf. angehobener Mundboden
- UK-Rand in keinem Bereich der Schwellung durchtastbar (wichtige Abgrenzung zum paramandibulären Abszess)
- Ausgeprägter Druckschmerz
- Mundöffnungseinschränkung bis hin zur kompletten Kieferklemme
- Schluckbeschwerden mit gestörter Flüssigkeits- und Nahrungsaufnahme
- Häufig systemische Entzündungsmanifestation mit erhöhter Körpertemperatur und reduziertem AZ

Ausbreitungsmöglichkeiten

- Aus dem Parapharyngealraum entlang der Vagina carotica Richtung oberem Mediastinum.
- In die Sublingualloge

Therapie

- Stationäre Aufnahme und i. v. Antibiotikather.
- OP in Intubationsnarkose:
  - Extraorale Inzision ca. 4 cm bzw. 2 Querfinger des Pat. kaudal des UK-Unterrandes
  - Stumpfe Präparation durch Kutis, Subkutis, Platysma und Halsfaszie auf den UK-Unterrand unter strikter Schonung des R. marginalis mandibulae des N. facialis
  - Stumpfe Eröffnung und Drainage der Eiterhöhle medial und lateral des Corpus mandibulae
  - Nach sorgfältiger Spülung mit NaCl 0,9 % Einlage von 2 Röhrchen in die lingual und vestibulär eröffneten Logen

- Ggf. Abstrichnahme zur Erregerresistenzprüfung und gezielte Antibiotikather.
- Bei akuter Ausbreitungstendenz breit angelegte i. v. Antibiotikather., bei ausbleibender Besserung Wechsel auf eine spezifische Antibiotikather.
- Beseitigung der Ursache nach Abklingen der akuten Entzündung

13.6.2 Submandibulärer Abszess

Mit ca. 22 % die am häufigsten betroffene Loge.

Ätiologie

- In 70 % von den UK-Molaren, seltener von den Prämolaren und Eckzähnen ausgehend
- In 35 % der Fälle vom unteren Weisheitszahn ausgehend
- Übergreifen einer eitrigen Entzündung des Sublingualraums oder der Submentalloge in die Submandibularregion (▶ Abb. 13.7)

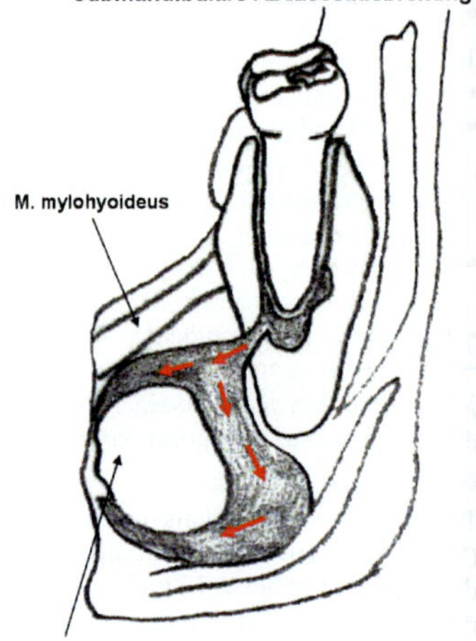

Abb. 13.7 Submandibuläre Abszessausbreitung [T1166-05]

Topografie Entspricht dem medialen Anteil des Spatium perimandibulare und wird durch den dorsalen Anteil des M. mylohyoideus in eine untere und eine obere Nische geteilt:

Untere Nische: enthält den größten Teil der Glandula submandibularis und die submandibulären LK und liegt unterhalb des M. mylohyoideus.

- Ventrale Begrenzung: UK, Ansatz des Venter anterior des M. digastricus
- Dorsale Begrenzung: M. stylohyoideus, venter posterior des M. digastricus, Tractus angularis, der die V. retromandibularis enthält und die Submandibularloge mit dem Karotisdreieck und dem retromandibulären Raum verbindet, am dorsalen Rand des M. mylohyoideus Übergang in die obere Nische
- Laterale Begrenzung: UK-Rand
- Mediale Begrenzung: Venter anterior des M. digastricus

Obere Nische: enthält den Processus uncinatus der Glandula submandibularis.

- Ventrale Begrenzung: Übergang ins Spatium sublinguale
- Dorsale Begrenzung: M. stylohyoideus, Venter posterior des M. digastricus, Tractus angularis, der die V. retromandibularis enthält und die Submandibularloge mit dem Karotisdreieck und dem retromandibulären Raum verbindet

Ausbreitungsmöglichkeiten

- Parapharyngealraum (s. o.)
- Sublingualloge
- Submentalloge unter Umgehung des Venter anterior des M. digastricus
- Wangenregion über die Faszienlücke der Fazialisgefäße
- Karotisdreieck entlang der V. facialis

Klinik und Diagnostik

- Die kaudal gelegenen Wangenabschnitte sind nicht betroffen und die UK-Knochenkontur ist auf der Wangenseite bis zum UK-Rand tastbar.
- Die Schwellung reicht nach kaudal bis zum Zungenbein, nach dorsal bis zum Vorderrand des M. sternocleidomastoideus und nach medial bis in die Submentalregion.
- Hautrötung und Fluktuation findet man nur in fortgeschrittenen Fällen.
- Meistens ist eine mäßig starke Kieferklemme vorhanden.
- Intraoral zeigt sich eine druckschmerzhafte Schwellung des dorsalen Mundbodenbereiches mit Rötung der bedeckenden Schleimhaut.
- Die Körpertemperatur kann erhöht sein.

Therapie

- Stationäre Aufnahme und i. v. Antibiotikather.
- OP in Intubationsnarkose: gleiches Vorgehen wie beim perimandibulären Abszess (s. o.)., lediglich Eröffnung der submandibulären Loge notwendig. Bei Beteiligung des Anteils über dem M. mylohyoideus ggf. zusätzlich intraorale Inzision
- Beseitigung der Ursache nach Abklingen der akuten Entzündung

13.6.3 Paramandibulärer Abszess

Ätiologie Meist ausgehend von entzündlichen Prozessen der UK-Molaren. Häufig die Vorstufe eines perimandibulären Abszesses

Topografie Die paramandibuläre Loge (Spatium paramandibulare) entspricht dem lateralen Anteil des Spatium perimandibulare (▶ Abb. 13.8)

- Kraniale Begrenzung: Os zygomaticum
- Dorsale Begrenzung: M. masseter, tiefe Anteile des M. temporalis mit Fascia buccotemporalis und Glandula parotidea
- Laterale Begrenzung: mimische Muskulatur (SMAS), Subkutangewebe
- Mediale/kaudale Begrenzung: UK-Unterrand

Ausbreitungsmöglichkeiten

- Über den Rand des M. masseter hinweg in die Subkutis bzw. in die Region der Glandula parotidea
- Durch die Faszienlücke der Fazialisgefäße in die Submandibularloge
- Nach dorsal in den masseterico-mandibulären, pterygomandibulären, parapharyngealen Raum und in die Infratemporalregion

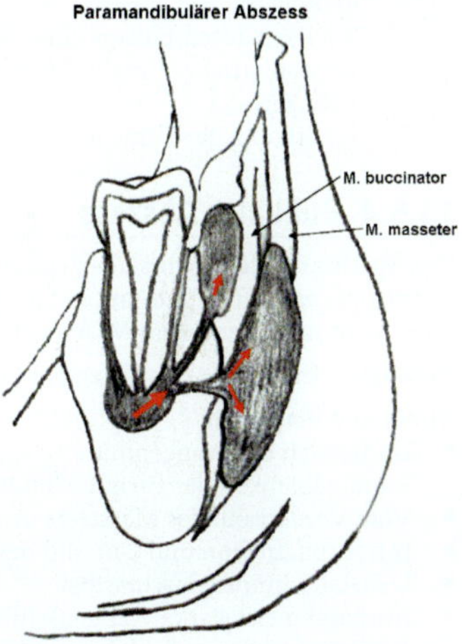

Abb. 13.8 Paramandibulärer Abszess [T1166-05]

Klinik und Diagnostik

- Die Schwellung liegt tiefer als beim bukkalen Abszess, wobei das Schwellungsmaximum in Höhe des UK-Körpers liegt.
- Das kollaterale Ödem kann über den UK-Rand, der aber noch durchtastbar bleibt, hinausreichen.
- Intraoral ist meist eine starke Wangenschwellung vorhanden und in der sich vorwölbenden, glasig verquollenen Schleimhaut erkennt man häufig die Impressionen der gegenüberliegenden Zähne.
- In fortgeschrittenen Fällen kann der Abszess die mimische Muskulatur durchbrechen und sich in das subkutane Fettgewebe ausbreiten. Die anfangs nur leicht gerötete und verschiebliche Hautdecke nimmt dann eine dunkelrote Farbe an und ist mit dem tiefen Entzündungsprozess verbacken. Der bevorstehende Eiterdurchbruch nach außen kündigt sich durch eine Fluktuation an (subkutaner Abszess).

Therapie

- Stationäre Aufnahme abhängig von einer ggf. vorhandenen systemischen Entzündungssymptomatik. Ambulante Behandlung nur bei wenig ausgedehnten Entzündungsprozessen.
- OP in Intubationsnarkose:
  - Intraorale paramarginale scharf auf das Periost geführte Inzision knapp unterhalb der Linea girlandiformis.
  - Subperiostale Präparation in die Abszesshöhle.
  - Bei submuköser Ausbreitung gegebenenfalls stumpfe Eröffnung der Weichteilhöhle.
  - Spülung mit NaCl 0,9 %.
  - Drainage durch Einlage eines Streifens bzw. Annaht einer Lasche.
  - Bei systemischer Entzündungssympt. empfiehlt sich auch hier eine Antibiotikagabe.
  - Beseitigung der Ursache nach Abklingen der akuten Entzündung.

13

13.6.4 Bukkaler Abszess

Das Spatium buccale wird überwiegend vom Corpus adiposum buccae (Bichat-Fettpfropf) ausgefüllt und umfasst die Region kaudal, lateral und kranial vom M. buccinator und lateral vom M. masseter und von der Glandula parotidea.

Ätiologie In ca. 73 % der Fälle vom unteren Weisheitszahn ausgehend

Klinik und Diagnostik

- Im Bereich der Wangenmitte gelegene, im Zentrum derbe und druckschmerzhafte, in der Peripherie ödematös-weiche Schwellung
- Vom Vorderrand des Masseters bis zur Mundwinkelgegend reichend
- Infraorbitalregion und Unterlid meist einbezogen
- UK-Rand immer durchtastbar
- Intraoral meist starke Wangenschwellung und in der sich vorwölbenden, glasig verquollenen Schleimhaut häufig Impressionen der gegenüberliegenden Zähne zu erkennen
- Gute Palpation des Abszesses in der Wange (mit Daumen, Zeige- und Mittelfinger C förmig die Wange austasten)

> In fortgeschrittenen Fällen kann der Abszess die mimische Muskulatur durchbrechen und sich in das subkutane Fettgewebe ausbreiten (subkutane Fluktuation).

Therapie Schnittführung horizontal in Höhe der Okklusionsebene. Stumpfes Aufspreizen und Eröffnung der Abszesshöhle mit Hilfe einer Präparationsschere

! Verletzungen des Parotisgangs (Stenon-Gang) und von Ästen des N. facialis

13.6.5 Retromandibulärer Abszess (Parotisloge)

Ätiologie

- Aszendierende Infektion über den Ausführungsgang (Muskellücke im M. buccinator)
- Odontogene Infektionen relativ selten
- Durchbruch sek. vom Parapharyngealraum, vom Spatium pterygomandibulare, sowie vom masseterico-mandibulären oder retromaxillären Raum

Topografie

- Kraniale Begrenzung: Kiefergelenk
- Ventrale Begrenzung: Mandibula, M. masseter, M. pterygoideus medialis
- Dorsale Begrenzung: äußerer Gehörgang
- Laterale Begrenzung: Subkutis
- Kaudale Begrenzung: Fascia parotidea, welche die Parotisloge nur unvollständig vom Spatium parapharyngeum abtrennt

Klinik

- UK-Hinterrand nicht mehr palpabel.
- Hautrötung.
- Ggf. ausgeprägte Einschränkung der Mundöffnung, wenn sich der Abszess aus einem pterygomandibulären bzw. massetericomandibulären Abszess entwickelt hat.

Ausbreitungsmöglichkeiten Fossa infratemporalis und Spatium parapharyngeum

Therapie

- Stationäre Aufnahme zur i. v. Antibiotikather.
- OP in Intubationsnarkose:
  - Inzision von extraoral über einen bogenförmigen Hautschnitt, der im Abstand von einem Querfinger dorsal vom Kiefergelenk auf den UK-Hinterrand angelegt wird.
  - Stumpfe Eröffnung der Abszesshöhle mit der Schere unter strikter Schonung des N. facialis.
  - Ggf. Gegeninzision von submandibulär.
  - Spülung mit NaCl 0,9 %.
  - Einlage von Drainageröhrchen.
  - Begleitende Antibiotikather.

13.6.6 Masseterikomandibulärer Abszess

Eiterbildung zwischen M. masseter und dem aufsteigenden UK-Ast

Ätiologie

- Vorwiegend von den unteren Molaren bzw. Weisheitszähnen ausgehend (häufig im Rahmen einer Perikoronitis, ▶ 13.5.3)
- Erhöhte Gefahr bei der Entfernung akut entzündeter Weisheitszähne, daher besser zuerst antiinflammatorische Ther. (CHX-Spülung, Glukokortikoidsalbe, ggf. Abszesseröffnung)

- Ausbreitung aus dem retromaxillären Raum über die Incisura semilunaris in die massetericomandibuläre Loge
- Seltener Eindringen perimandibulärer Eiterungen und Wangenabszesse in diese Region

Topografie ▶ Abb. 13.9

- Mediale Begrenzung: R. mandibulae
- Kraniale Begrenzung: Temporalregion
- Dorsale Begrenzung: Spatium retromandibulare
- Laterale Begrenzung: M. masseter
- Kaudale Begrenzung: M. masseter

Klinik

- Erhebliche Einschränkung der Mundöffnung (Abweichung zur kranken Seite)
- Derbe und druckschmerzhafte Schwellung der Masseterregion mit Kieferklemme mit Punktum maximum oft im Bereich der Vorderkannte des M. masseter
- Oft begleitendes Ödem, das bis zum Hals und nach temporal reicht
- Zahnreihen zur Verringerung der Muskelspannung ggf. leicht geöffnet
- Dorsale Wangenschleimhaut intraoral gerötet und geschwollen

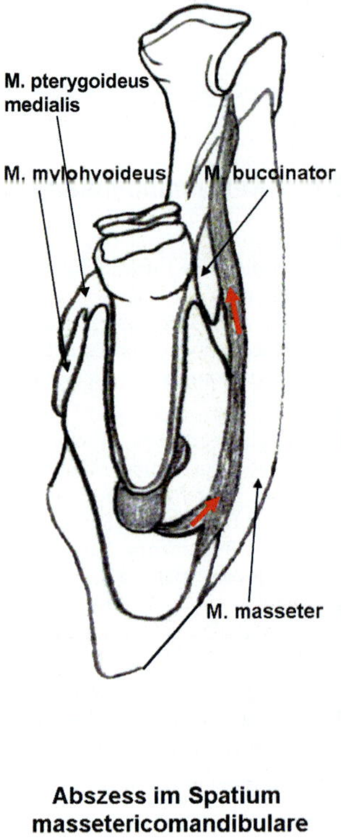

Abb. 13.9 Abszess im Spatium massetericomandibulare [T1166-05]

Ausbreitungsmöglichkeiten

- Ventral in die Wangenregion
- Kranial über die Incisura semilunaris in den retromaxillären Raum oder in die temporale Loge
- Dorsal in die Fossa retromandibularis (Parotisloge)

Therapie

- Stationäre Aufnahme zur (begleitenden) i. v. Antibiotikather.
- OP in Intubationsnarkose:
  - Inzision auf dem aufsteigenden UK-Ast nach kranial lateral (unter Schonung des N. lingualis)
  - Eröffnung des Spatium massetericomandibulare mittels Raspatorium
  - Spülung mit NaCl 0,9 % und Einlage einer Drainage (Röhrchen, Streifen, Lasche)
  - Ggf. bei stärkerer Kieferklemme und ausgedehnter Infiltration extraorale Inzision unterhalb des Kieferwinkels
- Beseitigung der Ursache nach Abklingen der akuten Entzündung

13.6.7 Pterygomandibulärer Abszess

Eiteransammlung zwischen M. pterygoideus medialis und Ramus mandibulae

Ätiologie ▶ 13.6.6

Topografie ▶ Abb. 13.10

- Mediale Begrenzung: M. pterygoideus medialis
- Kraniale Begrenzung: Temporalloge
- Dorsale Begrenzung: Parotisloge
- Laterale Begrenzung: Ramus mandibulae
- Kaudale Begrenzung: M. pterygoideus medialis, Lig. stylomandibulare
- Ventrale Begrenzung: M. buccinator, Raphe pterygomandibularis

> Durch die pterygomandibuläre Loge verlaufen die A., V. und N. alveolaris inferior sowie der N. lingualis.

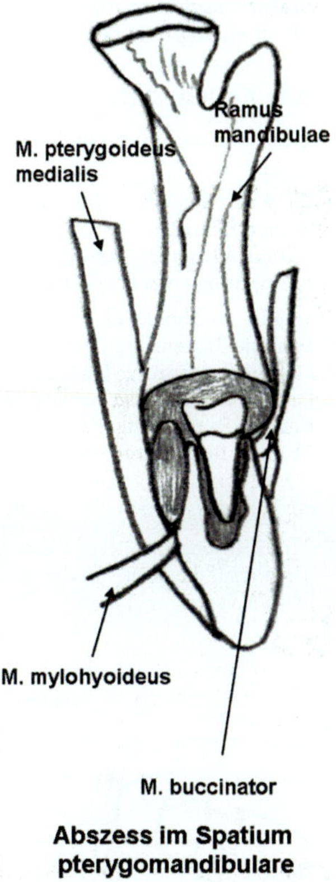

Abb. 13.10 Abszess im Spatium pterygomandibulare [T1166-05]

Ausbreitungsmöglichkeiten

- Dorsal in die Parotisloge
- Medial in den Parapharyngealraum
- Kranial in die Infratemporalregion und in die Fossa pterygopalatina

Klinik und Diagnostik

- Erhebliche Einschränkung der Mundöffnung
- Beim Öffnen UK-Abweichung zur gesunden Seite (Schuchardt-Zeichen)
- Schwellung durch Lage an der Innenseite des Kieferwinkels besonders bei Reklination des Kopfes sichtbar (Spannung des Arcus palatoglossus und palatopharyngeus)
- Punktum maximum im Bereich der lateralen Anteile des weichen Gaumens
- Behinderung der intraoralen Untersuchung durch die Kieferklemme
- Häufig ausgeprägte Schluckstörungen und schwellungsbedingte Atembehinderung
- Ggf. deutliche Reduktion des Allgemeinbefindens

Therapie

- Stationäre Aufnahme
- OP in Intubationsnarkose:
  - Meist extraorale und intraorale Eröffnung
  - Intraorale Inzision entlang des aufsteigenden UK-Asts und Eröffnung der Loge streng subperiostal (unter Schonung des N. lingualis und des N. alveolaris inferior)

  - Extraorale Inzision ▶ 13.6.6 (Präparation auch hier streng auf dem Knochen)
  - Spülung mit NaCl 0,9 %
  - Einlage von Drainageröhrchen (intraoral ggf. Lasche)
- Antibiotische Begleitther.
- Beseitigung der Ursache nach Abklingen der akuten Entzündung
- Mundöffnungsübungen (z. B. Spatelübungen)

13.6.8 Kinnabszess

Perimandibulärer Abszess in der Kinnregion

Ätiologie

- Meist von den UK-Schneidezähnen, seltener von den Eckzähnen ausgehend
- Nicht odontogene Ursachen: infizierte Atherome, Lymphadenitiden, Wundinfektionen bzw. Fremdkörperreaktionen nach Trauma und infizierte Tumoren
- Ausbreitung eines abgesunkenen submukösen Abszesses in die Kinnregion

Topografie ▶ Abb. 13.11

- Ventrale Begrenzung: Dorsalfläche der Mandibula
- Dorsale Begrenzung: Zungenbein
- Laterale Begrenzung: vordere Bäuche des linken und rechten M. digastricus
- Kaudale Begrenzung: Fascia cervicalis superficialis
- Kraniale Begrenzung: M. mylohyoideus

Die Fascia cervicalis superficialis bildet keine feste Begrenzung zu den vorderen Kinnabschnitten, daher mögliche Ausbreitung der Entzündung zu der ventral des Kinns gelegenen Loge, deren Weichgewebebegrenzung nach kranial, ventral und lateral durch den M. mentalis gebildet wird.

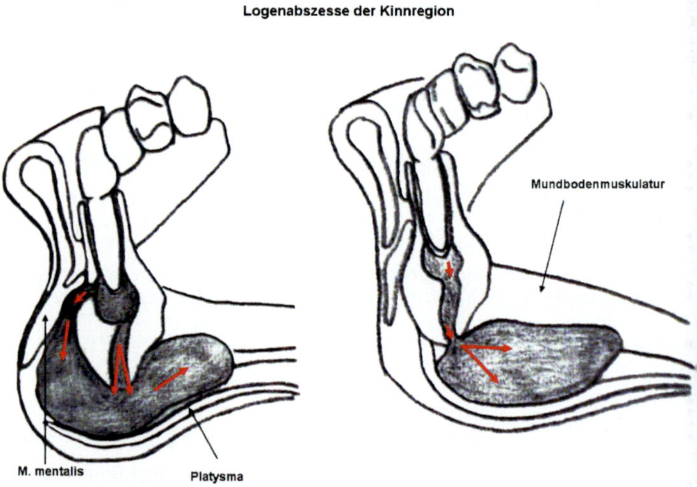

Abb. 13.11 Logenabszesse der Kinnregion [T1166-05]

Ausbreitungsmöglichkeiten Spatium submandibulare

Klinik und Diagnostik
- Derbe, druckschmerzhafte Vorwölbung submental bzw. der gesamten Kinnprominenz
- Haut meist gerötet und nicht verschieblich
- Kinnrand nicht durchzutasten „Doppelkinnbildung"
- Ggf. schmerzhafte Schwellung im Vestibulum bzw. angehobener Mundboden mit Schluckbeschwerden und kloßiger Sprache (Beteiligung des Os hyoideum)
- Ggf. Kinnfistel bei spontanem Durchbruch

Therapie
- Im Anfangsstadium intraorale Inzision wie bei einem submukösen Abszess evtl. ausreichend
- In fortgeschrittenen Fällen extraorale Inzision in der Submentalfalte in Lokalanästhesie (Durchtrennung von Kutis, Subkutis, Platysma und Halsfaszie)
- Antibiotikather. nur bei V. a. systemische Ausbreitungstendenz (z. B. Fieber, Schüttelfrost)
- Beseitigung der Ursache nach Abklingen der akuten Entzündung

13.6.9 Sublingualer Abszess

Ätiologie
- Kann von allen UK-Zähnen ausgehen (je weiter dorsal die Zähne liegen, desto dünner ist die knöcherne Barriere)
- Übergreifen einer Eiterung der Submandibularloge auf die Sublingualregion (über den Hinterrand des M. mylohyoideus)
- Nichtodontogene Ursachen: Verletzungsfolgen, Tumoren, Zysten, Lymphadenitiden, Sialadenitiden, Sialolithiasis

Topografie ▶ Abb. 13.12. Das Spatium sublinguale wird weitgehend von der Glandula sublingualis und dem Ausführungsgang der Glandula submandibularis (Wharton Gang) ausgefüllt.
- Ventrale Begrenzung: Unterkiefer
- Dorsale Begrenzung: obere Nische der Submandibularloge
- Laterale Begrenzung: Unterkiefer
- Mediale Begrenzung: M. genioglossus und M. geniohyoideus
- Boden der Sublingualloge: M. mylohyoideus
- Kraniale Begrenzung: Mundschleimhaut

Ausbreitungsmöglichkeiten
- In den Sublingualraum der Gegenseite
- In die Zungenmuskulatur
- Dorsal-kaudal in die Submandibularloge
- Dorsal in den Parapharyngealraum

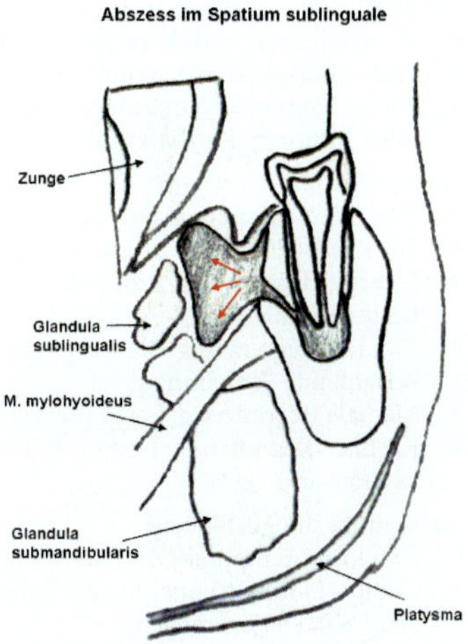

Abb. 13.12 Abszess im Spatium sublinguale [T1166-05]

- Durch den M. mylohyoideus in das Spatium submandibulare und die Submentalloge

Klinik und Diagnostik

- Vorwölbung und Rötung der Schleimhaut
- Ausgeprägte Druckdolenz
- Angehobener Mundboden (ggf. über die Kauebene hinaus)
- Bewegungseinschränkung der Zunge
- Kloßige Sprache
- Schluckbeschwerden (Beeinträchtigung der suprahyoidalen und Zungenmuskulatur)
- Ggf. erhöhte Körpertemperatur und Einschränkung des Allgemeinbefindens

Therapie

- Stationäre Aufnahme zur i. v. Antibiotikather.
- OP in Intubationsnarkose:
  - Intraorale alveolarkammnahe bzw. marginale Inzision
  - Stumpfe Eröffnung der Abszesshöhle
  - Spülung mit NaCl 0,9 %
  - Drainage (Röhrchen, Lasche, Streifen)
  - Bei systemischer Sympt. begleitende Antibiotikather.

> ! Verletzung des Wharton Gangs (ggf. Schienung mittels Röhrchen, bei Sialolithiasis ggf. Marsupialisation).

13.6.10 Retromaxillärer Abszess

Ätiologie

- Meist von den oberen Weisheitszähnen oder den 2. Molaren, bei Kindern von den 2. Milchmolaren ausgehend
- Zum Teil nach Extraktion bzw. operativer Entfernung der Weisheitszähne und vorausgegangenem dolor post extractionem
- Nicht odontogene Ursachen: fortgeleitete Infektionen aus der Kieferhöhle oder Tumoren der Kieferhöhle

Topografie

- Ventrale Begrenzung: Dorsalfläche der Maxilla
- Dorsale Begrenzung: M. pterygoideus lateralis und medialis
- Laterale Begrenzung: Processus muscularis des UK und kaudaler Anteil des M. temporalis
- Kaudale Begrenzung: die vom Tuber ausgehende, zur intermaxillären Falte verlaufende Schleimhaut
- Mediale Begrenzung: Fossa pterygopalatina
- Kraniale Begrenzung: Fossa infratemporalis, Fossa temporalis, Fissura orbitalis inferior

Ausbreitungsmöglichkeiten

- Fossa infratemporalis und Temporalregion (entlang der Faszien)
- Orbita (Lidödem) oder Schädelinnenraum (Meningitis: Kopfschmerzen, Genickstarre, Erbrechen)
- Flügelgaumengrube (Fossa pterygopalatina)

- Über die Incisura semilunaris und den periartikulären Bereich des Kiefergelenks in die Parotisloge (Schwellung im dorsalen Bereich der Wange und im retromandibulären Raum) sowie in die masseterico-mandibuläre Region (Schwellung über dem aufsteigenden Ast)
- Parapharyngealraum und pterygomandibulärer Raum
- Wangenregion

> ! Aufgrund der komplexen anatomischen Beziehungen des retromaxillären Raums zur Umgebung sind zahlreiche Fortleitungsmöglichkeiten auch in die weitere Umgebung möglich. Daher sind Abszesse und Infiltrate des retromaxillären Raums komplikationsträchtige Krankheitsbilder.

Klinik

- Typischer schmerzhafter Druckpunkt distal vom Tuber maxillae
- Bei ausgeprägter Kieferklemme durch Infiltration des M. pterygoideus medialis Vorwölbung im Bereich des Tuber maxillae
- Oft deutliche Einschränkung des Allgemeinbefindens mit erhöhter Körpertemperatur
- Evtl. vergrößerte regionäre LK (bei jedem Abszess)

Therapie

- Stationäre Aufnahme
- OP in Intubationsnarkose:
  - Intraorale Inzision distal und vestibulär des Tuber maxillae
  - Eröffnung der Eiterhöhle mittels Raspatorium
  - Spülung mit NaCl 0,9 %
  - Einlegen eines Drainageröhrchens (ggf. Lasche oder Streifen)
  - Bei subkutaner Lokalisation ggf. extraorale Inzision
- Begleitende Antibiotikather.
- Beseitigung der Ursache nach Abklingen der akuten Entzündung
- Übungen zur Mundöffnung

> ! Ramus zygomaticus des N. facialis

13.6.11 Abszesse der Orbita

Ätiologie

- Thrombophlebitis der V. angularis
- Fossa-canina-Abszess
- Infektionsausbreitung von der Fossa pterygopalatina und Fossa infratemporalis über die Fissura orbitalis inferior in die Orbita
- Sinusitis maxillaris
- Infizierte Orbitaboden bzw. Jochbeinfraktur
- Infizierte in den Sinus maxillaris eingedrungene odontogene OK-Zysten

> ! Erblindungsgefahr!

Topografie
- Sieben Knochen bilden die Orbita: Os frontale, ethmoidale, nasale, zygomaticum, palatinum, sphenoidale und die Maxilla.
- In die Lamina papyracea münden die Foramina ethmoidalia, durch welche die Vasa ethmoidalia verlaufen und eine Verbindung zwischen Nasenschleimhaut, Periorbita und Tränensack herstellen.
- Verbindung nach außen über den Canalis infraorbitalis.
- Fissura orbitalis inferior sowie superior kommen ebenfalls als Eintrittspforten in Betracht.

Klinik und Diagnostik
- Meist ausgeprägte Ödeme des Ober- und Unterlids
- Protrusio bulbi
- Chemosis
- Druckschmerz und Bewegungseinschränkung des Bulbus

Komplikationen Amaurose, Sensibilitätsstörungen

Therapie
- Sofortige Einleitung der Ther.
- Stationäre Aufnahme
- Intubationsnarkose
- Extraorale Inzision in Höhe des unteren Orbitarands sowie im Bereich des Oberlids kaudal vom Supraorbitalrand, Ablösen des Periosts vom Orbitaboden
- Drainage durch Einbringen von Drainageröhrchen
- Begleitende Antibiotikather.

13.7 Zusammenfassung weiterer Infektionen im Kopf-Hals-Bereich

- Entzündliche Schwellung der Submandibularregion:
  - Akute Sialadenitis
  - Infizierte Sialolithiasis
- Wangenschwellung:
  - Eitrige Parotitis
  - Lymphadenitis bei Allgemeininfektionen
- Fisteln der Gesichtsregion:
  - Angeborene Unterlippenfistel (Van der Woude-Syndrom)
- Entzündungen der Gingiva:
  - Gingivitis
  - Parodontitis
  - ANUG, ANUP, NOMA
- Entzündungen der Zunge.
- Pyodermien der Mundhöhle:
  - Sekundäre bakterielle Infektionen
  - Granuloma pyogenicum
- Infektionen der Lippen:
  - Cheilitis glandularis purulenta superficialis
  - Cheilitis simplex
  - Cheilitis abrasiva praecancerosa

  - Cheilitis exfoliativa
  - Symptomatische Cheilitiden im Rahmen anderer Erkrankungen z. B. Melkersson Rosenthal-Syndrom oder Quincke-Ödem
- Pyodermien des Gesichts:
  - Pytiriasis alba faciei
  - Impetigo Bockhardt
  - Follikulitis staphylogenes superficialis
  - Impetigo contagiosa
  - Folliculitis barbae staphylogenes
  - Furunkel
  - Karbunkel
  - Hidradenitis suppurativa
- Viruserkrankungen:
  - Herpes simplex
  - Gingivostomatitis herpetica
  - Eczema herpeticatum
  - Varizella-Zoster-Infektion

14 Speicheldrüsenerkrankungen

Frank Hölzle

14.1 Anatomie der Speicheldrüsen

Neben den 3 paarigen, großen Speicheldrüsen (Gldd. salivariae majores (▶ Abb. 14.1) gibt es eine Vielzahl kleiner Speicheldrüsen (Gldd. salivariae minores):

- **Große Speicheldrüsen:** Glandulae parotideae, submandibulares und sublinguales.
- **Kleine Speicheldrüsen:** Gldd. buccales (Wangen), Gldd. labiales (Lippen), Gldd. palatinae (harter und weicher Gaumen), Gldd. linguales (Zunge, einschließlich der paarigen Gld lingualis anterior), Gldd. gingivales (Zahnfleisch), Gldd. molares (hinter dem 3. Molaren).
- Nicht zu den Speicheldrüsen gehören die von Ebner Spüldrüsen (Papillae vallatae) und die Weber Spüldrüsen (oberer Tonsillenpol), die zur Geschmackswahrnehmung beitragen.

- Die sympathische Innervation erfolgt für alle Speicheldrüsen via Grenzstrang über das Ganglion cervicale superius, wo organfern umgeschaltet wird; von hier erreichen die Nervenfasern als periarterielle Geflechte die Zielstrukturen.
- Die viskösere Zusammensetzung des Speichels der Gld. submandibularis und sublingualis im Gegensatz zur Gld. parotidea prädisponiert zur Entstehung von Speichelsteinen (Sialolithiasis).

Glandula parotidea

14

Syn.: Ohrspeicheldrüse, Parotis

Die Glandula parotidea ist eine rein seröse Drüse und die größte der paarigen Mundspeicheldrüsen. Sie wird von der derben Fascia parotidea umhüllt, die die Parotisloge begrenzt.

Lage und Aufbau Der N. facialis tritt von hinten in die Drüse ein und bildet innerhalb der Drüse den Plexus parotideus. Letzterer teilt die Drüse in eine vor dem Ohr und teilweise auf dem M. masseter und dem UK gelegene Pars superficialis

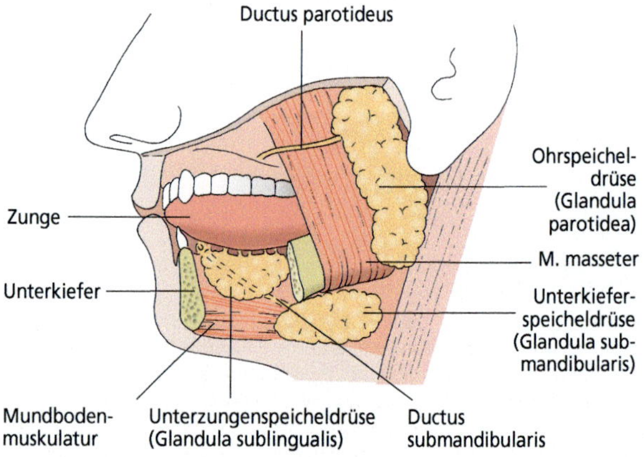

Abb. 14.1 Schemazeichnung der 3 großen Speicheldrüsen von links lateral [L190]

und eine die Fossa retromandibularis ausfüllende Pars profunda. Kranial reicht die Gld. parotidea bis zum Jochbogen, hinten grenzt sie an den äußeren Gehörgang, den Tragus und den Proc. mastoideus, kaudal bedeckt sie den oberen Teil des M. sternocleidomastoideus.

Faszie Die Drüse wird von einer eigenen Faszie, der Fascia parotidea, umhüllt, einer Fortsetzung der Fascia cervicalis superficialis.

Ausführungsgang Der Ductus parotideus (oder Stenonscher Gang) verläuft als etwas abgeplatteter, dickwandiger Kanal 1 cm unterhalb des Jochbogens über die laterale Fläche des M. masseter. Kurz vor seinem vorderen Rand biegt er medianwärts um und tritt durch das Corpus adiposum buccae (Bichatscher Fettpfropf) hindurch zur Wangenschleimhaut, um dort gegenüber dem 2. Oberkiefermolaren in der Papilla parotidea zu münden.

Innervation Sekretorische (parasympathische) Innervation durch Fasern des N. glossopharyngeus über den N. tympanicus zum Plexus tympanicus und von dort über den N. petrosus minor zum Ganglion oticum. An den N. auriculotemporalis aus dem N. trigeminus angelagert, erreichen diese parasympathischen Fasern die Drüse.

Blutversorgung A. transversa faciei aus der A. temporalis superficialis.

Glandula submandibularis

Syn.: Unterkieferspeicheldrüse
Die gemischte Gld. submandibularis besitzt mehr seröse als muköse Anteile.

Lage und Aufbau Die längliche bis kugelige und etwa pflaumengroße Gld. submandibularis liegt im Trigonum submandibulare auf den Mm. mylohyoideus, hyoglossus und styloglossus. Sie ist zwischen dem vorderen und hinteren Bauch des M. digastricus eingebettet. Ein dünner Fortsatz der Drüse, der Processus uncinatus, erstreckt sich zwischen M. pterygoideus medialis und M. mylohyoideus zunächst kranialwärts, dann nach vorn zur Gld. sublingualis.

Faszie Die Gld. submandibularis ist vom Platysma sowie der Fascia cervicalis superficialis, die eine Art fibröse Kapsel um die Drüse bildet, bedeckt.

Ausführungsgang Der Ductus submandibularis (Warthonscher Gang) schlingt sich um den Hinterrand des M. mylohyoideus (sog. Knie), verläuft oberhalb des Diaphragma oris nach vorn und mündet neben dem Frenulum linguae in der Papilla salivaria (Caruncula sublingualis).

Innervation Die Drüse wird parasympathisch vom N. intermedius des N. facialis innerviert. Über die Chorda tympani verlaufen die Nervenfasern zum N. lingualis, der den Ausführungsgang der Drüse unterkreuzt, und gelangen schließlich ins Ganglion submandibulare, wo sie umgeschaltet werden.

Blutversorgung Aus der A. facialis

Glandula sublingualis

Syn.: Unterzungenspeicheldrüse
Die gemischte Gld. sublingualis ist überwiegend mukös.

Lage und Aufbau Sie ist die kleinste der drei großen Speicheldrüsen und bildet einen aus mehreren, locker zusammenhängenden Einzeldrüsen bestehenden Drüsenkörper. Sie liegt in einer Einbuchtung des Unterkiefers (Fovea sublingualis) zwischen dem M. mylohyoideus und dem M. hyoglossus dem Diaphragma oris auf. Die Gld. sublingualis liegt unmittelbar unter der Schleimhaut, weshalb man sie bei hochgehobener Zunge als Plica sublingualis erkennt. Die Gld. sublingualis besitzt einen vorderen und einen hinteren Anteil.

Ausführungsgang Das Sekret des hinteren Drüsenanteils mündet in zahlreiche kurze Gänge (die Ducti sublinguales minores) neben der Zunge (Plica sublingualis). Das Sekret des vorderen Anteiles fließt über den Ductus sublingualis major zur Caruncula sublingualis.

Innervation Wie die Gld. submandibularis parasympathische Innervation durch Äste aus dem Ganglion submandibulare

14.2 Physiologie der Speicheldrüsen

Die Speicheldrüsen produzieren täglich insgesamt 500–1.500 ml Speichel. Der Großteil (ca. 75 %) wird von der Gld. submandibularis sezerniert. Die Gld. parotidea ist mit ca. 20 % und die Gld. sublingualis mit ca. 5 % an der Basalsekretion beteiligt.

Funktionen des Speichels:
- Verdauungsfunktion: Spaltung von Polyglykosiden (Stärke) durch α-Amylase
- Pufferfunktion durch hohen Gehalt an HCO_3^-
- Emulgierfunktion durch hohen Gehalt an Schleimstoffen (Muzinen)
- Antibakterielle Funktion durch Lysozyme, sekretorisches IgA, Lactoferrin, α-Amylase
- Förderung der Geschmacksempfindung
- Schutz der Mukosa vor physikalischen, chemischen und thermischen Noxen

14

Die Speichelsekretion kann hormonell, medikamentös, durch Infektionen, Bestrahlung und Syndrome beeinflusst werden.
Steigerung des Speichelflusses durch:
- Medikamente: Sympatholytika, Parasympathomimetika (z. B. Carbachol, Pilocarpin)
- Mastikatorische (Kaugummi) oder gustatorische (saure Drops, Zitronenbonbons) Reize

Hemmung des Speichelflusses durch:
- Medikamente: Parasympatholytika (z. B. Atropin), Neuroleptika, α-Rezeptorenblocker und trizyklische Antidepressiva
- Erhöhung des Sympathikotonus (Stress)

Mundtrockenheit (Xerostomie) führt zu Schluckstörungen (Dysphagie). Bei fehlendem oder überwiegend serösem Speichel kann es zu mangelndem Prothesenhalt oder kariösen Läsionen kommen.

14.3 Diagnostik

14.3.1 Anamnese

Durch eine sorgfältige Anamneseerhebung mit Berücksichtigung von Alter, Geschlecht und zeitlichem Auftreten sowie Umfang der Beschwerden kann oft eine Verdachtsdiagnose eingegrenzt werden, die durch bildgebende Verfahren und Biopsie gesichert werden kann.

Alter

- Säuglinge: Drüsenschwellungen v. a. bei Zytomegalieerkr. (Ohrspeicheldrüse), Hämangiomen oder Tumoren sowie Fehlentwicklungen des Speichelgangsystems
- Klein- und Schulkindalter: überwiegend Viruserkr. (Parotitis epidemica bzw. Mumps)
- 40.–60. Lj.: v. a. Sialadenosen, Autoimmunerkr. (Sjögren-Sy.) und Tumoren (pleomorphes Adenom, Zystadenolymphom, Karzinome)

Geschlecht

- Häufiger bei Frauen: Sjögren-Syndrom, Sialadenosen und Adenokarzinom
- Häufiger bei Männern: Zystadenolymphome

Zeitliches Auftreten der Symptomatik Schwellung v. a. der Gld. submandibularis:

- Kurz vor oder während der Nahrungsaufnahme: pathognomonisch für Speichelsteine
- Rezid. ohne Zusammenhang zum Essen: häufig bei chron. Entzündungen

14.3.2 Klinische Untersuchung

Extraoralen Inspektion Achten auf Schwellung (abstehendes Ohrläppchen bei Mumps), Rötung und Schmerzen (akute Entzündung) oder umschriebene Verdickung (einseitig bei Neoplasie, beidseitig bei Sialadenose) der Speicheldrüsen. Bei Ausfall oder Schwäche des N. facialis DD bösartiger Tumor der Gld. parotidea

Intraorale Inspektion Beurteilung des Speichelflusses und der Ausführungsgänge.

- Gldd. submandibulares und sublinguales: bimanuell bei Vorwärtsbeugung des Kopfes palpieren, da sich dabei die Kaumuskulatur entspannt. Im Seitenvergleich Größe, Konsistenz und Speichelqualität durch Ausstreichen beurteilen. Mit dem durch Handschuhe geschützten Finger von intraoral und der Gegenpalpation von außen sind beide Drüsen zu ertasten und von tumorösen Veränderungen abzugrenzen.
- Speichel durch Ausmassieren von Gld. parotidea und Gld. submandibularis beurteilen, eitriger, teilweise flockiger Speichel bei bakt. Entzündungen
- Trockene Mundschleimhäute bei generalisierten Störungen des Speichelflusses, z. B. radiogen oder medikamentös bedingt
- Submuköse Speichelretention (Ranulae) bei Abflussstörungen kleiner Speicheldrüsen
- Mundboden häufig schmerzhaft angehoben und die Papille gerötet bei Entzündungen der Gld. submandibularis und/oder sublingualis

> Eine genaue Anamneseerhebung und eine sorgfältige klinische Untersuchung bilden die Grundlage und die Voraussetzung für die weitere bildgebende Diagnostik.

14.3.3 Bildgebende Verfahren

Sonografie

Die Sonografie wird standardmäßig zur Primärdiagn. insbes. bei Erkr. der großen Speicheldrüsen eingesetzt. I. d. R. wird mit einem Linearschallkopf und einer Frequenz von 5–10 MHz geschallt.

Befunde Abgrenzung zystischer von soliden Prozessen, Darstellung von Speichelsteinen und Beurteilung der Dignität tumoröser Veränderungen.

- **Maligne Tumoren:** häufig bessere Durchblutung als bei benignen Tumoren. Prävalenz verhält sich reziprok zur Drüsengröße.
- **Entzündungen:** echoarme, inhomogene Drüsenvergrößerungen, Differenzierung zwischen einer obstruktiven Sialadenitis mit Duktektasie und zystoider Abszedierung. Bei chron. Entzündungen geringere Schwellung und ausgeprägte Inhomogenität der Drüse.
- **Küttner-Tumor:** Sonderform der chron.-sklerosierenden Sialadenitis der Gld. submandibularis.
- **Speichelsteine:** echodichte Strukturen mit entsprechendem Schallschatten, häufig hirschgeweihartige, tubuläre Verzweigung (▶ Abb. 14.2).

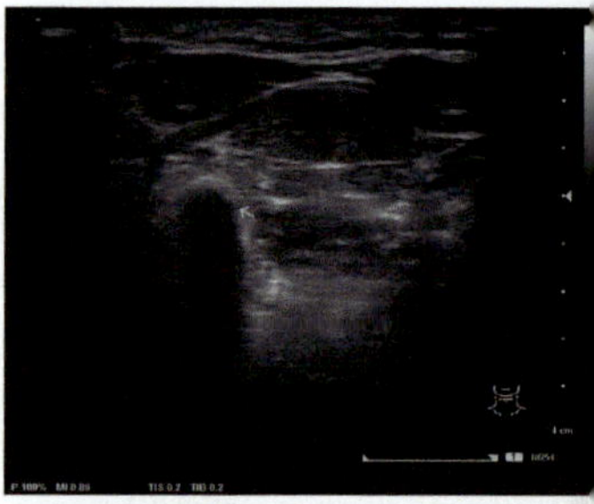

Abb. 14.2 Solitärer extraglandulärer Stein der Gl. submandibularis rechts mit dorsaler Schallauslöschung und intraglandulärem Aufstau des Gangsystems, dargestellt mittels B-Scan-Sonografie [T1166-05]

Vorteile Noninvasiv, beliebig wiederholbar, kostengünstig, keine Strahlenbelastung, Differenzierung von intra- und extraglandulären Raumforderungen meist möglich, keine KI.

Nachteile Untersucher muss sehr erfahren sein (subjektive Untersuchungsmethode).

Röntgen (konventionell und Sialografie)

> Die hochauflösende Sonografie, die MRT und die Low-dose-CT haben diese beiden diagn. Methoden weitgehend verdrängt.

Konventionelles Röntgen In mehreren Ebenen können mittels OPG (▶ Abb. 14.3) und Mundbodenaufnahme radioopake Speichelsteine dargestellt werden (20 % der Speichelsteine sind allerdings nicht röntgendicht bzw. können durch den UK überlagert sein).

Sialografie Ein Polyethylen-Katheter wird in Lokalanästhesie in den Drüsenausführungsgang geschoben und mit Annaht fixiert. Durch KM-Injektion indirekte Darstellung von Veränderungen des Drüsenparenchyms. Path. Befunde imponieren häufig als kugel- und sackförmige Ektasien sowie Rarefizierung bei chron. Entzündung. **Hauptind.:** Diagn. von chron. Entzündungen und Sjögren-Sy. **Cave:** KI bei akuter Speicheldrüsenentzündung und KM-Allergie

Computertomografie (CT)

Speicheldrüsentumoren sind mit und ohne KM in allen drei Ebenen exakt lokalisierbar. **Hauptind.:** Darstellung von organüberschreitenden, den Knochen infiltrierenden Tumoren der tiefen und retromandibulären Anteile der Gld. parotidea

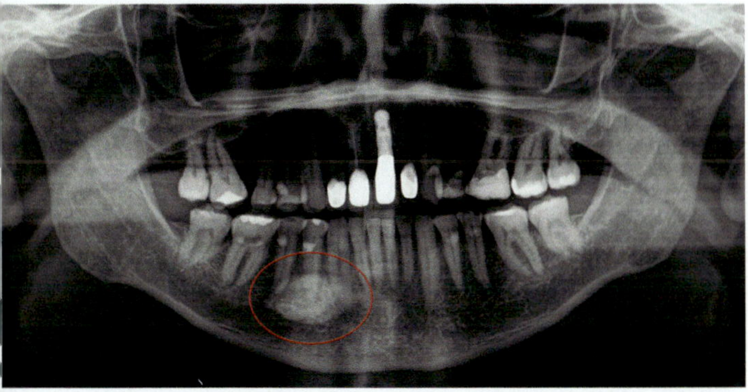

Abb. 14.3 OPG mit einem Speichelstein in der Gld. submandibularis links [T1166-05]

Magnetresonanztomografie (MRT)

Syn.: Kernspintomografie

Nicht strahlenbelastendes Schnittbildverfahren mit guter Weichgewebeauflösung

Hauptindikationen

- Abgrenzung Speicheldrüsenerkr. gegenüber Lipomen, Gefäßmalformationen, Hämangiomen, Lymphangiomen und deren Mischformen
- Keine entsprechende Diagnostik oder Lokalisation mittels Sonografie durchführbar
- KI gegen CT (Allergie gegen jodhaltige KM, zu erwartende Artefakte durch Füllungen oder prothetische Restaurationen) bei ausgedehnten Raumforderungen

Szintigrafie

Prinzip Nach i. v. Injektion von ^{99m}Technetiumpertechnat erhält man Informationen zur zeitlichen und räumlichen Verteilung dieses Radionuklids im Drüsenparenchym und damit eine Aussage über den Funktionszustand der Drüse.

Befunde Speicherdefekte bei Tumoren, verzögerte Ausscheidung bei Sialadenosen und Sialadenitiden im Endstadium

Vorteile Im Seitenvergleich hohe Sensitivität für Funktionseinschätzung der Drüse bei Tumorerkr., Sialadenosen und Steinbildungen

Nachteile Geringe Spezifität

Speichelgangendoskopie

Durch erfolgreiche Miniaturisierung der Endoskope ist eine endoskopische Diagnostik und ggf. Steinentfernung in den Ausführungsgängen von Gld. parotidea und Gld. submandibularis möglich. Dies kann auch CT navigiert durchgeführt werden.

Angiografie

Invasive Darstellungstechnik von Gefäßstrukturen in und um große Speicheldrüsen mithilfe von Kontrastmittel. Durch digitale Subtraktionsangiografie (DSA) weitere Differenzierung von großen Tumoren und Gefäßanomalien möglich.

14.3.4 Biopsien

> Alle aufgeführten bildgebenden Verfahren können allenfalls Hinweise auf die Diagnose geben. Sicherheit gibt nur die bioptische Sicherung mit histologischer Untersuchung.

Feinnadelaspirationsbiopsie
- Erlaubt nur zytologische Beurteilung
- Aufgrund geringer Materialmenge geringe Aussagekraft
- Nur positive Aussagen verwertbar
- Kann zur Optimierung der Punktion sonografisch unterstützt werden

Probeexzision, Stanzbiopsie
- Sollte möglichst durch den endgültigen Therapeuten erfolgen
- Bei Zweifel an Gutartigkeit weiteres chir. Vorgehen nach Schnellschnittuntersuchung

> ! Um eine Läsion von Nervenästen zu vermeiden, sind bei Biopsien der 3 großen Speicheldrüsen genaue anatomische Kenntnisse über den Verlauf des N. facialis, speziell seines Ramus marginalis mandibulae und des N. lingualis Voraussetzung.

14.4 Fehlbildungen

Aplasie und Hypoplasie Speicheldrüsenaplasien und -hypoplasien sind selten. Am häufigsten ist die einseitige Parotisaplasie. I. d. R. keine klin. Sympt., d. h. keine Xerostomie. Häufig assoziiert mit weiteren Fehlbildungen im Kopf-Hals-Bereich

> - Die seltene totale Aplasie führt zu einer hochgradigen Xerostomie mit frühzeitiger Karies.
> - Eine Hypoplasie wird meist durch eine Funktionssteigerung der korrekt ausgebildeten Speicheldrüsen ausgeglichen.

Hyperplasie Z. B. abnorme Hyperplasie der Lippendrüsen (Cheilitis glandularis simplex), palpatorisch als Ansammlung derber, schrotkorngroßer Gebilde in der Submukosa. I. d. R. keine Therapie, ausnahmsweise Exzision

Gangatresie Regelmäßiger Speichelstau mit Zystenbildung bei regulär angelegten Speicheldrüsen. Am häufigsten Gl. submandibularis betroffen

Lageanomalie Verlagerung regelrecht aufgebauter Speicheldrüsen (Dystopie) oder heterotope, akzessorische und aberrierende Speicheldrüsen, deren Ausführungsgangsystem oft nur rudimentär oder nicht angelegt ist, meistens in den Parotis-LK und ventral der Normalposition auf dem M. masseter sowie in latenten Knochenhöhlen, z. B. im posterioren lingualen Bereich des Unterkiefers als sog. Stafne-Zyste (röntgenologische Knochenaufhellung)

Retentionszyste Entsteht bei einer Abflussbehinderung der Drüsenausführungsgänge durch Schleimpfröpfe oder Narbenzüge

Extravasationszyste Entsteht durch eine traumatische oder entzündliche Gangobstruktion. Speichel tritt ins Drüseninterstitium. Beispiel **Ranula:**

- **Ätiologie:** angeboren (dann dysgenetische Zyste) oder durch Obliteration einer der kleinen Ausführungsgänge der Gld. sublingualis. 2 Sonderformen:
  - Zwerchsackranula: durchdringt den M. mylohoideus sanduhrförmig
  - Tauchranula: reicht nach kaudal bis in die inframylohyoidale Halsregion
- **Klinik:** bläulich durchschimmernde, pralle, mit Flüssigkeit gefüllte Schwellung, sichtbar bei Anheben der Zungenspitze
- **Therapie:**
  - Marsupialisation: Schleimhautränder der Zyste werden mit der Mundschleimhaut zirkulär vernäht → Ranula wird zur Nebenbucht der Mundhöhle (häufig rezid.).
  - Zystektomie.

Unterlippenfistel Hat in der Tiefe Beziehung zu Speicheldrüsenkonglomeraten, tritt ein- oder doppelseitig auf (meist paramedian). In Komb. mit Gaumenspalten Van-der-Woude-Syndrom

14.5 Entzündungen (Sialadenitiden)

14.5.1 Akute bakterielle Sialadenitis

Ätiologie

- Duktogene Einwanderung von Bakterien, häufig infolge gestörten oder verringerten Speichelflusses bei reduzierter Nahrungsaufnahme (schwere Allgemeinerkr., ältere oder kachektische Pat., Immunschwäche, Speichelfluss reduzierende Medikamente, nach Bestrahlung, bei Diab. mell.)
- Meist Staphylokokken, Streptokokken der Serogruppe A und Anaerobier
- Akute bakt. Entzündung der Gl. submandibularis und sublingualis meist bei Abflussstörungen (Speichelstein, Narbe, Druck eines Tumors)
- Selten hämatogene Infektionen

Klinik

- Schwellung und Schmerzhaftigkeit der Drüse bei eitriger Entzündung
- Schwellung des Ausführungsgangs, Rötung der Papille, Austritt von Eiter aus der Papille bei Druck auf die Drüse
- Bei eitriger Einschmelzung Hautrötung, Fluktuation (Nachweis im B-Scan) und Durchbruch nach außen oder in die Mundhöhle
- Häufig reduzierter AZ, Fieber und Leukozytose

Differenzialdiagnosen Wangenabszess, Dentitio difficilis

Therapie

- Antibiotika, möglichst nach Antibiogramm, bevorzugt Penicilline, Cephalosporine oder Clindamycin; Antiphlogistika (z. B. Ibuprofen) und Antipyretika (z. B. Paracetamol)
- Speichelfluss anregen (Kaugummi kauen, Zitrone und/oder saure Drops lutschen, Cholinergika → Sialogoga)
- Ausreichende Flüssigkeitszufuhr, gute Mundhygiene und antiseptische Mundspülungen
- Sanftes Ausmassieren der Drüse
- Bei Abszedierung entlastende Inzision

!

- Durch Kapsellücken kann sich eine eitrige Parotitis in die Fossa pterygopalatina und in die Halsweichteile sowie in den Gehörgang ausbreiten.
- Eine extraorale Inzision von Speicheldrüsen sollte vermieden werden, um der Gefahr einer Speichelfistel vorzubeugen.
- Bei einer entlastenden Inzision von Gld. parotidea und Gld. submandibularis muss der Verlauf des N. facialis berücksichtigt werden.

14.5.2 Akute virale Sialadenitis

Parotitis epidemica

Syn.: Mumps

Ätiologie Infektion i. d. R. der Gld. parotidea mit dem Mumpsvirus, einem Paramyxovirus, (Tröpfcheninfektion) im Schulalter.

Klinik Nach einer Inkubationszeit von 18–21 Tagen entzündliche, teigige Schwellung ohne Abszedierung einer, meist zeitverzögert beider Parotiden (Hamsterbacken) mit abstehenden Ohrläppchen. Schwellung und Temperaturerhöhung über 1–2 Wo. **Cave:** Etwa 15 % aller Mumpsinfektionen verlaufen klin. inapparent.

Häufig gleichzeitig Meningitis mit Schädigung des N. vestibulocochlearis (nur die Cochlea: Ertaubung), Orchitis, Epididymitis bzw. Oophoritis (Sterilität) und Pankreatitis

Therapie Symptomatisch (Antipyretikum, Antiphlogistikum)

Prophylaxe Aktive Schutzimpfung möglich (durch Infektion lebenslange Immunität)

Namentliche Meldung an das Gesundheitsamt von Krankheitsverdacht, Erkr. sowie Tod an Mumps sowie von direktem oder indirektem Nachweis des Mumpsvirus, soweit er auf eine akute Infektion hinweist.

Zytomegalie

Syn.: Einschlusskörperchenkrankheit

Insbes. bei Frühgeborenen und dyspeptischen Säuglingen, selten bei Erw. auftretende Infektion mit dem Zytomegalievirus (CMV), einem Virus aus der Gruppe der Herpesviren (Unterscheidung zwischen prä- und perinatal sowie adulter Verlaufsform). Übertragung intrauterin oder postnatal durch Schmier- und Tröpfcheninfektion

Klinik

- Schwellung der großen Speicheldrüsen, hämorrhagische Diathesen, Anämie, Hepatosplenomegalie, Ikterus und zerebrale Reizzustände; bei Neugeborenen häufig interstitielle Pneumonie
- Erwachsenenzytomegalie mit LK-Schwellungen, Fieber und Thrombo-/Leukopenie häufig bei schlechter Abwehrlage (immunsuppressive Ther., Leukämien, HIV-Infektion oder Lymphome)

Therapie Symptomatisch, aktive Immunisierung nicht verfügbar

Coxsackie-A-Virus-Infektion

Syn.: Hand-Fuß-Mund-Krankheit
Übertragung des Enterovirus Coxsackie Typ A 16 durch Sekrete des Nasen-Rachen-Raums oder fäkal-oral. Inkubationszeit 3–6 Tage

Klinik Evtl. für 12–14 h Prodromalstadium mit leichter Temperaturerhöhung, Übelkeit und Bauchschmerzen. Nach initialen Halsschmerzen treten Bläschen an Gaumen, Zunge und Wange auf, die bald erodieren. Gleichzeitig oder kurz danach erythematöse Papeln oder Makulae an Handflächen, Fingern, Zehen und Fußsohlen. Erkr. klingt nach 7–10 Tagen komplikationslos ab.

Therapie Symptomatisch, Prophylaxe nicht bekannt

14.5.3 Chronische Sialadenitis

Meist Gld. parotidea betroffen. Vorkommen bei Erw. und Kindern, wobei die Erkr. bei letztgenannten meist mit Eintritt der Pubertät spontan ausheilt.

Ätiologie

- Multifaktorielles Geschehen mit rezid. aszendierenden bakt. Infektionen.
- Entzündliche Überlagerung einer Sialadenose
- Viruserkr., prim. Obstruktion durch Dyschylie (Störung der Sekretion und Veränderung der Zusammensetzung und Menge des Sekrets von Speicheldrüsen, z. B. bei Mukoviszidose), Allergien, Immunreaktionen

Klinik

- Mit beschwerdefreien Intervallen auftretende, Tage anhaltende, mäßig schmerzhafte Drüsenschwellung, häufig mit Induration
- Dyschylie, überschießende Aktivierung des intraglandulären Kallikreinsystems
- Flockiger Speichel mit Salzgeschmack
- Sialografischer Nachweis perlschnurartiger Gangektasien (belaubter Baum), mit fortschreitender Schädigung des Drüsenparenchymes, Rarefizierung des Gangsystems (entlaubter Baum)

Differenzialdiagnose Parotitis epidemica (▶ 14.5.2)

Therapie

- Antibiotika, Erhöhung des Speichelflusses, Proteasenhemmer (Aprotinin)
- Bei häufigen Entzündungsschüben konservative Parotidektomie bzw. Submandibulektomie oder evtl. Bestrahlung

14.5.4 Spezifische Sialadenitiden

Tuberkulose (Tbc)

Selten, meist Kleinkinder aus weniger entwickelten Ländern. Gld. parotidea am häufigsten betroffen.

Ätiologie Infektion mit *Mycobacterium tuberculosis/bovis*

Klinik Häufiger Befall der peri- und intraglandulären LK mit Verkalkungen (Röntgen, Sonografie). Bei postprimärer Tbc mit lymphatischer/hämatogener Genese treten Granulome mit Epitheloidzellen, Lymphozyten und Langhans-Riesenzellen auf.

Diagnostik Meist durch mikrobiologischen Erregernachweis oder histologisch

Therapie Antituberkulöse Ther. mit mind. 4 der Antituberkulotika Isoniazid Rifampicin, Pyrazinamid, Ethambutol und Streptomycin. Ggf. Komb. mit chir Vorgehen.

Aktinomykose

Ätiologie Infektion mit *Actinomyces israelii*

Klinik Bläulich-livide Hautveränderungen, chron. bretthartе Induration des Weichgewebes, Fistelbildung. Kann auch kleine Speicheldrüsen erfassen, wenn die Entzündung aus der Umgebung in das Drüsenparenchym infiltriert.

Diagnostik Meist durch mikrobiologischen Erregernachweis oder histologisch (Drusenbildung)

Therapie Abszessinzision, Antibiotikather. (Mittel der Wahl: Penicillin)

14.5.5 Strahlensialadenitis

Die Gld. parotidea ist strahlensensibler als die Gld. submandibularis. Der Schädigungsumfang ist abhängig von Qualität, Dosis und Fraktionierung der Bestrahlung sowie von der Lage der Drüse im Strahlenfeld und der individuellen Anfälligkeit. Durch Mukositis und Azinuszellschädigung sowie verminderte Speichelsekretion treten funktionelle Störungen in den Speicheldrüsen auf.

Ätiologie Strahlenschäden treten reversibel ab 15 Gray, irreversibel ab 40 Gray auf.

Klinik

- Hyposialie, Viskositätsänderung des Speichels, Mundtrockenheit (Xerostomie) und Soor
- Begünstigung bakt. Infektionen
- Bei chron. Strahlenschäden Parenchymatrophie mit interstitieller Fibrose und Gangektasien (Sonografie)

Therapie Symptomatisch mit synthetischem Speichel (z. B. Glandosane®), Mundspülungen mit Salbe. Antimykotika bei Mundsoor (z. B. Ampho-Moronal®)

- Strahleneffekte schädigen direkt und indirekt die Zahnhartsubstanz, sodass es zu kariösen Läsionen und vorzeitigem Zahnverlust kommen kann.
- Vor einer Strahlentherapie muss eine suffiziente Sanierung der Zähne erfolgen.
- Nach einer Strahlentherapie muss jede chir. Maßnahme wegen der Gefahr einer Osteomyelitis bzw. einer Osteoradionekrose unter ausreichendem antibiotischen Schutz erfolgen.

14.5.6 Immunsialadenitis

Syn.: Sjögren-Syndrom, myoepitheliale Sialadenitis
Autoimmunerkr. mit Nachweis der diagnoseleitenden antinukleären Ak SSA und SSB, die zum progredienten Untergang des sekretorischen Drüsenparenchyms führt. Betroffen sind v. a. Frauen im peri- und postmenopausalen Alter.

Klinik Durch Sicca-Komplex *(dry eye, dry mouth, dry synovia)* gekennzeichnet

- Primäres Sjögren-Sy.: Trias aus schmerzloser Schwellung der Speicheldrüsen, Mundtrockenheit und Keratokonjunktivitis sicca

- Sek. Sjögren-Sy.: bei Kollagenosen wie rheumatoider Arthritis, systemischer Sklerodermie, SLE, Periarteriitis nodosa oder Dermatomyositis

! Beim Sjögren-Sy. erhöhtes Risiko für maligne Lymphome in der Gld. parotidea

Diagnostik Biopsie der Lippenschleimhaut mit kleinen Speicheldrüsen. Häufig Candidabesiedlung

Therapie Glukokortikoide und Immunsuppressiva. Keine kausale Therapie bekannt. Bei Xerostomie symptomatisch Speichelersatzlösung (z. B. Glandosane®), zur Anregung der Speichelsekretion Pilocarpinlösung 1 %. Augentropfen. Falls vertretbar, Absetzen von Diuretika, Antidepressiva, Antihypertensiva

Aufgrund der ausgeprägten Mundtrockenheit verliert herausnehmbarer Zahnersatz seinen festen Halt und Karies schreitet rasch fort, sodass eine kontinuierliche zahnärztliche Betreuung notwendig ist.

14.5.7 Epitheloidzellige Sialadenitis

Syn.: Heerfordt-Sy., Febris uveoparotidea subchronica

Ätiologie Sarkoidose der Speicheldrüsen, v. a. bei jungen Frauen

Klinik Trias aus undulierendem Fieber, Uveitis mit Iridozyklitis und Speicheldrüsenschwellung. Kann zu Hirnnervenausfällen mit Fazialis- oder Rekurrensparesen führen.

Diagnostik Biopsie mit Nachweis von Speicheldrüsenschwellung und Detektion nicht verkäsender Epitheloidzellgranulome.

Differenzialdiagnosen Granulomatöser Befall der kleinen Speicheldrüsen auch bei Morbus Crohn und Melkersson-Rosenthal-Sy. (Trias aus Cheilitis granulomatosa, Lingua geographica und peripherer Fazialisparese) möglich. → Sympt. Ther., Behandlungsversuch mit Glukokortikoiden

Therapie ▶ 14.5.6

14.5.8 Elektrolytsialadenitis

Syn.: Küttner-Tumor

Ätiologie Primär obstruktiv durch Sekretionsstörungen

Klinik Verhärtung und Vergrößerung der Gl. submandibularis. Fortschreitender Verlauf bis zur immunologischen Zerstörung der Gl. submandibularis, seltener der Gld. parotidea. Klin. Abgrenzung gegen eine echte Gewebeneubildung nicht möglich

Diagnostik Histologisch neben entzündlichen Infiltraten und Lymphfollikeln starke bindegewebige Sklerose, teilweise Lipomatose mit Destruktion des Gangsystems. Außerdem finden sich undifferenzierte Gangsprossen, Epithelmetaplasien und Dysplasien

Therapie Submandibulektomie (kein Nachteil für Pat., da Parenchym keine Funktion mehr hat, gleichzeitig histopathologischer Tumorausschluss)

14.6 Sialadenosen

Syn.: Sialosen
Stoffwechselerkr. durch Schädigung vegetativer Nervenfasern der großen Speicheldrüsen

Ätiologie

- **Endokrin bzw. dyshormonell:** Diab. mell., hormonelle Belastungs- und Umstellungsphasen (z. B. perimenopausal, Schwangerschaft), Schilddrüsenfunktionsstörungen, Erkr. der Nebennierenrinde
- **Dystrophisch-metabolisch:** Vit.-Mangel, chron. Proteinmangel (Fehlernährung, Dystrophie), Essstörungen (Anorexie, Bulimie), Alkoholismus mit Leberzirrhose bzw. Fettleber
- **Neurogen:** Dysfunktion des vegetativen Nervensystems (hier häufig Leitsymptom der Xerostomie), Depression, Formen der Zerebralsklerose
- **Medikamentös:** Psychopharmaka (trizyklische Antidepressiva), Tranquilizer (Benzodiazepinderivate), MAO-Hemmer, Lithiumsalze, Valproinsäure, bestimmte Antihypertensiva

Klinik

- Rezid., nicht entzündliche, weiche, schmerzlose Schwellungen, insbes. der Gld. parotidea bds., auch kleine Speicheldrüsen am Gaumen können betroffen sein.
- Hamsterartige Schwellungen häufig als prim. Konsultationsgrund.
- Mehrjähriger Verlauf führt häufig zu Hypo- bzw. Asialie.

Diagnostik Sonografie (B-Scan): homogene Vergrößerung des Drüsenparenchyms

Differenzialdiagnosen Masseterhypertrophie (Palpation, B-Scan-Sonografie), Lipomatose bei Alkoholikern

Therapie

- Behandlung der Grunderkr. (z. B. Diab. mell., Hypertonie, Lebererkr.)
- Entfernung der Speicheldrüsen (Parotidektomie bds.) bei starkem Leidensdruck und unter strenger Ind.-Stellung
- Immunsuppressiva bei Autoimmunerkr. mit reduzierter Speichelproduktion

> Antibiotikather. nur bei bakt. Superinfektion indiziert

14.7 Sialolithiasis

Syn.: Speichelsteine
Konkrementbildung im Ausführungsgangsystem durch Dyschylie, wobei sich Kristallisationskeime zu Konkrementen vergrößern. Durch zwiebelschalenartige Apposition entsteht aus Mikrolith ein Speichelstein, der bis zu mehrere Zentimeter groß werden kann. Gld. submandibularis in 80 %, Gld. parotidea in 15 % und Gld. sublingualis und kleine Speicheldrüsen in 5 % betroffen. (Mögliche Erklärung: Sekret in Gld. submandibularis zähflüssiger, Gang aszendierend und Caruncula enger als bei Gld. parotidea).

Epidemiologie Auftreten bei > 1 % der Bevölkerung, insbes. Männer im 3.–4. Lebensjahrzehnt

Ätiologie Kalziumphosphat- oder Kalziumkarbonatsteine. Fremdkörper als Kristallisationskerne teilweise an Steinbildung beteiligt.

Klinik Anfangs prandiale und/oder postprandiale Schwellung der Drüse mit Spannungsgefühl, später im Verlauf bleibende Verdickung der Drüse. Durch sek. Entzündungen Symptome der chron. Sialadenitis

Diagnostik

- **Körperliche Untersuchung:** Speichelsteine im Ductus submandibularis (Wharton-Gang) oft bimanuell sublingual tastbar oder mittels Sondierung durch Speichelgangsonde nachweisbar
- **OPG:** Aufgrund der mineralogischen Zusammensetzung sind 20 % der Submandibularis- und 80 % der Parotiskonkremente nativradiologisch nicht nachweisbar. Alle anderen sind gut darstellbar (▸ Abb. 14.3)
- **Sialografie:** Nachweis durch KM-Stopp
- **B-Scan-Sonografie:** Verfahren der Wahl, da Konkremente unabhängig von Zusammensetzung bei Durchmesser ≥ 2 mm sicher nachweisbar (▸ Abb. 14.2). Bimanuelle Untersuchung vorteilhaft, um den Speichelstein dem Ultraschallkopf zuzuspielen

Differenzialdiagnosen

- Akutes Stadium: Mundbodenphlegmone, bakt. Sialadenitis, Parotisinfarkt
- Chron. Stadium: verkalkte LK bei Tbc, benigne und maligne Tumoren

Therapie

- **Provokation des spontanen Abgangs** durch Verabreichung von Sialogoga, Dilatation des Ausführungsgangs (Speichelgangsonde, aufblasbare Ballonsonde), Ausmassieren des Drüsengangs.
- **Längsschlitzung** (enoraler Zugang) bei Steinen im distalen Teil des Ausführungsgangs. Anschließend Marsupialisation zur Prophylaxe narbiger Strikturen. ▸ Abb. 14.4a–d zeigen die Entfernung eines Speichelsteins aus dem distalen Anteil des Ductus submandibularis.

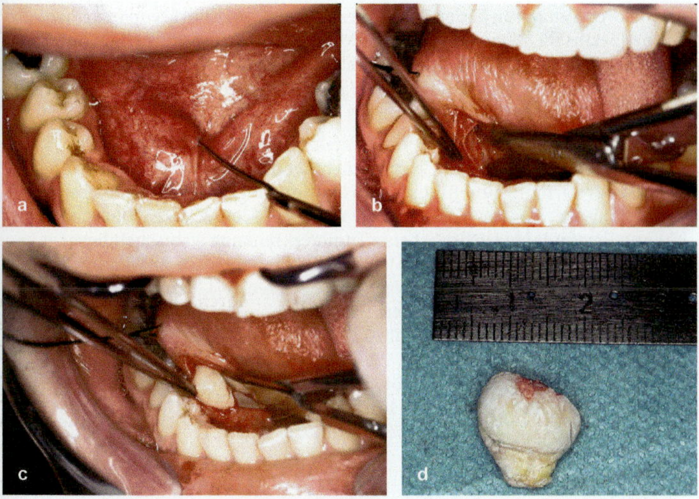

Abb. 14.4 Speichelstein der Glandula sublingualis rechts. a) Sondierung des Ausführungsganges über die Caruncula sublingualis [R498]. b) Vorsichtiges Aufspreizen des Ausführungsgangs und Aufsuchen des Speichelsteins [R498]. c) Entwicklung des Speichelsteins [R498]. d) Geborgener Speichelstein mit 8 mm Länge [T1166-05].

- **Lithotripsie** mittels Ultraschall (Schockwellen von extraoral oder endoskopisch über einen YAG-Laser) bei intaktem Drüsenparenchym. Nachteil: sehr rezidivanfällig; KI bei akuter eitriger Sialadenitis und Stenosen der Ausführungsgänge.
- **Exstirpation der Drüse** von extraoral, möglichst nach antibiotischer Vorbehandlung einer akuten Entzündung bei Steinen im prox. Teil (unterhalb des M. mylohyoideus, Knie des Ductus submandibularis bzw. proximal des Masseterknicks) oder innerhalb der Drüse und bei rezid. chron. Entzündung.
- **Videoendoskopie** als neue Technik zur Darstellung und ggf. Entfernung von Konkrementen in den Drüsenausführungsgängen.

!

- Bei der Schlitzung des prox. Ductus submandibularis von intraoral besteht die Gefahr einer Läsion des N. lingualis. Inzisionen des Gangsystems v. a. nahe des Stenon-Gangs können zu Strikturen und Stenosen führen.
- Bei der Drüsenexstirpation wegen chron. Sialolithiasis sind bei der Submandibulektomie der R. marginalis mandibulae des N. facialis und der N. lingualis sowie bei der konservativen Parotidektomie der Hauptstamm des N. facialis und seine Äste zu schonen.

14.8 Speicheldrüsentumoren

14.8.1 Vorbemerkung

Speicheldrüsentumoren können vom spezifischen Speicheldrüsenparenchym oder vom unspezifischen Stroma ausgehen. Man unterscheidet **epitheliale** und **nicht epitheliale Tumoren,** die benigne und maligne sein können. Die benignen Tumoren überwiegen in einem Verhältnis 2:1 gegenüber den malignen, etwa 90 % der Speicheldrüsentumoren sind epithelialen Ursprungs.

Diagnostik

- **Entzündungszeichen:** Eine rasch zunehmende, schmerzhafte Schwellung mit Überwärmung und Rötung der Haut spricht grundsätzlich für eine Entzündung. Bei längerer Vorgeschichte und einer schmerzlosen Raumforderung ohne Entzündungszeichen ist eine Tumorerkrankung wahrscheinlicher.
- **Wachstumsgeschwindigkeit:** Maligne Tumoren wachsen meist schneller und können durch Einwachsen in Nachbarstrukturen, wie Nerven, malignitätsverdächtige Symptome aufweisen. Pathognomonisch für maligne Tumoren in der Parotis sind periphere Fazialisparesen, in der Gld. sublingualis der Ausfall des N. lingualis.
- **Diagnosesicherung:** histopathologische Untersuchung von Gewebeproben, z. B. in einem intraop. Schnellschnitt. Sonografie, CT und MRT können differenzialdiagn. Hinweise geben.

14.8.2 Gutartige epitheliale Speicheldrüsentumoren

Adenome machen 80 % aller gutartigen epithelialen Speicheldrüsentumoren aus.

Pleomorphe Adenome

Diese sog. Mischtumoren sind die häufigsten Speicheldrüsentumoren (85 % der Speicheldrüsenadenome). 85 % treten in der Gld. parotidea auf, 10 % in den kleinen Speicheldrüsen und 5 % in der Gld. submandibularis.

Klinik

- Langsam wachsende indolente Tumoren, teilweise mit harten Auftreibungen innerhalb der Speicheldrüsen.
- Tumoren in der Gld. parotidea reichen gelegentlich bis ins Spatium parapharyngeum (Hanteltumor, Eisbergtumor), teilweise mit enoral sichtbarer Vorwölbung der lateralen Pharynxwand bzw. vorgewölbter Tonsille.
- Änderung des Wachstumsverhaltens und/oder periphere Fazialisparese deuten auf maligne Transformation hin.

Diagnostik Sonografie, CT, MRT, ggf. Feinnadelbiopsie. Buntes epitheliales Zellbild, zusätzlich mit mukoiden, myxoiden, fibrösen, hyalinen und chondroiden Elementen, häufig mit unscharfer Grenze zwischen Epithel und Stroma (→ Mischtumoren).

Differenzialdiagnosen Alle benignen, aber auch maligne Tumoren

Therapie

- Gld. parotidea: partielle (laterale Parotidektomie), subtotale oder totale Parotidektomie (konservative Parotidektomie unter Schonung des N. facialis) (▶ Abb. 14.5a–e)
- Gld. submandibularis und sublingualis: Exstirpation der gesamten Drüse
- Gaumen: Exzision inkl. bedeckender Schleimhaut (danach Verbandplatte und periphere Granulation)

> **!**
> - **Laterale Parotidektomie:** partielle Parotidektomie mit Entfernung des lateralen Drüsenanteils unter Schonung des N. facialis
> - **Konservative Parotidektomie:** vollständige Entfernung der Gld. parotidea unter Schonung des N. facialis
> - **Radikale Parotidektomie:** Entfernung des bösartigen Tumors der Gld. parotidea und der entsprechenden Fazialisäste. Meist mikrochirurgische Rekonstruktion der resezierten N. facialis-Anteile durch autologe Nerventransplantate (z. B. N. auricularis magnus oder N. suralis)

Prognose

- Rezidivgefahr: 1–5 % bei lateraler Parotidektomie, bis zu 50 % bei Enukleation, d. h. die Rezidivgefahr hängt von der gewählten Ther. ab.
- In ca. 5 % der pleomorphen Adenome entwickeln sich Karzinome.

Monomorphe Adenome

Diese Tumoren sind durch einen relativ einheitlichen epithelialen Aufbau ohne mukoide oder chondroide Gewebeanteile gekennzeichnet und finden sich wie die pleomorphen Adenome überwiegend in der Gld. parotidea. Ihr Anteil an den Speicheldrüsenadenomen beträgt ca. 15 %.

Zystadenolymphom

Syn.: Warthin-Tumor

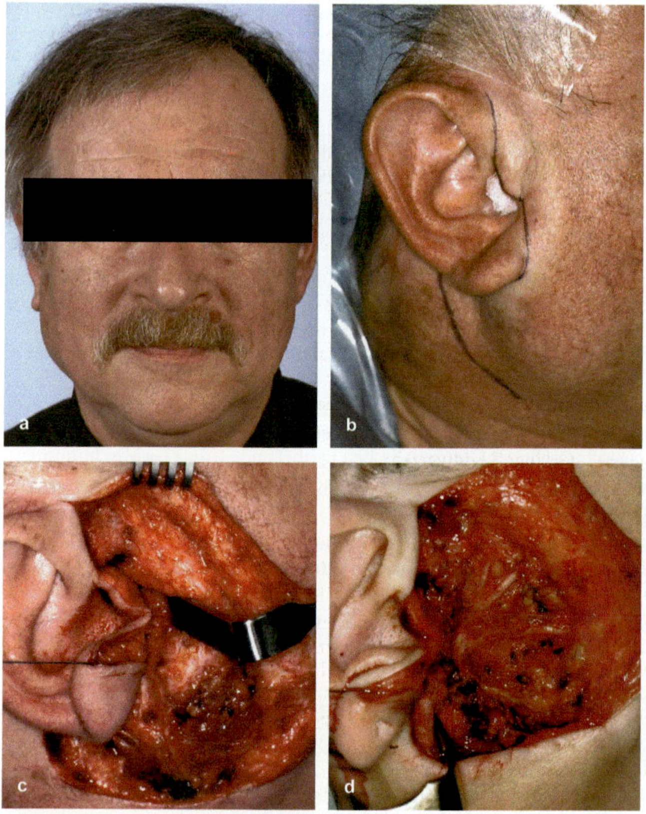

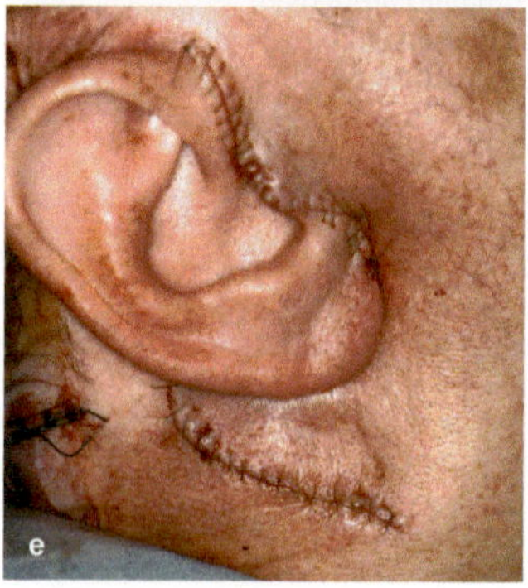

Abb. 14.5 Patient mit einem pleomorphen Adenom der Gl. parotis rechts [R498]

a) Präoperativ imponiert eine unspezifische Schwellung der rechten Wange.

b) Eingezeichnete Schnittführung zu Beginn der OP

c) Aufsuchen des Hauptstamms des N. facialis. Kaudal des Langenbeck-Hakens ist das pleomorphe Adenom sichtbar.

d) Nach der lateralen Parotidektomie und Entfernung des Tumors. Die Äste des N. facialis sind dargestellt.

e) Am Ende des Eingriffs nach dem Wundverschluss

Mit 70 % unter den monomorphen Adenomen am häufigsten, betrifft überwiegend Gld. parotidea und Männer in der 6. und 7. Lebensdekade. Das Verhältnis von Männern zu Frauen beträgt 5:1.

Klinik Langsames, schmerzloses Wachstum. Bds. oder multilokulärer Tumorbefall in etwa 10 % der Fälle

Diagnostik Sonografie, CT, MRT, ggf. Feinnadelbiopsie
- **Technetium-Szintigrafie:** Mehranreicherung hochwahrscheinlich Zystadenolymphom, da Warthin-Tumoren Technetium-99m-Pertechnetat stärker anreichern als das umgebende normale Speicheldrüsengewebe
- **Histologie:** epithelialer, monomorpher Anteil und lymphoides Stroma mit glandulären und zystischen Strukturen

Differenzialdiagnose Speicheldrüsenzysten

Therapie
- Kleinere Zystadenolymphome: Enukleation
- Ausgedehnte Zystadenolymphome:
  - Gld. parotidea: Teilparotidektomie oder konservative Parotidektomie
  - Gld. submandibularis und sublingualis: Exstirpation der Drüse

Prognose Geringe Rezidivgefahr

Kanalikuläres Adenom

Epidemiologie Neben pleomorphen Adenomen und Warthin-Tumoren dritthäufigster gutartiger Speicheldrüsentumor, der zu 70 % in der Gl. parotis vorkommt. Häufiger bei Frauen, v. a. im 7. Lebensjahrzehnt

Diagnostik Tumor besteht aus kubischen, einreihig angeordneten Epithelien oder zusammengelagerten, doppelreihigen Formationen. Das Epithel der Zystenwand ist wieder doppel- oder mehrreihig angeordnet, gleichzeitig kann onkozytäre Differenzierung vorhanden sein. (Erklärung: Die Zelltypen des kanalikulären Adenoms imitieren verschiedene Zellformen des Speichelgangsystems.)

Seltenere Tumoren

▶ Tab. 14.1

Tab. 14.1 Seltenere benigne Speicheldrüsentumoren

Adenom	Lokalisation	Epidemiologie	Histologie	Anmerkung
Speichelgangadenom	70 % in Gld. parotidea	Häufiger bei Frauen, v. a. 60.–70. Lj.	Trabekulär, tubulär und zystisch	–
Myoepitheliom	Glandula parotidea und kleine Gaumenspeicheldrüsen	Keine Geschlechtspräferenz	Spindelförmige, plasmazytoide, epitheloide oder klarzellige Zellen	Aggressiver als das pleomorphe Adenom, kann sich zum malignen Myoepitheliom entwickeln

Tab. 14.1 Seltenere benigne Speicheldrüsentumoren *(Forts.)*

Adenom	Lokalisation	Epidemiologie	Histologie	Anmerkung
Basalzelladenom	70 % in Gld. parotidea	Häufiger bei Frauen und im höheren Lebensalter	Gleichmäßig differenzierte Basalzellen mit meist solidtrabekulärer Struktur	Trotz Ther. mit meist lateraler Parotidektomie hohe Rezidivrate von 20–30 %
Onkozytom	70 % in Gld. parotidea		Solide und trabekuläre, seltener auch mikrozystische Formationen mit großen, oxyphilen Zellen	Seltenes und solitäres Auftreten

14.8.3 Gutartige nicht epitheliale Speicheldrüsentumoren

Diese Tumoren entstammen dem Mesenchym des Drüsengewebes, das aus Blut- und Lymphgefäßen, Nerven, Muskulatur, Binde- und Fettgewebe entsteht. Sie machen bei Kindern > 50 % der Speicheldrüsentumoren aus. Sie werden unterteilt in reine Hämangiome, reine Lymphangiome, gemischte Lymphhämangiome und Hämangioperizytome. Daneben kommen in den Speicheldrüsen Lipome, Neurinome und Neurofibrome vor.

Hämangiom

Epidemiologie Auftreten im Säuglingsalter, vermehrt beim weiblichen Geschlecht.

Klinik

- Die bedeckende dünne kindliche Haut schimmert bläulich (▶ Abb. 14.6a).
- Im Gegensatz zu vaskulären Malformationen innerhalb der ersten Lebenswochen häufig rasches unvorhersehbares Wachstum.
- Spontane Rückbildung innerhalb der ersten Lebensjahre häufig (Involution).

Diagnostik CT (▶ Abb. 14.6b)

Therapie Ohne klin. Handlungsdruck abwartende Haltung. Bei erfolgloser Behandlung mit Betablockern (Propranolol p. o.), frustraner Kryo- bzw. Laserther. (insbes. mit Nd:Yag-Laser mit perkutaner oder transkutaner Applikationstechnik), raschem Wachstum, Malignitätsverdacht oder bedeutender funktioneller Beeinträchtigung (Bedrohung von Schluckakt und Atmung, Läsion des N. facialis) ist eine frühzeitige chir. Exzision indiziert (▶ Abb. 14.6c und d).

Lymphangiom

Epidemiologie Seltener als Hämangiome im Kopf-Hals-Bereich. Auftreten im Säuglingsalter, vermehrt beim männlichen Geschlecht

Klinik Meist teigige, diffuse und schmerzlose Schwellung der Wange. Massive Größenzunahme insbes. durch Trauma oder Entzündung möglich. Meist Gld. parotidea betroffen

Therapie Operatives Vorgehen möglichst verzögern, bei klin. Handlungsdruck chir. Exzision

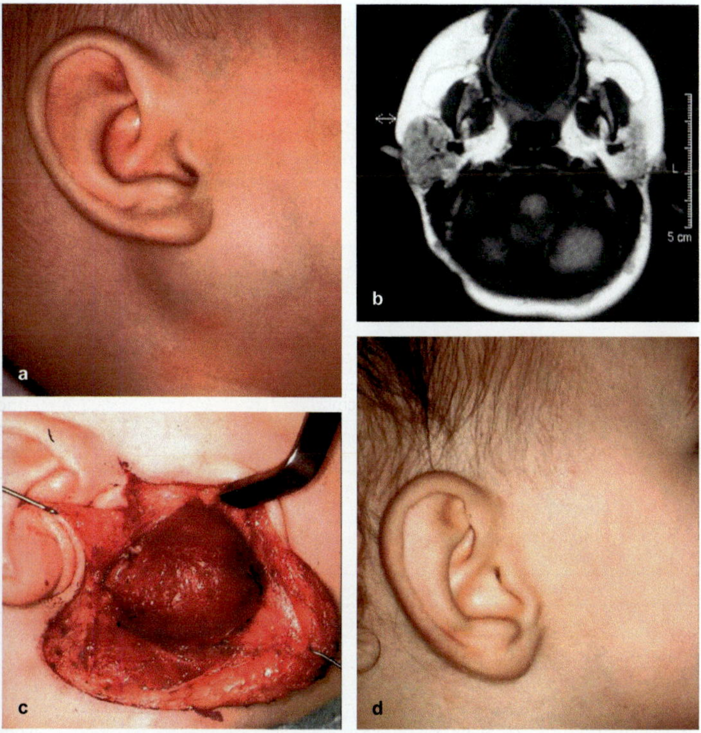

Abb. 14.6 Hämangiom bei einem 7 Mon. alten Mädchen an der Glandula parotidea [R498]
a) Gut sichtbare Schwellung infra- und präaurikulär rechts
b) Die CT zeigt die Ausdehnung des Hämangioms in die Tiefe.
c) Freilegung des kapselartig begrenzten Hämangioms über einen präaurikulären Schnitt
d) Ergebnis 6 Mon. postop.

14.8.4 Bösartige epitheliale Speicheldrüsentumoren

Vorbemerkung

Maligne epitheliale Tumoren der 3 großen Speicheldrüsen machen 20–25 % aller Speicheldrüsentumoren aus. Je kleiner eine Speicheldrüse ist, umso eher ist ihr Tumor maligne: Maligne sind etwa 80 % der Tumoren der Gld. sublingualis, 50 % der Tumoren der kleinen Speicheldrüsen und der Gld. submandibularis und 20 % der Tumoren der Gld. parotidea.

Die drei häufigsten Malignome der Speicheldrüsen sind das adenoidzystische Karzinom, das Mukoepidermoidkarzinom und das Azinuszellkarzinom. Je nach Literatur machen sie jeweils bis zu ca. 30 % der entsprechenden Häufigkeit im untersuchten Pat.-Kollektiv aus.

Speichelgangkarzinome, Karzinome im pleomorphen Adenom, undifferenzierte Karzinome und adenoidzystische Karzinome vom soliden Typ gehören zu den Speicheldrüsenmalignomen mit der schlechtesten Prognose.

Stadieneinteilung ▶ Tab. 14.3. Die T-Klassifikation (▶ Tab. 14.2) gilt nur für die großen Speicheldrüsen. Maligne Tumoren der kleinen Speicheldrüsen sind von dieser Klassifikation ausgeschlossen und entsprechend dem jeweiligen anatomischen Bezirk ihres Ursprungs klassifiziert.

Tab. 14.2 TNM-Klassifikation zur Stadieneinteilung maligner epithelialer Tumoren der großen Speicheldrüsen nach der UICC (Union Internationale Contre le Cancer) 2017 [G924]

T-Kategorie[1]	
Tx	Primärtumor kann nicht beurteilt werden
T0	Kein Anhalt für Primärtumor
T1	Tumor ≤ 2 cm in größter Ausdehnung, ohne extraparenchymatöse Ausbreitung
T2	Tumor > 2 bis < 4 cm in größter Ausdehnung, ohne extraparenchymatöse Ausdehnung
T3	Tumor > 4 cm in größter Ausdehnung und/oder extraparenchymatöse Ausbreitung
T4a	Haut, Unterkiefer, äußeren Gehörgang, N. facialis
T4b	Schädelbasis, Processus pterygoideus oder umschließt A. carotis interna
Anmerkung:	
N-Kategorie[2]	
NX	Regionäre LK können nicht beurteilt werden.
N0	Keine regionären LK-Metastasen
N1	Metastase in solitärem ipsilateralen LK, ≤ 3 cm in größter Ausdehnung, ohne extranodale Ausbreitung
N2a	Metastase in solitärem ipsilateralen LK, > 3 cm, aber < 6 cm in größter Ausdehnung, ohne extranodale Ausbreitung
N2b	Metastasen in multiplen ipsilateralen LK, keiner > 6 cm in größter Ausdehnung, ohne extranodale Ausbreitung
N2c	Metastasen in bilateralen oder kontralateralen LK, keiner > 6 cm in größter Ausdehnung, ohne extranodale Ausbreitung
N3a	Metastase(n) in LK, > 6 cm in größter Ausdehnung, ohne extranodale Ausbreitung
N3b	Metastase(n) in einem einzelnen oder multiplen LK, mit extranodaler Ausbreitung
M-Kategorie	
M_0	Keine Fernmetastasen
M_1	Fernmetastasen

[1] Extraparenchymatöse Ausbreitung ist die klin. oder makroskopische Infiltration von Weichgeweben oder Nerven, ausgenommen der unter T4a und T4b aufgelisteten.
[2] In der Mittellinie gelegene Lymphknoten gelten als ipsilateral.

14

Tab. 14.3 Stadien der Karzinome der großen Speicheldrüsen nach der UICC (Union internationale contre le cancer) [G924]

Stadium	T	N	M
0	Tis	N0	M0
I	T1	N0	M0
II	T2	N0	M0
III	T3	N0	M0
	T1, T2, T3	N1	M0
IVA	T4a	N0, N1	M0
	T1, T2, T3, T4a	N2	M0
IVB	Jedes T	N3	M0
	T4b	Jedes N	M0
IVC	Jedes T	Jedes N	M1

Für alle Tumoren einheitlich definierte Kategorien

- T0: kein Anhalt für Primärtumor; TX: Primärtumor kann nicht beurteilt werden; Tis: Carcinoma in situ
- N0: keine regionären LK-Metastasen; NX: regionäre LK können nicht beurteilt werden
- M0: keine Fernmetastasen; MX: Fernmetastasen können nicht beurteilt werden; M1: Fernmetastasen

Adenoidzystisches Karzinom

Syn.: früher Zylindrom genannt

Der Anteil adenoidzystischer Karzinome an der Gesamtheit der malignen Speicheldrüsentumoren wird mit 30 % regelmäßig am höchsten angegeben.

Klinik

- Relativ langsames Wachstum im Vergleich zu anderen malignen Tumoren.
- Aufgrund perineuralen Wachstumes regelmäßig Schmerzen als Frühsymptom obwohl Tumor klin. kaum auffällig.
- Lymphogene oder hämatogene Metastasierung (Lungen- und Skelettmetastasen).
- Lokale Tumorkontrolle problematisch, da Tumor oft unaufhaltsam entlang von Nerven und Gefäßen wächst.
- Häufig sehr spät (> 5–10 J.) einsetzende Rezidive und Metastasen.

Histologie Unterteilung in 3 Subtypen:

- Tubulärer Typ
- Kribriformer (glandulärer) Typ
- Solidbasaloider Typ

Adenoidzystische Karzinome wachsen infiltrativ mit typischer perineuraler und perivaskulärer Ausbreitung.

Therapie

- Bei Operabilität radikalchir. Vorgehen mit Sicherheitsabstand und plastischer Rekonstruktion (allerdings teilweise fraglich, da auch bei Noninsano-Resektionen viele Jahre keine merkbare Tumorvergrößerung!)

- Argument für primäre Halslymphknotenausräumung, da bei cN0-Hals in 20–40 % okkulte Metastasierung
- Bei cN0-Hals auch abwartendes Vorgehen unter engmaschiger klin. und bildgebender Kontrolle des Halses möglich
- Kombinierte Bestrahlungsther. insbes. bei großen oder klin. schnell wachsenden Tumoren sowie bei einer Noninsano-Resektion sinnvoll
- Durch Polychemother. ebenfalls Regression des Tumors oder seiner Metastasen möglich

Prognose 5-J.Überlebensraten verschlechtern sich vom tubulären (100 %) über den kribriformen (75 %) bis zum solidbasaloiden Typ (40 %)

Aufgrund der häufig sehr spät einsetzenden Rezidive und Metastasen ist eine Tumornachsorge über die üblichen 5 J. hinaus auch mit Rö-Thorax und ggf. CCT angezeigt.

Mukoepidermoidkarzinom

Der Anteil an der Gesamtheit der malignen Speicheldrüsentumoren liegt bei bis zu 30 %. Der Tumor ist pathogenetisch vom Speichelgangsystem abgeleitet mit Zellen des intermediären Typs, Schleim produzierenden Zellen und Pflasterzellen.

Einteilung Es werden **2 Subtypen** unterschieden:

- Hochdifferenziert (High-Grade Type of Malignancy):
  - > 50 % Schleim produzierende Zellen und Plattenepithelzellen
  - Keine/kaum Metastasierung
- Gering differenziert (Low-Grade Type of Malignancy):
  - Solide, häufig Blutungen und Nekrosen im Zentrum
  - Weniger Schleim produzierende Zellen, viele Mitosen, Pleomorphismus und infiltratives Wachstum
  - Lymphogene Metastasierung in bis zu 50 % der Fälle, Metastasierung in Lunge und Skelett aber selten

Epidemiologie

- In 75 % kleine Speicheldrüsen betroffen
- Altersgipfel 40.–50. Lj., aber auch häufigstes maligner Speicheldrüsentumor bei Kindern und Jugendlichen
- Weibliches Geschlecht bevorzugt

Klinik Bevorzugt am Gaumen mit schnellem und schmerzlosem Wachstum → können wie Mundhöhlenkarzinome imponieren und in Nachbarstrukturen wie Unterkiefer einbrechen. Schnelles Wachstum beim gering differenzierten Subtyp

Therapie

- Abhängig vom Malignitätsgrad von vollständiger Tumorentfernung und lateraler Parotidektomie bis zu radikaler Parotidektomie mit totaler Entfernung des N. facialis und Nervrekonstruktion, ggf. mit Ausräumung der Hals-LK (differenzialther. Argumentation siehe auch bei adenoidzystischem Karzinom)
- Postop. Radiatio insbes. beim gering differenzierten Mukoepidermoidkarzinom erwägen, verbessert Prognose aber nicht wesentlich

Prognose 5-J.Überlebensrate beim hochdifferenzierten Karzinom bei 90 %, beim gering differenzierten teilweise nur bei 30 %

Azinuszellkarzinom

Der Anteil an der Gesamtheit der malignen Speicheldrüsentumoren liegt bei bis zu 30 %. Der Tumor weist eine unterschiedliche zelluläre Differenzierung bzgl. des Vorkommens von Azinuszellen auf. Sie kommen in soliden, papillärzystischen, mikrozystischen und follikulären Formen vor.

Klinik Betroffen ist vorwiegend die Gld. parotidea (ca. 80 %), das Azinuszellkarzinom kann aber unilokulär und multilokulär auftreten. Lymphogene (10 %) und hämatogene Metastasierung (3 %)

Therapie Wie beim Mukoepidermoidkarzinom

Prognose 5-J.Überlebensraten 80–100 %. Hohe Lokalrezidivrate bis ca. 50 %

Adenokarzinom

Histologisch werden papilläre, tubuläre und solide Subtypen unterschieden. Das Adenokarzinom kommt vorwiegend in der Gld. parotidea und bevorzugt bei Frauen vor.

Klinik

- Häufig mit dem Untergrund verwachsen und damit unverschieblich
- Im Wachstum Umscheiden von Nerven → Schmerzen, Fazialisparese
- Vorwiegend lymphogene Metastasierung

Therapie Wie beim Mukoepidermoidkarzinom

Plattenepithelkarzinom

Diese Karzinome gehen von den größeren Speichelgängen aus und wachsen rasch. Histologisch treten sowohl stark verhornende, hoch differenzierte als auch gering oder mittel differenzierte Plattenepithelkarzinome ohne Hornbildung auf.

Epidemiologie Auftreten vorwiegend bei Männern, Altersgipfel im 70.–80. Lj.

Klinik Frühzeitig lymphogene Metastasierung, hämatogene Metastasierung selten

Therapie

- Radikale Parotidektomie mit totaler Entfernung des N. facialis und Nervenrekonstruktion
- Bei eindeutigem Abstand des Karzinoms zu Fazialisästen ggf. Entfernung mit Nerverhalt und anschließender engmaschiger klin. und bildgebender Tumornachsorge
- Zumindest ipsilaterale LK-Ausräumung
- Reagieren teilweise sensibel auf Radio- und Chemother.

Karzinom im pleomorphen Adenom

Der Anteil an der Gesamtheit der malignen Speicheldrüsentumoren liegt bei ca. 10–15 %. Entdifferenzierung eines pleomorphen Adenoms in ein Karzinom < 5 %. Die Wahrscheinlichkeit der Karzinomentwicklung steigt mit der Dauer des Bestehens des pleomorphen Adenoms.

Epidemiologie Auftreten bei beiden Geschlechtern im Alter von 60–80 J.

Klinik Auftreten überwiegend in der Gld. parotidea, frühzeitig lymphogene Metastasierung möglich

Therapie Wie beim Plattenepithelkarzinom

Prognose Bei frühzeitiger lymphogener oder hämatogener Metastasierung ungünstige Prognose, 5-Jahres-Überlebensraten < 25 %

> Plötzlich rascheres Wachstum und/oder Auftreten einer Fazialisparese bei einem relativ langsam wachsenden Parotistumor ist ein Hinweis auf eine karzinomatöse Entartung.

Speichelgangkarzinome

Charakteristikum dieses hochmalignen epithelialen Tumors sind große Zellansammlungen, die als erweiterte Speichelgänge imponieren. Auftreten gehäuft bei Frauen im Alter von 60–70 J.

Klinik Auftreten überwiegend in der Gld. parotidea, Tumor imponiert derb und unscharf begrenzt. Frühzeitig lymphogene Filiae und Fernmetastasierung (Lunge, Leber, Gehirn)

Therapie Wie beim Plattenepithelkarzinom

Prognose Bei bereits erfolgter Metastasierung schlechte Prognose. Die meisten Pat. sterben innerhalb der ersten 3 J.

Undifferenziertes Karzinom

Entstammen dem Speichelgangsystem, wobei die Tumorzellen so wenig differenziert sind, dass sie keiner anderen Karzinomform zugeordnet werden können.

Ätiologie Beim undifferenzierten Karzinom mit lymphoidem Stroma V. a. Mitverursachung durch Epstein-Barr-Virus

Klinik Schnell und aggressiv wachsend, v. a. in der Gld. parotidea

Therapie Wie beim Plattenepithelkarzinom

Prognose Bei bereits erfolgter Metastasierung schlecht

14.8.5 Bösartige nicht epitheliale Speicheldrüsentumoren

Sarkome

▶ Tab. 14.4

Maligne Lymphome

In 85 % der Fälle Non-Hodgkin-Lymphome

Ätiologie Primärmanifestation oder systemische Absiedelung im lymphatischen Speicheldrüsengewebe möglich

Klinik Häufig symmetrische Schwellungen der Speicheldrüsen, v. a. der Gld. parotidea

Therapie Interdisziplinär, meist konservativ durch Chemother., sehr selten chir. bei solitären Manifestationen

Sekundäre Tumoren

Metastasierung von Malignomen in die Speicheldrüsen v. a. lymphogen (Hautkarzinome und Melanome in die Gld. parotidea), selten hämatogen (Metastasen aus Lunge, Niere und Mamma).

Tab. 14.4 Merkmale der häufigsten Sarkome [G924]

Sarkom	Histologie	Klinische Besonderheiten	Anmerkungen
Malignes fibröses Histiozytom	Typisches geflechtartiges Fasermuster	Hohe lokale Aggressivität und Metastasierungsneigung	
Maligner peripherer Nervenscheidentumor	Zelldichter spindelzelliger Tumor mit häufig hyperchromatischen und mitotisch aktiven, an den Polen abgeplatteten Kernen	Lokal aggressives Wachstum	Kann aus länger bestehenden Neurinomen hervorgehen
Rhabdomyosarkom	Embryonale (80 %) und alveoläre (15–20 %) Form	Häufigster Tumor von Kindern und Adoleszenten	Interdisziplinäres Behandlungskonzept mit Onkologen und Strahlentherapeuten
Angiosarkom	Strangförmig angeordnete Sarkomzellen zwischen von atypischen Endothelzellen ausgekleideten Hohlräumen	Vor allem ältere Männer betroffen	Je nach Histologie und Tumorstadium radikalchirurgische Resektion mit Sicherheitsabstand, ggf. Bestrahlung und/oder Chemotherapie

14.9 Speichelfisteln

Man unterscheidet Fisteln der Drüse (parenchymatöse Fisteln) und des Gangsystems (Speichelgangfisteln)

Ätiologie Angeboren (Rarität), abszedierende Entzündungen des Drüsenparenchyms, Traumata der lateralen Gesichtsregion, iatrogen als OP-Folge

Klinik Speichelfluss nach außen, v. a. beim Essen

Therapie

- Drüsenfisteln schließen sich fast ausnahmslos von selbst.
- Herabsetzung der Speichelsekretion (Botulinumtoxin-A-Injektion, Atropinmedikation, Bestrahlung. **Cave:** Spätkarzinom) führt häufig zum Verkleben der Fistel.
- Unterbindung des prox. Fistelgangs und Rekonstruktion des verletzten Parotisausführungsgangs nach Schienung des ableitenden Systems (Polyethylenkatheter) oder Verlegung der Fistel in den Mundraum.
- Als Ultima Ratio Exstirpation der Drüse.

14.10 Frey-Syndrom

Syn.: gustatorisches Schwitzen, aurikulotemporales Sy.
Fehlgeleitete Regeneration der parasympathischen sekretorischen Parotisnerven, die den sympathischen Fasern folgen und die Schweißdrüsen der Haut innervieren, sodass es auf gustatorische und mastikatorische Reize hin zu einer Hautrötung präaurikulär mit anschließender Schweißabsonderung kommt.

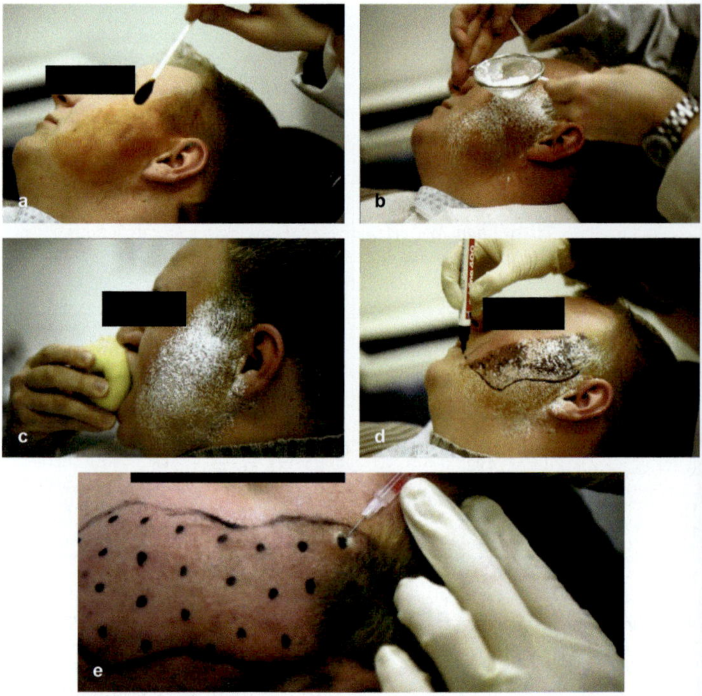

Abb. 14.7 Minor-Test [T1166-05]
a) Auftragen der Jodlösung
b) Auftragen des Stärkemehls
c) Sekretagoge Stimulation
d) Markierung des betroffenen Schwitzareals
e) Injektion von Botulinumtoxin A

Ätiologie Nach operativen Eingriffen (Parotidektomie, Neck Dissection), Trauma (Unfall, Zangengeburt), zentralnervöse Erkr.

Klinik Auf gustatorische und mastikatorische Reize (Kauen, Essen) zunächst Hautrötung durch Vasodilatation präaurikulär. Etwas zeitverzögert auf den Reiz Schweißabsonderung im Wangenbereich

Diagnostik Verdachtsdiagnose klin., Sicherung durch Jod-Stärke-Test nach Minor (▶ Abb. 14.7)

Therapie
- Injektion von Botulinumtoxin A (3 MU/cm²) als Ther. der Wahl
- Nachrangig: medikamentöse Behinderung der Schweißdrüsenfunktion durch Anticholinergika (Scopolaminsalbe, Glykogenpyrolat, Aluminiumchlorid), Exzision oder Nervexhairese

Die Therapie mit Botulinumtoxin A bedarf je nach Dosierung wiederholter Injektionen in Abständen von 6–12 Mon.

15 Internistische und neurologische Erkrankungen

Andrew Chan, Michael Gotzmann, Frank Hölzle, Jochen Jackowski, Fabienne Kreimer, Marc Pape, Hajo Peters, Christoph J. Schankin, Turgay Saritas, Leon Willich

15.1 Hämatologische Erkrankungen

Leon Willich, Jochen Jackowski

15.1.1 Übersicht

Benigne oder maligne hämatologische Erkr. betreffen die zellulären Blutbestandteile (Erythrozyten, Leukozyten, Thrombozyten) bzw. das blutbildende System. Symptome entstehen durch Veränderung der Anzahl oder Form der Blutzellen und/oder deren Funktion.

Leitsymptome

- **Zeichen der hämatopoetischen Insuff.:** Anämiesymptome (Palpitation, Schwindel, Hautblässe, Leistungsminderung), hämorrhagische Diathese, Immunschwäche
- **Zeichen der Lympho- oder Myeloproliferation:** LK-Schwellung, Splenomegalie, Knochenschmerzen, Pruritus, Hyperviskositätssyndrome (bei Erythrozytose und bei Paraproteinämien)

Weitere Symptome Folgende Symptome weisen auf hämatologische Systemerkr. hin, einige davon fallen insbes. bei der Inspektion der Schleimhäute auf: Pruritus, Knochenschmerzen, Rötung (bei Polyzythämie), Ikterus (bei Hämolysen), petechiale Blutungen (bei hämorrhagischer Diathese), Aphthen, Soor (Immunschwäche).

Diagnostik BB als Basis der hämatologischen Labordiagn. (▶ Tab. 15.1), ergänzend Differenzialblutbild mit mikroskopischer Auszählung der Leukozyten (▶ Tab. 15.2).

Tab. 15.1 Blutbild – Referenzbereiche (gerätespezifisch und herstellerabhängig)

Komponente	Referenzbereich	
Hämoglobin	Neugeborene	16–24 g/dl
	Kinder	11–15 g/dl
	Frauen	12–16 g/dl
	Männer	13–17 g/dl
Erythrozyten	Frauen	4,0–5,4 Mio/mm³
	Männer	4,3–5,6 Mio/mm³
Retikulozyten	5–20 ‰ bzw. 50.000–100.000/µl	
Hämatokrit	Frauen	38–44 %
	Männer	42–50 %
MCH (Hb/Ery)	27–33 pg	
MCV	82–98 fl	
MCHC (Hb/ges. Ery-Vol.)	31–36 g/dl	
Thrombozyten	140.000–345.000/mm³	
Leukozyten	Neugeborene	6.000–25.000/mm³
	Kinder	4.000–11.000/mm³
	Frauen	6.000–15.000/mm³
	Männer	8.000–12.000/mm³

MCH = mittleres korpuskuläres Hb, MCV = mittleres korpuskuläres Volumen, MCHC = mittlere korpuskuläre Hb-Konzentration

Tab. 15.2 Differenzialblutbild – Referenzbereiche (gerätespezifisch und herstellerabhängig)

Komponente	Referenzbereich	
	Relativ	Absolut
Lymphozyten	15–50 %	1.500–4.000/mm³
Stabkernige Neutrophile	0–5 %	300–500/mm³
Segmentkernige Neutrophile	30–80 %	2.000–7.000/mm³
Monozyten	1–12 %	90–600/mm³
Eosinophile	0–6 %	80–360/mm³
Basophile	0–2 %	20–80/mm³

Körperliche Untersuchung LK-Status im Vordergrund. Bei auffälliger Blässe der Mundschleimhäute weiterführende Diagn. zur Suche nach anderen Grunderkr.

15.1.2 Erkrankungen des erythrozytären Systems

Anämie

Verringerter Gehalt an Hämoglobin, Hämatokrit oder Erythrozytenzahl gegenüber dem alters- bzw. geschlechtsspezifischen Referenzbereich. Häufig kein eigenständiges Krankheitsbild, sondern Symptom anderer akuter und chron. Erkr.
Die Niere regelt den Sauerstoffgehalt (Hämoglobingehalt) des Blutes durch die Freisetzung von Erythropoetin. Die reguläre Lebenszeit von Erythrozyten beträgt 120 Tage. Im Laufe dieser Zeit werden sie immer starrer und schließlich in Leber, Milz und Knochenmark von Makrophagen abgebaut.

Klassifikation Die Einteilung erfolgt anhand von Hb-Gehalt und der Größe der Erythrozyten (▶ Tab. 15.3) sowie abhängig von der Pathogenese (▶ Tab. 15.4):
- **Stammzellen der Hämatopoese:** aplastische Anämie
- **Proliferationskompartiment:** Vitamin-B_{12}-Mangel, Folsäuremangel, Antimetaboliten, Knochenmarkverödung, Knochenmarkinfiltration
- **Reifungskompartiment:** Eisenmangel, Thalassämie
- **Funktionskompartiment:** Erythropoetinstörung, Blutverlust, Hämolyse

Klinik Blässe der (Mund-) Schleimhaut, Müdigkeit, Frieren, Kopfschmerzen, Herzklopfen, Dyspnoe, Ohrensausen und Schwindel

Tab. 15.3 Einteilung der Anämien nach Hb-Gehalt und Größe der Erythrozyten

Unterteilung nach	Normal	Erhöht	Erniedrigt
Hb-Gehalt	Normochrom (MCH 28–34 pg)	Hyperchrom (MCH > 34 pg)	Hypochrom (MCH < 28 pg)
Ery-Größe	Normozytär (MCV 85–98 fl)	Makrozytär (MCV > 98 fl)	Mikrozytär (MCV < 85 fl)

Normochrome Bildungsstörungen

Aplastische Anämie

Sehr seltene Anämie mit Knochenmarkaplasie und hämatopoetischer Insuff. sowie mit Panzytopenie (Verminderung der Blutzellen aller 3 Zellreihen)

15

Tab. 15.4 Formen der Anämie

Erythrozytenindizes	Erworben	Angeboren
Bildungsstörungen		
Normochrom	• Erythroblastopenie • Knochenmarkinfiltration und infolge Leukämie, Lymphom, Karzinom • Infektanämie • Tumoranämie • Renale Anämie • Dyserythropoetische Anämie • Aplastische Anämie	Fanconi-Anämie
Hypochrom	• Eisenmangel und Eisenverwertungsstörungen • Infektanämie • Tumoranämie • Renale Anämie • Blei-Intoxikation	• Sphärozytose • Thalassämie
Hyperchrom	• Perniziöse Anämie (Vitamin-B_{12}-Mangel, Folsäuremangel) • Makrozytäre Anämie • Zytostatika	
Umsatzstörungen		
Normozellulär	• Immunhämolysen (AIHA) • Chemische/physische Hämolysen • Hypersplenismus	• Enzymopathien • Instabile Hämoglobine
Makrozytär bis hypochrom mit Anomalien	• Paroxysmale nächtliche Hämoglobinurie (PNH) • Mikroangiopathische Hämolysen	• Sphärozytose
Verlustanämien		
Normozellulär	Blutungsanämie	

15

Ätiologie

- Angeboren als Fanconi-Anämie sowie bei bestimmten Syndromen, wie Trisomie 21
- Idiopathisch meistens (70 %) ohne erkennbare Ursache
- Sekundär durch Medikamente (NSAID, Antibiotika, Anfallssuppressiva und Chloramphenicol), Radio- und Chemother., Benzol (Berufskrankheit!) und andere Chemikalien sowie durch Viren (Hepatitisviren, EBV, CMV, HHV-6, Parvovirus, HIV)

Klinik ▶ 15.1.1

Diagnostik Im BB Bi- oder Trizytopenie bei fehlenden Retikulozyten

- Pat. mit aplastischer Anämie bzw. Panzytopenie vor bzw. nach zahnärztlichen Eingriffen aufgrund der erhöhten Infektanfälligkeit antibiotisch abschirmen.
- Bei jeder Radio- und Chemother. regelmäßige Labordiagn. obligat. Schädigung des blutbildenden Systems ist limitierender Faktor der Chemo- bzw. Radiother.

Erythroblastopenie

Normochrome, aplastische Störung der Proliferation und Differenzierung erythropoetischer Vorläuferzellen im Knochenmark mit Retikulozytenmangel im peripheren Blut

Ätiologie Angeboren (Diamond-Blackfan-Anämie) mit Erkr. in der frühen Kindheit oder erworben im Rahmen von Autoimmunerkr. und Infektionen sowie durch bestimmte Medikamente, wie Erythropoetin

Klinik ▶ 15.1.1

Diagnostik Definitive Diagnose nur durch Knochenmarkbiopsie möglich

Renale Anämie

Im Verlauf einer chron. Niereninsuff. infolge von Erythropoetinmangel, Urämie und Blutverlusten im Rahmen der Dialyse unterhalb einer CrCl < 45 ml/Min. auftretende, normochrome, normozytäre Anämie

Hyperchrome Bildungsstörungen

Megaloblastäre Anämie

Sammelbegriff für hyperchrome und makrozytäre Anämien

Pathogenese Ineffektive Hämatopoese durch Vit.-B_{12}- oder Folsäuremangel (Koenzyme bei Ery-Synthese)

Ätiologie Meist unzureichende Zufuhr (Alkoholabusus) oder Resorption (Intrinsic-Factor-Mangel → perniziöse Anämie) von Vit.-B_{12}

Klinik Anämiesymptome, neurologische Symptome wie Parästhesien, Störungen der Feinmotorik, des Tastsinns und der Tiefensensibilität

Therapie Substitution von Vit.-B_{12} (parenteral oder oral durch Hydroxycobalamin oder Cyanocobalamin) und Folsäure (1–5 mg/d p. o.)

> Bei Burning Mouth Syndrome, atrophierten Papillen und Hunter-Glossitis u. a. an einen Mangel von Vit.-B_{12} bzw. Folsäure denken.

15

Hypochrome Bildungsstörungen

Durch Störungen der Blutfarbstoffbildung bei ungestörter Zellproliferation

Eisenmangelanämie

Häufigste Anämieform und häufigstes Mangelsy. überhaupt! Entsteht durch Missverhältnis zwischen Eisenzufuhr und -bedarf. Vorwiegend Störung der Hb-Bildung, weniger auch der Ery-Produktion

Ätiologie Häufigste Ursachen sind erhöhter Bedarf (z. B. bei Schwangerschaft), verminderte Zufuhr (z. B. vegetarische, vegane Ernährung) und erhöhter Verlust (chron. GIT-Blutung, chron. uterine Blutung).

Klinik Neben den Allgemeinsymptomen einer Anämie (▶ 15.1.1) zusätzlich Mundwinkelrhagaden (DD: Candida-Inf.), Zungenbrennen, Atrophie des Zungenepithels mit rötlicher Färbung, chron.-rezid. Aphthen, Schluckbeschwerden, Hohlnägel (brüchige Nägel mit Rillen und zentraler Eindellung), trockene, rissige Haut, Haarausfall und Pruritus

Therapie Orale Gabe zunächst 2–3 × 50 mg/d, später 2–3 × 100 mg möglichst auf leeren Magen oder parenterale Eisenther.

Thalassämie

Hypochrome, mikrozytäre Anämie als Folge einer genetisch bedingten Repression der Polypeptidsynthese einer oder mehrerer Globinketten

Epidemiologie Vorkommen v. a. in Mittelmeerländern. Gestörte Synthese von Hb-β-Ketten (β-Thalassämie) bzw. Hb-α-Ketten (seltene α-Thalassämie, v. a. in Asien)

Klassifikation Anhand der betroffenen Globinkette (α/β), der genetischen Konstellation (homo-/heterozygot) und des Schweregrads der klinischen Manifestation (minor, intermedia, major):

- **Thalassaemia minor:** hypochrome mikrozytare Anamie mit normalem Serumeisen (Ferritin meist erhöht), Targetzellen und leichter Splenomegalie. **Cave:** Eisensubstitution kontraindiziert
- **Thalassaemia major:** Symptome der Anämie, Eisenablagerungen in inneren Organen. Erhöhtes Risiko für Yersinien-Sepsis

Therapie Bislang keine kausale Ther. möglich. Bei Majorform Bluttransfusionen in Komb. mit Eisenelimination (Chelatther.), evtl. hämatopoetische Stammzelltransplantation, evtl. Splenektomie

Pat. mit Thalassaemia major vor bzw. nach zahnärztlichen Eingriffen aufgrund der erhöhten Infektanfälligkeit antibiotisch abschirmen.

Umsatzstörungen

Hämolytische Anämien entstehen durch eine Verkürzung der Überlebensdauer der Erythrozyten, die nicht ausreichend durch eine gesteigerte Erythropoese kompensiert wird.

Klinik Meist schleichender Verlauf mit Anämiesymptomen (▶ 15.1.1), Ikterus bei starker Hämolyse, meist geringe Splenomegalie, evtl. dunkler Urin bei starkem Zelluntergang in den Gefäßen

Einteilung ▶ Tab. 15.5

15

Verteilungsstörungen

Im Rahmen eines Hyperspleniesyndroms (Milzvergrößerung) kommt es zu einer Anämie, Granulozytopenie, Thrombozytopenie oder zu einer Panzytopenie. Zu den Verteilungsstörungen wird ebenfalls die Schwangerschaftsanämie gezählt.

Blutungsanämie

Ätiologie Häufige Ursachen sind Magen- und Duodenalulzera, die Ruptur großer Gefäße, Ösophagusvarizen, eine Tubargravidität und schwere hämorrhagische Diathesen.

Klinik Symptome sind Blässe, Fatigue oder Kurzatmigkeit

Polyglobulie

Absolute oder relative Vermehrung der Erythrozyten. Man unterscheidet die prim. Polyglobulie (Polycythaemia vera) und sek. Formen.

Polycythaemia vera

Durch vermehrte Produktion von Vorläuferzellen im Knochenmark, Viskositätssteigerung des Blutes und damit einhergehende Zirkulationsstörung

Tab. 15.5 Einteilung der hämolytischen Anämien

Anämieform	Ursache	Beispiele
Korpuskuläre hämolytische Anämien (primäre Störung im Ery)	Erythrozytenmembrandefekte	Hereditäre Sphärozytose, hereditäre Elliptozytose, erworbene paroxysmale nächtliche Hämoglobinurie (PNH)
	Angeborene Stoffwechseldefekte	G-6-PDH-Mangel, Pyruvatkinasemangel
	Angeborene Hämoglobinopathien	Sichelzellanämie, Hämoglobin-C-Krankheit, instabile Hämoglobine
Extrakorpuskuläre hämolytische Anämien (Schädigung der Erythrozyten durch extrakorpuskuläre Faktoren)	Mechanische Erythrozytendestruktion	Marschhämoglobinurie, künstliche Herzklappen, trombotisch-thrombozytopenische Purpura (TTP), hämolytisch-urämisches Syndrom (HUS)
	Chemische (toxische) Hämolyse	Arsenwasserstoff, Blei, verschiedene andere Industriechemikalien, Insektengifte, Schlangengifte
	Infektionen	Plasmodien, Clostridien, Viren
Serogene hämolytische Anämien (Schädigung der Erythrozyten durch Ak)	Autoimmunhämolyse (AIHA)	AK vom Wärmetyp, vom Kältetyp, vom Donath-Typ
	Alloimmunhämolyse	Hämolytische Transfusionsreaktion, Morbus haemolyticus neonatorum
	Medikamenteninduzierte hämolytische Anämien, meist immunologisch vermittelt	• Haptentyp, z. B. Penicillin • Immunkomplextyp, z. B. Chinidin • Autoimmunhämolyse, z. B. durch Fludarabin, Methyldopa

Klinik Konstante Hautrötung im Gesichts- und oberen Thoraxbereich, Pruritus, Schwindel, Sehstörungen, Kopfschmerzen, zentrale Zyanose, Überwärmung der Füße, Blutungen, Splenomegalie, Müdigkeit, Nasenbluten, erhöhte Thromboseneigung

Therapie Regelmäßige Aderlässe (500 ml), Reduktion der Eisenaufnahme, Zytoreduktion mittels Zytostatika. Bei Nichtansprechen Ruxolitinib

Zur Senkung des Thromboserisikos erhalten manche der Pat. mit Polycythaemia vera TAH (ASS).

Sekundäre Polyglobulie

Ätiologie

- Kompensatorisch bei verminderter O_2-Sättigung des Blutes (z. B. nach einem längeren Aufenthalt in großer Höhe, COPD)
- Vermehrte Erythropoetinwirkung durch erhöhte autonome Sekretion (bei Nierenzellkarzinom) oder durch Gabe im sportlichen Bereich zur Steigerung der Ery-Produktion
- Relative Polyglobulie bei Exsikkose

Therapie Abhängig von der Ätiologie

15.1.3 Erkrankungen des leukozytären Systems

Agranulozytose

Schwerste Form der Neutropenie mit einer Granulozytenzahl im Blut < 500/µl

Ätiologie Meist medikamententoxisch (z. B. Zytostatika, Methotrexat, Azathioprin), seltener medikamentös-allergisch (z. B. Metamizol, Allopurinol, Penicillinderivate, Sulfonamide, Propranolol, schwefelhaltige Thyreostatika, Sulfonylharnstoffe)

Klinik Akutes Ulzera der Mundschleimhaut und der Tonsillen, Fieber und Sepsis

Leukämien

Heterogene maligne hämatologische Neoplasien mit rascher ungehemmter Proliferation eines malignen Zellklons im Knochenmark mit Verdrängung des normalen hämatopoetischen Gewebes. Unbehandelt meist schnell zum Tod führend

Ätiologie Weiterhin unklar. **Risikofaktoren:** ionisierende Strahlen, Benzol, Zytostatika, hereditäre Faktoren (z. B. Down- Syndrom), Entwicklung aus Vorläufererkr. und Tabakrauchen

Akute Leukämien

Zellpopulation Überwiegend unreife, sog. Blastenpopulationen. Durch Reifungsstopp typischer Funktionsausfall

Klinik Meist kurz (< 3 Mon.) bestehende grippale Symptome und Anstieg der Blutungsneigung. Dann Anämie, Thrombopenie (Blutungen, Petechien) und Neutropenie (bakt. Infektionen, Sepsis) als Zeichen der progredienten Knochenmarkinsuff. Außerdem Allgemeinsymptome, Splenomegalie und bei ALL ggf. vergrößerte LK

Formen

- **Akute lymphatische Leukämie (ALL):** > 25 % lymphatische Blasten im Knochenmark. Häufigkeitsgipfel bei < 5 und > 80 J.
- **Akute myeloische Leukämie (AML):** > 20 % myeloische Blasten in BB, Knochenmark oder AML-definierende genetische Aberrationen, v. a. im höheren Lebensalter

15

- Bei Gingivahyperplasie und Einblutungen in Schleimhaut V. a. AML. Daher in der zahnärztlichen Praxis genau dokumentieren und interdisziplinär abklären
- Bei ALL im Waldeyer-Rachenring Anzeichen einer Infiltration, zudem Immunschwäche und vergrößerte Hals-LK möglich

Myelodysplastische Syndrome

Früher als Präleukämie bezeichnete Hämatopoesestörung mit Knochenmarkhyperplasie und tiefgreifendem Defekt der Proliferation und Differenzierung aller Zellreihen

Leitbefund Meist unklare Anämie, oft auch Bi- oder Panzytopenie

Klinik Sympt. durch schleichende Knochenmarkinsuff. (Anämie, Thrombopenie, Granulopenie)

Aufgrund der erhöhten Infektionsneigung bei zahnärztlich-chir. Eingriffen antibiotische Abschirmung

Chronische Leukämie

Typischer protrahierter Verlauf

Zellpopulation Überwiegend reifzellig. Protrahierter Verlauf, da Blutfunktion längere Zeit aufrechterhalten wird.

Formen

- **Chron. lymphatische Leukämie (CLL):** Akkumulation reifzelliger, immunkompetenter lymphatischer Zellen in Blut, Knochenmark, Milz und LK. In 95 % klonale Expansion neoplastischer B-Zellen (B-CLL), in 5 % T-Zellen. Meist kaum Symptome bzw. erhöhte Anfälligkeit gegenüber bakt. Infektionen, typischer langsam progredienter Verlauf
- **Chron. myeloische Leukämie (CML):**
  - Durch Translokation t(9;22)(q34;q11) zwischen Chromosom 9 und 22 (Philadelphia-Chromosom) mit resultierendem Fusionsgen BCR-ABL1
  - Abnorm gesteigerte Proliferation der granulopoetischen Reihe mit myeloischer Metaplasie der fetalen Blutbildungsorgane Milz und Leber und erhöhter Leukozytenzahl
  - Typischer dreiphasiger Verlauf: chron. Phase (Leukozytose, Allgemeinsymptome), akzelerierte Phase (extramedulläre Hämatopoese, Fieber, Milzinfarkte) und Blastenkrise. Mittleres Erkr.-Alter 50–60 J.

15.1.4 Maligne Lymphome

Hodgkin-Lymphom

Scheint von den B-Lymphozyten des Keimzentrums auszugehen. Ätiologie weiterhin unklar, es wurden verschiedene Risikofaktoren benannt, aber keine bestätigt. Gehäufte Erkr. im Alter von 20–30 J. und > 60. J.

Klinik I. d. R. schmerzlose Lymphadenopathie (Leitsymptom) und B-Symptome, wie Fieber (> 38,0 °C) für > 2 Wo., Nachtschweiß (z. B. mit Wechsel der Bettwäsche) für > 2 Wo., ungewollter Verlust von > 10 % des KG innerhalb von max. 6 Mon. Außerdem Fatigue, Leistungsschwäche und Juckreiz

Klassifikation

- Noduläres Lymphozyten-prädominantes Hodgkin-Lymphom (NLPHL, ca. 5 %, maligne Zellen mit B-Zell-Ag CD20 und CD79a)
- Klassisches Hodgkin-Lymphom (ca. 95 %): nodulär-sklerosierende Form (ca. 82 %), mischzelliger Typ (ca. 14 %), lymphozytenreicher Typ (ca. 3 %), lymphozytenarmer Typ (ca. 1 %)

Therapie Radiochemother.

Prognose Je nach Erkr.-Stadium 5-J.-Überlebensrate bei risikoadaptierter Erstlinienther. ca. 95 %, bei Rezidiven ca. 50 %

Non-Hodgkin-Lymphom (NHL)

Vom B- oder T-Zell-System ausgehende Neoplasien des lymphatischen Gewebes. Einteilung nach WHO-Klassifikation in indolente (niedrigmaligne) und aggressive (hochmaligne) NHL. Zusätzlich ca. 30 Subtypen. Hochmaligne NHL entstehen binnen Wo. bis Mon., niedrigmaligne NHL binnen Mon. bis J.

Klinik Schmerzlose LK-Vergrößerungen in Komb. mit Allgemeinsymptomen

Diagnostik Biopsat für Staging

Prognose Mit 80–95 % ist die Heilungschance von aggressiven Non-Hodgkin-Lymphomen bei entsprechend früher Diagnosestellung sehr gut, während bei Pat. mit indolenten Lymphomen eine Heilung nur in Ausnahmefällen möglich ist.

Multiples Myelom (Plasmozytom)

Osteolysen infolge der Expansion von Plasmazellen im Knochenmark mit Knochendestruktion und Produktion eines monoklonalen Immunglobulins

Klinik Bei progredientem Verlauf infolge der Knochenmarkinfiltration Anämie, Thrombopenie bzw. Granulopenie. Fortschreitende Nierenisuff. aufgrund der vermehrten renalen Eiweißausscheidung infolge der Immunglobulinsekretion

Therapie Derzeit Zytostatika in Komb. mit Glukokortikoiden, dann autologe Stammzelltransplantation. Zudem prophylaktische Gabe von Bisphosphonaten, um das Risiko für osteolytische KO zu reduzieren

> Da die Osteolysen häufig den Kiefer betreffen sind NW von Bisphosphonaten (Bisphosphonat-assoziierte Osteonekrose) und ähnlich wirkenden Medikamenten eine wichtige DD.

15.2 Kardiovaskuläre Erkrankungen

Michael Gotzmann, Fabienne Kreimer

15.2.1 Herzinsuffizienz

Bei einer Herzinsuff. kann das Herz den Körper nicht ausreichend oder nur mit einem erhöhten enddiastolischen Druck mit Blut versorgen.

Ätiologie Häufigste Ursachen sind art. Hypertonie und KHK. Allerdings können sehr viele kardiale Erkr. zum klinischen Bild der Herzinsuff. führen.

15

Klassifikation Unter anderem anhand von:
- **Lokalisation** (betroffene Herzkammer): Links-, Rechts- und Globalinsuff.
- **Art der Störung:**
  - Herzinsuff. mit reduzierter Ejektionsfraktion (früher: systolische Herzinsuff.)
  - Herzinsuff. mit mäßig reduzierter Ejektionsfraktion
  - Herzinsuff. mit erhaltener Ejektionsfraktion (früher diastolische Herzinsuff.)
- **Zeitlichem Verlauf:** akute und chron. Herzinsuff.

Klinik der Linksherzinsuffizienz Leistungsminderung, Schwindel, Schwäche, bei älteren Pat. auch zerebrale Funktionsstörungen, Zyanose wegen vermehrten O_2-Ausschöpfung in der Peripherie, Blutrückstau (Kongestion) vor dem linken Herz in den Lungengefäßen mit Dyspnoe (zunächst nur unter Belastung, später auch in Ruhe, verstärkt im Liegen, Orthopnoe), Lungenödem. Meist zusätzlich sek. Rechtsherzinsuff. (Globalherzinsuff.) mit peripheren Ödemen sowie Ödemen und Funktionseinschränkungen der inneren Organe. **Schweregradeinteilung nach der New York Heart Association:**
- NYHA I: Normale körperliche Belastbarkeit ohne Beschwerden = keine oder geringe Einschränkung, aber zugrundeliegende Herzerkrankung
- NYHA II: Beschwerden bei stärkerer Belastung = leichtere Einschränkung

- NYHA III: Beschwerden bei geringer Belastung, in Ruhe Beschwerdefrei = deutliche Einschränkung
- NYHA IV: Beschwerden in Ruhe = hochgradige Einschränkung

Bei ausgeprägter Linksherzinsuff. keine Flachlagerung mehr möglich, da sie den venösen Rückstrom zum Herz und damit die Stauung der Lungengefäße weiter verstärkt. Luftnot im Liegen, Beinödeme oder eine zentrale Zyanose sind mögliche Hinweise auf eine Herzinsuff. und bedürfen der weiteren Abklärung.

Klinik der Rechtsherzinsuffizienz Gestaute Hals- und Lebervenen, Ödembildung in den Beinen, Druckgefühl im Oberbauch durch Stauungsmagen und Stauungsleber, verminderte Aufnahme von Nährstoffen und Medikamenten, kardiale Kachexie

Eine Herzinsuff. kann nicht immer ausschließlich dem rechten oder linken System zugeordnet werden. Eine Rechtsherzinsuff. ist häufig Folge einer Linksherzinsuff. Bei gleichzeitiger Links- und Rechtsherzinsuff. → Globalherzinsuff.

Therapie Behandlung der Grunderkr. (z. B. Hypertonie, Rhythmusstörungen, Herzklappenerkr., KHK)

NSAID (z. B. Ibuprofen, Diclofenac, Indometacin, nicht aber ASS) können eine Herzinsuff. verschlimmern und sind bei diesen Pat. kontraindiziert.

Medikamente bei Herzinsuff. mit reduzierter Ejektionsfraktion:
- Betablocker: z. B. Metoprolol, Bisoprolol, Carvedilol
- ACE-Hemmer und Sartane (z. B. Enalapril, Ramipril, Candesartan) oder Angiotensin-Rezeptor-Neprilysin-Inhibitoren (ARNI), z. B. Sacubitril/Valsartan (Entresto®)
- Hemmer des Sodium-Glucose Linked Transporter 2 (SGLT-2): Dapagliflozin, Empagliflozin
- Aldosteronantagonisten: z. B. Spironolacton, Eplerenon
- Schleifendiuretika: z. B. Furosemid, Torasemid

Notfalltherapie bei akuter Dekompensation einer Linksherzinsuff. mit Lungenödem
- Klinikeinweisung mit NAW, da Lebensgefahr
- Notfallther. bis zum Eintreffen des NAW:
  - Oberkörper hoch, Beine tief lagern
  - Sauerstoff 4–6 l/min
  - Ggf. 2 Hübe Nitrospray bei systolischem RR > 140 mmHg

15.2.2 Infektiöse Endokarditis

Meist bakt. Entzündung des Endokards, i. d. R. Befall der Herzklappen, v. a. von Mitral- und Aortenklappe. Abhängig vom Erreger rasche (innerhalb von 2 Tagen) Zerstörung einer Herzklappe mit schwerer Klappeninsuff. und möglichem Tod des Pat.

Klinik Unklares Fieber, allgemeine Schwäche, Tachykardie, Zeichen einer Herzinsuff., ggf. Schlaganfallsymptome

Risikofaktoren Kongenitale Herzfehler (insbes. nicht korrigierte zyanotische Vitien), künstliche Herzklappen, degenerative Klappenerkr., i. v. Drogenabusus und Z. n. Endokarditis

Prognose Krankenhausmortalität 10–26 %, v. a. bei künstlichen Herzklappen und akutem Verlauf bei hoher individueller Variabilität. Nach überstandener Endokarditis erhöhtes Rezidivrisiko

In der zahnärztlichen Praxis ist das Beachten der Endokarditisprophylaxe bei bestimmten Eingriffen wichtig (▶ 2.4).

15.2.3 Koronare Herzkrankheit und Myokardinfarkt

Koronare Herzkrankheit

Die koronare Herzkrankheit (KHK) ist ein multifaktorielles Krankheitsbild mit zunehmender Ablagerung arteriosklerotischer Plaques sowie funktionellen Veränderungen in den Herzkranzarterien bis zur Stenose (Lumeneinengung ≥ 50 %, klinisch relevant ab > 70 %). Die daraus resultierende Minderdurchblutung (sog. Koronarinsuff.) führt in bestimmten Myokardbezirken zu einem Missverhältnis von Sauerstoffangebot und -bedarf mit unterschiedlicher klin. Sympt. Klassisches Symptom ist die Angina pectoris. **Cave:** KHK in Industrieländern häufigste Todesursache

Anatomie Die Koronararterien sind funktionelle Endarterien und versorgen das Myokard und das Erregungsleitungssystem. Es gibt 3 Hauptarterien:

- **Linke Koronararterie** (LCA), die sich aufteilt in:
  - Ramus interventricularis anterior (RIVA): versorgt die Vorderwand des linken Ventrikels, Apex und anteriore Anteile des interventrikulären Septums
  - Ramus circumflexus (RCX): versorgt Lateralwand sowie einen Teil der inferioren Wand des linken Ventrikels
- **Rechte Koronararterie** (RCA): versorgt i. d. R. rechten Ventrikel, inferioren Anteil des interventrikulären Septums, einen Teil der inferioren Wand des linken Ventrikels und Teile des Reizleitungssystems (Sinus- und AV-Knoten)

15

Einteilung Koronare 1-, 2- oder 3-Gefäßerkr.

Ätiologie Neben der Artherosklerose gibt es noch weitere Ursachen für eine Koronarinsuff., z. B. koronare Spasmen (Prinzmetal-Angina), vermindertes Sauerstoffangebot bzw. vermehrter Sauerstoffbedarf aufgrund kardialer (z. B. Hypertrophie des Herzmuskels bei Aortenklappenstenose, hypertrophe Kardiomyopathie) oder extrakardialer Ursachen

Risikofaktoren der Atherosklerose

- **Hauptrisikofaktoren:** männliches Geschlecht, höheres Lebensalter, Nikotinkonsum, arterielle Hypertonie, Hypercholesterinämie (v. a. erhöhtes LDL-Cholesterin), erhöhtes Lipoprotein a, Diab. mell., familiäre Belastung (Myokardinfarkt oder Schlaganfall von Verwandten 1. Grades im früheren Lebensalter – weibliche Verwandte im Alter < 55 J., männliche Verwandte < 50 J.)
- **Weitere Risikofaktoren:** z. B. Adipositas, psychosoziale Faktoren, Bewegungsarmut, gestörte Glukosetoleranz

Leitsymptome Retrosternales Druck- oder Engegefühl (Angina pectoris) mit Ausstrahlung in linken Arm, seltener rechten Arm oder beide Arme, Hals oder Kiefer. Daneben Kaltschweißigkeit, Übelkeit, abdominelle Beschwerden

Häufigkeit der Erstmanifestation einer KHK: stabile Angina pectoris 40 %, Myokardinfarkt (STEMI und NSTEMI) 40 %, plötzlicher Herztod 20 %

Akutes Koronarsyndrom (ACS)

Lebensbedrohliche Manifestation der KHK mit lokaler Thrombusbildung nach Plaqueruptur und damit kritischer Reduktion des Blutflusses. Unterscheidung in:

- **Instabile Angina pectoris:** jede erstmalige oder zunehmende Angina pectoris (keine ST-Streckenhebungen, kein Anstieg des Troponins), erhöhtes **Infarktrisiko**

Vorgehen bei instabiler Angina pectoris

- Pat. in halbsitzende Position bringen und verbal beruhigen
- 2 Hübe Nitrospray oder 1–2 Nitrokapseln zerbeißen lassen bei RR > 120/80 mmHg
- Bei anhaltenden Beschwerden (> 20 Min.) V. a. Myokardinfarkt und Risiko des plötzlichen Herztods:
  - Monitorüberwachung, Möglichkeit der Defibrillation, Notarzt anfordern
  - ASS 500 mg i. v./p. o
  - Ggf. Diazepam 5–10 mg
  - Sauerstoff 2–4 l/Min. (nur bei einer Sauerstoffsättigung < 90 %)
  - Einweisung in eine Klinik mit invasiver Kardiologie mit Notarzt

- **Nicht-ST-Streckenhebungsinfarkt (NSTEMI):** Troponinwerte erhöht, aber EKG ohne ST-Streckenhebungen. Meist subtotaler Verschluss eines Herzkranzgefäßes. **Cave:** Notfall, Einweisung in die Klinik mit Notarzt, invasive Diagn. und Ther. innerhalb von 24 h
- **ST-Streckenhebungsinfarkt (STEMI):** akuter Brustschmerz mit > 20 Min. anhaltender ST-Streckenhebung sowie persistierenden oder dynamischen ST-Streckensenkungen und T-Wellen-Veränderungen

Myokardinfarkt

Oft werden der transmurale Infarkt mit ST-Streckenhebung (STEMI) und der Infarkt ohne ST-Streckenhebung (NSTEMI) unter dem Begriff akuter Myokardinfarkt (AMI) zusammengefasst. Da sie jedoch unterschiedlich diagnostiziert und behandelt werden müssen, ist die Unterscheidung in STEMI und NSTEMI (▶ 15.2.3) sinnvoll.

Ischämische Myokardnekrose durch hochgradige Koronarstenose mit Unterbrechung oder starker Reduktion der Durchblutung in einem Teil des Myokards. Ursache ist meist Ruptur einer arteriosklerotischen Plaque an der Gefäßinnenwand (Intima). Jährlich etwa 220.00 Herzinfarkte, davon etwa 50.000 Todesfälle. Haupttodesursache ist Kammerflimmern, gefolgt vom kardiogenen Schock.

- **ST-Streckenhebungsinfarkt (STEMI):** EKG mit ST-Streckenhebungen und erhöhten Troponinen. Meist kompletter Verschluss eines der 3 großen Herzkranzgefäße. Notfall, Einweisung in die Klinik mit Notarzt, invasive Diagnostik und Ther. innerhalb von 90 Min. zur Wiedereröffnung des Gefäßes
- **Nicht-ST-Streckenhebungsinfarkt (NSTEMI):** im EKG keine ST-Streckenhebung, aber erhöhtes Troponin I/T. Meist subtotaler Verschluss eines der 3 großen Herzkranzgefäße vor. Wiedereröffnung innerhalb von 24 h erforderlich

- Jeder Herzinfarkt ist ein Notfall, der immer sofort im Krankenhaus behandelt werden muss.
- Bei 15–20 % der Herzinfarkte keine Schmerzsympt. (stummer Infarkt), v. a. bei Diab. mell. und älteren Pat.
- Bei 40 % der Infarktpat. keine KHK-Anamnese (Erstmanifestation).
- STEMI in der Akutphase gefährlicher als NSTEMI und muss unmittelbar behandelt werden.
- Mortalität von STEMI und NSTEMI nach etwa 6 Mon. gleich ungünstig.

Akutmaßnahmen bei Myokardinfarkt

- Pat. in halbsitzende Position bringen und verbal beruhigen
- 2 Hübe Nitrospray oder 1–2 Nitrokapseln zerbeißen lassen bei RR > 120/80 mmHg
- Monitorüberwachung, Möglichkeit der Defibrillation, Notarzt anfordern
- ASS 500 mg i. v./p. o.
- Venösen Zugang legen
- Ggf. Diazepam 5–10 mg
- Sauerstoff 2–4 l/Min. (nur bei einer Sauerstoffsättigung < 90 %)
- Einweisung in eine Klinik mit invasiver Kardiologie mit Notarzt

15

Stationäre Therapie

- Behandlung der Stenose durch perkutane Koronarintervention (PCI) via. A. radialis oder A. femoralis meist mit nachfolgender Stentimplantation mit einem Drug-Eluting Stent (Beschichtung mit antiproliferativen Substanzen)
- Thrombozytenaggregationshemmung: ASS 1 × 100 mg/d (i. d. R. lebenslang). Zusätzlich P2Y12-Rezeptor-Antagonisten (Prasugrel oder Ticagrelor) für 12 Mon.

- Nach Stentimplantation wegen hohem Risiko für Stentthrombose strenge Ind.-Stellung für zahnärztlich-chir. Eingriffe
- Da vorzeitiges Absetzen von Clopidogrel, Prasugrel oder Ticagrelor stärkster Prädiktor für Stentthrombose, vorher immer Rücksprache mit kardiologischem Zentrum
- Richtlinie: Absetzen frühestens 6 Mon. nach Implantation eines Drug-Eluting-Stent und frühestens 12 Mon. nach Myokardinfarkt möglich, ggf. individuelle Abweichung nach Rücksprache möglich

Chronisches Koronarsyndrom

Asymptomatische KHK und sympt. KHK mit stabiler Angina pectoris. Die Beschwerden sind Pat. bekannt und zeigen keine Veränderung in der Intensität.

Langzeittherapie
- TAH: ASS lebenslang (zusätzlich P2Y12-Rezeptor-Antagonisten in den ersten 6–12 Mon. nach Koronarintervention)
- Betablocker, ACE-Hemmer, AT1-Antagonisten
- Statine
- Symptomatisch ggf. Nitrate

15.2.4 Arterielle Hypertonie

Häufigster kardiovaskulärer Risikofaktor. Durchschnittliche Prävalenz bei Erw. etwa 50 %. Liegt vor, wenn Blutdruck an 3 unterschiedlichen Zeitpunkten bei > 140/90 mmHg liegt. Bei der Erstdiagnose Messung an beiden Armen erforderlich

Klassifikation (ESC 2024)
- Blutdruckmessung in der Praxis:
  - RR < 120/70 mmHg nicht erhöht
  - RR zwischen 120/70 mmHg und 140/90 mmHg erhöht
  - RR ≥ 140/90 mmHg = arterielle Hypertonie
- Selbstmessung zuhause:
  - RR < 120/70 mmHg normal
  - RR zwischen 120/70 mmHg und 135/85 mmHg erhöht
  - RR ≥ 135/85 mmHg = arterielle Hypertonie

Für die Diagnosestellung wird zudem eine Langzeit-Blutdruckmessung gefordert und werden alle Messwerte kombiniert.

- **Weißkittelhypertonie:** Blutdruck nur bei beobachteter Messung (in der Praxis) erhöht
- **Maskierte Hypertonie:** Blutdruck in der Praxis normal, bei der Selbstmessung zuhause oder bei der 24-h-Messung aber erhöht

- **Hypertensive Entgleisung:** RR > 180/110 mmHg ohne Akutsymptome → Pat. soll ruhen, Kontrolle nach etwa 30Min. → bei anhaltenden Beschwerden Blutdruck leicht senken
- **Hypertensiver Notfall:** RR > 180/110 mmHg mit Organbeteiligung und akuten Symptomen (z. B. Ruhedyspnoe, V. a. Schlaganfall, Lungenödem)
  - Nitroglycerin 2–6 Hübe oder 1–3 Kapseln s. l. (ggf. wiederholen)
  - Alternativ Urapidil 12,5 mg bis 50 mg fraktioniert i. v.
  - Sofortige Klinikeinweisung mit Notarzt

Ätiologie Multifaktorielle Erkr., in > 90 % essenzielle (primäre) Hypertonien, bei etwa 10 % der Fälle erblich bedingt. Aber komplexe Interaktionen zwischen Umweltfaktoren und Verhalten, Genen, endokrinologischen Abläufen und zahlreichen Organsystemen (z. B. Nieren, Gefäße, Nervensystem). Wichtige **Risikofaktoren** sind:
- Ernährungsfaktoren: Alkohol, Übermäßiger Kochsalzkonsum, Übergewicht (pro 10 kg Übergewicht steigt der Blutdruck systolisch um 10 mmHg)
- Nikotinkonsum
- Höheres Lebensalter

15

Sek. Hypertonie: v. a. durch obstruktives Schlafapnoe-Syndrom, chron. Niereninsuff. oder Nierenarterienstenose (renale Hypertonie), v. a. primären Hyperaldosteronismus (endokrine Hypertonie), Aortenisthmusstenose

Klinik Oft lange keine Beschwerden, evtl. Kopfschmerzen (typischerweise frühmorgendlich), Schwindel, Ohrensausen, Palpitationen, Angina pectoris, Nasenbluten, Dyspnoe

Allgemeinmaßnahmen Änderungen der Lebensführung mit Gewichtsreduktion, vermeiden von Risikofaktoren, Umstellen der Ernährung (salzarme Diät, mediterrane Kost), Behandlung weiterer kardiovaskulärer Risikofaktoren (Dyslipidämie, Diab. mell.), regelmäßige körperliche Betätigung, autogenes Training.

Medikamentöse Therapie

- **Zweifachkomb.** (Erstlinienther.): ACE-Hemmer oder AT1-Blocker, Kalziumantagonisten vom Amlodipin-Typ oder Diuretika. Betablocker nur bei zusätzlicher KHK oder tachykarden Herzrhythmusstörungen zugeben
- **Max. Dreifachkomb.** (bei nicht ausreichender Blutdrucksenkung): Aldosteronantagonisten, α_2-Adrenozeptor-Agonisten und Diuretika

15.2.5 Synkope

Etwa 40 % aller Menschen erleiden mind. einmal im Leben eine Synkope. Meistens liegt eine gutartige Ursache vor (vasovagale oder orthostatische Synkope).

Definition Vorübergehender Bewusstseinsverlust infolge einer zerebralen Hypoperfusion mit raschem Beginn, kurzer Dauer und kompletter spontaner Erholung

Ätiologische Einteilung

- **Vasovagale Synkope:** häufig Auslöseereignis wie Schmerz, Angst, Blut sehen, Hitze, schlechte Luft, Husten, Miktion
- **Orthostatische Synkope:** v. a. beim Wechsel vom Liegen/Sitzen ins Stehen
- **Kardiale Synkope:**
  - Rhythmogen: plötzliche bradykarde oder tachykarde Rhythmusstörung
  - Strukturelle Herzerkr.: z. B. Aortenklappenstenose, hypertrophe Kardiomyopathie

Diagnostik

- Vasovagale Synkope: typische Auslöser und lange Vorgeschichte von rezid. Synkopen, insbes. im jungen Lebensalter
- Orthostatische Synkope: v. a. im höheren Lebensalter und/oder bei anderen Erkr. (z. B. Polyneuropathie, Parkinson-Krankheit, Diab. mell.)
- Kardiale Synkope: während oder unmittelbar nach einer körperlichen Belastung oder bekannten kardialen Erkr.

! Ursache oft selbst nach zahlreichen Untersuchungen (z. B. EKG, Echokardiografie, Langzeit-EKG, elektrophysiologische Untersuchung) unklar

Akuttherapie

- Lagerung auf dem Rücken
- Beide Beine gestreckt in einem Winkel von 45° hochlagern
- Kontrolle von Puls und Blutdruck
- Ggf. Anlage eines venösen Zugangs und Gabe von Infusionen

!

- Bei anhaltender Bewusstseinsstörung an mögliche DD denken, z. B. Hypoglykämie, epileptischer Anfall, Intoxikation
- Bei unklaren Bewusstseinsstörungen oder V. a. kardiale Synkope notfallmäßige Einweisung in Klinik

15.2.6 Schrittmacher und implantierbare Defibrillatoren

Schrittmacher

Herzschrittmacher werden zur Ther. von bradykarden Herzrhythmusstörungen oder einer Herzinsuff. implantiert. Schätzungen zufolge leben in Deutschland etwa 300.000 Menschen mit einem Schrittmacher.

Nomenklatur ▶ Tab. 15.6

Tab. 15.6 Nomenklatur der Schrittmachersysteme (NASPE-Code). Erster Buchstabe = Stimulationsort, zweiter Buchstabe = Ort der Wahrnehmung, dritter Buchstabe = Art der Reaktion des Schrittmachersystems

Ort der Stimulation	Ort der Wahrnehmung	Betriebsart	Frequenzadaptation
A (= Atrium)	A (= Atrium)	T (= Triggerung)	R (= Rate Response)
V (= Ventrikel)	V (= Ventrikel)	I (= Inhibierung)	
D (= Dual A + V)	D (= Dual A + V)	D (= Dual T + I)	

Einteilung

Kammer-Schrittmachersysteme:

- **1-Kammer-Schrittmacher** können entweder im rechten Vorhof (AAI-System) **oder** im rechten Ventrikel (VVI-System) stimulieren oder die Herzaktion wahrnehmen.
- **2-Kammer-Herzschrittmacher** können im rechten Vorhof und im rechten Ventrikel Herzaktionen wahrnehmen beziehungsweise stimulieren (DDD-System).
- **3-Kammer-Herzschrittmacher** sind spezielle Systeme zur Behandlung einer Herzinsuff. Hierbei wird die fehlende Synchronität der Kontraktion des linken Ventrikels behandelt (deswegen auch kardiale Resynchronisationsther., CRT). Hierbei können im rechten Vorhof, im rechten Ventrikel und via Herzvenen auch im linken Ventrikel Herzaktionen wahrgenommen und stimuliert werden.

Schrittmacherträger:

- **Schrittmacherabhängige Pat.** (etwa 40 % der Schrittmacherpat.): viel zu geringer (< 30/Min.) oder kein Eigenrhythmus, auf permanente Stimulation durch Schrittmachersystem angewiesen
- **Nicht schrittmacherabhängige Pat.:** Zuschalten des Systems nur in bestimmten Situationen (bei Absinken des Eigenrhythmus unter programmierte Interventionsfrequenz) zur Verbesserung der Kreislaufsituation

Bei schrittmacherabhängigen Pat. kann ein fehlerhaftes Sensing eine Asystolie auslösen: Oversensing durch eine externe Störquelle (z. B. Elektrokauter) → Schrittmacher nimmt dies fälschlicherweise als Eigenaktion war → Inhibition Impulsabgabe (notwendige Stimulation bleibt aus) → Pat. kann bewusstlos werden.
Im unwahrscheinlichen Fall eines Ausfalls des Schrittmachersystems durch externe Störquellen kann ein solcher Pat. in Lebensgefahr sein.

Besonderheiten bei der zahnärztlichen Behandlung von Schrittmacherpat. Beeinflussen des Schrittmachers durch Interferenz mit elektromagnetischen Wellen:

- Inhibierung des Schrittmachers: eine evtl. notwendige Impulsabgabe und Stimulation unterbleiben → Asystolie
- Seltener: elektrisches „Reset", Umprogrammierung oder dauerhafte Schädigung des Schrittmacheraggregats (z. B. durch Zerstörung der Schaltkreise oder Filter)

MRT und Herzschrittmacher Neben Effekten auf Programmierung v. a. Erhitzung im Bereich der Elektroden möglich
Seit einiger Zeit gibt es spezielle **MRT-taugliche Schrittmachersysteme,** die bei entsprechender Programmierung und Beachtung von Vorgaben für die Geräteeinstellung eine MRT-Untersuchung ermöglichen. Trägt ein Pat. ein solches Schrittmachersystem (**Cave:** Aggregat und Elektroden müssen MRT-tauglich sein), kann nach Rücksprache mit dem betreuenden Kardiologen und Radiologen eine MRT erfolgen.
Bei einem **nicht MRT-tauglichen Schrittmachersystem** ist eine MRT-Untersuchung immer eine Einzelfallentscheidung unter Berücksichtigung der möglichen Schädigung des Systems und dem möglichen diagn. Nutzen. Eine solche Untersuchung sollte nur in Rücksprache mit dem betreuenden Kardiologen durchgeführt werden.

Störsituationen im Rahmen einer zahnärztlichen Behandlung (▶ Tab. 15.7)
Im Rahmen einer zahnärztlichen Behandlung können bei Schrittmacherpat. 3 Störsituationen auftreten:

1. Einzelne Stimulationsimpulse setzen aus, weil Elektrochirurgiegeräte ein- bzw. ausgeschaltet werden. Die dabei entstehenden Störspannungen können bei schrittmacherabhängigen Pat. als Herzsignale fehlgedeutet werden und die überlebensnotwendige Schrittmacherstimulation (vorübergehend – solange die Störspannung einwirkt) einstellen.
2. Während der Anwendung von Hochfrequenzchirurgiegeräten wird beim Herzschrittmacher eine Fest- oder Störfrequenz induziert. Bei längerer Anwendungszeit kann hierdurch im Extremfall Kammerflimmern ausgelöst werden, was für die Pat. lebensgefährlich ist.
3. Durch am Schrittmacher hervorgerufene Demodulationsprodukte kann ebenfalls ein Kammerflimmern entstehen. Fällt ein Impuls in die vulnerable Phase der Herzaktion, so kann Kammerflimmern entstehen.

15

Prävention von Schrittmacherfehlfunktionen

- Zum reinen Schneiden **unmodulierte Hochfrequenzen** anwenden, die weder Demodulationsprodukte noch Kammerflimmern erzeugen.
- Verwenden einer **Neutralelektrode,** um Demodulationsprodukte zu verhindern, die beim koagulierenden Schneiden oder der Koagulation bei Schritt-

Tab. 15.7 Geräte, die in Abhängigkeit von ihrer räumlichen Nähe das Herz-Schrittmachersystem beeinflussen können

Geräte	Einfluss auf das Herzschrittmachersystem	Bereitstellung
Elektromotoren	Keine Beeinflussung	–
Elektrochirurgiegeräte	Kammerflimmern, Schrittmacherausfall	Pulsoxymetrie, Defibrillator, ggf. EKG-Monitor
Akupunkturgeräte mit Wechselspannung	Beeinflussung	Pulsoxymetrie
Elektrische Geräte zur Vitalitätsprüfung	Kurzfristige, minimale Beeinflussung	–
Ultraschallgeräte	Keine Beeinflussung	–

machersystemen ohne adäquate Schutzschaltung ein Kammerflimmern initiieren.

Folgende fachliche Kenntnisse und apparative Voraussetzungen sichern i. d. R. die komplikationslose ambulante Behandlung von Schrittmacherpat. ab:

- Erheben einer genauen, aktuellen Anamnese: Welches Schrittmachersystem? Elektrodenart? Pat. schrittmacherabhängig?
- Pulsfrequenzkontrolle: Pulsoxymetrie, automatische oszillometrische Blutdruckmessung mit Pulsfrequenzbestimmung, ggf. zentrale Pulsmessung durch Palpation der A. carotis, ggf. EKG- Monitor
- Sofortiger Therapieabbruch bei Störungen im Schrittmachersystem
- Unmittelbarer Zugriff auf einen funktionsfähigen Defibrillator mit Kenntnis seiner Anwendung
- Im Anschluss an einen zahnmedizinischen Eingriff mit fraglicher Beeinflussung des Schrittmachersystems bei Unklarheiten nach Rücksprache mit dem betreuenden Kardiologen Schrittmacherkontrolle zur Sicherstellung der korrekten Funktion und Programmierung durchführen

Implantierbare Cardioverter-Defibrillatoren (ICD)

Ein Implantierbarer Cardioverter-Defibrillator (ICD) kann lebensbedrohliche tachykarde, von den Ventrikeln ausgehende Herzrhythmusstörungen (ventrikuläre Tachykardien, Kammerflimmern) erkennen und behandeln. Analog zu den Schrittmachern werden auch bei den ICD 1-Kammer-, 2-Kammer- und 3-Kammer-Systeme unterschieden.

Epidemiologie Heute werden viele Pat. nach überlebtem Herztod mit einem ICD versorgt (Sekundärprophylaxe). Implantation auch bei Pat. mit erhöhtem Risiko für plötzlichen Herztod (Primärprophylaxe). Zahlenmäßig häufigste Ind. ist Herzinsuff. mit eingeschränkter Ejektionsfraktion. Pro Jahr werden in Deutschland insgesamt > 20.000 Pat. mit einem ICD versorgt.

Besondere Sicherheitsvorkehrungen bei Pat. mit ICD Bei oralchir. Maßnahmen ist das KO-Risiko bei Pat. mit ICD (meist mit Herzinsuff.) höher als bei Schrittmacherpat., da sie per se ein höheres KO-Risiko aufweisen und eine Dysfunktion des ICD tödliche Konsequenzen haben kann.

OP mit Elektrokautern: Da sonst vom ICD fälschlicherweise Kammerflimmern detektiert wird und es zur inadäquaten ICD-Schockabgabe kommt, sollte der ICD bei OP mit Elektrokautern für die Zeitdauer der OP ausgeschaltet werden:

- Inaktivierung, Umprogrammierung und anschließende Reaktivierung.
- Auflage eines speziellen Magneten auf das Gehäuse des ICD-Aggregats unterhalb der Klavikula; ICD ist für die Dauer der Magnetauflage ausgestellt.

Unabdingbar ist während dieser Zeit ein kontinuierliches EKG-Monitoring. Außerdem muss ein externer Defibrillator vorhanden und dessen Bedienung sowie die Reanimationsmaßnahmen bekannt sein.

Nach einer fraglichen Beeinflussung des ICD-Systems im Rahmen des Eingriffs sollte eine Abfrage des Defibrillators beim betreuenden Kardiologen zur Kontrolle der ICD-Funktionen und Programmierung durchgeführt werden.

15

15.2.7 Vorhofflimmern

Weltweit häufigste Herzrhythmusstörung, in Deutschland sind 1–2 Mio. Menschen betroffen. Meist im linken Vorhof kreisende elektrische Erregungen (sog. Mikro-Reentry-Tachykardie). I. d. R. spielt auch eine gesteigerte elektrische Aktivität in den Pulmonalvenen bei der Entstehung des Vorhofflimmerns eine Rolle. Folge sind sehr häufige Vorhoferregungen (bis zu 600/Minute), die vom AV-Knoten teilweise übergeleitet werden. Meist führt Vorhofflimmern zu einer hohen und unregelmäßigen Herzfrequenz der Herzkammern.

Einteilung

- Paroxysmales Vorhofflimmern: terminiert spontan oder durch Kardioversion innerhalb von 7 Tagen
- Persistierendes Vorhofflimmern: Dauert > 7 Tage
- Permanentes Vorhofflimmern: dauerhaftes Vorhofflimmern, das nicht erneut rhythmisiert wird oder rhythmisiert werden kann

Klinik Tachykardie, Palpitationen, Dyspnoe, Leistungsschwäche, Angina pectoris. **Cave:** sehr viele Pat. teilweise auch bei sehr hoher ventrikulärer Herzfrequenz subjektiv asymptomatisch

> Bei hohen Herzfrequenzen über Wo. Gefahr einer nach Ther. des Vorhofflimmers oft reversiblen Herzinsuff.

Therapie

- **Frequenzkontrolle:** Vorhofflimmern wird belassen, Medikation sorgt für nicht zu hohe Herzfrequenz (Ziel 80–100/Min.). Geeignete Medikamente sind Betablocker, Verapamil, Digitalis, auch Komb. Betablocker/Digitalis oder Verapamil/Digitalis möglich. **Cave:** Komb. Betablocker/Verapamil wegen häufig schwerer bradykarder Rhythmusstörungen kontraindiziert
- **Rhythmisierung:** Vorhofflimmern soll in Sinusrhythmus konvertiert werden. Vermutlich beste Ther., aber nicht immer erfolgreich:
  - Medikamentöse Therapie mit Antiarrhythmika (Auswahl je nach weiteren Erkr., z. B. Flecainid, Propafenon, Amiodaron)
  - Elektrische Kardioversion: Applikation von externer elektrischer Energie auf das Herz in Kurznarkose. Hohe Erfolgsraten akut, jedoch häufig keine Langzeitwirkung
  - Pulmonalvenenisolation: effektivste Ther., allerdings mit längerem invasivem Eingriff verbunden. Erfolgsquote je nach Pat.-Auswahl ca. 70 %

> **Vorhofflimmern und thromboembolische Ereignisse**
> Klinische Bedeutung von Vorhofflimmern durch Assoziation mit ischämischen Schlaganfällen und anderen thromboembolischen KO (Mesenterialischämie, Ischämie von Extremitäten). Mechanische Funktion durch hohe und unregelmäßige elektrische Vorhoferregung herabgesetzt → durch Stase des Blutes Ausbildung von Thromben im linken Vorhof (v. a. im linken Vorhofohr) → Schlaganfälle
> Erhöhtes Schlaganfallrisiko bei Pat. mit Risikofaktoren, wie höherem Lebensalter (> 65 J.), arterieller Hypertonie, Herzinsuff., Diab. mell., Gefäßerkr. und Z. n. Schlaganfall

Schlaganfallprophylaxe Dauerhafte Antikoagulation mit:
- Phenprocoumon, Dosis nach INR-Wert (Zielwert: 2–3). Früher Standardther., seit etwa 10 J. durch DOAK abgelöst. Weiterhin verwendet bei bestimmten Pat. (z. B. mechanische Herzklappen, Antiphospholipid-Sy.)
- Direkte orale Antikoagulanzien (DOAK): Ther. der Wahl, Dauerther. mit Apixaban, Dabigatran, Edoxaban, Rivaroxaban. Jährliches Schlaganfallrisiko bei diesen Pat. 2–12 %

Pausieren von Antikoagulanzien bei zahnärztlichen Eingriffen
- **Zahnärztlicher Eingriff mit erhöhtem Blutungsrisiko (z. B. Zahnextraktion):** i. d. R. DOAK 1–2 Tage vor Eingriff pausieren und 1–2 Tage danach wieder beginnen. Bridging mit Heparin bei DOAK i. d. R. nicht notwendig. (**Cave:** deutlich erhöhtes Blutungsrisiko ohne nachweisbaren Effekt auf die Schlaganfallprophylaxe bei Bridging mit Heparin). Abweichungen im Einzelfall entscheiden
- **Pat., bei denen besondere Vorsichtsmaßnahmen erforderlich sind:** unabhängig von Vorhofflimmern ist ein Pausieren der Antikoagulation in folgenden Fällen problematisch und sollte mit einem kardiologischen Kollegen besprochen werden:
  - Mechanische Herzklappen, insbes. mechanischer Mitralklappenersatz
  - Lungenembolien und tiefe Beinvenenthrombosen v. a. in den ersten 3 Mon. nach einem akuten Ereignis
  - Nachgewiesene intrakardiale Thromben

> Höchstes thrombotisches Risiko beim Pausieren der oralen Antikoagulation bei Pat. mit mechanischem Mitralklappenersatz. Folge kann lebensgefährliche Klappenthrombose sein, die unter Umständen notfallmäßig offen herzchir. behandelt werden muss. Daher bei diesen Pat. Rücksprache mit kardiologischem oder herzchir. Kollegen dringend erforderlich

15.3 Pulmonale Erkrankungen

Leon Willich, Jochen Jackowski

15.3.1 Asthma bronchiale

Entzündliche Erkr. der Atemwege mit bronchialer Hyperreaktivität, variabler bzw. reversibler Atemwegsobstruktion und anfallsweiser Atemnot.

Einteilung

Extrinsisches Asthma (allergisch):
- Allergietyp I (Soforttyp) IgE-vermittelt. Allergene sind z. B. Pollen, Hausstaubmilben, Insektenallergene, Tierhaare, Schimmelpilze, Mehlstaub oder Konservierungsstoffe
- Allergietyp III (Immunkomplex-Typ), sehr selten

Intrinsisches Asthma (nichtallergisch)
  - Infektbedingt: häufig Beginn im Erwachsenenalter
  - Irritativ: physikalisch, chemisch
  - Anstrengungsasthma
- Pseudoallergisch (ohne vorherige Sensibilisierung) auf bestimmte Medikamente, Konservierungs- oder Farbstoffe und Nahrungsmittel
- Psychisches Asthma

Klinik Im anfallsfreien Intervall häufig völlige Beschwerdefreiheit. Im Anfall Atemnot mit exspiratorischem Stridor (häufig nachts und frühmorgens), Dyspnoe bis Orthopnoe je nach Schweregrad, Husten und Tachykardie (> 120/Min.)

Therapie Abhängig vom Schweregrad der Erkr. inhalative β_2-Mimetika, inhalative und systemische Glukokortikoide, Bronchodilatatoren (z. B. Theophyllin)

Status asthmaticus bei Erw.
Asthma bei Status asthmaticus i. d. R. seit Langem bekannt → Pat. mit Ther. vertraut und geübt im Umgang mit Dosieraerosolen. **Cave:** klinisch Herzinfarkt ausschließen
Weitere Maßnahmen:

- Sitzende Lagerung, Rettungswagen anfordern
- Einlieferung auf Intensivstation
- Sauerstoff 1–2 l/Min. (Ziel: 93–95 % Sättigung), **Cave** Atemstillstand
- Salbutamol 5 Hübe Dosieraerosol, dann 2 Hübe alle 5 Min. (bis zu 20 Hübe). Selbstmedikation des Pat. mit einberechnen
- Möglichst i. v. Zugang legen:
  - Zuerst Glukokortikoid: Prednisolon 50–100 mg i. v. oder Betamethason 20 mg i. v. (schneller hochdosiert verfügbar und länger wirksam)
  - Dann Bronchospasmolytikum: z. B. Theophyllin langsam 208–416 mg i. v. (Injektionsdauer 20 Min.). **Cave:** Pat. beobachten. Durch zu schnelle Injektion starker Anstieg von Puls und Atemfrequenz möglich

15.3.2 Chronisch-obstruktive Lungenerkrankung (COPD)

Englisch: Chronic Obstructive Pulmonary Disease (COPD)

Chronische Bronchitis

Definition Produktiver Husten (mit Auswurf) über je mind. 3 Mon. in 2 aufeinanderfolgenden J.

Ätiologie Tabakkonsum (90 %), organische/anorganische Stäube, Lösungsmittel, Immunglobulinmangel

Klinik Häufiges Husten mit Sputum, v. a. morgens., ggf. Belastungsdyspnoe und Leistungsminderung. Im fortgeschrittenen Stadium Gewichtsabnahme und („pulmonale") Kachexie

Therapie Vermeiden der Noxen, Ther. (ggf. antibiotisch) von Infektquellen (Sinusitis)

Lungenemphysem

Definition Irreversible Erweiterung der Lufträume distal der Bronchioli terminales (WHO)

Pathophysiologie Durch die Zerstörung von Lungengewebe gehen die Alveolarwände zugrunde. Dadurch Verringerung der Gasaustauschfläche bzw. des Gesamtgefäßquerschnitts und Störungen der Atemmechanik

Einteilung

- Zentroazinäres Emphysem: häufigste Form, Entstehung bei COPD (Tabakkonsum)
- Panazinäres Emphysem: („Altersemphysem") z. B. bei α_1-Antitrypsinmangel

Klinik Horizontal verlaufende Rippen (Fassthorax) durch Einsatz der Atemhilfsmuskulatur, Presslippenatmung

Therapie Vermeiden von Noxen, Ther. von Infektionen bzw. Infektprophylaxe. In schweren Stadien Langzeitsauerstoffther.

15.4 Diabetes mellitus

Jochen Jackowski, Leon Willich

15.4.1 Übersicht

Gruppe chron. verlaufender Stoffwechselerkr. mit absolutem oder relativem Insulinmangel und dem gemeinsamen Merkmal der chron. Hyperglykämie. Spätfolgen sind Schäden der Blutgefäße und Nerven.

Klassifikation und Pathophysiologie

- **Diabetes mellitus Typ 1:** etwa 5 % der Pat. mit Diab. mell. Hauptmanifestationsalter 10.–25. Lj., LADA (Latent Autoimmune Diabetes in Adults) im höheren (> 25 J.) Alter. Meist immunologische, seltener idiopathische β-Zell-Zerstörung mit nachfolgendem absolutem Insulinmangel
- **Diabetes mellitus Typ 2:** 7–8 % der Erw., > 90 % der Pat. mit Diab. mell., hohe Dunkelziffer! Ausgangspunkt vermutlich genetisch bedingte Insulinresistenz mit zusätzlicher Störung der pankreatischen Inseln und damit Insulinsekretionsstörung. Häufig und frühzeitig Insulinresistenz mit Dyslipoproteinämie, Hypertonie und viszeraler Fettverteilung
- **Weitere Diabetesursachen:**
  - A: genetische Defekte der β-Zell-Funktionen (z. B. MODY 1–13)
  - B: genetische Defekte der Insulinwirkung
  - C: Erkr. des exokrinen Pankreas
  - D: endokrine Erkr.
  - E: medikamentös oder chemisch bedingt
  - F: durch Infektionen
  - G: seltene, immunologisch bedingte Diabetesformen
  - H: genetische Syndrome, manchmal mit Diab. mell. assoziiert
- **Gestationsdiabetes (GDM):** bei > 5 % aller Schwangeren in Deutschland erstmaliger GDM, hohe Dunkelziffer (Screening). Meist Abklingen nach der Schwangerschaft, aber erhöhtes Risiko für erneuten GDM und Diabetes

Metabolisches Syndrom

Geht mit Insulinresistenz einher und ist Risikofaktor für Typ-2-Diabetes, bei dem aber zusätzlich noch eine Inselzell-Störung vorliegt.

Definition:

- Taillenumfang: M ≥ 102 cm, F ≥ 88 cm. Triglyzeride ≥ 150 mg/dl (1,7 mmol/l) oder medikamentöse Ther.
- HDL-Cholesterin: M < 40 mg/dl (1,03 mmol/l), F < 50 mg/dl (1,29 mmol/l) oder medikamentöse Ther.
- Hypertonie: ≥ 130/85 mmHg oder medikamentöse Ther.
- Nüchtern-Plasmaglukose: ≥ 100 mg/dl (5,6 mmol/l) oder medikamentöse Ther.

Klinik: Adipositas, Hyper- und Dyslipoproteinämie, Hypertonie und zunehmende Glukoseintoleranz

Klinik

Diabetes mellitus Typ 1: meist rasche Manifestation bei 80 % zerstörter β-Zellen mit sofortiger Insulinpflicht bei Jugendlichen. Leitsympt. Polydipsie und Polyurie. Zusätzlich Allgemeinsympt. (Mattigkeit, reduzierte Leistungsfähigkeit, Gewichtsabnahme). Appetit evtl. gesteigert oder zunehmende Inappetenz. Im weiteren Verlauf v. a. in Belastungssituationen (z. B. Infektion, OP) Übelkeit, Pseudoperitonitis und allgemeine Verlangsamung möglich (ketoazidotisches Koma)

Diabetes mellitus Typ 2: klin. Manifestation von Ernährungsgewohnheiten und körperlicher Aktivität abhängig, oft Zufallsbefund. Typisch sind rezid. Harnwegs- und Hautinfektionen (Soor, Furunkulose), speziell im Genitalbereich. Necrobiosis lipoidica (bräunlich rote Herde, meist an den Unterschenkeln). Häufig Diagnose erst durch KO. Selten Manifestation durch Polyurie, Polydipsie, Inappetenz und Dekompensation (hyperosmolares Koma)

- Symptome durch Hyperinsulinismus und passagere Hypoglykämien: Heißhunger, Schwitzen, Kopfschmerzen
- Symptome durch Hyperglykämie: Polyurie (vermehrter Harndrang), Durst, Polydipsie (vermehrtes Trinken), Gewichtsverlust

Folgeerkrankungen

Makroangiopathie: KHK und diabetische Kardiomyopathie (stark erhöhtes Risiko), periphere arterielle Verschlusskrankheit (PAVK), zerebrale Durchblutungsstörungen (TIA, Schlaganfall)

Mikroangiopathie: diabetische Nephropathie (Glomerulosklerose, Morbus Kimmelstiel-Wilson), diabetische Retinopathie (bis zu 85 % nach 25. J., häufigste Erblindungsursache), diabetische Neuropathie (z. B. Polyneuropathie, autonome Neuropathie), Mikroangiopathie der Koronargefäße, diabetisches Fußsy.

Therapie des Diabetes mellitus Typ 2 Hohe Insulinspiegel führen zu einer Downregulation der Insulinrezeptoren. Dies wiederum erfordert eine weitere Erhöhung des Insulinspiegels. Die Hyperinsulinämie steigert das Hungergefühl und führt damit zur Adipositas. Diesen Teufelskreis gilt es in der Ther. zu durchbrechen. Durch eine angepasste Diät und damit sinkende Insulinspiegel sollen die Sensibilität und Dichte der Insulinrezeptoren wieder erhöht werden.

Allgemeinmaßnahmen

- Diät (ausgewogene Ernährung), Reduktion der Adipositas (Ziel-BMI < 25 kg/m²)
- Körperliche Aktivität: erhöht die Sensitivität der Muskeln für Insulin und die nicht insulinvermittelte Glukoseaufnahme
- Pat.-Schulungen und Kontrollen
- Ausschaltung und Ther. weiterer Risikofaktoren
- Prophylaxe und Therapie der KO

Orale Antidiabetika: nur bei Nichterreichen des Wunschglukosewerts trotz Gewichtsreduktion und körperlicher Aktivität

- **Biguanid (Metformin):** sorgt dafür, dass die Körperzellen besser auf Insulin reagieren und hemmt die hepatische Glukoneogenese, wodurch der Darm weniger Zucker aufnimmt. Zu Therapiebeginn evtl. Magen-Darm-Beschwerden. Keine Gabe bei starker Niereninsuff., Alkoholismus, Schwangerschaft, 48 h nach OP oder Kontrastmittelgabe
- **Sulfonylharnstoffe:** stimulieren die körpereigene Insulinproduktion. Wichtige NW: Hypoglykämie, je nach Präparat Alkoholintoleranz, allergische Hautreaktionen, GI-Symptome

15

- **Gliptine** (DPP-4-Hemmer): hemmen Abbau des Inkretinhormons GLP-1, das die Bauchspeicheldrüse anregt, Insulin freizusetzen → BZ-abhängige Steigerung der Insulinsekretion und Hemmung der Glukagonfreisetzung. NW: Pankreatitis
- **Inkretinanaloga** (GLP-1-Rezeptoragonisten, Glutide): verstärken die Inkretinsekretion durch Bindung an GLP-1-Rezeptor, dadurch auch Hemmung der Glukagonsekretion und verbessertes Sättigungsgefühl
- **SGLT-2-Inhibitoren** (Flozine): durch selektive Hemmung eines Na-Glukose-Kotransporters in der Niere vermehrte Ausscheidung von Glukose über den Urin. NW: Pilzinfektion im Genitalbereich und euglykämische Ketoazidose

- Bei Komb. von Antidiabetika mit Antihypertensiva oder rezeptfreien Präparaten (Over the Counter Drugs), wie Paracetamol und ASS, unerwünschte Blutzuckersenkung möglich
- Durch Glukokortikoide Anstieg des Blutzuckerspiegels möglich

Konsequenzen für die zahnärztlich-chir. Therapie

- HbA_{1c}: Jedem Diabetiker sollte sein HbA_{1c}-Wert bekannt sein. Zahnarzt sollte Normwerte (6–7 % bei gut eingestelltem Diabetes, > 12 % bei sehr schlecht eingestelltem Diabetes) kennen. Wert am Tag eines größeren Eingriffs erneut messen
- Terminierung abhängig von Insulinart und -dosis sowie Gehalt der Mahlzeiten (Wechselwirkungen mit LA beachten)

- **Metformin:** Pause von 48 h (am Vortag absetzen) bei OP mit hohem eingriffsbezogenen Risiko für Gewebshypoxie, Leber- oder Niereninsuff., bei geringerem Risiko nur am OP-Tag aussetzen
- **Sulfonylharnstoffe:** am OP-Tag aussetzen
- **Glitazone** und **Gliptine:** keine Unterbrechung erforderlich
- **SGLT-2-Inhibitoren:** 3 Tage vor OP-Tag absetzen (ESC, ESAIC), erst danach weitergeben
- **Normalinsulin:** am OP-Tag pausieren, davor und danach normale Dosis
- **NPH-Insuline:** am Vortag morgens normale Dosis, abends 75 % der üblichen Dosis, am OP-Tag morgens halbe Dosis
- **Mischinsuline:** am Vortag morgens normale Dosis, abends 75 % der üblichen Dosis, am OP-Tag morgens 50 % des NPH-Anteils
- **Langwirksame Insulinanaloge:** am Vortag morgens normale Dosis, abends 75 % der üblichen Dosis, am OP-Tag morgens 75 % der normalen Dosis

15.4.2 Coma diabeticum

Schwere Stoffwechselentgleisung durch absoluten oder relativen Insulinmangel. Auslöser sind eine ungenügende oder fehlende exogene Insulinzufuhr oder ein erhöhter Insulinbedarf. Häufigste Ursache sind Infektionen (ca. 40 %), die zu einem erhöhten Insulinbedarf führen. In etwa 25 % der Fälle ist das Coma diabeticum die Erstmanifestation des Diabetes.

- Typ-1-Diabetiker entwickeln meist ein **ketoazidotisches Koma** (absoluter Insulinmangel, Blutzucker > 300 mg/dl, erhöhte Ketonkörper).
- Typ-2-Diabetiker entwickeln ein **hyperosmolares Koma** (relativer Insulinmangel, Blutzucker > 600 mg/dl).

- Abgrenzung zur Hypoglykämie schnell mittels Blutzuckertest (Schnellteststreifen)
- Bei geringster Unsicherheit auf keinen Fall Insulin geben, da u. U. Tod des Pat. durch Hypoglykämie

Therapie Klinikeinweisung veranlassen

15.4.3 Hypoglykämie und hypoglykämischer Schock

Ätiologie Neben anderen seltenen Ursachen einer Hypoglykämie am häufigsten bei Pat. mit Diab. mell.:

- Relative Überdosierung von Insulin oder Sulfonylharnstoffen:
  - Unterbrechung der gewohnten Nahrungszufuhr unter Beibehaltung der Medikation
  - Neueinstellung der Medikation
  - Intensivierte Insulinther. mit strenger Blutzuckereinstellung
- Wechselwirkungen mit anderen Medikamenten
- Absolute akzidentelle oder suizidale Überdosierung
- Starke körperliche Belastung
- Alkoholgenuss

Klinik

- Zunächst autonome Symptome: Heißhunger, Übelkeit, Erbrechen, Unruhe, Schwitzen, Tachykardie, Tremor
- Dann zentralnervöse Symptome (Unterversorgung des ZNS): Kopfschmerzen, endokrines Psychosyndrom (Verstimmung, Reizbarkeit, Verwirrtheit), primitive Automatismen (Grimassieren, Schmatzen), Konvulsionen, fokale Zeichen (Hemiplegien, Aphasien, Doppelbilder), Somnolenz

15

Bei plötzlich auftretenden neurologischen Symptomen immer auch an eine Hypoglykämie denken → Blutzucker bestimmen!

Therapie

- Soweit möglich, auslösende Ursache beseitigen
- **Leichte Hypoglykämie** mit vorhandenem Bewusstsein: Glukose 20–40 g (Dextrose, Traubenzucker), Obstsäfte oder Cola ebenfalls geeignet
- **Schwere Hypoglykämie:**
  - 40 ml 40%-ige Glukose i. v., ggf. nach 20 Min. wiederholen. Anschließend 5%-ige Glukoseinfusion
  - Wenn kein venöser Zugang möglich: Glukagon 1 mg i. m. oder s. c. (wirkt nicht bei Erschöpfung der Glykogenreserve), nach Erwachen weiter Glukose oral

15.5 Neurologische Erkrankungen

Andrew Chan, Christoph Schankin

15.5.1 Kopf- und Gesichtsschmerzen

Hauptursachen für Behinderung bzw. Einschränkung weltweit, v. a. bei jungen Menschen

Einteilung

- Prim. Kopfschmerzerkr.: Migräne, Spannungskopfschmerz, Cluster-Kopfschmerz
- Sek. Kopfschmerz: als NW von Medikamenten oder Symptom anderer Erkr., wie Infektionen (Meningitis), Hirntumoren, Hirnblutungen, muskuläre oder zahnärztliche Probleme

Migräne

Durch Funktionsstörung in Hypothalamus und Hirnstamm rezid. spontane oder durch bestimmte Trigger mind. 5 Kopfschmerzattacken mit migränösem Phänotyp

Klinik der Migräneattacke

- **Dauer:** unbehandelte 4–72 h
- **Merkmale:** mind. 2 der folgenden 4:
  - Einseitige Lokalisation
  - Pulsierender Charakter
  - Mittlere oder starke Schmerzintensität
  - Verstärkung durch körperliche Routineaktivitäten oder deren Vermeidung
- Begleitsymptome: während der Kopfschmerzen Übelkeit ± Erbrechen und/oder Photophobie und Phonophobie

Auch bei manchen sek. Kopfschmerzen, z. B. bei Meningitis oder Subarachnoidalblutung, migränöser Phänotyp möglich. Daher Diagnose Migräne nur, wenn keine andere Ursache vorliegt bzw. keine Warnzeichen (Red Flags) für sek. Kopfschmerzen

Weitere Klinik Zusätzlich mögliche Symptome:

- Kranioautonome Symptome: Augentränen, Rhinorrhö, nasale Kongestion und Nasennebenhöhlen-Beschwerden
- Dominante Gesichtsschmerzen (faziale Migräne)

Durch Verwechslung der Migräne mit Zahnerkr. oder Sinusitiden evtl. Durchführung unnötiger bzw. destruierender operative Eingriffe statt wirksamer medikamentöser Ther.

Therapie Meist erfolgreiche hausärztliche Behandlung möglich. Bei > 4 Migränetagen/Mon. Prophylaxe evaluieren (s. u.), die hausärztlich begonnen werden kann. Bei Erfolglosigkeit frühzeitig Neurologen oder Kopfschmerzspezialist hinzuziehen

- **Akuttherapie:** Antiemetika und/oder NSAID (Ibuprofen, Naproxen, Diclofenac, Paracetamol als zweite Wahl) und/oder Triptane an max. 10 d/Mon., da sonst Medikamentenübergebrauchskopfschmerz möglich

- **Prophylaxe:**
  - **Nichtmedikamentös:** Ausdauersport, progressive Muskelrelaxation nach Jacobson, transkranielle elektrische Nervenstimulation (TENS)
  - **Medikamentös:** Auswahl individualisiert unter Berücksichtigung z. B. von NW-Profil, Familienplanung und Kosten mit Betablockern, Antiepileptika, Kalziumantagonisten, trizyklischen Antidepressiva, Antikörpern gegen Calcitonin Gene-related Peptide (CGRP, **Cave:** Kosten), CGRP-Blockern, Botulinumtoxin Typ A
- Überprüfung des Therapieeffekts mit Kopfschmerzkalender

Spannungskopfschmerz

Häufigster Kopfschmerz überhaupt. Bei seltenen Attacken wird oft keine ärztliche Ther. gesucht (Selbstmedikation ausreichend).

Klinik

- Dauer 30 Min. bis 7 Tage
- Mind. 2 der folgenden Merkmale:
  - Beidseitige Lokalisation
  - Schmerzcharakter drückend oder beengend, nicht pulsierend
  - Leichte bis mittlere Schmerzintensität
  - Keine Verstärkung durch körperliche Routineaktivitäten wie Gehen oder Treppensteigen
- Beide folgenden Punkte sind erfüllt:
  - Fehlen von Übelkeit oder Erbrechen
  - Photophobie oder Phonophobie einzeln, aber nicht zusammen vorhanden

Diagnostik Bei häufigen/täglichen Spannungskopfschmerzen sek. Kopfschmerzen (z. B. kraniomandibuläre Dysfunktion, Medikamentenübergebrauchskopfschmerz, Liquorüber- oder –unterdruck, augenärztliche Erkr.) ausschließen. I. d. R. bei seit Jahren bestehenden, seltenen (< 8 d/Mon.) Spannungskopfschmerzen keine weitere Diagnostik

Akuttherapie NSAID, Paracetamol oder nichtmedikamentös (z. B. Pfefferminzöl, Entspannungsübungen)

Prophylaxe Trizyklische Antidepressiva, Serotonin-Noradrenalin-Wiederaufnahme-Hemmer (SNRI), Mirtazapin

Cluster-Kopfschmerz

Spontan und in Clustern (gehäuft über mehrere Wo./J.) auftretende, streng einseitige Kopf- und Gesichtsschmerzen mit kranioautonomen Symptomen (trigeminoautonomer Kopfschmerz). Prävalenz ca. 0,1 %, typischerweise Männer mittleren Alters betroffen (m : w = 3 : 1)

Klinik

- Massive Kopfschmerzen (stärker als Migräne), treten oft mehrmals am Tag auf, wechseln fast niemals die Seite und dauern ohne Medikamente < 3 h (kürzer als Migräne).
- Wegen sehr hohem Leidensdruck werden alle möglichen Ther. versucht, inkl. destruierenden zahnärztlichen Eingriffen.

Attackentherapie Sauerstoff, Triptane s. c. oder nasal

Prophylaxe Glukokortikoide, Verapamil, Topiramat, Lithium

Bei V. a. Cluster-Kopfschmerzen oder andere trigeminautonome Kopfschmerzen Pat. unbedingt rasch neurologisch vorstellen

Sekundäre Kopfschmerzen

U. a. bei folgender Warnzeichen (Red Flags) in der Anamnese oder Untersuchung aktiv nach sek. Kopfschmerzen suchen:

- Neu aufgetretene Dauerkopfschmerzen
- Neue Medikamente oder Einnahme von Akutmedikamenten an mehr als 10–15 d/Mon. (Medikamentenübergebrauchskopfschmerz)
- Kopfschmerz beim Erwachen oder nächtliches Erwachen aufgrund von Kopfschmerzen
- Begleitsymptome: Sehstörungen, (pulssynchroner) Tinnitus, Arthralgien, B-Symptome, Zahnprobleme, Schmerzen beim Kauen
- Kontext: Alter bei Erstmanifestation > 50 J., Immunsuppression, onkologische Vorgeschichte, Sturzneigung, Alkoholabhängigkeit

Dringende diagnostische Einordnung (via Hausarzt, Neurologe oder Notfall)

- Plötzlich auftretende massive Kopfschmerzen (Donnerschlagkopfschmerz)
- Rasche Zunahme der Schmerzstärke von Dauerkopfschmerzen
- Lageabhängigkeit (Kopfschmerz nur im Liegen oder in aufrechter Position)
- Kopfschmerz beim Husten oder Pressen
- Strenge Einseitigkeit (trigeminoautonomer Kopfschmerz)
- Systemische Zeichen: hohes Fieber
- Neurologische Befunde: Meningismus, jegliches unerklärtes oder neues neurologisches Defizit

Therapie Ursächliche oder sympt. Ther. (ähnlich dem Spannungskopfschmerz, s. o.)

Trigeminusneuralgie

Rezid. paroxysmal auftretende Attacken im Gesicht, v. a. im Versorgungsgebiet von V_2 und V_3 (seltener V_1 isoliert) und seitenkonstant

Klinik Schmerzattacken mit neuralgischem Schmerzcharakter (starker Schmerz, Dauer < 2 Min., elektrisch einschießend, triggerbar durch Zähneputzen, Berührung, Windhauch usw.). Meist ohne dazwischen auftretenden Dauerschmerz und ohne Ausfallsymptome oder Befunde (andernfalls Trigeminus-Neuropathie)

Einteilung

- **Klassische Trigeminusneuralgie:** durch Gefäß-Nerven-Konflikt (Diagnostik MRT mit speziellen Sequenzen)
- **Idiopathische Trigeminusneuralgie:** keine Ursache nachweisbar (v. a. auch kein Gefäß-Nerven-Konflikt)
- **Sek. Trigeminusneuralgie:** Folge einer anderen Erkr. (z. B. Schlaganfall oder Multiple-Sklerose-Läsion im Trigeminuskern des Hirnstamms, Kleinhirnbrückenwinkeltumor, trigeminaler Zoster)

Differentialdiagnosen Trigeminoautonome Kopfschmerzen (v. a. SUNCT/SUNA), Zahnprobleme, kraniomandibuläre Dysfunktion, anhaltender idiopathischer Gesichtsschmerz

Therapie

- Medikamentös: membranstabilisierende Kanalblocker (v. a. Carbamazepin, Oxcarbazepin, Gabapentin, Lamotrigin)
- Operativ: Janetta-OP, Ballonkompression des Ggl. Gasseri

Daneben gibt es auch weitere Neuralgien, z. B. N. glossopharyngeus, N. intermedius

Anhaltender idiopathischer Gesichtsschmerz

Klinik Meist dumpf ziehender, schwer lokalisierbarer unilateraler Dauerschmerz im Bereich von OK oder UK

Diagnostik Immer interdisziplinäre Diagnosestellung: keine Trigeminusneuralgie, keine andere spezifische Neuralgie, keine zahnärztliche Ursache festzustellen, andere Fachbereiche, v. a. HNO, ebenfalls ohne nachweisbare Ursache, keine kraniomandibuläre Dysfunktion

Therapie Schwierig

- Multimodal: nichtmedikamentös, Physiotherapie, TENS, Verhaltensther.
- Medikamentös: trizyklische Antidepressiva, Antiepileptika

- Bei prim. Kopfschmerzen zumindest initial spontane Attacken, auch bei Trigeminusneuralgie spontan oder bei typischen Triggern kurze, blitzartige Attacken.
- Wird zahnmedizinisch keine eindeutige strukturelle Ursache gefunden, Neurologen hinzuziehen.
- Destruierende Verfahren (z. B. Zahnextraktionen) sind obsolet und kontraindiziert.

15.5.2 Multiple Sklerose

Autoimmunerkr. mit Immunreaktion gegen Markscheidenproteine (Myelin) des ZNS (demyelinisierende Erkr.). Schubförmig, später progredienter Verlauf, v. a. schubförmige Verläufe mittlerweile gut verlaufsmodifizierend therapierbar

15

Epidemiologie Erstmanifestation v. a. im 20.–40. Lj., Frauen mindestens doppelt so häufig wie Männer betroffen. Weltweit schätzungsweise 2,5–3 Mio. Erkrankte

Ätiologie Unbekannt Infektionen (v. a. Epstein-Barr-Virus) in Komb. mit Umweltfaktoren auf dem Boden genetischer Veranlagung diskutiert

Klinik

- Visusminderungen, Doppelbilder, Nystagmus
- Halbseitige und beidseitige spastische Lähmungen
- Sensibilitätsstörungen und (Gesichts-)Schmerzen (symptomatische Trigeminusneuralgie)
- Psychische Veränderungen (z. B. kognitive Einschränkungen, Depression)
- Koordinationsschwäche, Ataxie
- Sprach-, Sprech- und Schluckstörungen
- Paraparese aufgrund von Entzündungsherden im Myelon
- Blasenfunktionsstörung, Erektionsstörung
- Abnorme Ermüdbarkeit (Fatigue-Sy.)

Trigeminusneuralgie bei Multipler Sklerose
2–14 % der Pat. mit Trigeminusneuralgie leiden an einer Multiplen Sklerose, 2–5 % der Pat. mit Multipler Sklerose unabhängig vom Verlauf/Stadium an einer Trigeminusneuralgie (teils auch als Erstmanifestation). Meist V_2 und/oder V_3 betroffen (> 90 % d. F.), häufig auch in diesen Arealen Sensibilitätsstörungen (37 %)
Therapie: Kanalblocker (Carbamazepin/Oxcarbazepin: Number Needed to Treat 1,7, **Cave:** Number Needed to Harm 3.4; Müdigkeit, Schwindel, Gangunsicherheit, Hyponatriämie)

Therapie
- Hoch dosierte Gabe von Glukokortikoiden als Schubther.
- Reduktion der Schubfrequenz und -intensität durch immunmodulierende Substanzen. **Cave:** teils deutlich immunsupprimierende Substanzen, daher vor größeren Eingriffen ggf. Rücksprache mit Neurologen
- Gabe p. o., i. v., s. c., (i. m.). Bei längerer Unfähigkeit, p. o. Medikamente zu sich zu nehmen, Rücksprache mit Neurologen
- Symptomatische Ther., Physiother., Ergother.
- Medikamentös: Antispastika, Medikamente gegen autonome Störungen (z. B. Blasenfunktion), Antidepressiva, Ther. der Ataxie usw.

Subakute ZNS-Ausfälle (Taubheitsgefühle, Lähmungen, Sehstörungen, autonome Störungen) bei jüngeren Pat. immer verdächtig auf multiple Sklerose → neurologische Konsultation. Spezialisierte Behandlung der Trigeminusneuralgie bei multipler Sklerose

15.5.3 Schlaganfall

Meist plötzlich auftretende ZNS-Funktionsstörungen als Folge von Gefäßprozessen. Dritthäufigste Todesursache und häufigste Ursache für bleibende Behinderungen. Der größte Teil (ca. 80 %) beruht auf zerebralen Durchblutungsstörungen (ischämischer Hirninfarkt), ein kleinerer Teil (~ 20 %) auf intrazerebralen Blutungen.

15

Ätiologie
- Arteriosklerose mit Makroangiopathie: führt zu hämodynamisch relevanten Stenosen, ab 70 % Stenosierung Gefahr von Grenzzoneninfarkten. Arterio-arterielle Embolien durch Abgang eines Plaques, z. B. aus der Karotisbifurkation, und embolischen Verschluss eines intrazerebralen Gefäßes
- Atherosklerose mit mikroangiopathischen Veränderungen
- Vorhofflimmern mit kardioembolischen Ereignissen
- Karotisdissektion
- Selten Gerinnungsstörungen, Vaskulitiden, Fett- und Luftembolien

Einteilung
- TIA (transitorische ischämische Attacke): neurologische Symptome < 24 h Dauer und ohne bildgebenden Nachweis einer ischämischen Läsion
- Zerebrale Ischämien mit Persistenz der neurologischen Ausfälle > 24 h oder Nachweis einer ischämischen Läsion in der Bildgebung

Klinik Unterschiedliche Sympt. abhängig von der Lokalisation der Hirnschädigung

Jeden Pat. mit akuten neurologischen Symptomen bzw. Ausfällen, auch wenn diese nur vorübergehend auftreten, umgehend neurologisch vorstellen. Insbes. Risikopat. (z. B. art. Hypertonie, Diab. mell., Rauchen, Hypercholesterinämie) und Pat., bei denen (z. B. für den zahnärztlichen Eingriff) Antikoagulanzien pausiert werden müssen.

Therapie

- Sofortige Einweisung in ein Akutkrankenhaus mit Schlaganfall-Versorgung (Stroke Unit, Stroke Center) und der Möglichkeit zur Notfallther. (i. v. Lyse und mechanische Thrombektomie) → signifikante Prognoseverbesserung
- „Time is Brain": Prognose umso besser, je früher und kompletter die Wiedereröffnung eines verschlossenen Blutgefäßes gelingt. Dennoch Pat. auch bei älteren Schlaganfällen (z. B. beim Aufwachen bemerkte Symptome) unmittelbar notfallmäßig in einem Akutkrankenhaus mit Schlaganfallzentrum vorstellen
- Rekanalisierende Notfallther.: i. v. Lyse mit rtPA und/oder angiografisch-gestützte mechanische Thrombektomie
- Sicherung der Vitalfunktionen
- Sauerstoffgabe: 2–4 l/min über Nasensonde
- Blutdruck:
  - In der Akutphase prähospital hohe Blutdruckwerte tolerieren (< 220/120 mmHg)
  - Falls Blutdrucksenkung gewünscht, Infusionen mit kurz wirksamen Medikamenten bevorzugen (bessere Steuerung, z. B. Urapidil)
- Blutzuckerkontrolle: zerebrale Symptome auch bei Hypoglykämie

Konsequenzen für die zahnärztlich-chir. Therapie Vor zahnärztlichen Eingriffen bei Pat., die zur Primär- oder Sekundärprävention des Schlaganfalls Antikoagulanzien einnehmen, immer Rücksprache mit Hausarzt/Neurologe:

- Ind. des Eingriffs gegeben?
- Kann der Eingriff verschoben werden, v. a. wenn erst kürzlich stattgehabter Schlaganfall?
- Aufklärung über Nutzen des Eingriffs vs. erhöhtes Risiko des Absetzens der Antikoagulation.
- Wichtig für Hausarzt/Neurologen: Wie hoch ist das Blutungsrisiko und wie dringend ist der Eingriff?

15.5.4 Epilepsie

Wiederholtes spontanes Auftreten fokaler oder generalisierter Anfälle. Man unterscheidet den einzelnen epileptischen Anfall (die vorübergehende Funktionsstörung des Gehirnes infolge synchron gesteigerter neuronaler Entladung) von einer Epilepsie, d. h. dem spontanen Auftreten epileptischer Anfälle.

Jeder akute Anfall muss notfallmäßig ärztlich beurteilt werden. Meist Vorstellung auf Notfallstation notwendig. Anfall könnte Ausdruck einer lebensbedrohlichen Erkr. sein.

Epidemiologie Häufigkeit 1 %, Zunahme mit dem Alter, Risiko 4 % bei Pat. mit erkrankten Eltern

Ätiologie

- **Einzelne epileptische Anfälle,** auch bei Pat. ohne Epilepsie möglich
  - Schlafentzug, Alkoholexzesse, -entzug, Infektionen, Drogen
  - Medikamente: z. B. zentral wirksame Substanzen, Anästhetika, auch Penicillin i. v.
  - Metabolische Störungen (Hypoglykämie, Diabetes)
  - Photostimulation, z. B. bei Videospielen, Stroboskoplicht
- **Genetische/idiopathische Epilepsie** (ca. 75 %., Manifestation oft < 20. Lj.): keine erkennbaren Ursachen
- **Strukturelle Epilepsie** (Manifestation meist bei Erw.): Hirninfarkte, Hirnläsionen wie z. B. Tumoren, intrazerebrale Blutungen, Hirninfektionen
- **Weitere Ursachen von Epilepsien:** Infektionen, Stoffwechselstörungen, immunologisch

Anfallstyp Beschreibung des epileptischen Anfalls anhand der klinischen Präsentation.

- Fokaler Beginn: bewusst oder nicht bewusst erlebt, motorischer oder nicht motorischer Beginn
- Fokal zu bilateral tonisch-klonisch
- Generalisierter Beginn: motorisch-klonisch, anders motorisch oder nichtmotorisch (Absence)
- Unbekannter Beginn: motorisch-klonisch, anders motorisch, nichtmotorisch (Absence), nicht klassifiziert

Epilepsietyp Beschreibung anhand der Anfälle bei Nachweis einer Epilepsie als fokale Epilepsie, generalisierte Epilepsie, kombiniert fokale und generalisierte Epilepsie oder unbekannt. Zusammen mit der Ursache wird dann die Diagnose eines Epilepsie-Syndroms gestellt.

> Status epilepticus: Dauer des epileptischen Anfalls > 5 Min. (generalisierter tonisch-klonischer Anfall) bzw. > 10 min. (fokaler Anfall, Absence)

Akutmaßnahmen bei epileptischem Anfall

- Schutz vor Verletzungen: Entfernen gefährlicher Gegenstände. **Cave:** keinen Gummikeil zwischen die Zähne (Gefahr für Pat. und Helfer), nicht versuchen, den Pat. zu fixieren
- Bei Anfallsdauer > 2 min. (fast alle epileptischen Anfälle enden spontan) medikamentöse Ther. vorbereiten und ggf. applizieren:
  - Lorazepam i. v. 0,1 mg/kg KG (2 mg/Min.); kann ggf. nach 5 Min. wiederholt werden; max. 4 mg/Bolusgabe oder
  - Diazepam i. v. 0,1 mg/kg KG (2 mg/Min.); kann ggf. nach 5 Min. wiederholt werden; max. 4 mg/Bolusgabe oder
  - Clonazepam i. v. 0,015 mg/kg KG (0,5–1 mg/Min.); kann ggf. nach 5 Min. wiederholt werden, max. ca. 1 mg
- Pat. ist nach Anfall noch bewusstseinsgemindert (komatös, soporös): stabile Seitenlage, Freilegen/Freihalten der Atemwege. Pat. oft desorientiert, daher nicht alleine lassen

Konsequenzen für die zahnärztlich-chir. Therapie Anfallsprophylaxe auf keinen Fall pausieren oder absetzen, da Provokation epileptischer Anfällen möglich. Im Zweifel immer behandelnden Neurologen involvieren

15.5.5 Parkinson-Krankheit

Extrapyramidale Bewegungsstörung unbekannter Ursache mit progredienter Degeneration dopaminerger, aber auch anderer, z. B. serotonerger, noradrenerger Neurone in den Basalganglien/dem Mittelhirn. Der im Vordergrund stehende Dopaminmagel führt allmählich zu motorischen und nichtmotorischen Symptomen.

Epidemiologie Tritt meist im höheren Lebensalter auf. Prävalenz ca. 200 auf 100.000 Einwohner, Männer häufiger betroffen als Frauen. Mortalität unbehandelt 3× höher als in der vergleichbaren Normalbevölkerung

Klinik

- **Leitsymptome:** Rigor (Tonuserhöhung der Muskulatur), Tremor (v. a. Ruhetremor) und Hypokinese (Verlangsamung der Bewegungsabläufe)
- Typische motorische Symptome:
  - Hypomimie (Maskengesicht)
  - Posturale Instabilität (Gleichgewichtsstörungen) und dadurch erhöhte Sturzneigung
  - Dyskinesien: unkontrollierte Bewegungsabläufe
  - Schwankungen der Beweglichkeit (ON- und OFF-Phasen) mit und ohne Zusammenhang mit vorheriger Einnahme Dopamin-substituierender Medikamente
- Nichtmotorische Symptome:
  - Vermehrter Speichelfluss, Seborrhö
  - z. B. Depression, Apathie, Psychose und Geruchs- und Geschmacksstörung
  - Verwirrtheitszustände, ggf. auch medikamentenassoziiert

15

Medikamentöse Therapie Levodopa, MAO-B-Hemmer, NMDA-Antagonisten, Anticholinergika, Dopaminagonisten, Levodopa mit Dopadecarboxylasehemmern und Catechol-O-methyltransferasehemmern

Adjuvante Therapie Intensive Physiotherapie, Ergotherapie, Logopädie, weitere aktivierende Ther.

Invasive Therapien Wenn im Verlauf die Medikamente nicht mehr wirken oder UAW auftreten: tiefe Hirnstimulation oder Pumpentherapie mit Apomorphin und Levodopa

> Bei Pat. mit Geruchsstörung, vermehrtem Speichelfluss, posturaler Instabilität und Verlangsamung der Bewegungsabläufe immer an Parkinson-Krankheit denken. Ther. zumindest im Frühstadium sehr effektiv mit deutlicher Verbesserung der Lebensqualität

15.5.6 Oromandibuläre Dystonien und Dyskinesien

Muskuläre Hyperaktivität, die dem Spektrum der Bewegungsstörungen zugeordnet wird.

Einteilung
- **Primäre Dystonien:** oft genetische Determinante (z. B. Meige-Sy.)
- **Sekundäre Dystonien:** durch exogene Faktoren, z. B. perinataler Hirnschaden, Hirntrauma, zerebrovaskuläre Ereignisse, Enzephalitis, Tumor. Am häufigsten nach Medikation mit Neuroleptika

Klinik Typisch sind unwillkürlich auftretende, länger anhaltende, simultane Kontraktionen von agonistischen und antagonistischen Muskelgruppen, die zu abnormen Haltungen und Bewegungsmustern führen. Betroffen sind vornehmlich die Innervationsgebiete der Hirnnerven V, VII, X und XII:
- Dystone Kontraktionen von fazialer Muskulatur, Kaumuskulatur, oberer Gesichtshälfte, Platysma, Zunge
- Unkoordinierte Kieferbewegungen, dadurch Kiefergelenkluxationen
- Sprach-, Ess- und Schluckbeschwerden
- Zahntraumata, starke Abrasionen, frühzeitiger Zahnverlust, kraniomandibuläre Dysfunktion, Morsicatio buccorum
- Nach anterior geneigte Kopfhaltung
- Grimassenhafter Gesichtsausdruck
- Starke muskulär bedingte Kopf- oder Gesichtsschmerzen

Therapie
- Anticholinergika, Benzodiazepine, Baclofen, Teaprid
- Injektion von Botulinumtoxin
- Myotomien, Myektomien
- Selten tiefe Hirnstimulation

> Um zugrundeliegende Ursachen rasch zu identifizieren, muss bei neu aufgetretenen oralen Dyskinesien umgehend eine neurologisch-fachärztliche Untersuchung veranlasst werden.

15.6 Erkrankungen von Leber und Niere

15.6.1 (Terminale) Niereninsuffizienz

Turgay Saritas, Jochen Jackowski

Über Mon. und J. progrediente irreversible Funktionseinschränkung der Niere mit Verlust von Nephronen

Epidemiologie Jeder 10. in Deutschland ist von der chron. Niereninsuff. betroffen und etwa 90.000 Menschen benötigen eine Dialyse

Ätiologie Diabetes mellitus (ca. 30 %), Glomerulonephritis (ca. 20 %), arterielle Hypertonie bzw. renovaskuläre Erkr. (ca. 20 %), interstitielle Nephritis/chron. Pyelonephritis (5–10 %), Zystennieren, Analgetika, Systemerkr. (Kollagenosen, Vaskulitiden), andere Nephropathien

Einteilung Die chron. Niereninsuff. wird anhand der geschätzten glomerulären Filtrationsrate (eGFR) und der Albuminurie in Stadien eingeteilt:
- Einteilung nach eGFR:
  - Stadium 1: normale oder hohe eGFR (≥ 90 ml/Min./1,73 m^2) mit Hinweis auf Nierenschädigung (z. B. durch Albuminurie oder morphologische Veränderungen)

- Stadium 2: leichte Einschränkung der eGFR (60–89 ml/Min./1,73 m²) mit Hinweis auf Nierenschädigung (z. B. durch Albuminurie oder morphologische Veränderungen)
- Stadium 3: moderate Einschränkung der eGFR (30–59 ml/Min./1,73 m²)
- Stadium 4: schwere Einschränkung der eGFR (15–29 ml/Min./1,73 m²)
- Stadium 5: terminale Niereninsuff. (eGFR < 15 ml/Min./1,73 m²), Nierenersatzther. erforderlich

- Weitere Präzisierung der chron. Niereninsuff. anhand der Albuminurie (Albumin-Kreatinin-Quotient)

Die Albuminurie wird zusätzlich berücksichtigt, um den Schweregrad und das Progressionsrisiko besser einschätzen zu können.

Klinik

- Allgemeinsymptome: Schwäche, Foetor uraemicus (Uringeruch), Ödeme
- Orale Symptome: Xerostomie, Geschmacksveränderungen, Knochenatrophie und -adynamie, Frakturen, Karies und Zahnfleischerkr.
- Herz-Kreislauf-System: Hypertonie, Herzinsuff., Arrhythmien, Gefäßverkalkungen, Perikarditis mit oder ohne Erguss
- Lunge: Lungenödem, Pleuritis mit oder ohne Erguss
- Blut: normochrome Anämie (Erythropoetinmangel), Gerinnungsstörungen (Thrombozytendysfunktion)
- Gastrointestinaltrakt: urämische Gastroenteritis (Übelkeit, Erbrechen, Diarrhö)
- ZNS: Polyneuropathie, Konzentrationsschwäche, Bewusstseinsstörungen
- Haut: Pruritus, schmutzig-braun-gelbliches Kolorit (Café au lait), Calciphylaxie
- Knochen: renale Osteopathie

Konsequenzen für zahnmedizinisch gängige Medikamente und Dosierungen bei Pat. mit Niereninsuff. bzw. eingeschränkter Nierenfunktion

15

Medikamente bevorzugen, deren Ausscheidung nicht wesentlich von der Nierenfunktion abhängt.

NSAID: Die Nierenfunktion spielt bei akutem bzw. kurzfristigem Einsatz (wenige Tage, niedrige Dosis) allgemein untergeordnete Rolle.

- Verstärkung des Risikos für gastrointestinale Blutungen bei terminaler Niereninsuff. durch NSAID
- Insbes. bei Dauerther. mit Komb.-Präparaten Gefahr einer Verschlechterung der Nierenfunktion
- **Ibuprofen, Diclofenac und Indometacin:** möglichst nicht zur Langzeitther. bei chron. Niereninsuff. (v. a. ≥ Stadium 3). Erste Wahl stattdessen Metamizol und Paracetamol (keine Dosisanpassung bei Niereninsuff.)
- **Acetylsalicylsäure:** keine hohe Dosierungen (> 150 mg/d) bei chron. Niereninsuff. ≥ Stadium 4

Antibiotika:

- Initialdosis (Sättigungsdosis) wie Normdosis bei Nierengesunden
- Weitere Dosierung bzw. Dosierungsintervall anhand der aktuellen GFR mittels Dosierungstabelle, Online-Ressourcen wie www.dosing.de sowie in

Absprache mit dem behandelnden Hausarzt, Internisten oder Nephrologen anpassen
- **Clindamycin:** keine Dosisanpassung bei Niereninsuff.

eGFR > 60:
- NSAID (z. B. Ibuprofen, Diclofenac): zur Akutther. (wenige Tage, niedrig dosiert) möglich
- Paracetamol, Metamizol, Opioide: Gabe möglich
- Lokalanästhetika: Gabe möglich
- Antibiotika: Gabe von Betalaktamen und Chinolonen möglich

eGFR < 60:
- NSAID: vermeiden
- Paracetamol und Metamizol: Gabe möglich
- Lokalanästhetika: Gabe möglich
- Antibiotika: Gabe möglich, Dosisreduktion je nach GFR (www.dosing.de)

15.6.2 Dialyse und Nierentransplantation

Turgay Saritas

Dialyseverfahren

Peritonealdialyse Das Peritoneum wird als Filtermembran genutzt. Eine spezielle Dialyselösung wird über einen Katheter in die Bauchhöhle geleitet, wo sie für einige Stunden verbleibt. Während dieser Zeit erfolgt der Austausch von Stoffwechselabfallprodukten und überschüssigen Elektrolyten zwischen Blut und Dialyselösung mittels Diffusion durch das Peritoneum. Anschließend wird die Lösung wieder abgelassen und durch frische Dialyseflüssigkeit ersetzt.

Hämodialyse Gängigeres Verfahren
- **Durchführung:** Das Blut der Pat. wird über einen vaskulären Zugang – meist einen arteriovenösen Shunt am Arm – zu einer externen Dialysemembran geleitet. Dort werden die Stoffwechselabfallprodukte und überschüssige Elektrolyte sowie Wasser entfernt. Das gereinigte Blut wird zurück in den Körper geleitet.
- **Häufigkeit:** i. d. R. 3–4×/Wo. in spezialisierten Zentren und dauert jeweils mehrere Stunden.
- **Indikationen:** akute Nierenfunktionseinschränkung, terminale Niereninsuff., Hyperkaliämie, metabolische Azidose, Überwässerung und Vergiftungen.

Konsequenzen für die zahnärztlich-chir. Ther. bei dialysepflichtigen Pat.
- Behandlung nur bei subjektiven Wohlgefühl seitens des Pat. durchführen.
- Bei Hämolyse oft Gabe von Antikoagulanzien (z. B. Heparin), um Gerinnung während der Dialyse zu verhindern → invasive Behandlungen idealerweise an Tagen durchführen, an denen keine Dialyse geplant ist.
- Management der Antikoagulanzien-Ther. vor zahnärztlicher Behandlung unter Einbeziehung des behandelnden Nephrologen, z. B. passagere Durchführung der Dialyse mit Citrat statt Heparin. Citrat beeinflusst die Blutgerinnung nicht direkt und kann eine sicherere Option bei Eingriffen mit evtl. schwer kontrollierbaren Blutungen sein.
- Blutgerinnungsstörungen durch urämische Blutungsneigung, Thrombozytopathie, plasmatische Hyperkoagulopathie und Medikationen der Nierenin-

suff. → vor jeder zahnärztlichen Ther. bei Hämodialysepat. Gerinnungszeit bestimmen.
- Blutdruckmessung, Blutentnahme und Injektionen nicht am Shuntarm der Pat. durchführen.

Nierentransplantation

Bietet im Allgemeinen bessere Lebensqualität und längere Lebenserwartung als Hämodialyse oder Peritonealdialyse. Intensive Nachsorge mit regelmäßiger Überwachung auch von Medikamentenspiegeln bzw. NW erforderlich. Außerdem zwingend dauerhafte medikamentöse Immunsuppression. **Cave:** durch Immunsuppression häufig Wundheilungsstörungen, diabetische Stoffwechsellage, Osteoporose und Katarakte zu beobachten

Konsequenzen für die zahnärztliche Untersuchung vor/nach Nierentransplantation

- Sanierung infektiöser Herde.
- Rücksprache mit jeweiligem Transplantationszentrum bzgl. antibiotischer Abdeckung vor bzw. während zahnärztlich-chir. Eingriffe. **Cave:** Manche Antibiotika (z. B. Makrolide) beeinflussen die Spiegel von Immunsuppressiva.
- Ther. der NW von Immunsuppressiva, wie Pilzinfektionen, Gingivahyperplasie, Gingivitiden, Xerostomie, Parodontitis, kortikoidinduzierte Osteoporose, Kiefernekrose (Everolimus).
- Bei ambulanten Eingriffen keine Dosisanpassung der Glukokortikoide erforderlich.
- Bei operativen Eingriffen mit Intubationsnarkose und stationärer Aufnahme in enger Rücksprache mit Transplantationszentrum ggf. Anpassung der Immunsuppression.
- Bei ausbleibender Wundheilung Kontaktaufnahme mit Transplantationszentrum zur Diskussion einer Umstellung von mTOR-Inhibitoren (wie Sirolimus oder Everolimus) auf Calcineurininhibitoren.

15

15.6.3 Akute Virushepatitis

Leon Willich, Jochen Jackowski

Ätiologie Zu ca. 95 % durch primär hepatotrope Hepatitisviren A, B, C, D und E. 5 % sind Begleithepatitiden bei allgemeinen Infektionen durch andere Viren, z. B. Enteroviren, Adeno- und Coxsackieviren (grippale Infekte)

Übertragung

- Fäkal-oral: bei Hepatitis A und E Infektion über Trinkwasser und Nahrungsmittel (Reiseanamnese, geringe Hygienestandards)
- Parenteral: bei Hepatitis B, C und D Infektionsgefahr für medizinisches Personal, Dialysepat., bei Transfusion von Blutprodukten, Drogenkonsum, Tätowierungen
- Sexuell, perinatal: Hepatitis B, seltener C und D

> - Eine Infektion mit dem Hepatitis-D-Virus ist an das Vorhandensein des Hepatitis-B-Virus gebunden.
> - Bei der Hälfte aller Drogenabhängigen ist eine Infektion mit dem Hepatitis-C-Virus nachgewiesen.

Klinik
- Prodromalsymptome (2–7 Tage): Leistungsschwäche und Abgeschlagenheit, Müdigkeit, Gelenkschmerzen, subfebrile Temperaturen, Übelkeit, Juckreiz, Appetitlosigkeit, evtl. rechtsseitiger Oberbauchschmerz
- Hepatische Organmanifestation (4–8 Wo.): Ikterus (bei Hepatitis C in 75 % der Fälle anikterischer Verlauf) mit dunklem Urin, hellem Stuhl und Juckreiz. Oft Besserung des allgemeinen Krankheitsgefühls. Hepatomegalie

Häufig asympt. (in 60–70 % der Fälle, besonders bei Kindern)

Therapie
- **Allgemeinmaßnahmen:** Bettruhe, Alkoholverbot, Absetzen aller nicht notwendigen Medikamente.
- **Frühzeitige antivirale Ther.** mit Interferon bei Hepatitis C kann in > 95 % zur Ausheilung führen.

Prognose Heilungsraten der akuten Virushepatitis:
- Hepatitis A: fast 100 %
- Hepatitis B und D: ca. 95 %. Bei etwa 5 % der Pat. Viruspersistenz (chron. Hepatitis)
- Hepatitis C: bei 50 % der Pat. mit sympt. Ikterus spontane Viruselimination. Unter Interferonther. > 95 % Ausheilung. Bei asympt. Infektionen meist chronischer Verlauf
- Hepatitis E: ca. 98 %

Prophylaxe
- Hepatitis A und E: allgemeine Hygienemaßnahmen
- Hepatitis B, C und D: vorsichtiger Umgang mit Blut und Blutprodukten, Safer Sex
- Hepatitis A und B: aktive und passive Immunisierung möglich

Vorgehen bei Nadelstichverletzung (möglicher Kontakt mit Hepatitisviren)
- Gründliche Reinigung und Spülung mit Wasser und Detergenzien bzw. mit 20–30%-iger alkoholischer Lösung
- Bei Stich- oder Schnittverletzungen Fördern des Blutflusses durch Druck auf das umliegende Gewebe
- Bei fehlendem oder unsicherem Impfschutz gegen Hepatitis B aktive/passive Immunisierung innerhalb von 24 h, vorher Blutentnahme zur Bestimmung des Anti-HBs-Titers
- Überprüfen des Infektionsstatus 6 Wo., 3 und 6 Mon. nach dem Ereignis
- D-Arztverfahren (entschädigungspflichtige Berufskrankheit, Meldung an Berufsgenossenschaft)

15.6.4 Leberzirrhose

Jochen Jackowski, Leon Willich

Irreversibler Funktionsverlust der Leber mit einhergehender Zerstörung der Läppchen- und Gefäßstruktur sowie vermehrter entzündlicher Fibrose und Auftreten von Regeneratknoten. Erhöhtes Risiko für Leberkarzinom

Epidemiologie Männer >> Frauen, Inzidenz in Europa ca. 250 : 100.000 Einwohner/J., davon ca. 190 : 100.000 Fälle alkoholbedingt

Ätiologie
- Alkoholabusus (60 %)
- Virushepatitiden B, C und D (ca. 25 %, Hepatitis C in Mitteleuropa häufiger als Hepatitis B)
- Idiopathisch
- Autoimmunhepatitis
- Primär biliäre Cholangitis (PBC), primär sklerosierende Cholangitis (PSC)
- Stoffwechselerkr.: Hämochromatose, Hämosiderose, Wilson-Krankheit, α_1-Antitrypsinmangel, zystische Fibrose (Mukoviszidose)
- Sekundäre biliäre Zirrhose
- Vaskuläre Ursachen: Rechtsherzinsuff. (Cirrhose cardiaque), Budd-Chiari-Syndrom (Lebervenenverschluss)
- Lebertoxische Medikamente und Chemikalien

Klinik
- **Allgemeinsymptome** (60–70 %): Leistungsminderung, Müdigkeit, Übelkeit, Meteorismus, Gewichtsabnahme
- **Leberhautzeichen:** Ikterus, Hautatrophie mit Teleangiektasien, Spider naevi, Lippen und Zunge glatt und rot (Lacklippen, -zunge), Mundkwinkelrhagaden, Pruritus, Weißnägel
- **Endokrine Störungen:** Gynäkomastie, Bauchglatze, Erektions- bzw. Menstruationsstörungen
- **Dekompensationszeichen:** erhöhte Blutungsneigung, portale Hypertension, Ikterus, Malnutrition und Kachexie, hepatische Enzephalopathie, Foetor hepaticus (Mundgeruch nach frischer Leber)
- **Spätfolge:** primäres Leberzellkarzinom

Therapie
- Kausale Ther. der Ursache
- Absolute Alkoholkarenz
- Absetzen aller nicht vital indizierten Medikamente
- Ernährungsberatung und Vitaminsubstitution
- Weitere Therapiemaßnahmen je nach Ausprägungsgrad und evtl. KO

Konsequenzen für die zahnärztlich-chir. Therapie
- In der zahnärztlichen Praxis häufig verwendete, potenziell hepatotoxische Medikamente ▶ Tab. 15.8
- Bei Leberzirrhose mit starker Einschränkung der Lebersyntheseleistung: Abfall der hepatischen Gerinnungsfaktoren → stark erhöhte Blutungsneigung

15.7 Schilddrüsenerkrankungen

Leon Willich, Jochen Jackowski

15.7.1 Struma

Sicht- und tastbare Vergrößerung der Schilddrüse ohne Aussage über die Hormonproduktion (Hypothyreose oder Hyperthyreose)

Epidemiologie Prävalenz der Jodmangelstruma in Mitteleuropa etwa 20 %, andere Ursachen wesentlich seltener. Frauen : Männer = 5 : 1

Tab. 15.8 Dosierung von Analgetika und Antibiotika unter dem Aspekt der Hepatotoxizität

	Hohes Risiko Medikament vermeiden! Max. 25–50 % Normaldosis	Mittleres Risiko Reduktion auf 50 % der Normaldosis	Geringes Risiko Normale Dosis vertretbar
Analgetika	• Pethidin	• Paracetamol (in hoher Dosis*) • Metamizol • Indometacin • ASS	• Diclofenac • Phenylbutazon** • Naproxen
Antibiotika	• Isoniazid* • Pyrazinamid* • Tetrazykline* • Sulfonamide** • Erythromycin*	• Clindamycin • Fusidinsäure • Metronidazol • Chloramphenicol • Telithromycin	• Penicilline • Meropenem

* toxische dosisabhängige Leberschädigung
** allergische (dosisunabhängige) Leberschädigung

Ätiologie Jodmangel, Enzymdefekte (gestörte Jodverwertung), Noxen (Medikamente), Schilddrüsenautonomie, autoimmune Thyreoiditiden und andere entzündliche Erkr., Tumoren, weitere Ursachen wie Zysten oder Systemerkr.

Klinik Meist keine Symptome. Evtl. Druck- oder Kloßgefühl, Luftnot, pfeifendes Geräusch beim Einatmen, Schluckbeschwerden

Einteilung (nach WHO)
- Grad 0: keine Vergrößerung tast- oder sichtbar (nur sonografisch diagnostizierbar)
- Grad 1: tastbare aber nicht sichtbare Vergrößerung
- Grad 2+3: sicht- und tastbare Vergrößerung

Therapie Abhängig von der Ursache:
- Konservativ: Iodid-Substitution oder Komb. mit Iodid + L-Thyroxin (LT4)
- Operativ: Teilresektion bis zu Totalresektion je nach Befund
- Radioiodther.

15.7.2 Hypothyreose

Betrifft 1–2 % aller alten Pat.

Ätiologie und Einteilung
- Prim. Hypothyreose: Hashimoto-Thyreoiditis (häufigste Form), nach OP oder Radiatio, medikamentös (z. B. Thyreostatika, Lithium), extremer Jodmangel
- Sek. Hypothyreose (hypophysär): Hypophysenvorderlappen(HVL)-Insuff.
- Tertiäre Hypothyreose (hypothalamisch)

Klinik Schleichender Beginn, Depression, geistiger Abbau, Ödeme. Haut blass, rau, trocken, teigig infiltriert (Myxödem), struppige Haare. Raue, heisere Stimme. Bradykardie. Spätsymptome sind Gewichtszunahme (Flüssigkeitseinlagerung), Obstipation, Kälteintoleranz und Müdigkeit

Therapie Lebenslange Substitutionsther. mit L-Thyroxin

15.7.3 Hyperthyreose

Ätiologie
- Basedow-Krankheit (meist mit Struma diffusa)
- Funktionelle Autonomie: disseminiert, unifokal oder multifokal. Hohe Prävalenz in Jodmangelgebieten
- Andere seltene Hyperthyreoseformen

Klinik Struma (bei ca. 80 %), Gewichtsverlust bei großem Appetit, Wärmeintoleranz, Hyperhidrosis, Muskelschwäche, Unruhe, Nervosität und Reizbarkeit, erhöhte Stuhlfrequenz, feinschlägiger Tremor, feuchte, warme Hände, Tachykardie, Rhythmusstörungen, Alopezie

> Merseburger Trias bei Basedow-Krankheit: Struma (70–90 %), Exophthalmus, Tachykardie

Therapie
- Medikamentös: Thyreostatika, Betablocker (bei Tachykardie)
- Radioiodther.: bei Basedow-Krankheit
- Operativ: Teilresektion bis zu Totalresektion je nach Befund bei Autonomie

15.8 Infektiöse Erkrankungen

Marc Pape, Leon Willich

15.8.1 HIV-Infektion und AIDS

15

Die HIV-Infektion mit ihren assoziierten Krankheitsbildern ist eine chron. Erkr., die in der irreversiblen Endphase als manifestes Immunmangelsyndrom (AIDS) definiert wird.

Erreger Humanes Immundefizienzvirus (HIV-1 und HIV-2), Retrovirus, welches das Enzym Reverse Transkriptase produziert und somit eigene DNA in das Wirtszellengenom einbauen kann.

Übertragung
- Sexuell und parenteral durch Blut und infektiöse Körperflüssigkeiten (Sperma, Vaginalsekret). Häufigster Übertragungsweg sind ungeschützte Sexualkontakte (Schleimhautläsionen begünstigen die Übertragung).
- Vertikale Übertragung von HIV-infizierter Mutter auf das Kind.

> - Kein Infektionsrisiko über Speichel, Tränenflüssigkeit oder durch Kontakt von infektiösem Material mit intakter Hautoberfläche und Tröpfcheninfektion.
> - Infektionsrisiko bei Stichverletzung mit kontaminierten Instrumenten.
> - Ansteckungsfähigkeit korreliert mit Höhe der Viruslast.

Diagnostik
- HIV-Tests basieren auf Ak-Nachweis (zunächst ELISA-Verfahren, zur Bestätigung eines pos. Befundes Western-Blot-Methode).
- Die Serokonversion mit Ak-Nachweis kann bis zu 1–3 Mon. nach akuter Infektion dauern (diagnostische Lücke).

- Viruslast: Nachweis pro ml Blut mittels HIV-PCR; derzeitige Nachweisgrenze ≤ 20 Viruskopien/ml.

Klinik Unterscheidung in:

- **Akutes Stadium:** Fieber, LK-Schwellung, Durchfall unmittelbar nach Infektion (bis max. 6 Wo.)
- **Symptomfreies Stadium:** Inkubationszeit Mon. bis J.
- **AIDS:** opportunistische Infektionen → AIDS-definierende Erkr.

Gemäß der CDC-Klassifikation von 1993 werden drei klinische Kategorien A–C unterschieden (▶ Tab. 15.9): Kategorie A definiert das asymptomatische Stadium

Tab. 15.9 HIV/AIDS-Klassifikation des Centers for Disease Control (CDC) von 1993. Klinische Kategorien gemäß CDC-Klassifikation [W1363]

Kategorie	Kriterien	
A	Asympt./akute HIV-Infektion oder Lymphadenopathie-Syndrom (LAS)	• Akute sympt. (primäre) HIV-Infektion • Asympt. Infektion (Latenzphase) • Persistierende generalisierte Lymphadenopathie (LAS)
B	Nicht-AIDS-definierende Erkr. (Krankheitssymptome oder Erkr., die nicht in die Kategorie A oder C fallen, dennoch aber der HIV-Infektion ursächlich zuzuordnen sind oder auf eine Störung der zellulären Immunabwehr hinweisen)	• Bazilläre Angiomatose • Herpes zoster bei Befall mehrerer Dermatome oder nach Rezidiven in einem Dermatom • Idiopathische thrombozytopenische Purpura • Konstitutionelle Symptome wie Fieber über 38,5 °C oder eine > 1 Mon. bestehende Diarrhö • Entzündungen des weiblichen kleinen Beckens (zervikale Dysplasie oder carcinoma in situ) • Listeriose • Orale Haarleukoplakie (OHL) • Oropharyngeale Candidose • Vulvovaginale Candidose, chron. (> 1 Mon.) oder nur schlecht therapierbar • Periphere Neuropathie
C	AIDS-definierende Erkr.	• Wasting-Syndrom (ungewollter Verlust von > 10 % des KG, chron. Diarrhö) • Enzephalopathie, HIV-bedingt – Opportunistische Infektionen (Protozoen, Pilze, Bakterien, Viren): Protozoen-Infektionen – Pneumocystis-Pneumonie (PCP) – Candidose, ösophageal sowie von Bronchien, Trachea oder Lungen – Extrapulmonale Kryptokokkose – Histoplasmose – Rezidivierende bakterielle Pneumonie – Atypische Mykobakteriose – Tuberkulose – Salmonellen-Sepsis – CMV-Infektionen (außer Leber, Milz, Lymphknoten) – HSV-Infektionen – VZV-Infektionen – Progressive multifokale Leukenzephalopathie (PML) • AIDS-definierende Malignome: – Kaposi-Sarkom • Non-Hodgkin-Lymphome (Burkitt-Lymphom, Diffus-großzelliges B-Zell-Lymphom, primär zerebrales Lymphom) • Zervixkarzinom, invasiv

15

Tab. 15.10 HIV/AIDS-Klassifikation des Centers for Disease Control (CDC) von 1993. CD4-T-Lymphozytenzellzahl

Kategorie	CD4-T-Lymphozyten pro µl Blut
1	≥ 500
2	200–499
3	< 200

der HIV-Infektion, Kategorie C Pat. mit AIDS und Kategorie B alle anderen Pat. (nicht mehr asymptomatisch, aber auch kein AIDS).
Ergänzung der Klassifikation um CD4-T-Lymphozytenzellzahl (▶ Tab. 15.10).

Neue epidemiologisch bedeutsame Erkr. bei HIV-Infektion:

- Nicht-AIDS-definierende Malignome: Hodgkin-Lymphom, invasives Analkarzinom, Lungenkarzinom, hepatozelluläres Karzinom
- Krankheiten des Alters: z. B. Vasosklerose, Diab. mell., zerebrovaskuläre Erkr.

Therapie

- **Allgemeine Maßnahmen:** gesunde Lebensführung und Vermeiden resistenzmindernder Faktoren.
- **Komb. antiretrovirale Ther. (cART):** Nukleosidische Reverse-Transkriptase-Inhibitoren (NRTI), nukleotidanaloge Reverse-Transkiptase-Inhibitoren (NtRTI), nicht nukleosidische Reverse-Transkriptase-Inhibitoren (NNRTI), Proteaseinhibitoren (PI), Fusions-/Entry-Inhibitoren, Integrase-Inhibitoren (INI), neu zugelassene Substanzen. Wegen der schnellen Resistenzentwicklung gegenüber einzelnen Medikamenten hat sich die gleichzeitige Einnahme von mehreren Medikamenten etabliert.
- Prophylaxe und Ther. opportunistischer Infektionen/KO.
- Psychosoziale Hilfe.

Orale Erkr. bei HIV-Infektion

- Vor allem **opportunistische Infektionen,** die sich durch die Immunsuppression ausbreiten können (▶ Tab. 15.11)
- **NW der cART:** Erythema multiforme/toxische epidermale Nekrolyse, rezid. orale Ulzera, Xerostomie, lichenoide Reaktionen, mukokutane Hyperpigmentierung, Dysgeusie, periorale Parästhesie, Cheilitis

Konsequenzen für die zahnärztlich-chir. Therapie

- Generell gleiche Therapiestrategien wie bei Nichtinfizierten
- Auf klinische Erstmanifestationen bei vermeintlich Nichtinfizierten achten (Candidose, orale Haarleukoplakie)
- BB und Gerinnungsstatus vor operativen Eingriffen
- Koinfektionen (v. a. Hepatitis) berücksichtigen
- Präop. antibakterielle Mundspülung bzw. Zahnreinigung
- Evtl. Verwendung doppelter Handschuhe und Gesichtsmaske bei blutend-spritzenden Eingriffen; möglichst kein Recapping
- Reinigung von Instrumenten, Raum und Geräten nach den Richtlinien des Hygieneplans der Zahnärztegesellschaft und der Zahnärztekammern
- Antibiotische Prophylaxe nur nach Rücksprache mit dem behandelnden Arzt (Vermeidung von Resistenzbildung; derzeit keine Evidenz für erhöhte Inzidenz postop. Infektionen), v. a. bei Neutropenie
- HIV-Pat. engmaschiges Recall- bzw. Prophylaxeprogramm anbieten

Tab. 15.11 HIV-assoziierte orale Erkrankungen (▸ 12.1.6)

Orale Erkrankungen (HIV-assoziiert)	Hinweis
Candidose	• Pseudomembranösen Form am häufigsten • Auftreten korreliert mit ↑ Virus-Last und ↓ CD4-T-Lymphozytenzahl • Bei ausgedehntem Befall systemische antimykotische Ther. • Signifikanter Rückgang unter HAART
Orale Haarleukoplakie	• Auftreten korreliert mit ↑ Virus-Last und ↓ CD4-T-Lymphozytenzahl • Keine Therapie erforderlich
Kaposi-Sarkom	• Höchste Prävalenz der intraoralen Neoplasien bei HIV/AIDS • Signifikanter Rückgang unter HAART
Infektionen mit Humanen Papillomaviren (HPV)	• Histopathologische Untersuchung zur Diagnosesicherung erforderlich • Keine medikamentöse Viruseradikation möglich → chir. Exzision • Behandler sollte Gesichtsschutz bei chir. Ther. tragen (HPV-Aerosol!) • **Cave:** erhöhte Prävalenz von oralen HPV-Manifestationen unter HAART!
Nekrotisierende ulzerierende Gingivitis oder Parodontitis	• Bei etwa 5 % aller HIV-Infizierten (↔ 30 % chronische Parodontitis bei HIV-Infizierten!) • Rasch voranschreitender Verlust des Zahnhalteapparats • Schmerzhaft, nekrotisch, Blutung • Auftreten korreliert mit ↓ CD4-T-Lymphozytenzahl • Signifikanter Rückgang unter HAART
Lineares Gingivaerythem	• Dunkelrotes Band im Bereich der marginalen Gingiva • Starke Blutungsneigung • Häufig im Bereich der vestibulären Frontzahngingiva • Betrifft auch die befestigte Gingiva • Ätiopathogenese unklar • Auf gute Mundhygiene achten
Lymphome	• V. a. Non-Hodgkin- und B-Zell-Lymphome • Auftreten korreliert mit ↓ CD4-T-Lymphozytenzahl • Auf allgemeine Symptome achten: Nachtschweiß, Fieber, Gewichtsverlust • Biopsie
Ulzerationen	• Ausgedehnte aphthöse Ulzerationen bei HIV-Infizierten am häufigsten • Herpes-simplex-Virus • Zytomegalievirus • Bei Neutropenie (< 800/μl) große, schmerz hafte Ulzera, die sekundär infizieren (**Cave:** DD Plattenepithelkarzinom)
Xerostomie	• Signifikant häufiger bei HIV-Infizierten • Auch UAW bei HAART

Postexpositionsprophylaxe bei Nadelstichverletzung oder Schleimhautexposition

- Ausblutenlassen der Wunde und Manipulation der Wunde vermeiden, um eine Erregerverschleppung in tiefere Gewebsschichten zu verhindern
- Desinfektion
- Zeitnahe (< 2 h) Konsultation eines D-Arztes bzw. HIV-Spezialisten, um festzustellen, ob medikamentöse Postexpositionsprophylaxe sinnvoll
- Bei Kontamination des Auges mehrfaches/gründliches Ausspülen mit Wasser oder Ringerlösung (wenn vorhanden, Verwendung einer Augendusche)
- Mittleres Übertragungsrisiko einer HIV-Infektion durch perkutane Verletzung bei gesicherter HIV-Erkr.: 1 : 300

15.8.2 Sepsis

Sepsis-3-Definition Sepsis ist eine lebensbedrohliche Organdysfunktion aufgrund einer inadäquaten Wirtsantwort auf Infektionen.

- **SOFA-Score:** zur Definition der Sepsis festgelegter Score, der 6 Kriterien betrachtet (Atmung, Gerinnung, Leberfunktion, Herzkreislauffunktion, Glasgow Coma-Scale und Nierenfunktion)
- **qSOFA-Score:** bei Pat. außerhalb der Intensivstation. Betrachtet nur 3 Kriterien ($RR_{systol} \leq 100$ mmHg, Glasgow-Coma-Scale-Score ≤ 14, Atemfrequenz ≥ 22/Min.). Positiv, wenn 2 der 3 Kriterien erfüllt sind. Identifiziert früh und schnell Pat. mit erhöhtem Risiko für Organdysfunktionen, Spezifität aber gering. qSOFA > 2: 3- bis 11-fach erhöhtes Mortalitätsrisiko

Septischer Schock: Trotz adäquater Volumentherapie persistierende art. Hypotonie mit Notwendigkeit einer Vasopressor-Therapie, um art. Mitteldruck ≥ 65 mmHg zu halten *und* Serumlaktat > 2 mmol/l nach Volumensubstitution

15

Klinik Plötzlich einsetzendes hohes Fieber oder Hypothermie, Schüttelfrost, Tachykardie, Tachypnoe, Bewusstseinsstörung und RR-Abfall („todkranker Pat.")

Therapie

- Intensivstation!
- Multimodaler Behandlungsansatz: Vasopressoren (Hypotonie), Beatmung (Lungenversagen), Antibiotika (Bakteriämie), Glukokortikoide, Antimykotika
- Ggf. Blutprodukte
- Hämodynamisches Management (Nierenversagen)

Entscheidend ist die Früherkennung! Durch Überprüfen der Vitalparameter (Puls, Blutdruck, Atemfrequenz, Temperatur und Bewusstseinszustand) kann die Diagnose frühzeitig gestellt und die Überlebenschance deutlich verbessert werden.

15.9 Organtransplantation

Jochen Jackowski, Leon Willich

Problematik Zur physiologischen bakt. Besiedlung der Mundhöhle im Parodont der Zähne gehören auch pathogene Erreger, wie Streptokokken und gramnegative anaerobe Bakterien. Da weder mit chir. noch mit adjuvanter medikamentöser Ther. Keimfreiheit in der Mundhöhle möglich, bei Organempfängern aufgrund der lebenslangen Immunsuppression erhöhtes Risiko für lokale oder hämatogen fortgeleitete Infektionen

Zahnärztliche Maßnahmen vor Organtransplantation

Vorgehen Abhängig vom intraoralen Status und den medizinischen Befunden konservatives oder strikt radikales Sanierungskonzept. Radikale Therapiestrategien möglichst vermeiden:

- Eingehende klinische und radiologische (Panoramaschichtaufnahme) Befundung
- Professionelle Zahnreinigung und Unterweisung in effiziente Mundhygiene
- Konservierende und chir. Sanierung mit Eingliederung einer prothetischen Sofortversorgung
- Regelmäßige Nachkontrollen (Wundkontrollen!)
- Recall-Termine obligat

Aus forensischen Gründen und zur Information für das Transplantationszentrum ausführlichen Behandlungsbericht erstellen, anhand dessen die Freigabe zur Organtransplantation erfolgt.

Allgemeine Maßnahmen

- **Extraktionen:** indiziert bei nicht erhaltungsfähigen oder parodontal stark geschädigten Zähnen sowie avitalen Zähnen ohne erfolgversprechende Wurzelkanalther. und teilretinierten Zähnen (Schlupfwinkelinfektionen)
- **Wurzelspitzenresektionen:** strenge Ind.-Stellung bei einschätzbar guter Prognose aufgrund des klinischen Zustands und der radiologischen Diagn. des betroffenen Zahns
- **Vollständig impaktierte Zähne:** bei fehlenden klinischen und/oder radiologischen Entzündungszeichen bzw. fehlender Verbindung zum Desmodontalspalt der Nachbarzähne belassen
- **Insuffiziente Wurzelfüllungen:** bei klinisch und/oder radiologisch unauffälligem Befund revidieren

- Panoramaschichtaufnahme zum Ausschluss ossärer path. Veränderungen obligat
- Routinemäßige prophylaktische Antibiotikather. bei zahnärztlich-chir. Eingriffen nicht angezeigt

Spezielle Maßnahmen Bei Pat. mit zahnärztlich-chir. Sanierung beachten:

- **Vor Herztransplantation:**
  - Endokarditisprophylaxe, orale Antikoagulation
  - Wundversorgung mit Hämostyptikum
  - Bei Einzelzahnextraktion Wundversorgung mit Rückstichnaht
  - Bei Reihenextraktionen Papillenverschränkungsnaht nach Schuchardt

- **Vor Leber-/Pankreastransplantation:** komplexe Hämostasestörungen und diab. Stoffwechselentgleisungen möglich
- **Vor Nierentransplantation:**
  - Chron. Hämodialyse mit Heparinisierung → Blutungsgefahr
  - Eingriffe an dialysefreien Tagen.
  - Kontrolle der Gerinnungsparameter (PTT ≤ 45 s)
  - Erhöhte Infektionsrate (Hepatitis-B-/HIV-Infektion)

Zahnärztliche Maßnahmen nach Organtransplantation

Bei **erstmaliger Vorstellung nach Organtransplantation** Kontrolle der Mundhygiene und klinische intraorale Untersuchung

- Untersuchungs- und Therapieregime orientiert sich an Vorgehensweise vor Organtransplantation.
- Endodontische Behandlung und implantatchir. Eingriffe nur mit strenger Indikationsstellung.

Weitere Kontrollen alle 3 Mon., um neu auftretende Erkr. frühzeitig behandeln zu können.

Endokarditisprophylaxe In den **ersten 3 Mon. nach Transplantationen** jegliches Bakteriämierisiko durch Behandlungsmaßnahmen vermeiden. Bei fachgebietsbezogener Vitalbedrohung (Abszedierung, Phlegmone, Traumata) in Kooperation mit Transplantationszentrum und klinischer Fachabteilung behandeln.
Ab 3 Mon. nach Transplantation (Phase der Immuntoleranz) bei Behandlungen mit erhöhtem Bakteriämierisiko prophylaktische Antibiotikagabe entsprechend den aktuellen Richtlinien zur Endokarditisprophylaxe (Single Shot, ▶ 2.4).

- **Indikationen:** z. B. Zahnextraktion, Osteotomie, Wurzelspitzenresektion, Replantation, Implantation und Explantation, endodontischer Ther. mit Wurzelkanalaufbereitung, Parodontaldiagnostik und -therapie, kieferorthopädischer Bebänderung, intraligamentärer Anästhesie
- **Durchführung:**
  - Hinweise zur Dosierung bei Nieren- und Leberfunktionseinschränkungen beachten
  - Bei akuter Gingivitis/Parodontitis und insuffizienter Mundhygiene zusätzliche Gabe von Metronidazol gerechtfertigt

15

> **Knochenmark- oder Stammzelltransplantationen** können bei der onkologischen Ther. erforderlich werden. Primäres Ziel der zahnärztlichen Betreuung ist eine prospektive Therapiestrategie unter denselben Vorgaben, die für Sanierungen vor Organtransplantationen gelten.

16 Spezielle Behandlungssituationen

Frank Hölzle, Jochen Jackowski, Hajo Peters, Andreas G. Schulte, Timm Steiner

16.1 Schwangerschaft

Hajo Peters

16.1.1 Erkrankungen der Mutter in der Schwangerschaft

- Übelkeit, Erbrechen, Hypersalivation v. a. im 1. Trimenon. Extremform Hyperemesis gravidarum
- Durch Druck des graviden Uterus auf das Zwerchfell Absinken der funktionellen Residualkapazität (um 20 %) mit resultierender Dyspnoe, Hypoxie und Hyperventilation
- Durch die erhöhte Kapillardurchlässigkeit sowie den gesteigerten venösen und kolloidosmotischen Druck lageabhängige Bildung lokaler Ödeme in peripheren Körperpartien (v. a. 3. Trimenon)
- Durch die erhöhte glomeruläre Filtrationsrate häufiges Wasserlassen und erhöhte renale Clearance (**Cave:** verminderte Wirkung renal ausgeschiedener Medikamente → Dosisanpassung)
- **Hyperkoagulabilität und thromboembolische Ereignisse** (Beinvenenthrombose, Lungenembolie): erhöhtes Risiko durch Zunahme der Blutzellen und Anstieg von Gerinnungsfaktoren und Fibrinogen
- **Vena-cava-Kompressionssyndrom:** besonders zum Ende der Schwangerschaft in Rückenlage verminderter venöser Rückstrom, weil die V. cava inferior vom graviden Uterus komprimiert wird. Dadurch erhöhtes Risiko für Hypotonie, Schwindel und Synkopen (in Komb. mit peripherer Vasodilatation durch Progesteron, Prostaglandine, NO)
- **Reflux:** durch Anstieg des gastrointestinalen Drucks, verminderte Darmmotilität und Abnahme des ösophagealer Sphinktertonus
- **Hypertensive Schwangerschaftserkr.:**
  - Präeklampsie: Hypertonie, Proteinurie, Ödeme, Thrombozytopenie, Nierenfunktionsstörung, erhöhte Leberwerte, Lungenödem, neurologische Symptome
  - HELLP-Syndrom: Hämolyse, erhöhte Leberenzyme und Thrombozytopenie, oft starke Schmerzen im rechten Oberbauch
  - Eklampsie: Symptome der Präeklampsie plus Krampfanfälle
- **Gestationsdiabetes:** erhöhtes Risiko bei Übergewicht oder Diabetes mellitus Typ 2, oft auch vorbestehender Diabetes

16

16.1.2 Typische orale Veränderungen

Weichgewebeläsionen durch Immunveränderungen und deren Folgen während der Schwangerschaft, wie Suppression der Neutrophilen-Funktion; Einfluss von Östrogen und Progesteron auf Zellproliferation und -differenzierung sowie Chemotaxis, Zytokine, Enzyme und Antioxidanzien von immunkompetenten Zellen)

Klinik

- Gingivitis (Östrogen erhöht die Kapillarpermeabilität.)
- Gingivahyperplasie.
- Pyogenes Granulom bzw. Epulis gravidarum (erhöhte Angiogenese in Komb. mit lokal irritierenden Faktoren).
- Dermale Hyperpigmentierung: Melasma (bilaterale braune Pigmentierungen im Mittelgesicht, Rückbildung nach Niederkunft).
- Verschlechterung einer bestehenden Parodontitis: unveränderte Pathogenität der Erreger, aber hochgradig aktivierte Immunantwort (Anstieg der Entzündungsmarker), die zur Exazerbation führen kann.

- Zahnlockerungen (reversibel postpartum).
- Schmelzerosionen, Karies (saures Mundmilieu durch Reflux).

In Studien pos. Korrelation zwischen mütterlicher parodontaler Erkr. und gesteigertem Risiko für Präeklampsie, niedrigem Geburtsgewicht oder Frühgeburten. Daher parodontale Diagnostik und Aufklärung der Schwangeren essenziell

16.1.3 Empfehlungen für das zahnärztliche Management von Schwangeren

Das 2. Trimenon ist der sicherste Behandlungszeitraum.

Allgemein
- Blasenentleerung vor Beginn der Ther.
- Morgendliche Termine bei Übelkeit vermeiden
- Keine elektiven oralchir. Eingriffe in der Schwangerschaft
- Mögliche oralchir. Notfallbehandlungen: Zahnentfernung, Inzision, Drainage
- Emotionale Sensibilität der Schwangeren kann gesteigert sein; höhere Schmerzempfindlichkeit möglich oder Angstreaktion
- Keine KI für Lokalanästhesie (mit/ohne Adrenalinzusatz) in der Schwangerschaft

1. Trimenon
- Aufklärung über orale Veränderungen während der Schwangerschaft
- Aufklärung über häusliche Mundhygienemaßnahmen und parodontale Prophylaxe
- Durchführung von Notfallbehandlungen nur nach strenger Indikationsstellung (Vermeiden potenzieller Beeinträchtigungen der embryonalen Organogenese)
- Röntgen nur nach strenger Indikationsstellung

! Bis zu 20 % spontane Aborte im 1. Trimenon (könnte subjektiv mit zahnärztlichen Maßnahmen in Verbindung gebracht werden)

2. Trimenon
- Dentale Check-Ups, professionelle Mundhygiene, Aufklärung
- Elektive Eingriffe zur Behandlung von aktiven Erkr.
- Röntgen nur nach strenger Indikationsstellung

3. Trimenon
- Dentale Check-Ups, professionelle Mundhygiene, Aufklärung
- Keine elektiven Eingriffe in der 2. Hälfte des 3. Trimenons
- Röntgen nur bei strenger Ind.-Stellung

Halbrückenlage der Schwangeren zur Vermeidung des Vena-cava-Kompressionssyndroms; ggf. seitliches Kissen unter unteren Rücken

16.1.4 Röntgendiagnostik in der Schwangerschaft

Eine **Uterusdosis** ist bei dentalen Röntgenaufnahmen nur durch Streustrahlung gegeben und beträgt bei Einzelfilm, Panorama und DVT 0,001–0,01 mSv.
Deterministische Strahlenwirkungen: Der niedrigste Schwellenwert für eine relevante deterministische Strahlenwirkung beim ungeborenen Kind beträgt 100 mSv.

- Absterben des Embryos („Alles-oder-nichts-Regel"; bis 10 Tage nach Konzeption)
- Fehlbildungen (10 Tage bis 10. SSW)
- Schwere geistige Behinderung (Schwellendosis 300 mSv; 11.–27. SSW)

Kanzerogenität: Die Wahrscheinlichkeit, im Kindesalter aufgrund einer pränatalen Strahlenexposition an Leukämie oder Krebs zu erkranken beträgt 0,008 % pro 1 mSv in utero (stochastische Strahlenwirkungen, Wahrscheinlichkeit direkt proportional zur Dosis).

> Zahnröntgenaufnahmen und Aufnahmen des Schädels können bei Schwangeren durchgeführt werden, aber immer den diagn. Nutzen einer Röntgenaufnahme gegen die Strahlenbelastung abwägen und alle Möglichkeiten zur Herabsetzung der Exposition der Schwangeren und insbes. des ungeborenen Kindes ausschöpfen (§120, Strahlenschutzverordnung).

16.1.5 Medikamentenanwendung in Schwangerschaft und Stillzeit

Bei Schwangeren zu berücksichtigen

- Applikation nur, wenn sie einer nicht medikamentösen Therapie überlegen ist.
- Ziel der Applikation: Wiederherstellung der Gesundheit der Schwangeren bzw. Stillenden ohne Beeinträchtigung des (sich entwickelnden) Kindes.
- Medikamentenauswahl entsprechend der Schwangerschaftskategorie. (Das deutsche Arzneimittelverzeichnis „Rote Liste" verwendet ein Chiffresystem mit 11 Risikogruppen: Gr. 1 bis Gr. 11.)
- Plazentagängigkeit abhängig von Molekülgröße, Ladung, Lipophilie, pKs-Wert.
- Abfrage der Selbstmedikation (**Cave:** ethanolische Auszüge bei Phytotherapeutika).

Bei Stillenden zu berücksichtigen Jeder Wirkstoff muss aus dem Plasmakompartiment der Mutter in das Milchkompartiment übergehen. Bestimmende Faktoren für diesen Übergang sind Lipophilie, Molekülgröße, Proteinbindung, pKs-Wert.

16

> - Praktisch alle Arzneimittel treten in die Muttermilch über.
> - Neugeborene reagieren sensibler auf Medikamente als ältere Säuglinge.

- **Milch-Plasma-Quotient** (M/P-Quotient): Verhältnis der Wirkstoffkonzentration in der Muttermilch zu der im Plasma.
- **Zeitpunkt der Medikamenteneinnahme:** Da sich ein dynamisches Wirkstoff-Gleichgewicht zwischen mütterlichem Plasma- und Milchkompartiment einstellt, das den Wirkstoff in beide Richtungen transportiert, ist Abpumpen und Verwerfen der Milch i. d. R. nicht sinnvoll. Besser ein paar Stunden warten, bis der Wirkstoffspiegel im Plasma gesunken ist (abhängig von der Halbwertzeit des Arzneimittels). Tipp: **vor** der Medikamenteneinnahme stillen (nur bei geringer HWZ sinnvoll).

- **Kindliche Dosis:** Die Bioverfügbarkeit nach oraler Gabe (Muttermilch) ist entscheidend dafür, welche absolute Dosis beim Säugling ankommt. Die Relative Infant Dose (RID) ist die auf das Körpergewicht umgerechnete Dosis, die das Kind mit der Muttermilch aufnimmt (wird in Prozent angegeben). Eine RID < 10 % gilt als sicher.

Angaben zur Sicherheit von Medikamenten Die Internetseite www.embryotox.de des Pharmakovigilanz - und Beratungszentrum für Embryonaltoxikologie der Charité-Universitätsmedizin Berlin enthält eine Datenbank mit mehr als 400 Arzneimitteln, die nach Wirkstoff oder Präparatenamen durchsucht werden kann, um aktuelle Informationen zu Verträglichkeit in Schwangerschaft und Stillzeit zu erhalten. Die nachfolgenden Tabellen liefern darauf basierend eine Übersicht über die in der Zahnmedizin häufig eingesetzten Analgetika (▶Tab. 16.1), Antibiotika (▶ Tab. 16.2) sowie Virostatika und Antimykotika (▶ Tab. 16.3).

Tab. 16.1 Analgetika in Schwangerschaft und Stillzeit

Wirkstoff	Plasma-HWZ	M/P-Quotient	Orale Bioverfügbarkeit	Bewertung	Klassifikation (gemäß www.embryotox.de)*
Nichtoioidanalgetika					
Acetylsalicylsäure	15 Min., Metaboliten 3–20h dosisabhängig	0,1	80–100 %	Paracetamol/Ibuprofen sind vorzuziehen	⚫
Paracetamol	2 h	0,8–1,4	> 85 %	Analgetikum der Wahl in Schwangerschaft und Stillzeit	🟢
Ibuprofen	2–3 h	0,008	80 %	Keine Anwendung im 3. Trimenon, Analgetikum der Wahl in Stillzeit	⚫
Metamizol	2–4 h	1,37	90 %	Paracetamol/Ibuprofen sind vorzuziehen	⚫
Celecoxib	10 h	0,23	99 %	Paracetamol/Ibuprofen sind vorzuziehen	⚫
Diclofenac	2 h		100 %	Paracetamol/Ibuprofen sind vorzuziehen	⚫
Opioidanalgetika					
Tramadol	6 h	0,1	60–75 %	Opioid der Wahl, Paracetamol/Ibuprofen sind vorzuziehen	⚫
Tilidin/Naloxon	5 h		99 %	Paracetamol/Ibuprofen sind vorzuziehen, wenn Opioid: Tramadol	⚫

* ⚫ Medikament, bei dem mehr oder weniger umfangreiche Erfahrungen in der Schwangerschaft kein nennenswertes embryo- oder fetotoxisches Risiko haben erkennen lassen. 🟢 Umfangreiche Erfahrungen in der Schwangerschaft lassen kein nennenswertes embryo- oder fetotoxisches Potenzial erkennen; trotzdem sorgfältige Indikationsprüfung!

Tab. 16.2 Antibiotika in Schwangerschaft und Stillzeit

Wirkstoff	Plasma-HWZ	M/P-Quotient	Orale Bioverfügbarkeit	RID	Kommentar	Klassifikation (gemäß www.embryotox.de)*
Betalaktamantibiotika						
Penicillin G	0,5 h	< 1	15–30 %	–	Antibiotikum der Wahl in Schwangerschaft und Stillzeit	●
Penicillin V	0,5 h	–	60 %	–	Antibiotikum der Wahl in Schwangerschaft und Stillzeit	●
Flucloxacillin	1 h	–	50 %	–	Antibiotikum der Wahl in Schwangerschaft und Stillzeit	●
Ampicillin	1,5 h	0,58	30–60 %	–	Antibiotikum der Wahl in Schwangerschaft und Stillzeit	●
Amoxicillin	1 h	0,01–0,04	72–94 %	0,9 %	Antibiotikum der Wahl in Schwangerschaft und Stillzeit	●
Amoxicillin + Clavulansäure	1 h	0,01–0,04	72–94 %	1 %	Bei entsprechendem Erregerspektrum in Schwangerschaft und Stillzeit einzusetzen	●
Cephalosporine						
Cefadroxil	1,5 h	0,01	100 %	1,3 %	Bei entsprechendem Erregerspektrum in Schwangerschaft und Stillzeit einzusetzen; in Schwangerschaft Penicilline, Cefaclor, Cefalexin, Cefuroxim bevorzugen	●
Cefaclor	1 h	–	75–90 %	0,44 %	Antibiotikum der Wahl in Schwangerschaft und Stillzeit	●
Cefalexin	1 h	0,008–0,014	100 %	0,53 %	Antibiotikum der Wahl in Schwangerschaft und Stillzeit	●
Cefuroxim	1 h	–	30–50 %		Antibiotikum der Wahl in Schwangerschaft und Stillzeit	●
Makrolide						
Clindamycin	2–3 h	0,47	90 %	1,6 %	Reservemittel in der Schwangerschaft, Penicilline und Cephalo-	●

Tab. 16.2 Antibiotika in Schwangerschaft und Stillzeit *(Forts.)*

Wirkstoff	Plasma-HWZ	M/P-Quotient	Orale Bioverfügbarkeit	RID	Kommentar	Klassifikation (gemäß www.embryotox.de)*
Betalaktamantibiotika						
Erythromycin	2 h	0,5	25–50 %	–	Penicilline und Cephalosporine bevorzugen, strenge Ind.-Stellung	● (grün)
Roxithromycin	12 h	–	> 50 %	–	Penicilline und Cephalosporine bevorzugen, strenge Ind.-Stellung	● (grün)
Azithromycin	70 h	–	37 %	5 %	Penicilline und Cephalosporine bevorzugen, strenge Ind.-Stellung	● (grün)
Fluorchinolone						
Ofloxacin	6 h	0,98–1,66	> 98 %	3,1 %	Nicht indiziert, Reservemittel, lokale Anwendung akzeptabel	● (grau)
Levofloxacin	6 h	0,95	30–40 %	10,5–17,2 %	Nicht indiziert, Reservemittel, lokale Anwendung akzeptabel	● (grau)
Ciprofloxacin	4–7h	> 1	70–80 %	2–7 %	Nicht indiziert, lokale Anwendung akzeptabel	● (grau)
Moxifloxacin	13 h	–	90 %	–	Kontraindiziert	● (grau)
Weitere antibiotisch wirksame Substanzen						
Doxycyclin	15 h	0,3–0,4	> 90 %	4 %	Kontraindiziert	● (grau)
Metronidazol	6–8 h	1,15	100 %	13 %	Strenge Ind.-Stellung	● (grau)
Mupirocin	20–40 Min.		100 %		Nur lokale Anwendung, zur Elimination von MRSA, strenge Ind.-Stellung	● (grau)

* ● (grau) Medikament, bei dem mehr oder weniger umfangreiche Erfahrungen in der Schwangerschaft kein nennenswertes embryo- oder fetotoxisches Risiko haben erkennen lassen. ● (grün) Umfangreiche Erfahrungen in der Schwangerschaft lassen kein nennenswertes embryo- oder fetotoxisches Potenzial erkennen; trotzdem sorgfältige Indikationsprüfung!

Tab. 16.3 Virustatika und Antimykotika in Schwangerschaft und Stillzeit

Wirkstoff	Plasma-HWZ	M/P-Quotient	Orale Bioverfügbarkeit	RID	Kommentar	Klassifikation (gemäß www.embryotox.de)*
Virtustatika						
Aciclovir	2–4 h	0,6–4	10–30 %	–	Lokale und systemische Therapie	🟢
Ganciclovir	2–6 h	–	5 %	–	Kontraindiziert	⚫
Antimykotika						
Nystatin	–	–	Minimal	–	Lokale Anwendung in Schwangerschaft und Stillzeit möglich	🟢
Amphotericin B	15 Tage	–	< 9 %	–	Lokale Ther. in der Schwangerschaft besser mit Clotrimazol, Miconazol und Nystatin Bei lokaler oder oraler Gabe keine Einschränkung des Stillens	⚫
Clotrimazol	4 h	–	gering	–	Mittel der Wahl bei dermalen Pilzinfektionen in der Schwangerschaft und Stillzeit	🟢
Miconazol	24 h		25–30 %		Mittel der Wahl bei dermalen Pilzinfektionen in der Schwangerschaft und Stillzeit	🟢
Fluconazol	30 h	0,46-0,95	90 %	25 %	Lokale Ther. in Schwangerschaft und Stillzeit besser mit Clotrimazol, Miconazol und Nystatin	⚫

* ⚫ Medikament, bei dem mehr oder weniger umfangreiche Erfahrungen in der Schwangerschaft kein nennenswertes embryo- oder fetotoxisches Risiko haben erkennen lassen. 🟢 Umfangreiche Erfahrungen in der Schwangerschaft lassen kein nennenswertes embryo- oder fetotoxisches Potenzial erkennen; trotzdem sorgfältige Indikationsprüfung!

16.2 Behindertenorientierte Zahnmedizin

Andreas G. Schulte, Jochen Jackowski

16.2.1 Formen und Folgen der Behinderung

Definitionen

Eine Behinderung liegt vor, wenn Pat. durch eine angeborene Störung, eine Krankheit oder eine äußere Schädigung (z. B. Unfall oder Erkr.) mit funktionellen Einschränkungen körperlicher, geistiger, seelischer oder sensorischer Art in ihrer persönlichen, familiären, beruflichen und gesellschaftlichen/sozialen Entfaltung beeinträchtigt sind.
Mit der *International Classification of Functioning and Disabilities* (ICIDH-2, WHO 2001) können Störungen des funktionellen Status auf der körperlichen, individuellen und sozialen Ebene erfasst werden.

Schwere Behinderung Sie ist durch dauerhaft ausgeprägte Beeinträchtigungen charakterisiert und liegt vor bei:
- Einer verminderten oder fehlenden Bewegungsfähigkeit oder Haltemotorik durch Funktionsstörungen und Fehlen von Extremitäten
- Fehlbildungen oder Entstellungen
- Eingeschränktem oder fehlendem Seh-, Hör- und/oder Sprechvermögen
- Komplexen chron. ZNS-Erkr., der inneren Organe und des endokrinologischen Systems
- Chron. Schmerzzuständen
- Verringerten oder fehlenden geistigen oder seelischen Kräften durch Störungen der Stimmungslage, des Antriebs, des Gedächtnisses, des formalen Denkens und durch Missbrauch oder Abhängigkeit von Alkohol, Medikamenten und/oder Drogen
- Genetisch oder krankheitsbedingt eingeschränkten intellektuellen Fähigkeiten
- Störungen der Lernfähigkeit und des Sozialverhaltens, z. B. bei Autismus-Spektrum-Störungen

Mehrfachbehinderung Das synchrone Auftreten von Funktionseinschränkungen verschiedener unterschiedlicher Organsysteme, z. B. von Körperbehinderungen und seelischen, geistigen und/oder neurologische Erkr. Im Zusammenhang mit zerebralen Mehrfachbehinderungen können isolierte oder unterschiedlich kombinierte Bewegungsstörungen auftreten:
- Spastische Störungen, die von leichter Teilbehinderung bis zur Hilflosigkeit reichen können (Para-, Tetra-, Mono-, Hemiparese)
- Choreoathetotische Hyperkinese: unwillkürliche, emotional gebahnte, nicht zielgerichtete, unkoordinierte Bewegungen
- Ataxien: Gleichgewichtsstörungen, mangelnde Zielsicherheit
- Hypotonien: verminderte Muskelspannung (mit meist lebhaften Eigenreflexen und raschem Tonuswechsel)
- Rigide Tonusregulationsstörungen: gleichbleibende Widerstandserhöhung bei passiver Bewegung
- Sekundärfolgen: Kontrakturen und Deformitäten

Klinische Relevanz

Die chir. sowie ZMK-ärztliche Ther. von Pat. mit Behinderung ist schwierig, wegen:
- Der zum Teil komplexen Anamnese mit:
  - Veränderungen der anatomischen, physiologischen und/oder psychischen Funktionen

16

  - Veränderungen der Körperstrukturen (z. B. Unterbrechung der Rückenmarksbahnen mit Lähmung von Gliedmaßen)
  - Sich daraus ergebenden funktionellen Einschränkungen (weitgehende oder vollständige Bewegungsunfähigkeit)
- Der diffizilen Planung mit dem Ziel einer langfristigen Rehabilitation des Kauorgans
- Der zum Teil besonders herausfordernden Ther.
- Den besonderen Anforderungen an die Kommunikation mit dem Pat.
- Der unter Umständen erheblich verlängerten Nachsorge

Soziale Folgen

- Beeinträchtigtes örtliches Orientierungsvermögen
- Eingeschränkte körperliche Unabhängigkeit: Durchführen der Alltagsaktivitäten nur mithilfe von Hilfsmitteln, Vorrichtungen, Anpassungen der Umgebung und Hilfe durch andere Personen
- Eingeschränkte Mobilität
- Eingeschränkte Beschäftigungsfähigkeit: Verbringen der Zeit in der für Alter und Kultur üblichen Weise nicht möglich
- Gestörte soziale Integration (Teilnahme an und Auftrechterhaltung von sozialen Beziehungen)
- Eingeschränkte wirtschaftliche Eigenständigkeit

16.2.2 Zahnärztlich relevante Besonderheiten

Orale Hygiene Durch das eingeschränkte motorische Geschick und/oder die intellektuellen Einschränkungen sind Personen mit körperlicher und/oder geistiger Behinderung i. d. R. nicht in der Lage, ihre häusliche Mund- und Zahnpflege eigenständig und ausreichend durchzuführen. Sie sind bei diesen Maßnahmen also auf Unterstützung angewiesen, die häufig nur unzureichend oder gar nicht erfolgt. Die Folge sind überdurchschnittlich häufige Mundgesundheitsprobleme, insbes. eine hohe Rate parodontaler Erkr. und kariöser Läsionen.

Therapiebedarf Neben der reduzierten Fähigkeit, die Notwendigkeit einer zahnärztlichen Behandlung erkennen zu können, tragen z. T. auch Angstzustände zu einem häufig hohen zahnmedizinischen Therapiebedarf bei. Aus beiden Gründen wird der Zahnarzt nicht rechtzeitig zur präventiven Betreuung, Früherkennung und Frühtherapie von path. Veränderungen aufgesucht. Die Folge sind *notfallorientierte* Konsultation zahnärztlicher Einrichtungen.

16

Praxisausstattung Eine fehlende behindertengerechte Ausstattung im ambulanten oder klinischen Bereich kann die zahnmedizinische Versorgung von Menschen mit Behinderungen erschweren. Zudem muss bei der Therapieplanung der erhöhte personelle und zeitliche Aufwand bei der zahnmedizinischen Versorgung (z. B. professionelle Zahnreinigung, praktische Mundhygieneübungen mit Betroffenen und Betreuenden, parodontale und restaurative Ther., zahnärztlich-chirurgische Eingriffe) berücksichtigt werden.

Spezielle Schwierigkeiten und Herausforderungen

- Fehlbildungen, z. B. LKG-Spalten
- Verbindung zwischen Syndrom und Mundschleimhautererkr., z. B. Cohen-Syndrom (aphthöse Läsionen), KID-Syndrom (orale Leukoplakie), Robinow-Syndrom (Gingivahyerplasie), Epidermolysis bullosa (Schleimhautläsionen), Trisomie 21 (erhöhtes Parodontitisrisiko)

- Medikamentenassoziierte Veränderungen der oralen Strukturbiologie, z. B. Gingivahyperplasie durch Anfallssuppressiva
- Vorstellung erst bei ausgeprägter Schmerzsympt. oder bei dringend therapiebedürftigen Schwellungszuständen im MKG-Bereich als Folge
  - einer Verkennung der Situation durch Pat. mit Behinderung selber oder die Betreuenden
  - einer erhöhten Schmerzschwelle v. a. bei Pat. mit geistiger Behinderung
  - einer erschwerten oder fehlenden Kommunikation
- Vielschichtige medizinische Befunde und Ther. (Multimorbidität, Multimedikation)
- Berührungsängste auf Seiten der Behandler und des Assistenzpersonals

Die Durchführung einer Behandlung erfolgt abhängig vom Ausmaß der Behinderung und der Kooperationsfähigkeit im Wachzustand, unter Sedierung oder in Allgemeinanästhesie (▶ 16.3.2).

> Informationen zu den besonderen Aspekten bei der Verhaltensführung von Pat. mit Behinderung im Rahmen von zahnmedizinischen Ther. sind genau beschrieben (Schulte 2017 und 2023).

16.2.3 Interventionen in Allgemeinanästhesie

Organisatorische Regelung zum Behandlungsablauf Zahnmedizinische Aufklärung durch den Zahnarzt und anästhesiologische Aufklärung durch den Anästhesisten

Erstuntersuchung durch den Zahnarzt bei zahnmedizinischer/oralchirurgischer Indikationsstellung

- Erstellen eines Behandlungsplans unter Beteiligung des Pat. Bei Minderjährigen müssen die Eltern oder ggf. andere Sorgeberechtigte beteiligt werden. Bei nicht geschäftsfähigem Pat. mit gesetzlich bestelltem Betreuer muss dieser beteiligt werden.
- Einschätzen der Kooperationsfähigkeit des Pat. mit Behinderung bei der geplanten Ther.
- Festlegen, ob eine zahnmedizinische/oralchir. Behandlung im Wachzustand möglich oder eine Allgemeinanästhesie erforderlich ist.
- Beurteilen, inwieweit der Pat. mit Behinderung die tägliche Zahn-, Mund- und ggf. Prothesenpflege eigenständig durchführen kann bzw. ob diese in ausreichendem Maß von Betreuungspersonen übernommen wird.
- Erfassen aller aktuellen medizinischen und zahnmedizinischen Befunde und Medikationen.
- Entscheidung für eine ambulante zahnmedizinische/oralchir. Ther. in Allgemeinanästhesie in der Praxis, wenn kein erhöhtes anästhesiologisches Risiko besteht.
- Berücksichtigen von Therapiemodifikationen oder Therapieerweiterungen, deren Notwendigkeit erst bei der Befunderhebung oder im Verlauf der Ther. in Allgemeinanästhesie erkennbar wird. Dementsprechend vorsorglich die Zustimmung des Pat., der Sorgeberechtigten oder des gesetzlichen Vertreters im Rahmen der Zwei-Stufen-Aufklärung einholen.

Vorstellen des Patienten beim Anästhesisten: Überprüfung der Narkosetauglichkeit und ggf. Durchführen oder Einholen ergänzender Befunde

- Untersuchung des Pat. und Entscheidung, ob Allgemeinanästhesie ambulant durchgeführt werden kann oder nicht.

- Ggf. Einholen ergänzender Befunde aus anderen medizinischen Fachdisziplinen (z. B. Facharzt für Allgemeinmedizin, Facharzt für Kinder- und Jugendmedizin, Facharzt für Innere Medizin, Facharzt für Neurologie).
- Aufklärung und Zustimmung des Pat. sowie ggf. seines gesetzlichen Betreuers oder Sorgeberechtigten in die Durchführung der Allgemeinanästhesie.
- Abstimmung zum Fortführen/Absetzen medizinisch indizierter Medikamenteneinnahmen vor der OP bzw. Allgemeinanästhesie jeweils unter fachgebietsspezifischen Gesichtspunkten.

Der Pat. darf durch das ambulante Setting *keinem höheren Risiko (auch in Zusammenhang mit der postoperativen Betreuung) ausgesetzt sein, als bei einer Behandlung unter stationären Bedingungen* (BÄK 1994).

Organisatorische Aspekte im Zusammenhang mit einer Therapie in ambulanter Allgemeinanästhesie

- Terminmanagement: Datum und Uhrzeit der Ther., Vermeiden von Wartezeiten, Organisation des Pat.-Transports.
- Sicherstellen einer ggf. 24-h-Nachbetreuung zuhause oder in betreuten Wohneinrichtungen.
- Einbestellen des Pat. mit mind. einer Begleitperson.
- Zeitnahe telefonische Erinnerung des Pat. bzw. der Betreuungspersonen an Termin in Allgemeinanästhesie und Hinweis auf die Notwendigkeit der Nüchternheit und Infektfreiheit am OP-Tag.
- **Vor Beginn der Behandlung:** erneute Überprüfung aller Behandlungsunterlagen: Liegen die Formulare über die Therapieaufklärung und die Therapieeinwilligung vollständig und unterschrieben vor?

Nach Beendigung der zahnmedizinischen Behandlung in Sedierung, Analgosedierung oder Allgemeinanästhesie

- Anästhesiologische Abschlussuntersuchung durch den Anästhesisten und zahnmedizinische Abschlussuntersuchung durch Zahnarzt, Oralchirurg oder MKG-Chirurg.
- Vermerk in der Pat.-Akte, dass zum Zeitpunkt der Entlassung keine intraoralen KO vorliegen (z. B. Nachblutungen).
- Entlassung des Pat. und mündliche Instruktion der Eltern oder Betreuer zum postop. Verhalten und der Medikamenteneinnahme(n), Mitgabe einer schriftlichen Zusammenfassung unter Angabe von Ansprechpartnern und Tel.-Nr. im Notfall, Kontrolltermine.

Organisatorische Regelung zwischen Zahnarzt und Anästhesisten Zur juristischen Absicherung ist bei zahnärztlichen Behandlungen in ambulanter Allgemeinanästhesie immer zu empfehlen:

- Prüfung der räumlichen, personellen und apparativen Ausstattung auf die Eignung für ambulante OP in Allgemeinanästhesie
- Gemeinsame Begehung der Praxis durch Zahnarzt, Oralchirurg, MKG-Chirurg und Anästhesisten, insbes. des Eingriffsraums, in dem die Behandlung in Allgemeinanästhesie stattfindet, sowie des Aufwach- und Ruheraums

Anfertigen eines Protokolls:

- Über die Begehung der Praxisräumlichkeiten mit dem Anästhesisten.
- Über die Erhebung der räumlichen, personellen und apparativen Ausstattung der Praxis.

- Über die daraufhin vom Anästhesisten abgegebene Erklärung, dass die Praxis räumlich, personell und apparativ grundsätzlich für die Durchführung ambulanter Allgemeinanästhesien geeignet ist bzw. unter bestimmten, noch zu schaffenden Voraussetzungen geeignet ist, deren Realisation dann wiederum zu protokollieren ist.

Schriftliche Zusammenarbeitsvereinbarung zwischen Operateur und Anästhesist mit folgenden Inhalten:

- Klare Abgrenzung der Aufgaben- und Verantwortungsbereiche.
- Verpflichtung des Anästhesisten, die Vorbereitung, Einleitung, Durchführung und Nachbetreuung stets nach dem anerkannten Standard seiner Fachgesellschaft durchzuführen.
- Festlegung, dass allein der Zahnarzt, Oralchirurg oder MKG-Chirurg über die Art der zahnärztlichen Ther. entscheidet und diese dokumentiert.
- Festlegung, dass allein der Anästhesist über die Art und Dauer der postnarkotischen Überwachung entscheidet und diese dokumentiert.
- Festlegung, in welchem Raum und mit welcher apparativen Ausstattung und personellen Fachkompetenz die postnarkotische Überwachung grundsätzlich durchzuführen ist.
- Erklärung, dass es keine wechselseitigen Weisungsrechte gibt.

Organisationspflicht Bei der Therapieplanung in Allgemeinanästhesie sind in bestimmten Fällen nicht nur oralchir. Ind., sondern auch Aspekte der Kariesther. im Sinne des Zahnerhalts zu berücksichtigen, um Mehrfachnarkosen in unterschiedlichen Schwerpunktpraxen oder Fachabteilungen bzw. Sektionen (Oral- und MKG-Chirurgie ↔ Kinderzahnmedizin, Zahnerhalt, Behindertenorientierte Zahnmedizin, Seniorenzahnmedizin) zu vermeiden.

16.2.4 Zahnärztlich-chirurgische Therapie und Nachsorge

Pat. mit Behinderung sollen prinzipiell in gleicher Weise behandelt werden wie Pat. ohne Behinderung. Der Grad der Behinderung und die individuelle Kooperationsfähigkeit können zu Abweichungen von generell geübten Therapiestrategien führen. Diese ther. Abänderungen müssen begründet werden.

Röntgendiagnostik Ein zahnärztlich-chir. Eingriff erfordert präop. eine genaue radiologische Diagnostik, wozu i. d. R. die Anfertigung einer Panoramaschichtaufnahme gehört. Durch bestimmte Arten von Behinderung können Fehler wegen der Kopfposition des Pat. (zu weit nach vorn, hinten oder seitlich geneigt, Mittelposition nicht realisierbar) oder einer nicht gestreckten Halswirbelsäule entstehen, welche die Aussagekraft einer Panoramaschichtaufnahme beeinflussen.
Auswertbare Röntgenbilder können bei nicht kooperativen Pat. i. d. R. nicht im Wachzustand angefertigt werden. Während der Intubationsnarkose ist die Erstellung von Einzelzahnfilmen, nicht jedoch von Panoramaschichtaufnahmen möglich. Damit entfällt eine übersichtliche radiologische Darstellung des gesamten Kauorgans und die Möglichkeit der eindeutigen topographischen Zuordnung von anatomisch-topografischen Beziehungen (z. B. Verlauf des Canalis mandibulae/Wurzel des 3. Molars) oder größerer radiologischer Befunde (z. B. Ausdehnung eines zystischen Prozesses). Außerdem kann der hohe Anteil von Nebenbefunden beim Einsatz der OPG im Rahmen einer Eingangsuntersuchung nicht erhoben werden.

Spezielle Therapieplanung

- Prognose der geplanten Ther.: Rezidivneigung, erneute psychische und physische Belastung des Pat. bei Misserfolg

16

- Funktionelle, phonetische und ästhetische Bedeutung jedes einzelnen chir. behandelten Zahns
- Zugänglichkeit der Mundhöhle bei Mikrostomie oder besondere morphologische Merkmale bei Sy. mit kraniofazialen Fehlbildungen (z. B. LKG-Spalten)
- Begleiterkr., die eine prä- und/oder postop. Antiobiotikather. erfordern
- Begleiterkr., die eine medikamentöse Umstellung oder das Absetzen von Medikamenten erfordern

Nachsorge Durchführbarkeit chir. Nachkontrollen bei größeren zahnärztlich-chir oder implantatchir. Interventionen

Wesentliche Merkmale des zahnärztlich-chir. Sanierungskonzepts

- Entfernen aller harten und weichen Beläge am Restzahnbestand, um Infektionen und Wundheilungsstörungen im OP-Gebiet zu vermeiden
- Extraktionen oder operative Entfernung von fortgeschritten parodontal geschädigten, kariös zerstörten oder teilretinierten Zähnen mit der Gefahr von Schlupfwinkelinfektionen
- Entfernern von Mesiodentes, z. B. bei Behinderung des Durchbruchs von Zähnen des regulären Gebisses
- Freilegung von retinierten Zähnen im Rahmen einer kieferorthopädischen Behandlung
- Chir. Zahnerhalt, z. B. durch Wurzelspitzenresektion bei avitalen Zähnen, Reposition nach Trauma, Replantation nach Totalavulsion
- Exzision von Schleimhautläsionen und deren pathohistologische Begutachtung
- Exzision von Lippen-, Zungen- und Wangenbändchen
- Abtragung von Schlotterkamm und Lappenfibromen
- Abtragung von Knochenzacken/kanten und Exostosen (vor einer prothetischen Versorgung)
- Parodontale Chirurgie
- Insertion von dentalen Implantaten
- Chir. Wundversorgung mit resorbierbarem Nahtmaterial
- Postop. Mundhygiene vorzugsweise mit chlorhexidinhaltigen Sprays oder Gelen

Ein prophylaktisch-orientiertes Nachsorgeprogramm ist unentbehrlich zur Sicherung des zahnärztlich-chirurgischen Behandlungserfolgs.

16

16.3 Strahlentherapie im Kopf-Hals-Bereich

Frank Hölzle, Timm Steiner

Die Strahlenther. ist neben OP und Chemother. ein unverzichtbarer Bestandteil der onkologischen Ther. von Tumoren im Kopf-Hals-Bereich. Beim lokal häufigsten Malignom, dem Oropharynxkarzinom, wird inzwischen bei > 40 % der Pat. eine (adjuvante oder alleinige) Radiatio durchgeführt, sodass für den chirurgisch tätigen Zahnarzt die fachgerechte Betreuung dieser Pat. zunehmend an Bedeutung gewinnt. I. d. R. beträgt die Strahlendosis ≥ 60 Gy, wobei signifikante NW der Strahlenther. ab 40 Gy auftreten.

Nebenwirkungen der Kopf-Hals-Bestrahlung

- Akute, temporäre NW: radiogene Mukositis und radiogene Stomatitis.
- Chron., meist irreversible NW: Radioxerostomie, Strahlenkaries (▶ Abb. 16.1), infizierte Osteoradionekrose (IORN, ▶ Abb. 16.2).

Präventive Maßnahmen

Vorbestrahltes Gewebe besitzt ein sehr schlechtes Regenerations- und Heilungspotenzial. KO sind häufiger und schwieriger zu beherrschen. Daher müssen bereits vor und während der Bestrahlung prophylaktische Maßnahmen ergriffen werden, damit größere chirurgische Eingriffe post radiationem vermieden werden können.

Maßnahmen vor der Strahlentherapie

- Entfernen sämtlicher Beläge am Restzahnbestand
- Konservierende Ther. am erhaltungswürdigen Restzahnbestand mit Glättung scharfer Kanten
- Extraktion von avitalen, fortgeschritten PA-geschädigten, kariös zerstörten oder teilretinierten Zähnen (Risiko der Schlupfwinkelinfektion)
- Chir. Sanierung persistierender Epitheldefekte (Mukosaläsionen), ggf. Abtragen scharfer Knochenkanten (prominente Linea mylohyoidea)
- Kontroverse Diskussion über Umfang der Extraktionen → selektive und individuelle Indikationsstellung
- Komplett retinierte (Weisheits-) Zähne kurz vor anstehender Bestrahlung nicht operativ entfernen

Beginn der Radiatio nach Abschluss der primären Wundheilung (möglichst Karenz von 10–14 Tagen einhalten), die durch Beseitigung scharfer Alveolarknochenkanten und plastischer Schleimhautdeckung (speicheldichter Verschluss) optimiert werden sollte.

Maßnahmen intra radiationem

- Intensive konventionelle (nicht blutende) Mundhygienemaßnahmen
- Keine invasiven zahnärztlichen oder chirurgischen Maßnahmen (bis 6 Wo. post radiationem)
- Absolute Prothesenkarenz (Vermeiden von Druckstellen)

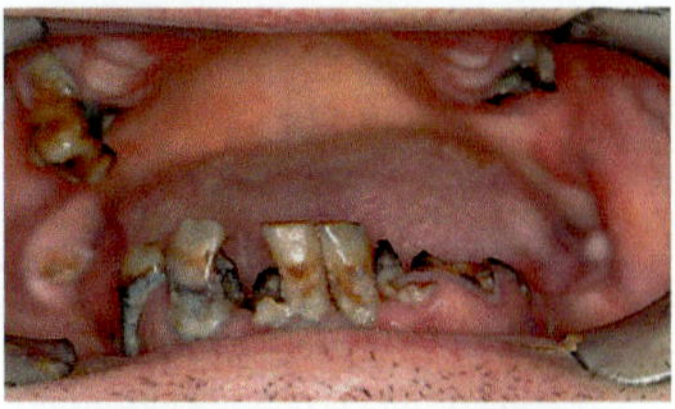

Abb. 16.1 Patient mit Strahlenkaries nach einer Gesamtstrahlendosis von 66 Gy [R498]

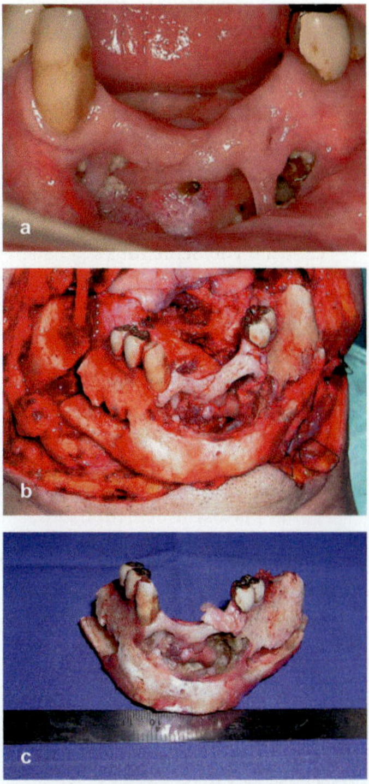

Abb. 16.2 Patient mit infizierter Osteoradionekrose [R498]
a) Präoperativer klinischer Befund 2 Jahre nach Bestrahlung mit 62 Gy
b) Intraoperativer Befund mit chirurgisch herausgelöstem N. alveolaris inferior beidseits
c) Resektat des avaskulären Unterkieferknochens, das weit über die präoperativ klinisch sichtbare Läsion hinausgeht.

16

- Einsatz von Schleimhautretraktoren zur Reduktion der Sekundärstrahlung
- Fluoridierungsschienen oder Spülung mit Fluoridlösungen
- Mukositisprophylaxe mit Pantothensäurelösung, lokalem Antimykotikum (Nystatin), Salbeitee (Benzydamin, Tantumlösung) und PVP-Iodlösung
- Karenz externer Noxen (Nikotin, Alkohol) sowie heißer, scharfer und säurehaltiger Speisen und Getränke
- Dermatitisprophylaxe (äußere Waschungen ohne Hautreizung, Anwendung von Externa, Azulonpuder)
- Trismusprophylaxe bei Ankündigung einer Kieferklemme durch forcierte Mundöffnungsübungen (z. B. Thera-Bite®)

Maßnahmen post radiationem

- Weitere Fluoridapplikation
- Bei schleimhautgetragenen Prothesen weitere Prothesenkarenz für 3 Mon.
- Kaufunktionelle Rehabilitation häufig nur durch implantatgetragenen Zahnersatz möglich (Ausnahmeindikation der GKV: § 28 Abs. 2, Satz 9 SGB V)
- Radioxerostomiebehandlung durch Speichelersatzmittel (Saliva natura®, BioXtra®) und Speicheldrüsenstimulanzien (Pilocarpin → Sialor®, Sulfarlem S25)
- Trismusbehandlung durch forcierte Mundöffnungsübungen (z. B. Tera-Bite®); falls keine Mundöffnungsübungen während der Bestrahlung, schwierige und rezidivträchtige Ther.

Extraktionen und Eingriffe am bestrahlten Kiefer

Unkompliziert erscheinende Zahnextraktionen können nach Bestrahlung über eine lokale, weitgehend asympt. Alveolitis zur IORN fortschreiten (▶ Abb. 16.2). Retrospektive Studien zur IORN-Inzidenz geben den Anteil dentogener Ursachen mit 60–90 % an.

Prophylaktische Maßnahmen

- Periop., systemische antiinfektive Prophylaxe (z. B. Amoxicillin/Clavulansäure 875 mg/125 mg), beginnend spätestens 24 h präop. bis 4–6 Tage postop.
- Atraumatische Zahnentfernung (möglichst keine Osteotomie)
- Abtragen aller scharfen Knochenkanten (Alveolotomie)
- Primär plastische Schleimhautdeckung ohne Denudierung des bestrahlten Knochens
- Epiperiostale Schleimhautdeckung, d. h. möglichst ohne subperiostale Mobilisierung
- Ansonsten Mobilisierung durch epiperiostale Entlastung, um die periostale Blutversorgung nicht weiter zu reduzieren

16.4 Medikamentenassoziierte Kieferosteonekrose (MRONJ)

Frank Hölzle, Timm Steiner

16.4.1 Einleitung

Bisphosphonate werden seit den 1990er Jahren zunehmend zur Behandlung von primären und sek. Knochenerkr. eingesetzt. Demoskopische Veränderungen und Fortschritte in der Onkologie haben zu einer beträchtlichen Steigerung der Verordnungen geführt. Im Jahr 2003 wurden erstmals Fälle von therapierefraktären Osteonekrosen der Kiefer bei Pat. nach Zahnextraktionen, die anamnestisch Bis-

phosphonate erhalten hatten, beschrieben (Marx 2003). Etwa 1 J. später berichtete die Deutsche Arzneimittelkommission erstmals über dieses Thema.
Seit der Erstbeschreibung häufen sich Fallberichte und retrospektive Studien über dieses Krankheitsbild und dessen Therapie. Die Bisphosphonat-assoziierte Kiefernekrose (BRONJ) hat sich zu einer wichtigen klinischen Herausforderung entwickelt. Auch andere, neu auf dem Markt eingeführte Medikamente mit Einfluss auf den Knochenstoffwechsel, wie der monoklonale Ak Denosumab (Prolia®, Xgeva®), können eine ONJ auslösen.

Definition Eine medikamentenassoziierte Kiefernekrose (MRONJ, Medication-Related Osteonecrosis of the Jaw) liegt gemäß der diagnostischen Kriterien der AAOMS (American Association of Oral and Maxillofacial Surgeons) 2014 (Ruggiero et al. 2014) bei folgender Trias vor:

- Mehr als 8 Wo. freiliegender Kieferknochen
- Antiresorptive Medikation oder antiangiogenetische Medikation in der Anamnese
- Keine Kopf-Hals-Radiatio in der Anamnese

Prävalenz Sie hängt vom Medikament und seiner Dosierung ab. So zeigen sich bei der Behandlung der Osteoporose Prävalenzraten der assoziierten Kiefernekrose mit Bisphosphonaten von 0,01–0,04 % (Kwon 2015), ungleich mehr als in der Normalbevölkerung. Bei i. v. Applikation von Bisphosphonaten z. B. bei onkologisch betreuten Pat. liegen die Prävalenzraten deutlich höher (siehe Risikoprofil).

16.4.2 Einteilung der auslösenden Substanzen

Antiresorptive Therapien

In diese Gruppe gehören die Bisphosphonate und der RANKL-Ak Denosumab.

Bisphosphonate Die antiresorptive Therapie hat in den letzten 15 Jahren einen hohen Stellenwert bei der onkologischen Behandlung und bei Knochenerkr. wie der Osteoporose eingenommen. Antiresorptive Medikamente greifen in den Knochenstoffwechsel ein und verhindern den Knochenabbau bzw. -umbau. Grundsätzlich sind diese Medikamente sehr wirksam und verbessern die Lebensqualität dieser chron. kranken Pat., indem sie path. Frakturen verhindern können.
Indikationen: Erkr., welche die Knochenstruktur verändern, wie Knochenmetastasen solider Tumoren (z. B. Mamma-Ca und Prostata-Ca), Multiples Myelom (Plasmozytom), tumorassoziierte Hyperkalzämie, Paget-Krankheit des Knochens, Osteogenesis imperfecta, transitorische Osteoporose.
Wirkungsweise: Bisphosphonate ähneln chemisch dem natürlichen Pyrophosphat, das eine P-O-P-Bindung besitzt. Sie weisen im Zentrum ihrer Strukturformel eine P-C-P-Bindung auf. Diese verhindert die hydrolytische Spaltung und ermöglicht den klinischen Einsatz. Die beiden freien Bindungen des zentralen Kohlenstoffatoms weisen bei allen Bisphosphonaten charakteristische Liganden auf. Der eine Ligand besteht meistens aus einer Hydroxylgruppe, die zweite Bindung ist durch unterschiedlich lange Alkylgruppen, basische, stickstoffhaltige Heterozyklen oder durch Aminogruppen gekennzeichnet. Modifikationen der zweiten funktionellen Gruppe beeinflussen die Stärke der antiresorptiven Wirkung und vermutlich auch die Prävalenz von Kiefernekrosen.
Wirkung: Bisphosphonate binden spezifisch an Hydroxylapatit und werden beim Knochenabbau von Osteoklasten, deren Apoptose sie verursachen, aufgenommen. Damit bewirken sie:

- Eine quantitative Reduktion und Hemmung der Osteoklastentätigkeit

- Eine Blockade der resorptionsbedingten Kalziumfreisetzung aus dem Knochen und damit den Stop einer generalisierten Osteolyse
- Eine pos. Bilanz im Knochenstoffwechsel, indem sie relativ den Knochenaufbau fördern

Substanzauswahl:
- Clodronsäure (Clodronat): bei osteolytischen Knochenmetastasen solider Tumoren sowie bei hämatologischen Neoplasien, dadurch bedingte Hyperkalzämie
- Ibandronsäure (Ibandronat): bei tumorinduzierter Hyperkalzämie sowie zur Prävention von Osteolysen bei Mamma-Ca mit Knochenmetastasen
- Pamidronsäure (Pamidronat): bei Hyperkalzämie, zur Senkung der skelettbezogenen Morbidität bei Mamma-Ca, Plasmozytom, Paget-Krankheit des Knochens und Prostata-Ca
- Zoledronsäure (Zoledronat): bei tumorinduzierter Hyperkalzämie, osteolytischen und osteoplastischen Metastasen von Mamma- und Prostata-Ca, Plasmozytom, Osteoporose
- Alendronat, Risedronat: zur Stärkung der Knochensubstanz sowie bei Osteoporose (v. a. postmenopausal) und Paget-Krankheit des Knochens

Denosumab Ist ein humaner monoklonaler Ak, der im Stoffwechsel des Knochens die Wirkung von Osteoprotegerin nachahmt. Er bindet mit sehr hoher Affinität an RANKL (Receptor Activator of NFκB Ligand) und hemmt dadurch die Interaktion mit RANK (Receptor Activator of NFκB). Es wird zur Behandlung der Osteoporose und von Knochenmetastasen eingesetzt und führt bei jedem 10. behandelten Pat. zur Kieferosteonekrose (Roter Hand Brief 2015).
Denosumab wies in Zulassungsstudien ähnliche ONJ-Raten auf wie Zolendronat (Felsenberg 2006, Dodson 2015, Kwon 2015, Khan et al. 2016). Des Weiteren wird auch eine Prävalenzerhöhung der ONJ bei gleichzeitiger Einnahme von Bisphosphonaten und Angiogenesehemmern (Bevacizumab, Pazopanip, Sunitinib) vermutet.

Andere Immunmodulatoren (Targeted Therapy)

In der modernen Tumortherapie kommen im Rahmen klinischer Studien immer mehr tumorspezifischere Medikamente zum Einsatz. In Abgrenzung zur klassischen Chemother. werden bei der sog. gezielten Therapie (Targeted Therapy) rekombinante Ak und Stoffwechselhemmer eingesetzt. Intention dabei ist immer, den Tumor max. zu schädigen und die NW möglichst gering zu halten. Die nachfolgende Liste ist nur eine Auswahl, eine umfassende Darstellung würde den Rahmen dieses Kapitels übersteigen.

16

VEGF-Inhibitoren Zu dieser Gruppe gehören der monoklonale Ak Bevacizumab sowie das rekombinante Fusionsprotein Aflibercept.
Bevacizumab ist ein humanisierter monoklonaler IgG1-Ak. Dieser Angiogenesehemmer verhindert durch die Bindung an den Wachstumsfaktor VEGF, dass dieser an seine Rezeptoren andockt, wodurch die Wachstumssignale unterbunden werden. Durch diese gezielte VEGF-Blockade bilden sich neue aber noch unreife Blutgefäße zurück und wird die Bildung neuer Gefäße unterbunden. Es wird zur Behandlung von fortgeschrittenen Krebserkr. eingesetzt und führt bei < 1 von 10.000 behandelten Pat. zur Kieferosteonekrose (Roter Hand Brief 2010).
Aflibercept ist ein Fusionsprotein, das einen Teil der VEGF-Rezeptoren durch Bindung eines IgG1-Fc in Köderrezeptoren umwandelt, um VEGF abzufangen. Dadurch wird die VEGF-Wirkung abgeschwächt, sodass weniger neue Gefäße gebildet werden und die Permeabilität der Gefäßwände normalisiert wird. Es wird zur Behandlung der Makuladegeneration und der Frühgeborenen-Retinopathie

eingesetzt und führt bei etwa 0,2 % der behandelten Pat. zur Kieferosteonekrose (Roter Hand Brief 2016).

Thyrosinkinase-Inhibitoren Diese Substanzen greifen durch die Hemmung einzelner oder mehrerer Tyrosinkinasen in zelluläre Signalwege ein.
BCR-ABL-Inhibitoren (z. B. Dasatinib, Imatinib) hemmen die Bildung des Genprodukts des Fusionsgens BCR-ABL. Ihr Einsatzbereich ist demzufolge die chron. myeloische Leukämie. Dasatinib führt gelegentlich (≥ 1/1.000, < 1/100) zur Kieferosteonekrose.
EGFR-Inhibitoren (z. B. Erlotinib) blockieren den membranständigen epidermalen Wachstumsfaktorrezeptor, indem sie an ihn binden. Eingesetzt werden sie z. B. beim Bronchial- und Mamma-Ca.
VEGFR-Inhibitoren (z. B. Axitinib, Pazopanib, Sunitinib) verhindern die Bindung von VEGF an seinen Rezeptor. Dadurch wird die Neubildung von Gefäßen gehemmt. Sie werden bei verschiedenen Krebserkr. eingesetzt. Sunitinib führt gelegentlich (≥ 1/1.000, < 1/100) zur Kieferosteonekrose.
Multikinase-Inhibitoren (z. B. Cabozantinib, Sorafenib) hemmen mehrere Tyrosinkinasen und unterbinden so die Blutversorgung, welche die Krebszellen zum Wachstum benötigen. Cabozantinib führt gelegentlich (≥ 1/1.000, < 1/100) zur Kieferosteonekrose.

TNF-alpha-Inhibitoren Sie blockieren das proinflammorische Zytokin TNF-alpha und werden v. a. bei chron. entzündlichen und Autoimmunerkr. eingesetzt. Dazu gehören Infliximab und Adalimumab.

Anti-CD20 Rituximab bindet an das CD-20-Antigen, das bei Non-Hodgkin-Lymphom des B-Zell-Typs auf der Oberfläche der B-Lymphozyten vorkommt. Es wird daher bei diesen Lymphomen eingesetzt.

mTOR-Inhibitoren Everolimus und Temsirolimus hemmen nur die Serin-/Threonin-Kinase und werden als Immunsuppressiva sowie in der onkologischen Ther. als Angiogenesehemmer eingesetzt.

Methotrexat Verhindert durch die Bindung an die Dihydrofolsäure-Reduktase die Herstellung von Tetrahydrofolsäure und somit die Bildung von für die Zellproliferation wichtigen Purinkörpern und Thymidin. Außerdem hemmt es die Synthese von Purinen und Thymidin auch direkt. Es wird bei zahlreichen malignen Erkr. als Zytostatikum eingesetzt, sowie in weitaus geringerer Dosierung bei Autoimmunerkr. wie Psoriasis und rheumatoider Arthritis.

16.4.3 Klinisches Erscheinungsbild

Die Kieferosteonekrose nach antiresorptiver Medikation verläuft ebenso wie die Osteonekrose nach Radiatio oft über lange Zeit symptomlos und wird erst über einen freiliegenden Knochen in der Mundhöhle diagnostizierbar. Diese Läsionen werden aufgrund einer Infektion schnell symptomatisch und können als infizierte Osteonekrose abgegrenzt werden (▶ Abb. 16.3).

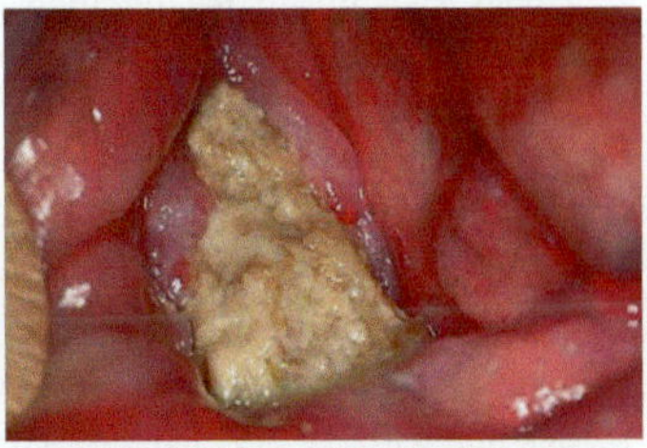

Abb. 16.3 62-jähriger Patient mit metastasiertem Prostatakarzinom unter Ther. mit Zoledronat. Die spontan aufgetretene Osteonekrose befindet sich im unbezahnten UK an der Prädilektionsstelle auf dem Alveolarkamm in der Molarenregion rechts [R498].

16

Klinik

- Zunächst symptomlos, dann Weichgewebeschwellung, Infektion und teilweise Schmerzen
- Zahnlockerungen
- Freiliegender Kieferknochen (oftmals Erstsymptom)
- Nach Besiedlung mit Bakterien Foetor ex ore
- Dysästhesien und Anästhesien, z. B. im Verlauf des N. alveolaris inferior (Vincent-Symptom)
- Im Verlauf oronasale, antrale oder orokutane Fisteln

Radiologische Befunde

- Osteolysen als Hinweise auf die Befundprogression einer entzündlichen Knochenerkr. treten aufgrund der pharmakologischen Zielwirkung sehr spät, mitunter überhaupt nicht auf.
- Persistierende Alveolen nach Zahnentfernungen.
- Kortikales Gesamtbild des UK mit Verlust des scharfen Übergangs von Kortikalis zu Spongiosa.
- Verschwinden des Canalis mandibulae.

> Bei Osteolysen im Rahmen einer MRONJ differenzialdiagnostisch Knochenmetastasen und Tumorrezidive im Kieferbereich und ihre Folgezustände abgrenzen

16.4.4 Inzidenz und Prophylaxe

Da das Risikoprofil der Pat. den Umfang der Osteonekroseprophylaxe bestimmt, sollten sie anhand der verabreichten Antiresorptiva 3 Risikogruppen zugeordnet werden (Schiegnitz et al. 2018):

- **Niedriges Risikoprofil:** Pat. mit Osteoporose, Bisphosphonatmedikation (oral oder i. v. in der jeweiligen Dosis) oder Denosumabmedikation (60 mg alle 6 Mon. s. c.)
- **Mittleres Risikoprofil:** Pat. mit zusätzlichen Riskofaktoren oder Ther. mit Antiresorptiva im Anwendungsgebiet Prävention skelettbezogener KO bei Tumorerkr. und i. v. Bisphosphonatmedikation
- **Hohes Risikoprofil:** Pat. mit monatlicher i. v. Bisphosphonatmedikation oder monatlicher s. c. Denosumabmedikation (120 mg) oft zusätzlicher Chemo-, Strahlen- oder Kortikoidther. (meist maligne Grunderkr. und Knochenmetastasen)

Prophylaxe und Prävention vor Langzeittherapie mit Antiresorptiva Bei bzw. möglichst vor Beginn der Antiresorptivather. erfolgt die nach dem Risikoprofil ausgerichtete Prophylaxe, ergänzt durch Aufklärung über die Nekroserisiken und deren Vermeidung:

- Sanierung aller potenziellen Infektionsherde
- Restauration der erhaltungswürdigen Zähne
- Beseitigung scharfer Knochenkanten
- Beseitigung von Druckstellen
- Intensivierung konventioneller Mundhygienemaßnahmen
- Bei avitalen Zähnen Extraktionen einer Wurzelkanalbehandlung vorziehen
- Kontinuierlicher Recall (mind. alle 6 Mon.)

Sind Zahnextraktionen oder andere, den Kieferknochen exponierende chir. Behandlungen erforderlich, sollten sie durch einen MKG-Chirurgen, Oralchirurgen oder chir. erfahrenen Zahnarzt durchgeführt werden.

Grundsätze zum Vermeiden von Kiefernekrosen bei antiresorptiver Therapie
- Atraumatische Extraktionen
- Obligater speicheldichter Wundverschluss, keine Sekundärheilung
- Chir. Maßnahmen nur unter hochdosierter Gabe von Breitspektrumantibiotika
- Nahtentfernung eher prolongiert
- Längerfristige Nachkontrolle wegen Gefahr von Spätdehiszenzen insbes. bei zytostatischen Begleitther.
- Intensivere Nachsorge bei Pat. mit bereits vor der Antiresorptivather. inserierten Implantaten

Die Insertion von enossalen Implantaten nach oder unter einer laufenden Antiresorptivather. ist abhängig vom bestehenden Risikoprofil individuell abzuwägen, wobei die Ind. zur Insertion von Implantaten mind. so streng wie nach tumorther. Kopf-Hals-Bestrahlung gestellt werden muss.

16.4.5 Therapie der Kiefernekrosen

Die manifeste ONJ ist ein therapierefraktäres, schwer zu behandelndes Krankheitsbild. Die lokale Behandlung von frei liegenden und nekrotischen Knochenbezirken oder Sequestern gelingt nur sehr schwerfällig. Sinnvoll ist daher eine Behandlung nach abgestufter Invasivität:

Initiale Therapie
- Minimalinvasive bzw. konservative Behandlung von Läsionen:
  - Debridement des Knochens zur Beseitigung scharfer Kanten
  - Spannungsfreier Wundverschluss bei gut vaskularisiertem Gewebe durch lokal plastische Maßnahmen
- Prolongierte, periop., systemische antibiotische Abschirmung (z. B. mit Amoxicillin, Amoxicillin + Clavulansäure, Clindamycin)
- Supportive Mundhygienemaßnahmen mit Mundspülungen (Chlorhexidin oder H_2O_2-Lösung 1 %)
- Fakultativ intraop. Begleitmaßnahmen: Fluoreszenzmarkierung, Laserther. (Low-Level-Laser)

Absetzen des auslösenden Medikaments
- **Bisphosphonate:** Wegen der Halbwertszeit von vielen Jahren im Gewebe führt ein Absetzen (Drug Holidays) bei der BRONJ zu keinem kurzfristigen Effekt und ist somit von fraglichem Nutzen. Da die derzeit verfügbaren Bisphosphonate ein unterschiedliches BRONJ-Risikoprofil besitzen, sollte die Entscheidung über ein Absetzen bzw. eine Unterbrechung der Gabe oder einen Wechsel auf andere Substanzen nach Rücksprache mit dem behandelnden Arzt erfolgen.
- **Targeted Therapy:** Durch die deutlich kürzere Halbwertszeit von Ak kann eine mehrwöchige Pausierung die Heilungsraten beeinflussen.

Bei Fortschreitende Osteonekrose, Sequestrierung, Fistelbildung und dauerhafte Schmerzzustände Behandlung abhängig von Möglichkeit zur Narkose, stationären

Behandlung, Sondenernährung und i. v. systemischen Antibiotikather. Die Nekrose muss vollständig entfernt und eine spannungsfreie Defektdeckung mit gut vaskularisiertem Gewebe erzielt werden, ggfs. mehrschichtige Deckung, z. B. im UK mit Mundbodenmuskulatur und im OK mittels Bichat-Fettpfropf. Bei ausgedehnten Resektionen mit Kasten- und Kontinuitätsresektionen als Ultima Ratio mikrochir. Rekonstruktion zur Wiederherstellung der Kau-, Schluck- und Sprechfunktion.

> Bei der Bewertung der jeweilig adäquaten Therapieform besteht derzeit noch großer Wissens- und Erfahrungsbedarf, sodass sich die Frage nach der optimalen Ther. der MRONJ noch nicht abschließend beantworten lässt.

Fallbeispiel Bei Erstmanifestation 52-jährige Pat. mit bestehendem Mamma-Ca Erstdiagnose 04/18 mit ossärer Metastasierung (Becken, BWS, Rippen, Humerus links), Leberzirrhose, chron. Nikotinabusus, i. v. Ther. mit Zoledronat. 10/21: Extraktion 13 in Lokalanästhesie. 06/22: 3×1 cm große freiliegende Knochennekrose Oberkiefer rechts (▶ Abb. 16.4a).

- 07/22 ITN: Extraktion 21, 22, 25, 27; Dekortikation 16–23; plastische Deckung PE: Osteomyelitis
- 08/22 weite Dehiszenz Regio 016–022 (▶ Abb. 16.4b)
- 09/22 ITN: erneute Dekortikation, plastische Deckung mittels Wangenlappen
- 09/22 LA: Sekundärnähte OK-Front
- 02/23 ITN: aufgrund weiterer Progression und zunehmender Schmerzen sowie Leidensdruck erneute ausgiebige Nekrosektomie und Dekortikation sowie Defektdeckung mit einem mikrochirurgisch anastomosierten fasziokutanen Radialislappen (▶ Abb. 16.4c)

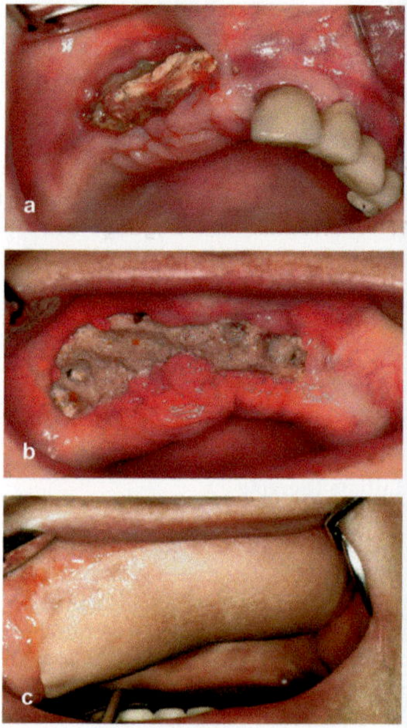

Abb. 16.4 Typischer Krankheitsverlauf bei einer Patientin mit BRONJ. [R498]
a) Zunächst 3 × 1 cm große freiliegende Knochennekrose Oberkiefer rechts b) Nach Extraktion der Zähne 21, 22, 25, 27 und ausgedehnter Dekortikation Regio 16–23 und plastischer Deckung erneute weite Dehiszenz Regio 016–022
c) Nach erneuter ausgiebiger Nekrosektomie und Dekortikation Defektdeckung mit einem mikrochirurgisch anastomosierten fasziokutanen Radialislappen

17

Seltene Erkrankungen mit orofazialen Manifestationen

Korbinian Benz, Jochen Jackowski

17.1 Epidemiologie und Begriffsklärung

Es liegen unterschiedliche Definitionen vor, wann eine Erkrankung als „selten" eingestuft wird. Erkr. in der Europäischen Union (EU) gelten definitionsgemäß als selten, wenn ≤ 5 von 10.000 Menschen betroffen sind (Verordnung der Europäischen Gemeinschaft Nr. 141/2000, Präambel Absatz 5, 2000). Nach Angaben des Bundesministeriums für Gesundheit werden sie über das *epidemiologische Kriterium der Prävalenz* definiert. Nach dieser Definition leiden in den 27 Staaten der EU etwa 44–59 Mio. Menschen an einer seltenen Erkr. In Deutschland sind ungefähr 4 Mio. Menschen betroffen.

Zu den > 5.000 genetisch bedingten Syndromen gehören > 900 Erkr. mit Beteiligung des Zahn-, Mund-, Kiefer- und Gesichtsbereichs.

Seltenheit abhängig von der geografischen Lage

- AIDS war initial in Industrieländern häufiger als in Entwicklungsländern, heute ist es umgekehrt.
- Lepra ist eine in Deutschland seltene, in Zentralafrika dagegen häufige Erkr.
- Der Morbus Behçet betrifft in Deutschland 0,6 von 100.000 Einwohnern und im Mittelmeerraum, im mittleren Osten und in Japan 1–8 von 10.000 Einwohnern.

Orphan Diseases:

- **Rare Diseases:** insgesamt niedrige Prävalenz
- **Neglected Diseases:** niedrige Prävalenz in den Industrieländern und hohe Prävalenz in den Entwicklungsländern

Seltenheit abhängig von der Altersgruppe Symptome können unmittelbar nach der Geburt bzw. in früher Kindheit oder erst bei Erw. auftreten:

- > 80 % der seltenen Erkr. treten bereits im Kindesalter auf. In 75 % der Fälle wird von einer hereditären Ursache im Sinne einer monogenen Krankheit ausgegangen. Dazu gehören > 3.000 Erkr., die < 1 von 1 Mio. Einwohner betreffen und oft nur in einzelnen Familien beschrieben sind.
- 70 % der seltenen Erkr. sind ausschließlich pädiatrische Erkr.
- 12 % der seltenen Erkr. manifestieren sich bei Erw.
- 18 % der seltenen Erkr. manifestieren sich bei Erw. und Kindern.

Häufigkeit erworbener seltener Erkr. Vor allem seltene Infektionserkr., maligne Erkr., degenerative neurologische Erkr. und Autoimmunerkr. Eine genaue Angabe über die Anzahl aller seltenen Erkr. ist in der Literatur nicht zu finden. Die Zahlen schwanken von 5.000 bis > 8.000. Etwa 80 % der seltenen Erkr. verteilen sich auf die häufigsten 4 % der Erkr. mit einer vergleichsweise hohen Prävalenz von 1–5 : 10.000. Die europäische Arzneimittelagentur EMA berichtet, dass trotz der langsam steigenden Anzahl an Publikationen über seltene Erkr. nur die häufigsten (< 1.000) davon zu profitieren scheinen.

17.2 Orofaziale Beteiligung

Orofaziale Veränderungen treten bei etwa 15 % der seltenen Erkr. auf. Bei entsprechendem Verdacht können sie wichtige Hinweise auf die Grunderkr. liefern. Daher profitieren die Betroffenen im besonderen Maße von einer frühzeitigen Diagnose durch Zahnärzte. Folgende Manifestationen im Zahn- und MKG-Bereich können isoliert, in Komb. oder syndromal auftreten:

- Zahnanomalien (z. B. in der Neuropädiatrie richtungsweisendes diagn. Kriterium)
  - Abweichungen in der Zahnanzahl: Hypodontie, Oligodontie, Anodontie, Hyperdontie
  - Veränderungen der Zahnhartsubstanz: z. B. Schmelzdysplasien
- Dysgnathien
- Pathologien ossärer Strukturen
- Veränderungen der oralen Weichgewebe
- Kraniofaziale Fehlbildungen
- Orale Dyskinesien
- Vegetative Symptome

17.3 Diagnostik und Therapie

- Wegen geringer Anzahl Betroffener meist keine klinischen Studien mit evidenzbasierten Ergebnissen möglich
- Systematische Forschung durch komplexe Diagnostik und oft fehlende kausale Ther. erschwert
- Hohe Variabilität der Symptome und Funktionsstörungen auch bei derselben Erkr.
- Typischerweise i. d. R. sehr schwierige Diagn. und chron. Verlauf

Die genaue Diagnose ist i. d. R. sehr schwierig, da seltene Erkr. oft nicht sofort erkannt oder falsch eingeordnet werden. Dadurch vergehen durchschnittlich 5 J. und werden bis zu 8 Ärzte konsultiert, bevor eine befundorientierte Ther. eingeleitet werden kann. Daher sind der Zugang zu einer geeigneten und spezialisierten fachärztlichen/fachzahnärztlichen Versorgung sowie die interdisziplinäre Zusammenarbeit verschiedener Fachgruppen bei der Patientenversorgung für die Betroffenen von hoher Bedeutung. Der Effekt von regional verfügbaren, Fachgebiets-übergreifenden Versorgungskapazitäten auf die Diagnose und Behandlung seltener Erkr. konnte in zahlreichen Studien belegt werden.

I. d. R. fehlen effiziente Therapien, weil unter anderem pharmakologische Substanzen aufgrund der geringen Absatzchancen bisher nicht entwickelt wurden und daher als **Orphan Drugs** bezeichnet werden.

17.4 Rare Disease Databases

- ALAN – Seltene Erkrankungen (Luxemburg): www.alan.lu
- Allianz Chronischer Seltener Erkr. (ACHSE e. V.): www.achse-online.de
- Bundesarbeitsgemeinschaft Selbsthilfe www.bag-selbsthilfe.de

- Bundesministerium für Gesundheit – Seltene Erkrankungen: www.bundesgesundheitsministerium.de/themen/praevention/gesundheitsgefahren/seltene-erkrankungen.html
- Europäische ERA-Net Initiative (E-Rare): www.m-era.net
- Europäische Infrastruktur für Register für seltene Erkrankungen (ERDRI): www.eu-rd-platform.jrc.ec.europa.eu
- EURORDIS – Rare Diseases Europe: www.eurordis.org
- FindZebra – Rare Disease Search: www.findzebra.com
- GeneReviews: www.ncbi.nlm.nih.gov/books/NBK5191
- Genetic and Rare Diseases Information Center (GARD): www.rarediseases.info.nih.gov
- Kartierung von Versorgungseinrichtungen für Menschen mit Seltenen Erkr. (se-atlas): www.se-atlas.de
- Kindernetzwerk e. V. – Seltene Erkr.: www.kindernetzwerk.de/de/lotse/Krankheitsbeschreibungen.php
- Mediaplanet Deutschland: www.seltenekrankheiten.de
- National Organization for Rare Disorders (NORD): www.rarediseases.org
- Nationales Aktionsbündnis für Menschen mit Seltenen Erkr. (NAMSE): www.namse.de
- Online Mendelian Inheritance in Man (OMIM): www.omim.org
- Patienten-Information – Ärztliches Zentrum für Qualität in der Medizin (ÄZQ) im Auftrag von Bundesärztekammer und Kassenärztlicher Bundesvereinigung www.patienten-information.de/themen/seltene-erkrankungen
- Phenomizer: https://compbio.charite.de/phenomizer
- Pictures of Standard Syndromes and Undiagnosed Malformations (POSSUM): www.possum.net.au
- Portal für seltene Erkrankungen und Orphan Drugs (Orphanet): www.orpha.net
- Pro Rare Austria – Allianz für seltene Erkrankungen (Österreich): www.prorare-austria.org
- Pro Raris – Allianz Seltener Krankheiten (Schweiz): www.proraris.ch
- Research for Rare – Forschung für seltene Erkrankungen: www.research4rare.de
- United States Government Accountability Office. Report to Congressional Committees: www.gao.gov/assets/720/717145.pdf
- Zentrales Informationsportal über Seltene Erkr. (ZIPSE): www.portal-se.de

18 Kraniomandibuläre Dysfunktionen

Heike Sprenger, Frank Hölzle, Jochen Jackowski

18.1 Übersicht

Terminologie In der Schweiz wird der Begriff Myoarthropathie bevorzugt, im englischen Sprachraum der Terminus Temporomandibular Disorders oder Temporo-Mandibular Joint Disease (TMDs, TMJ). In beiden Krankheitsbildern findet im Gegensatz zur CMD die Okklusion keine Berücksichtigung (ARö, DGZMK 2022, Ridder 2024).

Epidemiologie Angaben der Prävalenz in der Literatur sehr uneinheitlich mit Variationsbreiten von 5–58 % (Reißmann 2017, Valesan et al. 2021)
- 3. deutsche Studie für Mundgesundheit (DMSIII): bei > 50 % der Probanden klinische CMD-Symptome, aber nur bei 3 % subjektiv behandlungsbedürftige CMD. Frauen >> Männer. Hauptsymptom war Kauschmerz.
- Bevölkerungsrepräsentative Studie in Halle/Saale (Hirsch 2019): bei jedem 7. Jugendlichen (10–18 J.) anamnestisch auf CMD zurückführbare Schmerzen im letzten Monat. Weibliche Jugendliche stärker betroffen.

Die Ursachen der enormen Schwankungsbreite in den Studien sind eine Folge der Auswahl der Probanden und der unterschiedlichen Definitionen und Diagnostik einer CMD.

Ätiologie Multifaktoriell, beruht auf einem komplexen Zusammenspiel verschiedener Funktionsabläufe im gesamten Körper. Nach Ridder (2024):
- Dentogene und okklusiogene Faktoren:
  - Okklusionsstörung durch Frühkontakte
  - Diskludierende Bereiche der Seitenzähne
- Myogene und ligamentöse Faktoren:
  - Körperfehlhaltung, Kopffehlhaltung
  - Posttraumatische persistierende Muskelspasmen, Muskelspasmen nach Zahnextraktion
  - Psychogen (Bruxismus)
- Ossäre Faktoren:
  - Traumata mit Verschiebung der Mandibula
  - Dysfunktion des Temporomandibulargelenks (TMG)
- Neurogene Faktoren: Parese von Kau- und Mundbodenmuskeln
- Arthrogene Faktoren
  - Traumatische oder entzündliche Zerstörung des Knorpels
  - Fehlbelastung
  - Inadäquate Stellung der Mandibula
  - Tumoren

Klinik
- Schmerz: Kaumuskel- und/oder Kiefergelenkschmerz sowie (para-)funktionell bedingter Zahnschmerz, Kieferschmerzen und Ohrenschmerzen sowie v. a. Kopf- und Gesichtsschmerzen.
- Dysfunktion: schmerzhafte oder nicht schmerzhafte Bewegungseinschränkung (Limitation), Hypermobilität oder Koordinationsstörung, schmerzhafte oder nicht schmerzhafte intraartikulärer Störung, Vorkontakte und Gleithindernisse (Hugger et al. 2016).
- Häufig hypertrophe Kaumuskulatur, intraoral Abnutzungserscheinungen der Zahnhartsubstanz. Vor allem bei akuten Beschwerden berichten die Betroffenen, dass ihre Zähne nicht mehr richtig aufeinander passen.

Leitsymptome Zur Diagnosefindung müssen nach Angaben der International Headache Society (IHS) 3 der 5 folgenden Leitsymptome vorliegen.

- Schmerzen im Kiefergelenk, in der Kaumuskulatur, präaurikulär und/oder im Bereich der Kiefergelenke. Verschlimmerung durch Kauen oder andere UK-Bewegungen
- Funktionseinschränkungen des Kauorgans
- Geräusche des Kiefergelenks, wie Knacken oder Reiben
- Anomalien der Kieferbewegung (Deviation bei Mundöffnung)
- Eingeschränkte Interinzisalöffnung
- Psychosoziale Faktoren

Therapie Die CMD-Behandlung sollte einem ganzheitlichen Konzept unterliegen. Eine Zusammenarbeit mehrerer Fachdisziplinen (Medizin, Zahnmedizin, Physiotherapie) ist für eine adäquate Ther. unumgänglich. Die aus der Anamnese und der Funktionsdiagnostik hervorgegangenen pathophysiologischen Zustände definieren das Therapiekonzept (Tran et al. 2022):

- Zunächst reversible Maßnahmen wie Okklusionsschienen und andere Aufbissbehelfe sowie begleitende manuelle Ther. als Mittel der Wahl
- Zurückhaltende Ind.-Stellung für irreversible Maßnahmen wie Einschleifen der Okklusion, kieferorthopädische Korrekturmaßnahmen, Rekonstruktion von Einzelzähnen, Zahngruppen oder des gesamten Kausystems oder operative Eingriffe am Kiefergelenk (Utz et al. 2022)

18.1.1 Klassifikationen

Es existieren verschiedene Klassifizierungen. In vielen Studien wurde früher zur besseren Standardisierung und Vergleichbarkeit der Ergebnisse der Dysfunktionsindex nach Helkimo verwendet (Helkimo 1974).

Research Diagnostic Criteria for Temporomandibular Disorders (RDC/TMD) (Dworkin und LeResche 1992) Diese Kriterien galten lange als diagn. Leitlinie, die im Jahr 2014 von Schiffman et al. überarbeitet und angepasst wurde (Schiffman et al. 2014). Die **DC/TMD** sind ein zweiachsiges System (▶ Abb. 18.1). Mit der Achse I (▶ Tab. 18.1) werden physische, mit der Achse II (▶ Tab. 18.2) schmerzassoziierte, psychosoziale Parameter erfasst. Die diagnostische Vorgehensweise (z. B. Druck bei Palpation), die Reihenfolge und Ausführung der Untersuchungen ist exakt vorgegeben. Die anamnestischen Erhebungen erfolgen mittels genau formulierter Fragebögen (Schiffman et al. 2014). Im Folgenden wird deren Inhalt kurz zusammengefasst.
Zu diesen beiden Achsen ist zuletzt noch eine dritte Achse hinzugekommen, die genetische Prädisposition, Hirnaktivitäten und hormonelle Einflüsse der Pat. abbildet. Um diese routinemäßig mit den daraus folgenden Konsequenzen für die Therapie einzusetzen, fehlt aktuell jedoch noch die nötige wissenschaftliche Evidenz (Sommer und Doppler 2015).

Erweiterte taxonomische Einteilung der kraniomandibulären Dysfunktionen (nach Peck et al. 2014):

I Kraniomandibuläre Dysfunktionen

1. Gelenkschmerzen:
   A) Arthralgie
   B) Arthritis
2. Funktionsstörungen des Kiefergelenks:
   A) Funktionsstörungen des Diskus:
      1. Diskusverlagerung mit Senkung der Muskelspannung
      2. Diskusverlagerung mit Senkung der Muskelspannung und intermittierender Sperrung

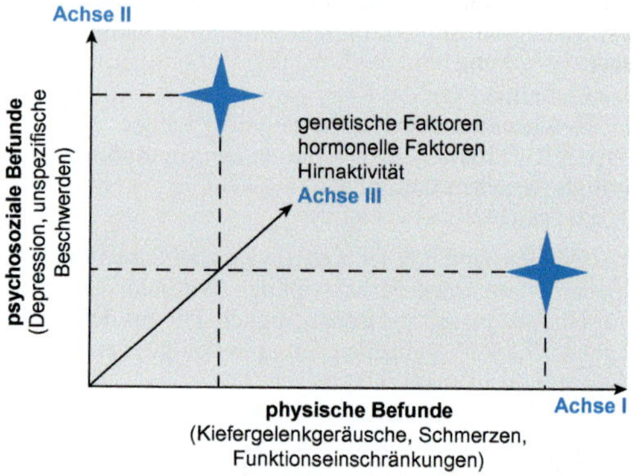

Abb. 18.1 Achsen der CMD-Diagnostik. Pat. mit physisch sehr ausgeprägten Befunden können eine nur geringe Beeinträchtigung zeigen, während andere mit physisch geringen Auffälligkeiten eine hohe Beeinträchtigung aufweisen (Sterne) [F1104-002/L231].

Tab. 18.1 Achse 1: schmerzbezogene Untersuchung	
1.	(Kopf-) Schmerzlokalisation
2.	Schneidekantenverhältnisse
3.	Öffnungs- und Schließmuster
4.	Öffnungs- und Schließbewegungen
5.	Laterotrusion und Protrusion
6.	Kiefergelenkgeräusche während Öffnungs- und Schließbewegungen
7.	Kiefergelenkgeräusche bei Laterotrusion und Protrusion
8.	Gelenkblockade
9.	Muskel & Kiefergelenkschmerzen bei Palpation (i. d. R. für M. temporalis und M. masseter 9 Punkte palpieren)
10.	Ergänzende Muskelschmerzen auf Palpation

Tab. 18.2 Achse 2: psychosoziale Parameter		
1.	Symptomlokalisation	Pain Drawing
2.	Chronischer Schmerz	Graded Chronic Pain Scale (GCPS)
3.	Bewegungsverhalten Kiefer	Jaw Functional Limitation Scale (JFLS-8–20)
4.	Gesundheitsfragebogen physische und psychische Symptome	PHQ- 4,-9,-1-Patient Health Questionnaire
5.	Gesundheitsfragebogen Angststörungen	GAD-7
6.	Fragebogen orale (Para-)Funktionen	Oral Behaviours Checklist

18

    3. Diskusverlagerung mit Senkung der Muskelspannung ohne Sperrung mit verminderter Mundöffnung
    4. Diskusverlagerung ohne Senkung der Muskelspannung ohne limitierte Mundöffnung
  B) Hypomobile Funktionsstörungen:
    1. Adhäsion/Adhärenz
    2. Ankylose: (a) fibrotisch, (b) verknöchernd
  C) Hypermobile Funktionsstörungen:
    1. Subluxation
    2. Luxation
3. Erkr. des Kiefergelenks:
  A) Degenerative Kiefergelenkerkr.
    1. Arthrose
    2. Arthritis
  B) Systemische Arthritis
  C) Idiopathische Resorption des Kondylus
  D) Osteochondritis dissecans
  E) Osteonekrose
  F) Neoplasien
  G) Synoviale Chondromatose
4. Frakturen
5. Kongenitale und Entwicklungsstörungen:
  A) Aplasie
  B) Hypoplasie
  C) Hyperplasie

II Mastikatorische Störungen der Muskulatur

1. Muskelschmerz:
  A) Myalgie
    1. Lokale Myalgie
    2. Myofaszialer Schmerz
  B) Tendinitis
  C) Myositis
  D) Spasmus
2. Kontraktur
3. Hypertrophie
4. Neoplasie
5. Bewegungsstörung:
  A) Orofaziale Dyskinesie
  B) Oromandibuläre Dystonie
6. Mastikatorischer Muskelschmerz durch systemische oder zentrale Schmerzstörung:
  A) Fibromyalgie

III Kopfschmerz

A) Kopfschmerz ausgelöst durch CMD

IV Assoziierte Strukturen

A) Koronoide Hyperplasie

18.2 Anatomie und Physiologie des Kiefergelenks

18.2.1 Kiefergelenk

Fossa articularis

Die knöcherne Basis des Kiefergelenks wird durch die Fossa articularis (Gelenkgrube) gebildet (▶ Abb. 18.2). Sie liegt im Os temporale direkt vor dem Porus acusticus externus und hinter dem Os zygomaticum. Nach medial wird die Fossa durch die knöcherne Wand der Pars tympanica abgegrenzt. Die ventrale Begrenzung wird durch das Tuberculum articulare gebildet. Die Fossa articularis ist im ventralen Bereich (Facies articularis) von Faserknorpel überzogen, der dorsale Anteil ist mit Bindegewebe bedeckt (Iturriaga, Bornhardt und Velasquez 2023).

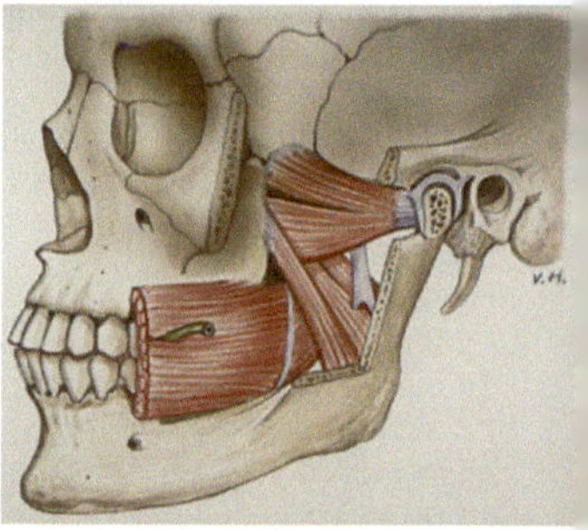

Abb. 18.2 Muskel-, Band- und Knorpelstrukturen des Kiefergelenks: Lig. temporomandibulare, Discus articularis und M. pterygoideus lateralis [O271]

In der Fossa articularis liegt der walzenförmige Condylus mandibularis. Die virtuellen Mittelachsen der Kondylen schneiden sich am Vorderrand des Foramen magnum und bilden einen stumpfen Winkel von 135°.

Die Form der Gelenkanteile entsteht während des Wachstums durch funktionelle Belastungen. Bei Neugeborenen ist die Fossa mandibularis flach und die Eminentia articularis noch nicht vorhanden. Im Zuge der Dentition kommt es zu Umbauvorgängen im Kiefergelenk, wodurch sich die knöchernen Strukturen formen (Radlanski 2021).

Discus articularis

Der Discus articularis besteht aus Faserknorpel, straffem, kollagenen Bindegewebe und ist mit der Gelenkkapsel verwachsen (▶ Abb. 18.3, ▶ Abb. 18.4). Die Ernährung erfolgt per diffusionem über die bilaminäre Zone. Durch seine bikonkave Form kompensiert er die Inkongruenz zwischen der Form und Größe der Kondylen und den temporalen Gelenkflächen.

Der Discus unterteilt das Kiefergelenk in 2 Kammern:

- Die Articulatio discotemporalis (obere Kammer) führt Gleit- und Schiebebewegungen durch.
- Die Articulatio discomandibularis (untere Kammer) führt Drehbewegungen aus.

Im medialen und lateralen Anteil ist der Discus über Fasern direkt am Condylus befestigt. Anterior geht der Discus in den M. pterygoideus lateralis pars superior und teilweise in den M. temporalis über. Dorsal erfolgt der Übergang in die bilaminäre Zone.

Bilaminäre Zone

18

Die bilaminäre Zone ist das dorsale Befestigungsband des Discus articularis an der Schädelbasis, am Condylus sowie am UK. Sie besteht aus (▶ Abb. 18.2, ▶ Abb. 18.3):

- Stratum superius, das überwiegend aus elastischen Fasern besteht und in die Fossa petrotympanica mündet.

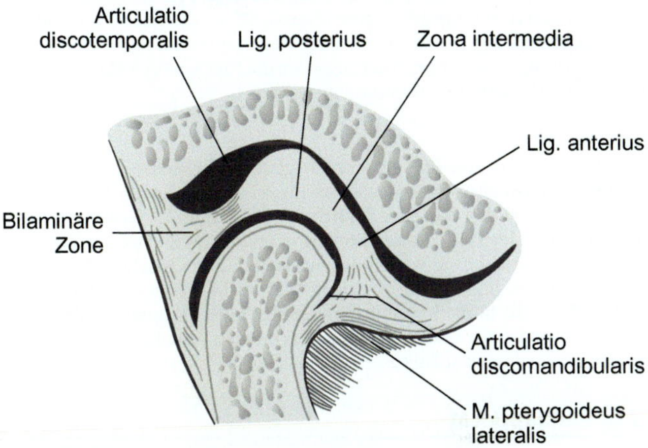

Abb. 18.3 Sagittaler Schnitt durch das Kiefergelenk [O271/L231]

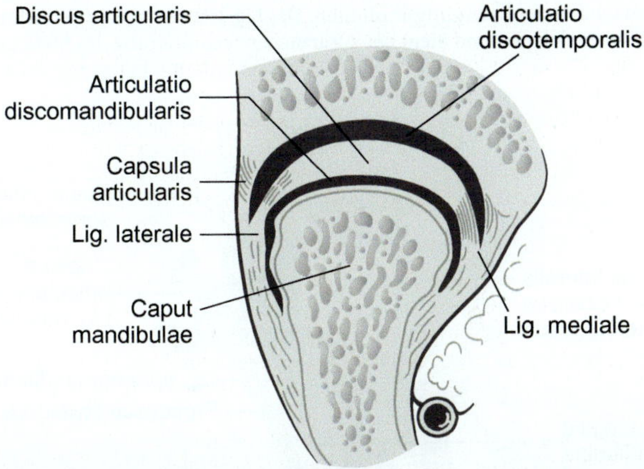

Abb. 18.4 Darstellung des Kiefergelenks in anterior-posteriorer Richtung [O271/L231]

- Stratum inferius, das überwiegend aus kollagenen Fasern besteht und am dorsalen Bereich des Collum mandibulae verankert ist.

Beide Anteile stabilisieren den Discus articularis bei Mundöffnungs- und Schließbewegungen und bilden die Synovialflüssigkeit des Kiefergelenks. Die Aufgabe der Diskusrückführung bei Vorwärtsbewegung fällt hauptsächlich dem Stratum superius zu.

Dorsal befindet sich das Genu vasculosum, das Rezeptorfeld, ein gut vaskularisierter und innervierter Gefäß-Nerven-Plexus. So hat die Kapsel propriozeptive, neuroreflektorische sowie nozizeptive Funktionen während der Kieferbewegung. Bei Überbelastung oder Traumatisierung lösen die Nozizeptoren eine reflektorische Ruhigstellung der Kiefergelenkmuskulatur aus.

Gelenkkapsel

Das Kiefergelenk wird zirkulär von der bindegewebigen Gelenkkapsel umgeben. Sie umschließt den kaudalen Rand des Kondylus, ist zirkulär an der Fossa articularis angeheftet und lässt den dorsalen Bereich der Fossa frei. Als Gewebeverstärkung dient neben den Ligg. sphenomandibulare et stylomandibulare das Lig. laterale, das aus einer Anreicherung von Kollagenfasern in der Kapselwand besteht. Das Lig. discotemporale und das Lig. discocondylare stabilisieren den Diskus auf dem Kondylus. Ebenfalls in die Kapsel inserieren der Musculus pterygoideus lateralis pars superior von ventral und Faserbündel des unteren Teils des Musculus masseter pars profunda von anterior lateral.

18.2.2 Bandapparat

Die gelenkexternen Bänder sind die Ligg. sphenomandibulare et stylomandibulare (▶ Abb. 18.5). Das Lig. sphenomandibulare hat seinen Ursprung an der Spina angularis des Os sphenoidale und kommt bei maximaler Pro- und Mediotrusion sowie bei maximaler Kieferöffnung unter Spannung. Somit dienen die gelenkexternen Bänder der Bewegungslimitation. Das Lig. laterale ist eine Verdickung der lateralen Gelenkkapsel und dient der zusätzlichen Stabilisierung des Kiefergelenks.

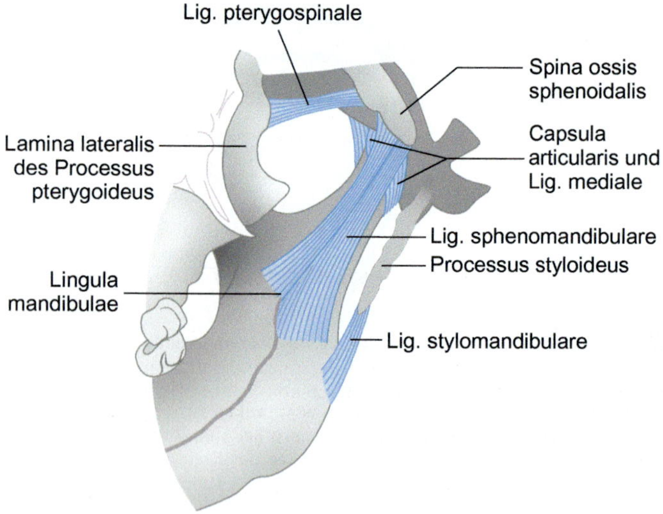

Abb. 18.5 Bandapparat des Kiefergelenks: Proc. styloideus, Ligg. stylo- et sphenomandibulare [G1410/L231]

18.2.3 Innervation der Kiefergelenkkapsel

Die Kiefergelenkkapsel wird sensibel durch Rr. articulares von drei Ästen des N. mandibularis (V_3) versorgt (▶ Abb. 18.6): N. auriculotemporalis, N. temporalis profundus (temporaler Anteil) und N. massetericus (ventraler Anteil). Ein kleiner Teil der medialen Kapsel wird von den Rr. communicantes aus dem N. facialis innerviert. In der bilaminären Zone befinden sich insgesamt mehr Nerven und Blutgefäße als ventral, lateral mehr als medial. Der Discus articularis ist in seinen nicht belasteten Außenrändern gut innerviert. Die Eintrittsstellen für die Nervenfasern befinden sich primär im vorderen und hinteren Teil des Discus. Der Kondylus wird zirkulär von Nervenfasern versorgt, die ebenfalls die Synovialmembran, den Kapselansatz am Köpfchen und den Gelenkknorpel versorgen.

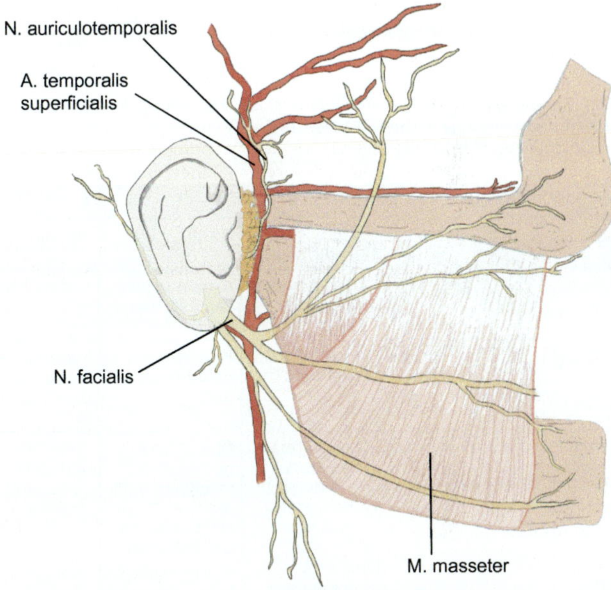

Abb. 18.6 Oberflächliche Nerven und Blutgefäße in der Kiefergelenkregion [T1498]

18.2.4 Muskulatur

Die Muskulatur nimmt eine zentrale Bedeutung im Kausystem ein. Sie umfasst im engeren Sinne den M. masseter, den M. temporalis, den M. pterygoideus medialis und den M. pterygoideus lateralis (▶ Abb. 18.7, ▶ Tab. 18.3). Die Mandibula ist in einer Muskelschlinge aus M. masseter und M. pterygoideus medialis aufgehängt.

Funktionen

- **Mundschluss:** durch Heben der Mandibula sowie Mahlbewegungen von UK gegen OK
  - M. masseter und M. pterygoideus medialis: v. a. Kraftentwicklung
  - M. temporalis und M. pterygoideus lateralis: v. a. stabilisierende Funktion

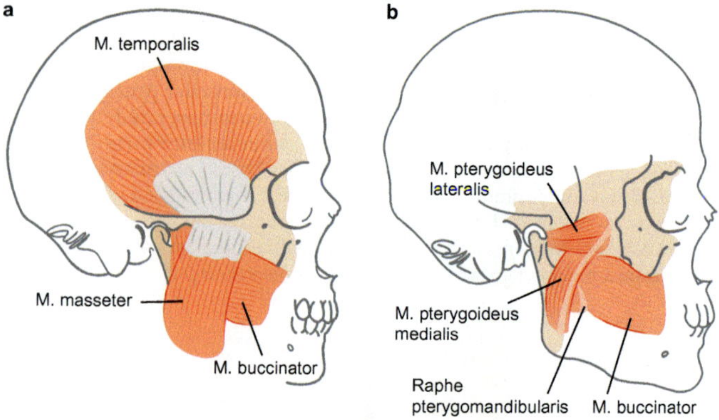

Abb. 18.7 Kaumuskultur. Der R. mandibularis ist zur Darstellung der Muskelinsertionen partiell transparent gezeichnet [E1399/L231]

Tab. 18.3 Die Kaumuskulatur

Muskel	Innervation	Ursprung (▶ Abb. 18.8)	Ansatz	Funktion
M. masseter	N. trigeminus (V_3)	Arcus zygomaticus	R. mandibulae (Arcus zygomaticus)	Kieferschluss
M. temporalis	Nn. temporales profundi (N. trigeminus V_3)	Fossa et Fascia temporalis	Proc. coronoideus mandibulae	Kieferschluss, Zurückziehen des Unterkiefers
M. pterygoideus lateralis (▶ Abb. 18.9)	N. pterygoideus lateralis (N. trigeminus V_3)	Caput laterale: Proc. pterygoideus ossis sphenoidalis Caput mediale: Ala major ossis sphenoidalis	Fovea pterygoidea, Proc. condylaris mandibulae, Discus articularis und Gelenkkapsel	Kieferöffnung und Lateralbewegung des Unterkiefers
M. pterygoideus medialis	N. pterygoideus medialis (N. trigeminus V_3)	Fossa pterygoidea ossis sphenoidalis	Tuberositas pterygoidea	Kieferschluss

  - Fasern des M. pterygoideus lateralis, die in den Discus articularis einstrahlen: vor allem Führung des Kiefergelenks
- **Mundöffnung:** Einleitung durch M. pterygoideus lateralis und Fortführung durch supra- und infrahyoidale Muskeln und Schwerkraft

18

Innervation der Kaumuskulatur durch den N. mandibularis, den dritten Ast des N. trigeminus

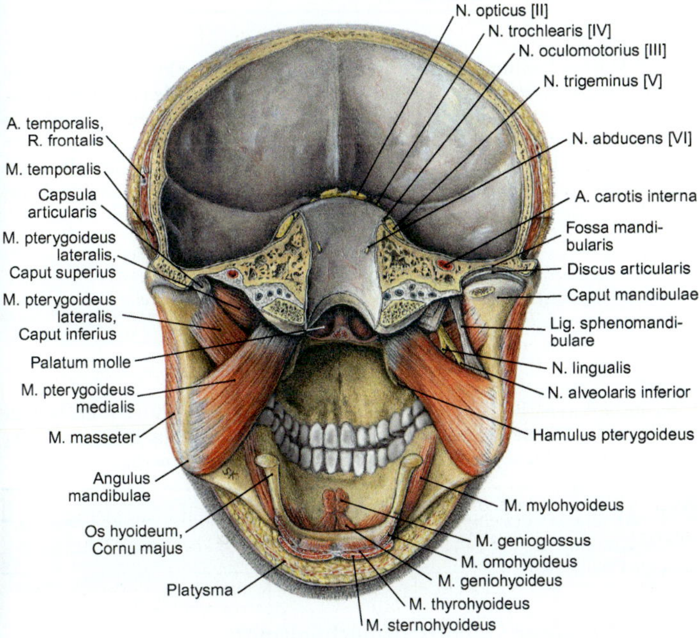

Abb. 18.8 Ansatz und Ursprung der Kaumuskulatur [L238]

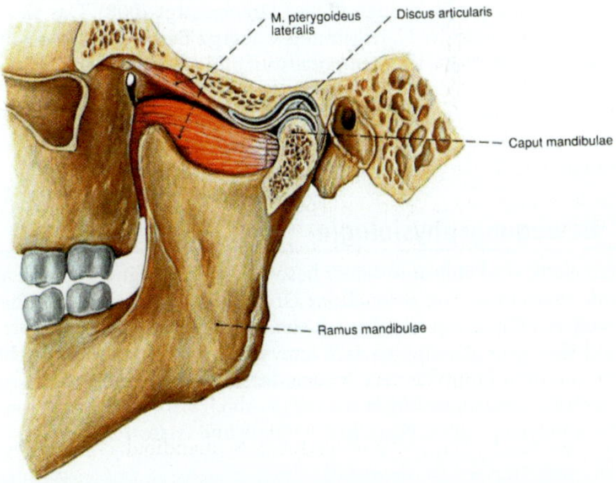

Abb. 18.9 Ansatz und Ursprung des Musculus pterygoideus lateralis aus latero-kaudaler Sicht [M1469]

18.2.5 Zähne und Okklusion

Okklusion

Der Okklusion kommt eine Schlüsselrolle bei den Dysfunktionen des temporomandibulären Systems zu. Sie steuert die Position der Kondylen im Kiefergelenk. Die max. Interkuspidation oder max. Okklusion stellt den festen Endpunkt des Kiefergelenks dar. Die Abstützung in der Zentrik sowie die Fixierung der vertikalen Dimension durch die Seitenzähne ermöglichen eine physiologische Einstellung des Discus-Kondylus-Komplexes in Bezug auf die temporalen Gelenkstrukturen (Fovea articularis, Tuberculum articulare).

Geht die Stützzone im Seitenzahnbereich verloren, führt dies zu einer unphysiologischen Belastung der Kiefergelenke, was strukturelle Gelenkveränderungen nach sich ziehen kann.

Zähne

Über Rezeptoren des Parodonts spielen die Zähne eine wichtige Rolle bei der Steuerung der UK-Bewegung. Die Stellungsänderung des UK im Raum wird über Okklusionskontakte signalisiert, die außerdem den Kauakt steuern.

Frühkontakte oder eine Malokklusion beeinflussen über einen Reflexbogen die Restaktivität der ruhenden Kaumuskulatur und können ursächlich für eine CMD sein.

18.2.6 Nervöser Steuerungsmechanismus

Der N. trigeminus versorgt mit seinem sensorischen Anteil von ca. 140.000 Fasern die Gesichtshaut, die Kornea, die Bindehaut, die Schleimhäute von Nasen- und Mundhöhle, die Zähne mit ihrem Halteapparat und den größten Teil der harten und weichen Hirnhäute (Benninghoff und Drenckhahn 2008). Das Kiefergelenk wird sensibel durch Äste des N. trigeminus versorgt. Der Nerv teilt sich in den N. mandibularis und den N. auriculotemporalis auf und gibt schließlich Nn. articulares ab. Weiterhin sind Fasern des N. massetericus an der Innervation beteiligt (Schünke et al. 2022). Sensible Fasern finden sich nur in der Gelenkkapsel und der bilaminären Zone, feine Fasern strahlen in die anterioren und posterioren Ränder des Discus articularis ein. Die Nozizeption erfolgt über freie Nervenendigungen.

18.2.7 Bewegungsphysiologie

Das Kiefergelenk wird aufgrund seiner besonderen Physiognomie auch als Drehgleitgelenk bezeichnet. Die anfängliche Dreh- oder Scharnierachsenbewegung wird im weiteren Öffnungsverlauf durch eine Gleitbewegung abgelöst, bei der sich Discus und Kondylus gemeinsam nach anterior bewegen. Hierbei verschiebt sich der Diskus auf dem Kondylus relativ nach dorsal, kehrt bei Mundschluss wieder in seine zentrale Ausgangsposition zurück (▶ Abb. 18.10). Diese Position wird als zentrische Kondylenposition bezeichnet (Wilkie und Al-Ani 2022).

Verlagerungen des Discus articularis in der Regel nach anterior (anteriore Diskusverlagerung mit Reposition) sind eine häufige Ursache von Kiefergelenkgeräuschen.

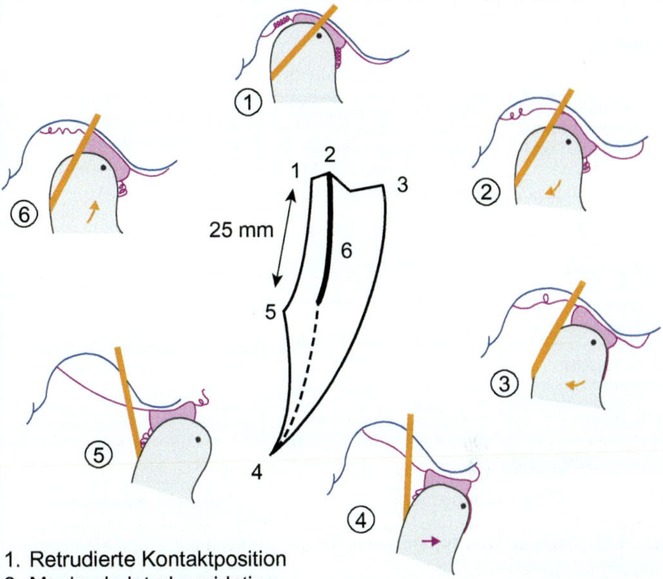

Abb. 18.10 Bewegungsphysiologie des Kiefergelenks: Positionen des Discus articularis und des Caput mandibulae bei der Öffnungs- und Schließbewegung [O271/L231]

18.3 Diagnostik

18.3.1 Mindestdiagnostik, Standarddiagnostik

Verfahren zur CMD-Diagnostik sollten eine hohe Reliabilität und Validität, klar definierte Messvorgänge sowie eine Sensitivität und Spezifität > 70 % aufweisen (Schierz 2017).

Die **Mindestdiagnostik** bei Verdacht auf eine CMD umfasst eine ausführliche Anamnese, eine körperliche Untersuchung des Kausystems, eine Schmerzgraduierung sowie eine Panoramaschichtaufnahme.

Die etwas umfangreichere **Standarddiagnostik** geht zusätzlich auf psychosoziale Aspekte ein. Türp et al. (2006) haben hierzu ein Stufenschema entwickelt (▶ Abb. 18.11).

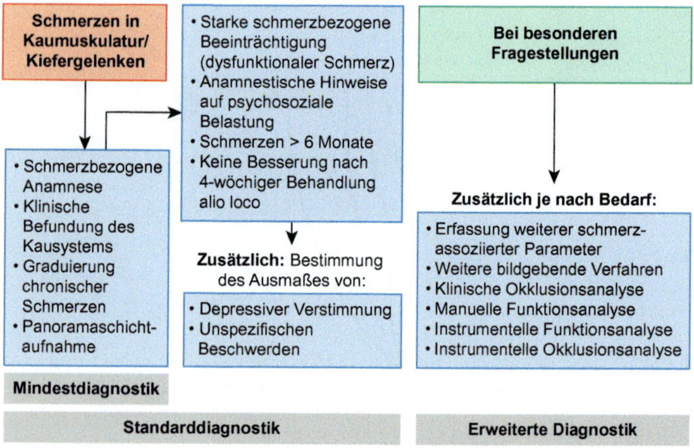

Abb. 18.11 Diagnostisches Stufenschema für Pat. mit Kaumuskel- und Kiefergelenkschmerzen [H156-006/L231]

Anamnese

Essenziell ist ein ausführliches Anamnesegespräch, in dem die Pat. ihre Beschwerden frei vorbringen. Meist akute Schmerzsymptomatik, ggf. begleitet von Kiefergelenkgeräuschen. Frage nach der Entstehung der Beschwerden:

- Frühere prothetische oder kieferorthopädische Behandlungen?
- Vorausgegangene OP mit daraus entstandenen Veränderungen der Okklusion?
- Unfälle (evtl. mit Beteiligung der Kiefergelenke)?
- Ohrgeräusche?
- Funktionseinschränkungen des Kiefergelenks?
- Kopf-, Nacken- oder Schulterschmerzen? Tinnitus oder Schwindel? Falls vorhanden, interdisziplinär abklären (Ridder 2024)
- Sozialanamnese wichtig zur Klärung möglicher psychischer Ursachen von Kiefergelenkerkr.

Mit den erhaltenen Informationen sollte eine objektivierbare funktionelle Kiefergelenkerkr. von einem subjektiv empfundenen chron. Kiefer- und Gesichtsschmerz ausgehend von einer psychischen Erkr. unterschieden werden können:

- Kopfschmerzen sind häufig mit Erkr. der Ohren, Migräne, Neuralgien oder Entzündungen der Mund- oder Kieferhöhle vergesellschaftet.
- Schwindel, Ohrenschmerzen, Ohrgeräusche und Ohrensausen weisen auf eine mögliche okklusionsbedingte Fehlposition der Kondylen hin.
- Spannungsgefühle in der Kaumuskulatur sprechen für eine muskuläre Inkoordination mit Überlastung der Zähne und Kiefergelenke.
- Schmerzen der Kiefergelenke sind oft Folge einer früheren Gewalteinwirkung, ggf. Fehlbehandlungen, wie zu hohe Brücken/Kronenversorgungen.

Schmerzanamnese

Die möglichst ausführliche Schmerzanamnese ist wichtig. Hierbei sollten folgende Punkte abgefragt werden (Schierz 2017):

- Zeitliches Auftreten des Schmerzes (z. B. Dauerschmerz, anfallsartige Schmerzen)
- Erstmaliges Auftreten der Beschwerden
- Qualität (z. B. stumpf, stechend) und Intensität
- Lokalisation und ggf. Ausstrahlung
- Modifizierende oder provozierende Faktoren (z. B. Wärme, Kälte, Stress, Ruhe)

Als standardisierter Fragebogen wird hier z. B. der Status zur Graduierung chronischer Schmerzen (Graded Chronic Pain Scale revised, GCPS-R) verwendet (Von Korff et al. 2020).

Klinische Funktionsanalyse

Bei der Befunderhebung werden vor allem das Kiefergelenk und die umliegenden Strukturen untersucht. Die klin. Funktionsanalyse erfolgt nach Möglichkeit standardisiert. Hierzu stehen verschiedene Untersuchungsbögen zur Verfügung (z. B. der Arbeitsgemeinschaft für Funktionsdiagnostik in der DGZMK, DGFDT, ▶ Tab. 18.4). Bei auffälligem Basisscreening wird eine weitergehende klin. Funktionsanalyse eingeleitet.

Tab. 18.4 CMD-Basis-Screening (CMD-BASISDIAGNOSTIK) der Deutschen Gesellschaft für Funktionsdiagnostik und -therapie*

	Ja	Nein
Schmerz bei Palpation des M. masseter pars superficialis?		
Kiefergelenkgeräusche?		
Schmerz bei Palpation des Kiefergelenks?		
Schmerz Kiefergelenk bei Kieferöffnung?		
Limitation Kieferöffnung (< 40 mm)?		
Okklusionsstörungen?		

* Deutsche Gesellschaft für Zahn-, Mund- und Kieferheilkunde e. V. (DGZMK), Düsseldorf 2024

Bewegungsanalyse

Mundöffnung Wird differenziert aktiv, aktiv mit Schmerz oder passiv gemessen.

Aktive UK-Bewegungen:

- Physiologische Schneidekantendistanz (SKD): > 40 mm (▶ Abb. 18.12), variiert aber je nach Körpergröße und Wachstumstyp
- Mundöffnung schmerzfrei geringer als unter Schmerzen max. erreichbar: weitere Differenzierung in myogen oder arthrogen durchführen

Passive Mundöffnung durch den Zahnarzt: zur Ermittlung der Gewebequalität der Gelenkkapsel sowie zur Differenzierung einer physiologisch arthrogen oder einer myogen begrenzten UK-Bewegung

Kiefergelenkgeräusche Durch Palpation der Kiefergelenke (▶ Abb. 18.13) bei Öffnungs- und Schließbewegungen lassen sich Dysfunktionen des Diskusbandapparats ermitteln.

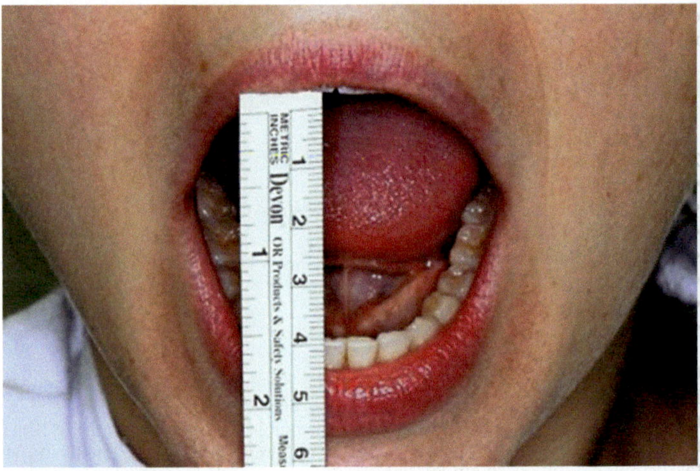

Abb. 18.12 Messung der maximalen Schneidekantendistanz [M1469]

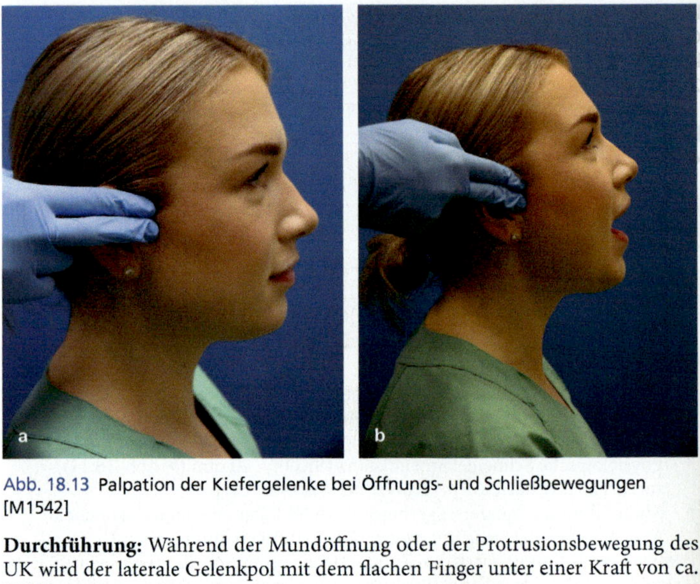

Abb. 18.13 Palpation der Kiefergelenke bei Öffnungs- und Schließbewegungen [M1542]

Durchführung: Während der Mundöffnung oder der Protrusionsbewegung des UK wird der laterale Gelenkpol mit dem flachen Finger unter einer Kraft von ca. 10 N getastet.
Beurteilung: mögliche Befunde: Knack/Reibegeräusche, Knirschen

Untersuchung der Muskulatur

Die Palpation der Muskulatur dient dem Aufspüren generalisierter Muskelverspannungen, schmerzender Muskelbereiche oder Triggerpunkte. Auf gleiche Weise erfolgt die bilaterale Palpation der Kaumuskulatur. Nur so lassen sich Seitendifferenzen hinsichtlich Größe, Elastizität und Verspannung feststellen.

Jeder Pat. besitzt ein subjektives Schmerzempfinden.

Zu untersuchende Muskeln:

- M. temporalis
- M. masseter
- M. digastricus venter posterior
- M. pterygoideus medialis/lateralis
- Unterzungenmuskulatur
- M. sternocleidomastoideus
- Im Kopf-Hals-Bereich M. trapezius, M. suboccipitalis

Okklusion

Im Rahmen der Okklusionsdiagnostik werden Zahnstatus, Zahnkontakte in habitueller Interkuspidation, Attritionen und keilförmige Defekte erfasst, die typisch für eine CMD sind (Schierz 2017). Vor allem geachtet werden sollte auf Kontaktgeräusche, die durch ein vorzeitiges Auftreffen der UK-Zähne auf einzelne OK-Zähne hervorgerufen werden. Die ungleichmäßige UK-Abstützung kann zur Entwicklung von Kaufunktionsstörungen beitragen (Türp et al. 2006). Standard der klin. Funktionsanalyse ist das Untersuchungsprotokoll des International DC-TMD Consortium, dessen Ergebnisse direkt in die klin. Behandlung übertragen werden können und das einen Algorithmus für die Diagnosestellung enthält (Reißmann 2017).

Panoramaschichtaufnahme

- Zeigt Formveränderungen der knöchernen Gelenkstrukturen sowie Asymmetrien (▶ Abb. 18.14), die früher als Indikator für CMD bzw. CMD-Prädisposition galten. Vor allem zuverlässig bei fortgeschrittenen osteoarthrotischen Prozessen (Schierz 2017).

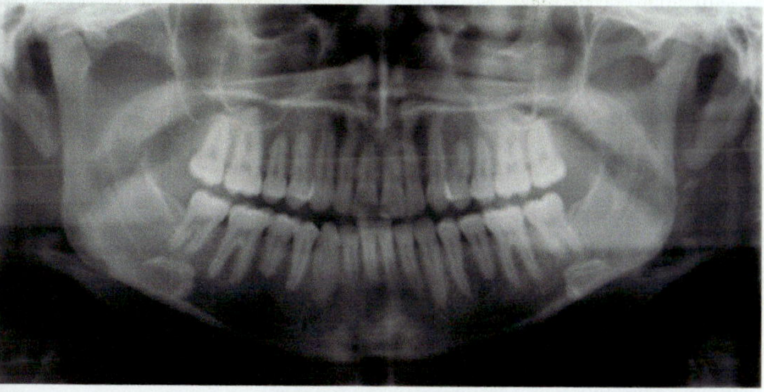

Abb. 18.14 OPT mit deutlich atrophiertem Kiefergelenkköpfchen links bei einer Patientin mit Schmerzen der Nackenmuskulatur und UK-Deviation bei MÖ um 4 mm nach rechts [M1469]

- Zuverlässige Aussagen über die Breite des Gelenkspalts und damit verbundene Gelenkveränderungen sind nicht möglich.
- Dient dem Nachweis von Raumforderungen, der Bestimmung des Arthrosegrads sowie der Darstellung der Gelenksituation bei speziellen Fragestellungen v. a. zur DD (Türp et al. 2006).
- Obligat bei erfolgloser konventioneller Ther., fazialer Asymmetrie, einseitig offenem Biss (Tumorausschluss), Trauma, stark eingeschränkter Mundöffnung, Ausschluss von Metastasen und V. a. systemische Gelenkerkr. (rheumatoide Arthritis, Psoriasisarthritis, ankolysierende Spondylitis) (Schierz 2017).

18.4 Erweiterte Diagnostik

18.4.1 Instrumentelle Funktionsanalyse

(Utz et al. 2022) Beurteilung der Funktion des kraniomandibulären Systems unter Zuhilfenahme spezieller Instrumente und Geräte hinsichtlich UK-Kinematik, Kondylenposition, (vertikaler und horizontaler) Kieferrelation, Orientierung der Zahnreihen im Schädel und ihre Übertragung in den Artikulator sowie Muskelaktivität der Kiefermuskulatur.

Instrumentelle Bewegungsanalyse

Erfassung der UK-Bewegungsfunktion mit speziellen Messsystemen (Registrierungssystemen) mit zahngeführten und nicht zahngeführten Bewegungsanteilen. Daten für die Einstellung eines Artikulators/Programmierung eines Bewegungssimulators:

- Sagittaler Kondylenbahn-Neigungswinkel (Protrusionsbahnen)
- Bennett-Winkel (Mediotrusionsbahnen)
- Immediate Sideshift
- Sagittale und frontale Winkel des justierbaren Frontführungstellers

Befunde

- Eingeschränkte UK-Beweglichkeit
- Deutlich erhöhte UK-Mobilität
- Auffällig veränderte UK-Koordination (beim Öffnen, Schließen und bei Seitbewegungen)
- Fehlende UK-Stabilität (okklusal oder gelenkbezogen)

Registriersysteme z. B. FREECORDER BlueFox, FastLink-Schnellkupplungssystem und JMA-Zebris-System.

Prinzip: Über einen Gesichtsbogen mit integrierten Empfängermodulen und mit einem gelenknah messenden UK-Sensor werden die UK-Bewegungen registriert, aufgezeichnet und grafisch dargestellt. Primär werden Steilheit, Form und Länge der individuellen Gelenkbahn in der sagittalen und transversalen Richtung im räumlichen und zeitlichen Zusammenhang berechnet. Aus den Daten werden Bewegungsanomalien abgeleitet, Artikulatoren individualisiert und zeitliche Inkongruenzen von Bewegungen in beiden Kiefergelenken registriert (Schierz 2017). Beim Zebris-Kieferregistriersystem (JMA-Optic) werden die Freiheitsgrade der UK-Bewegungen mittels Laufzeitmessung von Ultraschallimpulsen erfasst (▶ Abb. 18.15).

Befunde Folgende Daten können erhoben werden:

- UK-Bewegungsregistrierung
- Funktions- und digitale Okklusionsanalyse

- Bestimmung der OK-Position (ein mechanischer Gesichtsbogen wird nicht mehr benötigt)
- Bestimmung der Einstellparameter mechanischer und virtueller Artikulatoren
- Bestimmung einer neuromuskulären Kieferrelation
- Elektronische Positionsanalyse der Kondylen (EPA)
- Schnittstellen zu CAD/CAM Systemen (Exocad)

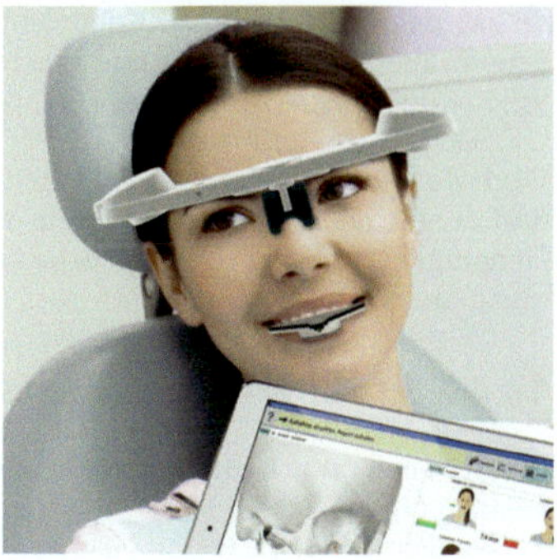

Abb. 18.15 Zebris-Kieferregistriersystem [V644]

Kondylenpositionsanalyse

Vergleich der Kondylenposition der Kiefergelenke bei unterschiedlichen okklusionsnahen Positionen relativ zueinander, z. B. zentrische Kondylenposition oder ther. Position versus der Position in habitueller Bisslage (Reißmann 2017).

Kieferrelationsbestimmung, Gesichtsbogen

Bei vollbezahnten Pat. wird zunächst die maximale Interkuspidation oder statische Okklusion zur Bestimmung der Kieferrelation herangezogen. Ergänzend oder bei unvollständiger Bezahnung kommen meist das geführte Zentrikregistrat oder die intraoralen Stützstiftregistrierung (Pfeilwinkelregistrat nach Gerber) zur Anwendung. Bezug genommen wird hier auf die retrale Kondylenposition oder die zentrische Kondylenposition (kranioventrale, nicht seitenverschobene Position der Kondylen bei physiologischer Kondylus-Diskus-Relation. Unabhängig von der Okklusion). Die Gesichtsbogenübertragung (▶ Abb. 18.16) definiert die OK-Inklination in dreidimensionaler Ebene. Exzentrische Registrate geben näherungsweise Werte für

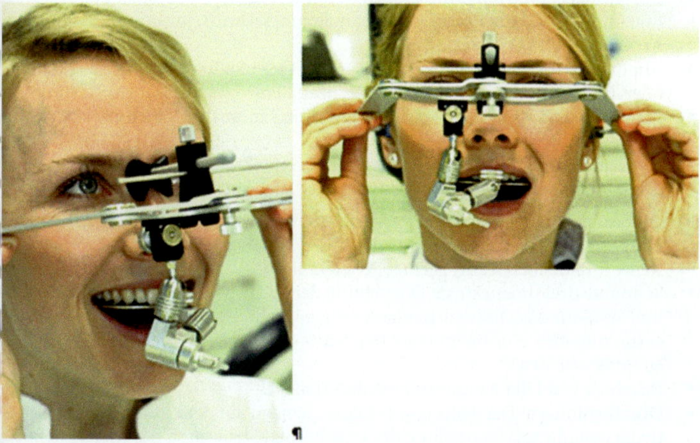

Abb. 18.16 Ermittlung der Lagebeziehung des Oberkiefers zu den Kiefergelenken und zur Schädelbasis mittels Gesichtsbogenübertragung [M1469]

die sagittale und horizontale Kondylenbahn an. Mit den ermittelten Werten erfolgt eine für die Basisdiagnostik und exakte Herstellung von Aufbissschienen obligate Schädel-bezügliche Montage des OK-Modells und die anschließende Montage des UK-Modells im Artikulator.

Digitale Gesichtsbögen ermöglichen eine präzise Erfassung der Kieferrelation und deren Übertragung auf digitale Modelle. Diese Systeme bieten eine höhere Genauigkeit und Reproduzierbarkeit als konventionelle Gesichtsbögen (Glaros und Tedesco 2019).

18.4.2 Erweiterte bildgebende Verfahren

Indikationen für erweiterte bildgebende Verfahren im Rahmen der Funktionsdiagnostik (Ahlers et al. 2005)

- Kongenitale Defekte und postnatale Wachstumsstörungen
- Schwere mandibuläre Asymmetrien
- V. a. Beteiligung des Kiefergelenks bei systemischen Erkr. (z. B. rheumatoide Arthritis, Psoriasis-Arthritis)
- Traumatisch bedingte Veränderungen
- Verdacht auf einen Tumor
- Schwellung der Kiefergelenkregion
- Schmerzen und Druckempfindlichkeit des Kiefergelenks
- Eingeschränkte UK-Motilität
- Anamnestisch unklare Okklusionsstörungen (z. B. unilaterale Nonokklusion)

Digitale Volumentomografie (DVT) Durch dreidimensionale, überlagerungsfreie und detailgenaue Darstellung der Hartgewebe Diagn. von Veränderungen der knöchernen Strukturen im Kiefergelenkbereich. Gleichzeitig deutlich geringere Strahlenbelastung als bei der CT.

Ind.: bei V. a. primär knöcherne Kiefergelenkserkr. nach klin. Untersuchung, ggf. unter Berücksichtigung paraklin. Befunde (Utz et al. 2022)

Diagnostik von (Utz et al. 2022):

- Chron.-degenerativen arthritischen Veränderungen
- Entzündlichen Arthritiden, v. a. rheumatoide Arthritis, juvenile idiopathische Arthritis und Psoriasisarthritis
- Abnormen Positionen des Kondylus in der Gelenkpfanne z. B. nach Trauma oder Tumoren oder in begründeten Einzelfällen
- Frakturen und Ankylosen sowie Entwicklungsanomalien (auch zur instrumentellen Funktionsanalyse)
- Hyperplasien und benignen Tumoren der Gelenkregionen
- Seltenen malignen Läsionen des Gelenks (Osteo- oder Chondrosarkome)

Magnetresonanztomografie (MRT) Verfahren der Wahl bei der Diagn. der Weichgewebe des Kiefergelenks (▶ Abb. 18.17)

- Keine Strahlenbelastung, geringe Artefaktbildung.
- Sehr gute dreidimensionale Darstellung der Weichgewebe (z. B. von Position und Struktur des Discus articularis bei geräuschfreien Gelenken, um einen eufunktionalen von einem ohne Reposition nach anterior verlagerten Discus zu unterscheiden).
- Beliebige Wahl der zu untersuchenden Schicht.
- Durch animierte Darstellung von Bildsequenzen auf dem Monitor über Negativdarstellung ggf. Beurteilung der knöchernen Strukturen des Kiefergelenks
- Festlegung der zu untersuchenden Positionen vom Behandler je nach klinischem Befund, Referenz ist immer Aufnahme in habitueller Interkuspidation.

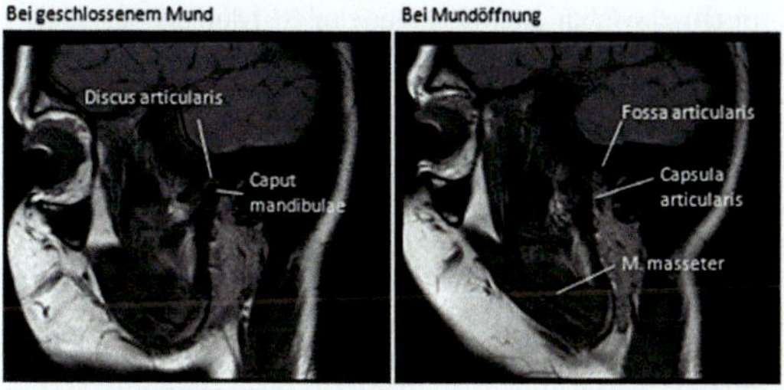

Abb. 18.17 Funktions-MRT der Pat. aus ▶ Abb. 18.14 zur Abklärung der weichgewebigen Strukturen des Kiefergelenks [M1469]

Computertomografie (CT)

- Sehr hohe Auflösung.
- Dreidimensionale Darstellung der knöchernen Strukturen des Kiefergelenks.
- Ind. bei möglichen resorptiven Veränderungen, Neubildungen oder Frakturen der Kiefergelenke da größeres Sichtfeld.
- Wegen unzureichender Darstellung der Weichgewebe (Knorpel, Bänder) können die Diski nur in streng sagittalen Tomogrammen beurteilt werden (Utz et al. 2022).

Sonografie Eingeschränkt als Alternative zur bildgebenden Darstellung des Diskus-Kondylus-Komplexes in Bewegung. Lediglich die lateralen Anteile des Gelenkkomplexes darstellbar. Vorteil: Darstellung der intraartikulären Bewegungen in Echtzeit. Messung von Dicke und Struktur der Kaumuskulatur bei Auffälligkeiten (z. B. Masseterhypertrophie) möglich (Schierz 2017).

Arthrografie KM-Injektion in den unteren Gelenkspalt unter röntgenologischer Kontrolle. Mittels transkranieller Röntgenaufnahmen oder Tomogrammen Rückschlüsse auf Diskuslage und mögliche Diskusperforation möglich. Bei Zweikammerarthrografie KM-Injektion in oberen und unteren Gelenkspalt

- Hohe Sensitivität bei korrekter Lagebeurteilung des Discus articularis, Nachweis von Perforationen sowie bei Adhäsionen des Diskus
- Aufgrund der Invasivität und der hohen Strahlenbelastung Beurteilung der Weichgewebe vorzugsweise mittels MRT

18.5 Therapie

18.5.1 Übersicht

Indikationen Schmerzen, andere Symptome oder Funktionseinschränkungen des temporomandibulären Systems

Behandlungskonzept Ganzheitliches Konzept mit Zusammenarbeit mehrerer Fachdisziplinen (Medizin, Zahnmedizin, Physiotherapie, ggf. Psychiatrie)

Wahl des Verfahrens Die aus der Anamnese und der Funktionsdiagnostik hervorgegangenen pathophysiologischen Zustände definieren das Therapiekonzept:

- Zunächst reversible Ansätze wie Okklusionsschienen (▶ 18.4.2) und andere Aufbissbehelfe
- Irreversible Maßnahmen (Einschleifen der Okklusion, kieferorthopädische Korrekturmaßnahmen, Rekonstruktion von Einzelzähnen, Zahngruppen oder des gesamten Kausystems) zurückstellen (Utz et al. 2022)

18

- Bei V. a. psychische Erkr. oder eine akute oder chron. psychosoziale Belastungssituation, deren Auftreten zeitlich mit den Beschwerden in Verbindung gebracht wird, zusätzliche psychiatrische bzw. psychotherapeutische Betreuung (Christidis et al. 2024)
- Chir. Therapie bei anhaltender Schmerzsymptomatik

18.5.2 Schienentherapie

Okklusionsschienen besitzen aufgrund ihrer Reversibilität ein weites Indikationsspektrum und sind die zahnärztliche Standardmaßnahme in der Primärther. (Ahlers et al. 2005). Sie bieten eine hohe therapeutische Sicherheit und geringfügige NW (Utz et al. 2022).

Ziele Neupositionierung der Kondylen, um möglichst belastungsfreie Zentralstellung wiederherzustellen sowie okklusale Störungen und Parafunktionen zu beseitigen (Utz et al. 2022).

Der Beginn der Physiother. **vor** der Herstellung der Schiene ist von herausragender Bedeutung. Der Muskel-Bänder-Komplex wird durch die Physiother. gelockert, Restriktionen werden gelöst, die Kiefergelenke manuell entlastet. Erst dann ist eine adäquate Bissnahme möglich.

Vorgehen
- Abdrucknahme, Herstellung und Eingliederung der Schiene **nach** der ersten physiother. Sitzung
- Physiother./manuelle Ther. für 4–6 Wo. (Tragen der Schiene für 24 h)
- Regelmäßige Kontrolltermine, Feinjustierung der Schiene
- Weiterführung der Physiother. für bis zu 10 Wo. (nächtliches Tragen der Schiene)
- Kontrolltermine nach 2–3 Mon. und nach weiteren 4–6 Mon.
- Bei stabilen Verhältnissen Kontrolle 1 ×/J., Tragen der Schiene nur nachts
- Definitive Einstellung der neuen Okklusion, um ein stabiles Ergebnis zu erzielen

Schienenformen ▶ Tab. 18.5

18.5.3 Physiotherapie und alternativmedizinische Therapieansätze

Physiotherapie Leitet die CMD-Ther. sinnvollerweise ein. Auswahl der Techniken ist zweitrangig, die durch die CMD bedingten Störungen sollten verstanden sein und adäquat behandelt werden. Wesentlicher Teil der Behandlung ist die **Therapie der Kaumuskeln.** Idealerweise wird gemeinsam mit den Pat. ein Programm zur Eigenbehandlung erarbeitet, das nach Beendigung der physiother. Behandlung zu Hause weitergeführt wird (Crăciun et al. 2022).
Zur akuten Schmerzbehandlung werden ergänzend physikalisch-medizinische Methoden angewandt, wie die Thermo- bzw. Kryotherapie mit konventioneller Anwendung von Wärme bzw. Kälte, aber auch Rotlicht oder Mikrowellen sowie Kurzwellen-Diathermie.

Akupunktur Kann ergänzend zur Schmerztherapie eingesetzt werden (Fernandes et al. 2017, Şen et al. 2020).

Tab. 18.5 Schienen zur Behandlung der CMD (nach Deutsche Gesellschaft für Zahn-, Mund- und Kieferheilkunde e. V. [DGZMK], Düsseldorf)

Schiene	Beispiele	Indikation	Ziele	Eigenschaften
Zentrikschienen	Michigan-Schiene (▶ Abb. 18.18), Äquilibrierungsschiene, Schiene zur Bisserhöhung		Harmonisierung von Zahn-, Muskel- und Kiefergelenkfunktionen, Ausschaltung okklusaler Interferenzen, Reduktion parafunktioneller Aktivitäten	Schiene in OK und UK, Einstellen einer Eckzahnführung. Einsatz als Kurz- oder Langzeitschiene möglich
Repositionierungsschiene	Dekompressionsschiene, Protrusionsschiene, Farrar-Schiene	Diskusverlagerungen (anterior-medial, mit oder ohne Reposition) oder Stellungsänderungen in den Kiefergelenken	Schaffung eines ausreichenden Gelenkspalts zur Reduktion der Reibung an Gelenkkopf und Gelenkpfanne Ggf. Reposition des Diskus, Wiederherstellung einer zentrischen Kondylenposition (physiologische Kondylus-Diskus-Fossa-Relation)	Keine Dauerschiene Behandlungserfolg stückweises Überführen der Repositionierungsschiene in eine Zentrikschiene
Reflexschiene	Harte oder weiche Folienschiene, Interzeptorschiene	Rein myogene CMD	Unterbrechung eingefahrener neuromuskulärer Reflexe	
Distraktionsschiene		Bei Diskusdislokation ohne Reposition	Schaffung eines Frühkontaktes im Molarenbereich zur Distraktion des Kiefergelenks	Anfertigung vorrangig im UK

18.5.4 Medikamentöse Therapie

Die medikamentöse Therapie ist in den meisten Fällen nur Teil eines ther. Gesamtkonzepts, kann aber auch wesentlicher Bestandteil der Ther. sein. (Minervini et al. 2024) Das Wirkprinzip der verschriebenen Medikamente sollte bekannt und die Wirkung wissenschaftlich nachgewiesen sein. Indikationsgebiete sind Arthropathien, Myopathien, Neuropathien, Entzündungen, chron. Schmerzen und damit sehr häufig verbundene Schlafstörungen (Wu et al. 2021). Die Medikamentengabe (▶ Tab. 18.6) erfolgt möglichst gezielt nach den Symptomen und immer in Rücksprache mit und unter Überwachung durch den behandelnden Hausarzt und/oder Psychiater.

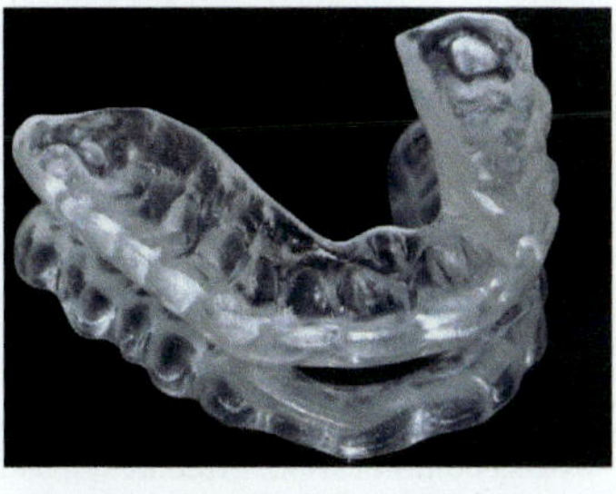

Abb. 18.18 Beispiel für eine klassische OK-Michigan-Schiene [M1542]

Tab. 18.6 Auswahl der (oralen) Pharmakotherapie bei CMD [Reißmann 2017]

Indikation	Stoffklasse	Wirkstoff	Dosierung
Leichte akute Schmerzen	Antipyretische Analgetika	Paracetamol	4 × 500 mg/d
Moderate Schmerzen	Nicht steroidale Antiphlogistika (NSAID)	Acetylsalicylsäure (ASS)	3 × 1000 mg/d
		Ibuprofen	3 × 800 mg/d
		Naproxen	2 × 500 mg/d
Kiefergelenkschmerzen	COX-2-Hemmer	Celecoxib	2 × 200 mg/d
Muskelschmerz oder Verspannung	Benzodiazepine	Diazepam	1 × 2–5 mg/d abends
Chron. Schmerzen	Trizyklische Antidepressiva	Amitriptylin	1 × 10–50 mg/d abends

Botulinumtoxin Kann zur Reduktion parafunktioneller Bewegungen der Kaumuskulatur, bei Bruxismus, aus ästhetischen Gründen bei Masseterhypertrophie sowie zur Linderung myofaszialer Schmerzen vor allem bei Pat., die auf konventionelle Behandlungsmethoden nicht ansprechen, zur Anwendung kommen (Balanta Melo et al. 2019, Sipahi, Colakoglu und Gunbay 2019). Das Neurotoxin ist offiziell nicht für Eingriffe am Kauapparat zugelassen, die klinische Anwendung gilt daher als Off-label Use und die Ind. sollte streng gestellt werden (Jankovic 2018, Thambar et al. 2020).

18.5.5 Chirurgische Therapieansätze

Indikationen (Therapie craniomandibulärer Dysfunktionen [CMD], Utz et al. 2022)

- Durch konservative Verfahren nicht zu beseitigende Schmerzsymptomatik (v. a. bei arthrogenen Erkr. des Kiefergelenks). Morphologisch begründbare Schmerzen oder Funktionsstörungen
- Schädigung des Kiefergelenks (bei CMD) im Zusammenhang mit einer
- Systemische Erkr. mit Kiefergelenkbeteiligung (Gicht, Pseudogicht)
- Entwicklungsstörungen (kondyläre Hyperplasie, Agenesie), Tumoren, idiopathische Kondylusresorption oder seltenen Erkr. des Kiefergelenks
- Bei Aussicht auf eine wesentliche Besserung oder Beseitigung der Beschwerden

Operationsmethoden Entsprechend einer Therapieleiter (Utz et al. 2022):

- Arthrozentese (ggf. mit Arthroskopie): sehr minimalinvasiv, Punktion und Lavage des Gelenkspalts mit isotonischer Ringer-Lsg. oder NaCl 0,9 % zum Abtransport von Entzündungsmediatoren, proteolytischer Enzyme sowie Knorpelabbauprodukten, Injektion von Medikamenten in den Gelenkspalt möglich (Al-Moraissi und Wolford 2020)
- Chir. Reposition des Discus articularis bei Arthrose sowie bei Form- und Lageveränderungen des Discus articularis und Hypermobilitätsstörungen
- Diskektomie mit oder ohne Ersatz, hohe Kondylotomie, Diskus-Retrofixationsverfahren, Diskusresektion bei Diskusfunktionsstörungen (Schmerz/Blockadephänomen)
- Eigenblutinjektion, Prolother., Injektion von Botox bei Hypermobilitätsstörung
- Modellierende Osteotomie der Gelenkflächen
- Totalendoprothese

19 Implantatchirurgie

Marcel Hanisch, Frank Hölzle, Jochen Jackowski, Hajo Peters
Kapitel 19.11: Amira Begić, Sandra Kallab, Ausra Ramanauskaite, Carla Schliephake, Frank Schwarz
Kapitel 19.12: Frank Hölzle, Nina Wagenknecht

19.1 Grundlagen

Marcel Hanisch, Frank Hölzle, Jochen Jackowski, Hajo Peters

Die dentale Implantologie gehört zu den Routinebehandlungen mit verlässlichen Langzeiterfolgen und muss in einem Aufklärungsgespräch als ther. Alternative (z. B. zur chir. Zahnerhaltung oder konventionellen Versorgung mit Zahnersatz) genannt werden.

Dentale Implantate sind alloplastische Körper, die in den Kieferknochen eingebracht werden, um als Pfeiler Einzelkronen, Brücken und partielle oder Totalprothesen abzustützen.

Indikationen

- Einzelzahn- und Schaltlücken, Freiendsituationen, vollständig unbezahnter OK/UK
- Nichtanlage von Zähnen, traumatischer Zahnverlust
- Kieferorthopädie: zunehmende Bedeutung bei fehlenden Molaren als Verankerungselemente, die in orthodontische Bewegungen einbezogen werden
- LKG-Spalten, Fehlbildungssy., nach ablativer Tumorchir.: inzwischen hoher Stellenwert bei der funktionellen und ästhetischen Rehabilitation
  - Intraorale Implantate ermöglichen die Befestigung von Obturatoren und Defektprothesen.
  - Extraorale Implantate können Epithesen (z. B. Augen- und Ohrenepithesen) lagestabil fixieren.

!

- Als alloplastische Materialien erweitern dentale Implantate die zahnärztlichen und MKG-Therapieoptionen, sind aber nicht die vollkommeneren Zähne.
- Eine implantatchir. und -prothetische Ther. ist nur erfolgreich, wenn ein reizlos im Knochen verankertes Implantat über eine Suprakonstruktion Kaukräfte aufnehmen und funktionellen Belastungen ausgesetzt werden kann.

Kontraindikationen Risikofaktoren, die eine absolute, relative, temporäre oder lokale KI für einen Implantat-chir. Eingriff und eine Implantat-gestützte prothetische Versorgung sein können:

- **Absolute KI:** schwere Erkr. von Herz, Kreislauf, Blutgerinnung, Stoffwechsel, Knochen und Immunsystem sowie psychische Störungen, Alkohol- und Drogenabusus und eine immunsuppressive Ther.
- **Relative KI:** schwerer Diab. mell., hämorrhagische Diathesen und Antikoagulation, Radiatio und Nikotinabusus
- **Temporäre KI:** lokale Infektion (z. B. Ostitis) oder unbehandelte Parodontitis
- **Lokale KI:** Schleimhautalterationen (z. B. vesikuläre oder bullöse Autoimmundermatosen)

Osseointegration

Definition Direkter struktureller und funktioneller Verbund zwischen organisiertem lebenden Knochen und der Oberfläche eines belasteten Implantats (Brånemark et al. 1969)

Entwicklung
- **Frühphase:** Bildung eines Blutkoagulums am Implantat-Knochen-Übergang unmittelbar nach Implantatinsertion. Einwandern von neutrophilen Granulozyten und Makrophagen. Ausbildung eines Fibrinleitgerüsts. Einsprossen von Kapillaren und Einwandern von Präosteoblasten
- **Maturationsphase:** zelluläre Differenzierung zu Osteoblasten, Matrixsynthese auf der Implantatoberfläche, Osteogenese durch Sekretion von Osteopontin und Kalziumphosphat-Komplex-Ablagerung
- **Spätphase:** Geflechtknochensynthese, Umbau zu lamellärem Knochen

Klinische Anzeichen der erfolgreichen Osseointegration:
- Keine Implantatmobilität
- Asymptomatisches Implantat
- Gesundes periimplantäres Weichgewebe
- Radiologisch krestaler Knochenverlauf ohne Einbrüche
- Radiologisch keine periimplantäre Transluzenz

Primärstabilität
- Rein mechanische Stabilität des Implantats beim Einbringen in den Knochen. Wird nur durch Klemmpassung und Knochenverdrängung/-verdichtung erreicht
- Bei schraubenförmigen Implantaten Bestimmung beim Eindrehen in den Knochen als Eindrehmoment (Angabe in N/cm) möglich
- Ist abhängig von Länge und Durchmesser des Implantats, Implantatdesign, Mikromorphologie der Implantatoberfläche, Insertionstechnik, Kongruenz von Implantat und Lagerknochen sowie Knochenqualität und -quantität

Sekundärstabilität Wird nach der Einheilphase durch abgelaufene Osseointegration mit abschließender Bildung von Lamellenknochen bestimmt.
- Experimentelle Messung als Drehmoment, das zum Ausdrehen eines osseointegrierten Implantats aus dem Knochen aufgebracht werden muss.
- Klin. Messung mit dem Implant Stability Quotient (ISQ).

Weichgewebeintegration

Durch epitheliale und bindegewebige periimplantäre Wundheilung Ausbilden eines Weichgewebsmantels (biologische Versiegelung) zum Schutz des Implantats vor bakt. und mechanischen Angriffen. Wird durch geeignete Materialien (Zirkon, Titan) im subgingivalen Bereich der Suprakonstruktion begünstigt.

Gesundes periimplantäres Weichgewebe ist für den langfristigen Implantaterfolg genauso wichtig wie eine erfolgreiche Osseointegration.

19.2 Diagnostik

Marcel Hanisch, Frank Hölzle, Jochen Jackowski, Hajo Peters

19.2.1 Bewertung systemischer Faktoren

Alter Abgeschlossenes Knochenwachstum (16–19 J.), da sonst lokale Wachstumshemmung um das Implantat. Ausnahmen: genetisch bedingte Zahnnichtanlagen,

v. a. ektodermale Dysplasien, da wegen oft fehlendem oder insuffizientem Alveolarfortsatzwachstum andere Ther.-Strategien erforderlich.

Diabetes mellitus Keine KI für Implantate, sofern nur gelegentlich erhöhter BZ und korrekte Ind.-Stellung, muss aber aufgrund mit ihm einhergehender Risiken bei der Ther.-Planung und -Durchführung entsprechend berücksichtigt werden (DGI, DGZMK 2022):

- Durch Hyperglykämie verzögerte Osseointegration und verlängerte Einheilzeit, daher vor Implantation Einstellung des Diab. mell. überprüfen. Zielbereich siehe Nationale Versorgungsleitlinie Ther. des Diab. mell. Typ 2
- Durch Mikrovaskulopathie beeinträchtigte Wundheilung
- Begünstigung periimplantärer Entzündungen, daher prophylaktische einmalige Antibiotikagabe und lokale CHX-Anwendung vor Insertion

Raucher

- Erhöhtes Infektionsrisiko und verschlechterte postop. Wundheilung durch reduzierte Immunabwehr
- Erhöhtes Risiko für Implantatverluste (steigt mit der Anzahl der täglich gerauchten Zigaretten), periimplantäre Knochenverluste nach Implantation, Periimplantitis, Verlust von Knochenaugmentaten

> Bei Aufklärung niedrigere Erfolgs- und Überlebensraten sowie höheres Risiko für periimplantäre Infektionen berücksichtigen (Naseri, Yaghini und Feizi 2020, Strietzel et al. 2007)

Schwangerschaft Implantationen möglichst nach dem Ende der Schwangerschaft durchführen (Vermeiden von Strahlenbelastung durch Röntgenbilder, UAW und physische OP-Belastungen)

Zustand nach Chemo-Radiotherapie Rücksprache mit behandelndem Arzt

Zustand nach Bestrahlung im Kopf-Hals Bereich Unter sorgfältiger Risikoabwägung Implantation erst 6–12 Mon. nach der Bestrahlung. Außerdem:

- Rücksprache mit behandelndem Arzt
- Systemische antiinfektive Prophylaxe (z. B. Amoxicillin, Clindamycin)
- Möglichst atraumatisches Vorgehen
- Augmentative Maßnahmen nach Möglichkeit vermeiden
- Prothetische Belastung frühestens nach 3 Mon.

Osteoporose Häufigste Störung des Knochenmetabolismus, Prävalenz steigt mit Lebensalter und bei Frauen nach der Menopause. Ist keine KI für orale Implantate, allerdings evtl. verminderte Erfolgsrate oder verzögerte Heilung bei ossären Augmentationen im Rahmen von implantologischen Eingriffen

> Genaue Evaluation der antiosteoporotischen Medikation (▶ 16.4)

19.2.2 Lokale Untersuchung

Hartgewebe

Besonderheiten der knöchernen Morphologie des Alveolarfortsatzes beim unbezahnten Kiefer **Oberer Frontzahnbereich:** vor Zahnverlust häufig nur papierdünne vestibuläre Bedeckung der OK-Frontzahnwurzeln → nach Zahnverlust und transversaler Resorption reduzierte orovestibuläre Dimension des knöchernen Alveolarfortsatzes. Daher:

- bei Pilotbohrung auf palatinale Führung des Bohrers (Steilstellung) achten, um zu starke Proklination der Implantatachse zu verhindern. Evtl. statische Bohrschablonen verwenden
- oft vestibuläre Augmentation erforderlich, um optimale Implantatachse zu gewährleisten und stark abgewinkelte Implantataufbauten mit prothetischen Nachteilen zu verhindern

Oberer Seitenzahnbereich: vertikale Dimension des Alveolarfortsatzes ab dem 1. oder 2. Prämolar häufig durch weit ausgedehnten Sinus (Recessus alveolaris) reduziert → präimplantologische Sinusbodenelevation mit Augmentation

Unterer Frontzahnbereich: deutlich transversal reduziertes Knochenangebot, oft messerscharfer unbezahnter Alveolarkamm → präimplantologische oder simultane Augmentation erforderlich

Unterer Seitenzahnbereich: lingual konvergierende Inklination des Alveolarfortsatzes nach kranial mit deutlichem Unterschnitt im lingualen unteren Seitenzahnbereich (v. a. Regio 7er).

! Perforation der lingualen Kortikalis im UK nach apikal bei zu wenig lingual inklinierter Implantationsrichtung → Verletzungsgefahr der A.-facialis-Gefäße mit inneren Blutungen in den Mundboden mit konsekutiver Schwellung und Verlegung der Atemwege → Lebensgefahr!

Knochenklassifikationen

- **Makroskopische Unterscheidung:** äußere dichte kortikale Knochenschicht (Kompakta), darunter trabekulärer Knochen mit unterschiedlich großen Markräumen (Spongiosa)
- **Knochenqualität:** abhängig von Elastizität, Dichte und Architektur (= Form und Lage der Trabekel), unterliegt funktioneller (belastungsabhängiger) biomechanischer Adaptation und Vaskularisationsgrad
- **Klassifikationssysteme:** Lekholm und Zarb (▶ Tab. 19.1), Misch (▶ Tab. 19.2) und Vercellotti (2009)

! Knochendichte (Mineralgehalt; radiologische Bewertung durch Hounsfield-Einheiten) ist nicht identisch mit Knochenqualität.

Knochenklassifikation nach Vercellotti

- Berücksichtigung der knöchernen Sandwich-Struktur
- Kortikalisdicke in mm: 0, 1, 2, ≥ 3
- Röntgenologische Dichte des trabekulären Knochens in der CT: hoch, mittel, gering

Tab. 19.1 Einteilung der Knochenqualität nach Lekholm und Zarb (1985)

Klasse	Kompakta	Spongiosa	Vaskularisation	Vorkommen
1	Dicht	Wenig	Reduziert	UK-Front
2	Breit	Engmaschig	Gut	UK/OK anterior
3	Dünn	Engmaschig	Gut	OK
4	Fehlt	Weitmaschig	Gut	OK posterior

Tab. 19.2 Klassifikation der Knochendichte nach Misch (1990)

Parameter	D1	D2	D3	D4
Kortikalis und Spongiosa	Dichte Kortikalis	Poröse Kortikalis	Dünne Kortikalis Feine trabekuläre Spongiosa	Feine trabekuläre Spongiosa
Lokalisation	UK-Frontzahnbereich	UK-Seitenzahnbereich OK-Frontzahnbereich	Seitenzahnbereich von UK und OK	OK-Seitenzahnbereich
Primärstabilität	Gut *(Eichenholz)*	Gut *(Buchenholz)*	Eingeschränkt *(Fichtenholz)*	Gering *(Balsaholz)*
Blutversorgung	Reduziert	Gut	Gut	Gut
Implantat-Knochen-Kontaktfläche	Groß	–	Vermindert	Vermindert
Implantatbettpräparation	Höhere chir. KO-Rate (Temperaturschädigung!)	–	Ggf. Implantate mit größerer Oberfläche verwenden, Knochenkondensation; Implantatanzahl maximieren	Knochenkondensation, längere Einheilzeiten, höhere prothetische KO-Rate (Implantatlockerung unter prothetischer Belastung)

Weichgewebe

Gingivaler Biotyp (Ochsenbein und Ross 1971):

- **Dicker Biotyp:** starke Bindegewebsschicht unter keratinisierter Gingiva. Niedrige und breite Papillen. Gut für periimplantären Verschluss. Widerstandsfähiger gegen Rezessionen und periimplantäre Infektionen. Gut prothetisch ausformbar in ästhetisch relevanten Zonen
- **Dünner Biotyp:** geringe Weichgewebsdicke, lange Papillen. Rezessionen nach Implantation möglich. Bindegewebsaugmentation zum Erreichen ästhetisch anspruchsvoller Ergebnisse

Benachbartes Parodont Bei kompromittiertem Parodont an den Implantatnachbarzähnen (vertikaler Knochenverlust) längere klin. Implantatkrone und verkürzte oder fehlende Papillen. **Cave:** Implantation nur bei entzündungsfreien Nachbarzähnen

Keratinisierte, befestigte Gingiva Mind. 2 mm breites Band um das Implantat erhöht periimplantäre Resistenz gegen Infektionen und mechanischen Muskelzug

Okklusion

- Kontrolle des Implantatantagonisten bezüglich Supraokklusion (Elongation bei vormals fehlendem Antagonisten) und Mesioangulation
- Vermeiden nichtaxialer Implantatbelastungen durch achsengerechte Implantatpositionierung. Ausgleich abhängig vom prothetischen Konzept durch angulierte Aufbauten möglich
- Ausreichende Lückenbreite für Implantat und Suprakonstruktion (alternativ: KFO-Lückenöffnung oder rein prothetische Versorgung mittels Brücke)

Lippenlinie

- Lachlinie bestimmt ästhetischen Behandlungsaufwand (Zahnfleischlächeln, engl. Gummy Smile)
- UK ästhetisch weniger anspruchsvoll als OK

Bruxismus Vor Implantation behandeln, um Überbelastung/Materialfraktur vorzubeugen, ggf. dauerhafte nächtliche Bruxissmusschiene. Ggf. komplexe prothetische Vorbehandlung (Bisshebung, KFO)

Anamnese des Zahnverlusts Hart- und Weichgewebedefekte abhängig von Ursachen des Zahnverlusts, z. B. Zustand nach WSR, chron. apikaler Parodontitis, Zysten

Mundöffnung V. a. bei posterioren Implantationen muss ausreichende Mundöffnung für das Einbringen aller Implantatkomponenten und Instrumente gewährleistet sein (z. B. Tumorpat., Verbrennungsopfer, Kollagenosepat.)

19.2.3 Radiologische Diagnostik des Implantatbetts

Liefert Informationen für operativen Eingriff und etwaige Verlaufskontrollen.

Verfahren

- **2D-Verfahren:** intraorale Aufnahmen und 2D-Übersichtsaufnahmen (OPG) meist ausreichend
- **3D-Verfahren** (CT, DVT sowie eingeschränkt MRT): z. B. bei Kieferhöhlensepten, unter sich gehenden Alveolarfortsätzen oder unklarem Verlauf anatomischer Nachbarstrukturen. Außerdem bei bestimmten Ther.-Konzepten, wie Sofortimplantation und Sofortversorgung oder navigierter Implantologie (statische Bohrschablonen, dynamische Navigation)

! Immer auf möglichst geringe Strahlenexposition achten

- Als Planungshilfe für 2D-Aufnahmetechniken (OPG) bieten verschiedene Hersteller Implantatumrissschablonen des eingesetzten Systems mit unterschiedlichen Vergrößerungsmaßstäben an.
- Bei der metrischen Analyse den bei der OPG durch geringen Fokus-Objekt-Abstand und relativ großen Objekt-Film-Abstand entstehenden Vergrößerungsfaktor von 1,2–1,35 berücksichtigen.
- Die Schleimhautdickenmessung (Bone Mapping) dient der indirekten Darstellung des Knochenprofils im Sägeschnittmodell und ersetzt nicht die radiologische Untersuchung in der 3. Ebene.

Bestimmung des vertikalen Knochenangebots in der OPG

- Anfertigung individueller Messschablonen (Tiefziehschienen) oder prothetischer Setups mit integrierten Metallkugeln bekannten Durchmessers (z. B. 5 mm) an ausgewählten Implantatorten. Enoral eingliedern und anschließend OPG erstellen.
- Den jeweiligen Kugeldurchmesser (runder bis ovoider Metallschatten) sowie das vertikale Knochenangebot vom Limbus alveolaris bis zur limitierenden anatomischen Struktur (Canalis mandibularis, Sinusboden, Nasenboden) im OPG ausmessen.

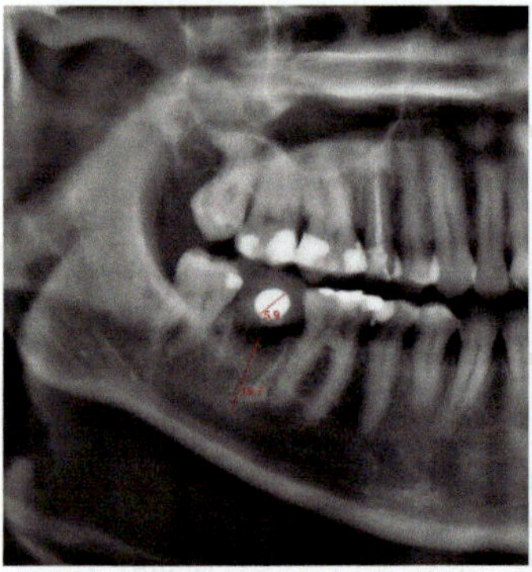

Abb. 19.1 PSA-Ausschnitt im Sinne einer präimplantologisch-radiologischen Diagnostik mit eingelagerter Messkugel [M1493]

Beispiel Bestimmung der Implantatlänge im unteren Seitenzahnbereich (▶ Abb. 19.1):

- Realer Kugeldurchmesser: 5 mm
- Vertikaler Kugeldurchmesser im Rö: 5,9 mm
- Vertikale Distanz zwischen Limbus und Nervendach im Rö 13,7 mm
- Berechnung des realen vertikalen Knochenangebots nach folgender Formel:

$$\frac{\text{Kugeldurchmesser}_{\text{real}} \times \text{vertikale Distanz}_{\text{Rö}}\ (\text{Limbus alveolaris} - \text{Nervdach})}{\text{vertikaler Kugeldurchmesser}_{\text{Rö}}} =$$

$$\frac{5\ \text{mm} \times 13{,}7\ \text{mm}}{5{,}9\ \text{mm}} = 11{,}61\ \text{mm}$$

- Nach Subtraktion eines Sicherheitsabstands von 2 mm zum Mandibularkanal: nutzbares vertikales Knochenangebot = 9,6 mm

Zur Vermeidung von Nervenschäden (Neurapraxie, Axonotmesis, Neurotmesis)

- Zwischen Implantatapex und dem Mandibularkanal Mindestsicherheitsabstand von 1–2 mm einhalten
- Aufgrund der siphonartigen Schleife des N. mentalis (Anterior Loop) unbedingt Sicherheitsabstand von 3 mm mesial zum Foramen mentale einzuhalten
- Den bei modellierender Osteotomie im Bereich des Limbus alveolaris resultierenden vertikalen Knochenverlust in die Berechnung einbeziehen

19.3 Behandlungsplanung

Marcel Hanisch, Frank Hölzle, Jochen Jackowski, Hajo Peters

19.3.1 Patientenseitige Aspekte

Allgemeinmedizinische und medikamentöse Probleme

- **Physische Belastung durch den implantat-chir. Eingriff:** Infektanfälligkeit und Stabilität des Weichgewebes (Perimukositis, Periimplantitis)? Lasteinleitung in den Knochen? Eingeschränkte Reaktivität des Knochens? Stabilität des Implantats?
- **Einnahme von Immunsuppressiva, z. B. Glukokortikoiden, bei rheumatischen Erkr.:** Stabilität der Alveolarmukosa an Pfeilerdurchtrittsstelle? Erhöhte periimplantäre Infektanfälligkeit? Blutungs-KO? Wundheilungsstörungen? **Osteoporose, Mammakarzinom, Prostatakarzinom (antiresorptive Ther.):** Osteochemonekrose? Eintrittspforte für Erreger? Implantatdurchtrittsstellen? Ossäre Regenerationsfähigkeit?
- **Z. n. Radiatio bei Kopf-Hals-Tumoren:** Osteoradionekrose? Eintrittspforte für n. OdeErreger? Implantatdurchtrittsstellen? Ossäre Regenerationsfähigkeit?

Patientengespräch

- Motivation zur Implantatther. und Compliance ansprechen
- Unterrichtung des Pat. über Befunde und Diagnosen (▶ 2.1.3)
- Darstellung und Besprechung der Ther. und ther. Alternativen (▶ 2.1.3)

- Erläutern des zeitlichen Ablaufs und der Gesamtdauer der Ther. (Ther.-Abschnitte: Implantat- und Augmentationschirurgie mit Einheilzeiten, Implantatprothetik)
- Festlegen des endgültigen Behandlungsplans, Erstellen eines Heil- und Kostenplans
- Aufklärungsgespräch, Patienteneinwilligung

19.3.2 Implantatseitige Aspekte

Bei der **detaillierten Planung** einer Implantatther. sind durch Messungen und Berechnungen anhand von Modellen und Röntgenaufnahmen (Zahnfilme, Panoramaschichtaufnahmen, DVT, CT) die nachfolgenden Fragen zu beantworten:

- Wie viel Knochenvolumen ist an den festgelegten Implantatorten vorhanden? **Cave:** Das orovestibuläre Knochenangebot sollte ≥ 2 mm größer sein als der Kerndurchmesser des Implantats.
- Welche augmentativen Maßnahmen (chir. Augmentationsverfahren, Augmentationsmaterialien) sind in welchem Umfang zur Verbesserung des Implantatlagers notwendig?
- Welche Knochenqualität ist auf der Grundlage der vorliegenden Röntgenuntersuchungen zu erwarten?
- Welche Implantatdurchmesser und -längen können eingebracht werden?
- Wie viele Implantate sind aus prothetischer Sicht in welcher Kieferregion erforderlich?
- Welche axiale Einschubrichtung muss erzielt werden?

Vor der chirurgischen Durchführung sollten sowohl für einfache als auch anspruchsvolle oder komplexe Fälle folgende Faktoren bekannt sein:

- Knochenangebot
- Anatomisches Risiko
- Ästhetisches Risiko (z. B. Erwartungen des Pat. nicht erfüllt, ▶ 19.3.3)
- Schwierigkeitsgrad des geplanten chir. Eingriffs (z. B. extraorale Knochenentnahme)
- KO nach dem chir. Eingriff (z. B. Morbidität an Entnahmestellen für Transplantate)
- Folgen von KO (z. B. Stabilität des Implantats gefährdet, prothetische Versorgung nicht durchführbar)

19.3.3 Ästhetische Aspekte

Ästhetische Risikoanalyse

- Ermitteln und Bewerten von Lachlinie, gingivalem Biotyp, Breite und Höhe des Gewebes in der Lücke, Position und Form der benachbarten Zähne, Dimension der Lücke und Relation des unbezahnten Alveolarfortsatzes zum Antagonisten
- Ästhetisches Ergebnis von Einzelzahnimplantaten, v. a. in der ästhetischen Zone, anhand objektiv messbarer Kriterien (z. B. Pink Esthetic Score ▶ Tab. 19.3) bewerten

Entscheidungsfindung Besprechen der Möglichkeiten und Grenzen einer implantatgetragenen Versorgung (v. a. Gestaltung des Übergangs vom Zahn zum Alveolarfortsatz) mit Pat. und Dokumentation seiner Vorstellungen und Ansprüche

Tab. 19.3 Pink Esthetic Score (PES) [H584-001]

Bewertung	0	1	2
Mesiale Papille	Nicht ausgebildet	Unvollständig ausgebildet	Vollständig ausgebildet
Distale Papille	Nicht ausgebildet	Unvollständig ausgebildet	Vollständig ausgebildet
Gingivakontur	Große Abweichung (> 2 mm)	Abweichung innerhalb 1 mm	Keine Abweichung
	Unnatürlicher Verlauf	Mäßig natürlicher Verlauf	Natürlicher Verlauf
Knöchernes Defizit	Deutlich erkennbar	Gering erkennbar	Nicht erkennbar
Farbe Gingiva	Deutlich unterschiedlich	Leicht unterschiedlich	Kein Unterschied
Textur Gingiva	Deutlich unterschiedlich	Leicht unterschiedlich	Kein Unterschied

Koryphäen-Killer (Gieler und Augustin 2000) Pat. u. a. mit hoher Anspruchshaltung, Doktor-Shopping, Drängen nach Aktion: „Sie sind der einzige Arzt, der mir helfen kann."
Empfehlungen u. a.:

- Eigene Möglichkeiten und Grenzen offen darlegen
- Zielsetzung gemeinsam formulieren und ggf. schriftlich fixieren

19.3.4 Prothetische Aspekte

Die chir. Insertion von Implantaten erfolgt unter prothetischen und funktionellen Gesichtspunkten. Bei defizitärem vertikalen und/oder horizontalen Knochenangebot wird die anatomische Ausgangssituation des Implantatlagers mit erweiterten OP-Techniken (augmentative Verfahren, GBR) so korrigiert, dass Implantate in der für die prothetische Versorgung notwendigen Position im Kiefer gesetzt werden. (Implantat ist Extension der prothetischen Suprakonstruktion).

Immer erst die prothetische Lösung festlegen und davon abhängig alle weiteren zuvor erforderlichen Schritte einschließlich der Anzahl und Position der Implantate planen (Rückwärtsplanung).

Vorgehen

- Implantologisch ausgerichtete Erhebung von Anamnese und Befund
- Fallspezifische präop. Diagn. mit diagn. Waxup/Setup
- Eingehende Aufklärung des Pat. mit Definition des prothetischen Ziels: prothetische Möglichkeiten objektiv bewerten, Pat. ausführlich Alternativlösungen mit Vor- und Nachteilen vorstellen
- Festlegen der provisorischen prothetischen Versorgung und des definitiven Zahnersatzes
- Röntgenmess- und Bohrschablone oder 3D-gestützter Implantationshilfe (▶ 19.3.3) anfertigen

19

Tab. 19.4 Vorbehandlungen vor Implantatinsertion

Ther.-Form	Maßnahmen und Ziele
Konservierend, endodontisch, parodondontal	Eindeutige Bewertung der Prognose von Nachbarzähnen vor einer definitiven Implantatplanung im Lückengebiet Ther. von Infektionen, die von den Nachbarzähnen ausgehen und die Implantatregion mit einbeziehen könnten
Funktionell	Funktionsther., additive Maßnahmen (z. B. Aufbau einer Eckzahnführung)
Kieferorthopädisch	Aufrichten gekippter Zähne, um ausreichendes mesiodistales Knochenangebot und korrekte Implantatposition zu erzielen
Chirurgisch	Extraktionen, chir. Zahnerhaltung und Zystektomien an Nachbarzähnen, augmentative Verfahren bei zweizeitigem Vorgehen

Vorbehandlungen (parodontale, konservierende, prothetische, kieferorthopädische und chir. Ther. ▶ Tab. 19.4) müssen vor der implantologischen Ther. abgeschlossen sein.

19.3.5 Bohrschablone und 3D-gestützte Implantationshilfe

Sollen bei einfacher Handhabung die präop. festgelegte Position der Implantate während der Insertion sicherstellen. Werden anhand des im Vorfeld definierten prothetischen Ziels angefertigt. Reichen je nach angestrebtem Workflow von einfachen Orientierungsschablonen bis zu vollnavigierten Schablonen mit Einprogrammierung von vertikaler und horizontaler Implantatposition.

Indikationen

- Prothetische Versorgungen in ästhetisch sensiblen Regionen
- Anatomische Konfigurationen im Grenzbereich
- Rein implantatgetragene festsitzende Totalprothesen

Voraussetzungen Intraoperativ nur verwendbar, wenn:

- Freie Sicht auf das OP-Gebiet gewährleistet
- Führung der jeweiligen Implantatsystem-bedingten Bohrinstrumente nicht eingeschränkt
- Ausreichende Kühlung des Knochens mit NaCl 0,9 % während der einzelnen Präparationsschritte möglich

Anfertigung Digitale oder analoge 3D-Analyse des Knochenangebots mit analogem oder digitalem Set-up. Heute zunehmend digital mit **3D-Planungsprogrammen,** v. a. in folgenden Situationen:

- Komplexe Implantatprothetische Rehabilitationen mit Mehrfachimplantationen
- Implantationen bei starker Kieferatrophie unter direkter Sichtkontrolle relevanter anatomischer Strukturen
- Minimalinvasive Implantatinsertion mit geringer Traumatisierung von Schleimhaut und Knochen
- Sofortimplantationen v. a. bei Sofortversorgungen
- Implantation bei hohen ästhetischen Anforderungen

19.4 Platform Switching und Emergenzprofil

Marcel Hanisch, Frank Hölzle, Jochen Jackowski, Hajo Peters

Prinzip Beim Platform-Switching wird für die Aufbauteile (Abutments) ein kleinerer Durchmesser gewählt als für das Implantat. Dadurch Induktion der Anlagerung von Weichgewebe auf der Oberkante der Implantate. Das Weichgewebe liegt dem Implantat auf und erhält bei physiologischer Belastung eine bessere mechanische Unterstützung.

Insertion

- In ästhetisch sensiblen Kieferabschnitten Insertion etwas unterhalb des krestalen Knochenniveaus, um ein der Natur entsprechendes Emergenzprofil der Krone zu erreichen.
- In der ästhetischen Zone Abstand zwischen Implantatschulter und späterer Rot-weiß-Grenze idealerweise 4 mm. Analog zum Sulkus- und Saumepithel beim natürlichen Zahn schützen dann eine Plaque-Zone und eine Adhärenz-Zone das Implantat vor dem Eindringen von Bakterien.

19.5 Implantatdesign

Marcel Hanisch, Frank Hölzle, Jochen Jackowski, Hajo Peters

19.5.1 Einteilung und Merkmale

Vom natürlichen Zahn abweichende Merkmale von Implantaten:

- Fehlender parodontaler Halteapparat (fehlende Schockabsorption) → funktionelle Ankylose
- Kein bindegewebiges Attachment am Implantathals. Daher direkte Auswirkungen mechanischer, thermischer oder bakt. Einflüsse auf den periimplantären Knochen
- Keine periimplantäre ossäre Blutversorgung
- Fehlender Wurzelzement mit seinen spezifischen Funktionen
- Keine dentoperiostalen und dentogingivalen Faserbündel in der periimplantären Gingiva
- Periimplantäres Bindegewebe relativ azellulär (weniger Fibroblasten) und avaskulär, durch hohen Kollagengehalt des dichten periimplantären Bindegewebes Ähnlichkeit mit Narbengewebe

In der modernen Implantologie kommen rotationssymmetrische Implantate zum Einsatz, die aufgrund verschiedener Konstruktionsparameter klassifiziert werden können:

Anzahl der Implantatteile

- **Zweiteilige Implantate** (die Mehrzahl): bestehen aus Implantatschraube und Verbindungsteil (Abutment) zum Anschluss an die prothetische Suprakonstruktion. Dadurch am Übergang zwischen Implantat und Abutment Mikrospalt (**Cave:** bakt. Besiedlung) mit Auswirkungen auf die Ausbildung der biologischen Breite am Implantat.
- **Einteilige Implantate:** Abutment ist Teil der Implantatschraube.

Relation zur Gingiva bei Implantateinheilung

- **Transgingivale Einheilung:** Implantate mit langem, polierten Implantathals, der auf Höhe der Gingiva oder darüber hinaus zu liegen kommt.
  - **Vorteil:** keine Freilegungs-OP notwendig; gleichzeitige Stützung und Ausformung des periimplantären Weichgewebes möglich
  - **Nachteil:** keine schützende Weichgewebedecke über dem Implantat bei Einheilung
- **Subgingivale (gedeckte) Einheilung:** Implantatplattform liegt auf krestalem Knochenniveau und wird von Weichgewebe überwachsen. Dadurch vor prothetischer Versorgung operative Freilegung erforderlich. **Vorteil:** kein Kontakt zur Mundhöhle während der Einheilzeit

Gewinde Die meisten Implantate sind für die einfache Platzierung (Eindrehen) in den vorbereiteten Knochen mit einem Gewinde versehen. Das Gewindedesign wird charakterisiert durch Gewindeform, Gewindesteigung, Gewindegänge, Gewindebreite und -tiefe. **Vorteil:** hohe Primärstabilität auch in weniger dichtem Knochen (Sofortbelastung)

Implantatgeometrie

- **Parallelwandige Implantate:** bei gleichem Durchmesser größere Oberfläche als konische Implantate
- **Konische Implantate:** der sich nach apikal verjüngenden Wurzelform nachempfunden, benötigen apikal bei der Implantatbettaufbereitung weniger Platz

Übergang zum Abutment

- **Externe Verbindung:** aus dem Implantat ragende, *männliche* Verbindung. Dient der Abutmentstützung.
- **Interne Verbindung:** im Implantat liegende, *weibliche* Verbindung. Dient der Aufnahme von Abutmentteilen, die im Implantat verankert werden.

Material Titan oder Titanlegierungen versus Zirkonoxid (sog. Keramikimplantate)

Implantatoberfläche Die verschiedenen Verfahren zur Oberflächenvergrößerung von Implantaten sollen den Knochen-Implantat-Kontakt während der Einheilung vergrößern.

- **Additive Verfahren:**
  - **Titan-Plasma-Spray** (TPS): Flüssige Titanpartikel werden auf die Implantatoberfläche gesprüht, wo sie kondensieren und eine aufgelagerte Schicht bilden.
  - **Plasma-Spray-Hydroxylapatit-Beschichtung:** Kalziumphosphatauflagerung auf metallischer Implantatoberfläche.
- **Subtraktive Verfahren;**
  - **Maschinierung:** Herstellen der Implantatform aus einem Rohkörper durch Fräsen.
  - **Strahlung:** Bestrahlung mit Feststoffen (Siliziumoxid, Titanoxid, Aluminiumoxid).
  - **Ätzung:** Aufrauen des korrosionsresistenten Titans mit Säuren (HCl, H_2SO_4, HNO_3, HF).
  - Komb. aus Strahlen und Ätzen.
  - **Oxidation:** Thermische oder elektrochemische Behandlung zur Vergrößerung der nativen Titanoxidschicht, die sich immer auf Reintitan oder Titanlegierungen bildet.

19.5.2 Kurze Implantate

Definitionen
- Kurze Implantate Länge ≤ 8 mm
- Ultrakurze Implantate: Länge< 6 mm

> Weder für kurze noch für ultrakurze Implantate gibt es eine von allen Fachgesellschaften anerkannte, allgemeingültige Klassifikation (11. Expertensymposium des BDIZ EDI, Februar 2016).

Indikationen Vermeidung von vertikalen Augmentationen v. a. im unteren Seitenzahnbereich (geringere Morbidität, kürzere Gesamtbehandlungsdauer, geringere Gesamtkosten) und von belastenden oder risikoreichen augmentativen Eingriffe (z. B. bei älteren Pat., Pat. mit Risikofaktoren). **Cave:** trotzdem immer Aufklärung über ther. Alternativen (Augmentationsmöglichkeiten)

Besonderheiten
- Große Implantatoberfläche ist wichtige Voraussetzung für klin. Langzeitresultate.
- Große Implantatdurchmesser (≥ 4 mm) verwenden, um Implantat-Knochen-Kontakt zu erhöhen.
- Optimaler Lagerknochen für kurze Implantate ist von hoher Knochendichte und gut vaskularisiert.
- Insertion möglichst in ortsständigen Knochen.
- Im Seitenzahnbereich möglichst mehrere kurze Implantate setzen und diese über die Suprakonstruktion verblocken.
- Genaue okklusale Belastungsanalyse ist Voraussetzung für Ther. mit kurzen Implantaten (Bruxismus!).
- Kritisch sind ästhetische Aspekte.

> - Auch bei kurzen Implantaten unter Schonung anatomischer Nachbarstrukturen längstmögliche Implantate verwenden.
> - Es gibt keine Evidenz dafür, dass kurze Implantate eine schlechtere Prognose haben als Implantate mit Standardlängen.
> - Periimplantärer Knochenverlust (Periimplantitis) von kurzen Implantaten führt vergleichsweise schneller zum Implantatverlust.
> - Mögliche Alternative zu Standardimplantaten in Komb. mit augmentativen Maßnahmen bei Beachtung der jeweils spezifischen Ind.

19.5.3 Durchmesserreduzierte Implantate

Definitionen
- Durchmesserreduzierte Implantate: Kerndurchmesser < 3,5 mm
- Mini-Implantate: Durchmesser < 2,7 mm

Indikationen Abhängig von Material und Herstellerempfehlung:
- Schmale Lücken im Frontzahnbereich (Ersatz oft nur mit durchmessereduzierten Implantaten möglich)
- Im Seitenzahnbereich zur Vermeidung von Augmentationen mit Einschränkungen v. a. bei Einzelzahnversorgungen

19

- Bei sorgfältiger Ind.-Stellung generell hohe Überlebensraten
- Mögliche Alternative zu Standardimplantaten in Komb. mit augmentativen Maßnahmen bei Beachtung der jeweils spezifischen Ind.

19.5.4 Angulierte Implantate

Definition Von der Standardachse abweichende Implantate

Indikationen Schonung oder Umgehung anatomischer Strukturen (N. alveolaris inferior, Sinus maxillaris) oder zur Verwendung des Restknochenvolumens ohne augmentative Maßnahmen

Prinzip Einsatz in Form von verblockten Konstruktionen. Zur Erzielung einer korrekten prothetischen Position werden auf die schräg inserierten Implantate zum Ausgleich entsprechend angulierte Abutments geschraubt.

- Hohe Erfolgsraten für verblockte Konstruktionen mit mind. 4 Implantaten beschrieben, inzwischen auch Einsatz für Konzepte mit weniger Implantaten (z. B. Brücken). Allerdings noch geringe Datenlage
- Mögliche Alternative zu Standardimplantaten in Komb. mit augmentativen Maßnahmen bei Beachtung der jeweils spezifischen Ind.

19.6 Prinzipien der Schnittführung

Marcel Hanisch, Frank Hölzle, Jochen Jackowski, Hajo Peters

Die **Gefäßversorgung** muss durch die MPL-Gestaltung nach Möglichkeit gut erhalten werden. Die Hauptrichtung der versorgenden Gefäße erstreckt sich von posterior nach anterior, wobei die Hauptgefäße parallel zum Alveolarkamm im Vestibulum verlaufen.

Verschiedene arterielle Gefäßzweige versorgen in der oralen Mukosa ganz bestimmte Sektoren (Piehslinger et al. 1991):
- Jeweils die rechte und linke Hälfte des harten Gaumens
- Die vestibuläre freie Gingiva im Bereich der oberen Molaren und Prämolaren
- Jeweils die rechte und linke Hälfte der sublingualen Mukosa

Die Kammregion wird im unbezahnten Zustand durch eine avaskuläre Zone ohne überkreuzende Anastomosen bedeckt (Kleinheinz et al. 2005).

Alveolarkammschnitt

Im unbezahnten Bereich in der avaskulären Zone Inzision der Wahl.
- Entlastungsschnitte werden nur an der anterioren Grenze der gesamten Inzisionslinie durchgeführt.
- Vermeiden von Inzisionen, die den Alveolarkamm überkreuzen.
- Inzisionen und Präparationen müssen **atraumatisch** erfolgen, um die Zirkulation so wenig wie möglich zu beeinträchtigen.

Bei der Empfehlung für Schnittführungen müssen drei unterschiedliche Regionen und Übergänge beachtet werden:

- **Krestaler Anteil:** in unbezahnten Bereichen
- **Papillenregion:** am Übergang vom unbezahnten zum bezahnten Kieferanteil
- **Entlastungsregion:** im Bereich des anterioren und posterioren Schnittendes

Marginale Schnittführung Aus ästhetischen Gründen im Frontzahnbereich. Einbeziehen der Papille in die Inzision, schonende Ablösung (z. B. mit einem Papillenretraktor) und Readaptation bei der Wundversorgung mit mikrochir. Instrumentarium und Nahtmaterial (z. B. mit der Interdentalnaht nach Laurell)

Vestibuläre Entlastungsschnitte Risiko der Durchtrennung ästhetisch definierter Bereiche nicht an deren Grenzen, sondern schräg. Falls unumgänglich, nur am anterioren Ende der Gesamtschnittführung ausführen. I. d. R. durch anteriore Inzision ausreichender Überblick über das OP-Gebiet

Periostschlitzung Daher sollte der Trapezlappen mit anteriorem und posteriorem Entlastungschnitt wann immer möglich vermieden werden.

Parallele Schnittführung Im Bereich des Vestibulums zum Alveolarfortsatz, sodass marginale Gingiva unverändert belassen werden kann. Anschließend ohne Entlastungsschnitte tunnelierende Präparation auf den Alveolarfortsatz möglich

Für die Wahl der Inzisionslinie ist die Kenntnis über den Verlauf der Gefäße und deren Versorgungsgebiete maßgeblich. Nach der Wundversorgung hängt der Weichgewebeerhalt von einer ungestörten Zirkulation ab.

19.7 Präparation des Implantatbetts

Marcel Hanisch, Frank Hölzle, Jochen Jackowski, Hajo Peters

Voraussetzungen für eine komplikationslose Implantatchirurgie Die Insertion von Implantatkörpern erfolgt systemspezifisch nach vorgegebenen Protokollen. Wichtig sind:

- Einhalten der angegebenen Umdrehungszahlen für die jeweiligen Bohrvorgänge bei der Knochenglättung, der Lagerpräparation und beim Gewindeschneiden
- Einhalten der Regeln für Hygiene und Asepsis
- Vermeiden einer möglichen Überhitzung des Knochens durch eine zu hohe Umdrehungszahl, unzureichende Kühlung und eines zu hohen Drucks beim Präparationsvorgang
- Verwenden scharfer Bohrinstrumente
- Genaue Tiefenmessung nach jeder einzelnen Implantatlagerpräparation
- Vermeiden eines Verkantens des Implantatkörpers bei der Insertion

19

Weitere Voraussetzungen für eine erfolgreiche Osseointegration:
- Darstellung des Implantatgebiets durch schonende Präparation der Weichgewebestrukturen
- Sorgfältige Adaptation der Wundränder
- Instruktion des Pat. über das postop. Verhalten (Mundhygiene, Medikationen)
- Mehrfache postop. Kontrollen

19.8 Sofortimplantation

Marcel Hanisch, Frank Hölzle, Jochen Jackowski, Hajo Peters

Zeitpunkt Im Gegensatz zur verzögerten Implantation (traditionelles chir. Protokoll: Wartezeit vor Implantation 8–12 Wo. nach Zahnextraktion) Implantatinsertion in derselben Sitzung wie die Zahnentfernung

Überlebensrate In Studien vergleichbare Implantatüberlebensraten wie bei verzögerter Implantation

Vorteile
- Bei korrekter Durchführung weitgehender Erhalt der Konturen
- Verkürzung der Gesamtbehandlungsdauer
- Reduzierung chirurgische Eingriffe

Nachteile
- Technisch anspruchsvoll (Primärstabilität, prothetische Position)
- Bei schwieriger Zahnentfernung (Osteotomie) möglicherweise anschließend kein ausreichend stabiles Knochenangebot, um Implantat stabil zu verankern
- Im Allgemeinen gleichzeitige Augmentationen erforderlich (Kosten ↑, OP-Zeit ↑)
- Verschiedene Protokolle, um die Alveole zu verschließen (individuelles Abutment; provisorische Krone: Kosten ↑, OP-Zeit ↑)
- Höheres Rezessionsrisiko: Implantate zur Vermeidung tiefer inserieren und ggf. Bindegewebe augmentieren

Indikationen
- Zahnentfernung ohne akute Infektionen
- Ausreichendes Knochenangebot für primärstabile Insertion
- Kooperativer Pat.: keine Kaubelastung auf frisch inserierte Implantate, Ausnahme: Verblockung von mind. 4 Implantaten
- Vermeiden mehrfacher chir. Eingriffe
- Traumatischer Zahnverlust bei erhaltenem Alveolarfortsatz

Kontraindikationen Fehlende Knochenwände um das Implantat, fehlende Primärstabilität, akute apikale Infektionen

Besonderheiten
- Breite des bukkalen Knochens > 2 mm.
- Vertikale Positionierung der Implantatschulter mind. 4 mm apikal der späteren Rot-weiß-Grenze.
- Bei oberen Frontzähnen: Palatinal geführte Implantatbohrung in der Extraktionsalveole verhindert zu weit bukkal liegende Implantatschulter (ästhetisch-funktionelle prothetische Rehabilitation).

- Alveole sollte nach Implantation mit individuellem Abutment oder provisorischer Prothetik verschlossen werden. Konfektionierte Abutments führen meist zum Gewebeschwund.
- Implantate dürfen erst nach der Einheilzeit einer Kaubelastung ausgesetzt werden (Ausnahme: mind. 4 verblockte Implantate).
- Da der Alveolardurchmesser nicht kreisrund ist, ergibt sich ein Spalt (Jumping Gap) zwischen Implantat und Alveolarwand → Auffüllung (autolog oder xenogen) empfohlen. In der ästhetischen Zone meist zusätzlich BGT erforderlich.

19.9 Freilegung

Marcel Hanisch, Frank Hölzle, Jochen Jackowski, Hajo Peters

Indikation Zweizeitige, geschlossen einheilende Implantatsysteme

Prinzip
- Eröffnen der bedeckenden Weichgewebeschicht
- Entfernen der Verschlussschraube des Implantats
- Einsetzen des Gingivaformers zur Ausformung eines straffen, bindegewebigen entzündungsfreien periimplantären Weichgewebes

OP-Techniken

Resektion
- Bei ausreichend breiter Zone periimplantärer keratinisierter Gingiva (mind. 3 mm) Schleimhautstanzung oder Resektion mittels Skalpell oder Laser möglich. **Cave:** nicht elektrochir. wegen Funkenschlag auf das Implantat und somit Gefährdung der Osseointegration
- Weichgewebe generell erhalten und nicht resezieren

Spreizung
- Bei schmaler keratinisierter Gingiva Inzision mittels Skalpell und anschließende Schleimhautspreizung
- Nahtfixierung (mesial und distal) nach Einbringen des Gingivaformers

Verschiebelappen
- Zur Verbreiterung der keratinisierten Gingiva zusätzlich zur krestalen Inzision über dem Implantat mesialer und distaler vertikaler Entlastungsschnitt in die bewegliche vestibuläre Mukosa
- Verschieben des reinen Mukosalappens nach apikal
- Fixieren mit Einzelknopfnähten an den vertikalen Entlastungsschnitten und Befestigen des koronalen Randes mit Einzelknopfnähten am freigelegten Periost
- Epithelisierung der freien Wundfläche innerhalb von etwa 2 Wo.

Komb. mit Weichgewebeaugmentationen (▶ 19.10)
- Optimale periimplantäre Schleimhaut ist keratinisiert, dick, nicht beweglich.
- **Vorteile:** Schutz vor mechanischer Verletzung und Infektion, Rezessionsschutz, einfache Plaque-Kontrolle, Widerstand vor Bändchen- und Muskelzug, natürliche Ästhetik.

19.10 Weichgewebeaugmentation

Marcel Hanisch, Frank Hölzle, Jochen Jackowski, Hajo Peters

19.10.1 Allgemeine Grundlagen

Ausreichende Größe des Transplantats

- Vollständige Augmentation der Empfängerregion ist gewährleistet.
- Ausreichende periphere Versorgung des Transplantats durch Diffusion.
- **Ausreichende Transplantatdicke** (mind. 2 mm), damit nach initialer, oberflächlicher Nekrose des Transplantats (fehlende Gefäßversorgung!) genügend Gewebe übrig ist, das als Matrix für die von der Peripherie einsetzende Epithelisierung dienen kann.
- **Ausreichende Vaskularisation der Empfängerregion:** Das freie Transplantat wird zunächst durch Diffusion ernährt; mit zunehmender Heilung sprießen Kapillaren von der Empfängerbasis ins Transplantat.
- **Ausreichende Transplantatadaptation und -fixierung:** Bilden eines Koagulums zwischen Transplantat und Empfängerbett soll verhindert werden. Voraussetzung: gleichmäßige Transplantatdicke, manuelle Kompression (NaCl-getränkter Tupfer) auf das Transplantat, sichere Nahtfixierung (an Periost und umgebener keratinisierter befestigter Gingiva).

Zeitpunkt

- Am häufigsten gleichzeitig mit Implantatfreilegung
- Vor- oder gleichzeitig mit Implantation
- Nach prothetischer Versorgung

19.10.2 Verbreiterung der keratinisierten Gingiva mit freiem Schleimhauttransplantat (FST) vom Gaumen

Lang etablierte und zuverlässige Technik (analog der Rezessionsdeckung am natürlichen Zahn)

Zeitpunkt Am besten (8–12 Wo.) vor Implantation. Verhindert Wunddehiszenzen und Exposition der Abdeckschraube nach Implantation

- **Faustregel:** FST vor Implantation, wenn keratinisierte Gingiva < 3 mm oder Alveolarfortsatzhöhe < 10 mm
- **Alternativ:** mind. 8–12 Wochen nach Abutmenteinsetzen, um funktionelle Weichgewebedefekte an der finalen Implantatsuprakonstruktion zu behandeln

Chirurgisches Vorgehen

- Präparation des Empfängerbetts vor Transplantation.
- Horizontale Inzision leicht koronal zur späteren Augmentationsgrenze.
- Vertikale Entlastungsinzisionen mesial und distal zur U-förmigen vestibulär gestielten Umschreibung des Augmentationsgebiets.
- Streng supraperiostale Präparation des Mukosalappens, der an der Basis abgetrennt und entfernt wird, um eine Faltenbildung basal des Augmentats zu verhindern (alternativ apikale Verschiebeplastik des Mukosalappens; z. B. bei Alveolarkammatrophie).
- Entfernung der am freigelegten Periost anhaftenden Epithel-, Bindegewebs- und Muskelreste (Gingivaschere).
- Präparation der Entnahmeregion:
  - Bevorzugt im Bereich der oberen Prämolaren oder Molaren am Gaumen (alternativ Tuber maxillae).

- Exzision eines Vollschichtlappens (Epithel und Lamina propria; **Cave:** Periost und submuköse Fettschicht werden nicht exzidiert und verbleiben auf Knochen) mit zum Empfängerbett passender Größe.
- Immobilisation des Transplantats durch Nahtbefestigung in der Empfängerregion.
- Exakte Randadaptation des Transplantats beachten.
- Druckapplikation mittels NaCl-Tupfer, um eine Unterblutung des Transplantats zu vermeiden.
- Ggf. Anlegen eines Zahnfleischverbands.

Heilung von freien Transplantaten
- **Initiale Phase** (0–3 Tage): Exsudat zwischen Empfängerbett und Transplantat, Ernährung des Transplantats durch Diffusion
- **Revaskularisierung** (3–14 Tage):
  - Anastomosen zwischen Transplantatgefäßen und Empfängerbett
  - Wiederaufnahme der Zirkulation in bestehenden Gefäßen des Transplantats.
  - Kapillarproliferation in das Transplantat
  - Fibröse Verbindung zwischen Transplantat und Empfängerbett
- **Epithelisierung** von den Rändern des Empfängerbetts
- **Maturation** (14–45 Tage): Gefäßreduktion im Transplantat, epitheliale Keratinisierung

19.10.3 Rolllappen

Indikation Kleine vestibuläre transversale Weichgewebedefizite bei Implantatfreilegung

Chirurgisches Vorgehen
- Den krestal über dem Implantat gestielten Splitflap unter dem palatinalen Epithel präparieren und am palatinalen Rand mit Periost vom Knochen lösen
- Einrollen des palatinalen epithelfreien Bindegewebslappens unter die vestibuläre Gingiva (die hierzu taschenförmig präpariert wird) und Nahtfixierung
- Einsetzen des Gingivaformers und Adaptation der so augmentierten Gingiva mittels Naht

19.10.4 Freies subepitheliales Bindegewebetransplantat (BGT)

Zeitpunkt Vor, während oder nach Implantation möglich. Auch mehrfach möglich zur Behandlung größerer Defekte (im Abstand von 8–12 Wo.)

Chirurgische Vorbereitung des Empfängerbetts bei geschlossenem Zugang
- Envelope-Technik.
- Präparation einer supraperiostalen Tasche im Rezessionsumfeld zur besseren Ernährung des Transplantats.
- Ausdehnung etwa 3× so breit wie eigentlich exponiertes Implantatteil.
- Vorsichtiges Unterminieren der Schleimhaut ohne Perforation der Mukosa.
- BGT-Entnahme vom Gaumen (s. u.), Trimmung und Größenanpassung an das Empfängerbett.
- Einschieben des Transplantats in die supraperiostale Tasche.
- Apikale Sicherung des Transplantats mit Matratzennaht.

- Koronale Sicherung mit Einzelknopfnähten durch das Transplantat und die Approximalräume.
- Wegen des taschenartigen Zugangs vollständige Deckung des Transplantats nach koronal nicht möglich (Ziel ist allerdings mind. Zweidrittelabdeckung des Transplantats.)
- NaCl-Tupfer zur Druckapplikation für 10 Min.

Chirurgische Vorbereitung des Empfängerbetts bei offenem Zugang
- Präparation eines vestibulär gestielten Spaltlappens in Trapezform.
- Horizontale Schnittführung auf Höhe der späteren Augmentationsgrenze.
- Vertikale Entlastungsschnitte bis weit über die mukogingivale Grenzlinie hinaus.
- Benachbarte Papillenoberflächen werden deepithelisiert.
- Fixierung des BGT auf dem freigelegten Periost und koronale Sicherung um das Implantat herum mittels resorbierbarer Einzelknopfnähte.
- Außerdem seitliche und apikale Nahtfixierung des BGT.
- Überdeckung des nahtgesicherten BGT mit dem gestielten Mukosalappen, der nach koronal verschoben wird.
- Laterale Nahtfixierung des Verschiebelappens im Bereich der deepithelisierten Papillen.
- Zum Abschluss Nahtfixierung im Bereich der vertikalen Entlastungen.

Transplantatentnahme
- Ausmaß des Transplantats hängt von Größe und Form des Gaumens ab (je höher der Gaumen, desto größer das Transplantat in apikokoronaler Länge).
- Vollschichtige gebogene Inzision 3 mm apikal des palatinalen Gingivarandes in Höhe der oberen Prämolaren bis zum 2. Prämolar.
- Durch leichte Anschrägung dieser Inzision bessere Deckung beim späteren Adaptieren der Wundränder (geringere Morbidität!).
- Ausgehend von dieser Inzision: subepitheliale Unterminierung (Tiefe ca. 1 mm) parallel zur äußeren Oberfläche der Gaumenschleimhaut in Richtung Gaumenmitte im Sinne einer rechteckigen Tasche.
- Mesiale/distale und koronale Umschneidung des unterliegenden Bindegewebes und Periosts legt den Umriss des BGT fest.
- Subperiostale Anhebung des Periostbindegewebes und apikale Inzision zur Lösung des Transplantats aus der rechteckigen Tasche.
- Lagerung des Transplantats in NaCl 0,9 %.
- Trimmung des Transplantats (gleichmäßige Dicke; Entfernung Epithelreste/Drüsen- oder Fettgewebsanteile).

19.10.5 Gefäßgestielter interponierter Periostbindegewebelappen

Indikation Transversale (und vertikale) Weichgewebeaugmentation im Bereich anteriorer OK-Implantate

Prinzip Ein anterior-palatinal gestielter Bindegewebsstreifen aus dem Gaumen wird nach subepithelialer Präparation über die distale Kante der zu augmentierenden Frontzahnlücke in die Empfängerregion rotiert und zwischen Periost und Mukosa des vestibulär präparierten Spaltlappens positioniert. Großvolumige Weichgewebeaugmentationen im ästhetisch anspruchsvollen Frontzahnbereich in einer Sitzung

Chirurgisches Vorgehen
- Zuerst Präparation der Empfängerregion mittels vestibulärem Spaltlappen (angeschrägte und kurvilineare Schnittführung).

- Die mesiodistale Inzision auf dem Kieferkamm in der Zahnlücke wird nach palatinal mit kurzen vertikalen Entlastungen erweitert.
- Von der distalen vertikalen Entlastung geht die weiterführende subepitheliale Schnittführung aus, die 2 mm entfernt und parallel zum palatinalen Gingivasaum bis zum distalen Ende des 2. Prämolars verläuft.
- Wie bei der Gewinnung eines freien BGT beginnend von distal das Transplantat heben, welches die Form eines nach anterior offenen Rechtecks hat, indem die langen Seiten (paramarginal und apikal) und die distale kurze Seite (vertikale Inzision auf Höhe des 2. Prämolars) scharf bis auf den Knochen inzidiert werden.
- Rotation des Transplantats in die Empfängerregion und laterale sowie apikale Nahtfixierung auf dem vestibulären Periost.
- Überdeckung des fixierten Transplantats mittels vestibulär gestieltem Mukosalappen im Sinne einer koronalen Verschiebeplastik.

19.11 Periimplantitis

Ausra Ramanauskaite, Amira Begić, Carla Schliephake, Sandra Kallab und Frank Schwarz

19.11.1 Definitionen und Diagnostik

Periimplantäre Erkr. rufen durch bakterielle Plaque-Biofilme entzündliche Veränderungen im suprakrestalen Bindegewebe an funktionierenden Titan- und Keramikimplantaten hervor und werden in periimplantäre Mukositis und Periimplantitis unterteilt. Diese Unterscheidung ist entscheidend für Diagnose und Ther.

Periimplantäre Erkrankungen Periimplantäre Infektionen durch bakt. Plaque-Biofilme mit entzündlichen Veränderungen im suprakrestalen Bindegewebe an Implantaten

Periimplantäre Mukositis Anfangsstadium der Erkr. mit entzündlicher Läsion im Weichteilkompartiment (▶ Abb. 19.2)

- Blutung auf Sondierung (BOP –Bleeding on Probing) mit oder ohne erhöhte periimplantäre Sondierungstiefe (ST)
- Kein Knochenverlust über das initiale Knochen-Remodelling hinaus
- Unbehandelt Entwicklung einer Periimplantitis

Periimplantitis Entzündung mit progredientem Knochenverlust (▶ Abb. 19.3)

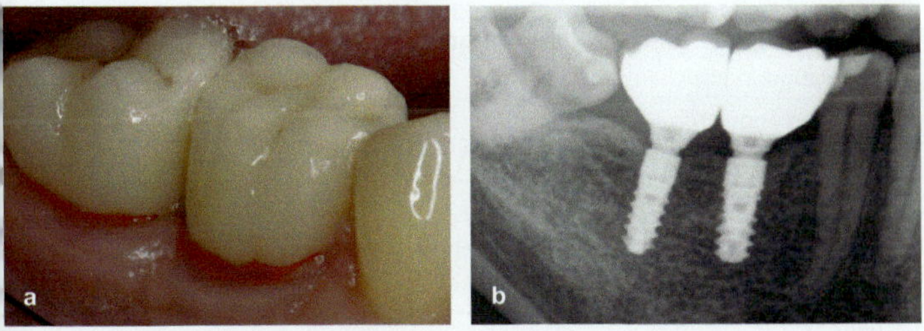

Abb. 19.2 Periimplantäre Mukositis [M147/M1481]
a) Blutung auf Sondierung
b) Stabiles periimplantäres Knochenniveau

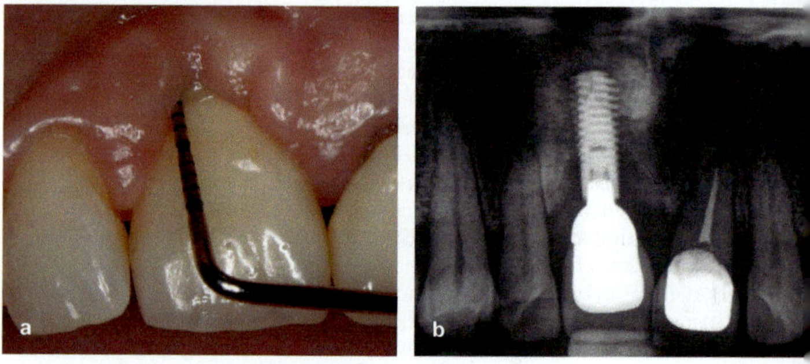

Abb. 19.3 Periimplantitis [M147/M1481]
a) Blutung und/oder Pusaustritt auf Sondierung
b) Progredienter periimplantärer Knochenabbau um das betroffene Implantat

- Hauptsächlich Verlust des stützenden Knochens
- Durch nichtlineares und beschleunigtes Fortschreiten der periimplantären Läsionen unbehandelt letztlich Verlust des Implantats

Periimplantäre Erkr. lassen sich einfach klin. durch visuelle Inspektion, Palpation und periimplantäre Sondierung diagnostizieren. Diagn. Schlüsselparameter ist Blutung auf Sondierung.

Risikofaktoren

- **Patientenindividuell:** Parodontalerkr., unzureichende Mundhygiene, Diab. mell. Typ 2, unzureichende Kontrolluntersuchungen, pos. Raucherstatus
- **Lokale:** fehlende oder reduzierte Breite (< 2 mm) der keratinisierten Mukosa (Ramanauskaite, Schwarz und Sader 2022), Zementreste, überkonturierte prothetische Versorgungen (d. h. konvexes Emergenzprofil, Emergenzwinkel von ≥ 30°) (Katafuchi et al. 2018)

Falldefinitionen ▶ Tab. 19.5

Tab. 19.5 Falldefinitionen von periimplantärer Gesundheit, periimplantärer Mukositis und Periimplantitis [W918-002]

	Periimplantäre Gesundheit	Periimplantäre Mukositis	Periimplantitis
Klin. Entzündungszeichen	–	+	+
Blutung bei Sondierung	–	+	+
Suppuration	–	–	–/+
Zunahme der Sondierungstiefen*	–	–/+	+[1]
Radiologischer Knochenabbau*	–	–	+[2]

* Relativ zu einem Ausgangsbefund (ideal: Zeitpunkt Eingliederung der Suprakonstruktion)
[1] Bei fehlendem Ausgangsbefund kann eine Sondierungstiefe ≥ 6 mm definiert werden.
[2] Bei fehlendem Ausgangsbefund kann ein radiologisches Knochenniveau ≥ 3 mm apikal der imaginären Rau-glatt-Grenze definiert werden.

Berücksichtigung von Veränderungen gegenüber früheren Messungen der Sondierungstiefe:

- Absolute Werte der Sondierungstiefen sind kein Gradmesser für die periimplantären Erkr.
- Anstieg der Sondierungstiefen in Verbindung mit pos. BOP weist auf Periimplantitis hin.
- Sondierungstiefen korrelieren mit dem Ausmaß des marginalen Knochenverlusts.
- Erheben der klin. Referenzwerte und Anfertigung der radiologischen Referenzaufnahme nach definitiver prothetischer Versorgung.

Radiologische Untersuchung:

- Rechtfertigende Ind. für eine Röntgenaufnahme bei BOP in Komb. mit der Zunahme der Sondierungstiefen
- Ausmaß des marginalen Knochenverlusts idealerweise mit zuvor angefertigter Röntgenaufnahme (Referenzaufnahme) vergleichen und bewerten

Erfassung des periimplantären Mukosaverlaufs:

- Entzündliche Prozesse führen prim. zur Verdickung der periimplantären Mukosa.
- Mukosale Rezessionen in frühen Stadien werden kompensiert.
- Mukosale Rezessionen sind kein alleiniger Indikator für den Übergang zur Periimplantitis.
- Rückgang der Mukosahöhe erst bei fortgeschrittenem periimplantärem Knochenabbau.

Falldefinition Periimplantitis bei fehlenden klinischen und radiologischen Referenzwerten:

- BOP/SUPP
- ST ≥ 6 mm
- Radiologischer Knochenverlust ≥ 3 mm (Herrera et al. 2023)

19.11.2 Nicht chirurgische Therapie der periimplantären Mukositis

Falldefinition: Vorhandensein von Blutung auf Sondieren (BOP) ohne Suppuration (SUPP) und Abwesenheit von marginalem Knochenverlust (MBL) über das initiale Knochenremodelling

Frühe Diagnose und angemessenes Management der periimplantären Mukositis sind entscheidend, um die Periimplantitis zu verhindern. Identifikation und Beseitigung systemischer und lokaler Risikofaktoren sollten vor der Behandlung stattfinden.

Primäres Therapieziel Eliminierung der klin. Anzeichen einer Infektion (residuale BOP ≤ 1 pro Implantat und keine Suppuration, Herrera et al. 2023). Effektivität der Ther. wird primär an der Reduktion oder Auflösung der BOP bewertet (▶ Abb. 19.4).

Sekundäres Therapieziel Reduktion der Sondierungstiefen relativ zum Ausgangsbefund (Zeitpunkt: idealerweise nach Abschluss des initialen Knochen-Remodellings)

Konventionelle Therapie Mechanische Biofilmentfernung mittels Küretten aus Kunststoff, Titan oder Karbon; Ultraschall und Polishing

Alternative Therapieverfahren **Cave:** werden derzeit nicht mehr empfohlen (DGI, DGZMK 2022)

19

- **Glycinpulver-basiertes Air-Polishing:** supra- und subgingival verwendbar, durch die minimale Abrasivität keine Schäden an Zahnhartsubstanz und Restaurationen.
- **Chitosanbürste:** besteht aus Edelstahlschaft und Borsten aus biokompatiblem, bakteriostatischem und antiinflammatorischem Chitosan (▶ Abb. 19.5). Sie entfernt Debridement am Implantat oder Zahn ohne Oberflächenschäden.

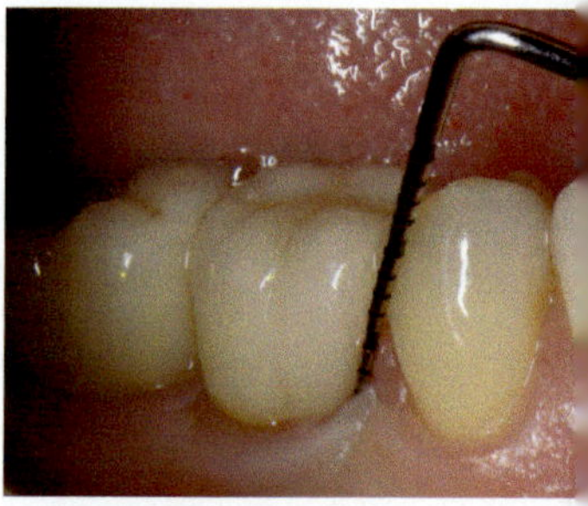

Abb. 19.4 Elimination der Entzündungszeichen nach nichtchir. Ther. der periimplantären Mukositis [M147/M1481]

Nachkontrolle Wird regelmäßig nach individuellem Risikoprofil festgelegt (z. B. alle 3 Mon.), dient der Früherkennung der Progression einer periimplantären Infektion. Ist besonders relevant und sollte in der Praxis etabliert werden.

Patientenunterweisung Im Rahmen der Ther. Mundhygiene-Verhaltenstraining zur Verbesserung der Mundhygiene einplanen, da eine gute Mundhygiene sehr wichtig für stabile Ther.-Ergebnisse ist.

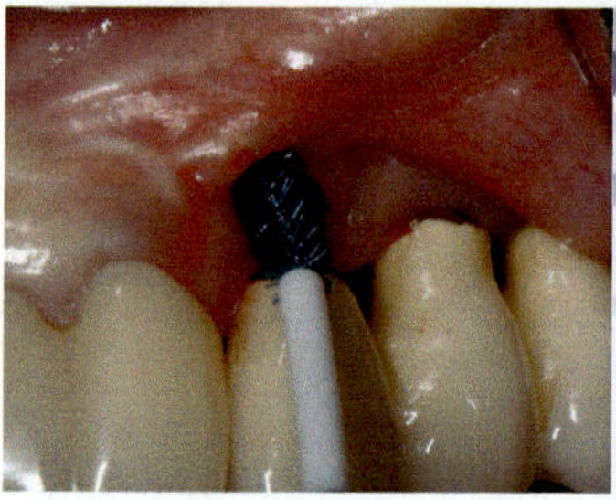

Abb. 19.5 Die Anwendung der Chitosan-Bürste(Labrida BioClean®, Institut Straumann AG, Basel, Schweiz) im Rahmen der nichtchir. Ther. der periimplantären Mukositis [M147/M1481]

Adjuvante Therapieverfahren Die nachfolgenden Verfahren sind zwar weit verbreitet, werden in der aktuellen Literatur und v. a. in der aktuellen Leitlinie wegen fehlendem Zusatznutzen nicht empfohlen (DGI, DGZMK 2022):

- **Laser-/antimikrobielle photodynamische Ther. (aPDT).**
- **Lokale und häusliche antiseptische Ther.:**
  - Chlorhexidin (CHX): Biguanid mit bakteriostatischer und in höheren Konzentrationen (0,2 %) bakterizider Wirkung. Wird gerne als Chlorhexidinglukonat-Salz in 0,06- bis 0,2 % Mundspülungen sowie als Chlorhexidindiglukonat-Gel (0,12–1 %) zur Biofilmkontrolle verwendet.
  - Natriumhypochlorid ist ein Gel mit antimikrobiellen Aktivitäten und nicht ganz so bekannt wie CHX.
- **Probiotika:** lebende Mikroorganismen mit gesundheitlichem Nutzen für den Wirt (FAO/WHO 2001). Beeinflussen Interaktion mit dem Wirt pos. und unterstützen den Körper durch verschiedene Mechanismen. Bekanntestes Milchsäurebakterium ist *Lactobacillus reuteri.*

- Reevaluation der Ther.-Ergebnisse 2–3 Mon. nach der Behandlung
- Bei Wiederaufflammen der Entzündungszeichen erneute Ther. am Implantat

19.11.3 Nicht chirurgische Therapie der Periimplantitis

Falldefinition: Blutung auf Sondierung (BOP) ggf. mit Suppuration (SUPP) sowie Zunahme von Sondierungstiefen (≥ 6 mm bei fehlendem Ausgangsbefund) und marginalem Knochenverlust (MBL) über das initiale Knochenremodelling hinaus (≥ 3 mm bei fehlendem Ausgangsbefund).

Therapieziele Auflösung oder Reduktion klin. Infektionszeichen und der Taschentiefe am Implantat bzw. BOP von ≤ 1 pro Implantat, keine Suppuration, Sondierungstiefen ≤ 5 mm sowie ein konstantes marginales Knochenniveau. **Cave:** Prognose des Behandlungserfolgs und Beständigkeit der klin. Ergebnisse bei initial hohen Sondierungstiefen (> 7 mm) stark beeinträchtigt (Schwarz et al. 2006).

Die regelmäßige Kontrolle der Implantate ist für eine schnelle Diagnose und Ther. essenziell, da eine periimplantäre Mukositis immer einer Periimplantitis vorausgeht.

Konventionelle Therapie Mechanische Biofilmentfernung mittels Küretten aus Kunststoff, Titan oder Karbon

Alternative Therapieverfahren

- **Glycinpulver gestütztes Air-Polishing:** supra- und subgingival verwendbar. Durch die minimale Abrasivität entstehen keine Schäden an Zahnhartsubstanz oder Restaurationen. Wird in der aktuellen Leitlinie zur adjuvanten Monother. empfohlen (DGI, DGZMK 2022).
- **Ultraschall:** supra- und subgingival verwendbar, ohne Zusatznutzen zum Debridement (DGI, DGZMK 2022).
- **Laser-/antimikrobielle photodynamische Ther. (aPDT):**
  - aPDT: beruht auf der WW zwischen Lichtquelle (Wellenlänge 630–830 nm) und Photosensitizer (z. B. Toluidinblau oder Methylenblau) in aerober Umgebung. Dadurch entsteht zytotoxischer Effekt auf Bakterien. Wird in der aktuellen Leitlinie nicht empfohlen (DGI, DGZMK 2022)
  - Er: YAG-Laser: Hochleistungslaser (Wellenlänge 2.940 nm), für Titanoberfläche gut geeignet, da er keinen thermischen Anstieg verursacht. Eine mögliche Einstellung: Energieeinstellung von 100 mJ/Puls, mit kegelförmiger Glasfaserspitze (▶ Abb. 19.6). Wird in der aktuellen Leitlinie zur Monother. als Alternative zur Biofilmentfernung empfohlen (DGI, DGZMK 2022)
- **Probiotika:** lebende Mikroorganismen mit gesundheitlichem Nutzen für den Wirt (FAO/WHO 2001). Beeinflussen Interaktion mit dem Wirt pos. und unterstützen den

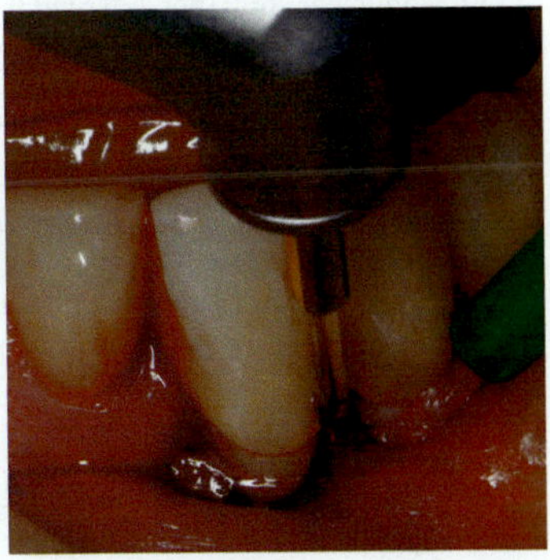

Abb. 19.6 Laserdekontamination mittels eines Er: YAG Lasers [M147/M1481]

Körper durch verschiedene Mechanismen. Am bekanntesten ist *Lactobacillus reuteri.* Gabe wird in der aktuellen Leitlinie nicht empfohlen (DGI, DGZMK 2022).

- **Systemische Antibiotikather.** wird in der aktuellen Leitlinie nicht empfohlen (DHZMK 2022).

Alternative Implantatmaterialien Zirkoniumdioxid-Implantate werden als Alternative zu Titan immer beliebter, Osseointegration und Entfernungsdrehmoment in präklin. Studien vergleichbar. Ther. der Periimplantitis mittels Er: YAG-Laser verbessert auch hier die BOP (Schwarz et al. 2015).

> Bei Verfehlen der Behandlungsziele der nicht chir. Ther. frühzeitig chir. Ther. der Periimplantitis durchführen.

19.11.4 Chirurgische Therapie der Periimplantitis

Therapieziele Elimination der klin. Entzündungszeichen (d. h. BOP, SUPP), Reduktion der Sondierungstiefen, Stabilisierung des krestalen Knochenniveaus

Vor Ther.-Beginn

- Identifikation und Korrektur von systemischen und lokalen Risikofaktoren
- Mundhygieneoptimierung und -instruktion
- Ggf. Korrektur und Anpassung von Suprakonstruktionen zur Verbesserung der Hygienisierbarkeit
- Ther. des Diab. mell. Typ 2 bei erhöhtem HbA_{1c}
- Ggf. Parodontitisther.
- Hohe Bedeutung der Mundhygiene hervorheben, Motivation und Instruktion zur Verhaltensänderung

Indikationen Frühe Überlegung einer chir. Intervention, wenn chir. Therapieziele wie ≤ 1 Blutungsstelle pro Implantat, Fehlen von Suppuration und Sondierungstiefe ≤ 5 mm nicht erreicht werden können.
Zusätzliche Bewertungskriterien:

- Berücksichtigung von klin. Verlauf der periimplantären Mukosa (mukosale Rezessionen) sowie radiologischem Knochenniveau und Defektauffüllung
- Erste klin. Reevaluation nach 6 Mon. empfohlen, Röntgenaufnahmen erst 12 Mon. nach chir. Ther. oder bei rezid. Infektion

Bewertung der Effektivität alternativer Verfahren Alternative und adjuvante Verfahren zur Dekontamination der Implantatoberfläche sowie resektive, rekonstruktive und kombinierte resektiv-rekonstruktive Verfahren werden anhand der aktuellen S3-Leitlinie bewertet (DGI, DGZMK 2022).

Klassifikation von Periimplantitis-assoziierten Defekten Erfolgt anhand des Schweregrads der Erkr. Die Morphologie des Knochendefekts ist entscheidend für die Planung und Durchführung der chir. Behandlung (▶ Tab. 19.6):

- Zirkumferenzieller Knochenverlust (55 %; Klasse Ie) am häufigsten, seltener Dehiszenz an vestibulärer und/oder oraler Seite der Implantate (34,5 %; Klassen Ia–Ic) (Schwarz et al. 2007)
- Schweregrad (Monje et al. 2019): Periimplantitis am häufigsten bei mäßigem Knochenverlust $\geq$ 25–50 % der Implantatlänge (51 % der Fälle). Anfangsstadium der Erkr. (Knochenverlust < 25 % der Implantatlänge) nur bei 10 % der Fälle

Tab. 19.6 Einteilung des durch die Periimplantitis bedingten Knochenverlusts (▶ Abb. 19.7, ▶ Abb. 19.8) [M147/M1481]

Klasse	Beschreibung
I	**Intraossäre Defekte**
• Ia	• Vestibuläre (Mundvorhof) oder orale Dehiszenzdefekte (Defekte durch Auseinanderweichen von zusammengehörigen Gewebestrukturen)
• Ib	• Vestibuläre oder orale Dehiszenzdefekte mit zusätzlichen semizirkulären („halbkreisförmigen") Anteilen
• Ic	• Vestibuläre oder orale Dehiszenzdefekte mit zusätzlichem zirkulären Knochenabbau
• Id	• Zirkuläre Knochenresorption mit oralen und vestibulären Dehiszenzdefekten
• Ie	• Zirkuläre Knochendefekte mit Erhalt der vestibulären und oralen Kompakta
II	**Horizontale suprakrestale Defekte** („oberhalb des Knochensaums") Messung des suprakrestalen Abstands zwischen dem periimplantären krestalen Alveolarknochen (Knochenanteil der Kiefer, in dem die Zahnwurzeln verankert sind) und dem Übergang vom strukturierten zum maschinierten Implantatbereich

i = intraossäre Komponente; s(c)= horizontale Komponente; m= mesial; d= distal; v= vestibulär; o= oral

Dekontamination der Implantatoberfläche bei Periimplantitis Entscheidender Schritt im Behandlungsprotokoll zur Entfernung von bakterieller Plaque von der Implantatoberfläche. Dekontamination durch Titanbürste oder Air-Polishing unter Verwendung von nichtabrasivem Glycinpulver möglich (reduziert Sondierungstiefe und BOP; Toma, Brecx und Lasserre 2019), jedoch keine eindeutige Evidenz, welche Methode bevorzugt werden sollte.

Nicht rekonstruktive chir. Behandlung der Periimplantitis

Therapieziel Reduzierung von periimplantären Taschen und Entfernung von entzündlichem Gewebe

Debridement mit offenem Lappen Grundlegende Methode zur Reinigung der Implantatoberfläche, Neupositionierung des Weichgewebelappens nach Dekontamination

Tascheneliminierung (resektive Ther.) Beseitigung oder Reduzierung path. periimplantärer Taschen durch apikale Positionierung des Weichgewebelappens mit oder ohne knöcherne Rekonturierung

Dekontamination der Implantatoberfläche Wichtiger Schritt im Behandlungsprotokoll. Mechanisches Debridement mit Titanbürsten vielversprechend (Toma, Brecx, Lasserre, 2019), alternativ Air-Polishing mit nichtabrasivem Glycinpulver

Implantatplastik

Bei korrekter Durchführung effektive Methode zur Verbesserung der Implantatoberfläche und zur Verringerung von Infektionsrisiken

Indikationen Implantatstellen ohne biologisches Potenzial (suprakrestale [> 1 mm] oder kombinierte Defekte) und Dehiszenzen an Implantaten

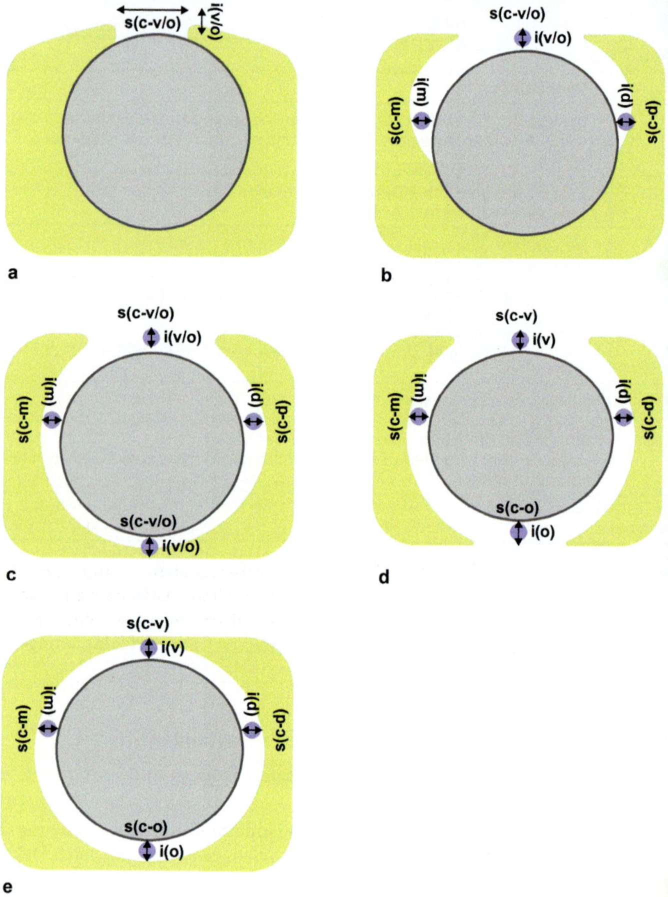

Abb. 19.7 Darstellung der Klasse-I-Defekte in der Ansicht von okklusal. i = intraossäre Komponente; s(c)= horizontale Komponente; m = mesial; d = distal; v = vestibulär; o = oral [G1449/L231]

a) Klasse Ia
b) Klasse Ib
c) Klasse Ic
d) Klasse Id
e) Klasse Ie

Durchführung (▶ Abb. 19.9)
- Mechanische Entfernung von Implantatgewinden, die nicht vom umgebenden Knochen getragen werden.
- Verringerung von Plaqueansammlungen und erneuter Infektion durch Glättung der rauen Implantatoberfläche mit Diamantfräsen gefolgt von einem Arkansas-Stein.

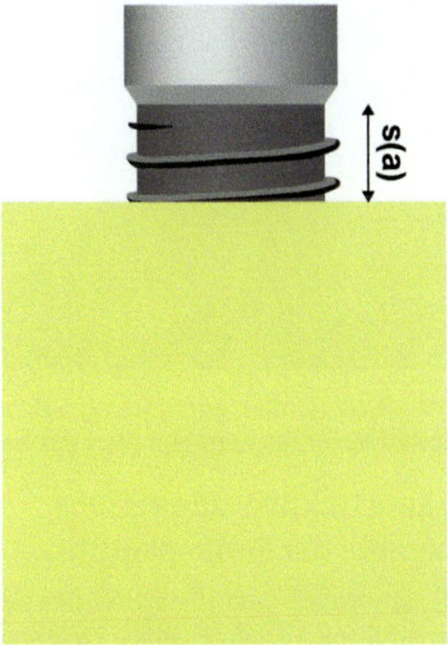

Abb. 19.8 Konfiguration der suprakrestalen Komponente des durch die Periimplantitis bedingten Knochenverlusts (II). s(a): größter linearer mesialer oder distaler Abstand des Übergangs zwischen dem intraossären und transmukosalen Anteil des Implantats und dem Alveolarkamm (gelbe Fläche) [G1449/L231]

- Um Implantatbruch zu vermeiden, Implantatplastik auf Implantatgewinde begrenzen und Kerndurchmesser aussparen.
- Sorgfältige Kühlung, damit es nicht zur Überhitzung und Schäden an Weichgewebe und Knochen kommt.

Komplikationen
- Bei ordnungsgemäßer Durchführung keine nennenswerten kurz- oder mittelfristigen mechanischen oder biologischen KO
- Evtl. Risiko für mechanische KO (d. h. Implantatfrakturen) bei durchmesserreduzierten Implantaten (Stravropoulos et al. 2019)
- Keine biologischen KO durch versprengte Titanpartikel im umliegenden Gewebe (DGZMK 2022)

Indikationen für Explantation Implantatlockerung, nicht behebbare technische KO, komplexes Implantatdesign (z. B. Hohlzylinder), Ther.-Resistenz, auf anatomische Nachbarstrukturen übergegriffene Infektion (DGI, DGZMK 2022)

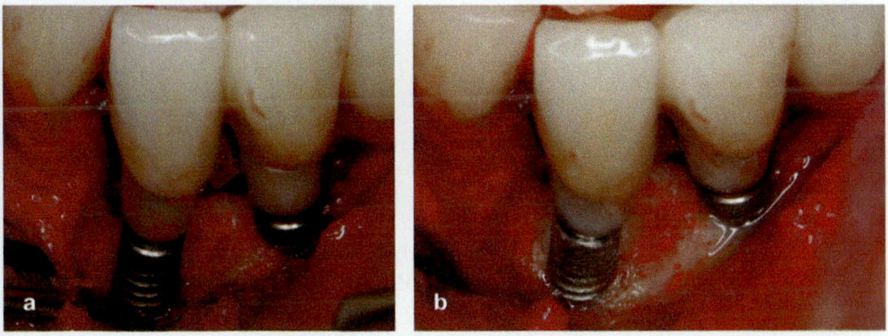

Abb. 19.9 Implantatplastik [M147/M1481] a) Darstellung der periimplantären Knochendefekte nach Entfernung des entzündlichen Granulationsgewebes b) Implantatplastik am linken Implantat. Die raue Implantatoberfläche sowie die freiliegenden Gewinde wurden geglättet.

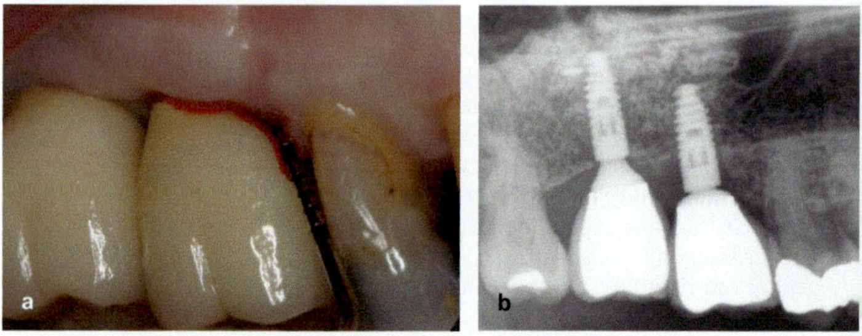

Abb. 19.10 (a) Klin. Entzündungszeichen am Implantat (BOP) mit (b) deutlichem periimplantären Knochenabbau um das betroffene Implantat [M147/M1481]

Rekonstruktive chirurgische Therapie der Periimplantitis

Therapieziele Stabilisierung des periimplantären Weichgewebes, Defektauffüllung, Reosseointegration, Begrenzung der postop. Weichgeweberezession

Indikation Rekonstruktive Maßnahmen sind bei intraossären Defekten mit 3-4 Wänden, bei denen die intraossäre Komponente des Implantats > 2 mm lang ist, indiziert. (▶ Abb. 19.10)

Durchführung

- Dekontamination der Implantatoberfläche mit Titanbürsten in Komb. mit mechanischem Debridement und H_2O_2-Spülung zur Reduktion der tiefsten Sondierungstiefen, auch Einsatz des Er:YAG-Lasers möglich (Schwarz et al. 2017)
- Einbringen von vorzugsweise xenogenen Knochenfüllstoffpartikeln mit/ohne Barrieremembran (GBR,▶ Abb. 19.11) (Ramanauskaite, Fretwurst und Schwarz 2021)

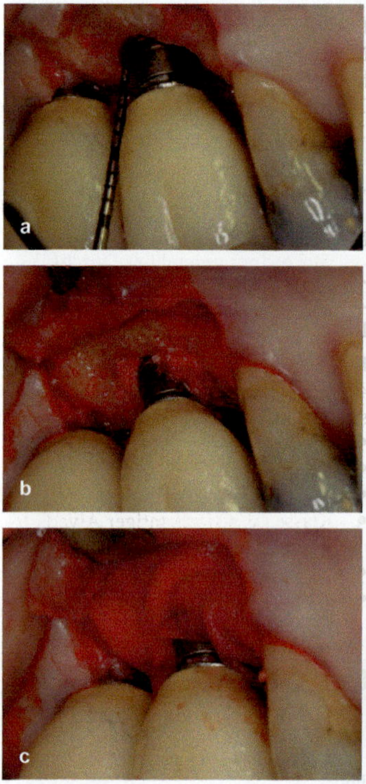

Abb. 19.11 Rekonstruktive Therapie [M147/M1481]
a) Darstellung des periimplantären Knochendefekts
b) Defektauffüllung (xenogenes Knochenersatzmaterial)
c) Defektabdeckung mit xenogener Membran

- CO_2-Laser keine Vorteile in Bezug auf BOP und Sondierungstiefen (ST)
- Verbesserte röntgenologische Defektauffüllung durch zusätzliche Ozonther. beobachtet (Ramanauskaite, Fretwurst, Schwarz 2021)
- Adjuvante Ozonther. oder Anwendung eines Kohlenstoffdioxidlasers zur Implantatoberflächendekontamination zur rekonstruktiven chir. Ther. der Periimplantitis in der S3-Leitlinie nicht empfohlen (DGI, DGZMK 2022).

Kombinierte chir. Ansätze bei kombinierter Defektkonfiguration:
- Implantoplastik an nicht eingeschlossenen Defektteilen
- Rekonstruktive Ther. an eingeschlossenen Defektkompartimenten

Überprüfen des Behandlungsergebnisses Nach einer Heilungsphase von mind. 6 Mon. Sondierungstiefe (ST), Blutungsindex (BOP), Suppuration (Supp), Weichgeweberezessionen und röntgenologische Knochenauffüllung überprüfen. Langfristiger Ther.-Erfolg nur durch Langzeitüberwachung beurteilbar

19.12 Alveolarkammatrophie

Frank Hölzle, Nina Wagenknecht

19.12.1 Grundlagen

Definition und Ursachen ▶ 11.10

Klassifikation nach Cawood und Howell Beschreibt den physiologischen Abbau, der 4 Mon. nach Zahnverlust in OK und UK zunächst transversal, später auch vertikal stattfindet und über verschiedene Stufen verläuft (▶ Abb. 19.12):
- Klasse I: bezahnter Kiefer
- Klasse II: unmittelbar nach Extraktion
- Klasse III: abgerundeter Alveolarfortsatz mit adäquater Höhe und Breite
- Klasse IV: scharfkantiger Alveolarfortsatz mit adäquater Höhe aber ungenügender Breite
- Klasse V: abgeflachter Alveolarfortsatz mit inadäquater Höhe und Breite
- Klasse VI: total atrophierter Alveolarfortsatz mit Verlust des basalen Kieferknochens

Das exakte anatomische Ausmaß der Alveolarkammatrophie ist nur mittels 3D-Röntgentechnik, am sinnvollsten durch ein DVT, bestimmbar.

Folgen
- Progenie (▶ Abb. 19.13) durch eine ungünstige sagittale und horizontale Kieferrelation mit Auswirkungen auf die Weichgewebe infolge der zentripetalen Knochenresorption im OK und dem zentrifugalen Knochenabbau im UK
- Fibromartige Schleimhautwülste (Schlotterkamm) v. a. im OK durch Rückgang der knöchernen Unterlage mit zeitgleicher Hypertrophie der Schleimhaut bei mechanischer Fehlbelastung (z. B. durch schleimhautgetragene Prothesen)

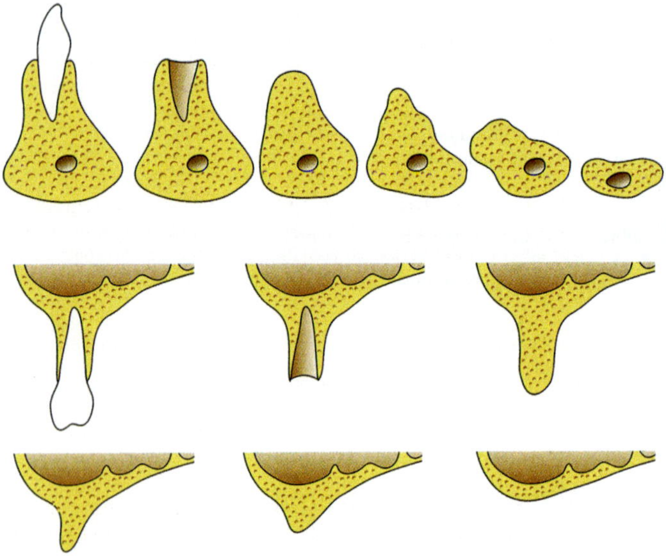

Abb. 19.12 Horizontale und vertikale Resorption von UK und OK nach Cawood und Howell [T1166-05]

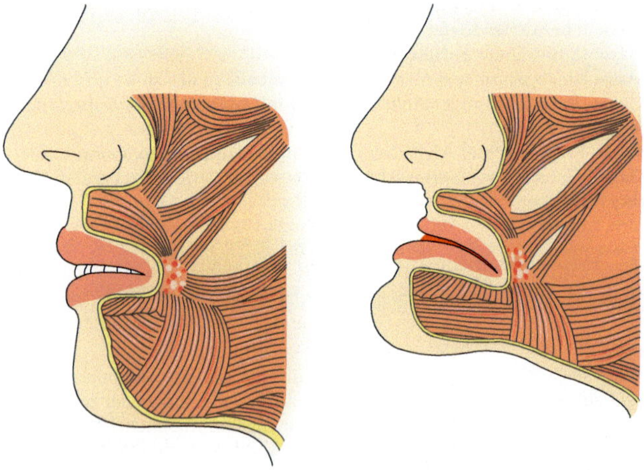

Abb. 19.13 Durch die klassische zentripetale OK-Atrophie und zentrifugale UK-Atrophie ungünstige sagittale und horizontale Kieferrelation mit zunehmendem Abstand der Kieferbasen und Pseudoprogenie [T1166-05/L231]

Therapie Für eine langfristig erfolgreiche implantologische Versorgung muss bei Alveolarkammatrophie nicht nur das Knochendefizit ausgeglichen, sondern auch das Weichgewebe optimiert werden. Dies gelingt über chir. Maßnahmen, wie Vestibulumplastiken, den Einsatz von freien Schleimhauttransplantaten oder Schlotterkammexzisionen.

Präprothetische Chirurgie
Sie wurde bei Alveolarkammatrophie zur Verbesserung der Retention von schleimhautgetragenen Prothesen durchgeführt, konnte allerdings nur die Symptome mildern, die Ursachen der Atrophie und den fortschreitenden Knochenabbau jedoch nicht kausal behandeln, sodass die Atrophie häufig progredient verlief. Daher wurde sie durch die Verfahren zum Wiederaufbau des Alveolarkamms mittels Knochenaugmentationen und anschließendem Einsatz der überlegenen prothetischen Verankerungsmöglichkeit mit Implantaten weitestgehend verdrängt.

19.12.2 Knochenkondensation

Verdichtung des überwiegend spongiösen Knochens der Dichteklassen 3 und 4. Dadurch Verbesserung der Knochenqualität und der Stabilität der zu inserierenden Implantate.

Durchführung

- Nach initialer Knochenbohrung zirkuläre Verdichtung des Knochens mit Knochenkondensatoren aufsteigenden Durchmessers ohne Einsatz von rotierenden Knochenfräsen
- Kondensieren der Spongiosa durch wiederholte Kompression mit unterschiedlichen Arbeitsspitzen bis zum Durchmesser und der Länge des einzusetzenden Implantats
- Anschließend Einbringen des Implantats

19.12.3 Knochentransplantate und -ersatzmaterialien

Bei reduziertem ortsständigen Knochenangebot ist auch weiterhin autogener Knochen der Goldstandard für die Augmentation. Allerdings muss bei großen Defekten ein erhebliches Volumen augmentiert werden und die Regenerationsfähigkeit der Defektregion ist oft beeinträchtigt. Da autogener Knochen nur in begrenztem Umfang verfügbar und mit einem 2. OP-Situs verbunden ist, wird regelmäßig auf Knochen anderer Quelle sowie auf Knochenersatzmaterialien zurückgegriffen (▶ Abb. 19.14). Den verschiedenen Transplantatarten werden unterschiedliche biologische Eigenschaften zugeschrieben, wobei alle eine hohe Biokompatibilität aufweisen müssen. Eine osteokonduktive Wirkung bedeutet bei der Knochentransplantation, dass das Transplantat als Leitstruktur für knöchernes Nachbargewebe dient. Wirkt das Transplantat osteogen, dann findet eine Knochenbildung durch Zellen des Transplantats selbst statt und bei einer osteoinduktiven Wirkung wird die Bildung neuen Knochens im benachbarten Gewebe angeregt.

- Autogener Knochen ist aufgrund der hohen regenerativen Potenz sowie der osteogenen und osteoinduktiven Wirkung auch weiterhin Goldstandard zur Augmentation.
- Alle Knochenersatzmaterialien sollten stets nur indikationsgerecht eingesetzt werden. Der Pat. muss ausführlich über Vor- und Nachteile im Vergleich zum autogenen Knochen (Goldstandard) aufgeklärt werden.

19

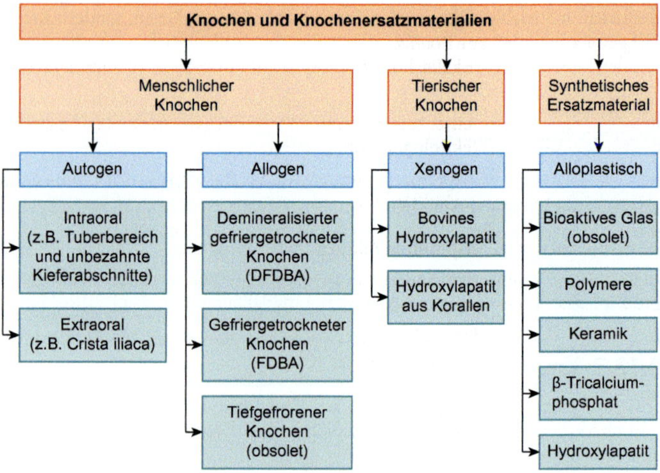

Abb. 19.14 Übersicht Knochen- und Knochenersatzmaterialien [T1166-05/L231]

Einteilung ▶ Tab. 19.7

Tab. 19.7 Terminologie der Knochentransplantate und Knochenersatzmaterialien

Begriff	Erklärung
Knochenmaterialien unterschiedlicher Herkunft	
Autogen	Spender und Empfänger sind dieselbe Person
Allogen	Spender und Empfänger sind verschiedene Individuen derselben Spezies
Xenogen	Spender und Empfänger gehören unterschiedlichen Spezies an
Alloplastisch	Synthetisch hergestelltes Knochenersatzmaterial
Wichtige Eigenschaften der Knochenmaterialien	
Osteokonduktiv	Transplantat dient als Leitstruktur für den neu gebildeten Knochen
Osteogen	Von Zellen des Transplantats ausgehende Knochenneubildung
Osteoinduktiv	Induktion der Knochenneubildung im benachbarten Gewebe durch das Transplantat

Knochentransplantate

Autogenes Knochentransplantat (Autograft)

Quelle Stammt vom selben Individuum und je nach Ind. aus unterschiedlichen intra- und extraoralen Regionen

Sonderform isogene Transplantation: Verpflanzung zwischen genetisch identischen Individuen (eineiigen Zwillingen)

Eigenschaften

- Transplantierte Spongiosa: porös, gut vaskularisiert, wird schnell resorbiert und besitzt osteogene Potenz
- Transplantierte Kortikalis: kompakt mit geringer Gefäßeinsprossung, wird langsam resorbiert

Vorteile Kein Risiko einer allergischen Abstoßungsreaktion. Transplantat ist immunologisch und infektiologisch unbedenklich.

Nachteile Steht nur in begrenztem Umfang zur Verfügung und i. d. R. entsteht eine zusätzliche Entnahmemorbidität.

Allogenes Knochentransplantat (Allograft)

Quelle Stammt von einem anderen Individuum derselben Spezies und wird durch unterschiedliche Verfahren aufbereitet.

Einteilung Tiefgefrorener, mineralisierter (osteokonduktiver) und demineralisierter (osteoinduktiver) gefriergetrockneter Knochen.

Eigenschaften

- Knochenmineralien blockieren die Knochenwachstum-stimulierenden Faktoren (wie BMPs), daher mitunter Aufbereitung des Knochens durch Demineralisation.
- Kortikaler Knochen hat geringere Antigenität als spongiöser Knochen.

Nachteile Gefahr einer Immunreaktion und Übertragung von Infektionskrankheiten nicht gänzlich auszuschließen. Die allogenen Materialien unterliegen jedoch sehr strengen Regularien durch das Medizinprodukterecht-Durchführungsgesetz (▶ 2.5.2) und durchlaufen verschiedene Aufbereitungsprozesse, um die Krankheitsübertragung auszuschließen.

Xenogene Knochentransplantate (Xenografts)

Auf tierischem Knochen basierende Hydroxylapatite (im humanen Knochen die vorherrschende nichtorganische Komponente) aus der natürlichen mikroporösen Knochenstruktur; deproteiniert.

Quelle Stammt von einer anderen Spezies, z. B. Korallen sowie porkine, equine und bovine Xenotransplantate, wobei die bovinen Transplantate die am häufigsten eingesetzten Transplantate dieser Gruppe sind (z. B. Bio-Oss®).

Eigenschaften

- Osteokonduktive Eigenschaften, werden durch neu einwachsenden Knochen sukzessive ersetzt und gleichzeitig resorbiert.
- Abhängig vom Produkt unterschiedliche Oberflächenstrukturen, Mikroporosität, Korngrößen, Kristallinitätsgrade, Löslichkeit und Resorptionsgrade.

Vorteile

- Unbegrenzte Verfügbarkeit
- Keine zusätzliche Entnahmemorbidität

Nachteile

- **Transplatate auf boviner Basis:** grundsätzlich Gefahr der Übertragung von Prionen (**Cave:** neue Variante der Creutzfeldt-Jakob-Krankheit, vCJK). Erfolgreiche Inaktivierungsbedingungen von Herstellern bestimmter boviner Produkte zur Verhinderung einer Infektionsübertragung durch Prionen vom Bundesamt für Arzneimittel und Medizinprodukte anerkannt. **Cave:** Im Einzelfall recherchieren, ob Produkt ohne Infektionspotenzial vorliegt. Andernfalls Risiko bei Aufklärung berücksichtigen.

- **Transplantate auf porkiner Basis:** bei gläubigen Muslimen und Juden nicht ohne vorherige Rücksprache mit Pat. anwenden.

Knochenersatzmaterialien (alloplastische Materialien, Alloplasts)

Vollständig synthetisch hergestellte Ersatzmaterialien. Man unterscheidet bioaktives Glas, Polymere, Biokeramiken, Trikalziumphosphat und Hydroxylapatit.

Eigenschaften Meist osteokonduktiv

Vorteile
- Keine infektiologischen oder religiösen Einschränkungen
- Unbegrenzte Verfügbarkeit
- Keine zusätzliche Entnahmemorbidität

19.12.4 Augmentationsverfahren und Spenderregionen

Übersicht

Indikationen Ausgleich eines horizontalen und/oder vertikalen Knochendefizits, häufig kombinierter Knochenmangel

Prinzip
- Transplantierte kortikospongiöse Knochenblöcke (▶ Tab. 19.8) werden sorgfältig angepasst und dort positioniert, wo später ein Implantat inseriert werden soll.
- Meist Fixation mittels Osteosyntheseschrauben.
- Nur so viel Knochen augmentieren, wie es für eine sichere Implantation notwendig ist. Damit wird eine spannungsfreie Weichgewebsbedeckung gewährleistet und Dehiszenzen der Wundränder vermieden.
- Einzeitige Augmentation (d. h. simultan mit der Implantation) bei gewährleisteter Primärstabilität des Implantats.
- Zweizeitige Augmentation bei größeren Knochendefiziten.
- Einheilzeiten: für intraorale Augmentate oder Schädelkalotte 4 Mon. empfohlen, bei extraoralen Augmentaten, die verstärkter Resorption unterliegen (z. B. Knochen vom Beckenkamm), Implantatinsertion bereits nach 3 Mon.

Weitere Versorgung Mit Beginn der funktionellen Belastung der Implantate verlangsamt sich das Fortschreiten der Atrophie im Augmentat und im autochthonen Knochen signifikant, sodass nach der Einheilzeit der Implantate eine zeitnahe Versorgung mit Zahnersatz erfolgen sollte.

> ! Mind. 3 Wo. bis zum sicheren Abheilen der Wunde sollte keine Interimsprothese getragen werden, um eine Perforation der Mundschleimhaut über dem eingebrachten Knochen zu verhindern.

Tab. 19.8 Gegenüberstellung der Charakteristika von Kortikalis- und Spongiosatransplantaten

Kortikalistransplantate	Spongiosatransplantate
Kompakte Architektur	Trabekuläre Struktur
Osteosynthetische Fixierung möglich	Meist Abdeckung durch Periost oder Membran erforderlich
Revaskularisation eher schwierig	Häufig zügige und vollständige Revaskularisation

Spenderregionen

Entnahmeregionen Häufigste Entnahmestellen autologer Knochentransplantate:

- **Intraorale Spenderregionen:** Kinn (mandibuläre Symphyse), Retromolarregion (OK und UK), Ramus mandibulae (ant. und lat.), Spina nasalis anterior, Proc. coronoideus
- **Extraorale Spenderregionen** (ohne mikrochir. Entnahmestellen): Beckenkamm, Tabula externa (Schädelkalotte), Tibiakopf

Transplantatvolumina ▶ Tab. 19.9

Knochen aus der Kinnregion Relativ günstiges Knochenvolumen bei fortgeschrittener Atrophie im Vergleich zu retromolarem Knochen. Bei der Entnahme auf ausreichend Abstand zu den Wurzelspitzen evtl. noch vorhandener Frontzähne achten (▶ Abb. 19.15b)

Knochen aus UK (retromolar und Ramusbereich) Schädigung des N. alveolaris inferior möglich. Knochenentnahme mit Piezochirurgie-Technik (▶ 4.2.4) unter Schonung der Weichgewebe empfohlen. Diese Methode beruht auf einer dreidimensionalen Ultraschallschwingung und durchtrennt den Knochen bei einer gleichzeitigen Schonung von Weichgewebe. Eine weitere Möglichkeit sind rotierende Instrumente (z. B. kleine Rosenbohrer und Lindemann-Fräsen bzw. kleine Sägen und Osseoskalpelle).

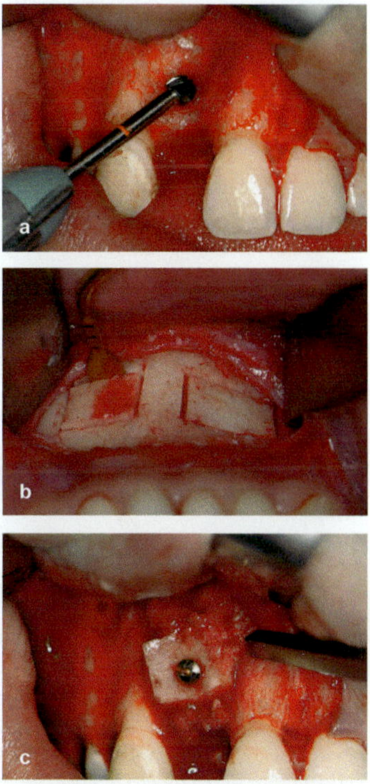

Abb. 19.15 Anfrischen der konkaven Empfängerregion Regio 012 mit Setzen von Blutungspunkten durch linksdrehenden Rosenbohrer (a), Knochenblockentnahme am Kinn mittels Piezochirurgie (b) und Onlay-Grafting mit Feinkonturierung mittels Kinnspongiosa (c) [T1166-05]

Tab. 19.9 Transplantatvolumina intraoraler Knochentransplantate

Lokalisation	Transplantatart	Volumen
Aufsteigender Unterkieferast	Block	5–10 ml
Anteriorer Unterkiefer	Block und/oder partikulär	5 ml
Tuber maxillae	Partikulär	2–4 ml
Abgehobelter Knochen	Späne	0,5–2,5 ml

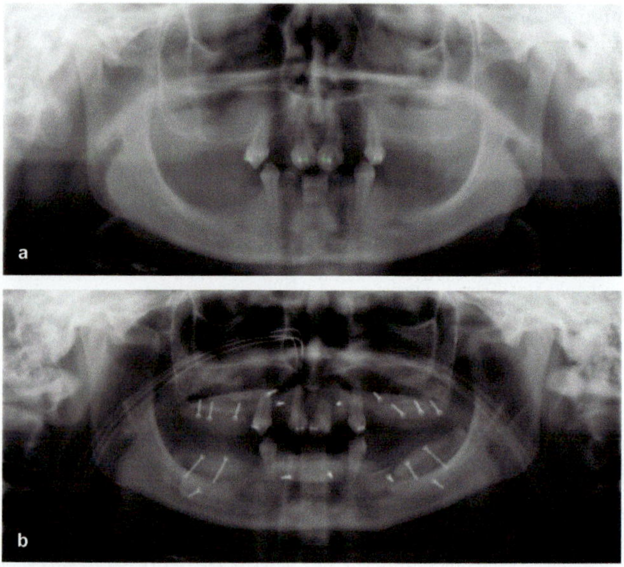

Abb. 19.16 OPT vor (a) und nach (b) Augmentation mit kortikospongiösem Beckenknochen bei einer 17-jährigen Pat. mit ektodermaler Dysplasie [T1166-05]

Knochen aus Processus coronoideus Sehr resorptionsstabil, Einsatz meist nur bei der Rekonstruktion nach Knochenverlusten im Bereich der Orbita

Knochen aus Spina nasalis anterior Paranasaler Bereich gut zugänglich, vorhandenes Knochenvolumen jedoch gering

Knochen aus Beckenschaufel (▶ Abb. 19.16) Wird i. d. R. unter den extraoralen Spenderregionen (ohne mikrochir. Entnahmestellen) favorisiert.

- Nahezu unerschöpfliches Knochenangebot
- Komplette Augmentation von OK und UK aus einer Beckenseite (klassisch von anterior oder von posterior) möglich
- Durch hohen Spongiosaanteil bei zusätzlicher Schwächung der dünnen Kortikalis optimale Anpassung an den Restkieferknochen

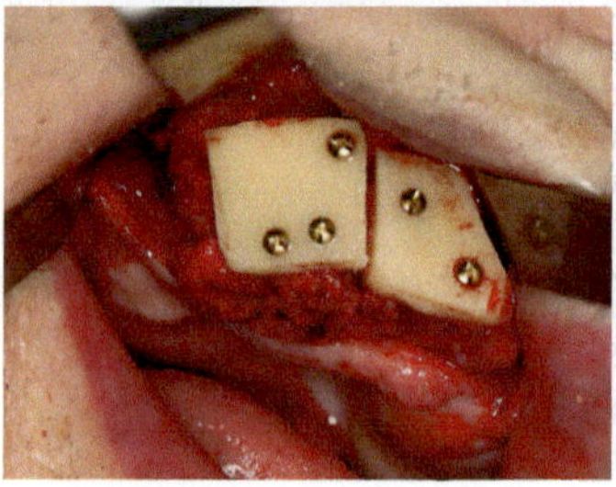

Abb. 19.17 OK-Augmentation mit avaskulärem Knochen aus der Tabula externa [T1166-05]

Knochen aus Kalotte (▶ Abb. 19.17) Kräftigste Kortikalis. **Cave:** Knochenentnahme aus Tabula externa mit < 2 % quantitativ zwar geringste KO-Rate, aber Verletzungen von Dura bzw. Gehirn beschrieben

Knochen aus dem Tibiakopf Kann wie Beckenknochen ebenfalls relativ komplikationsarm entnommen werden. Spongiöse Anteile allerdings relativ fettreich

Besonderheiten

Verwendung extraoraler Knochentransplantate i. d. R. für Auflagerungsosteoplastiken (sog. Onlay-Grafts)

Oberkiefer LeFort-I-Osteotomie evtl. bei zusätzlich ausgedehnter Atrophie mit Missverhältnis der skelettalen Lagebeziehung zwischen OK und UK indiziert:

- **Durchführung:** Verlagerung des OK nach Osteotomie nach anterior und kaudal. Auffüllen des entstehenden Knochenspalts mit Knochenblöcken (meist aus Beckenregion), die osteosynthetisch fixiert werden.
- **Vorteile:** Gingiva propria auf dem ursprünglichen konturbildenden OK-Anteil kann belassen werden und ursprüngliche OK-Struktur bleibt erhalten.

Unterkiefer Abstand des Alveolarkamms vom N. alveolaris inferior ist limitierend für Implantationen im Seitenzahnbereich. Wie bei Implantationen sind Sensibilitätsstörungen im Innervationsgebiet auch durch Kompression auf bzw. Impression in das Kanaldach möglich. Ein Abstand von möglichst 2 mm zur oberen knöchernen Begrenzung des Nervenkanals ist zu empfehlen. Daher:

- Als Alternative zur Augmentation grundsätzlich auch kurze Implantate in Betracht ziehen
- Bei Augmentation mit Knochenblöcken darauf achten, den Nerv bei der osteosynthetischen Fixation des Augmentats nicht zu verletzen
- Evtl. Nervenlateralisation mit Herauspräparieren des N. alveolaris inferior aus dem Kanal
- Auch bei nervenschonenden Verfahren, wie Piezochirurgie, immer wieder irreversible Sensibilitätsstörungen möglich. Daher strenge Ind.-Stellung für diese Verfahren

Weitere Techniken Alveolarkammdehnung und -spreizung sowie Distraktionsosteogenese. Aufbau größerer Knochendefekte oder komplett verlorener Kieferabschnitte häufig nur durch mikrochir. Knochentransplantate (z. B. durch Fibula- oder Beckenkammtransplantat). Da diese Eingriffe chir. sehr anspruchsvoll sind, würde ihre Besprechung den Rahmen dieses Kapitels sprengen, daher verweisen wir auf entsprechende Fachliteratur.

19.12.5 Sinuslift (intern und extern)

Syn.: Sinusbodenelevation

Indikation Unzureichendes vertikales Knochenangebot im oberen Seitenzahnbereich

Externer Sinuslift

Vorgehen (▶ Abb. 19.18, ▶ Abb. 19.19)

- I. d. R. über vestibulären Zugang konventionelle (Rosenbohrer und Diamantfräse) oder piezochirurgische Präparation eines etwa 2 cm × 1 cm großen Knochenfensters (rechteckig, trapezförmig oder spindelförmig)
- Vorsichtige Luxation des weiterhin mit der Sinusschleimhaut verbundenen vestibulären Sinusknochens mit speziellen Instrumenten nach kranial
- Bei Underwood-Septen (knöchernen Septen in der Kieferhöhle) komplette Abtragung des vestibulären Sinusknochens oder Präparation von zwei Fenstern
- Auflagerung von autogenem Knochen oder Knochenersatzmaterial auf den knöchernen Sinusboden nach vorsichtigem Anheben der basalen Sinusschleimhaut (Schneider-Membran)

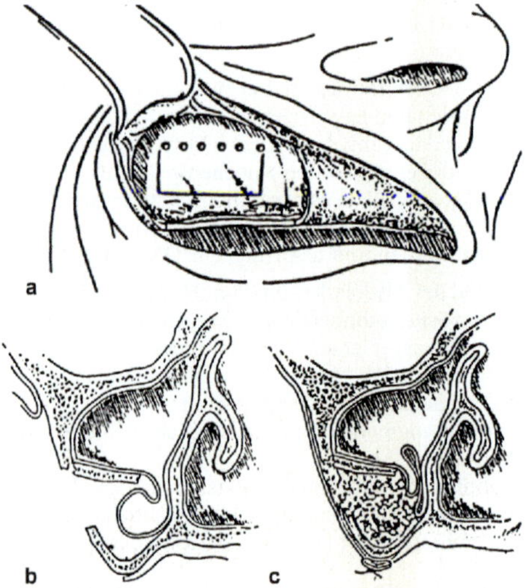

Abb. 19.18 Externer Sinuslift, schematische Darstellung [T1166-05]

> Keine Augmentation des Sinusbodens über das Niveau des Nasenbodens hinaus, da für die Belüftung der Kieferhöhle ein offenes Ostium naturale zur Nase hin obligat ist.

Simultane Implantation und externer Sinuslift Für die sichere Primärstabilität des Implantats ist eine Mindesthöhe des knöchernen Sinusbodens von etwa 5 mm erforderlich. Augmentationsmaterialien sind autogener Knochen, dessen Mischung mit Fremdmaterial oder ausschließlicher Einsatz von allogenem, xenogenem oder alloplastischem Material.

Interner Sinuslift

Indikation Insertion einzelner Implantate bei noch gutem Restknochenangebot (1–2 mm weniger als geplante Implantatlänge)

Durchführung

- Anlage eines Bohrlochs vom Alveolarkamm aus. Dabei apikal eine dünne Knochenlamelle zum Sinus belassen
- Bohrstollen mit Osteomen aufsteigenden Durchmessers bearbeiten
- Verbliebenen Restknochen (1–2 mm) ohne Perforation der Schneider-Membran mithilfe der Osteome nach kranial klopfen

> Bei Restknochenhöhe von 6 mm relativ sicheres Verfahren

Nachteil Im Gegensatz zum offenen Sinuslift Überprüfung des Ergebnisses nicht direkt klin. möglich, nur durch transnasale endoskopische Kontrolle

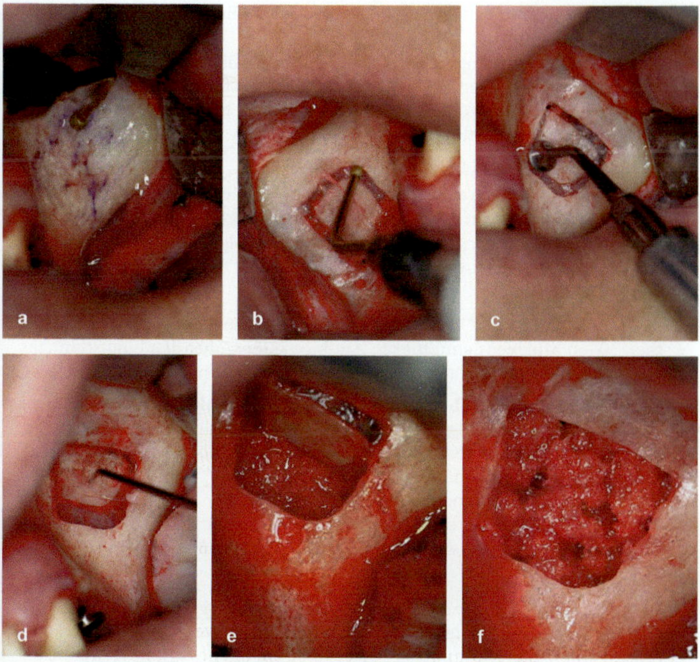

Abb. 19.19 a–f Externer Sinuslift, klin. Darstellung [T1166-05]

19.12.6 Komplikationsmanagement

Unterschieden wird zwischen normalen OP-Folgen und KO:

OP-Folgen Schwellung, moderate Hämatombildung und Schmerzen

Komplikationen

- **Allgemeine KO:** Hämatome, Wunddehiszenzen, (Nach-) Blutungen, Infektionen
- **Spezielle KO:**
  - Vitalitätsverlust von Zähnen nach Knochenblockentnahme aus dem unteren Frontzahnbereich
  - Verletzung von Nachbarzähnen
  - Implantat- und Instrumentenfrakturen
  - Sensibilitätsstörungen im Unterlippenbereich nach Knochenentnahme, Augmentation oder Implantation im unteren Seitenzahnbereich
  - Sinusitis maxillaris nach Sinuslift (meist bei zusätzlicher Perforation der Schneider-Membran)

Vorbeugen von Komplikationen

- Gründlichen Anamnese und Abschätzung der bestehenden Risikofaktoren für eine Implantation bzw. Augmentation.
- Aussagekräftige röntgenologische Bildgebung, um Schädigungen des N. alveolaris inferior bzw. des N. mentalis zu vermeiden. Immer DVT bzw. CT

durchführen, wenn dadurch zusätzliche relevante Erkenntnisse gewonnen werden können.

- Auch vor Sinuslift präoperativ genaue Kenntnisse über die Anatomie des Sinus und ggf. vorliegende Underwood-Septen hilfreich.
- Um Blutungen und Nachblutungen zu vermeiden, muss bekannt sein, ob Pat. Antikoagulanzien einnimmt.

! Folgenreichste Blutungen aus dem anterioren Mundboden, da sich eine Blutung bzw. ein Hämatom durch die mandibuläre Begrenzung nach anterior nur in Richtung Zungenkörper ausdehnen kann. Die Folge kann in eine Verlegung des Oropharynx mit Atemnot sein.

- Bei gegebener Ind. zur Vermeidung von Entzündungen präop. Antibiotikather. 30–60 Min. vor dem Eingriff. Antibiotikather. über den Eingriff hinaus wird bei normalem Verlauf in der aktuellen Literatur nicht mehr empfohlen.

Komplikationsmanagement bei Perforationen der Sinusschleimhaut im Rahmen des offenen Sinuslifts Abhängig von der Perforationsgröße:

- Abdecken der Perforation mit überschüssiger Kieferhöhlenschleimhaut
- Abdecken der Perforation mit einer Membran
- Verkleben der Perforation mittels Fibrinkleber
- Ggf. Naht mit Nahtstärke 7.0 (**Cave:** kann weiter einreißen)
- Einlegen eines Kortikalisblocks und Verschrauben von krestal

Bei sehr großer, nicht abzudeckender Perforation OP ggf. abbrechen und nach einigen Mon. wiederholen, dann ggf. mit kortikospongiösem Knochen zur osteosynthetischen Fixation.

20 Notfallbehandlung

Jörg Brokmann, Hajo Peters, Klaus Ulrich Klein

20.1 Vorbeugung und Anamnese

Der Arzt ist auch verantwortlich für das, was der Patient verschweigt; er hätte danach fragen müssen. (Hippokrates)

Anamnese Immer vor der Behandlung von Pat. persönliche Krankengeschichte mit den wichtigsten Informationen erheben und in der Patientenakte festhalten. Dadurch schnelle Verfügbarkeit und gute Übersichtlichkeit bei Folgeuntersuchungen, Behandlungen und im Notfall.

Immer gut darauf vorbereitet sein, dass ein Notfall nicht mehr zu verhindern ist. Regelmäßige Übungen mit dem Team durchführen, um auch für außergewöhnliche Ereignisse immer gut aufgestellt zu sein.

SAMPLER-Algorithmus (bei jedem Patientenkontakt abfragen):
- **S**ymptomen (Leitsymptomen)
- **A**llergien (ggf. verändert?)
- **M**edikamente (regelmäßige, sowie im Notfall evtl. einzunehmende)
- **P**ersönliche Vorgeschichte (medizinische Vorgeschichte, z. B. Vorerkr.)
- **L**etzte Mahlzeit (letzte Nahrungs-/Flüssigkeitsaufnahme)
- **E**reignis (besondere Ereignisse kurz vor dem akuten Beschwerdebeginn?)
- **R**isikofaktoren (z. B. Hypertonie, Hyperlipidämie, Diab. mell., Alkohol-/Nikotinabusus)

Ggf. noch erweitern um OPQRST-Algorithmus:
- **O**nset: Beginn der Beschwerden
- **P**allation/Provocation: Auslösbarkeit der Beschwerden
- **Q**uality: Art der Beschwerden (stechend, ziehend)
- **R**adiation/Location: Ausstrahlung/Lokalisation der Beschwerden
- **S**everity: Stärke (Schmerzskala 1–10)
- **T**ime: zeitlicher Verlauf seit Beginn

Vorgehen bei einem Notfall
- Behandlung sofort beenden und durch den Abbruch evtl. mögliche KO verhindern
- Umgehend erste lebensrettende Maßnahmen nach dem XABCDE-Schema (▶ 20.2) einleiten
- Informationen nach SAMPLER-Schema erheben (s. o.)
- Sofort Unterstützung höhen
- Rettungsdienst unter 112 alarmieren

Strukturierte Übergabe an Notarzt nach **ATMIST-Report** (**A:** Alter; **T:** Zeitpunkt des Notfalls; **M:** Mechanik/Unfallhergang bzw. medizinischer Notfall; **I:** Investigation, klinische Befunde; **S:** Signs bzw. Befunde nach XABCD und Vitalwerte s. o.; **T:** Therapie welche gegeben wurde) plus Übergabe SAMPLERS-Erhebungen (s. o.)

20.2 Ersteinschätzung (Primary Survey)

Durch die orientierende Erstuntersuchung sollen die akut bedrohlichen Verletzungen und Erkr. unmittelbar erfasst und therapiert werden. Dazu werden die Vitalfunktionen nach **XABCDE-Schema** (Exsanguiniation, Airway, Breathing, Circulation, Disability, Exposure) evaluiert und bereits mit den ersten ther. Maßnahmen verknüpft.

X) Exsanguination (schwere Blutung, Ausbluten)
- A) Airway (Atemwege, frei)
- B) Breathing (Belüftung der Lunge)
- C) Circulation (Kreislauf)
- D) Disability (Defizite, neurologische)
- E) Exposure (Entkleiden, Schutz vor Auskühlung)

> Das wichtigste Ziel in den ersten Min. ist die Versorgung lebenswichtiger Organe ausreichend mit Sauerstoff zu versorgen und damit die bedrohlichsten Probleme zu beheben.

A(irway)

Atemwegssicherung hat neben der Aufrechterhaltung des Kreislaufs oberste Priorität. Atemstörungen häufige Ursache lebensbedrohlicher Situationen. Normale Atemfrequenz 12–20/Min.

Einfachste Maßnahme Stabile Seitenlagerung bei erhaltener Atmung und reiner Bewusstlosigkeit

Maßnahmen zum Öffnen und Freihalten der Atemwege:

- **Chin-lift-head-tilt-Handgriff:** mit einer Hand auf der Stirn-Haar-Grenze und der anderen unterhalb des Kinns (Daumen zwischen Unterlippe und Kinn) den UK anheben, Kopf nackenwärts möglichst weit überstrecken (**Cave:** HWS, v. a. bei Trauma!), Mund leicht öffnen
- Mund des Pat. öffnen und inspizieren (z. B. Blut, Schleim, Erbrochenes oder Fremdkörpern)
- **Esmarch-Handgriff:** den UK mit den Händen seitlich am Kopf, Zeige- und Mittelfinger am Kieferwinkel, Daumen am Kinn nach vorn und oben ziehen. Mund durch Daumendruck auf das Kinn öffnen
- **Intubation** mit Guedel- oder Wendel-Tubus (ggf. Larynxmaske, Tubus)

B(reathing)

Sind die Atemwege frei, ist die Belüftung der Lungen ein weiterer Meilenstein, um die Zellen mit ausreichend Sauerstoff zu versorgen.

- Bei Dyspnoe Lungen abhören: Brodeln → V. a. Lungenödem, Giemen → V. a. spastische Atmung (z. B. Asthma).
- Oxygenierung mit Pulsoxymetrie überprüfen, SpO_2 sollte > 90 % sein.
- Evtl. Beatmung mit Ambu-Beutel notwendig, dazu müssen Atemwege (s. o.) frei und gesichert sein.

C(irculation)

Zirkulationsstörungen sind eine häufige Ursache für lebensbedrohliche Situationen. Daher bei V. a. Zirkulationsprobleme Pulsprüfung, bei weiterer Unsicherheit Rekapillarisierungszeit:

- **Radialispuls:**
  - Tastbar: systolischer RR vermutlich > 80 mmHg → weiter zu D
  - Nicht tastbar: systolischer RR vermutlich < 80 mmHg

- **Karotispuls** tasten, ggf. nacheinander an beiden Seiten, bei Unsicherheit auch Femoralispulse
- **Rekappillarisierungszeit:** Fingerbeere kurz und fest zwischen 2 Finger drücken und dann loslassen. Beurteilung der Zeit bis zum Rosigwerden der Fingerbeere
  - < 2 s → gute Durchblutung
  - > 2 s → zuniedrigem Blutdruck (**Cave:** Gefahr einer Mangeldurchblutung)

Maßnahmen

- Abhängig von führenden Symptomen i. v. Zugang legen und 500–1.000 ml einer balancierten Ringer-Lsg. anhängen
- Im weiteren verlauf möglichst 12-Kanal-EKG oder zumindest 4-Kanal-EKG anfertigen

D(isability)

Untersuchung

- Bewusstseinszustand:
  - Wach oder bewusstlos
  - Erweckbar auf Ansprache
  - Erweckbar durch Schmerzreiz
- Pupillenstatus und Funktion:
  - Pupillen isokor
  - Klein, mittel oder weit
  - Lichtreaktion
- Motorik:
  - Spontanbewegungen
  - Gezielte Bewegungen auf Aufforderung
  - Reaktion auf Schmerzreiz
- Sensibilitätstest: Extremitäten bds. und Gesicht
- Blutzucker: Ausschluss von Hypo- oder Hyperglykämie (v. a. bei neurologischen Symptomen wichtig)

BEFAST-Schema bei V. a. Schlaganfall:

Balance: Ataxie und Vertigo
Eyes: Diplopie, vertikaler Nystagmus, Strabismus
Face: Fazialisparese
Arm: Vorhaltetest bzw. Armschwäche
Speech: Aphasie
Time: Beginn im evtl. Lyseintervall < 4,5 h

E(xposure)

- Untersuchen des Umfelds des Pat., ggf. zur weiteren Befundung und Ther. teilweise entkleiden
- Rettungsdienst unter 112 alarmieren

20.3 Zweituntersuchung (Secondary Survey)

Auf E im Primary Survey folgt Secondary Survey mit klinischer Status, Monitoring (EKG, Pulsoxymetrie, Blutdruck) und Reevaluation von:

SAMPLERS-Algorithmus
- **S**ymptome (Leitsymptome): Vorgehen nach OPQRST-Schema (s. u.)
- **A**llergien (Schweregrad, Änderungen)
- **M**edikamente (regelmäßige, sowie im Notfall einzunehmende)
- **P**ersönliche Vorgeschichte (medizinische Vorgeschichte, OP)
- **L**etzte Mahlzeit (letzte Nahrungs-/Flüssigkeitsaufnahme)
- **E**reignis (kurz vor dem akuten Beschwerdebeginn)
- **R**isikofaktoren (z. B. Hypertonie, Hyperlipidämie, Diab. mell., Alkohol-/Nikotinabusus)
- **S**chwangerschaft

OPQRST-Algorithmus
- **O**nset: Wann traten die Beschwerden auf?
- **P**allation/Provocation: Auslösbarkeit der Beschwerden
- **Q**uality: Qualität/Art der Beschwerde (stechend, ziehend)
- **R**adiation/Location: Ausstrahlung/Lokalisation der Beschwerden
- **S**everity: Stärke auf Schmerzskala 1–10
- **T**ime: zeitlicher Verlauf seit Beginn der Beschwerden

20.4 Akutes Koronarsyndrom (ACS)

Das akute Koronarsyndrom umfasst instabile Angina pectoris, Nicht-ST-Hebungsinfarkt (NSTEMI) und ST-Hebungsinfarkt (STEMI)

Klinik
- Akuter, retrosternaler Schmerz oder Druckgefühl, ggf. mit Ausstrahlung in Arm oder Schulter, Hals
- Ggf. Druckgefühl oder akuter Schmerz im Oberbauch
- Ggf. Rückenschmerz
- Bei Komb. dieser Symptome mit Blässe, Kaltschweißigkeit, Unruhe, Angst, Übelkeit oder Erbrechen starker V. a. akuten koronares Geschehen

Diagnostik
- **Instabile Angina pectoris:** jeder erstauftretende akute Brustschmerz sowie Beschwerden mit zunehmender Dauer und Intensität in Ruhe oder bei geringer Belastung → sofortige Ther.
- **Nicht-ST-Hebungsinfarkt (NSTEMI):** akuter Schmerz im Brustraum, im Labor signifikanter Anstieg von hs-Troponin, aber keine signifikanten EKG-Veränderungen
- **ST-Hebungsinfarkt (STEMI):** wie NSTEMI aber im 12-Kanal-EKG (< 10 Min.) signifikante ST-Hebungen oder neu aufgetretener Linksschenkelblock

Therapie
- Oberkörperhochlagerung (30–45°)
- Sauerstoffgabe (falls SpO_2 < 90 %)
- Morphin 2–3 mg i. v. titriert
- Acetylsalicylsäure 250 mg i. v.
- Schnellstmöglicher Transport des Pat. durch Notarzt, Telenotarzt, Rettungsdienst in eine Chest-Pain-Unit bzw. Krankenhaus mit Herzkatheterlabor

DD Bei plötzlich rückenbetont zwischen den Schulterblättern auftretenden Schmerz mit reißendem Charakter immer an eine akute Aortendissektion denken!

! Die **5 Big Killer** mit Thoraxschmerz sind das akute Koronarsyndrom (ACS), das akute Aortensyndrom (AAs), die Pulmonalarterienembolie (PAE), der Pneumothorax (Pneu) und die Ösophagus-Ruptur (Boeerhave-Sy.).
Bei Pat., bei denen diese Beschwerden bereits aufgetreten sind und ärztlich abgeklärt wurden, sind die typischen Symptome meist bekannt und ein Therapieprocedere festgelegt.

20.5 Hypertensiver Notfall

Definition Blutdrucksteigerung mit zugehöriger Endorganbeteiligung

Klinik und Differenzierung
- Meist RR> 220 mmHg systolisch und/oder > 120 mmHg diastolisch
- Ohne Endorganschäden (hypertensive Dringlichkeit/Entgleisung)
- Mit neurologischen Defiziten ▶ 20.7

Therapie Zu schnelle und radikale Blutdrucksenkung vermeiden. Zunächst RR-Senkung um 10–20 % des Ausgangswertes anstreben. Die akuten Symptome sollten darunter rückläufig sein.
- **Medikation:** Urapidil 5–10 mg i. v. titrierend oder Nitrendipin 10 mg s. l.
- Schnellstmögliche Behandlung durch Notarzt und Rettungsdienst

20.6 Synkope

Definition
- **Synkope:** anfallsartiger, kurzer Haltetonusverlust mit Bewusstseinsverlust infolge einer transienten globalen zerebralen Minderperfusion.
- **Präsynkope:** Prodromalstadium einer Synkope mit Schwinden der Sinne (Schwarzsehen, Leisehören), ggf. Schwitzen und evtl. ausgeprägter Hyperventilation, geht nicht zwangsläufig in Synkope über.

Einteilung
- **Ätiologie:** orthostatische, vasovagale, kardiale bzw. rhythmogene und zerebrovaskuläre Synkope. **Cave:** In 30–40 % der Fälle bleibt die Ursache der Synkope ungeklärt.
- **Gefährdung:**
  - Harmlose Synkope → PPP-Sykope (Prodromi/Position/Provokation): alle Synkopen mit Prodromi (vorausgehenden Warnsymptomen)
  - Gefährliche Synkopen: Chess-Kriterien (C: Herzinsuff. in der Anamnese; H: Hämoglobin < 10 mg/dl; EKG: jegliche Path.; S: Shortness of Breath/Thoraxschmerz perisynkopal/Synkope bei Belastung; S: Systole < 90 mmHg)

Therapie
- Flachlagerung
- Oxygenierung sicherstellen, Sauerstoff (falls SpO_2 < 90 %)
- Bei niedrigem RR i. v. Zugang und ggf. Akrinor (1 Amp.: 10 mg Theodrenalin plus 200 mg Cafedrin) langsame i. v. Gabe titrierend nach Blutdruck
- Bei anhaltender Bradykardie Atropin 0,5 mg i. v.

20.7 Akutes neurologisches Defizit

Ischämischer (70–80 %) oder hämorrhagische (20–30 %) Schlaganfall

DD Hypoglykämie, Epilepsie mit Parese, Migräne mit Aura, Multiple Sklerose

Klinik

- Allgemeine unspezifische Symptome (Abklärung s. BEFAST-Schema, s. o.): Kopfschmerzen, Übelkeit, Erbrechen, Bewusstseinsstörung
- Spezielle Symptome: Fazialisparese, Hemiparese, Sprachstörung bis Aphasie, Sehstörung (z. B. Gesichtsfeldausfälle, Hemianopsie), Koordinationsstörung

Therapie

- Oberkörperhochlagerung (30–45°)
- Oxygenierung sicherstellen, Sauerstoff (falls $SpO_2 < 90\,\%$)
- I. v. Zugang möglichst auf nicht paretischer Seite.
- RR > 220 mmHg systolisch/120 mmHg diastolisch um 10–20 % senken: Urapidil 5–10 mg. i. v. titriert
- RR < 120 mmHg um 10–20 % anheben: Akrinor i. v. titriert (▶ 20.6)
- Schnellstmöglicher Transport des Pat. mit Rettungsdienst und Notarzt in eine Stroke Unit bzw. in ein Schwerpunktkrankenhaus (Möglichkeit Schädel-CT/-MRT; Lyse, Katheterembolektomie, evtl. Neurochirurgie)

20.8 Krampfanfall

Ätiologie Endogene oder exogene Faktoren sowie Medikamente, Alkohol, Drogen oder Intoxikationen.

Differenzialdiagnosen Hypoglykämie, intrakranielle Blutung, Morgagni-Adams-Stokes-Anfall als zerebral-hypoxischer Krampfanfall im Rahmen von schweren Herzrhythmusstörungen bzw. am Anfang vom Herz-Kreislauf-Stillstand

Klinik Tonische und/oder klonische Verkrampfungen der Muskulatur im Gesichtsbereich, einer Extremität, von 2–4 Extremitäten unterschiedlicher Ausprägung und Dauer. Häufig auch Zungenbiss und Stuhl- bzw. Harnabgang

Therapie

- **Stufe 1:** Midazolam 0,2 mg/kg KG i. v./nasal (z. B. Erw. 5–10 mg) oder Lorazepam 0,1 mg/kg KG i. v. (z. B. Erw. 4 mg). Nach Gabe 5 Min. warten
- **Stufe 2:** Wiederholung Stufe 1. Nach Gabe 5 Min. warten
- Transport des Pat. mit dem Rettungsdienst und Notarzt in ein Krankenhaus mit Notaufnahme und Neurologie

20.9 Anaphylaxie

Definition

- **Anaphylaxie (Grad 1–4):** schwere, lebensbedrohliche, generalisierte Hypersensitivitätsreaktion
- **Anaphylaktischer Schock:** akuter distributiver Schock durch anaphylaktische und/oder anaphylaktoide Reaktionen

Klinik ▶ Tab. 20.1

Tab. 20.1 Stadienabhängige Symptomatik bei Anaphylaxie	
Stadium	**Symptome**
0	Lokale, auf den Kontaktort beschränkte kutane Reaktion (ohne klinische Bedeutung)
1	Allgemeinreaktion: Unruhe, Kopfschmerzen, Haut- und Schleimhautreaktionen, Beginn mit Jucken und Brennen, Urtikaria, Erythem, Flush
2	Wie 1 oder: ausgeprägte pulmonale und/oder vaskuläre Reaktion Übelkeit, Erbrechen, Tachykardie, Atemnot, Hypotonie, ggf. Stuhl- und/oder Harndrang, ggf. Quincke-Ödem
3	Lebensbedrohliche Reaktionen mit Schock, schwere Dyspnoe, Bronchospasmus
4	Herz-Kreislauf-Stillstand

! Durch Zunahme der vaskulären Membranpermeabilität während der Anaphylaxie innerhalb von 10 Min. Verschiebung von 50 % des Blutvolumens von intra- nach extravaskulär möglich

Therapie
- Allergenzufuhr sofort unterbrechen
- Sicherstellen der O_2-Versorgung.
- Adrenalin bei schwerer anaphylaktischer Reaktion Substanz der 1. Wahl → ohne i. v. Zugang sofort i. m. applizieren: Adrenalin 0,5 mg i. m. (Erw.). 0,3 mg i. m. (Kinder 6–12 J.)
- Atemnot, Globusgefüht, pulmonale Spastik: Adrenalin 3–4 mg pur inhalativ vernebeln
- Bei langsamen Verläufen:
  - H_1-Blocker: Dimetinden 0,1 mg/kg KG i. v.
  - Glukokortikoid: Prednisolon 1–2 mg/kg KG i. v.
  - Katecholamine: Adrenalin 0,01–0,1 mg i. v. titriert
  - Kristalline Lösung: balancierte Ringer-Lsg 500–2.000 ml

20.10 Hypoglykämie

Definition Glukosespiegel im Plasma < 60 mg/dl und evtl. nachfolgende Symptome vorhanden

Klinik Unruhe, Verwirrtheit, aggressive und delirante Zustandsbilder, Schweißausbruch, Zittern, Heißhunger, Seh- und Sprachstörungen

Differenzialdiagnosen Schlaganfall, Delir, Hyperglykämie, Epilepsie, Intoxikation

Therapie Glukose G20 % 40–120 ml (Entspricht 8–24 g Glukose) i. v. bis zum Sistieren der Sympt. infundieren

20.11 Hyperglykämie

Durch absoluten oder relativen Insulinmangel verursachte, unten aufgeführte Symptome mit Plasmaglukosespiegel > 250 mg/dl.

Klinik Durst, trockene Haut und Schleimhäute, Bauchschmerzen, Übelkeit und Erbrechen, Hypotonie, Tachykardie, Azetonfötor, komatöser Zustand

Therapie Balancierte Ringer-Lösung 500–1.000 ml i. v.

20.12 Respiratorische Notfälle

20.12.1 Asthmaanfall

Akute variable und reversible Atemwegsobstruktion durch bronchiale Hyperreagibilität und (chron.) Entzündung der Bronchialschleimhaut.

Klinik Sprechunvermögen, Dyspnoe bis Orthopnoe bei exspiratorischem Stridor, Einsatz der Atemhilfsmuskulatur, Atemfrequenz ≥ 25/Min., Herzfrequenz ≥ 110/Min., ggf. Silent Chest

Therapie
- Oberkörperhochlagerung
- Salbutamol 1,25–2,5 mg p. i.
- Ipratropiumbromid 250–500 µg p. i.
- Reproterol 0,09 mg/ml 1:10-Verdünnung langsam titrierend
- Glukokortikoide 50–100 mg i. v.
- Magnesium 2 g i. v.

20.12.2 Chronisch-obstruktive Lungenerkrankung (COPD)

Eine vorbestehende COPD kann trotz chron. Charakter v. a. bei zusätzlicher viraler oder bakt. Infektion exazerbieren.

DD Asthmaanfall Symptomatisch ähnlich, aber über Stunden zunehmende Intensivierung der Erkr. bei COPD

Therapie
- Salbutamol 1,25–2,5 mg p. i.
- Ipratropiumbromid 250–500 µg p. i.
- Reproterol 0,09 mg/ml 1:10-Verdünnung langsam titrierend
- Glukokortikoide 50–100 mg i. v.

20.12.3 Hyperventilation

Meist path. Zunahme der Atemfrequenz ohne organische Ursache. Häufig psychisch bedingt z. B. bei Angst, Stress, akuten Konflikten oder Auseinandersetzungen. Durch Steigerung der Atemfrequenz und vermehrtes Abatmen von CO_2 → respiratorische Alkalose → erhöhte Eiweißbindung von freiem Kalzium → relative Hypokalzämie → Parästhesien mit Verkrampfungen (Pfötchenstellung der Hände)

Klinik Subjektive Atemnot, erhöhte Atemfrequenz, Tachykardie, Pfötchenstellung der Hände, Sensibilitätsstörungen

Therapie
- Ausschluss einer organischen Ursache.
- Klare Aufforderung, anders zu atmen und ggf. auch versuchen, die Luft anzuhalten.
- Rückatmung (Tüte).
- Nur bei Therapieresistenz besteht die Notwendigkeit, den Rettungsdienst zu alarmieren und ggf. eine medikamentöse Ther. einzuleiten.

20.12.4 Bolusaspiration

Transglottisches Eindringen von Fremdmaterial in das Tracheobronchialsystem.
- Flüssigkeitsaspiration: Speichel, Magensaft, Blut
- Fremdkörperaspiration: Nahrungsstücke, Prothesenteile usw.

Klinik Husten, Reizhusten, Dyspnoe, Erstickungsangst, Unruhe, Panik, Stridor, Bronchospasmus. **Cave:** Eine Bolusaspiration kann innerhalb kurzer Zeit bis zum reflektorischen Herz-Kreislauf-Stillstand führen.

- Inkomplette Bolusaspiration: Husten möglich → Transport in Krankenhaus
- Komplette Bolusaspiration: kein Husten möglich →
  - Pat. wach und > 1 J.: abwechselnd 5 × Schläge zwischen die Schulterblätter und 5 × Heimlich-Handgriff
  - Pat. wach und < 1 J.: abwechselnd 5 × Schläge zwischen die Schulterblätter und 5 × Thoraxkompression
  - Komplette Bolusaspiration und Bewusstlosigkeit → Reanimation

Therapie
- Inspektion von Mundhöhle und Absaugung (oral/tracheal)
- Optimierung der Oxygenierung (SpO_2 > 90 %) und ggf. Oberkörperhochlagerung
- Pat. zum Husten auffordern
- Ggf. Heimlich-Handgriff (durch Kompression des Bauchraums versuchen, den Fremdkörper durch den entstandenen Überdruck aus den Atemwegen zu befördern)
- Bei Bewusstlosigkeit Standardreanimation und Einsatz von Laryngoskop bzw. Magill-Zange (bei glottischem oder supraglottischer Bolus)
- Bei Nichterfolg Vorschieben des suspekten infraglottischen Bolus mit dem Tubus in den rechten Hauptbronchus, Intubation und Lungenventilation durch Notarzt

20.12.5 Kardiopulmonale Reanimation

Die Basismaßnahmen der Reanimation bestehen aus Herzdruckmassage und Beatmung. Erweitert werden diese durch elektrische und medikamentöse Maßnahmen (▶ Abb. 20.1).

Klinik Bewusstlosigkeit, keine Atmung oder Schnappatmung

Therapie
- **Basic Life Support (BLS):** 4C-Schema (Check: Bewusstlos, keine Atmung; Call: Notruf; Compress: Thoraxkompressionen; Connect: Defibrillator)
- **Advanced Life Support (ALS):**
  - Schockbar: nach dem 3. Schock Adrenalin 1 mg i. v./i. o. + Amiodaron 300 mg i. v.
  - Nicht schockbar: sofort Adrenalin 1 mg i. v./i. o.

Herzdruckmassage und Beatmung im Wechsel 30 : 2 (Kinder nach 5 Initialbeatmungen Schema 15 : 2). Unterbrechungen minimieren!

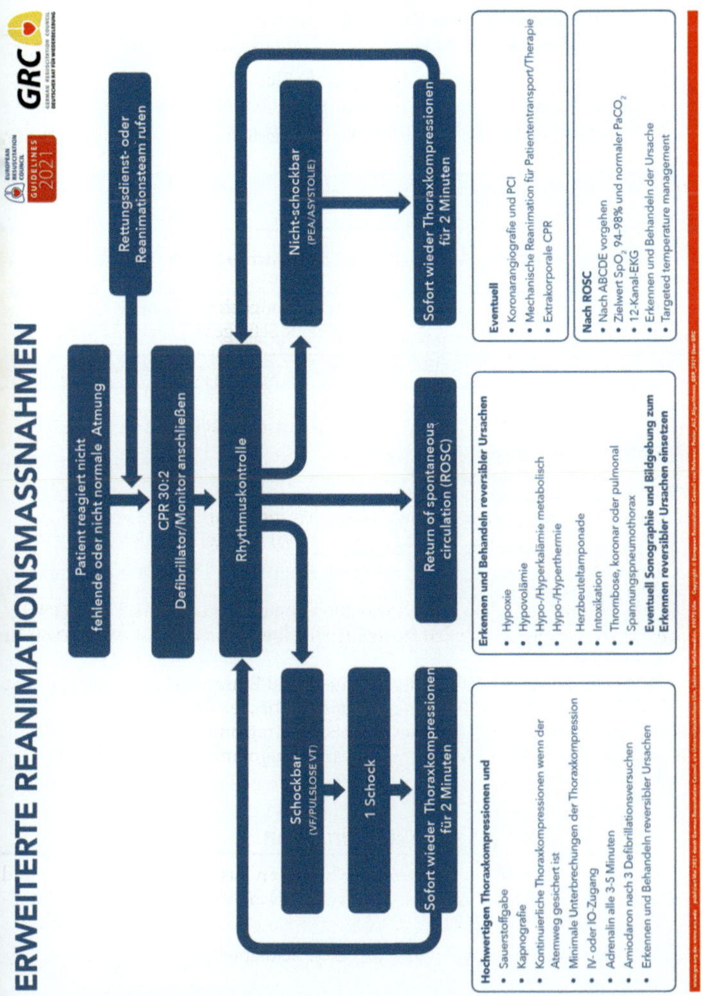

Abb. 20.1 Notfallmanagement [F781-035]

- **Thoraxkompression (Herzdruckmassage, HDM):** Mitte der unteren Brustbeinhälfte, Drucktiefe 5–6 cm, Frequenz 100–120/min, Helferwechsel alle 2 min.
- **Erweiterte Maßnahmen:**
  - Adrenalin 1 mg alle 3–5 Min., möglichst mit 10–20 ml NaCl 0,9 % im direkten Anschluss
  - Defibrillation bei Kammerflimmern bzw. pulsloser ventrikulärer Tachykardie 200–360 J biphasisch/herstellerabhängig, 360 J monophasisch

- Bei therapieresistentem Kammerflimmern Amiodaron 300 mg i. v.
- Bei LA-Intoxikation Antagonisierung mittels Intra-Lipid 100 ml i. v.

Immer potenziell reversible Ursachen (▶ Tab. 20.2) für einen reanimationspflichtigen Zustand ausschließen oder behandeln.

Tab. 20.2 Häufigste reversible Ursachen des reanimationspflichtigen Zustands

4 H	HITS
Hypoxie	Thrombose
Hypovolämie	Spannungspneumothorax
Hypo- und Hyperkaliämie (metabolisch)	Perikardtamponade
Hypo- und Hyperthermie	Toxine

Maßnahmen während Reanimation:
- Qualität der Thoraxkompressionen: Frequenz, Tiefe, Entlastung
- Maßnahmen vor Unterbrechung planen
- Sauerstoffgabe (Ziel-SpO_2 94–98 %)
- Atemwegssicherung + Kapnografie
- Sobald Atemweg gesichert, erfolgt durchgehende Thoraxkompression
- Gefäßzugang i. v. oder i. o.
- Adrenalin alle 3–5 Min.

Register